Microbiologie en infectieziekten

Microbiologie en infectieziekten

Onder redactie van:
Prof. dr. A.I.M. Hoepelman
Prof. dr. A.C.M. Kroes
Prof. dr. R.W. Sauerwein
Prof. dr. H.A. Verbrugh

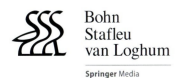

Houten 2011

© 2011 Bohn Stafleu van Loghum, onderdeel van Springer Media

Alle rechten voorbehouden. Niets uit deze uitgave mag worden verveelvoudigd, opgeslagen in een geautomatiseerd gegevensbestand, of openbaar gemaakt, in enige vorm of op enige wijze, hetzij elektronisch, mechanisch, door fotokopieën of opnamen, hetzij op enige andere manier, zonder voorafgaande schriftelijke toestemming van de uitgever.

Voor zover het maken van kopieën uit deze uitgave is toegestaan op grond van artikel 16b Auteurswet j° het Besluit van 20 juni 1974, Stb. 351, zoals gewijzigd bij het Besluit van 23 augustus 1985, Stb. 471 en artikel 17 Auteurswet, dient men de daarvoor wettelijk verschuldigde vergoedingen te voldoen aan de Stichting Reprorecht (Postbus 3051, 2130 KB Hoofddorp). Voor het overnemen van (een) gedeelte(n) uit deze uitgave in bloemlezingen, readers en andere compilatiewerken (artikel 16 Auteurswet) dient men zich tot de uitgever te wenden.

Samensteller(s) en uitgever zijn zich volledig bewust van hun taak een betrouwbare uitgave te verzorgen. Niettemin kunnen zij geen aansprakelijkheid aanvaarden voor drukfouten en andere onjuistheden die eventueel in deze uitgave voorkomen.

ISBN 978 90 313 7943 9
NUR 876

Ontwerp omslag: Bottenheft, Marijenkampen
Ontwerp binnenwerk: TEFF (www.teff.nl)
Automatische opmaak: Pre Press Media Groep, Zeist
Derde, herziene druk

Bohn Stafleu van Loghum
Het Spoor 2
Postbus 246
3990 GA Houten

www.bsl.nl

Inhoud

Redacteuren en auteurs 9

Voorwoord 11
Voorwoord bij de derde druk 2011 11

1 Micro-organismen, de mens en het ontstaan van infectieziekten: algemene principes 13
H.A. Verbrugh, A.C.M. Kroes en R.W. Sauerwein
1.1 Inleiding 13
1.2 Evolutie als basis 13
1.3 De verwekkers van infectieziekten 20
1.4 Pathogenese van infectieziekten 33
1.5 Epidemiologie van infectieziekten 49
1.6 Diagnostiek van infectieziekten 52
1.7 Behandeling van infectieziekten 62
1.8 Preventie van infectieziekten 67
Literatuur 72

2 Infecties van de bovenste luchtwegen 73
M.D. de Jong en T.F.W. Wolfs
2.1 Inleiding 73
2.3 Faryngitis 77
2.4 Influenza 80
2.5 Otitis media 85
2.6 Laryngitis 86
Literatuur 86

3 Infecties van de onderste luchtwegen en tuberculose 87
A.I.M. Hoepelman en A. Verbon
3.1 Inleiding 87
3.2 Acute bronchitis 89
3.3 Acute exacerbatie chronische obstructieve pulmonale ziekte (COPD) 91
3.4 Bronchiolitis 92
3.5 Longontsteking 93
3.6 Pneumokokkeninfectie 95
3.7 Atypische pneumonieën 97
3.8 Tuberculose en andere mycobacteriële infecties 99
Literatuur 105

4 Infecties van de urinewegen 107
A.I.M. Hoepelman, W. Gaastra en S.E. Geerlings
4.1 Inleiding 107
4.2 Epidemiologie en pathogenese 107
4.3 Diagnostiek 111
4.4 Bacteriologie 111
4.5 Klinische beelden en therapie 114
4.6 Recidieven en preventie 119
Literatuur 120

5 Infecties van het maag-darmkanaal 121
J.M. Prins en M. Koopmans
5.1 Inleiding 121
5.2 Epidemiologie 121
5.3 Pathogenese 122
5.4 Gastheerfactoren 122
5.5 Kliniek 123
5.6 Diagnostiek 123
5.7 Preventie 124
5.8 Algemene behandelprincipes 124
5.9 Voedselvergiftiging 124
5.10 Gastro-intestinale infecties door specifieke micro-organismen 125
5.11 Empirische behandeling van acute diarree 132
Literatuur 135

6 Infecties van de huid, fascie en spieren 137
M.L. van der Vusse, G.T. Spijker en J.E. Degener
6.1 Inleiding 137
6.2 Functionele anatomie van de huid en huidflora 137
6.3 Primaire bacteriële infecties van de huid 139
6.4 Secundaire infecties van de huid 146
6.5 Systemische huidaandoeningen 147
6.6 Fistels 148
6.7 Virale infecties 148
6.8 Schimmelinfecties van de huid 152
6.9 Parasieten 154
6.10 Infecties van de spieren 154
Literatuur 155

7	**Exanthemateuze infectieziekten en bof** *157*		**13**	**Lymfadenopathieën en hiv** *263*
	S.P.M. Geelen en R.S. van Binnendijk			*K. Brinkman en C.A.B. Boucher*

7 Exanthemateuze infectieziekten en bof *157*
S.P.M. Geelen en R.S. van Binnendijk

7.1 Inleiding *157*
7.2 Pathogenese *158*
7.3 Epidemiologie *158*
7.4 Klinische differentiatie *159*
7.5 Laboratoriumdiagnostiek *161*
7.6 Klassieke exanthemateuze aandoeningen: de 'kinderziekten' *162*
7.7 Overige infectieziekten met exantheem als klinisch symptoom *170*
7.8 Bof (parotitis epidemica) *171*
Literatuur *172*

8 Infecties van botten en gewrichten *173*
R. Wagenmakers en J.E. Degener

8.1 Inleiding *173*
8.2 Osteomyelitis *173*
8.3 Artritis *180*
Literatuur *184*

9 Infecties van het centrale zenuwstelsel *185*
J.M.D. Galama en M. van Deuren

9.1 Inleiding *185*
9.2 Immuniteit *185*
9.3 Infecties van het centrale zenuwstelsel *186*
9.4 Specifieke aandoeningen *191*
Literatuur *204*

10 Oculaire infecties *205*
B.S. Wensing en A. Rothova

10.1 Het rode oog *205*
10.2 Externe ooginfecties *205*
10.3 Intraoculaire infecties *208*
Literatuur *219*

11 Infecties van de lever *221*
H.L. Zaaijer en R.A. de Man

11.1 Inleiding *221*
11.2 Hepatitis A *221*
11.3 Hepatitis E *224*
11.4 Hepatitis B *225*
11.5 Hepatitis C *230*
11.6 Hepatitis D *232*
11.7 Hepatitis G of GB-virus-C *233*
11.8 Overige oorzaken van infectie van de lever *233*
Literatuur *233*

12 Seksueel overdraagbare infecties *235*
A.K. van der Bij en H.J.C. de Vries

12.1 Inleiding *235*
12.2 Specifieke aandoeningen *239*
Literatuur *262*

13 Lymfadenopathieën en hiv *263*
K. Brinkman en C.A.B. Boucher

13.1 Inleiding *263*
13.2 Pathofysiologie van de lymfeklier *263*
13.3 Specifieke lymfadenopathieën *265*
13.4 Humaan immunodeficiëntievirus *269*
Literatuur *276*

14 Intravasale infecties en sepsis *279*
J.T.M. van der Meer en J.L. Nouwen

14.1 Intravasale infecties *279*
14.2 Sepsis, oud en nieuw *280*
14.3 Endocarditis *282*
14.4 Infecties door *Staphylococcus aureus* en coagulase-negatieve stafylokokken *293*
14.5 Andere infecties van het hart: myocarditis en pericarditis *298*
14.6 Secundaire bloedbaaninfecties *298*
Literatuur *301*

15 Prenatale en neonatale infecties *303*
A.C.T.M. Vossen en A. Fleer

15.1 Inleiding *303*
15.2 Immunologie van de foetus en de pasgeborene *303*
15.3 Prenatale of congenitale infecties *305*
15.4 Neonatale infecties *309*
Literatuur *316*

16 Ziekenhuisinfecties *317*
C.M.J.E. Vandenbroucke-Grauls en A. Voss

16.1 Inleiding *317*
16.2 Postoperatieve wondinfecties *317*
16.3 Lageluchtweginfecties *320*
16.4 Urineweginfecties *323*
16.5 Primaire bacteriëmie en sepsis *324*
16.6 Bijzondere verwekkers van ziekenhuisinfecties *327*
16.7 Preventie van ziekenhuisinfecties *327*
Literatuur *329*

17 Infecties bij patiënten met gestoorde afweer *331*
J.W.M. van der Meer en P.E. Verweij

17.1 Inleiding *331*
17.2 Stoornissen van de humorale afweer *332*
17.3 Stoornissen van de cellulaire afweer *334*
17.4 Gecombineerde defecten *341*
17.5 Enkele belangrijke opportunistische infecties *343*
Literatuur *347*

18 Zoönosen 349
L.M. Kortbeek, P.J. de Vries en M. Langelaar

18.1 Inleiding 349
18.2 Epidemiologie van zoönosen 349
18.3 Overdracht van micro-organismen op de mens door direct contact 350
18.4 Indirecte overdracht van micro-organismen op de mens 355
Literatuur 367

19 Import- en reizigersziekten 369
R.W. Sauerwein en L.G. Visser

19.1 Inleiding 369
19.2 Malaria 372
19.3 Buiktyfus 376
19.4 Dengue 378
19.5 Reizigersdiarree 378
19.6 Amoebiasis 380
19.7 Schistosomiasis 382
19.8 Echinokokkose 382
Literatuur 385

Register 387

Redacteuren en auteurs

Redacteuren

Prof. dr. A.I.M. Hoepelman
Internist-infectioloog, afdeling Interne Geneeskunde en Infectieziekten, Universitair Medisch Centrum Utrecht, Utrecht

Prof. dr. A.C.M. Kroes
Arts-microbioloog, afdeling Medische Microbiologie, Leids Universitair Medisch Centrum, Leiden

Prof. dr. R.W. Sauerwein
Arts-microbioloog, afdeling Medische Microbiologie, Universitair Medisch Centrum St Radboud, Nijmegen

Prof. dr. H.A. Verbrugh
Arts-microbioloog, afdeling Medische Microbiologie en Infectieziekten, Erasmus Universitair Medisch Centrum, Rotterdam

Auteurs

Dr. A.K. van der Bij
Arts-epidemioloog en AIOS medische microbiologie, afdeling Medische Microbiologie en Infectieziekten, Erasmus Universitair Medisch Centrum, Rotterdam, tevens afdeling Medische Microbiologie, Reinier de Graaf Gasthuis, Delft

Dr. R.S. van Binnendijk
Viroloog en immunoloog, Laboratorium voor Infectieziekten en Screening, Centrum Infectieziektenbestrijding, RIVM, Bilthoven

Prof. dr. K. Brinkman
Internist-infectioloog, afdeling Interne Geneeskunde, Onze Lieve Vrouwe Gasthuis, Amsterdam

Prof. dr. C.A.B. Boucher
Klinisch viroloog, afdeling Virologie, Erasmus Medisch Centrum, Rotterdam

Prof. dr. J.E. Degener
Arts-microbioloog, afdeling Medische Microbiologie, Universitair Medisch Centrum Groningen, Groningen

Dr. ir. M. van Deuren
Internist-immunoloog, afdeling Algemeen Interne Geneeskunde, Universitair Medisch Centrum St Radboud, Nijmegen

Dr. A. Fleer
Arts-microbioloog, Wilhelmina Kinder Ziekenhuis, Universitair Medisch Centrum Utrecht, Utrecht

Prof. dr. W. Gaastra
Biochemicus, afdeling Infectieziekten en Immunologie, Faculteit Diergeneeskunde, Universiteit Utrecht, Utrecht

Prof. dr. J.M.D. Galama
Arts-viroloog, afdeling Medische Microbiologie, Universitair Medisch Centrum St Radboud, Nijmegen

Dr. S.P.M. Geelen
Kinderarts-infectioloog, afdeling Infectieziekten en Immunologie, Wilhelmina Kinder Ziekenhuis, Universitair Medisch Centrum Utrecht, Utrecht

Dr. S.E. Geerlings
Internist-infectioloog, divisie Infectieziekten, Tropische Geneeskunde en aids, Academisch Medisch Centrum, Amsterdam

Prof. dr. A.I.M. Hoepelman
Internist-infectioloog, afdeling Interne Geneeskunde en Infectieziekten, Universitair Medisch Centrum Utrecht, Utrecht

Prof. dr. M.D. de Jong
Arts-microbioloog, afdeling Medische Microbiologie, Academisch Medisch Centrum, Amsterdam

Prof. dr. M. Koopmans
Viroloog, Laboratorium voor Infectieziekten en Screening, Centrum Infectieziektenbestrijding, RIVM, Bilthoven

Drs. L.M. Kortbeek
Arts-microbioloog, Laboratorium voor Infectieziekten en Screening, Centrum Infectieziektenbestrijding, RIVM, Bilthoven

Prof. dr. A.C.M. Kroes
Arts-microbioloog, afdeling Medische Microbiologie, Leids Universitair Medisch Centrum, Leiden

Dr. M. Langelaar
Dierenarts, Laboratorium voor Zoönosen en Omgevingsmicrobiologie, Centrum Infectieziektenbestrijding, RIVM, Bilthoven

Dr. R.A. de Man
MDL-arts, afdeling Maag-, Darm- en Leverziekten, Erasmus Medisch Centrum, Rotterdam

Dr. J.T.M. van der Meer
Internist-infectioloog, afdeling Infectieziekten, Tropische Geneeskunde en aids, Academisch Medisch Centrum, Amsterdam

Prof. dr. J.W.M. van der Meer
Internist-infectioloog, afdeling Algemeen Interne Geneeskunde, Universitair Medisch Centrum St Radboud, Nijmegen

Dr. J.L. Nouwen
Internist-infectioloog, afdeling Medische Microbiologie en Infectieziekten, Erasmus Universitair Medisch Centrum, Rotterdam

Dr. J.M. Prins
Internist-infectioloog, divisie Infectieziekten, Tropische Geneeskunde en aids, Academisch Medisch Centrum, Amsterdam

Prof. dr. A. Rothova
Oogarts, afdeling Oogheelkunde, Universitair Medisch Centrum Utrecht, Utrecht

Prof. dr. R.W. Sauerwein
Arts-microbioloog, afdeling Medische Microbiologie, Universitair Medisch Centrum St Radboud, Nijmegen

Dr. G.T. Spijker
Dermatoloog, afdeling Dermatologie, Medisch Centrum Leeuwarden, Leeuwarden

Prof. dr. C.M.J.E. Vandenbroucke-Grauls
Arts-microbioloog, afdeling Medische Microbiologie en Infectiepreventie, VU Medisch Centrum, Amsterdam

Dr. A. Verbon
Internist-infectioloog, afdeling Inwendige Geneeskunde, sector Infectieziekten, Erasmus Universitair Medisch Centrum, Rotterdam.

Prof. dr. P.E. Verweij
Arts-microbioloog, afdeling Medische Microbiologie, Universitair Medisch Centrum St Radboud, Nijmegen

Dr. L.G. Visser
Internist-infectioloog, afdeling Infectieziekten, Leids Universitair Medisch Centrum, Leiden

Prof. dr. A. Voss
Arts-microbioloog, afdeling Medische Microbiologie, Universitair Medisch Centrum St Radboud, Nijmegen

Dr. A.C.T.M. Vossen
Arts-microbioloog, afdeling Medische Microbiologie, Leids Universitair Medisch Centrum, Leiden

Prof. dr. H.J.C. de Vries
Dermatoloog-veneroloog, afdeling Dermatologie, Academisch Medisch Centrum, Amsterdam, tevens soa polikliniek, cluster infectieziekten, GGD Amsterdam, tevens Centrum Infectieziekten Bestrijding, RIVM, Bilthoven

Dr. P.J de Vries
Internist, divisie Infectieziekten, Tropische Geneeskunde en aids, Academisch Medisch Centrum, Amsterdam

Drs. M.L. van der Vusse
AOIS Medische microbiologie, afdeling Medische Microbiologie, Universitair medisch Centrum Groningen, Groningen

Dr. R. Wagenmakers
Orthopedisch chirurg, afdeling Orthopedie, Amphia Ziekenhuis, Breda

Dr. B.S. Wensing
Viroloog, arts oogheelkunde, afdeling Oogheelkunde, Universitair Medisch Centrum Utrecht, Utrecht

Dr. T.F.W. Wolfs
Kinderarts-infectieziekten, afdeling Infectieziekten en Immunologie, Wilhelmina Kinder Ziekenhuis, Universitair Medisch Centrum Utrecht, Utrecht

Prof. dr. H.L. Zaaijer
Viroloog, afdeling Klinische Virologie, Academisch Medisch Centrum, Amsterdam

Voorwoord

Voorwoord bij de derde druk 2011

Voor u ligt de geheel gewijzigde derde druk van *Microbiologie en infectieziekten*, een leerboek voor Nederlandstalige studenten in de geneeskunde en medische biologie.

In vergelijking met de voorgaande druk is er veel veranderd. Allereerst hebben we afscheid genomen van een van de redacteuren van het eerste uur, prof. dr. J. van der Noordaa, en prijzen we ons gelukkig met de medewerking van een andere deskundige op het gebied van de medische virologie, prof. dr. A.C.M. Kroes.

In vergelijking met de voorgaande drukken is er meer aandacht besteed aan de basale aspecten van de medische microbiologie en is hoofdstuk 1 daartoe flink uitgebreid. Ook zijn veel ziektebeelden uitgebreider en diepgaander besproken (o.a. Q-koorts), zijn nieuwe verwekkers opgenomen en is er een apart hoofdstuk over ooginfecties toegevoegd. Deze wezenlijke uitbreiding maakt dit boek behalve als leerboek voor de student ook geschikt als naslagwerk voor de algemeen arts op het gebied van de microbiologie en infectieziekten. In vergelijking met de eerdere drukken is er op diverse plaatsen meer aandacht besteed aan aspecten van de afweer.

Om recht te doen aan de diverse curricula, is nu aan auteurs van alle universiteiten met opleidingen in de geneeskunde gevraagd te participeren. Daarnaast is de layout aangepast aan de huidige tijd, zijn veel extra figuren toegevoegd en andere gewijzigd. Het ligt in de bedoeling om een Engelstalige versie van dit boek aan te bieden, bijvoorbeeld online, ten behoeve van de curricula met internationale samenwerkingsverbanden.

Wij hopen dat deze volledig bijgewerkte derde druk een nog groter succes zal worden dan de voorgaande edities, in de diverse curricula met voldoening gebruikt zal worden en zal bijdragen aan een praktijkgerichte kennisontwikkeling van de toekomstige generatie artsen.

Namens de redactie,
Andy I.M. Hoepelman

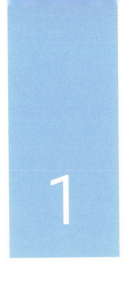

Micro-organismen, de mens en het ontstaan van infectieziekten: algemene principes

H.A. Verbrugh, A.C.M. Kroes en R.W. Sauerwein

1.1 Inleiding

Infectieziekten zijn te beschouwen als een aparte groep ziekten van de mens. Steeds gaat het om ziekten die het gevolg zijn van een interactie tussen de mens en een ander biologisch agens: een micro-organisme. Bij een infectieziekte is er sprake van een bepaalde vorm van interactie waarbij schade optreedt voor de mens. Verreweg de meeste interacties tussen mensen en micro-organismen zijn echter niet schadelijk voor de mens. Infectieziekten behoren tot de meest prevalente aandoeningen van de mens en op mondiaal niveau zijn ze nog steeds de belangrijkste oorzaak van sterfte. Daarom is het voor het onderwijs in de geneeskunde van groot belang infectieziekten als een aparte groep ziekten te beschouwen met een unieke etiologie, epidemiologie, pathogenese, diagnostiek, behandeling en preventie. Infecties komen op alle leeftijden voor en kunnen alle organen en weefsels van het lichaam treffen. Infectieziekten zijn daardoor een belangrijk paradigma in de geneeskunde.

Hoewel Girolamo Fracastoro uit Verona al in 1546 ziekten toeschreef aan overdraagbare, onzichtbare kiemen (seminaria) en Antonie van Leeuwenhoek in 1677 meldde dat hij met zijn microscopen 'kleijne diertgens' in regenwater kon waarnemen, heeft het tot de tweede helft van de negentiende eeuw geduurd voordat de microbiologie zich als wetenschap ontplooide en de basis legde voor de infectieziektenleer. Vooral in de periode van 1875 tot 1910 legden wetenschappers als Klebs, Pasteur en Koch het causale verband tussen micro-organismen en het voorkomen van (infectie)ziekten bij mensen, dieren en planten. Ook tegenwoordig breidt de wetenschappelijke kennis over de relatie tussen micro-organismen en ziekte bij de mens zich nog uit, mede dankzij de ontwikkelingen op het terrein van de (elektronen)microscopie, de moleculaire microbiologie, de immunologie en de genetische aspecten van de gast-gastheerrelatie tussen de mens en de hem omringende microbiële wereld. De ontdekking van microbiële verwekkers van ziekten bij de mens gaat voorlopig door. Bovendien duiken met enige regelmaat geheel nieuwe infectieziekten op, zoals aids, of blijken reeds bekende micro-organismen nieuwe eigenschappen te ontwikkelen, zoals resistentie tegen antibiotica.

In dit hoofdstuk worden de belangrijkste algemene aspecten van het vakgebied medische microbiologie en infectieziekten behandeld; zij dienen als referentie voor de volgende hoofdstukken, die meer in detail de belangrijkste groepen infectieziekten voor het voetlicht brengen.

1.2 Evolutie als basis

Het 'kleine leven' (μικρο-βιος) dat met behulp van de microbiologie wordt bestudeerd, omvat een groot aantal levensvormen; slechts enkele hiervan vallen binnen het bestek van dit leerboek. De selectie wordt bepaald door hun belang voor de medicus, c.q. de opleiding tot basisarts. De voor deze bespreking belangrijkste klassen van voor de mens pathogene micro-organismen zijn de bacteriën, de virussen, de fungi (gisten en schimmels) en de parasieten.

1.2.1 EVOLUTIE

Micro-organismen zijn de oudste levensvorm op aarde. Restanten van bacteriën zijn teruggevonden als fossielen van 3,5 miljard jaar oud. Micro-organismen komen overal in de natuur voor (in de grond, in water en in de lucht), zij zijn ubiquitair (zeer wijd verspreid voorkomend) en vormen het grootste deel van de biomassa op aarde. De plaats van micro-organismen in de evolutie van de levende natuur is lange tijd onzeker geweest. Dankzij de analyse van het genetisch materiaal van de verschillende levensvormen is men echter in de jaren tachtig gekomen tot een nieuwe schets van de evolutie die gebaseerd is op de mate van genetische verwantschappen. Hiertoe heeft men gebruikgemaakt van de 'sequencing'-techniek, waarmee de exacte basenvolgorde van DNA- en RNA-molekulen kan worden bepaald. Het sequensen van de kleine subeenheid van ribosomaal RNA (*smal subunit ribosomal RNA* [SSU-rRNA]) van uiteenlopende organismen heeft een nieuwe universele kaart van de evolutie, een fylogenetische stamboom, opgeleverd (figuur 1.1). Het SSU-rRNA is hiervoor geschikt gebleken, omdat het als onderdeel van de ribosomen in alle vrij levende organismen aanwezig is, en omdat het zowel sequenties herbergt die in evolutionaire termen zeer stabiel zijn, als sequenties die in de loop van de tijd wel aan mutaties onderhevig zijn geweest. Daarmee is het SSU-rRNA een goede 'evolutionaire klok', aan de hand waarvan men organismen in de tijd en ten opzichte van elkaar kan indelen (figuur 1.2).

1.2.2 DOMEINEN VAN HET LEVEN

Zoals gezegd onderscheidt de fylogenetische stamboom drie hoofddomeinen, die van de Bacteria, die van de Archaea (een bijzondere groep bacteriën) en die van de Eucarya. Tot dit laatste domein behoren de dieren (inclusief mens, parasieten en gisten en schimmels), de planten en de fungi. Voor een deel worden met deze genetisch bepaalde indeling de eerder op grond van fenotypische (uiterlijke) kenmerken vermoede relaties bevestigd. Cellen van Eucarya zijn doorgaans groter dan die van Bacteria en Archaea; zij bezitten een duidelijke

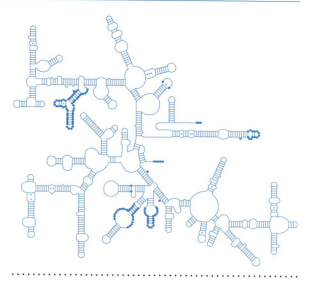

Figuur 1.2 Secundaire structuur van ssu-rRNA (naar C.R. Woese).

kern met meerdere chromosomen, omgeven door een kernmembraan (= eukaryoot), terwijl cellen van Bacteria en Archaea slechts over één, circulair gesloten, chromosoom beschikken dat vrij in de cel ligt (prokaryoot).

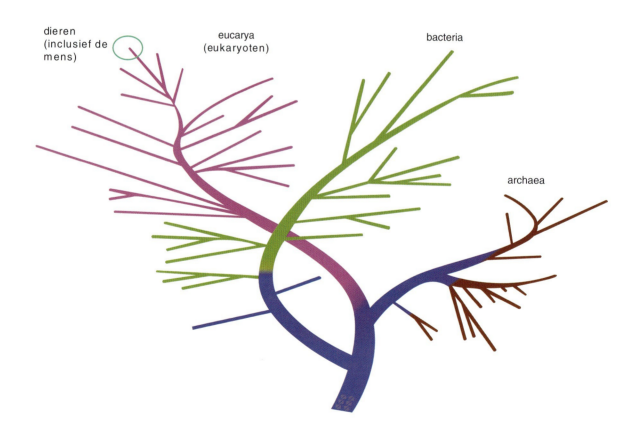

Figuur 1.1 Universele fylogenetische stamboom met drie domeinen (Eucarya, Bacteria en Archaea) gebaseerd op vergelijkingen van SSU-rRNA-sequenties. De lengte van de lijnen geeft de relatieve evolutionaire afstand tussen de organismen weer. De evolutielijnen van Eucarya en Bacteria kruisen elkaar om aan te geven dat mitochondriën in eukaryote cellen van oorsprong bacteriën zijn. De Archaea zijn een groep prokaryote, eencellige micro-organismen die in de natuur speciale niches innemen (bijv. leven onder hoge temperaturen, onder zeer lage zuurstofconcentratie, of onder hoge zoutconcentratie); in de geneeskunde spelen zij geen rol (wel in de bio-industrie).

1.2.3 VIRUSSEN EN PRIONEN

Virussen vormen een geheel aparte groep biologische agentia die ziekte bij de mens kunnen veroorzaken; hun meest karakteristieke eigenschap is dat zij voor hun vermeerdering afhankelijk zijn van levende gastheercellen. Virussen dienen daarom niet beschouwd te worden als een zelfstandige levensvorm en zijn dus strikt genomen ook geen micro-organismen. Virussen infecteren cellen van alle drie de domeinen van het leven, de Eucarya, de Bacteria en de Archaea. Ze zijn kleiner dan bacteriën (niet zichtbaar onder de lichtmicroscoop) en bevatten alleen DNA of alleen RNA als drager van hun genetische informatie (figuur 1.3). Hoewel virussen een eigen evolutie hebben, zijn de wijze en het tijdstip waarop virussen in de loop van de evolutie zijn ontstaan onzeker. Virussen zijn waarschijnlijk al vroeg in de evolutie ontstaan, omdat er overeenkomsten zijn tussen virussen die zich in eukaryoten, bacteriën of Archaea repliceren. Een vroeg ontstaan verklaart ook waarom virale eiwitten weinig overeenkomsten vertonen met eiwitten uit levende cellen. Wellicht zijn het degeneratieve vormen van bacteriën of eukaryote cellen, of zijn het verzelfstandigde onderdelen van cellulair DNA of RNA. Het is immers in vele gevallen gebleken dat inbouw van virus-DNA in het chromosoom van een gastheercel ook weer mogelijk is. Ten slotte wordt vermoed dat sommige virussen *de novo* zijn ontstaan uit primitieve RNA-moleculen. Virussen hebben mogelijk een belangrijke rol gespeeld bij grote veranderingen in de evolutie van levende cellen, zoals het ontstaan van DNA en DNA-replicatiemechanismen.

De belangrijkste eigenschappen die het mogelijk maken deze verschillende vormen van pathogene micro-organismen van elkaar te onderscheiden, zijn in tabel 1.1 samengevat.

Prionen als ziekteverwekkers

Niet in tabel 1.1 opgenomen zijn de prionen. Prionen zijn bijzondere eiwitstructuren die geen nucleïnezuur bevatten en in geaggregeerde vorm worden gevonden in de hersenen van mensen en dieren die lijden aan een bijzondere vorm van degeneratie van het hersenweefsel (o.a. koeroe en gekkekoeienziekte). Prionen ontstaan uit het cellulaire voorlopereiwit, Prion Protein (PrP) genoemd, door een onomkeerbare verandering in de driedimensionale structuur van PrP. Deze overgang van PrP naar prionen kan spontaan geschieden of geïnduceerd worden door het binnen krijgen van prionen uit een met prionen besmette bron (bijv. het eten van hersenen of ander zenuwweefsel van koeien die lijden aan gekkekoeienziekte). Prionen zijn dus besmettelijk, zij kunnen de ziekte overdragen. De wijze waarop prionen de structuurverandering van normaal PrP induceren en daarmee vermeerdering van prionen teweegbrengen, betreft een specifieke moleculaire interactie tussen prionen en PrP, waarbij ook kleine, genetisch bepaalde verschillen in PrP een rol spelen. Prionen zijn zeer resistent tegen afbraak, wat de oorzaak is van een stapeling die na verloop van een vrij lange tijd (vaak jaren) progressieve ziekteverschijnselen veroorzaakt. Het voorlopereiwit PrP wordt gecodeerd door een gen (*Prnp*) dat aanwezig is in het genoom van alle zoogdieren, vogels en vissen. *Prnp* wordt vooral in zenuw- en lymfklierweefsel tot expressie gebracht. De biologische betekenis van PrP is grotendeels onbekend. Soortgelijke eiwitten worden ook gevonden bij lagere eukaryote cellen zoals gisten en schimmels, maar experimenteel blijkt PrP ook gemist te kunnen worden zonder te leiden tot de dood van deze cellen.

Tabel 1.1 Belangrijke onderscheidende kenmerken van pathogene micro-organismen.

kenmerk	virussen	bacteriën	fungi	parasieten
nucleïnezuur	DNA of RNA	DNA en RNA	DNA en RNA	DNA en RNA
genoom (kilobasen)	10-200	800-6000	± 30.000	± 30.000
kernmembraan?	nee	nee	ja	ja
ribosomen?	nee	ja, 70S	ja, 80S	ja, 80S
celwand om cytoplasmamembraan	nee	ja, van peptidoglycaan	ja, van chitine	nee
gevoelig voor antibiotica?	nee	ja	nee	nee (sommige wel)
replicatie	alleen in gastheercel	in en buiten gastheercel, binaire deling*	in en buiten gastheercel, binaire deling en/of seksuele cyclus	in en buiten gastheercel, binaire deling en/of seksuele cyclus

* De meeste bekende bacteriesoorten kunnen op niet-levende voedingsbodems groeien, maar Chlamydiae en Rickettsiae zijn, net als virussen, obligaat intracellulaire micro-organismen en groeien dus niet op niet-levende voedingsbodems.

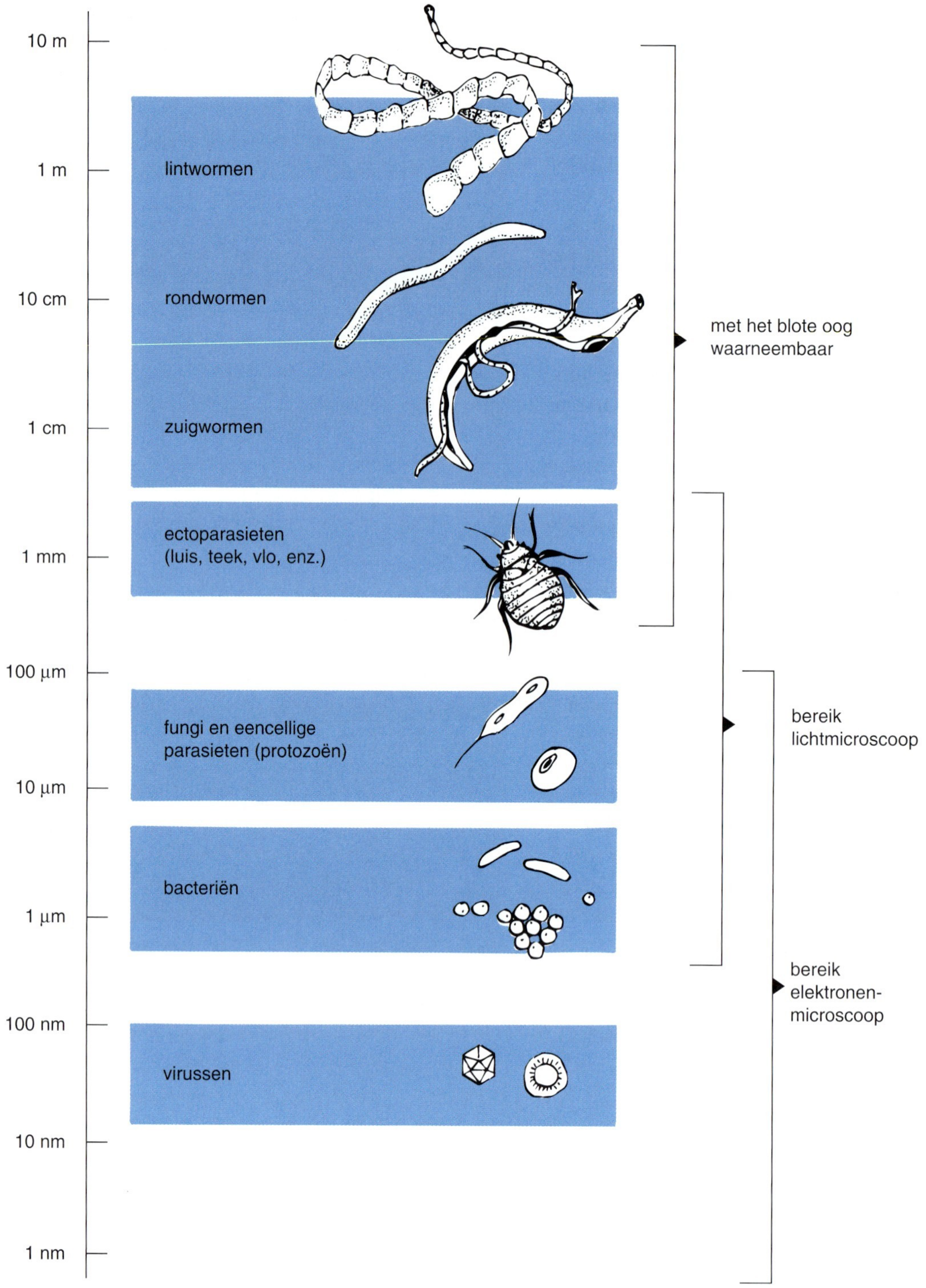

Figuur 1.3 Relatieve grootte van pathogene micro-organismen. Hoewel volwassen wormen vaak met het blote oog kunnen worden waargenomen, is dit niet het geval voor de eieren en cysten die zij uitscheiden en die belangrijk zijn bij de verspreiding van deze ziekteverwekkers en bij diagnostiek van parasitaire infecties.

Bij de evolutie van de organismen in de drie genoemde domeinen betreft het geen strikt van elkaar gescheiden processen. Zo is het vrijwel zeker dat mitochondriën in dierlijke cellen en de chloroplasten in de fotosynthetische cellen van planten van origine bacteriën zijn geweest die in de evolutie een permanente relatie met een andere levensvorm, de vooroudercel van de Eucarya, zijn aangegaan (een proces dat als endosymbiogenese wordt aangeduid). Mitochondriën bevatten hun eigen DNA, repliceren zelfstandig en worden alleen van moederszijde, via de eicel, aan de kinderen overgedragen. Dergelijke endosymbiontische relaties tussen bacteriën en eukaryote cellen zijn ook later in de evolutie ontstaan en hebben obligaat intracellulair groeiende bacteriesoorten opgeleverd zoals de *Chlamydiae* en de *Rickettsiae*. Deze intracellulair levende bacteriën blijken ook genen van hun eukaryote gastheer te kunnen overnemen en in te bouwen in het bacteriële genoom, een proces dat laterale genoverdracht wordt genoemd. Andersom blijken genen van intracellulair levende bacteriën, zoals *Wolbachia pipientis*, te kunnen worden overgenomen in het genoom van hun eukaryote gastheren, in dit geval van fruitvliegjes en bepaalde rondwormen (microfilaria).

Bacteriën hebben naast hun chromosoom vaak ook kleine, circulair gesloten DNA-moleculen die zich zelfstandig in het cytoplasma handhaven en repliceren; dergelijke stukjes extrachromosomaal DNA worden plasmiden genoemd. Plasmiden kunnen de genetische informatie voor belangrijke eigenschappen als resistentie tegen antibiotica herbergen.

1.2.4 VERANDERING IN GENETISCH MATERIAAL

In de voortgaande evolutie verandert het genetisch materiaal van micro-organismen op diverse wijzen. Onderscheid wordt gemaakt in wijzigingen c.q. mutaties in de nucleotidensequenties van reeds aanwezige genen, en in de acquisitie van gensequenties van buiten het micro-organisme, dat wil zeggen de overdracht van genetische informatie van het ene micro-organisme naar het andere (tabel 1.2).

Mutaties van genen in bacteriën treden in de natuur spontaan op. De frequentie van mutatie is relatief laag (circa eenmaal/miljoen cellen voor een willekeurig gen). Deze mutaties zijn het gevolg van foutjes die optreden bij het aflezen en repliceren van genen. Deze foutjes kunnen leiden tot de vervanging van een nucleotide door een ander, substitutie genoemd, of tot het verlies van een of meer nucleotiden van de gensequentie, (micro)deleties genoemd, of tot toevoegingen van een of meer nucleotiden, (micro-)inserties genoemd. Ook bij het herstel van genen na een beschadiging kunnen dergelijke foutjes c.q. mutaties in het genetisch materiaal ontstaan. De mutatiefrequentie in een populatie micro-organismen neemt dan ook significant toe na blootstelling aan fysisch-chemische agentia die DNA-structuren beschadigen (bijv. hitte, uv-straling, blootstelling aan zuurstofradicalen of alkylerende stoffen).

Mutaties in een gensequentie hoeven geen gevolgen te hebben voor de samenstelling of het functioneren van de door het gen gecodeerde eiwit. In dat geval spreekt men van *silent mutations*. Anderzijds kan een enkele verandering van een nucleotide in de gensequentie, een puntmutatie, soms al leiden tot een verandering in de opbouw van een eiwit, zodanig dat het niet meer functioneert. Naarmate er grotere delen van het gen muteren, wordt de kans op veranderingen in de eiwitten uiteraard groter. Er ontstaan dan kortere of juist langere eiwitten, of er treden veranderingen op in de driedimensionale structuur. Soms wordt het aflezen van het gen zodanig belemmerd dat eiwitten in het geheel niet meer worden aangemaakt. Op deze wijze leiden genmutaties tot veranderingen in de eigenschappen van micro-organismen. Het fenotype verandert als gevolg van verandering in het genotype.

Acquisitie van nieuwe genen

Naast deze replicatie- en herstelfouten kunnen micro-organismen ook genetisch materiaal uit hun omgeving opnemen. De Engelse microbioloog Griffith ontdekte in 1928 dat bacteriën van de soort *Streptococcus pneumoniae* een bepaalde eigenschap aan elkaar konden doorgeven: zij waren in staat een polysacharidekapsel buitenom de celwand te vormen, waardoor zij een sterker ziekmakend vermogen kregen. Enkele Amerikaanse onderzoekers stelden in 1944 vast dat het DNA van de bacterie verantwoordelijk was voor de overdracht van deze eigenschap. Het aangeboden vrije DNA werd niet alleen opgenomen in de bacterie, maar ook ingebouwd in het chromosoom (recombinatie). Dit proces van opname en recombinatie van vrij DNA uit de omgeving staat bekend onder het begrip transformatie. Overigens was DNA als materiaal uit de celkern al in 1896 ontdekt.

Later zijn twee andere mechanismen voor de overdracht van genetisch materiaal tussen bacteriën ontdekt, de conjugatie en de transductie (tabel 1.2). Bij conjugatie treedt overdracht van DNA op tijdens direct contact tussen een donor- en een acceptorcel. Cel-celcontact is strikt noodzakelijk voor conjugatieve overdracht van DNA, en wordt gerealiseerd door de vorming van conjugatiebruggen (bij gramnegatieve bacteriën ook wel *sex pili* genoemd). Conjugatie beperkt zich meestal tot de overdracht van plasmiden. Bij het fenomeen van transductie zijn virussen betrokken die de bacteriecel als gastheer hebben. Deze bacterievirussen worden ook wel bacteriofagen genoemd. Bacteriofagen vermenigvuldigen zich ten koste van de gastheercel, waarbij nieuwe, complete virusdeeltjes worden geassembleerd uit gerepliceerd faag-DNA en gevormde manteleiwitten. Foutjes bij dit assemblageproces leiden af en toe tot de inbouw van fragmenten van het gastheer-DNA in plaats van faag-DNA. Er komen dan faagdeeltjes vrij die afwijkend zijn van inhoud, maar niet van uiterlijk. Deze faagdeeltjes kunnen zich dan ook aan nieuwe bacteriecellen hechten en hun inhoud (chromosomaal DNA-fragment van de vorige gastheercel) in die nieuwe gastheercellen injecteren. Het zo overgedragen DNA wordt

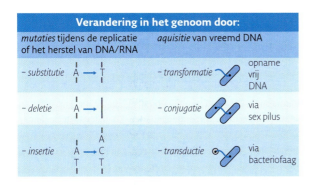

Tabel 1.2 Evolutie van bacteriële genomen.

vervolgens ingebouwd in het chromosoom van de nieuwe gastheercel (recombinatie). Men heeft uitgerekend dat ongeveer een op de tienduizend gevormde bacteriofagen een transducerende faag is. Aangezien bacteriofagen, net als andere virussen, gastheerspecifiek zijn, draagt transductie vooral bij tot de overdracht van genen tussen bacteriën binnen een bepaalde bacteriesoort of enkele nauw verwante bacteriesoorten.

Voor de evolutie van micro-organismen zijn bovengenoemde vormen van genenoverdracht van groot belang. Zij verhogen in sterke mate de overlevingskansen van micro-organismen, omdat zij niet alleen afhankelijk zijn van mutaties in het eigen genoom om nieuwe eigenschappen te verwerven.

'Jumping genes'

De genetische flexibiliteit van micro-organismen is in de jaren zeventig verder opgehelderd door de ontdekking van insertiesequenties en van transposons. Dit zijn stukjes lineair DNA die zichzelf repliceren en waarvan de replicons zich gemakkelijk kunnen verplaatsen van het ene DNA-molecuul naar het andere, van het chromosoom naar een plasmide en vice versa. Zij maken zelf de enzymen die nodig zijn voor de recombinatie. Deze 'springerige' stukjes DNA heten insertiesequenties, en als ze additionele informatie (genen) bevatten voor bepaalde eigenschappen, worden ze transposons genoemd (figuur 1.4). Als laatste genetische structuur betrokken bij de evolutie van bacteriën moeten de integronen worden genoemd. Dit zijn plaatsen op het chromosoom (of plasmide) waar nieuw DNA in de vorm van gencassettes kan worden geïntegreerd en vervolgens afgelezen; integronen bezitten een integrase-gen, een receptorplaats en een promotor (figuur 1.5). De gencassettes zijn korte (500-1000 basenparen), vrije stukjes DNA die niet zelfstandig kunnen repliceren, maar die wel op de insertieplaats van integronen kunnen worden ingebouwd en dan kunnen worden afgelezen dankzij de promotor van het integron. Genen die coderen voor resistentie tegen antibiotica, blijken vaak op een dergelijke wijze te zijn ingebouwd in het genetische materiaal van bacteriën. Gencassettes kunnen ook weer uit integronen verdwijnen.

Evolutie van virale genomen

Het DNA en RNA van virussen is evenzeer onderhevig aan veranderingen ten gevolge van mutaties bij de vermeerdering in de gastheercel. Zowel DNA- als RNA-virussen ondergaan spontane mutaties tijdens de replicatie. De mutatiefrequentie is in RNA-virussen gewoonlijk veel hoger (10^3 tot 10^6) dan in DNA-virussen (10^8 tot 10^{11}). De belangrijkste oorzaak voor dit verschil berust bij de verschillen in de wijze van replicatie tussen DNA- en RNA-virussen. DNA-virussen gebruiken veelal een DNA-replicatiemechanisme vergelijkbaar met de gastheercel om het virale genoom te vermenigvuldigen. Tijdens dat replicatieproces wordt het nieuw gevormde DNA gecontroleerd en worden eventuele fouten gecorrigeerd (*proofreading mechanism*). Een dergelijk controlemechanisme ontbreekt bij de replicatie van RNA, zodat de mutatiefrequentie bij RNA-virussen veel hoger ligt. Ook sommige animale DNA-virussen vertonen een hogere mutatiefrequentie, omdat zij gebruikmaken van een DNA-polymerase, waarbij proofreading ontbreekt. Het resultaat is dat vooral RNA-virussen van nature voorkomen als heterogene populaties die bestaan uit vele virusvarianten, een fenomeen dat ook wel *quasi-species* wordt genoemd. Men moet zich realiseren dat de replicatie van virussen in de regel zeer snel verloopt. In één gastheercel waar bijvoorbeeld adenovirus binnendringt, ontstaan binnen 48 uur honderdduizenden nieuwe viruspartikels. Deze genetische plasticiteit is van groot voordeel bij veranderingen in de gastheercel. Zij passen zich dan gemakkelijk aan.

Recombinatie en herrangschikking

Indien verschillende virussen gelijktijdig in een gastheercel worden gerepliceerd, kunnen soms nieuwe varianten ontstaan ten gevolge van recombinatie of herrangschikkingen (*reassortment*) van het aanwezige genetische materiaal. Bij DNA-virussen treedt recombinatie op als gevolg van het fysiek breken en weer aan elkaar 'plakken' van DNA-moleculen (van verschillende oudervirussen) op plaatsen van sequentiehomologie, een vorm van recombinatie die men ook bij bacteriën en hogere organismen aantreft. Recombinatie treedt ook

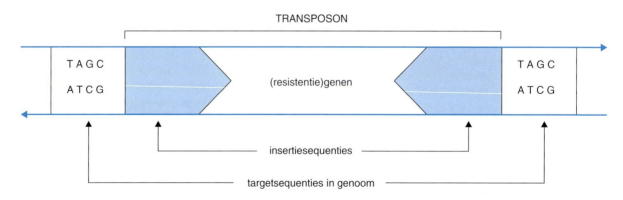

Figuur 1.4 Opbouw van een transposon. De insertiesequenties bevatten de informatie voor de inhechting in het chromosoom. In het transposon kunnen genen zitten die verantwoordelijk zijn voor antibioticaresistentie. De lengte van een transposon is ~2.500 basenparen.

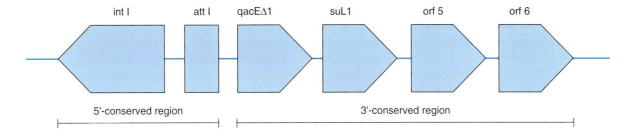

Figuur 1.5 Structuur van klasse-1-integronen. IntI = integrase-gen (inclusief promotor); attI = insertieplaats voor gencassette; qacEΔ1 = resistentie tegen detergentia; sul1 = resistentie tegen sulfonamiden; orf 5 en orf 6 coderen voor eiwitten met onbekende functie.

op bij RNA-virussen met ongesegmenteerd genoom. Bij gesegmenteerde RNA-virussen kan herrangschikking heel eenvoudig optreden indien verschillende virussen tegelijk een gastheercel infecteren. Bij de assemblage van nieuwe virusdeeltjes wordt die deeltjes dan opgebouwd uit genoomstukjes van verschillende voorouder-virussen.

Beide processen, recombinatie en herrangschikking, zijn cruciaal in de evolutie van virussen. Zij leiden tot significante stappen in de ontwikkeling van virussen en leveren veel sneller evolutionair 'voordeel' op dan met alleen de mutaties van het genoom kan worden bereikt. Het influenzavirus is een goed voorbeeld van de gevolgen van antigene variatie ten gevolge van mutaties en van gen-herrangschikkingen. Dit RNA-virus is door genmutaties in staat zijn oppervlakte-eiwitten steeds zodanig te veranderen, dat ze niet goed meer herkend worden door het menselijke immuunapparaat. Het gevolg is dat eerder gegeven immunisatie tegen influenza niet afdoende meer beschermt tegen de nieuwe variant. Deze cyclus herhaalt zich elk jaar en leidt dus elk jaar tot aanpassingen in het influenzavaccin. Af en toe ontstaat een geheel nieuw influenzavirus als gevolg van gen-herrangschikking tussen humaan influenzavirus en influenzavirus afkomstig uit een dier (varken of vogel). Voor het dan opduikende nieuwe influenzavirus bestaat weinig of geen immuniteit onder de wereldbevolking, wat een wereldwijde epidemie (pandemie) van influenza kan opleveren.

1.2.5 VERANDERING IN FENOTYPE

Naast veranderingen in het genetisch materiaal van micro-organismen bestaat ook het fenomeen van de fenotypische variabiliteit. De op het chromosoom of op de plasmiden gelegen genen zijn voor hun expressie immers afhankelijk van transcriptie en translatie in genproducten. Deze expressie is afhankelijk van allerlei fysisch-chemische omstandigheden waaronder de cel verkeert. Zo produceert *Escherichia coli* een ijzerbindend eiwit (siderofoor) en brengt het een receptor voor de siderofoor tot expressie wanneer de concentratie van vrij beschikbaar ijzer te laag wordt; daardoor kan de bacterie het schaarse ijzer in zijn omgeving binden en weer naar binnen halen. Alle bovengenoemde mechanismen zorgen ervoor dat pathogene micro-organismen zich in korte tijd kunnen aanpassen aan een veranderende omgeving. Daardoor kunnen zij ontsnappen aan de effecten van bijvoorbeeld antimicrobiële middelen en die van de immuunrespons van de mens, zoals in de volgende hoofdstukken zal blijken.

1.2.6 VERWANTSCHAP TUSSEN MICRO-ORGANISMEN

Door het continue proces van genetische verandering in de tijd zijn binnen één soort micro-organisme vrijwel altijd diverse typen te onderscheiden. Hoewel alle micro-organismen van één soort nauwer met elkaar verwant zijn dan met micro-organismen van een andere soort, is er toch sprake van enige genetische diversiteit binnen de grenzen van de soort. Micro-organismen binnen een soort die genetisch identiek of vrijwel identiek zijn, noemt men een stam of kloon; het zijn afstammelingen van een en dezelfde (recente) voorloper. Binnen een soort zijn meestal meerdere groepen van verwante klonen te onderscheiden, die men in de Engelstalige literatuur ook wel aanduidt met de term *lineages* (ook wel: clade, clan of nageslacht). Tot voor kort maakte men gebruik van fenotypische kenmerken om onderscheid te maken binnen de soort. Veelgebruikte fenotypische methoden zijn serotypering, biotypering en typering op basis van antibioticagevoeligheid (zie verder in dit hoofdstuk). De relatie tussen het fenotype en het genetische type (genotype) is echter onvolledig, zoals uit het hiervóór genoemde voorbeeld van de transformatie van pneumokokkenkapseltype blijkt; een pneumokok kan alleen van kapseltype veranderen, een kleine mutatie in zijn overigens onveranderde genetische *make-up*. Klonaliteit is dan ook niet goed vast te stellen aan de hand van alleen fenotypische kenmerken. Het begrip klonaliteit is van groot belang waar het gaat om de tracering van micro-organismen in het kader van uitbraken en epidemieën. Men wil dan immers weten of patiënten besmet zijn geraakt met hetzelfde micro-organisme uit één of uit meer bronnen. Het is in het kader van infectieziekten bovendien zo, dat niet alle klonen binnen één soort even grote kansen hebben om mensen ziek te maken. Vaak beschikt maar een fractie van alle

Tabel 1.3 Voorbeelden van klonaliteit binnen pathogene bacteriesoorten.			
bacteriesoort	totale aantal geïdentificeerde klonen in de soort	aantal prevalente klonen bij patiënten met de ziekte	% ziektegevallen door prevalente klonen
Bordetella bronchiseptica	21	3	87
Bordetella pertussis	2	2	100
Haemophilus influenzae type b			
Noord-Amerika	104	6	81
Europa	60	3	78
Legionella pneumophila	50	5	52
Staphylococcus aureus	> 500	10	90

klonen binnen een pathogenensoort over alle eigenschappen (= genetische informatie) die nodig zijn om ziekte bij de mens te veroorzaken (tabel 1.3). Dit duidt er dus tevens op dat een micro-organisme over een complex geheel van genetische eigenschappen moet beschikken, wil het pathogene betekenis voor de mens krijgen; dergelijke eigenschappen worden ook wel virulentiefactoren genoemd.

1.3 De verwekkers van infectieziekten

In deze paragraaf worden de belangrijkste structurele kenmerken, de geordende indeling en de naamgeving (= taxonomie) van pathogene micro-organismen besproken, en ook enkele relevante fysiologische aspecten. Bij de indeling van organismen wordt gebruikgemaakt van een hiërarchisch systeem waarin de soort (= species) de basiseenheid is. Verwante species worden een niveau hoger samengevoegd tot een geslacht (= genus) en verwante geslachten weer een niveau hoger tot een familie. Conform het binomiale systeem van Linnaeus wordt elk zelfstandig levend organisme geïdentificeerd op basis van de geslachts- en soortnaam. We spreken bijvoorbeeld van de bacteriesoort *Staphylococcus aureus,* het geslacht *Staphylococcus* en de familie van de Micrococcaceae. Zoals eerder gesteld, worden micro-organismen in de diverse families, geslachten en soorten ingedeeld op basis van hun fenotypische en – tegenwoordig steeds meer – op basis van hun genotypische eigenschappen. Voor virussen wordt een indeling gebruikt die evenzeer families, genera en species kent, maar geen binomiaal systeem hanteert voor de namen. De feitelijke naamgeving is in handen van internationale nomenclatuurcommissies voor de diverse groepen organismen. Voor de dagelijkse praktijk is classificatie essentieel, omdat bij juiste identificatie van een pathogeen micro-organisme kan worden gerefereerd naar alles wat al bekend is over de soort. Achtereenvolgens komen nu de virussen, bacteriën, fungi en parasieten aan bod.

1.3.1 VIRUSSEN

Het principe van een virus als infectieus agens is dat het een levende cel kan binnendringen, daarin vermenigvuldigd wordt en vervolgens vrijkomt in een opnieuw infectieuze staat. Het virus zelf is dus geen levend micro-organisme maar kan een interactie aangaan met een levende cel: dat is de infectie van die cel. De structuur van een virus bestaat uit een nucleïnezuur (DNA óf RNA), omgeven door een eiwitmantel (capside). Een virus beschikt niet over ribosomen en kan dus niet zelfstandig eiwitten synthetiseren. Vaak hebben virussen buiten de capside nog een lipidehoudende envelop, die grotendeels van de cytoplasmamembraan of van het endoplasmatisch reticulum van de gastheercel afkomstig is, maar deze bevat ook eiwitten (glycoproteïnen) die door het virus zelf gecodeerd zijn. Tussen de capside en deze envelop zijn matrixeiwitten te vinden en verder kan het viruspartikel soms nog enzymen bevatten, die voor het op gang komen van de virale eiwitproductie essentieel zijn. Een compleet viruspartikel heet een virion (figuur 1.6); een virus dat een bacterie als specifieke gastheercel heeft, heet een bacteriofaag (of faag). Alle levende cellen kennen specifieke virusinfecties.

Indeling van virussen

Virussen kunnen op basis van de belangrijkste structurele kenmerken worden ingedeeld. Allereerst naar de aard van het nucleïnezuur, RNA of DNA. Het genoom van een virus kan vervolgens enkelstrengs of dubbelstrengs nucleïnezuur zijn: de meeste RNA-virussen zijn enkelstrengs en de meeste DNA-virussen dubbelstrengs maar hierop zijn uitzonderingen. Het genoom kan bovendien lineair, gesegmenteerd of circulair zijn en soms bestaat het genoom uit twee identieke strengen nucleïnezuur. Bij de enkelstrengs RNA-virussen bestaat bovendien een strikt onderscheid tussen de virussen waarbij dit RNA direct als messenger-RNA (mRNA) kan fungeren als het virus in de cel binnendringt (positiefstrengs, *positive stranded RNA*), en de virussen waarbij dit RNA eerst nog omgezet moet worden tot een kopie (negatief-strengs, *negative stranded RNA*). Daarnaast zijn er

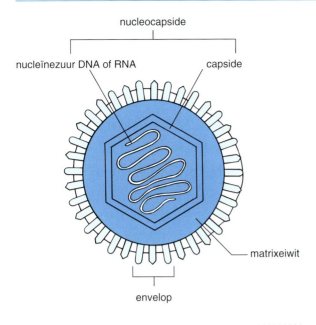

Figuur 1.6 Schematische weergave van een virus met envelop.

nog RNA-virussen waarvan het RNA na binnendringen in de cel wordt omgezet tot DNA. Voor deze laatste twee bijzondere omzettingen van RNA is het noodzakelijk dat het viruspartikel zelf de enzymen bevat om die omzettingen uit te voeren, aangezien deze niet in de gastheercel beschikbaar zijn. Ook het aanwezig zijn van een lipide-envelop is uiteraard een belangrijk kenmerk, dat overigens sterk samenhangt met een grotere kwetsbaarheid van het partikel voor omgevingsinvloeden. Een opvallend structuurkenmerk van virussen is ten slotte de wijze waarop viruseiwitten de capside vormen, die het nucleïnezuur omvat. Bij de capsidestructuur zijn er twee hoofdgroepen: de capsiden op basis van een regelmatig twintigvlak (icosaëder), of complexere varianten daarvan, en de capsiden op basis van een helix rond het nucleïnezuur. De opvallende icosaëderstructuur, die uit twintig gelijkzijdige driehoeken bestaat, is wijdverbreid en vormt in vele virusfamilies het bouwplan dat gebruikt wordt om virale eiwitten te assembleren tot een stabiele capside. De wijze waarop zij dit doen verschilt, vooral het aantal eenheden (capsomeren) waaruit die structuur zich vormt kan sterk uiteenlopen. Van de vijf bestaande regelmatige veelvlakken (platonische lichamen) is de icosaëder die met de meeste vlakken. Het is ook de enige die voorkomt als basis voor een viruscapside, wat ongetwijfeld met de stabiliteit samenhangt. Naast de icosaëder en de helix komen soms ook onregelmatige vormen van capsiden voor. De indeling van alle virussen op basis van het virale genoom (de aard daarvan en het aantal en de positie van de virale genen) leidt samen met deze structurele kenmerken tot een classificatie waarin de virusfamilie een centrale plaats inneemt. Families die belangrijke kenmerken delen worden wel tot een orde samengevoegd. Binnen een familie (herkenbaar aan het achtervoegsel -viridae) worden genera en species onderscheiden (soms nog subfamilies en subgenera). De virusfamilie is ook als het gaat om klinische relevante verwantschap tussen virussen een nuttig begrip en is daarom ook in figuur 1.7 gebruikt als grondslag voor de indeling. Zo spreekt men van de familie Herpesviridae, met daarbinnen een subfamilie Alphaherpesvirinae en daarin het genus Simplexvirus. Een vertegenwoordiger uit dat geslacht is bijvoorbeeld de species (virussoort) herpessimplexvirus type 2. Van virussen genoemd in dit leerboek wordt bij de primaire bespreking ook steeds de familie genoemd, zodat het daarmee snel duidelijk is wat de meest essentiële kenmerken van een virus zijn. Zie voor meer informatie over de taxonomie van virussen ook www.ictvonline.org.

Replicatie van virussen

Virussen zijn in staat levende cellen binnen te dringen op een specifieke wijze. Daarna vindt met behulp van het gastheermetabolisme synthese plaats van virale eiwitten, zowel van virale enzymen als structurele eiwitten, en replicatie van het virale nucleïnezuur. Binnen de cel vormen zich vervolgens nieuwe viruspartikels, door een proces van spontane assemblage op basis van de interacties tussen de componenten. Deze viruspartikels kunnen de cel verlaten door een deel van de celmembraan of een membraan van een cellulair organel af te snoeren (*budding*), waardoor het virus zijn envelop verkrijgt. Dit proces wordt bepaald door interacties tussen virale eiwitten die in de celmembraan zijn ingebracht en de nucleocapside die zich vormt in de cel. Als alternatief kunnen viruspartikels simpelweg vrijkomen wanneer de geïnfecteerde gastheercel, waarvan de functie over het algemeen immers sterk zal zijn verstoord, doodgaat en uiteenvalt. Virussen zonder envelop komen in de regel door dergelijke lysis van de gastheercel vrij na assemblage van hun nucleocapsidecomplex in het cytosol.

In figuur 1.8 zijn de opeenvolgende stadia van de virale replicatiecyclus weergegeven. Alle virussen dienen zich eerst te hechten aan het oppervlak van een geschikte gastheercel (adsorptie), daarin binnen te dringen (penetratie) en vervolgens het virusgenoom uit te pakken zodat het kan worden afgelezen (ontmanteling). Zoals alle pathogene micro-organismen, kunnen virussen de geschikte gastheercel via allerlei routes bereiken: inhalatie, ingestie, seksueel contact, directe inoculatie in het weefsel (via trauma, insectenbeten e.d.), huidcontact, maar ook via de placenta naar de foetus. Zowel op het niveau van de gastheersoort (speciesspecificiteit) als van het celtype (weefselspecificiteit) zijn er belangrijke restricties: virussen kunnen zich doorgaans maar in een zeer beperkt aantal soorten cellen van een beperkt aantal gastheren vermenigvuldigen of handhaven. De adsorptie van virionen aan gastheercellen vindt meestal plaats aan specifieke receptoren op het oppervlak van de gastheercel, waarvoor er liganden zijn in de envelop of de capside van het virion. Zo hecht influenzavirus met behulp van

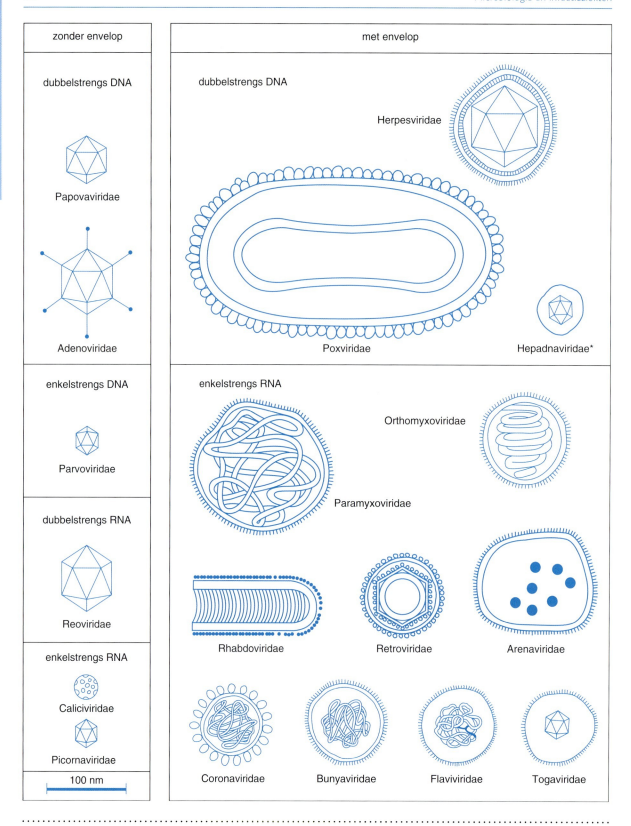

Figuur 1.7 Indeling van de belangrijkste animale virusfamilies op basis van type genoom en aanwezigheid van een envelop als belangrijke structuurkenmerken. De globale vorm van het viruspartikel en de onderlinge groottverhouding is ook aangegeven.
* Hepadnaviridae: in het viruspartikel is het DNA gedeeltelijk dubbelstrengs.

zijn oppervlaktehemagglutinine aan siaalzuurhoudende membraanglycoproteïnen van de slijmvliescellen in de luchtwegen. Het humaan immunodeficiëntievirus (hiv) hecht aan cd4-moleculen in cytoplasmamembraan van T-lymfocyten. Sommige virussen worden na aanhechting actief door de gastheercel opgenomen (gefagocyteerd). Bij envelopdragende virussen treedt dan fusie op van de beide lipidehoudende membranen; virussen zonder en-

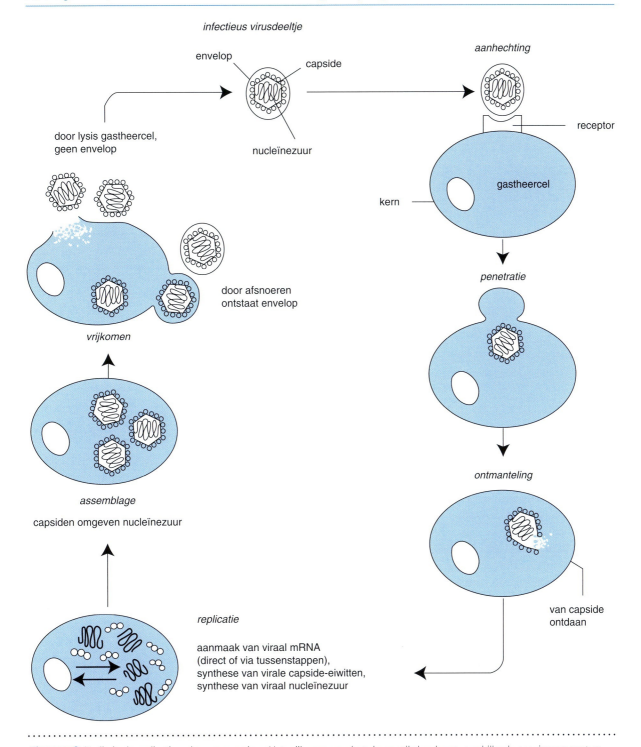

Figuur 1.8 Stadia in de replicatiecyclus van een virus. Het vrijkomen van het viruspartikel verloopt verschillend voor virussen met en zonder lipide-envelop. Nadere details over de verschillende wijzen waarop de eiwitsynthese tot stand komt, afhankelijk van het virale genoom, staan in figuur 1.9.

velop kunnen soms ook eenvoudig de membraan passeren (translocatie). Ontmanteling van het virusgenoom vindt veelal plaats in het cytoplasma of in een fagolysosoom, bij sommige DNA-virussen pas nadat zij in de kern van de gastheercel zijn aangekomen.

De wijze waarop bij een virusinfectie vanaf het coderende nucleïnezuur virusspecifieke mRNA-moleculen worden gevormd ten behoeve van de virale eiwitsynthese, is verschillend voor de al genoemde vormen waarin een virusgenoom kan voorkomen. In figuur 1.9 is weergegeven hoe dit centrale proces in de replicatiecyclus kan verlopen met behulp van viraal gecodeerde enzymen en/of gastheerenzymen bij verschillende voorbeelden van virusfamilies. De eiwitsynthese die daarop volgt in de cel is zonder uitzonderingen geheel afhankelijk van het cellulaire ribosomale translatiesysteem (figuur 1.9). De productie van kopieën van het virale genoom ten behoeve van nieuwe infectieuze partikels vindt bij DNA-

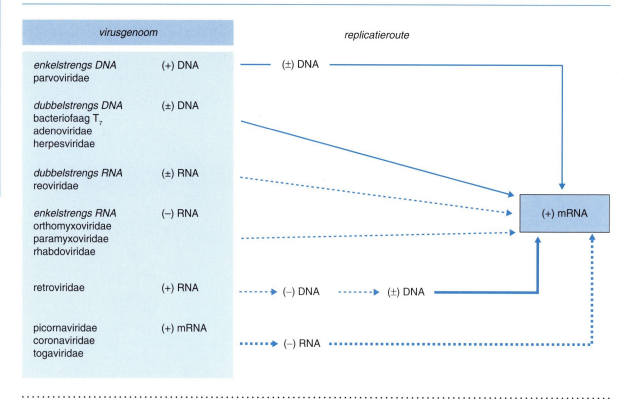

Figuur 1.9 De verschillende vormen van virusgenomen en de wijze waarop daarbij de productie van virusspecifiek mRNA tot stand komt ten behoeve van de synthese van virale eiwitten. Bij de mrna-synthese kunnen enzymen (polymerasen en transcriptasen) betrokken zijn van zowel de gastheercel (doorgetrokken lijnen) als van het virus zelf (stippellijnen). Enkele virusfamilies zijn als voorbeelden vermeld.

virussen nagenoeg altijd plaats in de celkern (uitzondering vormen Poxviridae, waaronder variola, de verwekker van menselijke pokken) maar bij RNA-virussen bijna altijd in het cytoplasma (uitzondering: Orthomyxoviridae, waaronder influenzavirus).

De vermeerdering van virussen kan goed worden bestudeerd in celkweken waarbij gevoelige cellijnen worden besmet met virus en de replicatie van virus wordt gevolgd met behulp van biochemische of microscopische technieken, of door het regelmatig bepalen van het aantal infectieuze virusdeeltjes in het kweekmedium (figuur 1.10). Een klassieke bevinding daarbij is dat in het begin van dit proces het virus 'verdwijnt' in de cellen en daarbuiten dan geen of weinig infectieus virus meer te vinden is. In deze zogeheten eclipsfase is het virus in de cellen terechtgekomen en ontmanteld en daardoor niet meer infectieus. Afhankelijk van het soort virus zal na enkele uren of dagen weer infectieus virus in het kweekmedium kunnen worden aangetoond. De periode tussen besmetting van de cellijn en het weer vrijkomen van nieuwe besmettelijke virusdeeltjes noemt men de latentiefase. De titers aan infectieus virus stijgen vervolgens tot een maximum, waarbij het gemiddelde aantal nieuwe virusdeeltjes per geïnfecteerde cel kan variëren (afhankelijk van de virussoort en van de cellijn) van enkele tientallen tot miljoenen (*burst size*). Dit geldt niet alleen in een celkweek maar ook in geïnfecteerd weefsel, waardoor een infectie dus reusachtig versterkt wordt en snel om zich heen kan grijpen in een gastheer.

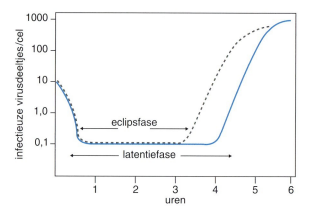

Figuur 1.10 Replicatie van virus in een cellijn. De titer van infectieuze virusdeeltjes buiten (doorgetrokken lijn) en binnen de gastheercellen (stippellijn) is weergegeven.

Celkweeksystemen spelen een grote rol in het experimenteel virologisch onderzoek en tot voor kort ook in de diagnostiek van virusinfecties, al is deze inmiddels grotendeels gebaseerd op specifieke detectie van virale DNA- of RNA-moleculen (PCR of RT-PCR).

Een belangrijk gevolg van een virusinfectie is dat de gastheercel in immunologisch opzicht verandert door het binnendringen van een virus en de expressie van virale eiwitten. Dit leidt tot het op gang komen van zowel een directe respons (de natuurlijke of 'innate immunity') als een specifieke (verworven) cellulaire en hu-

Tabel 1.4 Samenvatting van de humane herpesvirussen.

subfamilie met biologische eigenschappen	gebruikelijke aanduiding virus (afkorting)	systematische naam (afkorting)	genoom: grootte in kb	primaire infectie: ziektebeeld	reactivatie: ziektebeeld	problemen bij immuniteitsstoornissen	primaire bespreking in hoofdstuk
Alphaherpesvirinae: infectie epidermaal, latentie in neuronen, snelle groei	herpessimplexvirus type 1 (HSV-1)	humaan herpesvirus 1 (HHV-1)	152	gingivostomatitis, keratitis	herpes labialis (koortslip)	mucocutane ulceraties, soms orgaaninfecties	6
	herpessimplexvirus type 2 (HSV-2)	humaan herpesvirus 2 (HHV-2)	155	herpes genitalis	herpes genitalis	mucocutane ulceraties	12
	varicellazostervirus (VZV)	humaan herpesvirus 3 (HHV-3)	125	varicella (waterpokken)	herpes zoster (gordelroos)	pneumonie, viscerale infecties en ernstige cutane laesies	6
Betaherpesvirinae: breed celtropisme, latent in leukocyten en endotheel, trage groei	cytomegalovirus (CMV)	humaan herpesvirus 5 (HHV-5)	230	mononucleosis infectiosa (infrequent)	geen	ernstige orgaaninfecties, waaronder frequent pneumonie, hepatitis, retinitis	13
	humaan herpesvirus 6 (HHV-6)	humaan herpesvirus 6 (HHV-6)	162	exanthema subitum (zesde ziekte)	geen	encefalitis, andere orgaaninfecties (infrequent)	6
	humaan herpesvirus 7 (HHV-7)	humaan herpesvirus 7 (HHV-7)	153	exanthema subitum (zesde ziekte)	geen	niet duidelijk	6
Gammaherpesvirinae: infectie en latentie lymfocytair, met transformatie van gastheercel	epstein-barr-virus (EBV)	humaan herpesvirus 4 (HHV-4)	172	mononucleosis infectiosa (frequent)	geen	lymfoproliferatieve ziekte, waaronder maligne lymfomen	13
	kaposi-sarcoom en herpesvirus (KSHV)	humaan herpesvirus 8 (HHV-8)	160	niet duidelijk	geen	kaposi-sarcoom en andere tumoren	13

morale immuunrespons in de gastheer (zie ook 1.4.3). Veel virussen blijken deze processen te kunnen beïnvloeden, waardoor zij de immuunrespons omzeilen (ontwijkingsstrategieën). Virale genomen kunnen zich, zonder dat er actieve productie van nieuwe virionen plaatsvindt, langdurig in een gastheercel ophouden, hetzij geïntegreerd in het chromosoom van de gastheercel (o.a. bij hiv), hetzij los in de cel via specifieke mechanismen (o.a. bij herpesvirussen), of op andere, niet goed opgehelderde wijzen. Het fenomeen doet zich zeer vaak voor bij DNA-virussen (of virussen die in de cel een DNA-vorm kennen, zoals hiv). Het DNA-genoom is vanwege zijn biochemische eigenschappen in de cel immers een stabieler molecuul dan RNA. Het verschijnsel wordt latentie genoemd en het potentieel weer te activeren virus in die vorm wordt wel als provirus aangeduid. In een latent stadium worden soms nog wel delen van het virale genoom afgelezen, maar er worden geen intacte virionen geproduceerd en er treedt geen lysis van de gastheercel op. Klinisch is bij sommige virussen de overgang van de latente fase in een actief replicerende fase duidelijk waarneembaar, zoals bij een koortslip, veroorzaakt door reactivatie van het herpessimplexvirus. Het afwisselen van latentie en replicatie is een kenmerkende eigenschap van de familie van de Herpesviridae. Als illustratie van dit concept is een samenvatting opgenomen van de humane herpesvirussen (tabel 1.4). Ook bacteriofagen kunnen zich latent in hun bacteriële gastheercel ophouden (profaag) en in deze vorm bijdragen tot het ziekmakend vermogen van de bacterie indien zij de genetische informatie voor een virulentiefactor (bijv. een toxine) herbergen en deze informatie tot expressie wordt gebracht; men spreekt dan van lysogene conversie van de bacterie in kwestie. De productie van difterietoxine door *Corynebacterium diphtheriae* en die van het Panton-Valentine Leucocidine (PVL) door *Staphylococcus aureus* is afhankelijk van de aanwezigheid van een lysogene faag.

Humane herpesvirussen (tabel 1.4)

Deze behoren alle tot de familie van de Herpesviridae en vertonen sterk overeenkomstige morfologische kenmerken (zie figuur 1.7) en eenzelfde patroon van primaire infectie, latentie en reactivatie. Grootte en organisatie van het genoom (dubbelstrengs DNA) kunnen echter aanzienlijk verschillen, net als belangrijke biologische en klinische kenmerken.

1.3.2 BACTERIËN

Bacteriën zijn eencellige prokaryoten waarvan de genetische informatie opgeslagen ligt op een circulair gesloten, dubbelstrengs DNA-molecuul. Het DNA-molecuul ligt, strak opgewonden in een kluwen (ook wel nucleoïd genaamd), vrij in het cytoplasma en bevat een paar duizend genen (= een paar miljoen basenparen); geheel uitgerold zou het ongeveer 1 mm lang zijn. Zoals vermeld zijn er vaak ook nog plasmidale DNA-moleculen te vinden in bacteriën. Het cytoplasma van bacteriën bevat vele ribosomen maar geen andere organellen op grond waarvan men onderscheid kan maken; bij sommige soorten bacteriën kunnen in het cytoplasma 'sporen' ontstaan indien de bacterie in ongunstige omstandigheden terechtkomt. In de spore is een van de twee DNA-strengen te vinden, omgeven door een sporenmembraan, een laag peptidoglycaan en nog een mantel bestaande uit keratineachtig eiwit; dit geheel is zeer goed bestand tegen de inwerking van chemicaliën (waaronder diverse desinfectantia) en hitte (denatureren pas boven 100 °C). Onder gunstige milieuomstandigheden ontkiemt de spore weer. Naast sporen ziet men soms partikels of korrels in het cytoplasma die uit verschillende soorten reservestoffen kunnen bestaan.

Indeling van bacteriën

Voor de indeling van bacteriën zijn de vorm en de samenstelling van de celwand van doorslaggevend belang. Ook de ligging van bacteriën ten opzichte van elkaar speelt een rol. Zo onderscheidt men de bolvormige kokken en de langgerekte staven, die in ketens, pakketjes of trosjes kunnen liggen; de staven kunnen een keurig rechte oriëntatie hebben, of juist gekromd zijn als een komma of golvend als een slangetje (figuur 1.11). Bacteriën worden onder de lichtmicroscoop pas zichtbaar nadat ze gekleurd zijn. In dit verband is de kleurreactie volgens Gram (een Deense onderzoeker uit het eind van de 19e eeuw) de belangrijkste (figuur 1.12). Bij de gramkleuring worden bacteriën op een objectglas gefixeerd en eerst met kristalviolet behandeld. Daarna wordt een lugoloplossing (J_2+KJ) opgebracht, waardoor in de bacteriën een paars, onoplosbaar kristalviolet-lugolcomplex ontstaat. Bij de volgende stap wordt het preparaat overgoten met alcohol en wordt gekeken of de bacteriën de paarse kleur vasthouden (ze zijn dan grampositief) of weer loslaten en kleurloos worden (dan zijn ze gramnegatief). In de laatste stap wordt het preparaat gekleurd met fuchsine, waardoor de ontkleurde gramnegatieve bacteriën een rozerode kleur krijgen (fuchsine heeft geen effect op de paarse kleur van grampositieve bacteriën). Of een bacterie de kristalviolet-lugolkristallen vasthoudt, hangt geheel af van de samenstelling van zijn celwand. De celwanden van grampositieve bacteriën zijn veel dikker dan die van de gramnegatieve bacteriën en hebben ook een andere opbouw en samenstelling (figuur 1.13). Het is vooral de grote hoeveelheid peptidoglycaan die de dikte van de grampositieve celwand bepaalt en verantwoordelijk is voor het vasthouden van de kristalviolet-lugolkristallen tijdens de gramkleuring. Peptidoglycaan (ook mucopeptide of mureïne genoemd) is een driedimensionaal netwerk van een gigantisch molecuul dat de gehele bacterie omspant en er vorm en sterkte aan geeft. Het bestaat uit lange ketens waarin alternerend de aminosuikers N-acetylglucosamine en N-acetylmuraminezuur voorkomen; aan elke muraminezuurgroep is een korte zijketen van peptide gekoppeld die de kruisverbindingen verzorgt met naburige ketens.

Staphylococcus aureus is een veelvoorkomende pathogene, grampositieve bacteriesoort die bolvormig is en in trosjes groeit, terwijl *Escherichia coli* een veelvoorkomende pathogene, gramnegatieve, staafvormige bacterie is.

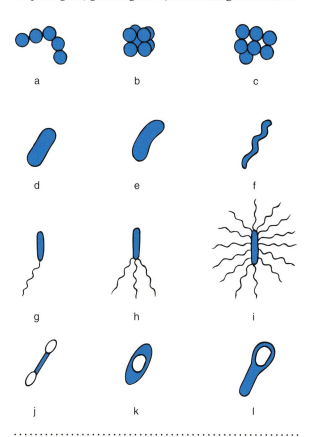

Figuur 1.11 a-c Kokken in respectievelijk streptoligging, pakketjes en trosjes. d-f Respectievelijk een staaf, een vibrio en een spiril. g-i Cellen met respectievelijk monotriche, lofotriche en peritriche flagellen. j Poolkorrels. k-l Centrale, respectievelijk eindstandige spore (Clostridium).

De celwanden van bacteriën zijn van grote pathogene betekenis, omdat zij voor de mens toxische componenten bevatten. De buitenmembraan van de celwand van gramnegatieven bevat het toxische lipopolysacharide (LPS), terwijl het peptidoglycaan, dat rijkelijk aanwezig is in de wand van grampositieve bacteriën, ook toxische eigenschappen heeft, zij het minder uitgesproken dan LPS. Omdat deze 'toxinen' voornamelijk aan de bacte-

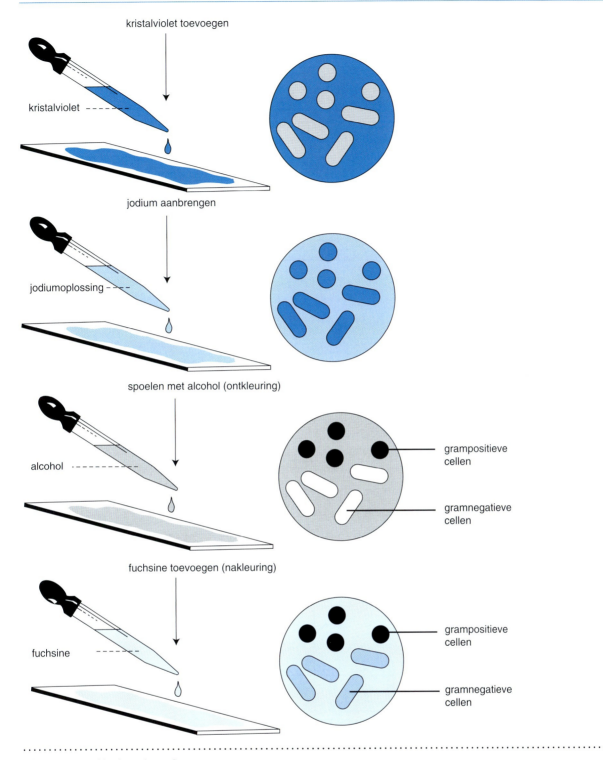

Figuur 1.12 De kleuring volgens Gram.

riële cel gebonden zijn, spreekt men van endotoxinen, in onderscheid met de exotoxinen. Exotoxinen zijn oplosbare eiwitten die door bacteriën (maar ook door fungi en parasieten) uitgescheiden kunnen worden en die in lage concentratie giftig zijn voor andere organismen; de toxische werking kan berusten op interactie met membranen waardoor lysis en celdood optreden (o.a. het stafylolysine van *S. aureus*), op interruptie van de eiwitsynthese van de eukaryote cel (o.a. het difterietoxine), op het verhogen van de intracellulaire concentratie van cyclisch amp (adenosinemonofosfaat; o.a. het choleratoxine) of op onderbreking van de zenuwgeleiding (o.a. bij de ziekten tetanus en botulisme).

Naast deze kenmerken bezitten bacteriën aan hun buitenkant soms appendages in de vorm van haarvormige uitsteeksels (pili, fimbriae) en flagellen, waarmee zij zich kunnen aanhechten aan een oppervlak of voortbewegen in een waterig milieu. Ook deze laatste eigenschappen kunnen van belang zijn in de pathogenese van infectieziekten, dan wel als virulentiefactoren worden gezien (figuur 1.14).

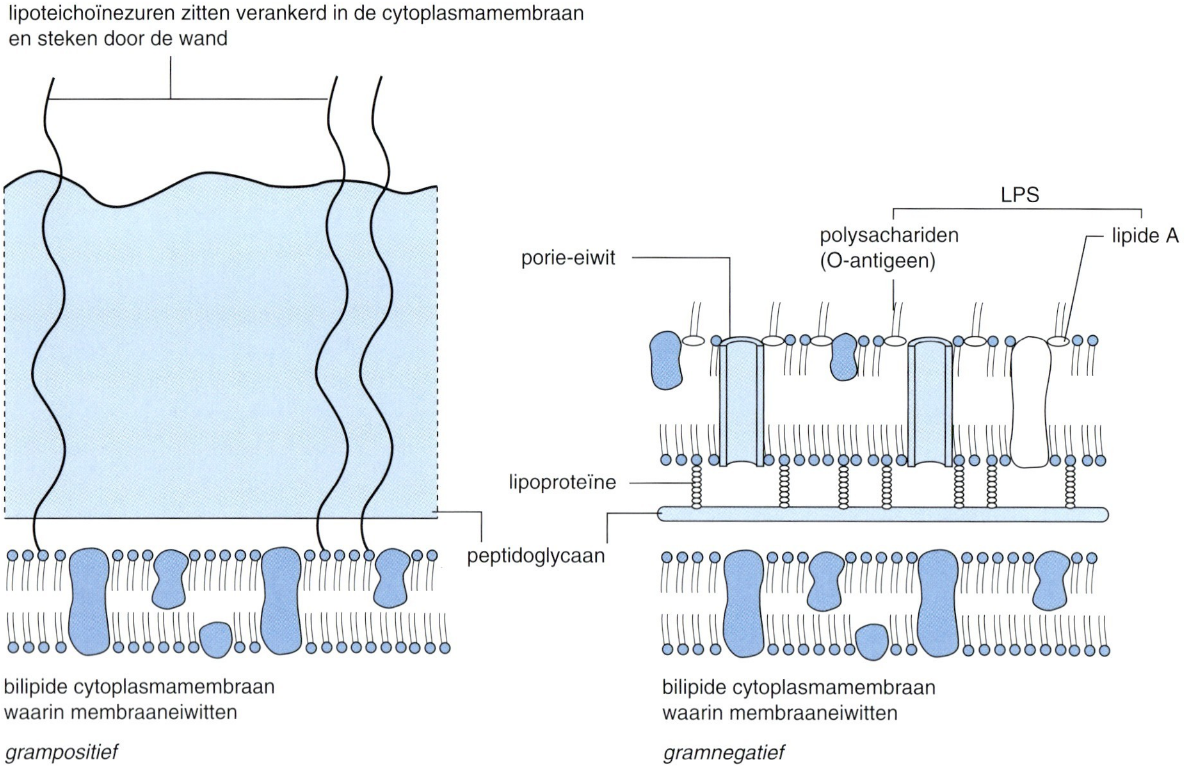

lipoteichoïnezuren zitten verankerd in de cytoplasmamembraan
en steken door de wand

LPS

porie-eiwit

polysachariden (O-antigeen)

lipide A

lipoproteïne

peptidoglycaan

bilipide cytoplasmamembraan
waarin membraaneiwitten

grampositief

bilipide cytoplasmamembraan
waarin membraaneiwitten

gramnegatief

Figuur 1.13 Opbouw en samenstelling van de celwand van grampositieve en gramnegatieve bacteriën. De grampositieve celwand wordt als een geheel beschouwd, terwijl de gramnegatieve celwand een dubbele membraan bezit, een binnenmembraan en een buitenmembraan, beide met een bi-lipide structuur. Kenmerkend voor bacteriën is de aanwezigheid van peptidoglycaan in de celwand, dat verantwoordelijk is voor vorm en sterkte van de bacterie. Het lipide A is het meest toxische deel van de buitenmembraan van een gramnegatieve bacterie; het is covalent verbonden met het O-antigeen in een lipopolysacharidecomplex (LPS-complex). Sommige bacteriën vormen buiten de celwand nog een kapsel, dat meestal uit polysachariden bestaat (nb In werkelijkheid zijn de verschillen in celwanddikte tussen grampositieve en gramnegatieve bacteriën groter dan hier getekend).

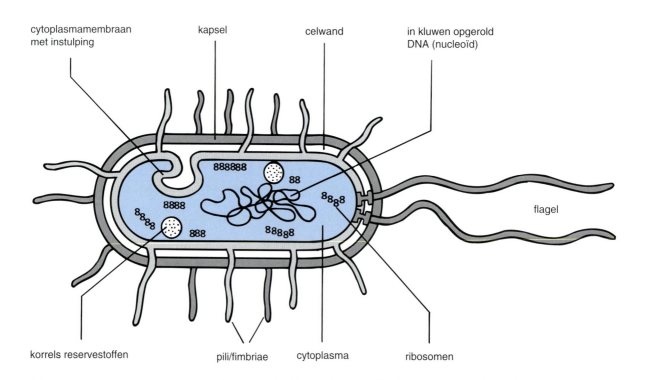

Figuur 1.14 Schematische weergave van de algemene structuur van een bacterie.

Metabolisme van bacteriën

Op grond van de manier waarop bacteriën aan hun koolstof en energie komen, kunnen ze verder worden ingedeeld in vier groepen. Heterotrofe bacteriën gebruiken organische verbindingen als koolstofbron, terwijl autotrofe bacteriën al hun koolstof ontlenen aan C_1-verbindingen als CO_2 en CH_4. Als hun energie verkregen wordt uit licht, spreekt men van fototrofe bacteriën, terwijl chemotrofe bacteriën hun energie uit chemische verbindingen halen. De voor de mens pathogene bacteriën zijn chemo-heterotroof. Binnen deze laatste groep is het klinisch belangrijke onderscheid te maken tussen bacteriën die aeroob kunnen groeien en zij die alleen anaeroob kunnen blijven leven; vele pathogene soorten, inclusief *S. aureus* en *E. coli*, kunnen zich zowel aeroob als anaeroob vermenigvuldigen. Bij aerobe ademhaling wordt zuurstof gebruikt als terminale elektronenacceptor, terwijl bij anaerobe ademhaling andere anorganische verbindingen (nitraat, sulfaat, kooldioxide) daartoe dienst doen. Strikt anaerobe micro-organismen vormen het grootste deel van de normale darmflora bij de mens; zij hebben geen verweer tegen de giftige werking van zuurstof en de van zuurstof afgeleide metabolieten. Onder de juiste condities kunnen zij wel infecties veroorzaken.

Behalve door ademhaling (respiratie) kan ook door gisting (fermentatie) een substraat worden afgebroken en daarbij energie worden gewonnen. Alle energie komt ten slotte in één van twee vormen beschikbaar: als chemische energie in de vorm van gefosforyleerde verbindingen als adenosinetrifosfaat (atp), en als een elektrochemische gradiënt over de celmembraan, die kracht uitoefent op protonen (*proton motive force*). Onder optimale omstandigheden (o.a. samenstelling voedingsbodem, temperatuur, pH, zuurstofspanning, kooldioxideconcentratie; voor elke soort verschillend) kunnen bacteriën snel groeien en zich elke twintig minuten delen (figuur 1.15). De groeisnelheid van bacteriën hangt af van drie factoren: de soort bacterie, de chemische samenstelling van het milieu of medium waarin deze zich bevindt, en de temperatuur. Elke bacteriesoort kent zijn eigen optimale samenstelling van het medium en groeit optimaal binnen een bepaald temperatuurbereik. Voor de mens pathogene bacteriesoorten groeien veelal het snelst rond 37 °C maar er zijn andere, voor de mens niet pathogene soorten die zich juist op lagere (< 10 °C) of hogere temperaturen (> 50 °C) het best vermenigvuldigen. Sommige soorten groeien over een groot temperatuurbereik. Bij uitputting van voedingsstoffen of bij andere vormen van stress (te lage of te hoge zuurgraad, te hoge temperaturen, DNA-schade door bestraling of inwerking van cytotoxische stoffen) treedt een stressrespons op die erop gericht is de schade te beperken en te herstellen. Het betreft het aan- en uitschakelen van grote aantallen genen.

In tabel 1.5 worden de belangrijkste soorten pathogene bacteriën vermeld. Niet in deze tabel opgenomen zijn enkele bijzondere bacteriesoorten zoals de geslachten *Mycobacterium*, *Chlamydia*, *Mycoplasma* en de *Rickettsiae*. De mycobacteriën zijn zeer langzaam groeiende, strikt aerobe bacteriën met een bijzondere celwandsamenstelling, waardoor zij moeilijk een gramkleuring kunnen ondergaan; de lipiden en wasachtige stoffen in de celwand laten in water oplosbare kleurstoffen moeilijk door. Ze kunnen wel zichtbaar worden gemaakt in een analoge kleuring, die volgens Ziehl-Neelsen, of de tegenwoordig veel gebruikte kleuring met de fluorescerende stof auramine; beide kleuringen zijn gebaseerd op de zuurvastheid van de celwand van mycobacteriën, dat wil zeggen het kunnen vasthouden van een eenmaal opgenomen kleurstof tijdens onderdompeling in zoutzure alcohol. Andere bacteriesoorten zijn niet zuurvast en kunnen dat dus niet. Tijdens infectie zijn de mycobacteriën intracellulair in ontstekingscellen te vinden, maar ze kunnen ook buiten een cel groeien. *Chlamydiae* en *Rickettsiae* kunnen dat niet en zijn obligaat intracellulair groeiende bacteriën; zij missen essentiële metabole processen waardoor ze voor hun energiehuishouding (atp en nadh) afhankelijk zijn van een gastheercel. Van oudsher staan deze soorten daarom in de belangstelling van virologen. Mycoplasmasoorten zijn bijzon-

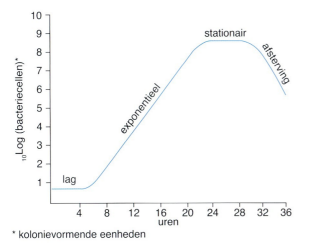

Figuur 1.15 Groeiwijze van bacteriën in vloeibaar medium. Na een aanloopfase zonder celdeling ('lag-fase') neemt het aantal bacteriën logaritmisch toe (exponentiële fase), totdat wegens uitputting van de voedingsstoffen in het medium de groei stopt en een stationaire fase intreedt. Na de stationaire fase neemt het aantal levensvatbare bacteriecellen weer af (afsterving).

* kolonievormende eenheden

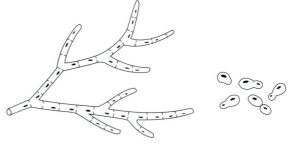

Figuur 1.16 Vertakkende hyfen met septa en meerdere kernen (links) en eencellige gisten die zich delen door afsnoering (rechts).

dere bacteriën omdat bij hen de celwand ontbreekt (geen peptidoglycaan) en zij sterolen nodig hebben voor hun (langzame) groei; van de bacteriesoorten zijn ze het kleinst (0,2-0,3 μm).

1.3.3 SCHIMMELS

Fungi zijn eukaryote (kernhoudende) micro-organismen die binnen de Eucarya een aparte vertakking van de evolutionaire stamboom vormen (zie figuur 1.1). Het zijn net als bacteriën chemo-heterotrofe organismen die in twee vormen overal in de natuur kunnen worden aangetroffen: de unicellulaire gistvorm en de vorm van zich vertakkende draden (hyfen, die een netwerk of mycelium vormen), die wij de schimmelvorm noemen. De schimmeldraden bevatten vele kernen, die soms met tussenschotten (septa) van elkaar gescheiden zijn (figuur 1.16); de septa bevatten wel poriën, zodat er steeds sprake is van een continuüm binnen een mycelium. Veel fungi zijn dimorf, wat betekent dat ze als gist en als schimmel kunnen groeien. Fungi zijn van groot belang in de voedselindustrie (o.a. bakkers- en biergisten) en zijn de bron van vele geneesmiddelen waaronder antibiotica; ze worden ook in de biotechnologie vaak gebruikt.

Tabel 1.5 Overzicht van de belangrijkste pathogene bacteriesoorten.

gramreactie	vorm	ligging	aeroob/anaeroob	pathogene soort
positief	kokken	ketens	facultatief	Streptococcus pyogenes
			anaeroob	Peptostreptococcus spp.
		duplo	facultatief	Streptococcus pneumoniae
		trosjes	facultatief	Staphylococcus aureus
				Staphylococcus epidermidis
			anaeroob	Peptococcus spp.
	staven	los	anaeroob	Clostridium perfringens
				Clostridium tetani
		Chinese letters	aeroob	Corynebacterium diphtheriae
		ketens	aeroob	Bacillus anthracis
		los	facultatief	Listeria monocytogenes
negatief	kokken	duplo	aeroob	Neisseria meningitidis
				Neisseria gonorrhoeae
				Moraxella catarrhalis
	staven	los	aeroob	Pseudomonas aeruginosa
				Brucella abortus
				Bordetella pertussis
			facultatief	Escherichia coli
				Salmonella typhi
				Shigella dysenteriae
				Klebsiella pneumoniae
				Proteus mirabilis
				Yersinia pestis
				Haemophilus influenzae
	komma's			Vibrio cholerae
	spirillen			Campylobacter jejuni
				Treponema pallidum
				Borrelia burgdorferi
				Leptospira spp.
	staven	los	anaeroob	Bacteroides fragilis
				Fusobacterium spp.

Fungi zijn aerobe micro-organismen die zich voortplanten door sporen. Deze ontstaan door gewone mitose (aseksuele sporen), of na kernfusie gevolgd door meiose (seksuele sporen). Van de meeste pathogene fungi is de seksuele cyclus niet goed bekend, zodat wij ze vooral herkennen aan de morfologische aspecten van hun aseksuele sporulatie. Bij gisten spelen fysiologische eigenschappen als oxidatieve assimilatie en fermentatie van verschillende suikers ook een rol bij de identificatie. De fungi hebben buiten hun cytoplasmamembraan een dikke celwand waarin mannaan, glucaan en chitine te vinden zijn; door deze celwand kleuren zij grampositief. Buiten deze celwand kan een polysacharidekapsel aanwezig zijn, dat als virulentiefactor wordt beschouwd omdat het de fagocytose door leukocyten belemmert.

Indeling van fungi

In de medische praktijk wordt de indeling van fungi mede gebaseerd op de soort infecties die zij veroorzaken. Men onderscheidt de oppervlakkige fungale infecties (mycosen), die zich beperken tot de huid, nagels en haren, en de diepe mycosen, waarbij invasie optreedt en inwendige organen betrokken zijn; de eerste soort infecties zijn meestal niet ernstig, de diepe infecties zijn dat wel. Een aparte groep wordt gevormd door de mycosen die zich in de subcutane weefsels voordoen. Bij patiënten met een sterk verlaagde weerstand kunnen fungi, die voor gezonde personen niet of nauwelijks pathogeen zijn, invasieve infecties veroorzaken die levensbedreigend zijn (tabel 1.6).

1.3.4 PARASIETEN

Parasieten zijn eukaryote (micro-)organismen die gekarakteriseerd worden door een parasitaire levenswijze. We spreken van parasitisme (uit het Grieks: *sitos* = voedsel) bij een nauwe associatie van organismen van twee verschillende soorten waarbij de ene soort, de parasiet, leeft ten koste van de andere, de gastheer. De parasiet is voor zijn ontwikkeling geheel of ten dele afhankelijk van zijn verblijf op (ectoparasieten) of in (endoparasieten) een gastheer. Tot de medische parasitologie behoren de eencellige protozoën, de meercellige wormen (helminthen), die als endoparasieten leven, en een aantal ectoparasitaire geleedpotige insecten (vlo, luis, mijt, wants). Centraal staat de associatie tussen de parasiet en zijn gastheer, waarbij er een zeker evenwicht bestaat tussen de schade die de parasiet aanricht en de mechanismen die de gastheer tot zijn beschikking heeft om zich te beschermen. Voor de overlevingskansen van de parasiet is het noodzakelijk dat er voldoende gastheren overblijven. De parasitaire levenswijze kent daartoe vele specialisaties (o.a. wijze van voedselopname) waardoor er meestal sprake is van gastheerrestrictie, dat wil zeggen dat de parasiet is gebonden aan een bepaalde gastheer of een beperkt aantal gastheersoorten. Naarmate de parasiet zich aanpast aan zijn gastheer, zal deze er minder last van hebben; anderzijds hangt het ziek worden van een gastheer af van het aantal parasieten waarmee de gastheer belast is (*parasitic load*).

Ontwikkelingscycli van parasieten

De levensloop van de pathogene parasieten is samen te vatten in zogenoemde ontwikkelingscycli, die voor elke soort uniek zijn. In de geneeskunst is een goed begrip van deze soms complexe ontwikkelingscycli van essentieel belang bij het bepalen van het diagnostische, therapeutische en preventieve beleid (figuur 1.17). Kenmerkend is dat parasieten een zeer groot nageslacht produceren, wat de kansen op het vinden van een volgende gastheer vergroot. Er wordt onderscheid gemaakt in definitieve of eindgastheren en tussengastheren, die belangrijk zijn bij de transmissie. In tussengastheren vindt een deel van de ontwikkeling van de parasiet plaats (meestal de aseksuele replicatie), waardoor hij infectieus wordt voor een volgende, meestal definitieve, gastheer; in de definitieve gastheer vindt de seksuele vermeerdering plaats.

Niet alle parasieten kennen een tussengastheer naast hun definitieve gastheer; *Entamoeba*, *Trichomonas* (beide protozoën) en *Ascaris* (een worm) hebben alleen de mens en worden direct (seksueel) of indirect (fecaal-oraal) doorgegeven. De meeste wormen hebben echter twee of meer gastheren. Men dient zich te realiseren dat ook de

Tabel 1.6	Medisch relevante indeling van pathogene fungi.		
soort mycose	groeivorm[1]	lokalisatie	voorbeelden
oppervlakkig	gist	huid, haar	*Malassezia, Candida, Pityrosporum*
	schimmel	huid, haar, nagels	*Microsporum, Trichophyton, Epidermophyton*
subcutaan	gist	subcutis	*Sporothrix*
	schimmel	subcutis	*Madurella*
diep, invasief	gist	inwendige organen	*Histoplasma, Blastomyces, Cryptococcus*[2], *Candida*[2]
	schimmel	inwendige organen	*Aspergillus,*[2] *Mucor,*[2] *Pneumocystis*[2]

[1] Groeivorm bij infectie, Candida vormt soms pseudohyfen.
[2] Opportunisten die alleen bij patiënten met sterk verlaagde weerstand invasief worden.

mens als tussengastheer kan optreden en in die rol ziekteverschijnselen kan vertonen. In de transmissielijn zijn soms vectoren betrokken, meestal zijn het artropoden die verantwoordelijk zijn voor de overbrenging. Een voorbeeld van een vector is de malariamuskiet, die in dit geval tevens de definitieve gastheer is van de malariaparasiet (in de muskiet vindt de seksuele replicatie plaats). De vector kan ook de tussengastheer zijn (aseksuele replicatie), of alleen maar vector (zonder replicatie) zijn en bijvoorbeeld infectieuze cysten van *Entamoeba histolytica* overbrengen van feces naar voedsel. De rol van de tussengastheren en van de vectoren is belangrijk, omdat daarmee grenzen worden gesteld aan de geografische verspreiding van de desbetreffende parasiet: zonder malariamuggen geen endemie van malaria, zonder runderen geen verspreiding van *Taenia saginata*. Mondiaal belangrijke parasitaire infecties worden in Nederland alleen als importziekte gezien; naast malaria

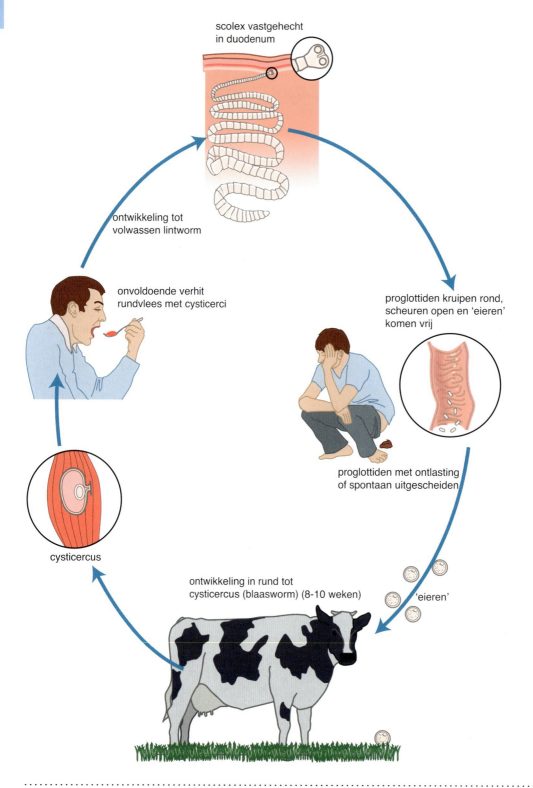

Figuur 1.17 Voorbeeld van de ontwikkelingscyclus van een parasiet, de blaasworm Taenia saginata, die wel een tussengastheer heeft maar geen vector. Zie ook hoofdstuk 19 voor de ontwikkelingscyclus van de malariaparasiet Plasmodium, waarin muggen als vector en definitieve gastheren optreden.

geldt dat bijvoorbeeld voor bilharzia (*Schistosoma*), kala-azar (*Leishmania*) en echinokokkose (*Echinococcus*).

Indeling protozoën (eencellige parasieten)

Op grond van hun morfologie (celkernen, flagellen e.d.) en levenswijze worden protozoaire parasieten in vier klassen verdeeld: de sporozoën, de flagellaten, de amoeben en de apathogene ciliaten. De sporozoën zijn obligaat intracellulaire parasieten, terwijl parasieten uit de andere drie klassen primair extracellulair leven; de flagellaten, amoeben en ciliaten zijn beweeglijk. Vele protozoën worden bij ongunstige omstandigheden metabool minder actief en produceren buiten de cytoplasmamembraan een wand waardoor zij beter kunnen overleven. Met een dergelijke wand worden ze cysten genoemd, terwijl ze zonder een dergelijke wand als trofozoïeten (ook wel vegetatieve vorm) worden aangeduid. In tabel 1.7 wordt een overzicht gegeven van de medisch belangrijkste soorten.

Indeling helminthen (meercellige wormen)

De helminthen worden in drie hoofdgroepen onderverdeeld (tabel 1.8): de rondwormen (*Nematoda*), de lintwormen (*Cestoda*) en de zuigwormen (*Trematoda*, ook wel 'botten' genoemd). Zij bereiken de mens meestal via de orale route, maar kunnen ook actief de huid doorboren of door vectoren in de weefsels worden gespoten. Allemaal zijn het multicellulaire organismen waarvan de volwassen stadia vaak met het blote oog kunnen worden gezien.

De zuigwormen zijn dorsoventraal afgeplatte wormen zonder secundaire lichaamsholte; ze hechten zich met zuignappen vast aan de darmmucosa. De ontwikkelingscycli zijn complex en vertonen afwisselend vrij levende en parasitaire stadia, waarbij vaak meer dan één tussengastheer is betrokken. De eerste tussengastheer is een weekdier (bijv. een slak).

De lintwormen zijn hermafrodiet en leven in de darm van vertebraten; ze bezitten een kop (scolex) en caudaal daarvan een in segmenten (proglottiden) verdeeld lichaam. Er is geen darm: de voedselopname vindt plaats door selectieve absorptie van nutriënten door de huid; in hun ontwikkelingscyclus is meestal maar één tussengastheer.

De rondwormen zijn cilindervormig en bezitten een eenvoudig tubulair darmkanaal; er zijn steeds gescheiden geslachten. De rondwormen kunnen worden verdeeld in wormen die het darmkanaal parasiteren en wormen die in de bloedbaan en weefsels terechtkomen. De eerste soort rondwormen bereikt de darm door ingestie of via de huid; in het laatste geval komen zij pas door uittreding in de long en migratie via de trachea in het darmkanaal. Filaria (o.a. *Loa loa*) zijn rondwormen van de bloedbaan en weefsels die door vectoren direct van mens naar mens worden overdragen.

Ectoparasieten

Bij ectoparasieten spreekt men ook wel van infestatie in plaats van infectie; zij kunnen zich langdurig ophouden op en in de huid en aan de haren, maar komen niet in de diepere weefsels terecht. Ectoparasieten leven van materiaal dat zij op of in de huid vinden. Naast deze langdurige associaties is de mens doelwit van vele bijtende insecten, teken, vlooien en bedwantsen die op zoek zijn naar een bloedmaal. Deze associaties zijn in de regel kortdurend (minuten tot een paar dagen) en leiden niet tot replicatie van de gast op het menselijk lichaam. Insecten en de ware ectoparasieten kunnen wel als vector van een ander pathogeen micro-organisme dienen: op deze wijze vindt overdracht plaats van virussen (bijv. gele koorts en dengue), bacteriën (bijv. pest, de ziekte van Lyme en rickettsiosen) en een aantal van bovengenoemde protozoën en wormen. De meest voorkomende klachten bij infestatie door een ectoparasiet zijn jeuk en de vorming van papels. De jeuk is het directe gevolg van een beet of kan een uiting zijn van overgevoeligheid voor excretieproducten van de parasiet. Afhankelijk van de mate van sensibilisatie van de gastheer kunnen de huidreacties achterwege blijven, pas na enkele weken optreden, of optreden direct na een hernieuwd contact met de parasiet. Het zich krabben is een natuurlijke manier om ectoparasieten weer te verwijderen, maar de krablaesies maken secundaire bacteriële infecties mogelijk. Bij gastheren van wie het immuunapparaat niet goed functioneert (bijv. aidspatiënten), kan een infestatie lange tijd ongemerkt blijven, waardoor het aantal parasieten ongestoord tot zeer grote hoogte kan uitgroeien. Dergelijke patiënten zijn zeer besmettelijk voor hun omgeving.

Van de geleedpotigen zijn het vooral insecten en spinachtigen die als ectoparasieten van de mens een rol spelen. Van de ectoparasieten heeft de Nederlandse bevolking vooral last van *Demodex folliculorum* (haarfollikelmijt), *Sarcoptes scabiei* (schurftmijt), *Pediculus humanuscapitis* (hoofdluis) en in mindere mate van *Phthirus pubis* (schaamluis) en humane (*Pulex irritans*) en dierlijke vlooien (*Ctenocephalides felis* en *C. canis*).

1.4 Pathogenese van infectieziekten

1.4.1 ALGEMENE PRINCIPES EN DEFINITIES

De interactie tussen een micro-organisme en een gastheer kan bij die gastheer leiden tot ziekte. Men spreekt van een infectie of infectieziekte als de interactie tussen het micro-organisme en de gastheer leidt tot schade of een veranderde fysiologie bij de gastheer. De schade of veranderde fysiologie kan resulteren in klinisch waarneembare symptomen en verschijnselen maar ook langdurig onopgemerkt blijven, c.q. subklinisch verlopen. De keten van gebeurtenissen die het ontstaan van dergelijke ziekte bepaalt, wordt beschreven als de patho-

Tabel 1.7 Samenvatting van de medisch belangrijkste protozoën.

klasse	soort	transmissie	ziektebeelden
sporozoën	Plasmodium	muggen	malaria (bloed en organen)
	Toxoplasma	rauw vlees, kattenfeces	toxoplasmose (organen)
	Cryptosporidium	voedsel en water	gastro-enteritis
	Babesia	teken	babesiose (bloed)
	Cyclospora	voedsel en water	gastro-enteritis
	Microsporidia	omgeving	in organen (darm, oog, galwegen, nier, sinus)
flagellaten	Trypanosoma	wantsen, vliegen	slaapziekte, ziekte van Chagas
	Leishmania	zandvliegjes	kala-azar, huidleishmaniasis
	Giardia	via voedsel	gastro-enteritis
	Trichomonas	seksueel	vaginitis, prostatitis
amoeben	Entamoeba	voedsel	dysenterie, leveramoebiasis
	Naegleria	besmet water	meningo-encefalitis,
	Acanthamoeba	water, lucht	encefalitis, (contactlens)keratitis
	Cyclospora	voedsel, water	gastro-enteritis
	Isospora	voedsel, water	gastro-enteritis

Tabel 1.8 Indeling van pathogene wormen.

kenmerken	rondwormen (nematoden)	lintwormen (cestoden)	zuigwormen (trematoden)
morfologie	naaldvorm	kop met gesegmenteerd lijf	gevouwen bladvorm
geslacht	man en vrouw	hermafrodiet	hermafrodiet
darmkanaal	tubulair	afwezig	blind eindigend
tussengastheer	wisselend	meestal één	meestal twee
pathogene species	oraal/darm:[1] - Ascaris - Trichuris - Enterobius	- Taenia - Diphyllobothrium - Echinococcus	- Schistosoma[2] - Fasciola - Clonorchis
	oraal/bloed en weefsel: - Trichinella - Toxocara		
	huid/darm: - Strongyloides		
	mijnworm: - Necator - Ancylostoma		
	huid/bloed en weefsel: microfilaria: - Wuchereria - Onchocerca - Loa loa		

[1] Porte d'entrée/lokalisatie bij de mens.
[2] Mannelijk en vrouwelijk geslacht.

genese van een infectieziekte. Historisch is het leggen van een oorzakelijk verband – de vraag naar causaliteit – tussen het binnendringen van een micro-organisme, in dit verband pathogeen genoemd, en een bepaalde ziekte, niet eenvoudig gebleken. Nadat het was gelukt bacteriën te isoleren en identificeren, heeft Robert Koch, een pionier in de bacteriologie, aan het eind van de negentiende eeuw strenge criteria opgesteld waaraan moest worden voldaan om te kunnen spreken van een causale rol van een bacterie ten opzichte van een bepaalde ziekte. Koch wilde op die wijze in strikt wetenschappelijke zin het bewijs leveren voor de microbiële oorzaak van belangrijke ziekten als miltvuur en tuberculose, in een tijd waarin aan een causale rol voor micro-organismen nog sterk werd getwijfeld. Hij wilde ook voorkomen dat onterechte relaties werden gelegd. Later werd zijn bewijsvoering samengevat in drie postulaten, bekend als 'de postulaten van Koch':

1 De verwekker moet worden gevonden bij alle patiënten die aan de desbetreffende infectieziekte lijden, maar niet bij gezonden. De verdeling van de verwekker in of op het lichaam moet overeenkomen met de locatie van waargenomen laesies.
2 De verwekker moet uit materiaal van de patiënt geïsoleerd en buiten het lichaam in reincultuur gekweekt kunnen worden.
3 Het geïsoleerde micro-organisme moet bij enting in een gevoelige diersoort aanleiding geven tot de karakteristieke ziekteverschijnselen en weer uit het proefdier kunnen worden geïsoleerd.

Hoewel van groot nut in die begintijd van de medische microbiologie, bleek deze strikte benadering van de causaliteitsvraag al snel beperkingen met zich mee te brengen. Voor sommige ziekteverwekkers, zoals *Mycobacterium leprae* (verwekker van de ziekte lepra), *Treponema pallidum* (syfilis) en diverse pathogene virussen ontbreekt bijvoorbeeld nog steeds de kennis om ze buiten het lichaam (*in vitro*) in reinkweek te brengen. Met de introductie van de moleculaire microbiologische technieken is inmiddels vast komen te staan dat we ook de voor veel andere ziekten verantwoordelijke micro-organismen nog niet kunnen kweken in het laboratorium. Ook proefdiermodellen zijn lang niet voor alle menselijke infectieziekten beschikbaar, of er is sprake van besmetting op een onnatuurlijke wijze. Muizen worden bijvoorbeeld niet ziek van blootstelling aan een aerosol met gekapselde pneumokokken, maar gaan snel dood na intraperitoneale injectie. Mensen krijgen mazelen maar hun huisdieren niet, en de rattenvlo heeft geen last van de pestbacil die hij in zijn verteringskanaal heeft en overdraagt naar de mens, die er vervolgens aan sterft. Het ontstaan van ziekte hangt dan ook niet alleen af van het micro-organisme maar wordt ook sterk bepaald door de gastheer en de besmettingsroute. Bovendien bleek bij veel ziekten dat niet alle individuen die in aanraking komen met een bepaald pathogeen micro-organisme klinisch waarneembaar ziek worden. Bij een groot aantal infectieziekten treden besmettingen en subklinische infectie met de verwekker daarvan veel vaker op dan de ziekte: een extreem voorbeeld is poliomyelitis, waarbij ongeveer vijfhonderd infecties tegenover één geval van kinderverlamming staan. De rol van de gastheer wordt van doorslaggevende betekenis wanneer we infecties door commensale micro-organismen in ogenschouw nemen (tabel 1.9). Dit begrip beschrijft dat grote aantallen micro-organismen in staat zijn zich te handhaven en te vermenigvuldigen op of in een gastheer (kolonisatie) en vervolgens tijdelijk of zelfs permanent gaan behoren tot de intieme biosfeer van het lichaam, in de vorm van een commensale flora. Deze is zeer omvangrijk: terwijl het menselijk lichaam is opgebouwd uit ongeveer 10^{13} cellen, wordt de commensale flora op 10^{14} à 10^{15} bacteriën geschat met een gezamenlijk gewicht van 0,5 kg. Gewoonlijk is de commensale flora niet schadelijk maar eerder gunstig voor beide partijen. Als onder bepaalde omstandigheden vanuit de kolonisatie toch schade of een verandering in de normale fysiologie van de gastheer ontstaat, is er wel sprake van een infectieziekte. In de ecologische benadering is een infectieziekte slechts een van de vele vormen van interactie tussen de menselijke gastheer en de microbiële wereld om hem heen. Vooral patiënten in ziekenhuizen vertegenwoordigen een bijzonder gevoelige groep van gastheren waarbij de veranderde conditie frequent aanleiding geeft tot infecties vanuit de eigen commensale microflora. Operaties bieden deze micro-organismen nieuwe *portes d'entrée* waardoor wondinfecties ontstaan; plastic katheters in bloedvaten, urine- en luchtwegen hebben bacteriëmie, cystitis en bronchopneumonie tot gevolg (zie hoofdstuk 16). Niet zelden worden daarbij meerdere soorten commensale bacteriën en gisten geïsoleerd, waardoor het niet mogelijk is een ziekmakende eigenschap slechts aan één soort toe te schrijven. Zo blijkt dat in verschillende opzichten de complexe relatie tussen een infectieziekte en de verwekker daarvan niet altijd aan de postulaten van Koch kan voldoen. Er zijn echter aanvullende argumenten voor een causale rol te vinden, bijvoorbeeld door gebruik te maken van de immuunrespons (het ontstaan van specifieke antistoffen en cytotoxische lymfocytenpopulaties), van de respons op specifieke antimicrobiële therapie en van het effect van preventieve maatregelen. Ook dragen epidemiologische gegevens (het beschrijven van bevindingen op populatieniveau) belangrijk bij tot het opsporen van mogelijke causale verbanden.

Pathogeniciteit en virulentie

Wanneer we een pathogeen definiëren als elk micro-organisme dat ziekte kan veroorzaken, wordt wel onderscheid gemaakt tussen primair pathogene soorten en opportunisten. Primair pathogene micro-organismen veroorzaken bij besmetting regelmatig ziekteverschijnselen bij ten minste een deel van de gevoelige maar

Tabel 1.9	Commensale microflora van de mens.
locatie	soorten micro-organismen
huid, distale urethra	*Staphylococcus epidermidis*, *Propionibacterium acnes*, *Corynebacterium* spp.
mondholte	tong, wangslijmvlies: vergroende streptokokken, *Neisseria* spp., *Moraxella* spp.
	tandplaque, tonsilcrypt: anaerobe streptokokken en gramnegatieve staven (*Bacteroides*, *Prevotella*, *Fusobacterium*, *Porphyromonas*)
nasofarynx	mondflora plus bij een minderheid: *Streptococcus pneumoniae*, *Haemophilus influenzae*, *Neisseria meningitidis*, *Staphylococcus aureus*
oesofagus	microflora nasofarynx (transiënt)
maag	meestal bacterievrij of -arm (tenzij kortgeleden gegeten)
dunne darm	bacteriearm
dikke darm	bacterierijk (> 10^{12}/gram inhoud), voornamelijk anaerobe microflora (*Bacteroides*, *Clostridium*, *Fusobacterium*, *Peptostreptococcus*), aerobe microflora (*Escherichia coli*, *Pseudomonas*, gisten)
vagina	*Lactobacillus*, streptokokken
bloedbaan	steriel behoudens transiënte passages van bacteriën als gevolg van (micro)trauma (tandenpoetsen)
interne organen en weefsels	steriel behoudens latente virussen en parasieten

overigens gezonde populatie gastheren. Opportunistische pathogenen geven slechts aanleiding tot ziekte bij individuen met een door onderliggende ziekte of anderszins verlaagde weerstand. Bij gezonde personen is de gevoeligheid voor infectie deels genetisch bepaald. Plasmodiumparasieten blijken slechter te overleven in de rode bloedcellen van patiënten met sikkelcelanemie, waarbij een afwijkend hemoglobine (S) voorkomt, zodat deze groep minder gevoelig is voor malaria. Anderzijds zijn dezelfde patiënten gevoeliger voor andere micro-organismen (o.a. voor de pneumokok) omdat hun milt minder goed functioneert. Van identieke tweelingen is bekend dat er concordantie is in hun gevoeligheid voor tuberculose en voor kolonisatie met *S. aureus*. Ook bij virusinfectie wisselt de gevoeligheid van gastheer tot gastheer; van de 45.000 Amerikaanse militairen die in 1942 per ongeluk met dezelfde dosis hepatitis B-virus werden ingespoten (gecontamineerd gelekoortsvaccin!) werden er maar 914 ziek, terwijl de incubatietijd varieerde van tien tot twintig weken. Hoewel de moleculaire basis van de genetische gevoeligheid voor de meeste infectieziekten nog opgehelderd moet worden, staat wel vast dat polymorfismen in de genen van de mens, onder andere in de genen die coderen voor het immuunsysteem, voor de bloedgroepantigenen en de weefselantigenen (humane leukocytaire antigenen, HLA-systeem), van groot belang zijn bij het ontstaan van infectieziekten (tabel 1.10).

Terwijl de begrippen pathogeen en pathogeniciteit op deze wijze gebruikt worden op het niveau van verschillende soorten micro-organismen, is virulentie een eigenschap van een individuele stam binnen een soort, die aangeeft met welke waarschijnlijkheid en in welke mate die stam ziekteverschijnselen bij de gastheer kan induceren. Kwantitatief kan virulentie worden uitgedrukt in het aantal micro-organismen dat nodig is om in een proefdiermodel de helft van de dieren ziek te maken (infectiedosis 50 = id-50), respectievelijk te doen overlijden (letale dosis 50 = ld-50). De virulentie van een stam hangt meestal van meerdere eigenschappen af en kan in de tijd toenemen door het verwerven van virulentiegenen (bijv. voor het maken van een toxine of kapsel) of juist het verloren gaan ervan. Bij langdurige doorenting van een virulente stam in het laboratorium kan op deze wijze een zogenoemde geattenueerde (levende, maar verzwakte) variant ontstaan, die soms bruikbaar is als vaccin (bijv. de rubellavirusstam ra 27/3 en de BCG-stam van *Mycobacterium bovis*).

Fasen in het ontstaan van infectieziekten

In de pathogenese van infectieziekten zijn verschillende stadia te onderscheiden:
- Besmetting en eventueel kolonisatie met de verwekker, meestal op het oppervlak van de huid of slijmvliezen, maar soms direct in spier- en andere weefsels door allerlei (micro)traumata.
- Lokale invasie van gastheerweefsel door het micro-organisme of door producten ervan, soms gevolgd door verdere verspreiding door het lichaam heen.
- Ontstekingsreactie en ontwikkeling van een immuunreactie door de gastheer, gericht op de eliminatie van het micro-organisme. Daartegenover staan diverse mogelijkheden van het micro-organisme om te ontsnappen aan de weerstand door de gastheer, om zich te vermeerderen en te worden overgedragen naar een volgende gastheer.

Tabel 1.10 Voorbeelden van genpolymorfismen die betrokken zijn bij de gevoeligheid voor infectieziekten.		
genproduct	polymorfisme	invloed op ziekte
bloedgroepantigeen P	geen expressie op erytrocyt	geen risico van parvovirus
	hoge expressie in urinewegen	hoog risico van *Escherichia coli*-infectie
transmembraaneiwit	ΔF508-mutatie bij cystische fibrose	slechte longklaring bacteriën
ccr5-receptor	32 basenpaardeletie	minder kans op hiv-infectie
hemoglobine-S	valinesubstitutie in bètaketen	minder gevoelig voor malaria
HLA	HLA-B-27	grotere kans op auto-immuunartritis na infectie met *Salmonella*, *Shigella*, *Yersinia*, *Campylobacter*
PAI-1	5G/4G locus -675	ernstiger beloop meningokokkose
mannose binding lectin	diverse	meer kans op diverse infecties

NB Zie ook referentie Kimman, 2001.

– Resolutie van de ziekteverschijnselen en herstel van de gastheer of, daartegenover, een letaal verloop van de ziekte, beide na korte of lange tijd.

Niet alle stadia worden steeds doorlopen zoals hierna beschreven.

Weefselschade en ziekteverschijnselen. Tijdens de verschillende fasen kunnen zich vele vormen van ziekteverschijnselen voordoen. Deze zijn te verklaren op basis van weefselschade met aantasting van orgaanfuncties, waarvoor de micro-organismen zelf of producten daarvan (toxinen) verantwoordelijk kunnen zijn maar waarbij óók de aspecifieke en specifieke afweerreacties vanuit de gastheer een belangrijke rol spelen. Bij veel infectieziekten, zoals septische shock maar ook hepatitis B, is de gastheerrespons primair verantwoordelijk voor de schade en de ziekteverschijnselen (immunopathologie). Immuungecompromitteerde gastheren kunnen daarom bij veel infecties een ander beloop vertonen dan de normale gastheer, met zowel ernstiger als soms juist minder opvallende klinische verschijnselen. Een infectie met mazelenvirus kan bij een immuunstoornis zonder huidverschijnselen verlopen maar wel een ernstige longontsteking veroorzaken.

Een bijzondere oorzaak van ziekte door een infectie is het optreden van maligne transformatie. Daarbij verstoren micro-organismen, vooral sommige virussoorten, de regulatie van de natuurlijke deling van gastheercellen waardoor er vormen van kanker in de gastheer ontstaan. Een aantal virussen staat bekend als tumorvirus omdat zij een permanente maligne transformatie in hun gastheercel kunnen teweegbrengen; het virus beïnvloedt dan de transcriptie van specifieke cellulaire oncogenen of andere gastheergenen, genen die betrokken zijn bij de regulatie van celdeling of spontane celdood (apoptose). Voorbeelden zijn epstein-barr-virus, humaan papillomavirus, hepatitis B-virus en humaan T-cel-leukemievirus. Sommige chronische bacteriële infecties, onder andere maagslijmvliesinfectie met *Helicobacter pylori* en chronisch bacteriële prostatitis, zijn ook in verband gebracht met maligne ontaarding (maagkanker en prostaatcarcinoom). De chronische ontstekingsreactie als gevolg van de infectie zou hierbij een rol spelen.

1.4.2 BESMETTING VAN DE MENS

Besmetting en eventueel kolonisatie van de mens zijn bijna altijd het gevolg van een incident, waarbij pathogene micro-organismen afkomstig kunnen zijn uit verschillende besmettingsbronnen en langs verschillende transmissieroutes de mens bereiken (figuur 1.18). Men onderscheidt besmettelijke ziekten en infectieziekten die niet besmettelijk zijn. Bij besmettelijke ziekten vindt overdracht van mens tot mens plaats via direct contact maar ook via aerosolen. Ook kan water of voedsel een schakel vormen in de overdracht van mens naar mens. Naast deze vormen van horizontale transmissie treedt soms verticale transmissie op van de moeder naar haar kind *in utero* (transplacentair) of tijdens de baring (perinataal); in het DNA van een ouder ingekruiste retrovirussen kunnen via de kiemlijn worden overgedragen naar een volgende generatie. Pathogene micro-organismen kunnen ons ook uit dierlijke reservoirs bereiken en zoönosen veroorzaken (uit het Grieks; *zoon* = dier, en *nosos* = ziekte). Overdracht kan optreden via insecten en andere vectoren, zoals bij malaria, dengue (knokkelkoorts) en pest het geval is. Ten slotte kan de besmettingsbron in het milieu aanwezig zijn, bijvoorbeeld in de vorm van sporen van *Clostridium tetani* en *Taenia saginata* in de grond of sporen van *Aspergillus* in de lucht. Met *Legionella pneumophila* besmet water is de bron van longontsteking met deze bacteriesoort.

Het risico op incidentele besmetting hangt vooral af van sociaal-culturele factoren. De grootte en dichtheid van de populatie gevoelige gastheren bepalen mede of besmettelijke infectieziekten zich kunnen handhaven. Zo verdwijnen bovensteluchtweginfecties ten gevolge van verkoudheidsvirussen in kleine afgelegen nederzettingen op Groenland, Alaska en de Zuidpool in de wintermaanden totdat bezoekers in het voorjaar nieuwe virusvarianten introduceren waarvoor in de gemeenschap nog geen immuniteit bestaat. Seksueel gedrag bepaalt in hoge mate het besmettingsrisico bij veel infectieziekten, niet alleen van gonorroe en de andere klassieke venerische ziekten.

Toeristen worden geconfronteerd met de commensale flora van de mensen in het gastland en kunnen daarop reizigersdiarree ontwikkelen. Met de globalisering van de toeristenindustrie en de wereldeconomie komen ook de pathogene micro-organismen mee; in Nederland veroorzaakte een rond kerstmis 1983 geconsumeerde partij besmette garnalen uit het Verre Oosten in de dagen daarna een explosie van bacillaire dysenterie door *Shigella flexneri*. De toename van het aantal kleine huisdieren heeft een stijging tot gevolg gehad van de incidentie van ectoparasitosen, kattenkrabziekte en geïnfecteerde bijtwonden. De mate van blootsteling aan

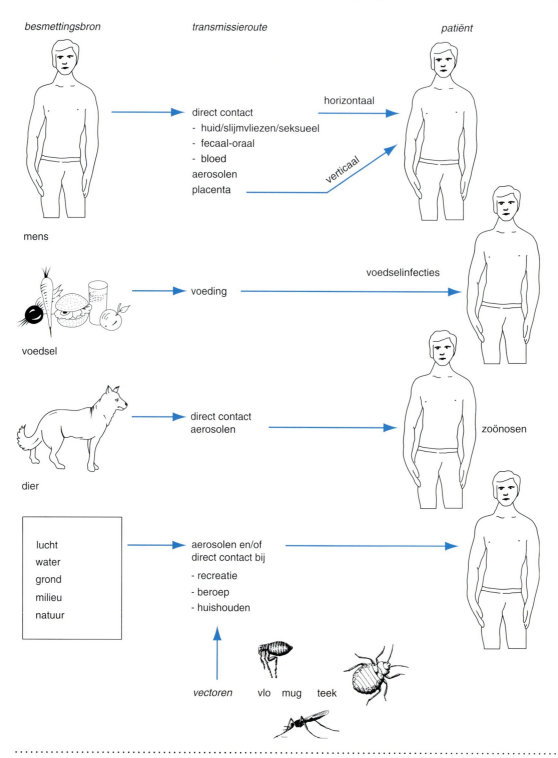

Figuur 1.18 Besmettingsbronnen en transmissieroutes van pathogene micro-organismen.

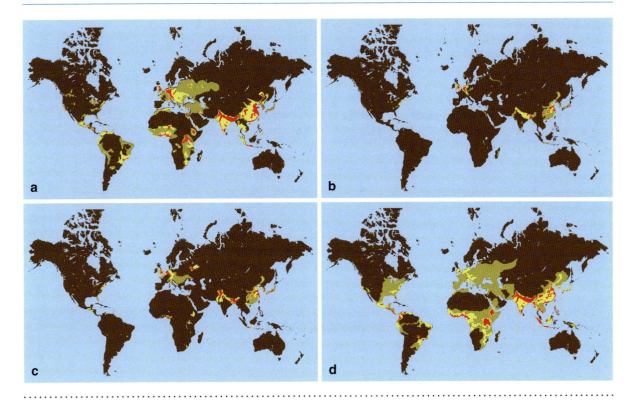

Figuur 1.19 Geografische 'hotspots' (geel-rode gebieden) voor het opduiken van infecties veroorzaakt door: a) zoönotische pathogenen vanuit vrij levende dieren; b) idem, maar uit landbouwhuisdieren; c) resistente pathogenen en d) door vectoren overgedragen pathogenen (naar: Jones 2008).

dieren, zowel wilde dieren als landbouwhuisdieren, is bepalend voor het risico op een zoönotische infectie. Vooral in gebieden waar de dichtheid van mensen en dieren het hoogst is, blijkt het risico op nieuwe infecties het grootst (figuur 1.19). Het jaarlijks in omvang toenemen van uitbraken van Q-koorts (verwekker: *Coxiella burnetii*) in delen van Nederland in de periode 2007-2010 was bijvoorbeeld rechtstreeks terug te voeren op de recente introductie van meer en grootschaliger geitenboerderijen in die gebieden.

Daarnaast hebben recreatieve ontwikkelingen als sauna's en whirlpools nieuwe risico's gebracht in de vorm van besmetting met hoge aantallen *Pseudomonas aeruginosa* als gevolg van onvoldoende desinfectie van het warme badwater. Warmwaterleidingen en boilers blijken met hoge aantallen *Legionella* besmet te kunnen raken wanneer de temperatuur te laag wordt afgesteld; deze bacterie heeft weliswaar zijn habitat in waterpartijen in de vrije natuur, maar komt in zeer lage densiteit met het koude drinkwater mee en gedijt goed bij temperaturen tussen 30 en 50 °C.

Intraveneuze drugsgebruikers injecteren regelmatig commensale flora mee in de bloedbaan, waardoor zij een verhoogd risico lopen op endocarditis door *S. aureus*. Bij gebruik van niet-steriele spuiten van medegebruikers kan besmetting optreden met virale (hepatitis B-virus, hiv) en andere micro-organismen die in het bloed van de vorige gebruiker van de spuit zijn achtergebleven. Ten slotte worden in ziekenhuizen vele invasieve vormen van diagnostiek en behandeling toegepast die niet zonder besmettingsrisico zijn.

Microbiële kolonisatie: Het verloop van microbiële besmetting

Besmetting vereist dat micro-organismen vastgehecht raken aan een oppervlak in de gastheer; dit noemt men adherentie. Adherentie is een *conditio sine qua non* wil een micro-organisme zich op of in de gastheer handhaven en delen, c.q. koloniseren. Microbiële kolonisatie van een oppervlak kan in een aantal fasen worden onderverdeeld (figuur 1.20).

De structuren op micro-organismen die specifieke adherentie kunnen verzorgen, worden adhesinen genoemd. Bij bacteriën komen ze veel voor in de vorm van pili en fimbriae (zie tabel 1.10). Virussen gebruiken capside-eiwitten of glycoproteïnen in hun envelop voor de aanhechting aan de gastheercel (tabel 1.11). Deze interacties zijn vaak specifiek voor bepaalde cellen en bepalen zo in welke weefsels of organen een virus kan repliceren, aangeduid als het tropisme van een virus (tabel 1.12). Zo wordt gesproken van neurotrope, dermatotrope en lymfotrope virussen. Tropisme speelt ook bij andere micro-organismen een rol. Voor sommige parasieten zijn de adhesinen ook in kaart gebracht. Opvallend is dat de adhesinen vaak een eiwitkarakter hebben, terwijl hun receptoren in de membraan van de gastheercellen bestaan uit suikerresiduen van glycoproteïnen en glycolipiden. Bij verwondingen, operaties, insectenbeten

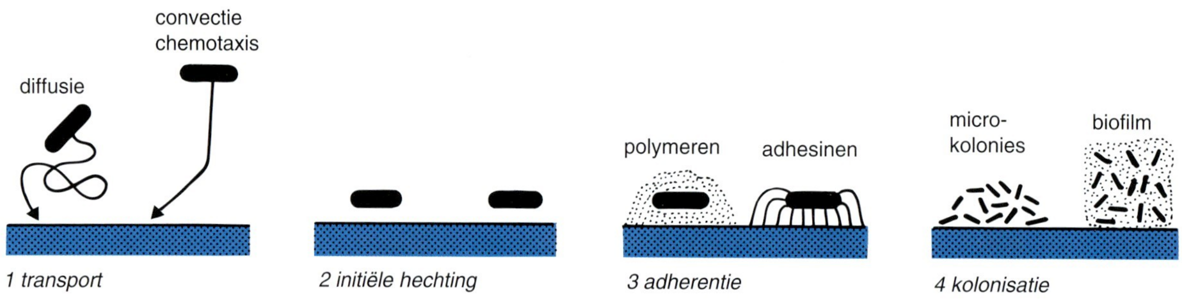

Figuur 1.20 Fasen van microbiële kolonisatie. Micro-organismen bereiken het oppervlak door passief transport of actief door middel van chemotaxie (1). De aanhechting is in het begin nog reversibel, waarbij verschillende fysisch-chemische krachten het micro-organisme dicht bij het oppervlak brengen (2). Irreversibele binding (adherentie) kan het gevolg zijn van specifieke ligand-receptorverbindingen (fibrillen) en van niet-specifieke afzetting van extracellulaire polysachariden. Men spreekt dan van adherentie; parasieten kunnen zich vastzuigen of -bijten (3). Kolonisatie treedt op wanneer geadhereerde micro-organismen zich vermenigvuldigen; bij bacteriën en fungi kan zo een biofilm ontstaan (4).

Tabel 1.11 Voorbeelden van bacteriële adhesinen en hun receptoren bij de mens.

micro-organisme	adhesine	receptor
Escherichia coli	type-i-fimbriae	D-mannose (o.a. tamm-horsfall-glycoproteïne)
	cfa-fimbriae	gm-ganglioside
	P-fimbriae	gal-gal (glycolipide)
Pasteurella multocida	fimbriae	N-acetyl-D-glucosamine
Neisseria gonorrhoeae	fimbriae	gd'-ganglioside
Chlamydia	oppervlaktelectine	N-acetyl-D-glucosamine
Mycoplasma pneumoniae	P1-eiwit	N-acetyl-neuraminezuur
Staphylococcus aureus	lipoteichoïnezuur	?
	proteïne A	immunoglobine G
	fibrinebindend oppervlakte-eiwit (fibrillae)	fibronectine
	clumping factor B	keratine (verhoornd epitheel)
Streptococcus pyogenes	lipoteichoïnezuur in complex met M-proteïne	?
Streptococcus mutans	lipoteichoïnezuur	agglutinine in speeksel
	oppervlaktelectine	galactose
	?	tandplaque

en dergelijke komen pathogene micro-organismen direct in de weefsels terecht en zullen daar andersoortige bindingsplaatsen vinden. Vooral fibrinogeen/fibrine, collageen en fibronectine spelen een rol bij de adherentie in weefselcompartimenten. *S. aureus, Treponema pallidum, Candida albicans* en leishmaniasoorten binden fibronectine. Een apart te noemen bindingsplaats is het oppervlak van medische kunststoffen die in allerlei katheters en prothesen in de moderne geneeskunst worden toegepast. Hoewel sommige micro-organismen (stafylokokken) zich direct aan dergelijke kunststoffen kunnen hechten, is het in de praktijk zo dat het oppervlak ervan snel door neerslag met bovengenoemde matrixeiwitten als fibronectine wordt bedekt, een proces dat ook wel conditionering van het biomateriaal wordt genoemd.

Kolonisatieresistentie

De mens beschikt over een serie mechanische, fysisch-chemische en biologische factoren die de adherentie en kolonisatie van micro-organismen beperken (figuur 1.21). Micro-organismen worden door de combinatie van mucus, speekselsecretie en de naar de keel gerichte bewegingen van het trilhaarepitheel continu achterin de keel gebracht en doorgeslikt. De peristaltiek in de tractus digestivus en de secretie van vele liters reactieve maag-, gal- en andere darmsappen vormen een effectief mechanisme om micro-organismen uit het lichaam te

Tabel 1.12 Voorbeelden van virale adhesinen en hun receptoren bij de mens.

micro-organisme	adhesine	receptor in membraan
influenzavirus	hemagglutinine	siaalzuurresiduen in glycoproteïne
rinovirus	capside-eiwit	ICAM-1
poliovirus	capside-eiwit	CD155
hiv	glycoproteïne 120	CD4
epstein-barr-virus	glycoproteïne gp350/220	complementreceptor 2
adenovirus	penton fiber protein	integrinen $\alpha v\beta 3/5$

verwijderen. Het slijm en de darmsappen bevatten lysozym dat peptidoglycaan afbreekt, en secretoir IgA dat de adhesinen van micro-organismen kan neutraliseren waardoor aanhechting niet meer optreedt. De samenstelling van de darmsappen is bovendien zodanig (o.a. zuur in de maag, galzouten in de dunne darm), dat de meeste micro-organismen de reis niet overleven. Haperingen in deze fysiologische processen verhogen meestal de gevoeligheid voor infectie. Een goed voorbeeld is taaislijmziekte (cystische fibrose) waarbij door een gestoorde slijmproductie de verwijdering van micro-organismen bemoeilijkt is; het gevolg is chronische infectie, vooral in de lagere luchtwegen. Het risico op kolonisatie van de darm wordt verhoogd als H_2-blokkeerders de maagzuursecretie onderdrukken. Vrijwilligers die *Vibrio cholera* of *Salmonella typhi* in gebufferd water drinken, worden gemakkelijker (d.w.z. de id-50 wordt voor hen lager) ziek dan bij gebruik van niet-gebufferd water. Stilstand van urine in de blaas door onvolledige baaslediging, bijvoorbeeld als gevolg van prostaatvergroting, verhoogt de kans op kolonisatie ervan sterk.

De commensale flora van de darm en vagina speelt eveneens een rol, omdat deze het voor 'nieuwkomers' moeilijk maakt zich te vestigen; het zijn vooral de anaerobe en microaerofiele species (*Bacteroides* en *Eubacterium* in de darm en de lactobacillen in de vagina) in de commensale flora die voor deze kolonisatieresistentie verantwoordelijk zijn. Ten slotte raakt de gastheer micro-organismen kwijt door het loslaten van honderden miljoenen huidschilfers per dag. Voor micro-organismen hebben sommige van deze kolonisatiebeperkende factoren het voordeel dat zij daardoor de gastheer verlaten en weer een volgende gastheer kunnen bereiken.

1.4.3 INVASIE EN VERSPREIDING

Lokale kolonisatie zonder invasie en verspreiding in het lichaam is voor een aantal micro-organismen voldoende om ziekteverschijnselen te induceren. De ziekteverschijnselen zijn in die gevallen meestal lokaal van aard, bijvoorbeeld urethritis in geval van ongecompliceerde gonorroe, maar kunnen door absorptie van antigenen of exotoxinen een systemisch karakter krijgen (difterietoxine, toxischeshocksyndroom, acuut reuma, acute glomerulonefritis). Rinitis door verkoudheidsvirussen geeft vooral lokale verschijnselen maar het influenzavirus lokt, eveneens vanuit replicatie in de bovenste luchtwegen, wel een sterke algemene reactie uit. Het humaan papillomavirus vermeerdert zich direct in de epidermis en cellulaire transformatie leidt vervolgens tot de uitgroei van wratten (verrucae vulgares).

Traumata van de intacte huid of slijmvliezen openen de weg naar dieper gelegen weefsels en capillairen. Versleping via het lymfestelsel brengt micro-organismen bij lymfeklieren en vervolgens in de bloedbaan, waarna in principe verspreiding door het hele lichaam mogelijk is. Ook vanuit de luchtwegen kan dit plaatsvinden. Zo ontstaat de ziekte waterpokken als gevolg van initiële lokale vermeerdering van het varicellazostervirus in het epitheel van de bovenste luchtwegen, waarna verspreiding van het virus plaatsvindt via de bloedbaan (viremie) en via de karakteristieke blaasjes door epidermale haarden van virusreplicatie. Bij veel virale exantheemziekten doen zich primaire en secundaire fasen van replicatie voor die leiden tot een kenmerkende vrij lange incubatietijd van twee tot drie weken na een respiratoire besmetting. De slijmvliezen kunnen echter ook zonder schade door micro-organismen gepasseerd worden. Vooral de epitheelcellen van het darmslijmvlies nemen allerlei partikels op uit het lumen en transporteren deze in cytoplasmavacuolen naar de basale membraan; dit natuurlijke proces heet translocatie. Naast de enterocyten zijn ook de M-cellen van de plaques van Peyer actief in dit proces. Macrofagen in de submucosa fagocyteren de micro-organismen en vervoeren deze naar de mesenteriale klieren, waar een effectief netwerk van fagocyten de organismen elimineert. Sommige pathogene micro-organismen (o.a. *Salmonella typhi*) kunnen intracellulair in macrofagen overleven en zich via deze route door het lichaam verspreiden. Enterovirussen komen waarschijnlijk via de plaques van Peyer binnen en vermenigvuldigen zich eerst in dit lymfoïde weefsel en in de mesenteriale lymfeklieren, waarna viremische verspreiding naar andere organen in het lichaam optreedt. Bij een tekort aan fagocyten (granulocytopenische patiënten) kunnen commensale micro-organismen uit de darm zich ontpoppen tot opportunistische ziekteverwekkers (zie hoofdstuk 15). Meningokokken en *Haemophilus in-*

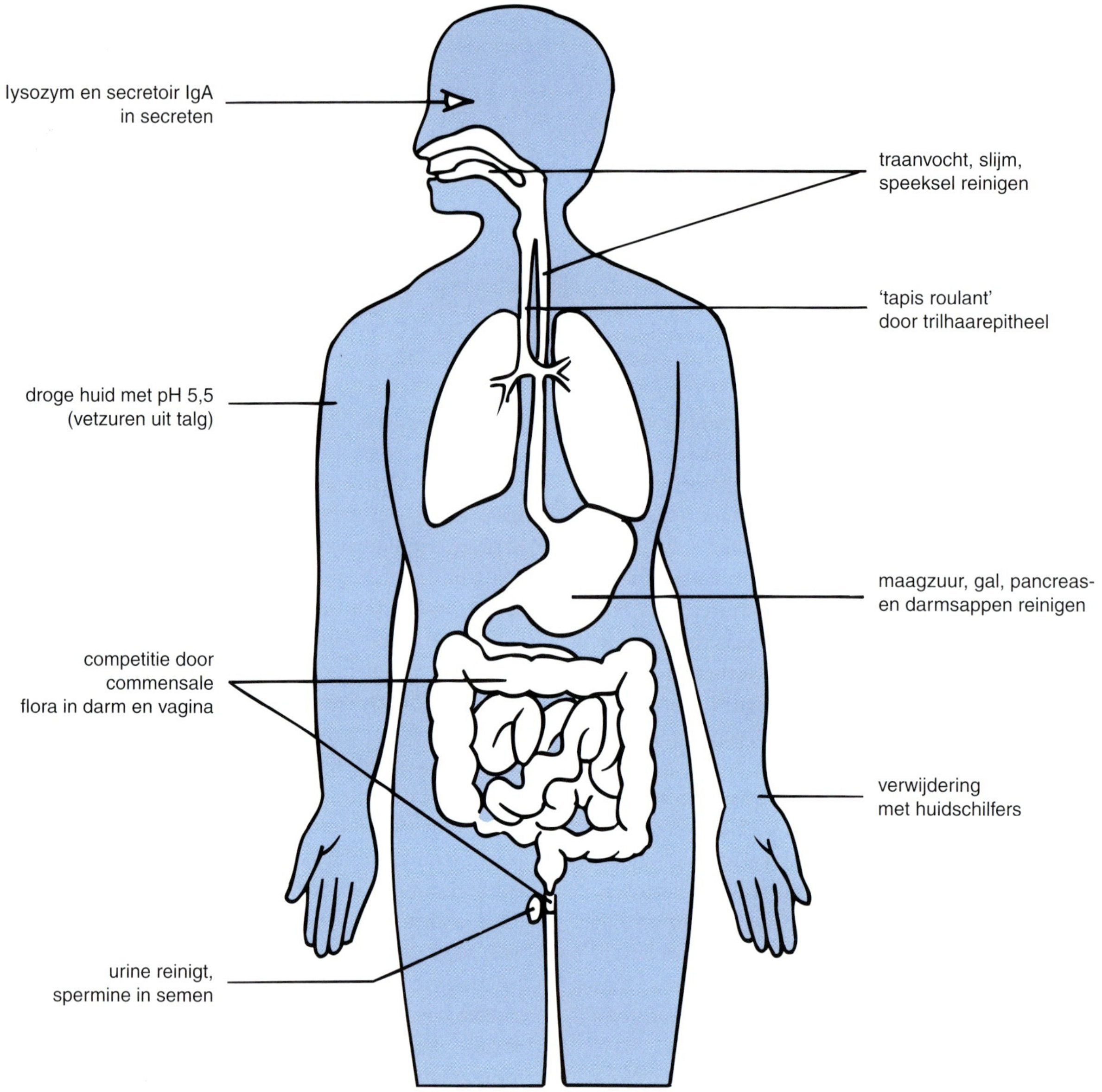

Figuur 1.21 Mechanische, biochemische en biologische factoren die de adherentie en kolonisatie van pathogene micro-organismen beperken.

Labels op figuur:
- lysozym en secretoir IgA in secreten
- traanvocht, slijm, speeksel reinigen
- 'tapis roulant' door trilhaarepitheel
- droge huid met pH 5,5 (vetzuren uit talg)
- maagzuur, gal, pancreas- en darmsappen reinigen
- competitie door commensale flora in darm en vagina
- verwijdering met huidschilfers
- urine reinigt, spermine in semen

fluenzae kunnen de slijmvliezen van de nasofarynx ongemerkt passeren. Vanuit de verspreiding in de gastheer kan, naast specifieke ziekte in organen, ook een plaats bereikt worden waar een pathogeen kan persisteren. Sommige virussen, het meest uitgesproken de herpesvirussen, kunnen levenslang in de gastheer blijven in de vorm van een latente infectie. Herpessimplexvirus en varicellazostervirus bijvoorbeeld worden latent in sensibele ganglia, van waaruit dan na lange tijd opnieuw infecties kunnen optreden (reactivatie). Ook de parasitaire infectie *Toxoplasma gondii* persisteert bij een infectie in de vorm van weefselcysten. Latentie is ook bij tuberculose en bij syfilis een bekend fenomeen. Deze persistentie is vooral relevant bij immuniteitsstoornissen omdat dan de kans op reactivatie van dergelijke latente infecties groot wordt.

1.4.4 NATUURLIJKE EN VERWORVEN WEERSTAND VAN DE MENS TEGEN MICRO-ORGANISMEN

Aan de verspreiding van micro-organismen door het lichaam worden beperkingen opgelegd door de natuurlijke en verworven weerstand van de mens.

Natuurlijke of aangeboren weerstand
De natuurlijke weerstand (*innate immunity*) van de weefsels is gebaseerd op de natuurlijke barrières van huid en slijmvliezen en van milieucondities die in gezond weefsel bestaan. De normale lichaamstemperatuur sluit bijvoorbeeld de groei uit van micro-organismen die zich daarbij niet kunnen vermeerderen (bijv. verkoudheidsvirussen en vele fungi, vooral dermatofyten, die wel infectie in het koelere neusslijmvlies resp. de koelere huid geven). Daarnaast zorgen de ijzerbindende eiwitten

transferrine en lactoferrine voor een zeer lage concentratie vrij ijzer (~10^{18}M), te laag voor de groei van de meeste bacteriesoorten. Bij ijzersuppletie en ijzerstapelingsziekte blijken patiënten gevoeliger te zijn voor systemische infecties met onder andere *Listeria monocytogenes*. Het systeem wordt continu geconfronteerd met commensale microflora en invasieve pathogene micro-organismen. De beslissing om een snelle en beschermende respons te genereren bij microbiële invasie in de weefsels ligt bij de aangeboren weerstand, die de eerste verdedigingslinie vormt en altijd op scherp staat. Het systeem is binnen minuten actief en operationeel in plasma, het interstitium en aan mucosale oppervlakken en maakt gebruik van zowel oplosbare factoren als cellulaire componenten.

Oplosbare factoren. Micro-organismen zijn gevoelig voor oplosbare factoren als antimicrobiële peptiden, complementfactoren en interferon, die micro-organisme direct kunnen binden en uitschakelen. Productie vindt niet alleen plaats in cellen van het immuunsysteem maar ook door endotheel, keratinocyten in de huid en in cellen van longen en lever en van het reproductieve en gastrointestinale systeem. Sommige acutefase-eiwitten, zoals C-reactief proteïne (CRP), versterken de werking van complement en bevorderen de fagocytose. Er bestaat een zeer groot aantal antimicrobiële peptiden, die onder andere actief kunnen zijn door afbraak van koolhydraatketens (lysozym), door ijzerbinding en bactericide werking (lactoferrine), of door verstoring van de membraanpotentiaal van micro-organismen (kationische eiwitten zoals defensinen). Activatie van het complementsysteem kan optreden door directe binding van complementfactor C3 (alternatieve route), ofwel via intermediairs als *mannose binding lectin* (MBL-route), ofwel door specifieke antimicrobiële antistoffen (klassieke route).

Complementactivatie (zie ook figuur 17.1) bestaat uit een cascade van eiwitsplitsende reacties die uiteindelijk leidt tot lysis van het micro-organisme. Diverse afsplitsingsproducten zijn actief in opsonisatie (iC3b), chemotaxie (C3a, C5a) en daarmee het op gang brengen van de ontstekingsreactie. Type-1-interferonen (IFN-α en IFN-β) kunnen direct virussen uitschakelen en de afweer activeren.

Cellen van de natuurlijke weerstand. De belangrijkste cellen van de natuurlijke weerstand zijn granulocyten (neutrofiele en eosinofielen), monocyten/macrofagen en dendritische cellen. Deze cellen worden geactiveerd via hun zogenoemde patroonherkenningsreceptoren (*pattern recognition receptors*, PRR's), die binden aan bepaalde moleculaire patronen van het oppervlak van micro-organismen (*pathogen-associated molecular patterns*, PAMP's). Er zijn tot op heden vijf verschillende families van dergelijke PRR's ontdekt.

Een belangrijke familie van PRR's zijn de zogenoemde toll-like receptoren (TLR). Deze transmembraaneiwitten kunnen worden geactiveerd door zowel intra- als extracellulaire PAMP's (tabel 1.13). Binding van TLR activeert via het adaptoreiwit MyD88 met een aantal tussenstappen de nucleaire factor NFkB, met als gevolg productie van cytokinen en chemokinen, en verhoogde membraanexpressie van MHC-klasse II en co-stimulatiemoleculen (bijv. CD80 en CD86). Pathogene micro-organismen kunnen tegelijk binden aan verschillende TLR's en vice versa kan een TLR meerdere micro-organismen herkennen en binden (tabel 1.14).

Hoewel TLR's belangrijk zijn voor de herkenning van micro-organismen, vormen ze niet de enige PRR. Op het celoppervlak bevindt zich ook de complexe familie van de NLR's (*Nucleotide binding domain and Leucine-Rich repeat containing gene family*), bij de mens bestaande uit 22 leden. NOD-eiwitten (NOD = nucleotidebindend oligomerisatiedomein) bijvoorbeeld herkennen celwandstructuren van grampositieve bacteriën in het cytoplasma van monocyten, macrofagen en dendritische cellen. Een andere familie van non-TLR's is de C-type lectinefamilie met receptoren voor bètaglucanen op schimmels en aanwezig op myeloïde cellen. Activatie van hiervóór genoemde PRR-receptoren, alleen of in combinatie, leidt tot fagocytose, ontsteking en antigeenpresentatie aan cellen van het verworven immuunsysteem.

Fagocytose is het belangrijkste effectormechanisme van de aangeboren weerstand. Neutrofielen en eosinofielen zijn in staat micro-organismen op te nemen en intracellulair te doden. Neutrofielen zijn de meest voorkomende leukocyten in het bloed en bevatten specifieke granulae met een heterogene samenstelling van secretoire eiwitten. Eosinofielen zijn meer weefselgranulocyten; ze kunnen eveneens fagocyteren maar zijn specialist in het uitschakelen van grote micro-organismen zoals parasieten, door aanhechting gevolgd door extracellulaire uitstoot van toxische eiwitten en radicalen uit granulae. Fagocytose wordt sterk bevorderd door opsoninen die zich aan het bacterieoppervlak hechten (tabel 1.15).

De beste opsoninen zijn antistoffen en complementfactor iC3b, waarvoor de fagocyten specifieke receptoren bezitten (Fc- en iC3b-receptoren). Na fagocytose vindt versmelting plaats met intracellulaire granulae waarin zich onder andere hydrolasen en proteasen bevinden. Met de vorming van een fagolysosoom wordt het micro-organisme uitgeschakeld door deze enzymen en door de productie van grote hoeveelheden zuurstof- (*respiratory burst*) en stikstofradicalen.

Ontstekingsreactie. De natuurlijke weerstand tegen invasie door micro-organismen wordt voor een belangrijk deel bepaald door een adequate ontstekingsreactie. Dit betreft het aantrekken van cellen en oplosbare factoren uit de bloedbaan. Histamine uit mestcellen, serotonine uit bloedplaatjes, prostaglandinederivaten en chemokinen (o.a. interleukine-8) afkomstig uit beschadigde weefselcellen (o.a. macrofagen) en geactiveerde comple-

Tabel 1.13 Toll-like receptorfamilie met liganden van micro-organismen.

	toll-like receptor	ligand	micro-organisme
extracellulair	TLR1/2	peptidoglycanen	grampositief
		zymosan	gist
	TLR6/2	peptidoglycanen	grampositief
		zymosan	gist
	TLR4/CD14	lipopolysachariden	gramnegatief
		lipoteichoïnen	grampositief
	TLR5	flagellinen	*Salmonella, Vibrio*
intracellulair	TLR3	dsDNA	virus/intracellulaire bacteriën
	TLR7/8	ssRNA	virus
	TLR9	CpG DNA	virus/intracellulaire bacteriën

mentfactoren (vooral de chemotaxinen C5a en C3a) kunnen het ontstekingsproces in gang zetten. Het resultaat hiervan zijn de klassieke klinische tekenen van zwelling (tumor), vasodilatatie, (rubor), lokaal of algemeen verhoogde temperatuur (calor), pijn (dolor) en verlies van functie (figuur 1.22). Micro-organismen zelf dragen eraan bij door gefosforyleerde peptiden af te scheiden waarvoor fagocyten ook receptoren blijken te hebben; ze kunnen door de gastheercellen worden herkend dankzij hun TLR's. Een andere stof die bijdraagt tot de natuurlijke weerstand is het zogenoemde *mannose-binding lectin* (mbl), dat in plasma aanwezig is en zich aan bacteriën, gisten, schimmels, parasieten en virussen kan binden. Eenmaal gebonden activeert mbl het complementsysteem, waardoor het micro-organisme geopsoniseerd wordt en herkend kan worden door fagocyten, waarna de ontstekingsreactie op gang komt.

Micro-organismen dragen zelf bij tot de schade door de inductie van cellysis (door intracellulaire vermeerdering van virus, parasieten, bacteriën), door de inwerking van endo- en exotoxinen (bacteriën, fungi, parasieten) en door het uitscheiden van enzymen en metabolieten (bacteriën, fungi en parasieten). Bij fungi en parasieten kan er als gevolg van hun grootte en groeiwijze sprake zijn van mechanische schade. Bij acute ontsteking zijn het in hoofdzaak de polymorfkernige neutrofiele granulocyten die uit de vaten treden (diapedese)en met behulp van de gradiënt van chemotaxinen de infectiehaard opzoeken. Bij virale infecties spelen in deze fase bepaalde cytotoxische lymfocyten ('natural killer'-cellen, nk-cellen) een rol, bij worminfecties geldt hetzelfde voor de eosinofiele granulocyten. Activering van weefselmacrofagen en van monocyten uit het bloed leidt tot de productie van interleukine-1 (il-1), tumornecrosefactor (tnf) en andere signaalstoffen. Wanneer voldoende van deze signaalstoffen vanuit de ontstekingshaard in de circulatie komen, verhogen zij de prostaglandine-E2-synthese in de hypothalamus, wat via het thermoregulatiecentrum leidt tot spiercontractie en vasoconstrictie. De resultante is verhoging van de lichaamstemperatuur, koorts, een van de belangrijkste verschijnselen van een ernstige infectieziekte (figuur 1.23). De koortsreactie van de gastheer draagt bij tot zijn overleving door versterking van de ontstekingsreactie en die van de immuunrespons, terwijl de groei van het micro-organisme wordt geremd. De acute ontstekingsreactie kan resulteren in

Tabel 1.14 Voorbeeld van pathogenen met liganden voor verschillende TLR's.

pathogeen	toll-like receptor
– *Candida albicans* – *Mycobacterium tuberculosis* – *Neisseria meningitidis* – *Trypanosoma cruzi* – *Plasmodium* spp.	– TLR2 – TLR4 – TLR9
herpes simplex	– TLR2 – TLR3 – TLR9
respiratoir syncytieel virus	– TLR3 – TLR4

Tabel 1.15 Opsoninen en receptoren op granulocyten en macrofagen.

opsonine	receptor
specifieke antistoffen	Fc-receptor (FcRg, FcRa, FcRe)
complementfactor C3b	complementreceptor CR1
complementfactor iC3bi	complementreceptoren CR3 en CR4
C-type lectine *mannose binding protein* (MBP)	mannosereceptor
diversen	scavengerreceptor
C-reactive protein (CRP)	Fc-receptor

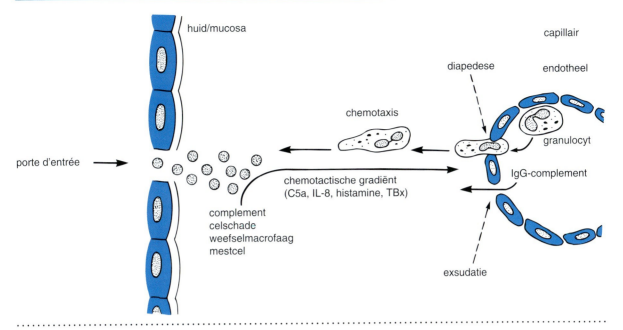

Figuur 1.22 De ontstekingsreactie als basis van de natuurlijke weerstand tegen invasie met micro-organismen. C5a = complementfactor 5a; il-8 = interleukine-8; TBx = tromboxaan.

een zodanige opeenhoping van dode cellen, granulocyten en serumfactoren dat er een weke massa, pus, wordt gevormd. Grotere collecties pus in weefsel of in bestaande lichaamsholten noemen we abcessen respectievelijk empyemen. Als pathogene micro-organismen de eerste ontstekingsreactie weerstaan (zie verder), kan zich ter plekke een chronische ontstekingsreactie ontwikkelen waarbij geactiveerde mononucleaire fagocyten, lymfocyten en weefselcellen (fibroblasten) betrokken zijn; dergelijke haarden van chronische ontsteking worden granulomen genoemd.

De producten van de ontstekingsreactie kunnen echter ook bijdragen tot de ernst van de ziekte. Hoge concentraties tnf en andere cytokinen in serum zijn geassocieerd met schade aan vaatendotheel dat trombogeen en procoagulant wordt, waardoor diffuse intravasale stolling optreedt in de capillairen. Marginatie, adherentie en activatie van leukocyten leiden tot verdere schade van de capillairwand, wat tot uiting komt in massale extravasatie van plasma en daling van de perifere vaatweerstand (septische shock, figuur 1.23). Het risico van septische shock neemt toe wanneer de micro-organismen zelf (of hun toxinen) in de bloedbaan doordringen en de daar aanwezige grote aantallen leukocyten activeren, of direct het endotheel van de vaatwand beschadigen.

Verworven weerstand

Na enkele dagen verschijnen antistoffen en later ook cellulaire componenten die de gastheerweerstand versterken. Het verworven immuunsysteem (*adaptive immunity*) werkt intensief samen met het aangeboren systeem maar ontstaat later in het ziekteproces, bevat andere celtypen (T- en B-lymfocyten) en reageert langzamer (dagen tot weken). Herkenning van een antigeen gebeurt via receptoren die uiterst specifiek zijn (B-celreceptor, BCR; T-celreceptor, TCR).

Dendritische cellen (DC's) en macrofagen zijn fagocyterende en antigeenpresenterende cellen die het aangeboren immuunsysteem verbinden met het verworven immuunsysteem. Zij kunnen bacteriën, schimmels en parasieten opnemen in fagosomen (exogene route). Na fusie met lysosomen tot fagolysosoom volgt proteolyse, wat peptiden oplevert. Die worden vervolgens door MHC-moleculen aan het celoppervlak gebracht en zo aan T-cellen aangeboden, een fenomeen dat antigeenpresentatie wordt genoemd. Antigenen in de cytosol afkomstig van virussen (endogene route) kunnen eveneens via MHC aan het celoppervlak worden gebracht ter activatie van T-cellen. De klassieke associatie van de exogeen opgenomen micro-organismen is die met MHC-klasse II (MHC-II), terwijl de endogene route leidt tot klasse-I-presentatie (MHC-I). MHC-I-presentatie van exogene antigenen afkomstig van extracellulaire (bijv. *Streptococcus pneumoniae*) of intracellulaire (bijv. *Mycobacterium tuberculosis* of leishmaniaparasiet) micro-organismen is ook mogelijk en wordt kruispresentatie genoemd. Fagosomen dragen op deze wijze bij aan specifieke responsen tegen MHC-II-gerestricteerde CD4+-T-cellen en MHC-I-gerestricteerde CD8+-T-cellen. Na activatie en maturatie verliezen DC's hun fagocyterende functie maar brengen in toenemende mate moleculen aan het celoppervlak die betrokken zijn bij migratie en costimulatie van lymfocyten. Na migratie naar de lokale lymfeklier functioneren DC's als professionele antigeenpresenterende cellen voor het verworven immuunsysteem. De vele subtypen van DC's orkestreren de specifieke afweer, afhankelijk van antigeentype en

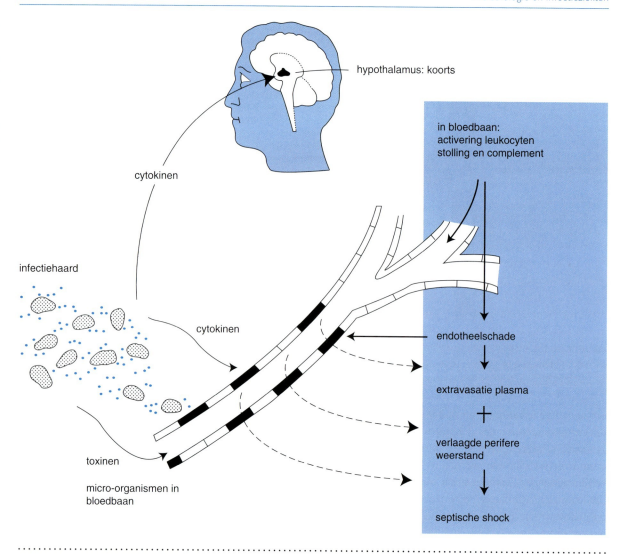

Figuur 1.23 Koorts en septische shock als tekenen van heftige algemene ontsteking. Het schadelijkst is het verlies van endotheelcellen waardoor plasma uit de vaten lekt en de perifere vaatweerstand sterk kan afnemen. Door diffuse intravasale stolling neemt de doorbloeding van de weefsels en organen verder af, waardoor een levensbedreigende situatie kan ontstaan.

dosis, door secretie van een wisselend mengsel van cytokinen. Als binding van costimulatiemoleculen op de membraan van lymfocyten optreedt (bijv. via CD28 op T-cellen, CD40 op B-cellen), worden deze cellen geactiveerd en gaan ze prolifereren en differentiëren.

Onder invloed van dergelijke regulerende signalen start de effectorfase. CD4+-T-helpercellen (Th) vervullen een centrale rol en sturen de effectorfase via een aantal CD4+-T-celsubtypen (Th1, Th2 en Th17), die zich vooral onderscheiden door het cytokinenprofiel dat ze produceren. Th1 stimuleren via TNF-α en IFN-γ de activiteit van macrofagen en CD8+-cellen en zijn dus van belang bij de afweer tegen virussen en intracellulaire bacteriën en parasieten (protozoa). IL4 en IL5 afkomstig van Th2-cellen reguleren de differentiatie van B-cellen en ook de activatie van eosinofiele granulocyten. Deze beide reacties spelen een rol bij de eliminatie van extracellulaire bacteriën en parasieten (helminthen). Ten slotte produceren Th17-cellen IL17, IL22 en ook TNF-α en versterken zo de pro-inflammatoire ontstekingsreactie tegen schimmels en bepaalde bacteriën. Tijdens de effectorfase differentiëren B-cellen tot plasmacellen die specifieke antistoffen uitscheiden. Micro-organismen, gebonden door antistoffen, kunnen op verschillende manieren worden uitgeschakeld:

1 Neutralisatie: Antistoffen binden aan een membraanstructuur die belangrijk is voor overleving (bijv. eiwitten betrokken bij de invasie van een malariaparasiet in een rode bloedcel), of aan een toxine waardoor het zijn werking verliest.
2 Lysis: Dit is isotypeafhankelijk (bijv. IgG1), door binding van het Fc-deel aan complementfactor C1, gevolgd door activatie van de klassieke route.
3 Degranulatie van neutrofiele- of eosinofiele granulocyten door binding via het Fc-deel aan Fc-receptor (FcRg van granulocyt, FcRe op eosinofiel).

Tijdens de effectorfase differentiëren CD8+-T-cellen tot cytotoxische cellen die specifiek kunnen hechten aan met het desbetreffende pathogeen geïnfecteerde cellen van de gastheer. De geïnfecteerde cel wordt gedood door degranulatie. Hierdoor komen perforinen en granzymen vrij waardoor gaten in de membraan ontstaan met inductie van een geprogrammeerde celdood (apoptose). Het tweede mechanisme behelst binding van de CD8+ T-cellen via Fas-ligand (CD95L) aan het Fas-eiwit (CD95) op de geïnfecteerde cel met apoptose als gevolg. In beide gevallen verliest de intracellulaire pathogeen zijn niche en kan worden opgeruimd.

Immunologisch geheugen. Een speciale kwaliteit van lymfocyten is de ontwikkeling van een 'geheugen' na contact met een specifiek antigeen. De ontwikkeling van geheugencellen (*memory cells*) bevindt zich tussen de naïeve en de effectorfase. Na eerste expositie aan een pathogeen treedt klonale expansie op van voor dit pathogeen specifieke T- en B-cellen; het begrip immunologisch geheugen staat voor het ontstaan van dit hogere aantal van deze voorlopercellen (*precursor cells*). De anamnestische respons door deze geheugencellen, die periferie en weefsels scannen op hernieuwd binnendringen van hetzelfde micro-organisme, is sneller en heftiger dan de primaire respons. Geheugencellen zijn gevoeliger voor pathogene micro-organismen en gemakkelijker te activeren. Geheugencellen van type-B-lymfocyten hebben een zogenoemde *isotype switch* ondergaan met affiniteitsmaturatie; zij produceren effectievere antistoffen van een ander isotype dan alleen IgM dat karakteristiek is voor de primaire respons. Bij elk volgend antigeen contact (secundaire, tertiaire en volgende respons) wordt de verzameling B-geheugencellen van steeds hogere kwaliteit en de afweer steeds efficiënter. De infectie wordt dus steeds sneller en in een vroeger stadium aangepakt, met minder of geen klinische symptomen tot gevolg.

Hoewel de overgrote meerderheid van de antigeenspecifieke effectorcellen te gronde gaat na uitschakeling van het pathogeen (de zogenoemde contractiefase), ontwikkelt een kleine fractie zich tot geheugencellen. Het exacte mechanisme van de instandhouding van het immunologische geheugen is tot op heden niet precies bekend. Waarschijnlijk overleven deze cellen ook zonder antigeen in een omgeving waarin zij signalen krijgen voor proliferatie en overleving. Bepaalde cytokinen (IL15, IL7) spelen een sleutelrol bij de homeostase van het T-celgeheugen. Geheugencellen van het T-type lymfocyt (CD45 RO positief) zijn heterogeen en de langlevende T-geheugencellen (*central memory T-cells*) kunnen worden gekarakteriseerd door expressie van een groot aantal receptoren in hun membraan die betrokken zijn bij migratie en 'homing' van de cellen (CCR7, CD62L is L-selectine). Geheugen in het B-celcompartiment wordt verzorgd door B-geheugencellen en langlevende plasmacellen. Deze laatste zijn terminaal gedifferentieerde B-cellen die in het beenmerg verblijven en verantwoordelijk zijn voor persisterende antistofconcentraties in het plasma. B-geheugencellen vormen een dynamische verzameling van cellen die snel kunnen reageren op hernieuwde blootstelling aan een pathogeen door zich te differentiëren tot plasmacellen, wat resulteert in hoge titers specifieke antistoffen. Activatie en differentiatie van B-geheugencellen kunnen tot stand komen met de hulp van T-cellen maar ook via binding van TLR's die op de membraan (TLR2, TLR6) en endosomaal (TLR7, TLR9) permanent tot expressie komen. Op deze wijze draagt het TLR-systeem bij aan de instandhouding van het geheugen.

Dit immunologische geheugen kan na infectie zeer lang voortbestaan, met halfwaardetijden van vijftig jaar voor antistofconcentraties tegen varicellazostervirus en tot meer dan tweehonderd jaar voor die tegen mazelen en de bof. Het bestaan van het immunologische geheugen vormt daarmee de basis voor de ontwikkeling en toediening van vaccins tegen pathogene micro-organismen. Vaccinatie beoogt het immunologische geheugen van de mens te induceren en te trainen zonder dat men de ziekte zelf doormaakt. Vaccinatiestrategieën hebben als doel ziektepreventie, vermindering van morbiditeit, of vermindering van sterfte. Voor enkele infectieziekten is volledige uitroeiing van de verwekker mogelijk gebleken (pokken, polio).

Ontsnappen aan de weerstand. Micro-organismen kunnen op diverse manieren ontsnappen aan de effecten van de ontstekingsreactie en die van de specifieke immuunrespons. Micro-organismen proberen via verschillende wegen de effectorfuncties van het immuunsysteem te omzeilen (tabel 1.16).

Intracellulaire pathogenen (*Chlamydia*, *Leishmania*, virussen) kunnen langdurig overleven doordat ze onbereikbaar of onherkenbaar zijn voor antilichamen zo lang ze hun gastheercel niet beschadigen, of door zodanig te veranderen dat de gastheercel zelf als vreemd object wordt gezien waartegen een cellulaire immuunrespons (herkenning door cytotoxische T-cellen) op gang komt. Bacteriën kunnen ontsnappen aan het bactericide milieu in fagocyten als zij de fusie van lysosomen met het fagosoom verhinderen (mycobacteriën, *Chlamydia*), of snel uit het fagosoom naar het cytoplasma treden (*Listeria*). Sommige bacteriesoorten (*E. coli*) maken ijzerbindende moleculen waardoor zij in een ijzerarm milieu overlevingskansen krijgen, of produceren proteasen waarmee zij IgA (*Neisseria*) of complementfactoren kunnen afbreken(*Pseudomonas*, *Staphylococcus*). *Borrelia*, *Plasmodia*, *Trypanosoma*, *N. gonorrhoeae* en influenzavirus ontwijken de immuunreactie door antigene variatie. Antigene variatie kan berusten op drie mechanismen: mutatie in het genetisch materiaal, recombinatie van genen van twee verschillende micro-organismen, en *gen-switching*. Als er antistoffen verschijnen, worden in het laatste geval de varianten met een andere antigene *make-up* gespaard en groeien deze snel uit. Bij bepaalde pathogene micro-organismen zijn zeer veel serotypen te onderscheiden (als gevolg van recombinatie of mutatie), zodat herhaalde infectie met

Tabel 1.16 Ontwijkingsstrategieën van micro-organismen.

ontwijkingsstrategie	effect op immuunsysteem	soort
zich verstoppen in gastheercellen	antigenen van pathogeen onherkenbaar ('stealth')	Chlamydia, virussen
modulatie van immuunrespons	remming van: - chemotaxie - fagocytose - antigeenpresentatie (MHC) - T-/B-celregulatie (cytokinen)	- mycobacteriën - stafylokokken - mazelen
antigeenvariatie: - binnen de gastheer - binnen populaties (genetische variatie)	geen herkenning meer door effectorfunctie	- Plasmodia - Trypanosoma - hiv - influenza
- 'shedding' antigenen - moleculaire mimicry - verbergen van functionele antigenen - afbraak van antistoffen of complementfactoren	verstoring van de effectorfunctie van antistoffen	- Plasmodia - Streptococcus - Staphylococcus - Pseudomonas - Neisseria

dezelfde soort kan optreden. Een bijzondere wijze om te ontsnappen aan de immuunrespons is de onderdrukking ervan, zoals wordt gezien bij hiv, of juist de aspecifieke overstimulatie van het immuunapparaat door superantigeen producerende micro-organismen (streptokokken, stafylokokken). In lage concentraties kunnen zij de lymfocytenpopulaties zo stimuleren, dat er een shocksyndroom ontstaat (zie eerder).

Verminderde weerstand door biomaterialen. In de directe nabijheid van biomaterialen zoals katheters en geïmplanteerde prothesen blijken de aangeboren en verworven immuniteit veel minder goed werkzaam. Er is ter plekke sprake van een bijzondere niche, waar bacteriën afkomstig van de huid of uit de lucht (vooral *Staphylococcus epidermidis*) kunnen overleven, ook intracellulair, en uitgroeien, waardoor chronisch indolente infecties ontstaan rond en op het biomateriaal.

1.4.5 PATHOFYSIOLOGIE VAN INFECTIEZIEKTEN: EEN SYNTHESE

Hoe veroorzaken micro-organismen schade en maken ze ons ziek, welke mechanismen liggen daaraan ten grondslag? Uitgaande van de hiervoor beschreven onderdelen van de pathogenese kent iedere infectieziekte een specifieke verklaring voor de ziekteverschijnselen die hierbij optreden. Inzicht daarin is van belang om die verschijnselen te kunnen begrijpen. De schade die de gastheer ondervindt van een infectieziekte kan op een aantal manieren ontstaan. Eerder werd vermeld dat micro-organismen zelf direct weefselschade toebrengen. Dit doen ze door de werking van hun endo- en exotoxinen, of door de inductie van lysis van gastheercellen als gevolg van intracellulaire virusreplicatie of vermeerdering van intracellulair groeiende bacteriën (o.a. *Chlamydia*). Van groot belang is dat zowel lokale als algemene en zowel natuurlijke als verworven afweerreacties veel van de ziekteverschijnselen bepalen die bij infecties optreden. Zo blijkt dat de ontstekingsreactie niet alleen micro-organismen elimineert, maar vaak bijkomende schade toebrengt aan de weefsels en organen van de gastheer zelf. Ook de specifieke, verworven immuunrespons kan verantwoordelijk zijn voor de waargenomen ziekteverschijnselen. Lymfeklierzwellingen en miltvergroting berusten gedeeltelijk hierop, net als het geel worden van patiënten met een hepatitis B-virusinfectie. Alle ziekteverschijnselen van mononucleosis infectiosa zijn het gevolg van een sterke immuunrespons tegen met epstein-barr-virus geïnfecteerde cellen. Exanthemen bij infecties hebben bijna steeds een immunologische component. Dit leidt tot typische verschillen in de presentatie van infecties bij immuungecompromitteerde gastheren en soms de mogelijkheid om door onderdrukking van de immuunreactie ook verschijnselen van infectie te behandelen (vooral door corticosteroïden). Antimicrobiële therapie is dan juist meer van belang in de initiële stadia, en bij sommige ziektebeelden niet eens van toepassing door de overheersende immunopathologie, bijvoorbeeld bij acute hepatitis B (bij chronische hepatitis B is antivirale therapie echter wel van nut). De directe schade, geheel door het micro-organisme of de producten daarvan bepaald, kan juist meer uitgesproken worden bij vermindering van de gastheerafweer. Een voorbeeld is de huid- en slijmvliesschade door herpes simplex, die zelfs bij gezonden vooral dan optreedt als de afweer tijdelijk minder goed functioneert (koortslip) en ernstige vormen kan aannemen bij meer ingrijpende immuunstoornissen (herpetische stomatitis). Dergelijke directe schade is echter goed te behandelen met antivirale therapie; toepassing van steroïden is in die gevallen zeer gevaarlijk.

Kruisreacties tussen microbiële en gastheerantigenen (moleculaire mimicry) veroorzaken auto-immuunfenomenen, zoals bij het syndroom van Guillain-Barré, waarbij antistoffen gemaakt tegen *Campylobacter jejuni*

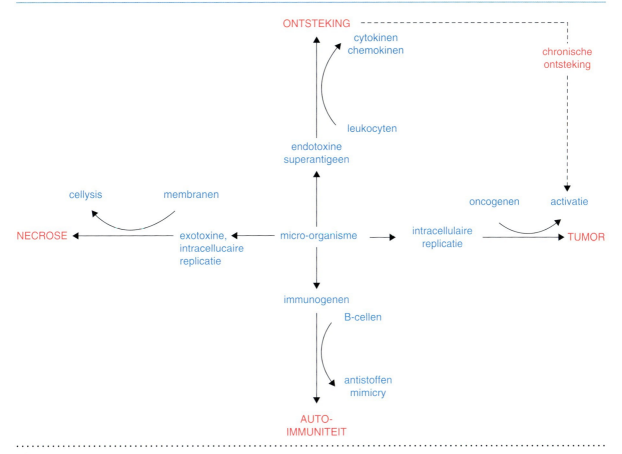

Figuur 1.24 Pathofysiologische mechanismen bij infectieziekten. Schade ontstaat in de vorm van ontstekingen, necrose, auto-immuunfenomenen en tumorgroei.

(een verwekker van diarree) een kruisreactie geven met het oppervlak van zenuwcellen van de gastheer, waardoor deze niet meer in staat zijn zenuwimpulsen te geleiden en de gastheer verlammingsverschijnselen gaat vertonen. Een tweede voorbeeld van mimicry berust op het gegeven dat bacteriën en parasieten onder stressvolle omstandigheden (bijv. hoge temperatuur) eiwitten produceren die voor ongeveer 50% identiek zijn aan humane stresseiwitten (*heat shock proteins* (HSP) genoemd, 60 à 90 kd groot). Datzelfde geldt voor acuut reuma, dat deels het gevolg is van antigene verwantschap tussen antigenen in hart-, spier- en gewrichtsweefsel van de mens en onderdelen van de bacterie *Streptococcus pyogenes* die voorafgaand aan de episode van acuut reuma een infectie veroorzaakte. Bovendien ontstaan tijdens acuut reuma, bij bepaalde verhoudingen tussen circulerend antigeen van deze streptokokken en antistof, grote hoeveelheden immuuncomplexen in de bloedbaan, die vervolgens in het capillairbed van de nierglomeruli vastlopen en daar een steriele ontsteking, glomerulonefritis, induceren. Ten slotte kunnen als gevolg van polyklonale B-celactivatie tijdelijk reumafactoren verschijnen in het serum van patiënten met bacteriële endocarditis. Door al deze mogelijke, soms complexe, interacties tussen pathogene micro-organismen en de immuunrespons van de mens is het scala van symptomen en verschijnselen van infectieziekten bijzonder breed.

Zoals eerder vermeld kunnen micro-organismen, vooral sommige virussoorten, de regulatie van de natuurlijke deling van gastheercellen verstoren waardoor op den duur de celdeling ontaardt en er vormen van kanker in de gastheer ontstaan.

Samenvattend zijn er vier pathofysiologische processen te onderscheiden die afzonderlijk of in combinatie optreden tijdens het beloop van infecties bij de mens (zie figuur 1.24):
1 directe schade door de werking van microbiële (exo)-toxinen op humane weefsels/cellen, of als gevolg van intracellulaire vermeerdering van micro-organismen;
2 indirecte schade als gevolg van de ontstekingsreactie, uitgelokt door (bestanddelen van) micro-organismen;
3 indirecte schade als gevolg van een (auto-)immuunreactie op de binnengedrongen ziekteverwekkers;
4 indirecte schade als gevolg van kwaadaardige ontaarding van de celgroei in organen die langdurig zijn blootgesteld aan microbiële agentia.

1.5 Epidemiologie van infectieziekten

De epidemiologie (uit het Grieks: *epidemos* = onder het volk voorkomend) bestudeert het voorkomen en de verspreiding van ziekten in populaties. Ze tracht de deter-

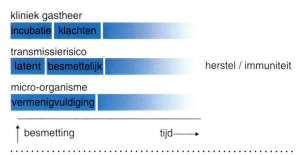

Figuur 1.25 Onderscheid tussen incubatiefase, latentiefase en fase van besmettelijkheid van een infectieziekte. Pathogene micro-organismen vermeerderen zich vooral in de incubatiefase en in het begin van de klinische ziekteperiode; in de latentiefase is de gastheer nog niet besmettelijk. De besmettelijkheid hangt dus niet af van het optreden van klachten en ziekteverschijnselen; ook asymptomatische infecties kunnen worden overgedragen. Let wel, de variatie in deze facetten en in het beloop van infectieziekten is groot (zie ook figuur 1.29).

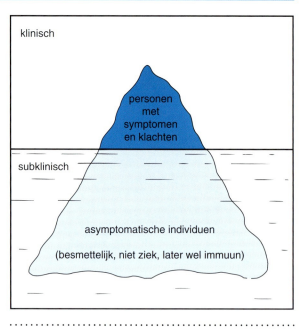

Figuur 1.26 Het 'ijsbergconcept' van infectieziekten. Meestal ontwikkelt slechts een minderheid van de geïnfecteerde personen klachten en symptomen. Asymptomatische individuen kunnen de verwekker wel doorgeven en een immuunrespons opbouwen; bij hen blijft de infectie subklinisch.

minanten van een ziekte op te sporen door het verzamelen van kwantitatieve gegevens. Voor het opsporen van determinanten is de belangrijkste methode van onderzoek de vergelijking, waarbij men gegevens van personen met de ziekte legt naast die van personen die de ziekte niet hebben. Voor de epidemiologische benadering van infectieziekten worden zij in fasen verdeeld (figuur 1.25). Van groot belang hierbij is het gegeven dat besmette patiënten die nog niet ziek zijn, of niet ziek worden, wel besmettelijk kunnen zijn voor anderen; ook na volledig klinisch herstel blijft soms besmettelijkheid bestaan in de vorm van dragerschap en uitscheiding van het micro-organisme. Men dient zich te realiseren dat in veel gevallen een belangrijk deel van de verspreiding van infectieziekten op het conto moet worden geschreven van personen die zelf niet of nauwelijks ziek zijn, maar wel de ziekteverwekker herbergen en doorgeven. Bij polio en tuberculose bijvoorbeeld verloopt meer dan 90% van de infecties subklinisch; dit wordt ook wel het ijsbergfenomeen genoemd (figuur 1.26).

Ten behoeve van de kwantitatieve epidemiologische benadering wordt de populatie gastheren gewoonlijk onderverdeeld in vier groepen:

1 personen die gevoelig zijn;
2 personen die besmet zijn maar nog niet besmettelijk voor anderen;
3 personen die ziek en besmettelijk zijn;
4 personen die hersteld en (tijdelijk) immuun zijn (figuur 1.27).

Individuen gaan over van de ene groep naar de volgende met een bepaalde frequentie (overgangskans). Door geboorte en sterfte komen er individuen bij of verdwijnen er individuen uit de populatie.

Voor sommige infecties is deze indeling in vier groepen niet relevant; bij worminfecties vindt geen vermeerdering in de gastheer plaats, maar worden cysten en andere levensvormen uitgescheiden die buiten de gastheer hun ontwikkelingscyclus doormaken; per individuele gastheer kan de wormlast ook sterk verschillen.

Tot de meest bruikbare epidemiologisch maten behoren de incidentie, prevalentie, morbiditeit, mortaliteit en letaliteit van een infectieziekte (tabel 1.17). Specifiek voor infectieziekten is de transmissie van micro-organismen en daardoor van de ziekte. Een speciale vorm van incidentie is de *secondary attack rate*, waarmee de verspreiding van een infectieziekte binnen een gezin of gesloten gemeenschap wordt beschreven. Deze wordt uitgedrukt als het percentage van de aan een besmettelijk indexgeval blootgestelde personen dat de ziekte ontwikkelt. Een gelijksoortig begrip is de *basic reproductive rate* (R_0), die gedefinieerd wordt als het gemiddelde aantal secundaire ziektegevallen dat door een primaire casus wordt veroorzaakt onder een groep gevoelige individuen die nog niet immuun zijn voor de ziekte. Deze begrippen zijn dus een maat voor de besmettelijkheid van een infectieziekte. Een epidemie kan dan worden gedefinieerd als het plotseling toenemen van het aantal ziektegevallen in een gemeenschap of geografisch gebied. In een kleine gemeenschap, bijvoorbeeld een ziekenhuis, spreekt men van een uitbraak (*outbreak*). Wanneer een besmettelijke infectieziekte grote delen van de aarde treft, spreekt men van een pandemie; aids, cholera en de Mexicaanse griep uit 2009 zijn recente voorbeelden van pandemieën. Als een infectieziekte tevoren al in zekere mate onder de bevolking voorkwam, spreekt men van een endemie. In een endemische situatie is er een

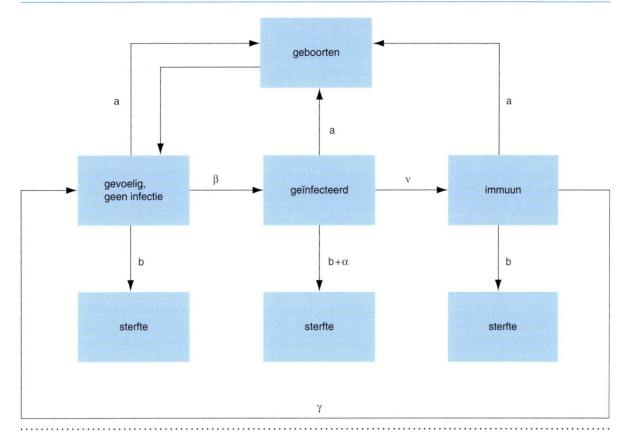

Figuur 1.27 De overgangen van individuen van de groep gevoelige personen, geïnfecteerde personen en immune personen bij expositie aan een direct overdraagbaar pathogeen micro-organisme. De overgangskans van de ene groep naar de andere kan mathematisch worden beschreven (β, γ, ν). Door geboorte worden gevoelige personen aan de populatie toegevoegd (a), door sterfte verdwijnen individuen uit alle groepen (b); de infectieziekte kan zelf bijdragen aan de sterfte (b + α).

evenwicht tussen het aantal infecties onder het gevoelige deel van de populatie en de instroom van nieuwe gevoelige individuen door geboorte en immigratie; dat wil zeggen dat elke infectie gemiddeld één nieuwe infectie produceert (de feitelijke $R_0 = 1$). Ook bij endemische infectieziekten treden wel pieken en dalen op in de incidentie, afhankelijk van de besmettelijkheid van de ziekte, de immuniteit die deze bij de herstelde gastheer achterlaat en de antigene variatie die de verwekker tentoonspreidt. Het golfkarakter berust op het grote aantal ongevoeligen dat tijdens de voorafgaande piekincidentie is ontstaan en de tijd die het kost om door instroom van gevoelige individuen weer de omstandigheden voor een nieuwe verspreidingsgolf te creëren. Gedurende enige tijd zijn binnen een dergelijke populatie ook de personen die wel gevoelig zijn (aan de infectie ontsnapt tijdens de piekperiode) beschermd, omdat de ziekteverwekker nauwelijks meer binnen de populatie circuleert; men spreekt dan van groepsimmuniteit. Het bereiken van groepsimmuniteit is een van de doelstellingen van vaccinatie van de bevolking. De vaccinatiegraad, dat wil zeggen de fractie van de bevolking die werkelijk gevaccineerd is, moet dan wel voldoende hoog zijn. De voor groepsimmuniteit benodigde hoogte wisselt per ziekte.

Tabel 1.17 De belangrijkste epidemiologische maten.	
incidentie	het aantal nieuwe ziektegevallen dat binnen een bepaalde populatie gedurende een gespecificeerd tijdvak ontstaat of wordt vastgesteld, bijvoorbeeld het aantal nieuwe gevallen van tuberculose in een bepaald jaar in Nederland, uitgedrukt als een getal per 100.000 inwoners
prevalentie	het totale aantal ziektegevallen dat binnen een bepaalde populatie op een bepaald moment (puntprevalentie) of gedurende een bepaalde periode (periodeprevalentie) wordt waargenomen, bijvoorbeeld het aantal griepgevallen in Nederland in het griepseizoen 2009-2010, uitgedrukt als het aantal gevallen per 100.000 inwoners
morbiditeit	het aantal ziektegevallen per 10.000 of 100.000 op het niveau van de bevolking, kan zowel op incidente als op prevalente gevallen betrekking hebben
mortaliteit	het aantal sterfgevallen per 100.000 op het niveau van de bevolking
letaliteit	de sterfte per 100 of per 1.000 ziektegevallen (*case fatality rate*)

Sommige infectieziekten, onder andere de virale luchtweginfecties veroorzaakt door influenzavirus en respiratoir syncytieel virus, zijn seizoensgebonden. Het betreft dan steeds groepen ziekteverwekkers waartegen de mens onvoldoende of geen blijvende immuniteit opbouwt en waarvoor door menselijk gedrag en milieuomstandigheden de verspreidingskans in een bepaald seizoen het hoogst is (bijv. verblijf binnenshuis gedurende de wintermaanden of juist verblijf buitenshuis gedurende de zomermaanden). Een aantal endemische infectieziekten is zo besmettelijk dat men er al vroeg in het leven mee geconfronteerd wordt in de vorm van kinderziekten zoals waterpokken (andere typische kinderziekten zoals difterie, kinkhoest, mazelen, rode hond en bof zijn in Nederland dankzij het Rijksvaccinatieprogramma goeddeels verdwenen; zie verder).

Bij de opkomst en neergang van infectieziekten in de samenleving spelen vele factoren een rol. De genetische flexibiliteit van pathogene micro-organismen is – zoals eerder in dit hoofdstuk genoemd – hierbij een belangrijk gegeven. Er zijn echter ook veel factoren in het spel die samenhangen met de sociaal-culturele aspecten van de samenleving (tabel 1.18).

Waar men in de jaren zeventig nog optimistisch was en het einde van infectieziekten voorspelde, hebben vooral deze sociaal-culturele factoren ervoor gezorgd dat infectieziekten weer in opkomst zijn en vooralsnog de aandacht blijven vragen. Vooral in gebieden waar de bevolkingsdichtheid en de dichtheid van dieren het hoogst is, blijken de meeste risico's te bestaan voor het opduiken van nieuwe microbiële bedreigingen voor de mens. Zo zijn er in de tweede helft van de twintigste eeuw ruim 350 nieuwe infectieziekten en varianten van bestaande infectieziekten ontstaan (zie figuur 1.28).

1.6 Diagnostiek van infectieziekten

Infectieziekten presenteren zich net als andere ziekten in de vorm van klachten en symptomen die zich kunnen voordoen als gelokaliseerde of gegeneraliseerde aandoeningen en worden bepaald door de organen of tractus die bij de infectie zijn betrokken. Infectieziekten kunnen op verschillende manieren worden ingedeeld. In dit boek worden infecties primair gegroepeerd op basis van het aangedane orgaan of tractus. Deze benadering sluit goed aan bij de klinische presentatie en het nadere (functie)onderzoek. Binnen een bepaalde groep infectieziekten kunnen zich verschillende verwekkers voordoen; een aanduiding als endocarditis of urineweginfectie wijst dus niet op een bepaalde verwekker. Infecties kunnen ook worden ingedeeld naar verwekker (bijv. meningokokkose, chlamydiose), bron van de infectie (bijv. voedselinfectie, zoönose), transmissieroute (bijv. seksueel overdraagbare aandoeningen), leeftijd van de patiënt (bijv. pasgeborenen), de situatie waarin de infectie wordt opgelopen (bijv.: reizigersziekten, ziekenhuisinfecties), of naar bepalende risicofactoren (bijv. postoperatieve wondinfecties, verlaagde weerstand). De indeling van dit leerboek is hiervan een reflectie, al wordt in eerste instantie de indeling per orgaan of tractus aangehouden. Deze benadering kan daardoor een overlap met zich meebrengen tussen hoofdstukken en ook op het niveau van de ziekteverwekkers, die meestal in meer dan een enkel orgaan een rol spelen. Om die overlap op het niveau van de verwekkers minimaal te houden, wordt van een relevante ziekteverwekker slechts op één plaats een systematische bespreking opgenomen, waarnaar in andere gevallen verwezen wordt.

1.6.1 KLINISCHE BENADERING

Wanneer een infectieziekte overwogen wordt, zijn voor de klinische benadering ervan de anamnese en het lichamelijk onderzoek essentieel. Het doel hiervan is het

Tabel 1.18 Sociaal-culturele factoren die bijdragen tot de opkomst en verspreiding van infectieziekten.	
demografie en menselijk gedrag	groei wereldbevolking en verstedelijking leiden tot 'overcrowding', vergrijzing leidt tot meer personen met een verlaagde weerstand, seksuele promiscuïteit en drugsgebruik verhogen de transmissiekansen, gewapende conflicten hebben het ontstaan van vluchtelingenkampen tot gevolg en importziekten onder uitgezonden soldaten
technologie en industrie	ziekenhuisinfecties als keerzijde van de technische ontwikkeling in de geneeskunst, mondiale voedselketens en commerciële kant-en-klaarmaaltijden, productie van schoon drinkwater staat onder druk, uitstoot van CO_2 en andere broeikasgassen warmt de aarde op
economische ontwikkeling en landinrichting	rivierdammen en herbebossing creëren broedplaatsen voor vectoren, opwarming van de aarde vergroot het verspreidingsgebied van vectoren
internationale handel en toerisme	toename importziekten, verspreiding pathogenen via schepen en vliegtuigen en met de import van exotische diersoorten en planten
wegvallen openbare gezondheidszorg	door revolutie en gewapende conflicten minder aandacht voor hygiëne (schoon water, voedsel, riolering) en voor vaccinatieprogramma's en voorlichting

Bron: J. Lederberg, et al. Emerging infections. Institute of Medicine, 1992.

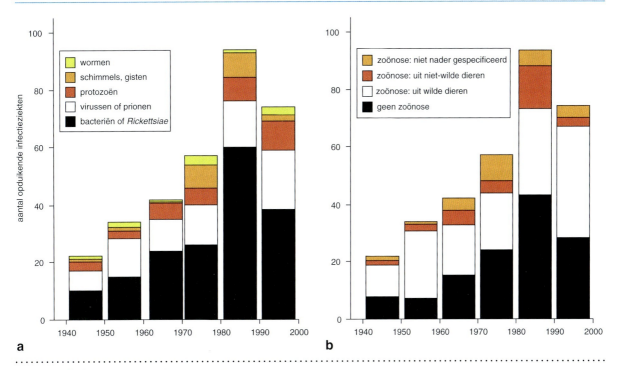

Figuur 1.28 Het opduiken van infectieziekten in de tweede helft van de twintigste eeuw, uitgesplitst naar type verwekker (a) en naar het al dan niet hebben van een dierlijke, zoönotische, oorsprong (b). Vrij naar Jones KE, Nature 2008. (EID = emerging infectious disease; in het Nederlands: opduikende infectieziekte).

opstellen van een differentiële diagnose en een waarschijnlijkheidsdiagnose op grond waarvan eventueel aanvullend onderzoek (microbiologisch, klinisch-chemisch, radiologisch, pathologisch) kan worden ingezet. Soms is een definitieve diagnose mogelijk zonder aanvullend onderzoek, bijvoorbeeld bij de ziekte tetanus of in geval van waterpokken bij kinderen.

Anamnese

Bij de anamnese van patiënten die worden verdacht van een infectieziekte, is speciale aandacht nodig voor de voorgeschiedenis van de patiënt, voor klachten die kunnen passen bij ontsteking en voor contacten met bronnen van pathogene micro-organismen (tabel 1.19).

Tabel 1.19 Aandachtspunten voor de anamnese bij vermoeden van een infectie.	
voorgeschiedenis	onderliggende ziekte die gepaard kan gaan met daling van de weerstand (diabetes, COPD, perifeer vaatlijden, recente operatie, maligniteit, immunodeficiëntie)
	recent behandeld met weerstandsverlagende medicatie zoals corticosteroïden, immunosuppressiva, cytostatica?
	recent behandeld met antimicrobiële middelen?
	vaccinatiestatus
ziektegeschiedenis	welke klachten passend bij een ontsteking zijn er: koorts? zwelling? pijn? roodheid? functieverlies?[1]
	gelokaliseerde of gegeneraliseerde klachten/tekenen, huiduitslag (ook in recent verleden)
	acuut ontstaan of juist geleidelijk, slepend en chronisch?
	zijn er patronen in de klachten/tekenen te herkennen (bijv. dagelijks piekende koorts, nachtzweten)?
contact met bronnen	is er ook ziekte (geweest) in het gezin, in de buurt, op school?
	recente reizen naar gebieden met specifieke infectieproblemen (bijv. tropen), profylaxe genomen?
	recent contact met (huis)dieren, tekenbeet of contact met oppervlaktewater?
	potentiële exposities in het kader van het beroep?

[1] Sterk afhankelijk van lokalisatie, bijv. diarree bij tractus digestivus, mucus en sputum bij tractus respiratorius.

Lichamelijk onderzoek

Bij het lichamelijk onderzoek dient op de eerste plaats een indruk van de algemene toestand van de patiënt te worden vastgelegd: maakt hij een zieke indruk of is er sprake van malaise, is de patiënt alert of juist verward en minder goed aanspreekbaar? Vervolgens worden de bloeddruk, pols- en ademhalingsfrequentie en de lichaamstemperatuur gemeten. Als er koorts is, kan de vraag beantwoord worden of er sprake is van een relatieve bradycardie (stijging polsfrequentie < 20/minuut voor iedere graad koorts). Dit is een belangrijke aanwijzing voor bepaalde infectieziekten zoals meningitis, tyfus en psittacosis. Een te lage lichaamstemperatuur komt in het kader van een infectieziekte ook weleens voor, onder andere bij ernstige vormen van sepsis.

Er dient steeds een nauwkeurige inspectie plaats te vinden van de huid en van de slijmvliezen (ogen en mond-keelholte). Huid en slijmvliezen kunnen niet alleen een eerste indruk geven van de doorbloeding en oxygenatie (anemie, cyanose), maar ook belangrijke aanwijzingen opleveren voor bepaalde infecties (geelzucht). Naast de infecties van de huid en slijmvliezen zelf (herpes genitalis, wondroos, steenpuist e.d.), zijn huid en slijmvliezen ook betrokken bij gegeneraliseerde of elders gelokaliseerde aandoeningen zoals de virale exanthemateuze ziekten (rubella), roodvonk, endocarditis, intravasale stolling in het kader van een sepsissyndroom (perifere cyanose, petechiën), en bij auto-immuunreacties (erythema nodosum) en overgevoeligheidsreacties (erythema multiforme). Palpatie en auscultatie van borst- en buikholte alsmede onderzoek naar eventueel aangedane gewrichten completeren het lichamelijk onderzoek. In de borstholte gaat het om het opsporen van dempingen ten gevolge van longontsteking en om afwijkende of bijkomende geluiden (bijv. rhonchi en crepitaties) die kunnen passen bij een bronchitis, bronchopneumonie, bronchiolitis of pleuritis (pleurawrijven). Niet eerder opgemerkte hartgeruisen (souffles) zijn sterke aanwijzingen voor het bestaan van endocarditis en pericardwrijven voor het bestaan van een pericarditis. In de buikholte gaat het vooral om het vaststellen van de grootte van lever en milt en het inschatten van de darmfunctie op basis van de darmgeluiden. Bij een buikvliesontsteking (peritonitis) is de buikwand bij palpatie niet meer soepel maar pijnlijk en voelt hard aan. Bij een verlaagd bewustzijn of anderszins een vermoeden van hersenvliesontsteking dient te worden vastgesteld of de patiënt nekstijf is of niet.

Ziektebeloop in de tijd

Als klinisch diagnostisch kenmerk is het tijdsbeloop van een infectieziekte van groot belang. Het beloop van een infectieziekte kan namelijk sterk variëren (figuur 1.29). Veel infecties treden acuut op en gaan binnen een aantal dagen of weken vanzelf weer over (*self limiting diseases*). De ziekteverwekker wordt dan geklaard. Voorbeelden zijn virale infecties van de luchtwegen (verkoudheid, griep) en darmen ('buikgriep'). Bacteriële infecties in deze tractus kennen veelal eenzelfde beloop (kinkhoest, salmonellose), hoewel de ernst van het klinische beeld (otitis media, bronchitis, gastro-enteritis) wisselend is. Een geheel ander beloop hebben de persisterende infecties, waarbij na een eerste fase met klachten de patiënt weliswaar klinisch opknapt maar de ziekteverwekker niet uit het lichaam verdwijnt. Het oorzakelijke micro-organisme vermenigvuldigt zich en handhaaft zich gedurende langere tijd in de gastheer. Veelal zijn de aangedane personen klinisch niet (meer) ziek, maar zijn zij nog wel besmettelijk voor andere personen. Een goed voorbeeld is leverontsteking door het hepatitis B- of hepatitis C-virus. Een variant hierop zijn chronische infecties, waarbij na de eerste (klinische) fase het micro-organisme ook persisteert maar dan op een latente wijze. Er treedt gedurende langere tijd nauwelijks of geen vermeerdering op van het aantal micro-organismen en de patiënt is dan ook niet besmettelijk voor andere personen. Karakteristiek voor dit beloop is dat de ziekte weer de kop kan opsteken, reactiveert, wat gepaard gaat met hernieuwde groei van het micro-organisme. De patiënt wordt dan ook weer besmettelijk. Een dergelijk beloop is typisch voor herpesvirusinfecties (herpessimplex- en varicellazostervirus), voor malaria tertiana (*Plasmodium vivax*) en voor tuberculose. Bij andere chronische infectieziekten ten slotte is de beginfase niet of nauwelijks klinisch manifest, maar vermeerdert de verwekker zich ongemerkt in de gastheer en neemt de schade over langere tijd langzaam maar zeker toe totdat deze zo groot is geworden dat de ziekte klinisch manifest wordt. Voorbeelden van infecties met een dergelijk sluipend beloop zijn ziekten veroorzaakt door het humaan immunodeficiëntievirus (aids) en door prionen (creutzfeldt-jakob-ziekte), maar ook een *H. pylori*-infectie van de maag en infectie met humaan papillomavirus van het slijmvlies van de baarmoederhals. Bij deze laatste twee infecties kan de eerste manifestatie zelfs het optreden van tumorgroei zijn.

1.6.2 DIAGNOSTIEK IN HET MEDISCH-MICROBIOLOGISCH LABORATORIUM

Uit de bespreking van de vele mogelijke verwekkers van infectieziekten in de voorgaande paragrafen zal duidelijk zijn, dat naast de klinische presentatie van een infectieziekte als regel nog aanvullende informatie nodig is om de precieze aard van de verwekker te achterhalen en tot een volledige diagnose te komen. Een infectieziekte heeft initieel vaak een weinig specifiek karakter; zij begint bijvoorbeeld met een 'griepachtig beeld met koorts'. Aanvullende informatie is dan nodig en kan worden verkregen door allerlei vormen van aanvullend onderzoek. Het is belangrijk om globale kennis te hebben van de werkwijze van het laboratorium, omdat nauwkeurige afstemming van de klinische benadering met deze werkwijze vereist is.

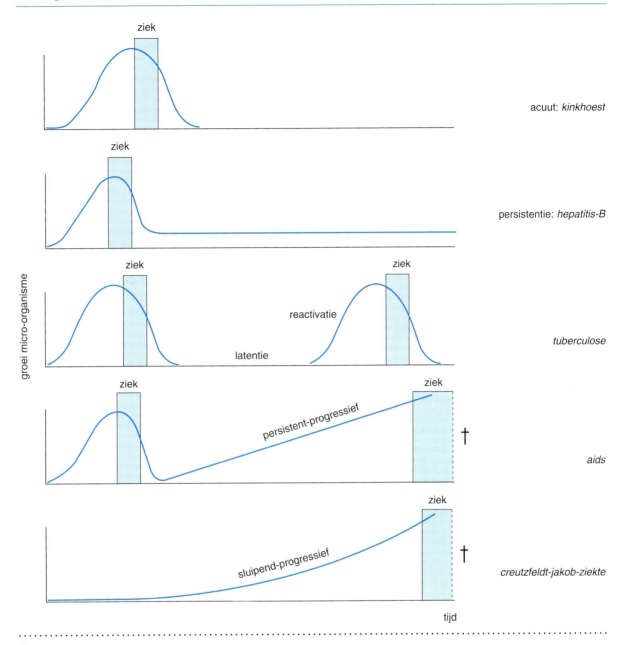

Figuur 1.29 Het wisselende beloop van infectieziekten.

Doel van aanvullend laboratoriumonderzoek

Aanvullend onderzoek in het medisch-microbiologisch laboratorium heeft ten doel de identiteit van de ziekteverwekker vast te stellen en daarnaast zijn gevoeligheid voor antimicrobiële middelen, zodat de diagnose met zekerheid gesteld kan worden en de behandeling een rationele basis kan vinden. De identificatie van de verwekker en zijn eigenschappen is van groot praktisch belang: alle klinisch relevante aspecten van een infectieziekte worden daardoor bepaald. Dit betreft de mogelijke ernst van de ziekte en de duur ervan, de noodzaak om antimicrobiële therapie te starten en welk middel dan gegeven moet worden en bovendien – als een aspect dat uniek is voor infectieziekten – welke risico's er bestaan dat de ziekte zich in de omgeving van de patiënt zal verspreiden (binnen en buiten het gezin).

Voor veel infectieziekten is aanvullend microbiologisch laboratoriumonderzoek niet geïndiceerd, vooral niet voor die alledaagse infecties die klinisch mild verlopen en ook zonder zekerheidsdiagnose of gerichte therapie empirisch kunnen worden behandeld of vanzelf genezen (bijv. verkoudheid, een ongecompliceerde urineweginfectie of een steenpuist in de huisartsenpraktijk). Anderzijds kan het succes van de behandeling juist afhangen van het resultaat van tijdige diagnostiek in een medisch-microbiologisch laboratorium: heeft de patiënt met hoge koorts die net terug is uit de tropen malaria of niet, is er bij een kind met hoofdpijn en koorts sprake van een hersenvliesontsteking? De afweging om aanvullende laboratoriumdiagnostiek aan te vragen is een belangrijke verantwoordelijkheid voor de behandelend arts; kennis over de mogelijkheden en klinische waarde hiervan is dan ook noodzakelijk. Ten slotte draagt laboratoriumdiagnostiek bij tot de surveillance van infectieziekten en van resistentie tegen antimicrobiële middelen in de samenleving. Informatie uit surveillance geeft namelijk mede richting aan het toekomstige beleid op het gebied van diagnostiek, infectiepreventie en het gebruik van antimicrobiële middelen.

Kwaliteit aangeboden materiaal

Het resultaat van laboratoriumonderzoek wordt in hoge mate bepaald door de kwaliteit van het toegeleverde materiaal, de bijgeleverde anamnestische gegevens en de vraagstelling (hier geldt het Engelse spreekwoord: *garbage in, garbage out*). De kwaliteit van het materiaal hangt af van de keuze voor het type materiaal dat wordt ingestuurd en van de duur en wijze van het transport. Vrijwel alle lichaamsvochten en -structuren kunnen voor microbiologisch onderzoek worden aangeboden. De keuze van het in te zetten materiaal vereist kennis van de pathogenese van de vermoede infectieziekte en is daarom een terugkerend element in de bespreking van de diverse infectieziekten in de volgende hoofdstukken. Contaminatie van het materiaal met niet-relevante commensale flora is helaas niet altijd te vermijden (bijv. bij keel- of rectumwat, bij sputum- of urinemonstername). Van belang is dat men materiaal tracht te verkrijgen afkomstig van de haard van de infectie, dat men de transportlijnen kort houdt en een goede communicatie met het laboratorium onderhoudt. Omdat het niet mogelijk is alle aangeboden monsters steeds op alle mogelijke verwekkers te onderzoeken, dient een aanvraag vergezeld te gaan van een bondig geformuleerde klinische vraagstelling. Op basis van het soort materiaal en de bijgeleverde klinisch vraagstelling is het mogelijk doelmatig en verantwoord medisch-microbiologisch onderzoek in te zetten.

Logistieke aspecten

Het transport moet kort duren omdat micro-organismen bij omgevingstemperatuur kunnen blijven groeien (vooral bacteriën en fungi), waardoor onjuiste kwantitatieve gegevens ontstaan. Anderzijds zijn sommige micro-organismen niet goed bestand tegen transport of overleven zij maar kort buiten het lichaam van de patiënt; dit geldt vooral voor virussen, sommige (anaerobe) bacteriesoorten en trofozoïeten (vegetatieve vormen van protozoën). Bij langere transportlijnen (> 2 uur) zijn daarom afkoeling en transport op koelkasttemperatuur of in speciale transportmedia noodzakelijk. Andere monsters, bijvoorbeeld feces voor onderzoek op parasieten, kunnen voor transport worden behandeld met een fixatief. De verantwoordelijkheid voor afname en transport van patiëntenmonsters dient daarom in goed overleg tussen de aanvragend specialist en de verantwoordelijke arts-microbioloog te worden vastgelegd. De klinische waarde van laboratoriumdiagnostiek hangt ook af van de snelheid waarmee de uitslagen de aanvragend arts weer bereiken en van de juiste interpretatie van de resultaten door de behandelend arts en zijn consulenten. Snelle tests hebben doorgaans meer effect op het klinisch handelen dan onderzoek dat dagen en soms weken in beslag neemt.

1.6.3 MICROBIOLOGISCHE DIAGNOSTIEK: DE VERSCHILLENDE BENADERINGEN

De identificatie van een pathogeen micro-organisme in het laboratorium kan op sterk uiteenlopende manieren geschieden. In tabel 1.20 staan de verschillende benaderingen vermeld. De verschillen hebben betrekking op aspecten als toepasbaarheid bij bepaalde infecties, eisen gesteld aan materialen en snelheid en betrouwbaarheid van een resultaat. Daarom volgt nu van elk van deze benaderingen een korte karakterisering en enige illustratie, ter ondersteuning van de bespreking van de diagnostiek bij alle specifieke infecties.

Tabel 1.20 Verschillende benaderingen in de microbiologische diagnostiek.	
direct detecteren in patiëntenmateriaal met behulp van:	lichtmicroscopie van preparaten gekleurd volgens Gram, Giemsa, of Ziehl-Neelsen, of met fluorescerende antistoffen (directe immunofluorescentie)
	elektronenmicroscopie (virussen)
	specifieke immuunreacties (agglutinatie, ELISA) om microbieel antigeen aan te tonen
isolatie en meten van biologische effecten door:	kweken op verschillende media (bacteriën, schimmels, parasieten)
	kweken op levende eukaryote cellijnen (virussen, *Chlamydia*)
analyse microbieel nucleïnezuur	detectie microbieel DNA/RNA, meestal na voorafgaande specifieke amplificatie (PCR)
	kwantitatieve analyse van aantal micro-organismen (RT-PCR)
	kwalitatieve analyse van genetische verwantschappen (genotypering)
specifieke fysische spectra	massaspectrometrie, infrarood (in ontwikkeling)
	ramanspectroscopie (in ontwikkeling)
immuunreactie van de gastheer	specifieke serumantistoffen tegen een pathogeen (serologie)
	interferon-γ uit specifiek gestimuleerde T-lymfocyten in bloed

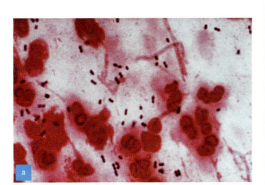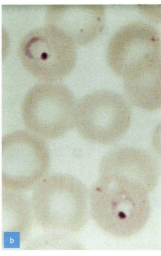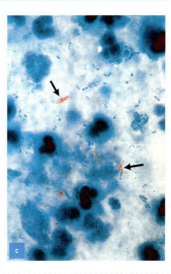

Figuur 1.30 Voorbeelden van kleuringen die gebruikt worden bij de directe microscopische detectie van pathogenen. a Gramkleuring: pneumonie door Streptococcus pneumoniae (een grampositieve diplokok); b Giemsakleuring: malaria (Plasmodium spp.) trofozoïeten in erytrocyten; c Ziehl-neelsenkleuring: zuurvaste Mycobacterium tuberculosis (pijlen).

Direct detecteren in patiëntenmateriaal

Deze vorm van diagnostiek is gericht op het direct in het patiëntenmateriaal opsporen en identificeren van pathogene micro-organismen en het terugrapporteren van de bevindingen op de dag van inzending. Van oudsher worden hiervoor licht- en fluorescentiemicroscopie gebruikt, vooral voor de routinediagnostiek van endoparasitaire infecties in bloed, darminhoud, urine en weefselstukjes; infestaties met ectoparasieten kunnen direct met een loep worden gediagnosticeerd. Ook pathogene fungi, sommige bacteriesoorten en met bepaalde virussoorten geïnfecteerde cellen kunnen op deze directe wijze worden aangetoond, daarbij geholpen door specifieke kleuringen en met fluoresceïne gemerkte, specifieke antistoffen. De specifieke antistoffen worden ook in ander testsystemen (agglutinatiereacties, ELISA's) ingezet om in korte tijd de aanwezigheid van een micro-organisme in bloed, liquor of weefsel aannemelijk te maken. De directe gramkleuring van sputum, urine, puspreparaten en dergelijke kan al in een vroeg stadium uitsluitsel geven over de vraag of er bacteriën in het spel zijn, of dat dit minder waarschijnlijk is. De gramkleuring is van bijzonder belang omdat die niet alleen de morfologie en onderlinge ligging van de bacteriën laat zien maar ze bovendien in twee hoofdgroepen verdeelt, de grampositieve (paarskleurend) en de gramnegatieve (roodkleurend), wat een eerste stap vormt bij de identificatie. De giemsakleuring wordt onder andere veel gebruikt voor parasieten in bloed. De ziehl-neelsen-kleuring is speciaal gericht op het herkennen van mycobacteriën zoals *Mycobacterium tuberculosis*, die niet ontkleurd worden door zuurbehandeling en daarom als 'zuurvast' worden aangeduid. Voorbeelden van deze kleuringen zijn gegeven in figuur 1.30. Naast deze kleurreacties is het ook mogelijk meer specifieke herkenning uit te voeren in een direct preparaat door middel van immunofluorescentie. Een met een fluorescerende verbinding gelabelde antistof tegen een pathogeen (bacterie, virus, parasiet of fungus) wordt dan geïncubeerd met het patiëntenmateriaal en bij microscopisch onderzoek met ultraviolet licht kan vervolgens de aanwezigheid van de specifieke pathogeen in het materiaal direct worden aangetoond (figuur 1.31).

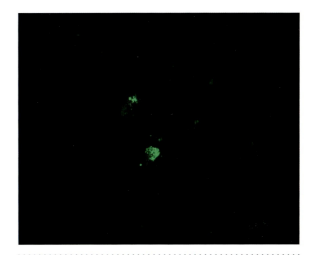

Figuur 1.31 Directe immunofluorescentie om respiratoir syncytieel virus (RSV) aan te tonen in spoelvloeistof van de luchtwegen: RSV-specifieke antistoffen gelabeld met fluoresceïne kleuren viraal antigeen aan in geïnfecteerde cellen.

Ten slotte is het mogelijk een pathogeen direct aan te tonen zonder microscopie, door een scala van immunologische technieken die microbiële antigenen in patiëntenmateriaal detecteren. Het kan daarbij gaan om eenvoudige agglutinatietests met antistofgelabelde partikels maar ook om meer geavanceerde gecoate stripjes,

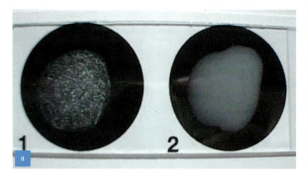
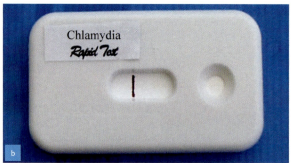
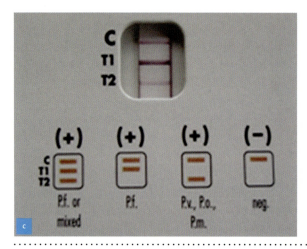

Figuur 1.32 Directe tests zonder microscopie: met antistof gecoate latexpartikels of stripjes kunnen antigenen van pathogene micro-organismen direct in patiëntenmateriaal aantonen. a Rotavirus in feces; b Chlamydia trachomatis in urine; c Malaria-sneltest voor detectie van Plasmodium falciparum (Pf), Plasmodium ovale (Pv), Plasmodium vivax (Pv) en Plasmodium malariae (Pm) in bloed.

die enzymgelabelde antistoffen gebruiken ter herkenning (figuur 1.32).

De directe tests hebben als grote voordeel hun snelheid; een resultaat is binnen minuten tot een paar uur beschikbaar. Daartegenover staan wel belangrijke beperkingen. In de eerste plaats is de sensitiviteit vergeleken met andere benaderingen (zie verder) als regel veel lager. Bij de diagnostiek van de meeste infectieziekten kan men daarom niet volstaan met alleen een directe test. Verder stellen deze technieken soms hoge eisen aan de kwaliteit van het afgenomen materiaal. Vanwege deze en andere praktische beperkingen (arbeidsintensief, tijdrovend, kostbare apparatuur) speelt ook de elektronenmicroscopie in de routinediagnostiek van virusinfecties geen rol van betekenis.

Isolatie en identificatie op basis van biologische eigenschappen

Klassiek en het meest gebruikelijk is de isolatie van de ziekteverwekker in kweek en het vervolgens vaststellen van de identiteit (de naam) van het isolaat op basis van een aantal biologische eigenschappen. De isolatie van de meeste bacteriën, fungi en enkele parasieten kan op niet-levende voedingsbodems plaatsvinden, voor virussen is kweek op een gastheercellijn nodig. Om overgroei door contaminanten vanuit de commensale flora te voorkomen, worden media gebruikt die selectief de groei van pathogene micro-organismen bevorderen en ze herkenbaar maken tussen de niet-pathogene flora (electieve media). Bij virusdiagnostiek is in dit verband de keuze van de gastheercellijnen van belang omdat virussen beperkt zijn in de soorten cellijnen waarin ze goed gedijen. Bij de klassieke kweek tracht men eerst de verwekker in zuivere vorm in handen te krijgen, dat wil zeggen zonder bijkomende microflora (figuur 1.33a). Eenmaal in reinkweek gebracht, worden bacteriële isolaten onderzocht op hun morfologie, gramreactie of andere kleuring, groeibehoefte (incl. aerobe versus anaerobe groeimogelijkheden) en getest op een aantal biochemische eigenschapen (bezit van bepaalde enzymen (bijv. oxidase en katalase) en het vermogen om bepaalde substraten om te zetten (bijv. glucosefermentatie)). Bacteriën worden routinematig getest op hun gevoeligheid voor antimicrobiële middelen (figuur 1.33b), waarbij de bacteriesoort bepaalt voor welke serie antibiotica het isolaat wordt onderzocht; niet alle mogelijke combinaties tussen bacteriën en antibiotica zijn relevant voor de dagelijkse praktijk (zie verder). Hiertoe wordt *in vitro* nagegaan of er groeiremming optreedt bij antibioticaconcentraties die klinisch haalbaar zijn. De uitslag is dan gevoelig (*sensitive*, S of +), verminderd gevoelig (*intermediate*, I of +/−), of ongevoelig (*resistant*, R of −).

Voor bepaalde fungi, zoals gist, zijn gevoeligheidstests voorhanden, voor de andere ziekteverwekkers zijn

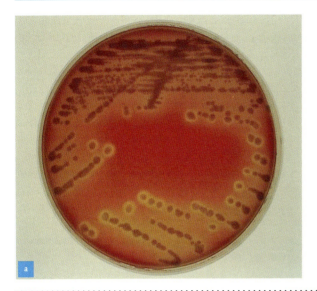
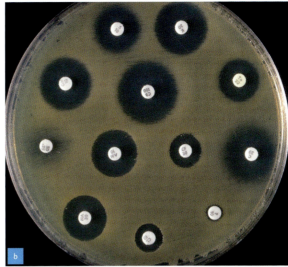

Figuur 1.33 Bacteriën kunnen zich zeer snel vermeerderen op een geschikte voedingsbodem. a Kweek van bacteriën op een bloedplaat, waarbij door uitverdunning losse kolonies ontstaan afkomstig van een cel. Door een losse kolonie door te enten, verkrijgt men grote hoeveelheden van een soort c.q. een reinkweek. b Diskdiffusiemethode voor de bepaling van de gevoeligheid van een bacterieel isolaat voor antibiotica. Een suspensie van de bacterie wordt gelijkmatig aangebracht op een voedingsbodem, waarop schijfjes (disks) worden gelegd die geïmpregneerd zijn met diverse antibiotica. Als de bacterie gevoelig is, ontstaat na incubatie een zone van groeiremming, waarvan de diameter een maat is voor de gevoeligheid (bron: CDC/ J.J. Farmer).

deze (nog) niet beschikbaar of worden ze, gezien hun complexiteit, niet of nauwelijks toegepast.

Virussen hebben evenzeer een bruikbaar biologisch effect: zoals besproken in paragraaf 1.3.1 kunnen zij geschikte levende cellen infecteren. Wanneer patiëntenmateriaal op geschikte levende cellen wordt gebracht, kunnen die na één of meer dagen duidelijke microscopische verschijnselen vertonen van een virusinfectie, of zelfs compleet te gronde gaan (het cytopathogeen effect). Het soort cytopathogeen effect geeft al een belangrijke aanwijzing over de aard van het virus dat in het patiëntenmateriaal aanwezig was. Bij virusisolaten wordt voor de definitieve identificatie veelal gebruikgemaakt van specifieke fluorescerende antisera, waarmee met zekerheid de identiteit van het geïsoleerde virus kan worden vastgesteld (zoals hiervoor beschreven bij de directe detectie; zie figuur 1.34). Ook voordat een cytopathogeen effect zichtbaar wordt, is met behulp van fluorescerende antistoffen vaak al viraal antigeen in de cellen aantoonbaar ('blinde fluorescentie', een beproefde methode om sneller een resultaat te verkrijgen).

Deze kweektechnieken zijn van grote waarde in de

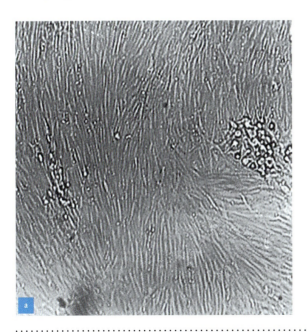
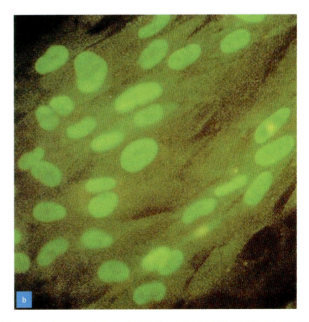

Figuur 1.34 Viruskweek op eukaryote cellijn. a Cytopathogeen effect (CPE) van cytomegalovirus op fibroblasten. b Immunofluorescentie toont cytomegalovirusantigeen in de fibroblasten (sterkere vergroting dan bij a).

microbiologische diagnostiek, speciaal door hun hoge sensitiviteit en specificiteit. Bovendien heeft men dan een isolaat in handen dat voor nader onderzoek bewaard kan worden. Een ander voordeel is dat het kweken veelal betrekkelijk ongericht kan worden uitgevoerd en dat dus vele verschillende micro-organismen potentieel kunnen worden gedetecteerd. Tegenover die grote voordelen staat vooral de tijd die het kweekproces vergt. Die bedraagt enkele dagen tot weken en is daarom kostbaar. Een tweede beperking, die geldt voor vrij veel virussen, is dat het erg moeilijk of zelfs onmogelijk kan zijn om ze in kweek te brengen; voor enkele pathogene bacteriesoorten geldt dit evenzeer. In de routinediagnostiek van virussen is de rol van de kweek inmiddels overgenomen door nucleïnezuurtechnieken (zie verder) maar in de bacteriologie is de kweek nog van centrale betekenis.

Detectie van microbieel nucleïnezuur

De ontwikkelingen in de DNA-technologie maken het tegenwoordig mogelijk microbieel DNA (of RNA) in patiëntenmateriaal aan te tonen met een hoge gevoeligheid en specificiteit; veelal wordt gewerkt met specifieke probes (korte stukjes enkelstrengs DNA of DNA die complementair zijn met nucleotidensequenties in het genoom van het op te sporen micro-organisme) en wordt het microbieel nucleïnezuur in het monster eerst vermenigvuldigd via de polymerasekettingreactie (*polymerase chain reaction*, PCR) of een andere wijze van amplificatie van nucleïnezuurketens. Omdat de coderende nucleïnezuursequenties volledig bepalend zijn voor de aard en eigenschappen van ieder organisme, is daarmee ten aanzien van de specificiteit van een bepaling vrijwel het maximale haalbaar. Daarnaast kunnen deze tests redelijk snel en efficiënt worden uitgevoerd in een laboratorium. Ook zijn de aan het patiëntenmateriaal gestelde eisen minder hoog: alleen de nucleïnezuursequentie moet intact blijven, biologische eigenschappen of morfologie van cellen zijn niet relevant. Om deze redenen is het begrijpelijk dat nucleïnezuurdetectie bij een pathogeen (vaak aangeduid als 'moleculaire diagnostiek') een belangrijke rol speelt in de microbiologie. Op deze wijze kunnen ook micro-organismen worden opgespoord die we nog niet in kweek kunnen brengen. Een groot deel van de virusdiagnostiek is tegenwoordig op deze methode gebaseerd. Ook in de diagnostiek van bacteriële en parasitaire verwekkers wordt steeds vaker gebruikgemaakt van deze benadering. Met nucleïnezuuramplificatie kan bovendien bepaald worden hoeveel (genoomequivalenten van het) agens er in het monster aanwezig was (figuur 1.35). De sensitiviteit van de PCR wordt in de praktijk beperkt door stoffen in patiëntenmonsters die de amplificatiereactie kunnen remmen. Een nadeel van deze benadering is dat de gevoeligheid voor antimicrobiële middelen en eventuele andere relevante eigenschappen van het micro-organisme nog niet in één test gevangen worden, zodat isolatie van de verwekker alsnog nodig is. Bovendien dient men steeds van tevoren te bepalen op welke pathogene micro-organismen het onderzoek zal worden gericht. Onverwachte pathogenen worden niet opgespoord. Als er zeer veel mogelijkheden zijn, moeten dus zeer veel sequenties gezocht worden (multiplex PCR). Ten slotte zijn nucleïnezuuramplificatiemethoden gevoelig voor contaminatie met exogeen DNA/RNA en worden er soms klinisch niet-relevante, lage aantallen micro-organismen mee opgespoord.

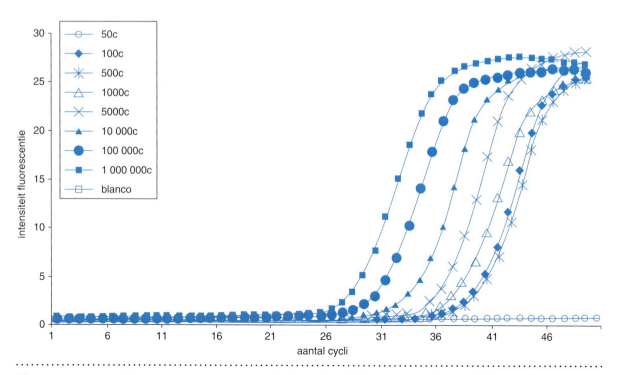

Figuur 1.35 Real-time PCR-methode waarmee de hoeveelheid microbieel DNA in een monster kan worden vastgesteld. Naarmate er meer kopieën van het microbieel DNA in het monster aanwezig zijn, zijn er minder amplificatiecycli nodig om voldoende amplicons te verkrijgen.

De DNA-technologie is van grote waarde gebleken bij het vaststellen van de klonaliteit van infecties in een gemeenschap. Genotypering maakt ook gebruik van de PCR en van zogenoemde restrictie-enzymen (van nature in micro-organismen voorkomende enzymen die vreemd DNA afbreken) die DNA-moleculen op specifieke plaatsen kunnen knippen. Door de zo verkregen DNA-fragmenten in een gel te brengen en in een elektrisch veld op grootte van elkaar te scheiden, ontstaan unieke bandenpatronen die men ook wel microbiële *fingerprints* noemt (figuur 1.36). Ook is het mogelijk van stukjes microbieel DNA de exacte basenvolgorde te bepalen ('sequencen'), waardoor de genetische verwantschap nog meer in detail kan worden bestudeerd. Voor bacteriën en eukaryote cellen wordt gebruikgemaakt van *multilocus sequence typing* (MLST). Daarbij wordt gezocht naar polymorfismen in een beperkt aantal (5-10) zogenoemde huishoudgenen, dat zijn genen die in alle cellen van de soort voorkomen en betrokken zijn bij hun metabolisme. Aan de hand van puntmutaties in dergelijke genen kunnen met MLST nauwkeurig de fylogenetische relaties tussen diverse isolaten binnen dezelfde soort worden vastgesteld.

Ten slotte is nucleïnezuurdetectie de basis voor de nauwkeurige kwantificering van pathogenen bij chronische infecties (bijv. de zogenoemde *viral load* van hiv, die wordt bepaald door de hoeveelheid hiv-RNA-genoomequivalenten in plasma te meten). Ook bij het microbiologisch monitoren van reactiverende (herpes)-virusinfecties bij bepaalde groepen immuungecompromitteerde patiënten zijn kwantitatieve PCR's zeer belangrijk gebleken voor het klinisch beleid.

De resistentie van hiv voor antiretrovirale middelen wordt bepaald op grond van sequentieanalyses van het virus uit de patiënt; bepaalde mutaties in het virusgenoom correleren met de verminderde gevoeligheid voor de anti-hivmiddelen.

Specifieke fysische spectra

Nieuwe benaderingen in de microbiologische diagnostiek maken gebruik van massaspectrometrie, waarbij geïoniseerde fragmenten van bijvoorbeeld bacteriën een massaspectrum genereren dat door koppeling aan een databank direct geanalyseerd kan worden. Een andere fysische methode, ramanspectroscopie, analyseert het spectrum van gereflecteerd laserlicht, dat voor diverse soorten micro-organismen specifieke spectra oplevert die bruikbaar zijn voor identificatie en zelfs typering binnen de soort. Dergelijke analysemethoden kosten slechts seconden tot minuten. Deze en vergelijkbare ontwikkelingen kunnen vooral de snelheid en efficiency van het microbiologisch onderzoek verder verbeteren.

Immuunreactie van de gastheer

Gebruikmaking van de immuunreactie van de gastheer is een principieel andere, indirecte, benadering in vergelijking met de voorafgaande methoden van diagnostiek: niet het micro-organisme wordt aangetoond maar de immuunreactie van de gastheer tegen een pathogeen. De humorale immuunrespons, dat wil zeggen de productie van specifieke antistoffen, wordt hiervoor het meest gebruikt. Specifieke antistoffen van de IgG-, IgM- en IgA-klassen zijn met behulp van gezuiverd microbieel antigeen technisch vrij eenvoudig en goedkoop aan te tonen in het serum van de patiënt (elisa, complementbinding, immunofluorescentie, precipitatie en agglutinatiereacties). Deze benadering wordt ook

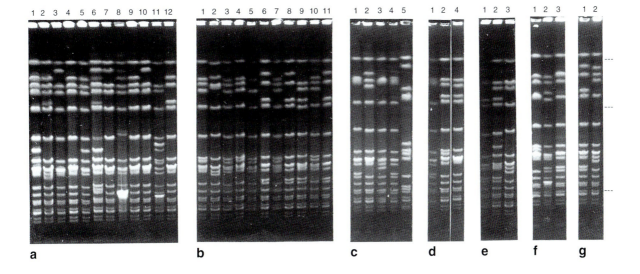

Figuur 1.36 Fotografische opname van het DNA-bandenpatroon van stammen van meticillineresistente Staphylococcus aureus (mrsa), geïsoleerd in zeven Turkse ziekenhuizen (A-G). Het uit de bacteriën geïsoleerde DNA was eerst 'geknipt' met het restrictie-enzym SmaI en vervolgens bovenin een gel gebracht en in een elektrisch veld op grootte van elkaar gescheiden; de kleinste fragmenten 'lopen' het hardst en zitten onderin de gel. De meeste stammen hebben vergelijkbare 'fingerprints' en zijn dus aan elkaar verwant, wat wijst op klonale verspreiding van mrsa in Turkije.

wel de 'serologie' genoemd. Een ander voordeel is dat serologie een diagnose mogelijk maakt zelfs als het oorzakelijke pathogeen al uit de gastheer verdwenen is; eenmaal gevormde antistoffen blijven immers lang, soms levenslang, in serum aantoonbaar. Tegenover deze voordelen staan echter ook beperkingen van de serologie. Ten eerste is er altijd tijd nodig voordat een immuunreactie meetbaar wordt; een paar weken vanaf het begin van de infectie gerekend, korter als men rekent vanaf het ontstaan van ziekteverschijnselen. Bij het begin van een infectieziekte kan deze benadering meestal nog geen uitsluitsel geven. Ten tweede is de relatie tussen aangetoonde antistoffen en actuele klinische ziekte is niet zonder meer evident: die antistoffen kunnen immers ook zijn voortgekomen uit een infectie op een eerder moment. Detectie van pathogeenspecifieke antistoffen van de IgM-klasse, die vooral bij de primaire respons worden gevormd, duidt op een recente infectie; ook het aantonen van een significante titerstijging in gepaarde sera (afgenomen met een interval van twee tot drie weken) is indirect bewijs voor de oorzaak van de infectie. Ten derde kunnen ernstig verlopende infecties juist voortkomen uit een onvermogen van de gastheer om een beschermende immuunrespons te genereren; bij immuungecompromitteerde gastheren is serologie meestal dan ook niet mogelijk. Ten slotte kunnen zogenoemde kruisreacties, voortkomend uit analoge antigene structuren bij andere micro-organismen, de interpretatie van de immuunrespons bemoeilijken. Naast de humorale immuunrespons wordt tegenwoordig ook gebruikgemaakt van de cellulaire respons als diagnosticum. *In vitro* kunnen bloedlymfocyten getest worden door stimulatie met specifieke antigenen, waarbij de productie van interferon-γ door de lymfocyten als maat voor de reactiviteit geldt (IGRA: *Interferon Gamma Release Assay*). Dit gebeurt tegenwoordig routinematig om de diagnose tuberculose te bevestigen. *In vivo* gebeurt dit van oudsher door de mantouxreactie, een cellulaire immuunreactie in de huid tegen tuberculineantigeen, die aanwijzingen geeft voor besmetting met en infectie door *Mycobacterium tuberculosis*.

Voorspellende waarde van het resultaat van microbiologisch onderzoek

Bij de interpretatie van een laboratoriumuitslag gaat het vooral om de voorspellende waarde van een positieve of negatieve bevinding. Deze waarden worden enerzijds bepaald door de gevoeligheid of sensitiviteit (= percentage personen *met* de ziekte dat door de test wordt opgespoord, dit zijn de juist-positieve uitslagen, de rest is foutnegatief) en de specificiteit (= percentage *niet-zieke* personen dat ook als negatief uit de test rolt, de juist-negatieve uitslagen, de rest is foutpositief) van de gebruikte testmethode, en anderzijds door de prevalentie van de infectieziekte die men ermee wil aantonen of uitsluiten. De positief voorspellende waarde (*positive predictive value*, PPV) geeft de kans aan dat iemand met een positieve testuitslag ook werkelijk aan de ziekte lijdt, terwijl de negatief voorspellende waarde (*negative predictive value*, NPV) de kans weergeeft dat iemand met een negatieve testuitslag de ziekte ook inderdaad niet heeft. De PPV is het aantal juist-positieve uitslagen gedeeld door het aantal juist- en foutpositieve uitslagen ($\times 100$) terwijl de NPV het aantal juist-negatieve uitslagen is, gedeeld door het aantal juist- en foutnegatieve uitslagen ($\times 100$). Gevoeligheid en specificiteit zijn op de eerste plaats eigenschappen van de test zelf, terwijl de prevalentie van de ziekte in de populatie waaruit een patiënt afkomstig is, testonafhankelijk is. De prevalentie (in dit kader ook wel de a-priorikans genoemd) heeft echter een grote invloed op de voorspellende waarde, omdat daarmee de onderlinge verhouding tussen juiste en foute uitslagen sterk wordt beïnvloed. Als de prevalentie van de op te sporen ziekte laag is, zoals vaak het geval is bij screeningsonderzoek, heeft men een test met een hoge specificiteit nodig, omdat men anders in de situatie komt dat de meeste positieve uitslagen fout zijn (een lage PPV). Anderzijds zal men veelvoorkomende, ernstige, aandoeningen niet willen missen en heeft men in die situatie behoefte aan een gevoelige test (zo weinig mogelijk foutnegatieven, een hoge NPV).

1.7 Behandeling van infectieziekten

1.7.1 INLEIDING

Een van de strategieën bij de bestrijding van infectieziekten is de eliminatie van ziekteverwekkers van lichaamsoppervlakken en, na invasie, ook uit het lichaam, met behulp van antimicrobiële middelen. Centraal in deze strategie is het gebruik van moleculen die *selectief* toxisch zijn voor het pathogene micro-organisme en die niet of nauwelijks schadelijk zijn voor de patiënt of gastheer. Antimicrobiële middelen zijn in dit opzicht te onderscheiden van desinfectantia. Een desinfectans is net zo schadelijk voor de gastheercellen als voor het pathogene micro-organisme. Desinfectantia kunnen daarom alleen worden toegepast op de huid (dode, gekeratiniseerde celresten) en sommige ook kortdurend op de slijmvliezen. Desinfectie en sterilisatie komen aan het eind van dit hoofdstuk aan de orde.

De selectiviteit van antimicrobiële middelen berust op hun specifieke interactie met moleculen en enzymsystemen die alleen bij pathogene micro-organismen voorkomen. Het is gemakkelijker gebleken dergelijke moleculen voor bacteriën te vinden dan voor de evolutionair dichter bij de mens staande parasieten en fungi. Voor virale infecties heeft men eerst gedetailleerd inzicht moeten verwerven in de replicatie van de diverse virussen om specifieke en selectieve aangrijpingspunten te definiëren en daarop antivirale moleculen te ontwikkelen die de intracellulaire virusreplicatie kunnen remmen. De selectiviteit is meestal niet absoluut, zodat er in hogere concentraties toch bijwerkingen van deze groep geneesmiddelen bestaan. De marge tussen de werkzame dosis en de toxische dosis, de therapeutische breedte, is voor elke stof anders en wisselt ook per patiënt. Als verhouding uitgedrukt noemt men dit de therapeutische ratio. Gebruik van antimicrobiële middelen levert in ecologische zin steeds een selectiedruk op in het voordeel van die (mutanten van) micro-organismen die verminderd of in het geheel niet gevoelig (meer) zijn voor het toegepaste middel. De verminderd gevoelige populatie overleeft de expositie aan het middel en groeit uit dankzij het selectievoordeel; deze populatie is immers niet of minder gevoelig voor het antimicrobiële middel in het milieu. Dit levert resistentie op, wat in de kliniek tot falen van de behandeling kan leiden. Als resistente klonen van micro-organismen zich kunnen vermenigvuldigen en verspreiden (expansie) van mens tot mens, ontstaan er lokale uitbraken van resistentie, epidemieën of zelfs pandemieën met resistente micro-organismen (figuur 1.37). Preventie van resistentie vraagt enerzijds om prudent gebruik van deze middelen en anderzijds om adequate barrières tegen de verspreiding van eenmaal geselecteerde resistente klonen. Vooral in ziekenhuizen is antimicrobiële resistentie een urgent probleem geworden, maar ook in de huisartsenpraktijk kunnen resistentieproblemen ontstaan. Ten slotte blijkt het gebruik van antimicrobiële middelen in de bio-industrie ook tot expansie van resistente micro-organismen te leiden, die soms worden overgebracht naar de humane sector: resistentie als een zoönotische bedreiging!

1.7.2 FARMACOKINETIEK EN FARMACODYNAMIEK

Antimicrobiële middelen dienen op de plaats van de infectie te komen om daar hun werking te kunnen uitoefenen. Orale of parenterale toediening van antimicrobiële middelen, de opname in en verspreiding van deze middelen door het lichaam en ook de wijze waarop ze weer worden uitgescheiden of afgebroken in het lichaam, zijn het onderwerp van de farmacokinetiek. Voor oraal toe te dienen middelen is het bijvoorbeeld van belang hoeveel van het toegediende middel wordt opgenomen via de tractus digestivus en in de bloedbaan beschikbaar komt (*bioavailability*). Een andere belangrijke farmacokinetische eigenschap is de verdeling van antimicrobiële middelen over de diverse lichaamscompartimenten, bijvoorbeeld de mate waarin ze kunnen doordringen in weefsels en cellen. Dit gegeven is voor de behandeling van intracellulair levende of zich replicerende verwekkers (*Chlamydia, Mycobacteriae*, virussen) uiteraard van doorslaggevende betekenis. Middelen die goed in cellen en weefsels doordringen hebben meestal een meer lipofiel karakter dan middelen die alleen in de waterfase buiten de cellen kunnen komen; zij passeren gemakkelijk de lipidemembranen van cellen. Dergelijke middelen hebben dan ook een veel groter verdelingsvolume in het menselijk lichaam dan de hydrofiele anti-

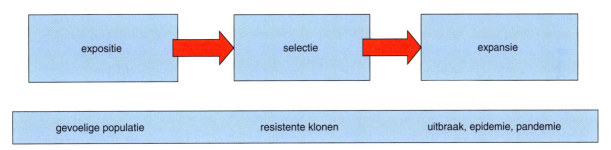

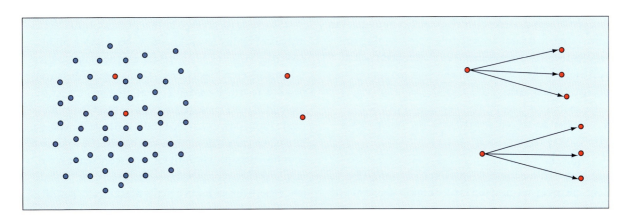

Figuur 1.37 Model voor ontstaan en verspreiding van resistentie tegen antimicrobiële middelen. Expositie aan een antimicrobieel middel selecteert voor resistente mutanten in de overigens gevoelige populatie, die bij uitgroei en verspreiding (expansie) aanleiding geven tot uitbraken en zelfs pandemieën.

microbiële middelen. Een bijzondere barrière voor geneesmiddelen is de bloed-hersenbarrière; veel antimicrobiële middelen dringen slecht door deze barrière heen en zijn daarom niet geschikt voor de behandeling van meningitis of andere infecties in het centraal zenuwstelsel. Veel middelen worden onveranderd weer uitgescheiden via de nier (renale klaring), of via de lever en galwegen. Sommige middelen worden geheel of gedeeltelijk afgebroken in het lichaam, waarbij metabolieten ontstaan. Van dit fenomeen wordt onder meer gebruikgemaakt om zogenoemde pro-drugs toe te dienen, die pas na modificatie in het lichaam (meestal in de lever) actieve stoffen opleveren.

De farmacodynamiek beschrijft het effect van het middel op de verwekkers *in vivo* in relatie tot de farmacokinetische eigenschappen ervan. Antimicrobiële middelen zijn grofweg te verdelen in twee farmacodynamische categorieën:

1 Middelen waarbij het antimicrobiële effect direct afhangt van de te bereiken concentratie. Hoe hoger de concentratie die in de infectiehaard bereikt wordt, des te groter het antimicrobiële effect. Minder belangrijk is hoe lang de concentratie van het middel boven de miniaal remmende concentratie voor het desbetreffende micro-organisme blijft. Hoge doses met langere intervallen zijn het meest effectief.
2 Middelen waarbij het antimicrobiële effect niet groter wordt naarmate men de concentratie verhoogt, zo lang deze maar hoger dan de minimaal remmende concentratie blijft. Bij deze middelen moet men ervoor zorgen dat, door voldoende frequent te doseren of door continue infusie, de tijd dat de weefselconcentratie van het middel onder de minimaal remmende concentratie voor het desbetreffende micro-organisme is, zo kort mogelijk is.

Zowel de farmacokinetische als de farmacodynamische aspecten zijn belangrijk bij de afweging welk geneesmiddel in welke dosis en met welke frequentie gegeven moet worden en hoe lang de behandeling moet duren. In deze afweging speelt de (weerstand van de) gastheer ook een rol, en daarnaast het risico op het optreden van bijwerkingen, waaronder selectie en verspreiding van resistente micro-organismen. Ten slotte speelt ook de kosteneffectiviteit van een behandeling een rol bij het maken van een keuze.

1.7.3 ANTIBACTERIËLE THERAPIE: ANTIBIOTICA EN CHEMOTHERAPEUTICA

Antibiotica zijn natuurlijk voorkomende stoffen die door micro-organismen (meestal schimmelsoorten) zelf geproduceerd worden en die in lage concentraties (mg/l bereik) andere soorten micro-organismen in hun groei kunnen remmen (statische werking) of zelfs doden (cide werking). De werkzaamheid wordt gewoonlijk uitgedrukt in minimaal remmende (*inhibitory*) concentraties (MRC's of MIC's) en minimaal cide concentraties (bactericide, MBC's, fungicide, MFC's), die *in vitro* in het laboratorium zijn vast te stellen. Chemotherapeutica zijn volledig synthetisch bereide stoffen, zonder in de natuur voorkomende analoga, met een antimicrobiële werking. Aangezien antibiotica tegenwoordig veelal synthetisch worden geproduceerd, of althans deels chemisch gewijzigd, is het onderscheid tussen antibiotica en chemotherapeutica vervaagd.

Het arsenaal van antimicrobiële middelen is het grootst voor pathogene bacteriën. De belangrijkste specifieke aangrijpingspunten (*drug targets*) van de antibacteriële middelen zijn te vinden in de bacteriële DNA- of RNA-synthese, de eiwitsynthese door de ribosomen, de functie van de cytoplasmamembraan en, *last but not least*, de synthese van de celwand om de bacterie heen (figuur 1.38).

De penicillinen, cefalosporinen en carbapenems behoren tot de zogenoemde bètalactamantibiotica, de meest gebruikte antibiotica ter wereld. Deze moleculen hebben de bètalactamring gemeen (figuur 1.39) en binden zich aan de enzymen die de peptidoglycaanmatrix van de celwand synthetiseren; deze enzymen worden daarom als *penicillin-binding proteins* (PBP's) aangeduid. Gezien de aard van hun werking is de activiteit van bètalactams het grootst op sneldelende cellen, terwijl bacteriën die in een biofilm leven en zich daar nauwelijks delen, ongevoelig zijn voor de inwerking van bètalactams. Bètalactamantibiotica zijn goed in water oplosbare, hydrofiele moleculen die niet zo gemakkelijk doordringen in de humane cel, zodat infecties door intracellulair levende bacteriën om die reden veelal niet goed met bètalactams behandeld kunnen worden.

De werkzaamheid van antimicrobiële middelen wordt ook uitgedrukt in een per antibioticum wisselend spectrum, dat de soorten micro-organismen omvat waartegen het middel gewoonlijk werkzaam is, en dus ook aangeeft welke soorten intrinsiek niet (voldoende) gevoelig zijn. Intrinsieke resistentie berust op het afwezig zijn van de juiste targetmoleculen of op het niet bereiken van een voldoende hoge concentratie van het middel in de bacterie (te geringe influx- of actief effluxmechanisme), of op het onwerkzaam maken van het middel door bacteriële enzymen (bètalactamasen, aminoglycosidemodificerende enzymen). Micro-organismen kunnen ook resistent worden door mutatie in hun targetmoleculen, of door acquisitie van de genetische informatie voor andere enzymen (PBP's), die de functie van hun eigen enzym kunnen overnemen. De informatie voor bovengenoemde antibiotica-inactiverende enzymen is eveneens overdraagbaar gebleken. De verschillende mechanismen van genoverdracht werden eerder in dit hoofdstuk beschreven.

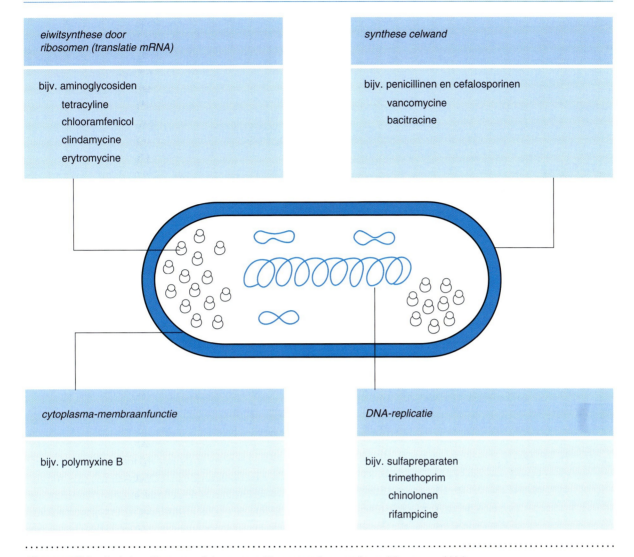

Figuur 1.38 De vier belangrijkste aangrijpingspunten (drug targets) van antibacteriële geneesmiddelen.

1.7.4 ANTIFUNGALE THERAPIE

Het scala van bruikbare antifungale middelen is beperkt. Deze middelen grijpen in op de synthese of functie van de cytoplasmamembraan (vooral op de voor fungi specifieke ergosterolen) of op de nucleïnezuursynthese. De azolen (fluconazol, miconazol, itraconazol, voriconazol) en de polyenen (amfotericine B en nystatine) behoren tot de eerste groep, de pyrimidinen (flucytosine) en de benzofuranen (griseofulvine) tot de tweede. Met uitzondering van de polyenen zijn ze slechts fungistatisch, terwijl de fungicide polyenen een geringe therapeutische breedte hebben (nystatine is daardoor alleen uitwendig bruikbaar). Een relatief nieuwe klasse antifungale middelen zijn de echinocandinen (caspofungine (figuur 1.40), anidulafungine, micafungine), middelen die de synthese van bètaglucaan in de celwand remmen; ze zijn fungicide voor gistsoorten en fungistatisch voor aspergillussoorten. De selectiviteit bij al deze antifungale middelen is geringer dan bij de antibacteriële middelen, zodat bijwerkingen vaker worden gezien.

1.7.5 ANTIVIRALE THERAPIE

De aard van een virusinfectie, die in hoge mate afhankelijk is van het metabolisme van de gastheercel, maakt dat aangrijpingspunten voor gerichte (specifieke) behandeling schaars zijn. Immers, processen remmen die ook voor de gastheercel zelf van belang zijn, leidt snel tot toxische effecten van de behandeling. Gelukkig is het, door toenemend inzicht in de moleculaire details van de virusreplicatie, nu vaak mogelijk virusspecifieke processen te herkennen waarop therapie gericht kan worden. Vaak betreft dit processen die afhankelijk zijn van viraal gecodeerde enzymen en zoals uit de beschrijving van de virusreplicatie bleek, betreft dit vaak specifieke stappen in het nucleïnezuurmetabolisme. In figuur 1.41 zijn de nu beschikbare aangrijpingspunten weergegeven met de middelen die daarop gericht zijn bij verschillende virusinfecties. De meeste remmers zijn slechts werkzaam tegen specifieke virussen en hebben dus een smal spectrum. Er is in de jaren negentig van de vorige eeuw veel vooruitgang geboekt met het onderzoek naar remmers van de hiv-replicatie, waardoor momenteel tegen die infectie een indruk-

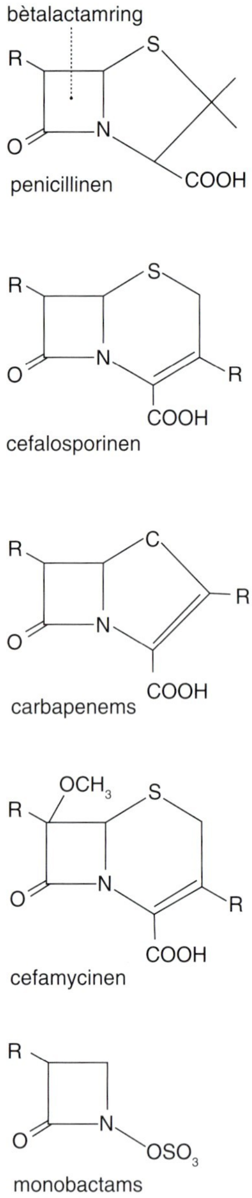

Figuur 1.39 Medisch relevante klassen bètalactamantibiotica. De unieke bètalactamringstructuur is wezenlijk voor de antibacteriële werking. Enzymen die deze bètalactamring door hydrolyse openbreken (bètalactamasen) maken deze antibiotica onwerkzaam. Door variatie in de restgroepen (R) kan de resistentie tegen dergelijke bètalactamasen worden vergroot en het werkingsspectrum worden uitgebreid naar andere bacteriesoorten.

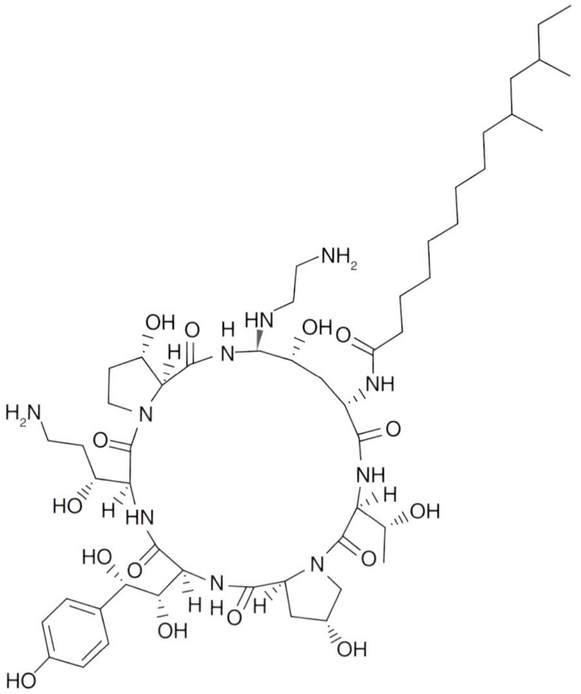

Figuur 1.40 Tweedimensionale chemische structuur van caspofungine, een echinocandine.

wekkend aantal antivirale middelen beschikbaar is. Dat betreft zelfs verschillende categorieën middelen. Er is geen reden om aan te nemen dat hiv uitzonderlijk is wat de mogelijkheden van antivirale therapie betreft. Ook tegen hepatitis B en C, herpesvirussen en influenzavirus bestaat inmiddels een zeer werkzame behandeling, maar tegen veel andere virusinfecties nog niet of nauwelijks. Soms is ook de pathogenese van virusinfecties een beperking, in de zin dat de klinische verschijnselen pas optreden als de replicatie al is opgehouden en dus vooral immunopathologisch van aard zijn.

Resistentie tegen de antivirale middelen treedt evenzeer op en berust op dezelfde principes (selectie van mutanten met verminderde gevoeligheid). Bij de behandeling van hiv-infecties is men inmiddels overgegaan op combinatietherapieën van twee of drie middelen: bij voorkeur middelen met verschillende aangrijpingspunten, om resistentie te voorkomen en een beter antiviraal effect te bereiken. Deze intensieve vorm van hiv-therapie is zeer succesvol gebleken in het onderdrukken van de hiv-replicatie en het voorkomen van resistente hiv-varianten, Aanvankelijk vaak optredende bijwerkingen zijn door het grote arsenaal van nieuwe middelen inmiddels veel minder een probleem. Dergelijke combinatietherapieën worden van oudsher overigens ook bij andere infectieziekten (bijv. tuberculose) toegepast. Steeds beoogt men daarmee het antimicrobiële effect van de behandeling te verhogen en/of het risico op het ontwikkelen van resistentie te verkleinen.

1.7.6 ANTIPARASITAIRE THERAPIE

Bij de antiparasitaire middelen moet onderscheid worden gemaakt tussen de middelen die werkzaam zijn tegen protozoaire parasieten en die tegen worminfecties; ectoparasieten worden weer met geheel andere middelen bestreden. Het merendeel van de antiprotozoaire middelen grijpt aan in de nucleïnezuursynthese van deze parasieten, terwijl de meeste middelen gericht tegen wormen ingrijpen op de glycolyse of op de functie van het neuromusculaire systeem van deze parasieten. Ook bij deze middelen is de specificiteit beperkt en kan

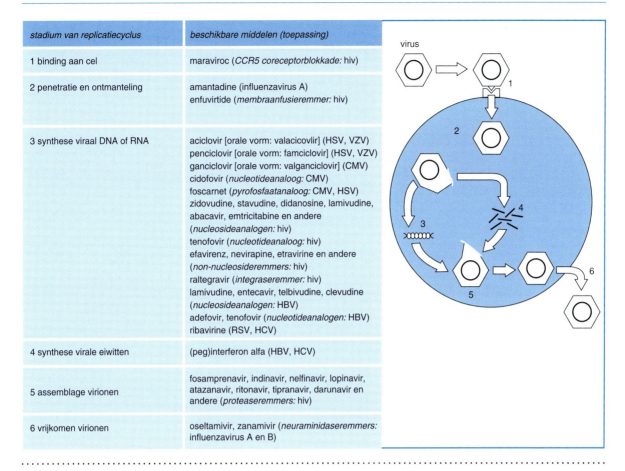

Figuur 1.41 Aangrijpingspunten bij antivirale behandeling en een overzicht van de beschikbare middelen met hun toepassingen. Resistentie tegen deze middelen treedt op door mutaties in het virale genoom en selectie van resistente mutanten. Combinatie van meerdere middelen verlaagt de kans op resistentieontwikkeling maar wordt alleen bij de behandeling van hiv standaard toegepast (zie hoofdstuk 13).

resistentie ten gevolge van mutatie en selectie optreden. Sommige middelen zijn zelfs werkzaam tegen zowel parasieten als schimmels (bijv. amfotericine B) of tegen parasieten en bacteriën (bijv. metronidazol). Gezien de diversiteit van deze middelen komen zij aan bod bij de in de volgende hoofdstukken beschreven parasitaire infecties. Zie voor meer gedetailleerde informatie over de in Nederland gebruikt antiparasitaire middelen www.parasitologie.nl, www.rivm.nl/cib/infectieziekten-A-Z/richtlijnen/ en www.swab.nl.

1.8 Preventie van infectieziekten

Bij de bestrijding van infectieziekten kan men trachten bronnen van infectie te elimineren, de transmissieroutes van pathogene micro-organismen te onderbreken en het aantal gevoelige individuen in de populatie te verminderen.

1.8.1 SURVEILLANCE

Voor een goed inzicht in het voorkomen van infectieziekten onder de bevolking is surveillance een eerste vereiste. Onder surveillance verstaan we het systematisch en continu opsporen van relevante infectieziekten in de populatie, analyse van de geregistreerde gegevens en rapportage van de bevindingen aan degenen die geëigende preventieve maatregelen kunnen nemen. Voor een aantal (besmettelijke) infectieziekten is daartoe bij wet een meldingsplicht voor de behandelend arts van kracht. Deze wet, de Wet publieke gezondheid, verplicht de behandelend arts of het laboratorium om bij het vaststellen (soms al bij vermoeden) van een bepaalde infectieziekte deze onverwijld te melden bij de lokale Gemeentelijke Gezondheidsdienst (GGD; de lijst van meldingsplichtige ziekten kan over de tijd af en toe wisselen, raadpleeg de GGD). Besmettelijke patiënten kunnen, als zij een aanmerkelijk gevaar voor anderen opleveren, op basis van deze wet ook verplicht geïsoleerd worden (= eliminatie van de bron). In tabel 1.21 staan de in 2008 en 2009 aangegeven infectieziekten vermeld. Bedacht moet worden dat niet alle voorkomende ziektegevallen ook als zodanig worden herkend en opgespoord en dat niet alle herkende gevallen ook worden aangegeven (onderrapportage), zodat de werkelijke aantallen beduidend hoger kunnen zijn.

Naast de surveillance van meldingsplichtige ziekten wordt in Nederland ook het gebruik van antibiotica in de huisartsenpraktijk en in het ziekenhuis bijgehouden.

Tabel 1.21 In Nederland in 2008 en 2009 aangegeven gevallen per meldingsplichtige ziekte (Bron: Infectieziekten Bulletin februari 2010; www.rivm.nl/cib/).

		totaal 2008	totaal 2009
groep A	pokken	0	0
	polio	0	0
	severe acute respiratory syndrome (SARS)	0	0
groep B1	difterie	0	0
	humane infectie met aviair influenzavirus*	0	0
	pest	0	0
	rabiës	1	0
	virale hemorragische koorts	1	0
groep B2	buiktyfus	29	20
	cholera	5	3
	hepatitis A	183	176
	hepatitis B acuut	225	202
	hepatitis B chronisch	1640	1744
	hepatitis C acuut	45	52
	invasieve groep-A-streptokokkeninfectie*	2	252
	kinkhoest	8704	6503
	mazelen	109	11
	paratyfus A	10	12
	paratyfus B	26	14
	paratyfus C	1	3
	rubella	2	7
	STEC/enterohemorragische E. coli-infectie	141	264
	shigellose	356	465
	voedselinfectie	84	36
groep C	antrax	0	0
	bof*	7	32
	botulisme	7	0
	brucellose	8	4
	gele koorts	0	0
	hantavirusinfectie*	0	8
	invasieve Haemophilus influenzae type-b-infectie*	0	0
	invasieve pneumokokkenziekte (bij kinderen)*	0	35
	legionellose	341	240
	leptospirose	37	25
	listeriose*	3	47
	MRSA-infectie (clusters buiten ziekenhuis)*	0	10
	malaria	225	243
	meningokokkenziekte	162	153
	psittacose	85	72
	Q-koorts	1013	2318
	tetanus*	0	1
	trichinose	1	1
	West Nile virusinfectie*	0	0
	ziekte van Creutzfeldt-Jakob klassiek	18	7
	ziekte van Creutzfeldt-Jakob variant	0	0

* = meldingsplichtig sinds 01-12-2008.

Samen met gegevens over het voorkomen van resistente micro-organismen worden deze gegevens jaarlijks gepubliceerd (NethMap, zie www.swab.nl). Ten slotte stelt een representatief deel van de Nederlandse medisch-microbiologische laboratoria hun uitslagen ter beschikking van het Centrum voor Infectieziektenbestrijding (Cib, onderdeel van het Rijksinstituut voor Volksgezondheid en Milieu; RIVM), dat daarmee epidemiologische analyses kan uitvoeren van het voorkomen van ziekteverwekkers en hun resistentie tegen antimicrobiële middelen in Nederland. Resistentiesurveillance is ook op Europees niveau geregeld (zie: www.rivm.nl/earss/). Het antibioticabeleid en het infectiepreventiebeleid kunnen daarmee worden bijgesteld als blijkt dat er ongewenste trends optreden in de resistentie tegen antibiotica.

1.8.2 VERHOGEN WEERSTAND VAN DE BEVOLKING

Door actieve of passieve vaccinatie kan het aantal voor een bepaalde infectieziekte gevoelige individuen in de bevolking drastisch worden verminderd; daarmee kan een infectieziekte zelfs geheel worden geweerd uit de samenleving. Het Rijksvaccinatieprogramma (RVP) in Nederland slaagt erin een groot percentage (> 90%) kinderen van elke jaarklasse te beschermen tegen de belangrijkste, vroeger endemisch voorkomende infectieziekten (difterie, kinkhoest, tetanus, poliomyelitis (DKTP-cocktail)) en tegen bof, mazelen en rubella (BMR-cocktail); in 1994 werd een vaccin tegen invasieve infecties door *H. influenzae* type B aan het RVP toegevoegd. Sinds 2002 worden alle jongeren gevaccineerd tegen *Neisseria meningitidis* (groep C) en in 2006 werd vaccinatie van kinderen tegen invasieve infectie met *Streptococcus pneumoniae* op de kinderleeftijd opgenomen in het RVP (NB Dit vaccin is niet gericht op preventie van invasieve pneumokokkeninfecties op oudere leeftijd; daarvoor is een anders samengesteld vaccin nodig). Ten slotte werd in 2009 vaccinatie van 12-jarige meisjes tegen het humaan papillomavirus in het RVP opgenomen met het oog op het voorkomen van baarmoederhalskanker op latere leeftijd. De verwachting is dat het RVP de komende jaren verder zal worden uitgebreid met vaccinaties tegen rotavirus, varicellazostervirus en hepatitis A- en hepatitis B-virus; vaccinatie tegen serogroep-B-meningokokken is ook een wens. Bij het besluit vaccins op te nemen in het RVP spelen diverse overwegingen een rol: er dient een effectief vaccin te zijn (solide immuniteit die lang aanhoudt bij > 90% van de geënte personen) met een gering risico van ernstige bijwerkingen. Daarnaast dient de ziekte algemeen voor te komen onder de bevolking en de preventie ervan dient ten opzichte van andere preventieve strategieën kosteneffectief te zijn. Naast het RVP worden andere vaccins toegepast bij bepaalde groepen personen met een verhoogd risico, bijvoorbeeld reizigers naar de tropen (zie hoofdstuk 19) en de jaarlijkse vaccinatie tegen seizoensgriep voor personen met een verhoogd risico (tabel 1.22). Bij een influenzapandemie met een nieuwe virulente influenzavirusstam kunnen ook andere groepen in de bevolking in aanmerking komen voor vaccinatie. Voor parasitaire (malaria) en fungale infecties heeft de zoektocht naar vaccins helaas nog geen praktisch resultaat opgeleverd. Immunisatie tegen de opportunistische pathogene bacteriesoorten uit de commensale microflora is ook nog niet mogelijk. Ook een vaccin dat beschermt tegen infectie met hiv ontbreekt nog.

1.8.3 DESINFECTIE EN STERILISATIE

Desinfectie en sterilisatie spelen een belangrijke rol in de bestrijding van infecties. Desinfectie is een chemisch of fysisch proces dat erop gericht is het risico van besmetting te elimineren; men kan ook spreken van decontaminatie (= ontsmetten). Men kan zowel levenloze objecten desinfecteren als de huid en slijmvliezen; niet alle micro-organismen worden bij dit proces verwijderd of gedood. Naast thermische desinfectie (uitkoken, pasteuriseren: 15 sec. bij 71 °C) worden chemische middelen als desinfectans ingezet (zie tabel 1.23). Zoals reeds vermeld, maken desinfectantia nauwelijks of geen onderscheid tussen eukaryote en prokaryote cellen. Vaak zijn de eukaryote cellen van de mens zelfs gevoeliger voor deze stoffen dan de micro-organismen waartegen ze worden ingezet. De werkzaamheid van desinfectantia wordt beïnvloed door het initiële besmettingsniveau, de pH en de aanwezigheid van organische en anorganische moleculen die de werking kunnen tegengaan, en de concentratie en inwerktijd van het agens.

Sterilisatie is er wel op gericht al het leven van een object te elimineren; in praktische zin wordt een object als steriel beschouwd indien de kans op aanwezigheid van levende micro-organismen kleiner is dan 1:1.000.000. Sterilisatie van objecten wordt in de praktijk meestal bereikt door expositie aan stoom van 120 °C of 134 °C, maar kan bij hogere temperaturen ook in een droogsterilisator worden bereikt, of door expositie aan het zeer giftige ethyleenoxide, dat een alkylerende werking heeft op DNA en RNA. Ten slotte kan door doorstraling met gammastralen van vaste objecten of door ultrafiltratie van vloeistoffen door membranen met een poriegrootte van 10-20 nanometer steriliteit van het materiaal worden verkregen.

1.8.4 PRIMAIRE VERSUS SECUNDAIRE PREVENTIE

Preventie van infectieziekten berust verder op het beschikbaar zijn van veilig voedsel en water, een gesloten rioleringssysteem en afvalverwijdering, en het vermijden van 'crowding' in huizen, kinderdagverblijven, scholen en andere openbare gelegenheden. Al deze maatregelen zijn erop gericht de kansen op contact tussen mens en potentiële pathogene micro-organismen te verminderen of elimineren. Samen met het eerderge-

Tabel 1.22 Passieve en actieve immunisatie voor bepaalde groepen in de bevolking. De onderdelen van het algemene Rijksvaccinatieprogramma zijn hierin dus niet opgenomen.

ziekte (verwekker)	type vaccin	indicaties
antrax	gedode bacillen	bij geregelde expositie vanwege beroep
cholera	gedode bacillen	reizigers, maar slechts 50% protectie!
difterie	antiserum (paard!)	bij onbeschermde expositie of infectie, soms bij gezinsleden van patiënt
gele koorts	levend verzwakt	reizigers
gordelroos	levend verzwakt	bij ouderen (nog niet in Nederland toegepast)
hepatitis B	oppervlakteantigeen	bij geregelde expositie aan bloed (o.a. in gezondheidszorg, via sekscontacten), gezinsleden van patiënt/dragers, neonaten van positieve moeders en kinderen waarvan een ouder uit een hepatitis B-endemisch land komt (nb in veel landen opgenomen in algemeen vaccinatieprogramma)
	immunoglobuline	bij onbeschermde expositie
hepatitis A	immunoglobuline	reizigers
	antigeen	bij (frequente) reizigers naar of langdurig verblijf in endemisch gebied
influenza-A en -B	antigeen/gedode virionen	patiënten met chronische hart- en vaatziekten en
		bij chronisch longlijden, ouderen > 60 jaar
meningokok-A	kapselpolysacharide	bij lokale uitbraken (in landen met veel A-meningokokkenziekte algemeen toegepast; soms bij reizigers)
pest	gedode bacillen	alleen bij expositie in endemisch gebied of in beroep
pneumokokkose	kapselpolysachariden	als bij influenza; in sommige landen iedereen > 65 jaar; bij patiënten met asplenie, levercirrose, ziekte van Kahler of nefrotisch syndroom
rabiës	gedode virionen	bij elke expositie, iedereen die in een laboratorium met het virus werkt
	immunoglobuline	bij elke expositie
tetanus	immunoglobuline	bij besmette wond of vermoeden op tetanus bij niet-gevaccineerden
tyfus	levend verzwakt	bij reizigers naar endemische gebieden, protectie ca. 50%
tuberculose	levend verzwakt	bij regelmatige expositie aan besmettelijke patiënten, reizigers, sommige landen opgenomen in algemeen programma (nb meest toegepaste vaccin ter wereld, maar effectiviteit onzeker!)
Q-koorts	dode bacillen	bij beroepsmatige expositie aan besmette dieren (geiten, schapen, runderen)
waterpokken	immunoglobuline	preventie bij patiënten met verlaagde weerstand en zwangere vrouwen na expositie
	levend verzwakt	bij niet-immune personen met risico op infectie (nb in aantal landen al opgenomen in algemeen vaccinatieprogramma)

noemde RVP spreekt men wel van primairepreventie. Bij secundaire preventie gaat het om het voorkómen van ziektelast en sterfte als gevolg van infectieziekten. Naast de reguliere zorg voor personen met symptomatische infecties (door huisartsen en specialisten), worden daartoe screeningsprogramma's opgezet om geïnfecteerde personen in een vroeg stadium op te sporen en te behandelen. Het gaat dan vooral om die chronische infectieziekten waarbij een groot deel van de geïnfecteerden in de populatie geen of weinig klachten heeft en dus niet spontaan naar de huisarts gaat. Voorbeelden zijn screening op tuberculose bij asielzoekers, chlamydia-infectie bij jongvolwassenen, hiv-infectie bij zwangeren, en HBV-infectie onder ziekenhuismedewerkers en tandartsen. Zie voor de preventie van ziekenhuisinfecties hoofdstuk 16.

Tabel 1.23 Desinfectantia, werkingswijze en werkingsspectrum.

categorie	werkingswijze	antimicrobiële activiteit[1]						
		veg	myco	spor	fungi	lf	virus HF	HBV/hiv
alcoholen	dehydratatie en denaturatie							
ethylalcohol 70%		++	++	–	++	++	++	++
halogenen	oxidatie en inactivatie nucleïnezuren							
chloor[2] 1000 PPM		++	++	++	++	++	++	++
jodium (+ alc.) 1%/70%		++	++	±	++	++	++	++
jodofoor 10% aq		++	+	±	±	+	+	++
fenolen	denaturatie celeiwitten, celwanddestructie							
o-fenylfenol 2%		++	++	–	+	+	–	–
aldehyden	alkylatie							
glutaaraldehyde 2%		++	++	+	++	++	++	++
biguaniden	coagulatie							
chloorhexidine		++	–	–	–	+	–	+
peroxiden	destructie nucleïnezuur							
waterstofperoxide 3-6%		++	++	++	+	++	++	?

1 veg = vegetatieve bacteriën; myco = Mycobacterium; spor = bacteriesporen; fungi = schimmels en gisten; lf = lipofiele virussen (adeno, herpes, influenza, mazelen, bof); hf = hydrofiele virussen (polio, Coxsackie, ECHO); HBV = hepatitis B-virus; hiv = humaan immunodeficiëntievirus; ++ = zeer werkzaam; + = werkzaam; ± = werkzaamheid twijfelachtig; – = niet werkzaam; ? = werkzaamheid onvoldoende bekend.
2 Natriumhypochloriet of natriumdichloorisocyaanuraat; PPM = vrij chloor.

Kernpunten

- Micro-organismen zijn de oudste levensvormen op aarde en zijn overal aanwezig. Zo is de mens steeds gekoloniseerd met een eigen (commensale) microflora.
- Door mutatie en acquisitie van vreemd DNA/RNA zijn de genetische diversiteit en flexibiliteit van micro-organismen uitzonderlijk groot; zij passen zich gemakkelijk aan veranderende omstandigheden aan.
- Contacten tussen mens en micro-organismen verlopen meestal zonder schade voor de mens. Sommige contacten leiden wel tot schade, in de vorm van een infectieziekte.
- Infecties bij de mens worden veroorzaakt door slechts een beperkt aantal soorten micro-organismen (bacteriën, virussen, parasieten, gisten en schimmels). De meeste soorten zijn niet in staat de mens ziek te maken.
- De gevoeligheid voor infectie is sterk afhankelijk van de weerstand van de mens. De weerstand van mensen is zeer wisselend als gevolg van genetische variatie en van levensomstandigheden en andere ziekten.
- De schade bij een infectieziekte is het gevolg van de directe inwerking van micro-organismen of hun toxinen, maar ook van de ontstekingsreactie en immuunrespons van de mens zelf. Maligne ontaarding van cellen kan ook een effect zijn van een infectie met micro-organismen.
- De uitingsvormen en het beloop van infecties zijn zeer wisselend, van acute en weinig schadelijke tot traag verlopende en sluipende progressieve ziekten met een fatale afloop.
- Infectieziekten komen in wisselende frequenties voor. De belangrijkste drijvende kracht (determinant) achter de epidemiologie van infectieziekten is het menselijk handelen.
- Infectieziekten laten zich in de regel goed diagnosticeren en behandelen met antimicrobiële middelen. Bij stoornissen in de afweer van de patiënt is de diagnostiek moeilijker en het effect van de behandeling vaak geringer.

- Het veelvuldig gebruik van antimicrobiële middelen heeft als nadeel dat micro-organismen resistent kunnen worden tegen de werking ervan. Resistentie tegen antimicrobiële middelen is inmiddels uitgegroeid tot een mondiaal probleem, dat bestreden kan worden door prudent gebruik van deze middelen, in samenhang met maatregelen tegen de verspreiding van resistente klonen of hun resistentiegenen.
- De preventie van infecties berust op het handhaven van hygiënische woon- en leefomstandigheden, op het vaccineren van de bevolking tegen veelvoorkomende besmettelijke ziekten en op het screenen op subklinische infecties.

Literatuur

Dunnin Hotopp JC, Clark ME, Oliveira DC, Foster JM, Fischer P, Muñoz Torres MC, et al. Widespread lateral gene transfer from intracellular bacteria to multicellular eukaryotes. Science. 2007; 317:1753-6.

Ewald P. Evolution of infectious diseases. Oxford: Oxford University Press; 1996.

Forterre P. The origin of viruses and their possible roles in major evolutionary transitions. Virus Res. 2006;117:5-16.

Jones KE, Patel NG, Levy MA, Storeygard A, Balk D, Gittleman JL, et al. Global trends in emerging infectious diseases. Nature. 2008;451:990-3.

Kaufmann HE, Medzhitov R, Gordon S. The innate immune response to infection. Washington: ASM Press; 2004.

Keim PS, Wagner DM. Humans and evolutionary and ecological forces shaped the phylogeography of recently emerged diseases. Nat Rev Microbiol.2009;7:813-21.

Kimman TG. Genetics of infectious disease susceptibility. Dordrecht: Kluwer Academic Publishers; 2001.

Lederberg J, Shope RE, Oaks SC. Emerging infections. Microbial threats to health in the United States. Washington DC: National Academy Press; 1992.

Mims C, Dimmock N, Nash A, Stephen J. Mim's pathogenesis of infectious disease. London: Academic Press; 1995.

Morens DM, Folkers GK, Fauci AS. The challenge of emerging and re-emerging infectious diseases. Nature. 2004;430:242-9.

Mushegian A, Medzitov R. Evolutionary perspective on innate immune recognition. J Cell Biol. 2001;155:705-10.

Olsen GJ, Woese CR, Overbeek R. The winds of (evolutionary) change: breathing new life into microbiology. J Bacteriol. 1994; 176:1-6.

Raj PA, Dentino AR. Current status of defensins and their role in innate and adaptive immunity. Fems Microbiol Letts. 2002;206: 9-18.

Relman DA, Falkow S. A molecular perspective of microbiol pathogenecity. (Chapter 1) In: Mandell GL, Bennet JE, Dolin R (eds.). Principles and practice of infectious diseases. 7th ed.. New York: Churchill Livingstone Inc.; 2010.

Rijkers GT, Kroese FGM, Kallenberg CGM, Derksen RHWM. Immunologie. Houten: Bohn Stafleu van Loghum; 2009.

Woese CR, Goldenfeld N. How the microbial world saved evolution from the Scylla of molecular biology and the Charybdis of the modern synthesis. Microbiol Mol Biol Rev. 2009;73:14-21.

Naslagwerken:

Heyman DL (ed.). Control of communicable diseases manual. 19th ed. APHA Press; 2008.

Mandell GL, Bennett JE, Dolin R (eds.). Principles and practice of infectious diseases. 7th ed. Oxford: Churchill Livingstone; 2010.

Murray PR, Baron EJ, Jorgensen JH, Landry ML, Pfaller MA (eds.). Manual of clinical microbiology. 9th ed. Washington: ASM Press; 2007.

2 Infecties van de bovenste luchtwegen

M.D. de Jong en T.F.W. Wolfs

2.1 Inleiding

Luchtweginfecties in het algemeen en infecties van de bovenste luchtwegen in het bijzonder komen wereldwijd zeer veel voor en zijn de voornaamste reden om een arts te consulteren. In de niet-geïndustrialiseerde landen zijn luchtweginfecties bovendien nog steeds de belangrijkste doodsoorzaak op de kinderleeftijd.

Tot de infecties van de bovenste luchtwegen worden gerekend infecties van de farynx en de tonsillen, de neus en de neusbijholten of paranasale sinussen, het middenoor en de conjunctiva. Infecties van de tanden, gingiva en het mondslijmvlies vallen buiten het bestek van dit hoofdstuk. Wel zal kort worden ingegaan op infecties van de middelste luchtwegen of de larynx (tabel 2.1). Symptomen in de bovenste luchtwegen maken daarnaast deel uit van het klinische beeld van tal van systemische, meestal virale aandoeningen.

Infecties van de bovenste luchtwegen worden meestal veroorzaakt door virussen en in mindere mate door bacteriën (tabel 2.2). Met behulp van moleculaire technieken zijn in het laatste decennium verschillende nieuwe respiratoire virussen geïdentificeerd, waarvan bij sommige een evidente ziekteassociatie bestaat of zeer aannemelijk is (humaan metapneumovirus, humaan bocavirus, SARS coronavirus, coronavirus NL63), terwijl dit bij andere tot dusver nog minder duidelijk is (WU-virus, KI-virus, torque-tenovirus). Behalve dat ze een belangrijke rol spelen als directe ziekteverwekkers, predisponeren virale infecties van de bovenste luchtwegen ook voor (secundaire) bacteriële infecties (otitis media, sinusitis, pneumonie). Gisten, schimmels en parasieten spelen alleen een rol bij patiënten met een gestoorde afweer (zie hoofdstuk 17). Het merendeel van de verwekkers van infecties van de bovenste luchtwegen wordt via aerogene weg overgedragen van persoon tot persoon. Ook contacttransmissie via handen of oppervlakken speelt een belangrijke rol. Na inhalatie of inoculatie via de handen binden pathogenen zich aan het respiratoire slijmvlies. Deze kolonisatie van de slijmvliezen kan het eindpunt van de infectie zijn. Het merendeel van vooral de bacteriële verwekkers van luchtweginfecties behoort tot de normale flora van de respiratoire tractus en veroorzaakt slechts zelden ziekteverschijnselen. Ook infecties met respiratoire virussen gaan niet per definitie met ziekteverschijnselen gepaard.

Binding van het micro-organisme aan de membraan van epitheelcellen wordt bemoeilijkt door een aantal mechanische en immunologische barrières (bijv. de mucociliaire functie, competitie met de commensale flora

Tabel 2.1	Indeling van luchtweginfecties.		
bovenste luchtwegen	neus, sinussen	rinitis, sinusitis
	farynx, tonsillen	faryngitis, tonsillitis, (peri)tonsillair abces
	mond, gingiva, tanden	gingivitis, stomatitis, periodontitis
	middenoor	otitis media, mastoïditis
	conjunctiva	conjunctivitis
middelste luchtwegen	larynx	laryngitis
	epiglottis	epiglottitis
	trachea	tracheïtis
onderste luchtwegen	bronchus	bronchitis, exacerbaties bij COPD
	bronchioli	bronchiolitis
	longparenchym	pneumonie, longabces, tuberculose

en secretoir IgA). Als het micro-organisme de celoppervlakte heeft bereikt, kan het via aspecifieke mechanismen of via receptorgemedieerde mechanismen de epitheelcel infecteren. Voor een aantal bacteriën en virussen zijn deze mechanismen opgehelderd en is de vermoedelijke receptor geïdentificeerd.

Epidemiologisch doen infecties van de bovenste luchtwegen zich vaak in clusters voor. Meerdere personen in het gezin, op school of op het werk hebben dezelfde symptomen, vaak in bepaalde perioden van het jaar (figuur 2.1). Dit fenomeen past bij de overwegend virale oorsprong van deze infecties. Met uitzondering van keelinfecties door groep-A-streptokokken vertonen bacteriële infecties van de bovenste luchtwegen meestal geen vergelijkbaar epidemiologisch patroon.

Ondanks het feit dat het overgrote deel van de bovensteluchtweginfecties veroorzaakt wordt door virale verwekkers, worden vaak (meestal onnodig) antibiotica voorgeschreven. Internationaal wordt erkend dat het onoordeelkundig voorschrijven van antibiotica voor (virale) infecties van de bovenste luchtwegen verantwoordelijk is voor een belangrijk deel van de totale antibioticaconsumptie en zo bijdraagt aan de ontwikkeling en verspreiding van antimicrobiële resistentie.

2.2 RINITIS EN RINOSINUSITIS

Casus 2.1

Een vrouw van 35 jaar heeft sinds enkele dagen last van een loopneus en niezen. Aanvankelijk was de loopneus waterig en overvloedig. Ze moest bijna aanhoudend haar neus snuiten. Na enkele dagen werden de secreties minder overvloedig, meer viskeus en geel van kleur. Ze had hierbij lichte keelpijn, prikkende ogen en een zwaar gevoel in het hoofd door de neusverstopping. Ook hoestte ze, vooral in het begin van het ziektebeloop. Ze had geen koorts. Na ongeveer een week trad spontane genezing op. De andere familieleden hadden dezelfde symptomen.

2.2.1 EPIDEMIOLOGIE

Een klassieke verkoudheid (*common cold*) wordt meestal veroorzaakt door een rinovirus en in mindere mate door andere virussen (zie tabel 2.2). Verkoudheden komen nagenoeg het gehele jaar voor doordat de verschillende veroorzakende virussen een verschillend seizoenspatroon laten zien (figuur 2.1). Jaarlijkse verheffingen van het aantal verkoudheden beginnen in september met een toename van het aantal rinovirusinfecties, gevolgd door infecties met het para-influenzavirus in oktober en november, infecties met respiratoir syncytieel virus (RSV), influenzavirus en coronavirussen in de wintermaanden en uiteindelijk een kleine piek in maart/april door rinovirusinfecties. Wanneer symptomen van conjunctivitis meer op de voorgrond staan dan die van rinitis, zijn de meest waarschijnlijke verwekkers niet de zuiver respiratoire virussen zoals rinovirus en RSV, maar spelen virussen of andere micro-organismen zoals adenovirussen en de bacterie *Mycoplasma pneumoniae*, met een minder uitgesproken exclusiviteit voor de respiratoire mucosa, een belangrijke rol (zie tabel 2.2). Rinovirus kan worden overgedragen via speekseldruppels, maar de belangrijkste route verloopt via hand-neus- en hand-oogcontact. Het meer voorkomen van deze infectie in de koude seizoenen wordt grotendeels verklaard door nauwer contact tussen vatbare individuen ('crowding') met daarnaast een mogelijke rol van de invloed van een lagere omgevingstemperatuur op de overleving van het virus in de omgeving of de weerbaarheid van de gastheer.

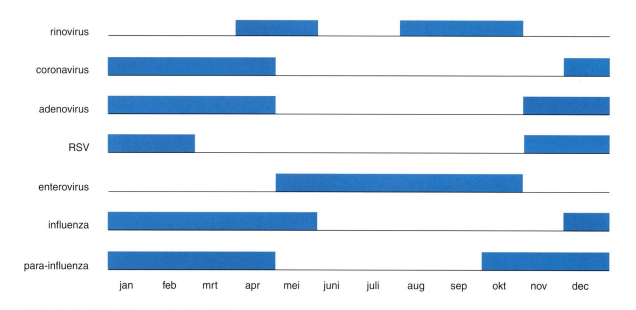

Figuur 2.1 Seizoensvariatie in het voorkomen van bovensteluchtweginfecties veroorzaakt door verschillende micro-organismen.

Tabel 2.2 Infecties van de bovenste luchtwegen: frequent voorkomende bacteriële en virale verwekkers.

	conjunctivitis	rinitis/rinosinusitis	otitis	faryngitis/laryngitis
bacteriën				
groep-A-streptokokken	+	–	+	+
groep-C/G-streptokokken	+	–	–	+
gemengd anaeroob	–	–	–	+
A. haemolyticum	–	–	–	+
F. necrophorum	–	–	–	+
H. influenzae	+	+	+	–
M. catarrhalis	+	+	+	–
S. pneumoniae	+	+	+	–
N. gonorrhoeae	+	–	–	+
S. aureus	+	+	–	–
C. trachomatis	+	–	+	–
M. pneumoniae	+	–	–	+
C. pneumoniae	–	–	–	+
C. diphtheriae	+	–	–	+
virussen				
adenovirus (51 typen)	+	+	+	+
coronavirus (5 typen)	–	+	+	+
rinovirus (> 100 typen)	–	+	+	+
respiratoir syncytieel virus (2 typen)	–	+	+	+
humaan metapneumovirus (2 typen)	–	+	+	+
influenzavirus (3 typen)	+	+	+	+
para-influenzavirus (4 typen)	–	+	+	+
humaan bocavirus	–	+	+	+
enterovirussen (> 90 typen)	+	+	+	+
humaan parechovirus (14 typen)	–	+	+	+
epstein-barr-virus	+	–	–	+
herpessimplexvirus (2 typen)	+	–	–	+

Rinosinusitis is een van de meest voorkomende aandoeningen die artsen in de eerste lijn tegenkomen. Acute rinosinusitis wordt gedefinieerd als een korter dan vier weken durende ontsteking van de neus en de neusbijholten, gekarakteriseerd door neusverstopping of rinorroe (anterieur of *postnasal drip*) al of niet in aanwezigheid van pijn of druk in het aangezicht en verminderde of afwezige reuk.

2.2.2 PATHOGENESE

Rinovirussen behoren tot de picornavirussen (enkelstrengs RNA-virussen zonder envelop), die nauw verwant zijn aan de enterovirussen; hiervan komen veel verschillende typen voor. Rinovirus bindt zich aan respiratoir epitheel door interactie met een receptor, het *intercellular adhesion molecule 1* (ICAM-1), die aanwezig is op de oppervlakte van humane cellen. De verschillende respiratoire virussen maken gebruik van diverse receptoren op de celmembraan; van sommige virussen is de receptor niet bekend.

Rinovirusinfectie in de neus initieert een ontstekingscascade, gekarakteriseerd door een toename van inflammatoire mediatoren waaronder interleukinen (IL-8) en polymorfe nucleaire cellen (PMN's of granulocyten). Een toegenomen vasculaire permeabiliteit, leidend tot een verhoogde concentratie van albumine en bradykinine in neussecreet, valt samen met de eerste symptomatologie van de infectie en geeft uiteindelijk aanleiding tot hyperemie en oedeem van de mucosa en verhoogde slijmproductie. Deze lokale immuunrespons draagt waarschijnlijk meer bij aan de pathogenese van het ziektebeeld dan het directe toxische effect van de virale infectie op het luchtwegepitheel. De replicatie van rinovirussen vindt slechts plaats in een beperkt aantal nasale epitheelcellen en infectie leidt niet tot uitgebreide destructie daarvan.

Ontsteking van het neusslijmvlies kan sinusitis veroorzaken. Mogelijk zijn rinitis en sinusitis de uiteinden van een continuüm en moeten we spreken van rinosinusitis. Sinusitis is een ontsteking van de paranasale sinussen. Afhankelijk van de sinussen die in het ontstekingsproces zijn betrokken, wordt gesproken van een uni- of bilaterale sinusitis maxillaris, frontalis, ethmoidalis of sphenoidalis. Wanneer alle sinussen zijn ontstoken, wordt gesproken van pansinusitis.

De acute sinusitis begint met een verstopping van het osteomeatale complex. Dit complex is de ruimte tussen de middelste en onderste conchae, waar de afvoergangen van de frontale, etmoïdale en maxillaire sinussen convergeren. Deze onregelmatige ruimte is op enkele plaatsen erg nauw, waardoor een lichte mucosale zwelling van tegenover elkaar liggende slijmvliezen snel kan leiden tot een obstructie die de afvloed van mucus belemmert. De belangrijkste oorzaken van oedeem van de mucosae zijn virale luchtweginfecties en allergie. Uiteraard kunnen ook anatomische afwijkingen van de benige structuren van de neus een verstopping van het osteomeatale complex veroorzaken. Als de mucosale oppervlakken op deze wijze tegen elkaar worden gedrukt, komt de mucociliaire functie in gevaar en ontstaat stase van mucus proximaal van de obstructie, gevolgd door toenemende kolonisatie met micro-organismen. De vicieuze cirkel is rond als deze kolonisatie bijdraagt tot de lokale ontsteking, de mucosazwelling en de drukveranderingen in de sinussen in relatie tot de neusholte. Verreweg de meeste sinusitiden zijn viraal; bij slechts een klein deel van de acute sinusitiden (0,5-2%) speelt een bacteriële superinfectie een rol. De belangrijkste bacteriële verwekkers van acute sinusitis zijn *Streptococcus pneumoniae, M. catarrhalis* en *H. influenzae.* Hoewel schimmelinfecties van de sinussen vooral worden gezien bij patiënten met immunodeficiënties, komen ze af en toe ook voor bij patiënten met een normale afweer.

2.2.3 KLINIEK EN DIAGNOSTIEK

Een verkoudheid wordt klinisch gediagnosticeerd. Aanvullende diagnostiek is niet aangewezen. In de differentiële diagnose, vooral bij volwassenen met recidiverende rinitisklachten (zie casus 2.1) neemt sinusitis een belangrijke plaats in. Symptomen van sinusitis zijn neusverstopping of een loopneus (rinorroe), die dun waterig of dik purulent kan zijn, met hoesten, voornamelijk 's nachts (door *postnasal drip*) en vaak begeleidende maar niet obligaat aanwezige pijn of druk in het aangezicht en verminderde of afwezige reuk. Daarnaast kunnen koorts, vermoeidheid en hoofdpijn aanwezig zijn. De duur en de ernst van de symptomen zijn hulpmiddelen bij de differentiatie tussen een banale virale infectie van de bovenste luchtwegen en sinusitis. Langer dan tien dagen persisterende klachten zonder spontane verbetering maken de diagnose sinusitis waarschijnlijker dan die van een banale verkoudheid. Als de symptomen langer dan vier weken aanhouden, wordt gesproken van een chronische sinusitis. Het klinisch onderscheid tussen een virale en een secundair bacterieel geïnfecteerde sinusitis is zeer beperkt. Een langere duur (> 7 dagen) en een bifasisch beloop van de klachten (verslechtering na aanvankelijke verbetering) zijn suggestief voor een bacteriële infectie.

Verminderde transilluminatie van de sinussen is vooral bij oudere kinderen en volwassenen een goed diagnostisch criterium. Bij kleine kinderen is dit onderzoek onbetrouwbaar. Beeldvorming door middel van een sinusfoto (of CT-scan) is meestal niet noodzakelijk om de diagnose te stellen. Standaard röntgenfoto's van de sinussen zijn alleen bruikbaar voor de diagnostiek als de sinussen voldoende zijn aangelegd en belucht, en als nauwkeurige criteria voor de diagnose sinusitis worden gevolgd (diffuse sluiering, een mucosale zwelling van ten minste 4 mm en/of een zichtbaar vloeistofniveau) (figuur 2.2). Vooral asymmetrieën tussen links en rechts zijn in dit geval van belang. CT-scans zijn betrouwbaarder en worden vooral toegepast bij de chronische of recidiverende sinusitiden.

Een kweek van een sinusaspiraat is zinvol in geval van chronische sinusitis, intracraniale complicaties of het vermoeden van een atypische verwekker. Dit laatste is vooral van belang bij patiënten met afweerstoornissen. Kweken uit de nasofarynx en van neussecreet zijn niet zinvol door contaminatie met commensale flora van mond, neus en keel.

Zowel bij volwassenen als op de kinderleeftijd spelen infecties van de bovenste luchtwegen een rol bij exacerbaties van astma. Naar schatting 50% van de astma-exacerbaties wordt uitgelokt door een virale infectie; meer dan de helft van de astma-exacerbaties bij kinderen is specifiek met rinovirus geassocieerd.

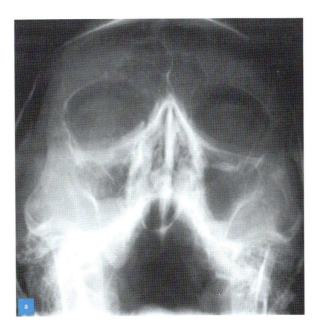
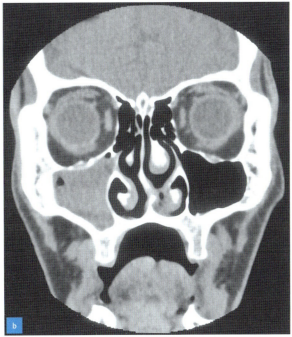

Figuur 2.2 Röntgenfoto (a) en CT-scan (b) van een patiënt met sinusitis maxillaris van de rechter sinus.

2.2.4 BEHANDELING EN PREVENTIE

Er is geen preventieve of oorzakelijke behandeling van rinitis. De behandeling van sinusitis is voornamelijk symptomatisch. Decongestie van neusslijmvlies met xylometazoline bevordert de afvoer van secreet en pijnstilling met paracetamol verlicht de klachten. Mogelijk hebben ook nasale corticosteroïden enig effect. De rol van antibiotica is onduidelijk. Alleen wanneer de klachten heftig zijn (hoge koorts, veel pijn), langer duren en een bacteriële infectie suggereren (zie eerder), wordt antibiotische behandeling aanbevolen. Als voor antibiotica wordt gekozen, moet een middel worden gebruikt met een goede activiteit tegen de drie belangrijkste verwekkers, zoals amoxicilline met of zonder clavulaanzuur, doxycycline, co-trimoxazol of een macrolide (claritromycine of azitromycine) gedurende zeven dagen; bij azitromycine volstaat een kuur van drie dagen. Bij chronische en recidiverende sinusitis valt een endoscopische neusbijholteoperatie (FESS: *functional endoscopic sinus surgery*) te overwegen.

2.3 Faryngitis

Casus 2.2

Een jongen van 7 jaar komt op de polikliniek met 39 °C koorts en keelpijn. Bij onderzoek heeft hij bilateraal pijnlijke gezwollen halslymfeklieren, een rode orofarynx en gezwollen tonsillen, bedekt met punten etterig beslag. Hij heeft geen rinitis, huiduitslag, lymfadenopathie elders of hepatosplenomegalie.

2.3.1 EPIDEMIOLOGIE, INDELING EN PATHOGENESE

Faryngitis of keelontsteking is een veelvoorkomende infectie, zowel op de kinderleeftijd als bij volwassenen. De belangrijkste verwekker – die echter verantwoordelijk is voor slechts 10-15% van alle gevallen – is de groep-A-streptokok. Andere verwekkers zijn weergegeven in tabel 2.2. Minstens 70% van de faryngitiden heeft een virale oorsprong. In plaats van faryngitis wordt ook wel gesproken van tonsillitis of adenotonsillitis.

Streptokokken kunnen worden ingedeeld in verschillende groepen op basis van antigene en biochemische variaties van de celwand (zie ook hoofdstuk 3). Streptokokken horen bij de normale microflora van de slijmvliezen van de mens (dragerschap). Vergroenende of viridansstreptokokken komen bij iedereen voor in de normale bovenste respiratoire tractus en het maagdarmkanaal. Bij kweek op bloedagar laten de kolonies een groene verkleuring zien door partiële hemolyse (alfahemolyse). Vergroenende streptokokken zijn over het algemeen niet erg virulent. Een enkele keer vinden ze toegang tot de bloedbaan en kunnen ze systemische infecties zoals endocarditis of sepsis veroorzaken, vooral bij patiënten met een onderliggende aandoening (congenitale hartafwijkingen, kunstkleppen, immunosuppressie door chemotherapie). *S. pyogenes* geeft op bloedagar het beeld van een heldere (volledige) hemolyse (bètahemolyse). Bètahemolytische streptokokken kunnen op basis van kapselantigenen onderverdeeld worden in groepen aangeduid met een letter (A, B, C enz.). Dit is de zogeheten lancefield-classificatie. Op basis van deze classificatie is *S. pyogenes* beter bekend als groep-A-streptokok.

Het cytoplasma van streptokokken wordt omgeven door een cytoplasmatische membraan bestaande uit lipoproteïnen en een groot aantal eiwitten, waaronder de *penicillin binding proteins* (PBP's). Deze laatste zijn de aangrijpingspunten van antibiotica uit de bètalactamgroep (penicillinen en cefalosporinen). Binding van bètalactamantibiotica aan deze eiwitten verstoort de synthese van peptidoglycaan, de belangrijkste structuur van de celwand, en leidt tot het stukgaan van de bacteriën. Om deze cytoplasmatische membraan zit een complexe celwand. De bouw van de celwand van groep-A-streptokokken verklaart voor een belangrijk deel de virulentie van deze bacteriën. De celwand bestaat uit proteïnen, lipoteichoïnezuur, peptidoglycaan en polysachariden, waarvan de laatste component de basis is voor de serotypering van streptokokken. Deze polysachariden bestaan voor streptokokken van groep A uit polymeren van L-ramnose en N-acetyl-O-glucosamine.

Uit de celwand ontspringen de fimbriae: fijne uitsteeksels van lipoteichoïnezuur en typespecifieke M-proteïnen. De fimbriae steken door het kapsel van hyaluronzuur, dat een antifagocytosewerking heeft en de celwand omgeeft, en zijn bij elektronenmicroscopie zichtbaar als fijne uitsteeksels aan de oppervlakte van de bacterie (figuur 2.3). Deze fimbriae spelen een belangrijke rol in de pathogenese van de streptokokken.

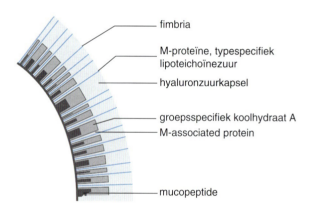

Figuur 2.3 Streptokok. De fimbriae aan de oppervlakte zijn duidelijk zichtbaar.

Lipoteichoïnezuur zorgt voor adhesie aan fibronectine op de oppervlakte van de cel en M-proteïnen bepalen mede de virulentie. Het M-proteïne verhindert onder andere fagocytose van streptokokken door neutrofiele granulocyten. Anderzijds wordt typespecifieke immuniteit tegen streptokokken van groep A opgebouwd door de vorming van antilichamen tegen bepaalde epitopen van het M-proteïne. In het cytoplasma van de streptokok zit zowel DNA als RNA, evenals bacteriofagen, die informatie bevatten met betrekking tot de productie van pyrogene toxinen en ontwikkeling van antibiotische resistentie. Naast deze cellulaire componenten secreteren streptokokken ook nog hemolysinen (streptolysine O en S), streptokinasen, dnasen, verschillende andere enzymen en erytrogene toxinen (A en C). Deze substanties zijn in belangrijke mate verantwoordelijk voor weefselschade tijdens streptokokkeninfecties. Sommige van deze exotoxinen fungeren als superantigenen. Superantigenen zijn eiwitten die in staat zijn aspecifiek te binden aan de T-celreceptor enerzijds en de MHC-klasse-II-moleculen anderzijds. Op deze manier kunnen ze een koppeling tussen beide moleculen tot stand brengen die leidt tot activatie van het afweersysteem (T-lymfocyt), wat een beeld van toxische shock induceert (T-celactivatie, verminderde immunoglobulineproductie, inductie van inflammatoire cytokinen; zie hoofdstuk 14). Streptokokken zijn extracellulaire micro-organismen die worden gedood wanneer ze worden gefagocyteerd. De virulentie hangt dus af van extracellulaire binding aan het celoppervlak (via lipoteichoïnezuur), de secretie van exotoxinen en de belemmering van fagocytose door de actie van de M-proteïnen en hyaluronzuur.

2.3.2 KLINIEK EN DIAGNOSTIEK

Symptomen van faryngitis zijn keelpijn, (ernstige) algemene malaise, hoofdpijn en hoge koorts (zie casus 2.2). Afhankelijk van het oorzakelijke agens zijn er een wisselende roodheid en zwelling van de slijmvliezen van de keel, beslag op de tonsillen en geassocieerde symptomen als lymfadenopathieën, hepatosplenomegalie, huiduitslag en hoesten.

De differentiële diagnostiek tussen keelontsteking door streptokokken en andere verwekkers, zoals virussen of andere bacteriën (tabel 2.2), is moeilijk maar belangrijk vanwege de mogelijke complicaties en therapeutische overwegingen. Complicaties van infecties met streptokokken van groep A zijn zeldzaam maar potentieel ernstig. Ze kunnen in de regel worden voorkomen door tijdige en adequate antibiotische behandeling. De andere verwekkers geven nagenoeg geen aanleiding tot complicaties en antibiotische behandeling is meestal niet nodig en zelfs gecontra-indiceerd omdat dit gepaard kan gaan met huiduitslag (bijv. bij EBV-infectie).

De gouden standaard voor het bewijzen van een angina door groep-A-streptokokken is een positieve keelkweek. Een alternatief voor de keelkweek is de directe antigeendetectietest waarmee snel antigenen tegen groep-A-streptokokken in keelslijm kunnen worden aangetoond. De specificiteit van deze test is weliswaar goed, maar de sensitiviteit van de momenteel beschikbare tests is laag, meestal slechts rond 50-60%. Antigeendetectietests hebben daardoor een onduidelijke plaats in de diagnostiek van streptokokkeninfecties en worden in Nederland ook nauwelijks gebruikt. De meest praktische en in de dagelijkse praktijk ook meest gebruikte methode om te differentiëren tussen groep-A-streptokokken en andere infecties is het klinisch beeld.

Als de symptomen beperkt zijn tot de keel en de cervicale lymfeklieren, is de kans op een streptokokkeninfectie het grootst (meer dan 25%). Deze patiënten kunnen dan zonder aanvullende diagnostiek antibiotisch behandeld worden. Wanneer naast deze symptomen bij klinisch onderzoek nog andere tekenen aan het licht komen, is de kans groot op een alternatieve infectie waarvoor geen antibiotische therapie vereist is. Diffuse lymfadenopathieën en hepatosplenomegalie passen bijvoorbeeld beter bij mononucleosis infectiosa door EBV of cytomegalovirus (hoofdstukken 13 en 17). Faryngitis in associatie met rinitis en conjunctivitis is kenmerkend voor virale aandoeningen zoals coxsackie- of adenovirusinfecties. Faryngitis, hoesten en multiforme huidafwijkingen passen bij een infectie met M. pneumoniae. In casus 2.2 waren de symptomen beperkt tot de keel en cervicale lymfeklieren, wat de diagnose van een streptokokkeninfectie erg waarschijnlijk maakt zodat verdere diagnostiek in principe achterwege gelaten zou kunnen worden.

2.3.3 COMPLICATIES

De complicaties van streptokokkeninfecties kunnen zowel purulent als niet-purulent zijn. Tot de eerste groep behoren retrofaryngeale en peritonsillaire abcessen, otitis media, sinusitis en mastoïditis. Deze ontstaan door lokale uitbreiding van de infectie. Tot de tweede groep behoren acuut gewrichtsreuma, poststreptokokkenglomerulonefritis en toxinegemedieerde ziektebeelden. Het epidemiologisch voorkomen van niet-purulente complicaties van streptokokkeninfecties (vooral acuut gewrichtsreuma) is waarschijnlijk afhankelijk van een groot aantal factoren. Voorbeelden van dergelijke factoren zijn het gebruik van antibiotica, verandering van de sociaal-economische status in de geïndustrialiseerde landen, of een verandering van het M-proteïne, zodat de streptokokkenstam meer of minder reumatogeen wordt. De diagnose van acuut gewrichtsreuma wordt klinisch gesteld aan de hand van de zogeheten jones-criteria (tabel 2.3), in combinatie met een streptokokkeninfectie enkele weken eerder, die is aangetoond via serologisch onderzoek naar antistoffen tegen streptolysine (ast) of dnase (anti-dnase). Bij acuut gewrichtsreuma kan blijvende gewrichtsbeschadiging en beschadiging van de hartkleppen optreden, zeker bij familiaal voorbestemde individuen en na herhaalde episoden. Acute glomerulonefritis wordt gekenmerkt door hematurie, proteïnurie en hypertensie. Beschadiging van de glomeruli ontstaat door neerslag van immuuncomplexen bestaande uit componenten van de streptokok en antistoffen daartegen, wat lokaal in de nieren leidt tot complementactivatie. In tegenstelling tot acuut gewrichtsreuma zijn in geval van glomerulonefritis blijvende beschadiging van de weefsels en herhaalde aanvallen zeldzaam.

De aanwezigheid van twee hoofdcriteria of één hoofd- en twee nevencriteria, samen met laboratoriumbewijs (positieve kweek, sneltest of bijv. positieve AST in serum)

Tabel 2.3 Jones-criteria voor de diagnose van acuut gewrichtsreuma.

hoofdcriteria	nevencriteria
carditis (ontsteking van een onderdeel van het hart)	koorts
verspringende polyartritis	artralgieën
erythema marginatum	verhoogde ontstekingsparameters (bse, CRP)
chorea	verlengd P-R-interval op het ecg
subcutane noduli	

voor een recente groep-A-streptokokkeninfectie, maakt de diagnose acuut gewrichtsreuma zeer waarschijnlijk.

Toxinegemedieerde ziektebeelden zijn scarlatina (roodvonk), het *streptococcal toxic shock syndrome* (STSS) en de necrotiserende fasciitis door groep-A-streptokokken (hoofdstuk 6). Scarlatina is een huiduitslag die wordt veroorzaakt door een erytrogeen toxine van groep-A-streptokokken. Het is een erythemateuze *rash* die bij druk verdwijnt en die aanvoelt als zand op de huid. De rash begint in het gelaat en breidt zich binnen twee dagen uit over het hele lichaam. De zone rond de mond wordt gespaard, zodat het lijkt of de patiënt een circumorale bleekheid heeft. De rash is duidelijker in de plooien van ellebogen en liezen (pastia-lijnen). Na enkele dagen verbleekt de uitslag en na ongeveer een week begint de huid te vervellen.

2.3.4 BEHANDELING

Bij de meeste patiënten met een streptokokkenfaryngitis die niet met antibiotica worden behandeld nemen klachten na een dag of vier af en bijna alle patiënten zijn symptoomvrij na zeven dagen. Behandeling van streptokokkenfaryngitis met antibiotica (penicilline of macrolide) heeft vooral tot doel om complicaties te voorkomen (primaire preventie). Zowel acuut gewrichtsreuma als purulente complicaties kunnen door tijdige en adequate therapie worden voorkomen. Dit geldt niet voor de acute glomerulonefritis. Bij personen die al een episode van acuut gewrichtsreuma hebben doorgemaakt en daardoor extreem vatbaar zijn voor reuma-exacerbaties bij volgende streptokokkeninfecties kan profylaxe (continue protectie) worden overwogen. Deze continue profylaxe is aangewezen bij alle patiënten met een goed gedocumenteerde eerste episode van acuut gewrichtsreuma en patiënten met een aangetoonde reumatische hartaandoening. De duur van de profylaxe is wisselend en gedeeltelijk empirisch bepaald. In afwezigheid van carditis is profylaxe nodig tot de patiënt de leeftijd van 21 jaar heeft bereikt en er minstens vijf jaar zijn verlopen sinds de laatste exacerbatie.

Over de doelmatigheid van primaire preventie bestaat veel onenigheid omdat de incidentie van acuut gewrichtsreuma laag is. De huidige Nederlandse huisartsenstandaard adviseert slechts antibiotica te geven bij een ernstige keelontsteking, een peritonsillair infiltraat of scarlatina met ernstig algemeen ziekzijn.

2.4 Influenza

Casus 2.3

Een 30-jarige vrouw krijgt plotseling koorts tot 40 °C, spierpijn en hoofdpijn. Ze voelt zich erg vermoeid en moet het bed houden. Ze is niet in staat zelfs maar lichte dagelijkse karweitjes op te knappen. Naast deze koorts en algemeen onwelzijn heeft ze een verstopte neus, keelpijn en hoest. De koorts duurt drie tot vier dagen, waarna de temperatuur geleidelijk normaliseert en patiënte in de loop van een week opknapt.

2.4.1 INFLUENZAVIRUSSEN

Influenzavirussen behoren tot de familie van de Orthomyxoviridae en worden op basis van antigene, genetische en structurele verschillen onderverdeeld in drie typen: influenza-A, influenza-B en influenza-C. Influenza-A en -B zijn voor de mens het belangrijkste. Influenzavirussen bevatten een gesegmenteerd genoom bestaande uit zeven (influenza-C) of acht (influenza-A en -B) enkelstrengs RNA-segmenten die coderen voor negen tot elf virale eiwitten (figuur 2.4). Het gesegmenteerde karakter van het virale genoom vergemakkelijkt uitwisseling van genetisch materiaal tussen verschillende influenzavirussen als deze gelijktijdig een cel infecteren (*genetic reassortment*; figuur 2.5). Kenmerkend voor influenzavirussen zijn twee glycoproteïnen die uit de virale envelop steken: hemagglutinine (HA) en neuraminidase (NA) (figuur 2.4). Het HA bindt aan cellulaire receptoren van het respiratoire epitheel waardoor het virus de cel kan binnendringen om zich te vermenigvuldigen. NA klieft dezelfde cellulaire receptoren waardoor nieuwgevormde viruspartikels die aan het celoppervlak verschijnen, níet aan de cellulaire receptoren gehecht blijven maar zich kunnen verspreiden om andere cellen te infecteren. Een functionele balans tussen deze tegengestelde functies van de twee oppervlakteglycoproteïnen is van essentieel belang voor een efficiënte virusvermenigvuldiging. Het HA en in mindere mate het NA zijn tevens de voornaamste determinanten waartegen neutraliserende antilichamen worden opgewekt. Op basis van grote antigene verschillen in het HA en NA kunnen influenza type-A-virussen verder worden onderverdeeld in verschillende subtypen. Er zijn momenteel zestien verschillende HA's (H1-H16) en negen verschillende NA's (N1-N9) beschreven. Het influenza-A-subtype wordt bepaald door de combinatie van deze verschillende HA's en NA's (bijv. H3N2, H1N1).

Terwijl de mens de enige bekende gastheer is voor influenza-B-virussen, vormen wilde watervogels het natuurlijke reservoir voor influenza-A-virussen. In dit natuurlijke reservoir circuleren alle mogelijke subtypen van het virus, die hier gewoonlijk geen ziekte veroorzaken. Andere soortspecifieke influenza-A-virussen, bijvoorbeeld voor varkens, paarden en mensen, zijn oorspronkelijk afkomstig uit dit natuurlijke reservoir.

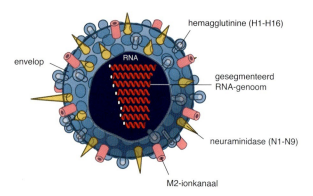

Figuur 2.4 Influenza-A-virus. Uit de virusenvelop steken het hemagglutinine en het neuraminidase. Het virale genoom bestaat uit acht RNA-segmenten.

2.4.2 EPIDEMIOLOGIE

De epidemiologische kenmerken van influenza worden in belangrijke mate bepaald door de hoge mate van antigene variatie van influenzavirussen. Door frequent optredende kleine veranderingen in de antigene structuur van het HA en NA kunnen virusvarianten ontstaan die ontsnappen aan de tegen een eerdere variant opgewekte immuunrespons (figuur 2.5). Dit proces wordt *antigene drift* genoemd en verklaart mede waarom er elk jaar in de wintermaanden weer een epidemische verheffing van influenzavirusinfecties plaatsvindt. De vatbare populatie blijft toereikend door toedoen van de antigene drift van het virus en het feit dat gedurende een seizoen niet alle vatbare individuen worden besmet. Antigene drift is ook de reden waarom het seizoensgriepvaccin regelmatig aangepast dient te worden.

Een ingrijpender verandering van de antigene structuur wordt *antigene shift* genoemd en komt alleen voor bij influenza-A-virussen. Hierbij ontstaat, door uitwisseling van genen (*genetic reassortment*, figuur zie 2.5b en 2.6) tussen influenzavirussen van humane en dierlijke (bijv. aviaire) oorsprong, een virusvariant met voor de mens nieuwe (dierlijke) HA- en/of NA-eiwitten (figuur 2.5). Deze uitwisseling van genen kan plaatsvinden als een mens of dier gelijktijdig geïnfecteerd wordt door humane en dierlijke virussen. Varkens zijn vatbaar voor zowel humane als aviaire virussen waardoor deze dieren

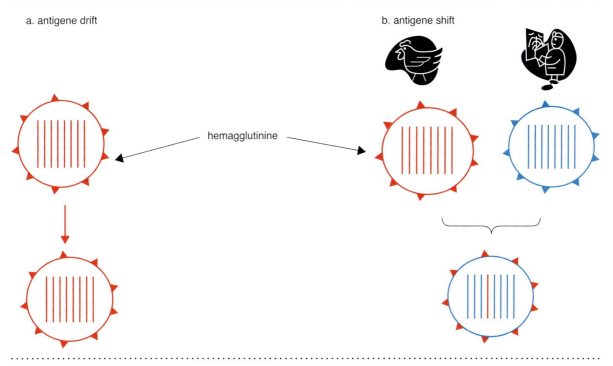

Figuur 2.5 Antigene variatie. a Antigene drift: geleidelijke veranderingen van het hemagglutinine (en/of neuraminidase) door mutatie. b Antigene shift: plotselinge grote veranderingen van het hemagglutinine (en/of neuraminidase) door uitwisseling van genen tussen humane en dierlijke virussen.

gezien worden als een belangrijk 'mengvat' van influenzavirussen. Aangezien nagenoeg niemand immuniteit tegen het nieuw ontstane virus bezit, kan het zich snel over de hele wereld verspreiden en een zogenoemde pandemie veroorzaken. Behalve door antigene shift kan een pandemie ook veroorzaakt worden door een volledig dierlijk influenza-A-virus, dat zich dusdanig heeft aangepast dat efficiënte overdracht van mens op mens mogelijk is.

In de loop van de twintigste eeuw heeft zich drie keer een influenzapandemie voorgedaan (figuur 2.6). De beruchte 'Spaanse griep' van 1918 werd veroorzaakt door een influenza-A(H1N1)-virus dat waarschijnlijk volledig van aviaire oorsprong was. Deze pandemie werd gekenmerkt door een uitzonderlijk hoge mortaliteit, die deels verklaard kan worden door een hoge virulentie van het virus en deels door bacteriële superinfecties in afwezigheid van antibiotica in die tijd. Door uitwisseling van drie genen, waaronder het HA en het NA, met een aviair virus ontstond in 1957 uit het circulerende H1N1-virus het pandemische influenza-A(H2N2)-virus (de 'Aziatische griep') en verdween het H1N1-virus uit de menselijke populatie. In 1968 verscheen wederom een pandemisch virus door uitwisseling van twee genen, waaronder HA, met een aviair virus (de 'Hongkong-griep'). Net als in 1957 verdween het oorspronkelijke H2N2-virus en bleef het resulterende influenza-A(H3N2)-virus na de pandemie circuleren als de gewone seizoensgriep. In 1977 dook het H1N1-virus van vóór 1957 weer op, waarschijnlijk als gevolg van een laboratoriumbesmetting. Sindsdien circuleerden H3N2- en H1N1-influenza-A-virussen gelijktijdig en veroorzaakten deze virussen tot 2009 de jaarlijkse influenza-A-epidemieën. In 2009 verscheen een nieuw pandemisch virus, het 'nieuwe H1N1-virus' (de 'Mexicaanse griep'). Dit virus is ontstaan door een recente uitwisseling van genen tussen twee verschillende varkensgriepvirussen die elk eerder ofwel rechtstreeks afkomstig waren van een aviair (vogel-) virus, ofwel het resultaat van uitwisseling van genen tussen menselijke, aviaire en varkensgriepvirussen (figuur 2.7). Het nieuwe H1N1-virus heeft zich in 2009 razendsnel over de hele wereld verspreid en aanleiding gegeven tot een relatief milde pandemie. Hoewel het oude H1N1-virus al verdrongen lijkt door het nieuwe H1N1-virus, zal de toekomst leren of, net als na voorgaande pandemieën, dit virus als enige circulerende seizoensgriepvariant zal overblijven.

Aviaire influenza

Gedurende het afgelopen decennium hebben zich steeds vaker incidentele humane infecties met zuiver aviaire influenzavirussen voorgedaan. Dergelijke infecties verdienen speciale aandacht vanwege het risico op het ontstaan van nieuwe pandemische virussen. De meeste humane infecties met vogelgriepvirussen worden veroorzaakt door zogenoemde hoogpathogene aviaire influenza-A-virussen van het H5- of H7-subtype, die dodelijke uitbraken onder pluimvee veroorzaken. Humane infecties met H7-virussen (H7N7, H7N3) hebben gewoonlijk een mild beloop en worden voornamelijk gekenmerkt door conjunctivitis. Tijdens een grote H7N7-uitbraak onder kippen in Nederland werden in

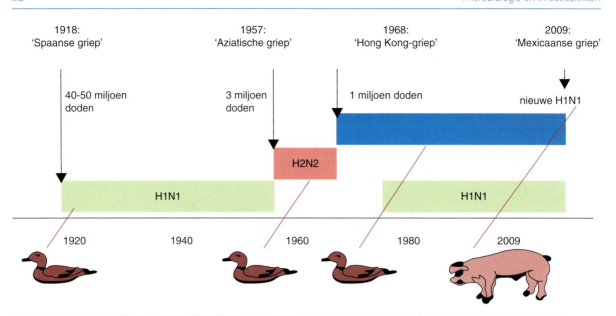

Figuur 2.6 Influenzapandemieën.

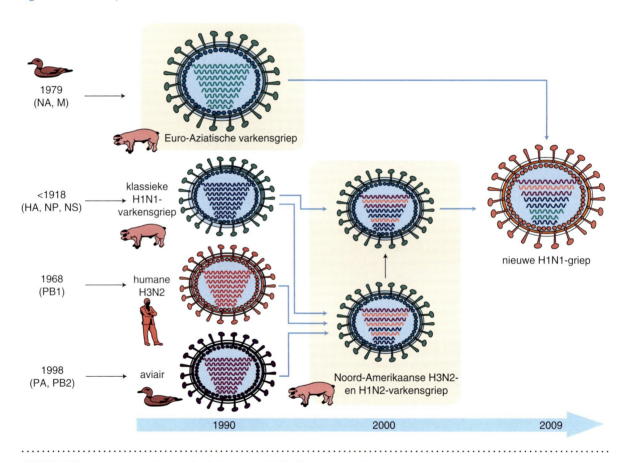

Figuur 2.7 De oorsprong van het pandemische nieuwe H1N1-virus: recente uitwisseling van genen tussen twee varkensgriepvirussen, waarvan er één het resultaat was van eerdere genenuitwisseling tussen aviaire, menselijke en varkensgriepvirussen. Uiteindelijk vinden alle gensegmenten hun oorsprong in aviaire virussen.

2003 tientallen humane infecties vastgesteld waarvan één met fatale afloop. Het fatale geval werd gekenmerkt door een snel progressieve pneumonie. In tegenstelling tot H7-infecties lijkt een dergelijke ernstige pneumonie eerder regel dan uitzondering te zijn bij humane infecties met hoogpathogene aviaire H5N1-virussen. Aviaire H5N1-virussen hebben zich sinds 2003 verspreid over grote delen van de wereld, vooral in China, Zuidoost-Azië en Egypte. Sporadische humane H5N1-infecties met hoge mortaliteit (omstreeks 60%) vinden bij voortduring plaats gedurende uitbraken onder gevogelte in deze gebieden. Tot 2010 zijn wereldwijd meer dan 450 humane H5N1-infecties gerapporteerd. Gezien de voortdurende wijde verspreiding van H5N1-virus onder gevogelte en de hoge virulentie van dit virus, bestaan er blijvende zorgen dat dit virus zich dusdanig zal weten aan te passen aan de mens dat efficiënte overdracht tussen mensen mogelijk wordt, met een potentieel ernstige pandemie als gevolg.

2.4.3 PATHOGENESE

Influenzavirus wordt zeer effectief overgedragen via druppelinfectie. Na binding aan siaalzuurreceptoren op respiratoire epitheelcellen dringt het virus de cel binnen door endocytose. De hierop volgende vermenigvuldiging van het virus in de cel leidt tot celdood op basis van verschillende mechanismen, waaronder stopzetting van cellulaire eiwitsynthese en geprogrammeerde celdood (apoptose). Het gevolg is een diffuse ontsteking en oedeem van het slijmvlies in vooral de larynx, trachea en bronchi. Vermenigvuldiging van het virus is meestal beperkt tot de luchtwegen, zonder systemische verspreiding. De algemene symptomen van influenza worden veroorzaakt door het vrijkomen van cytokinen zoals interferonen, tumornecrosefactor en interleukinen uit geïnfecteerde cellen en lymfocyten als onderdeel van de initiële ('innate') immuunreactie. Aantoonbare virusvermenigvuldiging en -uitscheiding begint gewoonlijk een dag voor het ontstaan van ziekteverschijnselen, bereikt één tot twee dagen later een hoogtepunt en vermindert daarna geleidelijk. Er bestaat een relatie tussen de hoeveelheid aantoonbaar virus in de luchtwegen en de ernst van de symptomen. Na vijf tot zeven dagen is bij patiënten met ongecompliceerde griep meestal geen virus meer aantoonbaar. Langduriger uitscheiding van grotere hoeveelheden virus wordt gezien bij mensen met een gestoorde afweer en bij jonge kinderen. De reden voor langduriger virusuitscheiding bij kinderen is het feit dat deze veelal een eerste ('primaire') infectie doormaken en dus nog geen specifieke immuniteit tegen influenzavirussen hebben ontwikkeld. Om deze reden spelen kinderen een belangrijke rol in de verspreiding van influenzavirussen.

De hoge virulentie van influenza-H5N1-virussen voor de mens kan deels worden verklaard door een predilectie voor longinfecties. Aviaire virussen binden bij voorkeur aan andere siaalzuurreceptoren (siaalzuur-α2,3-galactose) dan humane influenzavirussen (siaalzuur-α2,6-galactose). De aanwezigheid van deze 'aviaire' α2,3-siaalzuurreceptoren in de longen, maar niet in de bovenste luchtwegen, verklaart enerzijds de hoge frequentie van virale pneumonie onder humane H5N1-infecties en anderzijds voor een deel de afwezige overdracht van mens op mens. Preferentiële binding aan 'humane' α2,6-siaalzuurreceptoren, overvloedig aanwezig in de bovenste luchtwegen van de mens, in plaats van aan 'aviaire' α2,3-siaalzuurreceptoren, vormt een essentiële stap in de evolutie van een aviair virus naar efficiënte overdracht tussen mensen. Naast een hoog risico op virale pneumonie kan de ernst van humane H5N1-infecties verklaard worden door mogelijke systemische verspreiding van het virus en een excessieve cytokinerespons op grote hoeveelheden geproduceerd virus. In hoeverre dergelijke mechanismen ook een rol spelen bij ernstige ziekte door andere (humane en pandemische) influenzavirussen verdient nader onderzoek.

2.4.4 KLINIEK EN DIAGNOSTIEK

Patiënten met influenza zijn over het algemeen ernstig ziek (zie casus 2.3). Lokale symptomen van de luchtwegen zoals rinitis, hoesten en keelpijn gaan gepaard met algemene symptomen als koorts, lethargie, hoofdpijn en spierpijn. Het zijn vooral de algemene symptomen die influenza onderscheiden van andere virale bovensteluchtweginfecties. Kenmerkend is een acuut begin van de ziekte, hoewel een meer geleidelijk begin ook mogelijk is. De patiënt is meestal niet in staat zijn gewone dagelijkse activiteiten uit te voeren, zodat de jaarlijkse griepepidemie leidt tot aanzienlijk school- en werkverzuim. De algemene symptomen duren in ongecompliceerde gevallen meestal drie dagen, lokale symptomen als hoest en keelpijn kunnen langer aanhouden (1-2 weken).

De belangrijkste complicaties van influenza zijn een primaire virale pneumonie, een bacteriële superinfectie of een combinatie van beide. Daarnaast vormt ontregeling van onderliggende chronische cardiopulmonale ziekten een belangrijke reden van influenzagerelateerde ziekenhuisopnames. De meest voorkomende verwekkers van bacteriële superinfecties zijn *S. pneumoniae*, *H. influenzae* en *S. aureus*. Een ernstiger ziektebeloop en complicaties van influenza doen zich het meeste voor bij jonge kinderen (< 2 jaar), 60-plussers en patiënten met chronische hart- en longziekten, suikerziekte, chronische nieraandoeningen, of een gestoorde afweer door ziekte of geneesmiddelen. Tijdens de pandemie door het nieuwe H1N1-virus werd duidelijk dat ook mensen met ernstige obesitas en zwangere vrouwen, vooral in het derde trimester van de zwangerschap, een verhoogd risico hebben op een ernstig ziektebeloop.

Op klinische gronden is influenza moeilijk te onderscheiden van andere virale infecties. Een etiologische diagnose is vooral van belang bij risicogroepen en in ziekenhuizen en andere gezondheidsinstellingen vanwege de beschikbaarheid van gerichte antivirale behandeling (zie 2.4.5) en preventie van nosocomiale verspreiding. Een laboratoriumdiagnose kan zeer snel gesteld worden door het aantonen van viraal antigeen in respiratoire monsters (bijv. neusspoelsel, neuswat, nasofarynxwat) maar deze sneltests hebben een beperkte gevoeligheid. De betrouwbaarste diagnostische test is tegenwoordig de detectie van virale nucleïnezuren met behulp van moleculaire technieken.

2.4.5 BEHANDELING EN PREVENTIE

Bij vooraf gezonde mensen is influenza gewoonlijk een zelflimiterende ziekte en volstaat in principe een behandeling van bedrust en antipyretica. Een waarschuwing geldt voor het gebruik van salicylaten tijdens griep vanwege een epidemiologisch verband met het optreden van het syndroom van Reye, een ernstige en mogelijk dodelijke complicatie die het meeste optreedt bij kinderen en adolescenten tijdens epidemieën van influenza-B, en gebruik van aspirine of aspirinebevattende geneesmiddelen.

Er bestaan momenteel twee klassen van antivirale middelen voor influenza: remmers van het virale M2-ionkanaal (amantadine, rimantadine) en neuraminidaseremmers (oseltamivir, zanamivir). Amantadine en rimantadine zijn alleen actief tegen influenza type-A-virussen en hebben nauwelijks meer een indicatiegebied door het bestaan van natuurlijke resistentie bij de meeste tegenwoordig circulerende influenza-A-virussen (H3N2, nieuwe H1N1). Bovendien treedt bij vooraf gevoelige virussen zeer snel resistentie op tijdens de behandeling.

De neuraminidaseremmers oseltamivir en zanamivir zijn actief tegen influenza-A en -B. Zanamivir wordt vanwege een lage biologische beschikbaarheid na orale inname toegediend door middel van inhalatie. Oseltamivir wordt via de orale route toegediend en is om deze reden tot dusver het meest gebruikte middel. Klinische geneesmiddelenstudies met neuraminidaseremmers zijn voornamelijk verricht bij vooraf gezonde mensen met ongecompliceerde griep. Deze studies lieten een bescheiden maar significante afname van de ziekteduur zien met één tot twee dagen bij behandelde patiënten, mits de behandeling gestart werd binnen 48 uur na ontstaan van symptomen. De effectiviteit van neuraminidaseremmers bij patiënten met een ernstig beloop van griep en bij risicogroepen met een verhoogd risico op griepcomplicaties is minder goed onderzocht maar beschikbare gegevens suggereren gunstige effecten op morbiditeit en mortaliteit. Gezien de ernst van de ziekte is antivirale behandeling bij deze groepen geïndiceerd, hoewel nader onderzoek naar de effectiviteit noodzakelijk blijft.

Ook tijdens behandeling met neuraminidaseremmers bestaat een risico op resistentieontwikkeling, vooral in situaties waarin hoge virusreplicatie plaatsvindt, zoals bij jonge kinderen met een primaire influenzavirusinfectie en patiënten met een gestoorde afweer. Virusstammen die resistent zijn tegen oseltamivir blijven gewoonlijk gevoelig voor zanamivir. Neuraminidaseremmers zijn eveneens effectief als (postexpositie)profylaxe.

Jaarlijkse vaccinatie is zeer effectief ter preventie van influenzavirusinfecties. Het griepvaccin wordt zonodig ieder jaar aangepast aan de waargenomen antigene veranderingen van het virus in het jaar ervoor. Om dit te kunnen verwezenlijken heeft de World Health Organisation een internationaal netwerk opgezet van referentielaboratoria die wereldwijd de antigene veranderingen van virusstammen analyseren. Het griepvaccinatiebeleid wisselt per land. In de Verenigde Staten bestaat het streven om, naast risicogroepen, alle kinderen in de leeftijd tussen 6 maanden en 18 jaar te vaccineren, enerzijds om (zeldzame) influenzagerelateerde sterfte onder gezonde kinderen te voorkomen, anderzijds om de verspreiding van influenza door kinderen te beperken. Het vaccinatiebeleid in Nederland is alleen gericht op het voorkómen van infectie bij mensen met een verhoogd risico op een ernstig ziektebeloop, complicaties en sterfte door griep. Vaccinatie wordt daarom geadviseerd aan deze risicopatiënten, aan gezinsleden van personen met een hoog risico op complicaties en, ter voorkoming van nosocomiale besmetting van kwetsbare patiënten, personeel in de gezondheidszorg. Indicaties voor jaarlijkse influenzavaccinatie volgens de aanbevelingen van het Staatstoezicht op de Volksgezondheid in Nederland zijn:
– patiënten met afwijkingen en functiestoornissen van de luchtwegen en longen;
– patiënten met een chronische stoornis van de hartfunctie;
– patiënten met diabetes mellitus;
– patiënten met chronische nierinsufficiëntie;
– patiënten die recent een beenmergtransplantatie hebben ondergaan;
– patiënten die geïnfecteerd zijn met hiv;
– kinderen en adolescenten in de leeftijd van 6 maanden tot 18 jaar die langdurig salicylaten gebruiken;
– personen met een verstandelijke handicap die verblijven in intramurale voorzieningen;
– personen met verminderde weerstand tegen infecties (bijv. door levercirrose, asplenie, auto-immuunziekten, chemotherapie, immunosuppressieve medicatie);
– verpleeghuisbewoners die niet onder een van voorgaande categorieën vallen;
– personen van 60 jaar en ouder;
– personeel in verpleeghuizen, verzorgingshuizen en ziekenhuizen;
– gezondheidszorgpersoneel met direct patiëntencontact;
– gezinsleden van personen met een zeer hoog risico op ernstige ziekte en sterfte bij griep.

Tijdens de recente pandemie door het nieuwe H1N1-virus werd, naast deze groepen, vaccinatie tegen het pandemische virus geadviseerd aan zwangeren in het tweede en derde trimester, aan kinderen vanaf 6 maanden tot en met 4 jaar oud en aan gezinsleden van pasgeborenen jonger dan 6 maanden.

2.5 Otitis media

> **Casus 2.4**
>
> Een jongen van 14 maanden is hangerig en huilt veel. Hij heeft lichte temperatuurverhoging en grijpt voortdurend naar zijn linkeroor. Hij heeft ook lichte diarree. 's Nachts nemen de symptomen toe. Twee dagen daarna ontstaat een loopoor en nemen de symptomen af. De koorts verdwijnt en het gedrag normaliseert.

2.5.1 EPIDEMIOLOGIE EN PATHOGENESE

Ongeveer 75% van alle kinderen maakt minstens één episode van acute otitis media door vóór de leeftijd van 3 jaar. Daarmee is otitis media een van de meest voorkomende infectieziekten op de kinderleeftijd. Otitis media is een ontsteking van het middenoor. De meest frequente verwekkers zijn *S. pneumoniae, H. influenzae* en in mindere mate *M. catarrhalis*. Ook virussen spelen een belangrijke rol (zie tabel 2.2). In een derde van de gevallen kan tijdens een acute otitisepisode geen bacterie uit het middenoor worden gekweekt. Bij een deel van deze patiënten kan een respiratoir virus worden aangetoond. Virale infecties kunnen aanleiding geven tot bacteriële superinfectie. Bij een aantal kinderen met een positieve bacteriële kweek in het middenoor kan tegelijkertijd een virus geïsoleerd worden, hetzij in het middenoor, hetzij in de nasofarynx.

Kolonisatie van het middenoor op zich is echter niet voldoende om otitis media te veroorzaken. Een eerste vereiste voor het ontstaan van een otitis media acuta is een disfunctie van de buis van Eustachius die in verbinding staat met de nasofarynx. De buis van Eustachius maakt een continue equilibratie mogelijk van de druk in het middenoor met de druk in de nasofarynx en de atmosfeer. Daarnaast wordt drainage van secreet uit het middenoor mogelijk, terwijl reflux van secreet uit de nasofarynx wordt belemmerd. Dit ingewikkelde mechanisme kan worden verstoord door een abnormale aangeboren anatomie zoals bij het downsyndroom of een palatoschisis, maar ook door een functionele disfunctie als gevolg van mucosazwelling bij een virale infectie van de bovenste luchtwegen of allergie. Daardoor worden beluchting van het middenoor en drainage van secreet beperkt. Deze secreetophopingen worden vanuit de nasofarynx gekoloniseerd met bacteriën, waardoor dezelfde pathogene vicieuze cirkel ontstaat als bij sinusitis. Het vocht in het middenoor kan na een acute infectie nog maanden aanwezig blijven.

2.5.2 KLINIEK EN DIAGNOSTIEK

De kliniek van acute otitis wordt gekenmerkt door lokale symptomen als oorpijn en loopoor, gepaard gaand met algemene tekenen als koorts, malaise, prikkelbaarheid en slapeloosheid. Bij klinisch onderzoek is druk op de gehoorgang pijnlijk en bij otoscopie wordt een bomberend of juist ingetrokken, rood trommelvlies gezien met verdwijning van de lichtreflex en soms een zichtbaar vloeistofniveau in het middenoor.

De voornaamste complicaties van acute otitis media zijn mastoïditis, meningitis, laterale sinustrombose en beschadiging van de nervus facialis. Deze complicaties komen tegenwoordig echter nog maar zelden voor. Het is onduidelijk wat deze terugval in de incidentie van complicaties (20% vroeger tot minder dan 1% nu) verklaart. De epidemiologische afname is ook in Nederland opgetreden, ondanks een terughoudend beleid ten aanzien van het toepassen van antibiotica bij otitis media. Het staat niet vast of (recidiverende) otitis invloed heeft op de gehoorfunctie en de ontwikkeling van de spraak.

2.5.3 BEHANDELING

Over de behandeling van otitis media bestaan veel controversen. In Nederland worden alleen jonge zuigelingen, ernstig zieke kinderen en kinderen die na enkele dagen geen spontaan herstel vertonen, met antibiotica behandeld. Een recente meta-analyse toonde aan dat het gunstigste effect van antibiotische behandeling op pijnvermindering en koortsbeloop gezien wordt bij kinderen jonger dan 2 jaar met een bilaterale otitis media en bij kinderen met otitis media en otorroe. Als antibiotica geïndiceerd zijn, kan gekozen worden voor amoxicilline met of zonder clavulaanzuur, een macrolide (claritromycine of azitromycine), of co-trimoxazol. De effectiviteit van decongestie van het neusslijmvlies met xylometazoline staat niet vast, maar de toegenomen doorgankelijkheid van de neus wordt vaak als verlichting ervaren. Daarnaast wordt pijnstilling met paracetamol gegeven.

Acute otitis media, zelfs recidiverend, is geen indicatie voor het plaatsen van trommelvliesbuisjes die tot doel hebben om de druk in het middenoor te normaliseren, met andere woorden om de functie van de buis van Eustachius over te nemen. Alleen bij een bilaterale gehoorachteruitgang van meer dan 20 dB is er een indicatie voor deze interventie.

Hoewel het 7-valente conjugaatpneumokokkenvaccin een duidelijke afname laat zien van otitiden veroorzaakt door de in het vaccin opgenomen serotypen, bestaat de vrees dat dit gunstige effect deels zal worden tenietgedaan door een verschuiving van circulerende pneumokokken naar serotypen die niet in het vaccin zijn opgenomen.

2.6 Laryngitis

> **Casus 2.5**
>
> Een voorheen gezonde jongen van 2 jaar presenteert zich om 23.30 uur op de EHBO. Twee uur eerder hoorden zijn ouders een blafhoest en vervolgens ontwikkelde de peuter geleidelijk een stridoreuze ademhaling. Bij klinisch onderzoek wordt een niet-cyanotische jongen gezien met een normale lichaamstemperatuur, een blafhoest en een ademhalingsfrequentie van 20×/minuut met milde suprasternale intrekkingen. Auscultatie van de longen is niet afwijkend.

2.6.1 KLINIEK

Laryngitis subglottica (ook wel pseudokroep genoemd, in de Engelstalige literatuur *croup* of *spasmodic croup*) is een virale infectie van de larynx en de stembanden, meestal veroorzaakt door het para-influenzavirus. Het is een goedaardige aandoening die vooral voorkomt bij peuters. Slechts zelden treedt het ziektebeeld op bij kinderen ouder dan 5 jaar. De meeste gevallen van laryngitis subglottica worden gezien in het najaar en de vroege winter. Overdag zijn de kinderen vaak symptoomvrij, maar 's nachts begint de karakteristieke blafhoest. Dit patroon herhaalt zich gedurende enkele dagen waarna de patiënt spontaan herstelt. Voordat vaccinatie tegen *H. influenzae* type B in het Rijksvaccinatieprogramma was opgenomen, was de belangrijkste aandoening in de differentiële diagnose een epiglottitis. Dit is een ernstig ziektebeeld gekenmerkt door hoge koorts en een bedreigende ademnood veroorzaakt door zwelling van de epiglottis.

2.6.2 BEHANDELING

Behandeling van laryngitis subglottica is symptomatisch. Hoewel stomen met vochtige lucht van oudsher als thuistherapie werd geadviseerd (met het kind op schoot in de badkamer met de warme douche aan), leveren recente onderzoeken geen bewijs dat deze therapie een belangrijk effect ressorteert bij milde tot matig ernstige pseudokroep. Behandeling van milde laryngitis subglottica met systemische corticosteroïden (eenmalige toediening van dexamethason 0,6 mg/kg) kan progressie van het ziektebeeld voorkomen. In het ziekenhuis is verneveling met steroïden een alternatief, in ernstiger gevallen wordt ook met adrenaline verneveld. Een enkele keer is de larynxobstructie zo uitgesproken, dat gedurende korte tijd intubatie nodig is om een vrije luchtweg te garanderen. Beademing is meestal niet nodig, tenzij de laryngitis wordt gecompliceerd door infectie van de onderste luchtwegen.

Kernpunten

- Luchtweginfecties zijn de meest voorkomende infecties.
- Infecties van de bovenste luchtwegen worden meestal veroorzaakt door virussen.
- Bacteriële verwekkers van bovensteluchtweginfecties behoren meestal tot de eigen flora.
- *S. pneumoniae* is de belangrijkste bacteriële verwekker van luchtweginfecties.
- Antibiotische behandeling van bovenste luchtweginfecties is slechts zelden nodig.
- Op klinische gronden kan geen onderscheid worden gemaakt tussen de verschillende verwekkers van bovensteluchtweginfecties.
- Etiologische laboratoriumdiagnostiek voor influenza-achtige ziektebeelden is vooral van belang bij risicogroepen en in gezondheidsinstellingen vanwege de beschikbaarheid van antivirale behandeling en eventuele maatregelen ter voorkoming van nosocomiale verspreiding van influenzavirussen.
- Jaarlijkse griepvaccinatie is geïndiceerd bij risicogroepen ter voorkoming van een ernstig ziektebeloop en bij gezondheidswerkers ter voorkoming van nosocomiale verspreiding.

Literatuur

Cherry JD. Clinical practice. Croup. N Engl J Med. 2008;358:384-91.

Gerber MA. Nonsuppurative poststreptococcal diseases: rheumatic fever and acute glomerulonephritis. In: Long SS, Pickering LK, Prober CG (eds.). Principles and practice of pediatric infectious diseases. 2nd ed. Philadelphia: Churchill Livingstone; 2003, pp. 719-25.

Peiris JSM, Jong MD de, Guan Y. Avian influenza: a threat to human health. Clin Microbiol Rev. 2007;20:243-67.

Rovers MM, Glasziou P, Appelman CL, Burke P, McCormick DP, Damoiseaux RA et al. Antibiotics for acute otitis media: a meta-analysis with individual patient data. Lancet. 2006;368:1429-35.

Wright PF, Neumann G, Kawaoka Y. Orthomyxoviruses. In: Fields BN et al. (eds.). Fields Virology. 5th ed. Philadelphia: Lippincott Williams & Wilkins; 2007, pp. 1691-741.

Infecties van de onderste luchtwegen en tuberculose

A.I.M. Hoepelman en A. Verbon

3.1 Inleiding

Tot de onderste luchtwegen behoren alle onderdelen van de luchtwegen en longen onder de stembanden (trachea, bronchi en bronchioli). De trachea vertakt zich in hoofdbronchi, die zich vervolgens vertakken in longkwabbronchi en segmentbronchi. Bij verdere vertakking verliezen de bronchi hun kraakbeenringen (bronchioli) en ze eindigen, nadat ook de spierlaag is verdwenen, in de longblaasjes (alveoli). Het slijmvlies van de luchtwegen bevat trilhaarcellen en slijmbekercellen. De alveoli daarentegen bestaan uit een enkele laag epitheelcellen zonder trilharen, met daartussen en daarop de voor de afweer essentiële alveolaire macrofagen. Door een dunne tussenlaag (interstitium) worden de alveoli gescheiden van het endotheel van de longcapillairen.

Onder normale omstandigheden zijn de onderste luchtwegen vrij van micro-organismen. Deze situatie wordt gehandhaafd door de continue activiteit van de trilharen, die zorgen voor eliminatie van de partikels. Deze worden, gevangen in slijm (mucus), met hoge snelheid (1-2 cm/minuut) naar de farynx getransporteerd. De meeste partikels groter dan 5-10 μm worden zo verwijderd; kleinere deeltjes kunnen de bronchi passeren en in de alveoli doordringen. Dit geldt eveneens voor druppelkernen (aerosolen), een vorm waarin sommige luchtwegpathogenen in de alveoli terechtkomen. De deeltjes die toch in de alveoli terechtkomen, worden door de macrofagen gefagocyteerd en verwijderd. Alveolaire macrofagen verwerken en presenteren ook gedeelten van pathogenen op hun oppervlakte, wat leidt tot lymfocytenstimulatie en cytokinesecretie (zie figuur 3.1 en 3.7). Ontstaat er toch een ontsteking, dan vindt vanuit de bloedbaan toestroom plaats van granulocyten en lymfocyten om pathogenen te verwijderen. Daarnaast bevatten de luchtwegen nog een aantal beschermende eiwitten (fibronectine, surfactant (1-antitrypsine) en antistoffen van de klasse van secretoir IgA) die de gastheer beschermen tegen kolonisatie (figuur 3.1).

Bij patiënten met chronische obstructieve longaandoeningen (COPD) treedt vernauwing en deformatie van de luchtwegen op, wat kan leiden tot een lokale afvloedbelemmering en kolonisatie met micro-organismen. Ook zijn er zeldzame aandoeningen zoals mucoviscidose, het immotieleciliasyndroom en hypo- of agammaglobulinemie (hoofdstuk 17), die predisponeren tot luchtweginfecties.

Ziekteverwekkers kunnen op een aantal manieren de luchtwegen bereiken:
- De meeste pathogenen behoren tot de orofaryngeale flora en bereiken de long via (micro)aspiratie. Ieder gezond individu aspireert in zijn slaap. Bij bijvoorbeeld neurologische aandoeningen treedt dit vaker op en ook op andere momenten. Opname in een ziekenhuis, alcoholisme, behandeling met antibiotica, ondervoeding, ouderdom, beademing en voedingssonde(n) leiden bij patiënten bovendien tot kolonisatie van de farynx met gramnegatieve bacteriën, die bij aankomst in de alveoli gemakkelijk aanleiding kunnen geven tot infecties.
- Bepaalde pathogenen komen via aerosolen in de luchtwegen terecht en kunnen dan aanleiding geven tot een infectie (*Mycobacterium tuberculosis*, *Legionella pneumophila*, influenzavirus).
- Invasie van de bovenste luchtwegen en intercellulaire verspreiding naar de onderste luchtwegen (respiratoir syncytieel virus (RSV), para-influenzavirus).
- De long wordt doorstroomd met grote hoeveelheden bloed en een gemakkelijk aan endotheel hechtende bacterie als *Staphylococcus aureus* kan, in zeldzame gevallen, op deze manier naar de longen worden versleept (hematogeen).

De ziektebeelden van de onderste luchtwegen kunnen worden onderverdeeld in vier syndromen:
1 acute bronchitis;
2 acute exacerbatie van chronische bronchitis;
3 acute bronchiolitis;
4 longontsteking (pneumonie).

Samen worden deze vier ziektebeelden ook wel ondersteluchtweginfecties (olwi) genoemd, in tegenstelling tot de bovenste luchtweginfecties (bolwi), die zijn behandeld in hoofdstuk 2.

Influenza, de in hoofdstuk 2 beschreven virusinfectie, kan ook aanleiding geven tot bronchitis en soms zelfs tot pneumonie. Ook en vooral bij ouderen kan er een (super)infectie optreden met bacteriën die aanleiding

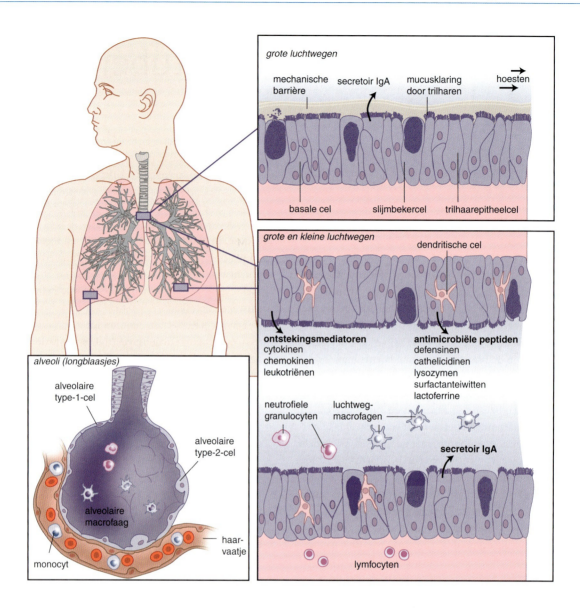

Figuur 3.1 Afweermechanismen aanwezig in de luchtwegen (Bron: Sethi S, Murphy T. N Engl J Med. 2008;359:2355-65).

geeft tot pneumonie. Deze ziektebeelden worden in de rest van dit hoofdstuk besproken.

Het is eind november en als coassistent loopt u mee op het spreekuur van de lokale huisarts.

Casus 3.1

Een 12-jarige jongen bezoekt samen met zijn moeder het spreekuur. Hij heeft een verstopte neus en hoest, zijn temperatuur is 38 °C. Bij onderzoek maakt hij geen zieke indruk en over de longen hoort u vesiculair ademgeruis. U stelt de diagnose acute bronchitis, stelt de jongen en zijn moeder gerust en legt uit dat de vermoedelijke oorzaak een virus is en behandeling met antibiotica dus niet zinvol.

Casus 3.2

De tweede patiënt is een moeder met een baby van drie maanden. De baby is sinds vier dagen ziek en heeft een rauwe hoest. De moeder komt langs omdat het hoesten aanhoudt en de baby wat suf is. Bij onderzoek is de baby cyanotisch en heeft een ademhaling van 40 per minuut. Na overleg met de kinderarts besluit u de baby in te sturen. Na opname wordt al snel de diagnose RSV-bronchiolitis gesteld. Met ondersteunende maatregelen knapt de baby snel weer op.

Casus 3.3

Een 24-jarige, anders gezonde vrouw bezoekt uw spreekuur in verband met koorts, hoesten en pijn op de borst. Ze geeft geen sputum op. Bij lichamelijk onderzoek is ze niet ernstig ziek en u vindt over de longen een gedempte percussie links-achter-onder en hoort vochtige rhonchi. U stelt de diagnose 'thuis opgelopen longontsteking' (*community-acquired pneumonia*; CAP) en schrijft patiënte een macrolide antibioticum voor. Weken later hoort u van het laboratorium dat er bij deze patiënte aanwijzingen zijn geweest voor een infectie met *Mycoplasma pneumoniae*.

Casus 3.4

Als eerste bezoekt u de heer Janssen. Hij is 68 jaar, gebruikt al jaren te veel alcohol en vertoont tekenen van levercirrose. Ook heeft hij chronische obstructieve bronchitis als gevolg van jarenlang roken. Bij aankomst maakt hij een zieke indruk; hij vertelt dat hij toenemend benauwd is, meer sputum dan normaal opgeeft en dat hij groen purulent sputum ophoest. U stelt de diagnose type-1-exacerbatie van chronische bronchitis. Hij heeft een temperatuur van 40 °C, een normale bloeddruk, een ademhalingsfrequentie van 24 en een polsfrequentie van 120. Ook bij hem vindt u bij nader onderzoek aanwijzingen voor een longontsteking. U stelt de diagnose daarom bij van type-1-exacerbatie naar buiten het ziekenhuis opgelopen pneumonie (CAP). U verwijst hem naar een ziekenhuis voor opname. Het laboratoriumonderzoek aldaar laat een bloedgaswaarde zien met een pH van 7,30 (7,38-7,44) en een P_{O_2} van 55 (80-100 mmHg), een ureum van 11 (3,5-7 mmol/l) en een serumnatrium van 125 (136-145 mmol/l). Een week later ontvangt u bericht dat bij de heer Janssen uit bloed en sputum een pneumokok (*Streptococcus pneumoniae*) is geïsoleerd.

Casus 3.5

Een meisje van 8 jaar oud wordt op uw spreekuur gebracht in verband met sinds twee maanden bestaande verkoudheid met zeer hevige hoestaanvallen, 's nachts veelal in buien. De aanvallen zijn zo ernstig dat de ouders bang zijn dat ze 'erin zal blijven'. Bij deze buien loopt ze helemaal rood aan, haar ogen lijken uit te puilen en gaan tranen. Het hoesten gaat gepaard met het opgeven van veel slijm. Door de hevige hoestbuien braakt ze ook af en toe voedsel uit. Als jong kind heeft het kind de volledige DKTP-inenting volgens het Rijksvaccinatieprogramma ondergaan. Het onderzoek levert geen bijzonderheden op. De sputumkweek is negatief. Bij serologisch onderzoek wordt een duidelijke verhoging van de IgA-antistoffen en een hoog IgG tegen het pertussistoxine in serum gevonden. Gegeven het bijpassende klinische beeld wordt de diagnose kinkhoest gesteld.

3.2 Acute bronchitis

Acute bronchitis (casus 3.1) is een ontsteking van de bronchiën die vaak samengaat met een respiratoire infectie. Het is een van de meest voorkomende aandoeningen bij alle leeftijden, die vooral optreedt in het winterseizoen.

De oorzaak van acute bronchitis is vaak een virale respiratoire infectie, in aflopend voorkomen: influenza-A en -B, para-influenza, coronavirus (typen 1-3), rinovirus, respiratoir syncytieel virus en humaan metapneumovirus. Een klein deel van de acute bronchitiden hangt samen met een niet-virale infectie veroorzaakt door *Mycoplasma pneumoniae, Chlamydia pneumoniae,* of *Bordetella pertussis*. De rol van bacteriële infecties met bijvoorbeeld *Streptococcus pneumoniae*, *Haemophilus influenzae* en zelfs *Staphylococcus aureus* in de etiologie van acute bronchitis is niet duidelijk.

Hét symptoom bij acute bronchitis is hoesten. Samen met verkoudheid is acute bronchitis verantwoordelijk voor het merendeel van de klachten van passagère hoest. Het hoesten duurt ongeveer 2-3 weken, maar kan langer aanhouden bij rokers. Het kan nogal eens gepaard gaan met het opgeven van purulent sputum. Koorts is zeldzaam, maar kan voorkomen bij infectie met influenzavirus of *M. pneumoniae*.

De diagnose acute bronchitis wordt vooral gesteld op het klinische beeld. Bij oudere patiënten, wanneer er afwijkende vitale parameters zijn (pols, bloeddruk, temperatuur), of wanneer lichamelijk onderzoek wijst op een pneumonie, kan met een X-thorax een longontsteking worden uitgesloten. Bij verdenking op een virale oorzaak kan een keelspoelsel worden afgenomen, gevolgd door PCR. Sputumkweek op bacteriën is minder zinvol. Als een patiënt blijft hoesten (casus 3.5), is kinkhoest een mogelijke oorzaak. Kinkhoest of pertussis is een zeer besmettelijke ziekte die in Nederland endemisch voorkomt. De ziekte wordt veroorzaakt door *Bordetella pertussis,* een kleine, gramnegatieve, coccoïde staaf, of, in een minderheid van de gevallen, door *Bordetella parapertussis*. Het ziektebeeld ontleent zijn Angelsaksische naam 'whooping cough' aan de hevige hoestbuien, gevolgd door een lange gierende inspiratie ('whoop') waarmee een aanval eindigt. De laatste jaren is er in Nederland een toename van het aantal ziektemeldingen (figuur 3.2). Kinkhoest is in Nederland een groep-B-ziekte (tabel 1.21), dat wil zeggen aangifteplichtig op naam.

Jonge zuigelingen zijn zeer gevoelig voor deze infectie omdat bescherming door maternale antistoffen ontbreekt en er minimaal drie vaccinaties nodig zijn om voldoende bescherming te verkrijgen. Tijdens epidemiologische verheffingen blijkt de incidentie dan ook het hoogst te zijn bij kinderen jonger dan 6 maanden. Eenmaal in de vier à vijf jaar wordt ook in Nederland een dergelijke verheffing gezien (figuur 3.2). Dit komt doordat het in Nederland tot medio 2001 gebruikte

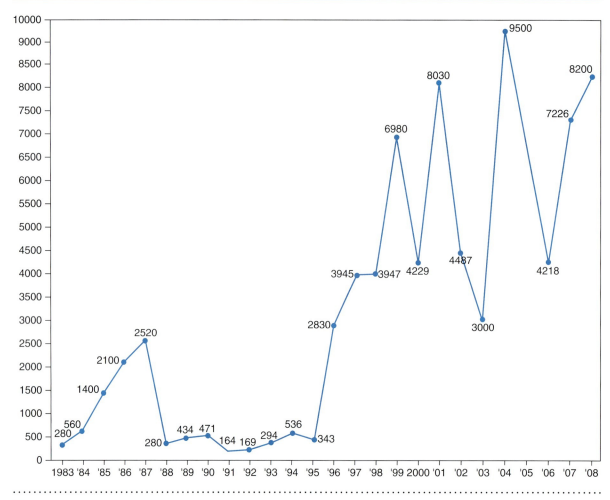

Figuur 3.2 Aangiften wegens kinkhoest (duidelijk is het cyclische beloop te zien) (Bron: Inspectie voor Gezondheidszorg).

'whole-cell vaccin' individueel weliswaar goede bescherming biedt tegen typische ziekte, maar veel minder tegen asymptomatische of milde symptomatische infectie. Sinds 1996 is er in Nederland een uitzonderlijke toename van het aantal gevallen te zien geweest (figuur 3.2). De oorzaak hiervan is onduidelijk; de vaccinatiegraad is niet afgenomen en het vaccin is niet veranderd. Wel is aangetoond dat er in de loop der jaren genmutaties zijn opgetreden in de bacteriën, die hebben geleid tot aminozuurveranderingen van verschillende aanhechtingseiwitten en toxinen van B. pertussis. Daardoor is er een zekere mate van antigene mismatch ontstaan tussen de huidige circulerende stammen en de stammen die sinds 1952 in het whole-cell vaccin zijn vervat. De introductie van een extra vaccinatie met het acellulaire vaccin (*booster*) voor 4-jarigen in 2001 heeft geleid tot een daling van het aantal ziektegevallen in 2002. In 2004 is het whole-cell vaccin geheel vervangen door het acellulaire vaccin.

Klassiek zijn drie klinische fasen te onderscheiden: de catarrale fase, de paroxismale fase en de reconvalescentiefase (figuur 3.3). Na een catarraal of prodromaal stadium, dat een à twee weken duurt, volgt het verscheidene weken durende stadium van paroxismaal hoesten, ook wel stadium convulsivum genoemd. Dit stadium wordt gekenmerkt door hevige, plotseling opkomende hoestbuien die gepaard gaan met gierende inspiraties en productie van veel slijm. Vaak braakt de patiënt ook. De diagnose is lastig. Microbiologische bevestiging kan worden verkregen via kweek uit de nasofarynx, maar deze is niet erg gevoelig, vereist speciale voedingsbodems en de kleine kolonies zijn moeilijk te herkennen. De kans op succes is het grootst in het eerste en vroege catarrale stadium.

De diagnostiek wordt daarom verricht door middel van kweek dan wel PCR, op het sputum of via bloedonderzoek (serologisch, zie casus 3.5). Als er in een eerste serummonster IgG/IgA (hoog IgG tegen Ptx (pertussistoxine) en hoog IgA tegen de hele bacterie, IgA kan al in de tweede week na de eerste ziektedag verschijnen) waarden boven een bepaalde afkapwaarde zijn, dan wordt de uitslag afgegeven als passend bij een actuele of zeer recente infectie. Een typisch klinisch beeld en een dergelijke serumuitslag zijn voldoende voor de diagnose (casus 3.5).

Behandeling van acute bronchitis is ondersteunend, bijvoorbeeld met NSAID's en neusdruppels. Antibiotische behandeling blijft een punt van discussie. Hoewel er bij acute bronchitis vaak antibiotica worden voorgeschreven, is hiervan niet veel effect te verwachten omdat

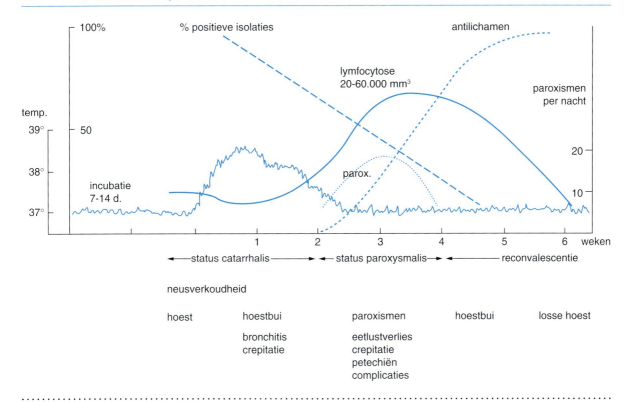

Figuur 3.3 Schematische weergave van het ziektebeeld van kinkhoest. De dun gestippelde lijn geeft het aantal paroxismen per nacht weer.

de verwekkers meestal viraal zijn. Dit wordt ook bevestigd in grote studies en meta-analyses.

Als *M. pneumoniae* of *C. pneumoniae* wordt aangetoond is de therapie een macrolide. Ook wanneer de diagnose kinkhoest (veroorzaakt door *B. pertussis*) luidt, is een macrolide eerste keus. De behandeling van kinkhoest met antibiotica beïnvloedt echter zelden het klinische beloop van de ziekte. Verkorting van de duur en ernst van de klachten wordt alleen gezien wanneer vroeg in de infectie, in de catarrale fase, wordt begonnen met antimicrobiële therapie. Het verminderen van de besmettelijkheid is het belangrijkste effect van antibiotica bij kinkhoest. Ook dit is alleen zinvol in de catarrale en vroege paroxismale fase.

Bij influenza kan oseltamivir of zanamivir een gunstig effect hebben, mits gestart in de eerste 48 uur na aanvang van de symptomen.

3.3 Acute exacerbatie chronische obstructieve pulmonale ziekte (COPD)

COPD is een progressieve ziekte met irreversibele schade aan de longen die zich meestal manifesteert bij mensen ouder dan 45 jaar. De symptomen van COPD zijn vooral hoesten, sputumproductie en/of kortademigheid. Wereldwijd wordt het aantal patiënten met COPD geschat op 210 miljoen.

Het Global Initiative for Chronic Obstructive Lung Disease (GOLD) definieert een exacerbatie van COPD als een toename groter dan de dagelijkse variatie in hoesten, sputumproductie en/of kortademigheid. Een dergelijke exacerbatie kan leiden tot respiratoire insufficiënte en de dood. De meest voorkomende oorzaak van een exacerbatie is infectie of luchtvervuiling, in een derde van de gevallen blijft de oorzaak echter onbekend. Het aantonen van een infectie als oorzaak van een exacerbatie is moeilijk; routinekweken van sputum bij COPD-patiënten toonden vaak de aanwezigheid van *S. pneumoniae* en *H. influenzae* aan. Dit is niet verschillend in perioden met en zonder exacerbatie. Met andere woorden: met een kweek is het moeilijk om een verschil tussen kolonisatie en infectie aan te tonen. Aan de andere kant worden bij 50% van de patiënten met een exacerbatie van COPD hoge concentraties bacteriën gevonden in de lagere luchtwegen; meestal zijn dat niet-typeerbare *H. influenzae*, *Moraxella catarrhalis*, en *Streptococcus pneumoniae*. Bij zeer ernstige COPD met structurele longafwijkingen wordt ook *Pseudomonas aeruginosa* als oorzaak van exacerbaties gevonden. Mogelijk is dit het geval omdat deze patiënten vaker in ziekenhuizen opgenomen zijn. Ook worden bij een exacerbatie nogal eens nieuwe, eerder niet aanwezige bacteriën gevonden, wat pleit voor een rol bij een exacerbatie. Bij een derde tot twee derde van de exacerbaties wordt ook een virus gevonden. Of er een causaal verband is met een exacerbatie, is niet duidelijk omdat ook bij stabiele COPD virussen in sputum kunnen worden aangetoond. Virussen die een associatie met een COPD-exacerbatie lijken te hebben zijn rinovirussen, influenzavirus, para-influenzavirus, coronavirus, adenovirus, respiratoir syncytieel virus en humaan metapneumovirus. Co-infectie met bacteriën en virussen lijkt frequent op te treden en resulteert vaak in een ernstiger exacerbatie.

Het diagnosticeren van een infectieuze oorzaak van een exacerbatie is moeilijk. Toename van purulentie van het sputum geeft een aanwijzing, maar geen waterdichte. De waarde van de sputumkweek is zo beperkt (zie eerder), dat er in Amerikaanse richtlijnen wordt geadviseerd geen routinesputumkweek te verrichten.

Antibiotische therapie is van waarde bij een matige tot ernstige COPD-exacerbatie. Voor een minder ernstige exacerbatie, vooral wanneer deze zich voordoet in de huisartsenpraktijk, is de rol van antibiotische therapie niet aangetoond wat betreft sneller herstel, aantal exacerbaties en mortaliteit, hoewel hierover nog steeds discussie is.

De Amerikaanse richtlijnen adviseren te kijken naar klinische criteria zoals verandering van het aspect van het sputum, toename van het sputumvolume en toename van de kortademigheid (casus 3.4). Wanneer alle drie de criteria aanwezig zijn, wordt gesproken van een type-1-exacerbatie en is er een indicatie voor antibiotica. Ook bij patiënten die moeten worden opgenomen worden antibiotica geadviseerd. In Nederland adviseert de NHG-standaard antibiotica alleen bij klinische infectieverschijnselen (temperatuur > 38 °C, algemeen ziek zijn) in combinatie met een zeer slechte longfunctie (FEV_1 < 30% van de voorspelde waarde) of onvoldoende verbetering na vier dagen.

3.4 Bronchiolitis

> **Casus 3.6**
>
> U wordt in december bij een baby van drie maanden geroepen die prematuur was en met een congenitaal hartgebrek. Het kind heeft 38 °C en drinkt/eet slecht. Bij onderzoek is er een centrale cyanose, het kind neusvleugelt en er zijn intercostale intrekkingen. Direct na opname moet het kind worden beademd. Sneldiagnostiek voor RSV is positief en het kind wordt geïsoleerd. Na ontslag krijgt dit kind maandelijks specifiek immunoglobuline toegediend.

Bronchiolitis is een ontsteking van de kleinere en terminale luchtwegen. Het is een aandoening die vooral bij kleine kinderen tot ongeveer 2 jaar voorkomt. De incidentie is het grootst in het eerste levensjaar en neemt daarna snel af. De oorzaak van de jaarlijks in de wintermaanden voorkomende epidemietjes van bronchiolitis is meestal het respiratoir syncytieel virus (RSV). Andere verwekkers van bronchiolitis zijn humaan metapneumovirus (MPV), para-influenzavirus, influenzavirus en adenovirus. Zowel RSV, MPV als para-influenzavirus (hoofdstuk 2) behoren tot de paramyxovirussen, negatief-strengs RNA-virussen waarvan in tegenstelling tot influenzavirus (een orthomyxovirus) het genoom niet gesegmenteerd is. De variabiliteit van deze virussen is veel geringer dan die van influenzavirus. RSV en MPV zijn vrij sterk verwante virussen, behorend tot een subfamilie van pneumovirussen. RSV komt van deze verwekkers het meeste voor. Het dankt zijn naam aan het feit dat het in celkweek het kenmerkende beeld van een syncytium te zien geeft en aan zijn voorkeur voor de luchtwegen. Het RNA-genoom codeert voor ten minste tien polypeptiden, waaronder de F- en G-envelopgeassocieerde glycoproteïnen. Het G-eiwit is verantwoordelijk voor de aanhechting aan cellen, terwijl het F(usie)-eiwit verantwoordelijk is voor de entree en verspreiding over cellen.

Meestal geeft RSV symptomen van een infectie van de bovenste luchtwegen. Nagenoeg alle kinderen zijn op de leeftijd van 3 jaar seropositief voor RSV, dat wil zeggen dat ze RSV-specifieke IgG-antistoffen in het bloed hebben. Bij een aantal van de kinderen (10-40%) gaat een RSV-infectie gepaard met symptomen van de lage luchtwegen en dan spreekt men van een bronchiolitis. Tien procent van de kinderen moet in het ziekenhuis worden opgenomen voor zuurstoftherapie. Ondanks de vorming van antistoffen na een eerste infectie met RSV treedt geen complete immuniteit tegen herinfectie op, maar de symptomen verlopen wel milder. Het virus wordt overgedragen via aerosolen en hand-slijmvliescontact, is zeer besmettelijk en heeft een incubatietijd van vier tot vijf dagen. Naast kweek kan de diagnose snel worden gesteld met een sneltest en door middel van PCR (zie diagnostiek).

Over het algemeen is niet-specifieke therapie voldoende; er is geen goede therapie voor RSV. Ribavirine is een antiviraal middel met activiteit tegen zowel DNA- als RNA-virussen. Het gevoeligst zijn orthomyxo-, paramyxo- en arenavirussen. Het middel moet echter per aerosol door verneveling worden toegediend. Het exacte mechanisme van zijn werking is niet bekend. De indicatie voor dit middel bij door RSV veroorzaakte infecties is onduidelijk. Op dit ogenblik wordt dit middel een enkele keer toegepast bij patiënten met een verhoogde kans op een ernstig beloop (kinderen met congenitale hart-/longgebreken, prematuren, specifieke immuundeficiënties en ouderen met chronische obstructieve longaandoeningen).

Er is nog geen vaccin beschikbaar. Wel zijn er specifieke antistoffen (immunoglobuline) beschikbaar die maandelijks kunnen worden toegediend tijdens de risicomaanden. Vanwege de hoge prijs moet deze profylaxe worden voorbehouden aan een zeer kleine groep hoogrisicopatiënten (prematuren met hart-longgebreken).

3.5 Longontsteking

3.5.1 EPIDEMIOLOGIE

Twee patiënten uit casus 3.3 en 3.4 in dit hoofdstuk hebben een longontsteking. Het aantal patiënten met een pneumonie in de Nederlandse huisartsenpraktijk is 2-7 per 1000 patiënten per jaar. Het merendeel van deze groep wordt thuis behandeld en 5-10% wordt doorverwezen naar een ziekenhuis. De sterfte aan pneumonie thuis wordt in de Amerikaanse publicaties geschat op 0-5%, terwijl deze bij patiënten die worden opgenomen kan oplopen tot 25%. In de afgelopen jaren is er in de Verenigde Staten een 'Pneumonia Severity Index' (ook wel 'Fine Score' genoemd) ontwikkeld. Op basis van deze score kan de ernst van de thuis opgelopen longontsteking worden geschat en kan worden besloten of er thuis kan worden behandeld of dat dit in het ziekenhuis moet. De score is opgebouwd uit eenvoudige parameters als leeftijd, geslacht, bevindingen bij het lichamelijk onderzoek, bijkomende aandoeningen en enkele laboratoriumparameters. Zo heeft de heer Janssen uit casus 4 een score van 183 (leeftijd = *68*, leverziekte + *20*, koorts > 40 + *15*, pH < 7,35 + *30*, Po$_2$ < 60 + *10*, ureum verhoogd + *20*, verlaagd serumnatrium + *20*). Hiermee valt hij in de hoogste klasse (v) en heeft hij een sterfterisico van 29%. De patiënte in casus 3 heeft minder dan 90 punten en behoort tot risicoklasse i (sterfte < 0,4%); zij kan thuis worden behandeld.

Pneumonieën kunnen verschillend worden ingedeeld: naar verwekker (bacterie, virus), naar aan-/afwezigheid van een onderliggende aandoening (primaire pneumonie: geen bijkomende aandoening; secundaire pneumonie: wel een aandoening), naar beloop (acuut/subacuut) en naar de plaats van acquisitie (thuis: community-acquired; ziekenhuis/verpleeghuis: nosocomiaal). De laatste twee indelingen worden het meest gebruikt.

De belangrijkste verwekker van de thuis opgelopen pneumonie (zie tabel 3.1) is de pneumokok (*S. pneumoniae*). Bij gezonde jongeren (casus 3.3) komt *Mycoplasma pneumoniae* ook voor. Bij patiënten opgenomen in het ziekenhuis zijn er andere verwekkers en komen ook vaak gramnegatieve bacteriën en *Staphylococcus aureus* voor (hoofdstuk 16). Bij patiënten die uit het buitenland komen, niet reageren op therapie met bètalactamantibiotica en/of zeer ernstig ziek zijn, moet men rekening houden met *Legionella pneumophila*.

Bij patiënten met een verminderde afweer (hoofdstuk 17) komen bijzondere verwekkers voor (tabel 3.1).

3.5.2 SYMPTOMEN EN VERSCHIJNSELEN

Vooral bij de lobaire pneumonie (figuur 3.4) begint de ziekte acuut, veelal met koude rillingen, pijn op de thorax (pleuraprikkeling) en hoog oplopende temperatuur. De patiënt klaagt over hoesten met later opgeven van roestbruin en purulent sputum, en vaak ook aan de ademhaling verbonden pleurapijn (pleuritis). Bij onderzoek is de percussietoon over het gebied van de ontsteking verkort en het ademgeruis heeft bij onvolledige afsluiting een versterkte (bronchiale) bijklank. Vooral tijdens de inspiratie kunnen er rhonchi worden gehoord. De verwekker is meestal de pneumokok. Dit beeld wordt de typische pneumonie genoemd. Tijdens het influenza(griep)seizoen (november-april, zie hoofdstuk 2) wordt wel een beeld gezien waarbij in de eerste dagen de lichaamstemperatuur daalt, maar de patiënt dan plotseling weer ernstig ziek wordt met tekenen van ernstige sepsis (hoofdstuk 14) en cyanose. Het sputum is dan vaak bloederig en naast de pneumokok wordt hier ook *S. aureus* als verwekker aangetroffen. Bij de atypische pneumonie zijn de symptomen sterk wisselend; zij lopen uiteen van klachten zoals hoesten met weinig ziek zijn tot een beeld met pijn op de borst ten gevolge van

Tabel 3.1 Classificatie en verwekkers van longontsteking.	
	belangrijkste verwekkers
acuut	
community-acquired	
gezonden en jongeren	*Streptococcus pneumoniae* (pneumokok), *Mycoplasma pneumoniae*, *Chlamydia pneumoniae*
ouderen en/of patiënten met COPD	*Streptococcus pneumoniae*, influenzavirus, *Haemophilus influenzae*, *Moraxella catarrhalis*, RSV
contact met dieren en/of buitenland	*Streptococcus pneumoniae*, *Legionella pneumophila*, *Coxiella burnetii*, *Chlamydia psittaci*
jonge kinderen	*Streptococcus pneumoniae*, RSV en andere virussen, *Chlamydia pneumoniae*, *Chlamydia trachomatis*, *Mycoplasma pneumoniae*
nosocomiaal (hfdst. 6)	*Enterobacteriaceae*, *Staphylococcus aureus*, *Pseudomonas aeruginosa*, *Acinetobacter* spp., anaeroben
subacuut/chronisch	
buitenland/immigranten	*Mycobacterium tuberculosis* (tbc), *Histoplasma capsulatum*/*Coccidioides immitis* (VS)
gestoorde afweer (hfdst. 17)	*Pneumocystis jirovecii*, *Mycobacterium tuberculosis*, cytomegalovirus, *Candida* spp., *Aspergillus* spp., *Nocardia* spp.

pericarditis en soms neurologische afwijkingen. Op de röntgenfoto van de thorax wordt vaak een groter infiltraat aangetroffen dan verwacht op grond van de symptomen en het lichamelijk onderzoek. Typische pneumonie (door pneumokokken veroorzaakt) en atypische pneumonie (verwekkers als bij *M. pneumoniae*) blijken echter in de dagelijkse praktijk moeilijk van elkaar te onderscheiden.

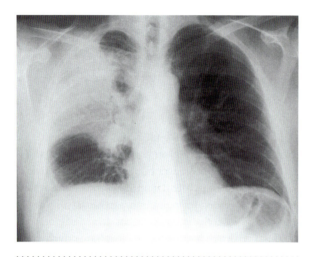

Figuur 3.4 Röntgenfoto van de long van een patiënt met een pneumonie. Het infiltraat is zichtbaar als een witte beschaduwing in de rechter bovenkwab (lobair infiltraat).

3.5.3 DIAGNOSTIEK

Als de patiënt thuis ziek is, wordt vrijwel nooit laboratoriumdiagnostiek verricht, maar wordt behandeld op basis van het klinische beeld (empirische therapie). In het ziekenhuis echter wordt meestal wel aanvullende diagnostiek verricht (sputumkweek, bloedkweek, antigeentest in de urine, longfoto).

Sputum (secreet uit de lagere luchtwegen) moet zo snel mogelijk na inlevering worden onderzocht. Als het langer staat, vooral buiten de koelkast, vervloeit het door de aanwezigheid van enzymen uit speeksel en witte bloedcellen. De bruikbaarheid van purulent (pusbevattend; bruikbaar is gedefinieerd als sputum met $\geq$ 25 pmn + < 10 epitheelcellen per gezichtsveld onder de microscoop) sputum wordt bepaald door de mate van contaminatie met keelflora (bevat meer epitheelcellen, > 10). Soms kunnen patiënten geen sputum opgeven en is opwekking (inductie) door verneveling van een zoutoplossing mogelijk. Bij kleine kinderen zijn sputumkweken meestal moeilijk te verkrijgen. Als er geschikt sputum is, wordt eerst een grampreparaat (zie verder) gemaakt en daarna wordt het materiaal ingezet voor kweek.

Tegenwoordig gaat men vaak, vooral bij beademde patiënten en bij patiënten die een verminderde afweer hebben, over tot bronchoalveolaire lavage (BAL) om materiaal voor kweek te verkrijgen. Bij deze ingreep wordt een deel van de longen gespoeld met een vaste hoeveelheid vloeistof; bevat de bal-vloeistof veel micro-organismen (kweek met meer dan 10^4 kolonievormende eenheden/ml), dan is dit een sterke aanwijzing voor een bacteriële luchtweginfectie. Bij patiënten met verminderde afweer (bijv. hiv of neutropenie) is men meestal op zoek naar bijzondere verwekkers (zie hoofdstuk 17 en tabel 3.1). Met behulp van een gramkleuring is onmiddellijk in bruikbaar materiaal een idee te krijgen over de aard van de verwekker. Met deze kleuring kan de aanwezigheid van gramnegatieve dan wel grampositieve micro-organismen in het sputum worden aangetoond.

Gezien de sensitiviteit en specificiteit bestaat er verschil van mening over het nut van het doen van een gramkleuring alvorens therapie te starten. Naast het kweken van bacteriën kunnen ook bestanddelen van bacteriën via antigeendetectie worden aangetoond. Voor pneumokokken en *L. pneumophila* is een urineantigeentest beschikbaar. Virussen kunnen eveneens door middel van een kweek worden aangetoond. Tegenwoordig is ook snellere diagnostiek (2 uur) mogelijk door nasofaryngeaal slijm op een glaasje te brengen en met kleuring met behulp van specifieke antistoffen (RSV, (para-)influenza) de verwekker op te sporen. Ook zijn er diverse polymerasekettingreacties (PCR) op de markt, waarmee snel virussen kunnen worden geïdentificeerd.

Daarnaast kan worden onderzocht of antistoffen tegen bepaalde verwekkers in het serum van de patiënt aanwezig zijn. IgM-antistoffen zijn doorgaans vroeg in de infectie aanwezig en IgG-antistoffen ontstaan na enkele weken. Nadelen van deze methode zijn echter dat er foutpositieve reacties zijn (door autoantistoffen en kruisreacties) en dat het weken duurt voordat een titerstijging wordt waargenomen die bewijzend is voor een recente infectie.

3.5.4 THERAPIE

Antibiotische behandeling van pneumonie is gericht op de verwekker. Daarom is de behandeling van een thuis opgelopen pneumonie anders dan die van een nosocomiale pneumonie. Helaas is het niet mogelijk om de verwekker te voorspellen op grond van het klinische beeld. Wel wordt bij het vaststellen van de empirische therapie uitgegaan van de ernst van de ziekte. Bij ernstige tot zeer ernstige ziekte is de empirische therapie gericht op verwekkers van zowel 'typische' als 'atypische' pneumonie (zie verder). Er zijn verschillende scorelijsten om de ernst van ziekte en het risico op overlijden vast te stellen, zoals de eerdergenoemde Fine Score en de Britse CURB-65-score (in Nederland AMBU-65; tabel 3.2). Bij een score 'milde pneumonie' is de empirische therapie amoxicilline of doxycycline oraal. Bij een matig ernstige pneumonie (AMBU-65 = 2) wordt gestart met penicilline of amoxicilline i.v. en wordt een legionellasneltest in de urine gedaan (zie verder). Bij een ernstige pneumonie (AMBU-65 > 2) of een matig ern-

Tabel 3.2 Kerncriteria en score van 'ademhaling, mentale toestand, bloeddruk, ureum, 65 jaar' (AMBU-65-score).

kerncriteria		ademhalingsfrequentie C ≥ 30/min	
		mentale toestand bij presentatie: recent ontstane desoriëntatie in persoon, plaats of tijd	
		bloeddruk systolisch B ≤ 90 mmHg en/of diastolisch B ≤ 60 mmHg	
		ureum > 7 mmol/l	
		leeftijd C ≥ 65 jaar	
aantal kerncriteria	AMBU-65-score		voorspelde 30-dagensterfte
geen	0		0,7%
1	1		3,6%
2	2		13%
3	3		17%
4	4		41,5%
5	5		57%

Tabel 3.3 Streptokokken en hun ziektebeelden.

Streptococcus pneumoniae	pneumonie, bronchitis, sinusitis, otitis media, meningitis
Streptococcus pyogenes (groep A)	faryngitis, roodvonk, erysipelas, pyodermie, acuut reuma, glomerulonefritis, toxische-shocksyndroom (zie ook hoofdstuk 2 en 14)
Streptococcus agalactiae (groep B)	neonatale infecties (meningitis, pneumonie, sepsis), sepsis post partum, urineweginfecties
Streptococcus milleri	bacteriëmie, abcessen
Streptococcus viridans-groep	bacteriëmie, endocarditis

stige pneumonie met verdenking op *Legionella pneumophila* wordt gestart met een chinolon zoals moxifloxacine, of een bètalactamantibioticum plus chinolon of macrolide.

3.6 Pneumokokkeninfectie

3.6.1 INLEIDING

De pneumokok (*S. pneumoniae*) brengt een hoge morbiditeit en mortaliteit bij kinderen en volwassenen met zich mee, door zowel ernstig verlopende als vaak voorkomende infecties te veroorzaken. Ziekten door dit micro-organisme zijn in twee hoofdgroepen te onderscheiden:
1 invasieve, met bacteriëmie (hoofdstuk 14) geassocieerde ziekten, zoals meningitis (hoofdstuk 9), ernstige sepsis en longontsteking (pneumonie);
2 niet-invasieve ziekten die zich aan de slijmvliezen afspelen, zoals bovenste luchtweginfecties (hoofdstuk 2), exacerbaties van bronchitis en niet met bacteriëmie gepaard gaande longontsteking.

De pneumokok is de belangrijkste veroorzaker van de thuis opgelopen pneumonie, maar naast virussen speelt hij ook een grote rol bij acute exacerbaties van chronische obstructieve bronchitis. De bovenste luchtwegen zijn bij veel mensen (35-60%) gekoloniseerd met dit micro-organisme (zij dragen het langdurig bij zich).
Pneumokokken behoren tot de familie van de *Streptococceae* (zie ook hoofdstuk 2 en tabel 3.3). Het zijn (in tegenstelling tot *S. aureus*) catalasenegatieve, grampositieve kokken. In een grampreparaat liggen ze in duplo, soms in korte ketens. Het organisme groeit het best op bloedbevattende media. Pneumokokken hebben diverse antigene structuren. Het kapselantigeen is hiervan het belangrijkst. Op basis van dit antigeen worden ongeveer 84 verschillende serotypen onderscheiden. Aangezien het kapsel het micro-organisme beschermt tegen fagocytose, is het een virulentiefactor (figuur 3.5). Antistoffen tegen het kapsel beschermen de gastheer tegen pneumokokkeninfectie. Het huidige pneumokokkenvaccin (zie verder) bevat de 23 meest voorkomende typen kapselpolysachariden (van de meningitisisolaten 80%). Andere virulentiefactoren van de pneumokok zijn een hemolysine (pneumolysine), dat op de plaat zorgt voor de karakteristieke alfahemolyse en tijdens infecties voor hemolytische anemie en huidreacties, en neuraminidase: een enzym dat suikerstructuren afbreekt en waarschijnlijk verantwoordelijk is voor de verspreiding over cellen. Andere factoren zijn oppervlakteproteïne A en een IgA-protease. Dit laatste enzym breekt het op de mucosa aanwezige IgA af en draagt zo bij tot het koloniserend vermogen van de pneumokok.
De afweer tegen pneumokokkeninfecties berust op tegen kapselantigenen gevormde antistoffen. De milt speelt bij de afweer tegen pneumokokkeninfectie een belangrijke rol (figuur 3.6).

3.6.2 KLINIEK EN DIAGNOSTIEK

Het klinische beeld van de pneumokokkenpneumonie is in het voorgaande beschreven. De belangrijkste risicogroepen zijn jonge kinderen (< 5 jaar), ouderen (> 65 jaar), patiënten met COPD, hartinsufficiëntie, asplenie, leverziekten, diabetes mellitus, patiënten met een tekort aan complement en immunoglobulinen (hoofdstuk 17), nefrotisch syndroom, patiënten met de ziekte van Hodgkin, hiv-geïnfecteerden en alcoholisten.
Een groot aantal van de patiënten met een longontsteking door pneumokokken (20-30%) maakt een bacteriëmie door met complicaties als abcesvorming in de hersenen, peritonitis en meningitis. Ook doorbraak naar

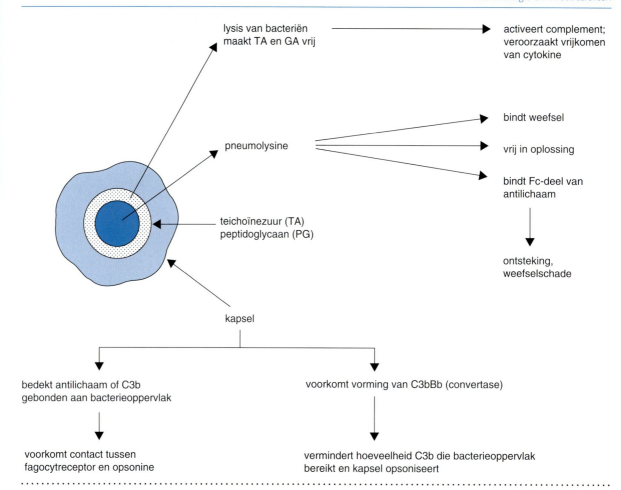

Figuur 3.5 Interactie van de celwandbestanddelen van de pneumokok met diverse onderdelen van het afweersysteem (Bron: Salyers AA, Whitt DD. Bacterial pathogenesis, a molecular approach. Washington: ASM Press; 1994).

de pleuraholte waardoor een pleura-empyeem ontstaat, is een bekende complicatie. Bij bejaarden is de pneumokok ook de belangrijkste verwekker van hersenvliesontsteking (hoofdstuk 9).

De diagnose kan worden gesteld door kweek van de pneumokok uit sputum, bloed of andere lichaamsmaterialen (liquor). Inmiddels is, net als voor infectie met *Legionella*, een urineantigeentest op de markt.

3.6.3 THERAPIE EN PREVENTIE

Een pneumokokkeninfectie kan in Nederland met penicilline worden behandeld. Bij ernstig zieke patiënten gebeurt dit intraveneus met penicilline G, thuis vaak met amoxicilline. Helaas is er wereldwijd (in 2001, 1% in Nederland) een toename van pneumokokken met een verminderde gevoeligheid voor penicilline, en zelfs van echte penicillineresistente pneumokokken. Bij resistentie kunnen luchtweginfecties nog wel met (hogere doses) penicilline worden behandeld, bij meningitis echter niet. De bij luchtweginfecties gebruikte macroliden en azaliden zijn ook werkzaam tegen pneumokokken. Zij zijn echter bacteriostatisch en ongeveer 4% van de pneumokokken in Nederland is ongevoelig. Een voordeel is dat deze middelen, in tegenstelling tot penicilline, wel werkzaam zijn tegen andere verwekkers van luchtweginfecties, zoals *H. influenzae*, *M. pneumoniae* en *L. pneumophila*. Zeven procent van de pneumokokken is ongevoelig voor tetracycline.

In België bestaat veel meer ongevoeligheid (resistentie). Zes procent van de pneumokokken is ongevoelig voor penicilline, 30% voor tetracycline en 35% van de pneumokokken is resistent tegen de macroliden.

Momenteel is er een ongeconjugeerd vaccin beschikbaar waarin kapselantigenen (polysachariden) tegen de 23 meest voorkomende typen zijn opgenomen. Aangezien polysachariden alleen B-lymfocyten activeren, wekken zij een beperkte immuunrespons op. Dit leidt tot immuniteit die overwegend door IgM-antistoffen en in veel mindere mate door IgG-antistoffen wordt gemedieerd. Deze immuniteit dooft na enige jaren uit omdat *geen* immunologisch geheugen wordt aangelegd. Dit type vaccins is dus ook onwerkzaam bij kinderen jonger dan 2 jaar, een van de belangrijkste doelgroepen. Koppeling van de polysachariden aan dragereiwitten (conjugatie) leidt echter wel tot een sterke, persisterende IgG-gemedieerde immuniteit met immunologische geheugenvorming. Dit is hetzelfde vaccinprincipe als gebruikt wordt bij vaccinatie tegen Hib met het geconjugeerde Hib-vaccin (hoofdstuk 9). Inmiddels zijn de

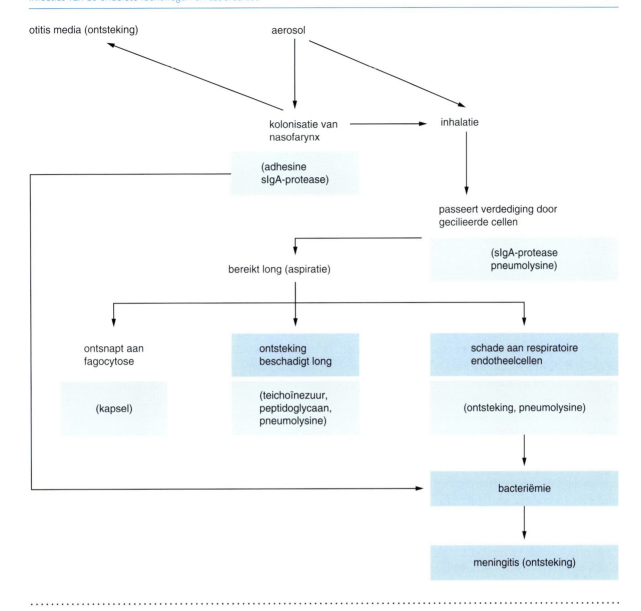

Figuur 3.6 Pathogenese van pneumokokkeninfectie (Bron: Salyers AA, Whitt DD. Bacterial pathogenesis, a molecular approach. Washington: ASM Press; 1994).

eerste 7- en 9-valente varianten (met antigenen van 7 ofwel 9 pneumokokken) van deze geconjugeerde vaccins in Nederland geregistreerd. In 2006 zijn deze geconjugeerde vaccins opgenomen in het Rijksvaccinatieprogramma. Bij patiënten zonder milt verlopen pneumokokkeninfecties bijzonder heftig; daarom moeten zij penicilline 'op zak' hebben om direct te kunnen innemen bij tekenen van luchtweginfecties. Dierstudies laten zien dat het geconjugeerde vaccin ook bij deze groep werkzaam zou kunnen zijn.

3.7 Atypische pneumonieën

Een andere groep longontstekingen wordt gevormd door de atypische pneumonieën (casus 3.3). Atypische pneumonieën onderscheiden zich van ' typische' pneumonieën door de verwekkers. Op het klinisch beeld is geen onderscheid te maken, evenmin als op laboratoriumonderzoek of het X-thoraxbeeld. Wel is het zo dat atypische pneumonie, anders dan de door de pneumokok veroorzaakte lobaire pneumonie, geleidelijker ontstaat, dat temperatuurverhoging langer aanhoudt en ook het herstel geleidelijker is. De verwekkers van deze vorm van longontsteking staan in tabel 3.4; het zijn bijna allemaal (op *M. pneumoniae* na) intracellulaire pathogenen, wat hun afwijkende gevoeligheid voor antibiotica mede verklaart. Hoewel dit strikt genomen niet juist is, worden ook infecties door *Legionella* spp. wel tot deze groep gerekend. Q-koorts door de Rickettsia *Coxiella burnetii* veroorzaakt meestal een longontsteking en zelden endocarditis en hepatitis. Infecties door *Chlamydia* spp. worden waarschijnlijk niet vaak herkend als verwekkers van longontsteking. *C. pneumoniae* kan ook een faryngitis veroorzaken en er lijkt een relatie met het voorkomen van atherosclerose te bestaan. Het genus

Tabel 3.4 Verwekkers van atypische pneumonieën.		
verwekker	epidemiologie	therapie
Mycoplasma pneumoniae	schoolkinderen/ jonge volwassenen	macrolide/doxycycline
Chlamydia pneumoniae	alle leeftijden?	macrolide
Chlamydia psittaci	vogelliefhebbers	doxycycline
Coxiella burnetii	contact met schapen/geiten/buitenland	doxycycline
Legionella pneumophila	Zuid-Europa/zomer/airconditioning	fluorchinolon/macrolide
virussen		

Chlamydia wordt uitgebreid besproken bij de geslachtsziekten in hoofdstuk 12.

De pneumonie veroorzaakt door *L. pneumophila* (B-ziekte) staat de laatste jaren opnieuw in de belangstelling. Deze bacterie werd ontdekt in 1977, nadat tijdens een congres van Amerikaanse legerveteranen in Philadelphia een epidemie van een griepachtig ziektebeeld ('Pontiac fever') en longontsteking uitbrak. De verwekker bleek een gramnegatieve bacterie te zijn, die niet in het sputum was aan te tonen en alleen op specifieke voedingsbodems bleek te groeien. Tegenwoordig is er ook een test beschikbaar die legionella-antigeen in urine aantoont en kan men door serologisch onderzoek een significante immuunrespons (titerstijging) vaststellen. Anders dan bij andere pathogenen is de antistofresponsvorming vertraagd (niet na 2 à 3 weken, maar pas na ongeveer 8 weken). *Legionella* spp. kunnen geïsoleerd worden uit koeltorens, bevochtigers van airconditioning en in onvoldoende verhit warm water in ziekenhuizen, hotels en andere instellingen. Bekend is de epidemie in Nederland tijdens de bloemenshow in Bovenkarspel in 1999, waarbij de *Legionella* via bubbelbaden werd verspreid. Ook in defecte of laag afgestelde boilers in individuele woningen kan de bacterie gedijen en van daaruit infecties van huisbewoners veroorzaken. In 2008 en 2009 werden er respectievelijk 341 en 240 gevallen van legionellose aangemeld, de helft betrof een mogelijk reisgerelateerde besmetting.

De infectie verloopt ernstiger bij ouderen en patiënten met een gestoorde cellulaire afweer. De uitkomst van de therapie is afhankelijk van het tijdstip waarop de juiste therapie wordt ingesteld (hoe eerder hoe beter). Het is dus belangrijk om bij een longontsteking aan deze verwekker te denken. Gelukkig kan de urineantigeen-sneltest hierbij behulpzaam zijn. Eerste keus antibiotica zijn de nieuwere chinolonen; bij minder ernstige ziekte zijn macroliden een goede keus.

M. pneumoniae is na de pneumokok de belangrijkste verwekker van longontsteking in de thuissituatie; het is de meest voorkomende verwekker bij jonge volwassenen (15-30 jaar). Samen met *Ureaplasma* behoort *Mycoplasma* tot de kleinste vrij levende bacteriën. Zij hebben geen celwand, alleen een plasmamembraan. Door afwezigheid van een celwand zijn deze bacteriën ook niet gevoelig voor bètalactamantibiotica. Door hun kleine afmetingen kunnen ze bacteriefilters (0,45 mm) passeren. In tegenstelling tot de andere 'atypische' verwekkers is *M. pneumoniae* een extracellulair groeiende bacterie die zich via een bepaald eiwit aan het epitheel van de luchtwegen hecht. *Mycoplasma* komt wereldwijd voor; tijdens de wintermaanden worden epidemische verheffingen gezien. *Mycoplasma* veroorzaakt faryngitis, tracheobronchitis en pneumonie. In zeldzame gevallen geeft het ook ziekteverschijnselen buiten de luchtwegen. Een voorbeeld hiervan is hemolyse door de aanwezigheid van koudeagglutininen, dat zijn IgM-antistoffen die reageren met het I-antigeen op rode bloedcellen (koudeagglutininen zijn bij 65% van de mycoplasma-infecties aantoonbaar en worden soms ook als diagnostische aanwijzing gebruikt). Andere voorbeelden zijn afwijkingen van het centrale zenuwstelsel, artritis en erythema multiforme.

Mycoplasma is moeilijk in kweek te isoleren, zodat de diagnostiek meestal berust op het aantonen van een specifieke antistofrespons. Ook DNA-probes zijn beschikbaar maar worden nog niet veel gebruikt. Daarnaast bestaan er de species *M. hominis* en *Ureaplasma urealyticum* die, vooral bij patiënten met hypogammaglobulinemie, genitale infecties veroorzaken. Andere mycoplasmasoorten komen voor in het dierenrijk. Therapie bestaat uit doxycycline of een macrolide.

Q-koorts, een infectie veroorzaakt door de kleine, obligaat intracellulaire bacterie *Coxiella burnetii*, kwam in Nederland al lang sporadisch voor vanuit contact met dieren; het betreft dus een zoönose, waarvan de primaire bespreking te vinden is in hoofdstuk 18. Sinds 2007 blijkt in Brabant en Gelderland echter sprake van massale besmetting en overdracht naar de bevolking vanuit voornamelijk geitenhouderijen. De infectie kan leiden tot een pneumonie met soms ernstige algemene ziekte en ook hepatitis. Soms ontstaat bovendien een chronische Q-koorts met vooral cardiale problemen. Details van het ziektebeeld zijn beschreven in hoofdstuk 18.

3.8 Tuberculose en andere mycobacteriële infecties

Casus 3.7

Een patiënt uit Somalië (hiv-negatief) is gevlucht naar Nederland en verblijft in een asielzoekerscentrum. Hij hoest, heeft koorts en blijkt 5 kg te zijn afgevallen. Bij lichamelijk onderzoek vindt u aanwijzingen voor een pneumonie. U schrijft hem antibiotica voor, maar hij knapt niet op. U maakt een röntgenfoto van de longen en er wordt een holte in een van de bovenkwabben gezien. Patiënt wordt naar het ziekenhuis verwezen en in een sputumpreparaat worden na kleuring volgens Ziehl-Neelsen zuurvaste staven gezien. Dit leidt tot de waarschijnlijkheidsdiagnose tuberculose. U meldt deze ziekte aan bij de GGD (tbc is een B-ziekte) en deze voert contactonderzoek uit bij de andere asielzoekers en personeel van het centrum.

3.8.1 EPIDEMIOLOGIE

Tuberculose is een ziektebeeld dat al duizenden jaren bekend is. Al vierhonderd jaar voor onze jaartelling gaf Hippocrates aan deze ziekte de naam ftisis (tering). De verwekker *Mycobacterium tuberculosis* is in 1882 door Robert Koch ontdekt. De behandeling is lang op de symptomen gericht geweest (bijv. aanleggen van kunstmatige pneumothorax vanaf 1888). Daarnaast werden uiteenlopende leefregels en diëten voorgeschreven, zoals het eten van ezelinnenmelk en later ook van menselijke melk. Gedurende de periode van industriële ontwikkeling in de achttiende en negentiende eeuw stierven er 200-400 mensen per 100.000 aan deze ziekte. Al vóór het beschikbaar komen van de eerste geneesmiddelen (streptomycine in 1944) daalde in Nederland de sterfte aan tuberculose door de verbeterde hygiënische omstandigheden en de algemene gezondheidstoestand. Sinds 1987 is er mondiaal weer een duidelijke toename te zien van het aantal gevallen van tbc. Deze loopt ten dele parallel met de hiv-epidemie (vooral in Afrika en de Verenigde Staten) maar heeft ook te maken met een toename van het aantal dak- en thuislozen. Momenteel is meer dan een derde van de wereldbevolking geïnfecteerd, worden er acht miljoen nieuwe patiënten met tuberculose per jaar ontdekt en sterven er per jaar twee miljoen mensen aan deze ziekte. Vandaar dat de World Health Organisation (WHO) de ziekte hoog op het prioriteitenlijstje heeft geplaatst.

In Nederland neemt het aantal tuberculosepatiënten niet substantieel meer af. Al sinds het begin van de jaren tachtig bedraagt het aantal nieuwe patiënten ongeveer 1500 per jaar (9/100.000), waarvan ongeveer 70% de vorm betreft die alleen in de longen voorkomt (pulmonale vorm) en 30% die buiten de longen (extrapulmonale vorm). Meer dan de helft (60%) treedt op bij allochtone Nederlanders. Ook in sommige delen van Europa (vooral Oost-Europa) is de incidentie hoger (bijv. in Rusland 66/100.000 inwoners, in vergelijking met 6/100.000 in de Verenigde Staten). Ook resistentie is een probleem, mede door onzorgvuldige inname van medicijnen. Vooral bij de groepen dak- en thuislozen, alcohol- en drugsverslaafden, immigranten met taalproblemen, personen die illegaal in Nederland verblijven en patiënten uit Afrika ziet men infecties met resistente stammen. Hieruit blijkt wel dat tuberculose een ziekte is die sterk wordt beïnvloed door sociale omstandigheden.

Non-tuberculeuze mycobacteriën (NTM) zijn mycobacteriën die niet behoren tot het *M. tuberculosis*-complex en anders zijn dan *M. leprae*. NTM kunnen in veel verschillende soorten worden onderverdeeld naar verschillende biochemische karakteristieken, klinische relevantie en presentatie en gevoeligheid voor antimycobacteriële geneesmiddelen. Pinner introduceerde de term atypische mycobacteriën in 1935, maar de benamingen 'mycobacteria other than tuberculosis' (MOTT), omgevingsmycobacteriën, opportunistische mycobacteriën en NTM worden ook gebruikt. Hier zullen wij de term NTM gebruiken.

Infecties met NTM werden voor het eerst beschreven in 1885. Bijna een eeuw later, rond 1950, werden deze bacteriën voor het eerst geïsoleerd uit humaan materiaal, toen de prevalentie van tuberculose afnam. Een belangrijk verschil tussen *M. tuberculosis*-complex en NTM is een verschil in habitat, in besmettelijkheid (virulentie) en in gevoeligheid voor antimycobacteriële medicatie. De bekendste NTM is *M. avium*, die ook, samen met *M. intracellulare*, het *Mycobacterium avium*-complex (MAC) wordt genoemd. Buiten MAC bestaan er meer dan honderd andere NTM, waarvan er ongeveer zestig potentieel ziekmakend zijn voor de mens.

Het voorkomen van NTM is deels geografisch bepaald en ook de verwekkers van ziekte vertonen enige geografische variatie. De isolatie van NTM per jaar varieert van 2,9 per 100.000 personen (Nederland) tot 12 per 100.000 (Tsjechië). In Nederland nam het aantal NTM-isolaten dat naar het RIVM werd gezonden toe van 407 in 2002 tot 669 in 2006.

3.8.2 BACTERIOLOGIE

Tuberkelbacteriën behoren tot het geslacht *Mycobacterium* uit de familie der Mycobacteriaceae. De tuberkelbacterie is de meest voorkomende verwekker van tuberculose bij de mens (zie tabel 3.5). Daarnaast kan ook *Mycobacterium bovis* – veroorzaker van rundertuberculose – bij de mens tuberculose veroorzaken. Sinds de jaren vijftig is de veestapel in Nederland echter tuberculosevrij. *M. tuberculosis* en *M. bovis* behoren tot het *M. tuberculosis*-complex. Naast deze twee mycobacteriën behoren hiertoe ook *M. bovis* BCG (Bacille Calmette-Guérin), *M. africanum*, *M. microti* en *M. canetti*. Behalve deze mycobacteriën spelen ook NTM een rol in de pathologie bij de mens (tabel 3.5).

Tabel 3.5 Karakteristieken van mycobacteriën en hun klinisch belang.

species	reservoir	virulentie voor de mens	kliniek	groeisnelheid	overdracht persoon-persoon
M. tuberculosis	mens	+++	tbc	L	ja
M. bovis	dier	+++	tbc	L	zelden
BCG	kweek	±	lokaal	L	zeer zeldzaam
M. kansasii	O	++	tbc	L	ja
M. scrofulaceum	O	+	lymfeklier	L	nee
MAC	O	+(hiv)	lymfeklier/long (DMAC)	L	nee
M. fortuitum	O	+	huid	S	nee
M. leprae	mens	+++	huid (lepra)	-	ja

L = langzaam (tot 6 weken) (het positief worden van de kweek wordt echter ook beïnvloed door de hoeveelheid bacteriën die aanwezig is in het monster); S = snel (2 weken); BCG = Bacille Calmette-Guérin; MAC = Mycobacterium avium-complex; DMAC = gedissemineerde vorm, bijv. bij verminderde cellulaire afweer; O = omgeving.

Mycobacteriën kunnen vanwege hun bijzondere celwandsamenstelling niet volgens Gram gekleurd worden. Ze zijn wel zuurvast, wat betekent dat eenmaal opgenomen kleurstoffen bij onderdompeling in een zoutzure alcoholbehandeling niet meer uit de bacterie zijn te verwijderen. Dit is het principe van de kleuring volgens Ziehl-Neelsen (ZN), waarbij mycobacteriën als fijne roze staafjes tegen een blauwe achtergrond zichtbaar zijn. Zuurvaste staven zijn vrijwel synoniem met mycobacteriën, hoewel een bacterie als bijvoorbeeld *Nocardia* ook enigermate zuurvast is.

M. tuberculosis is een strikt aeroob groeiende bacterie met een temperatuuroptimum van 37 °C. Mycobacteriën groeien zeer langzaam (delingstijd van dagen) en er worden hoge eisen gesteld aan de voedingsbodems. Een gebruikelijke voedingsbodem is die van Löwenstein of Middlebrook Agar of bouillon.

De NTM-taxonomie kan op twee manieren worden benaderd. De oudste classificatie, gebaseerd op fenotypische studies, is in de jaren vijftig beschreven door Timpe en Runyon. Hierbij worden NTM onderverdeeld naar koloniemorfologie, pigmentatie en groeisnelheid. Onderscheid wordt gemaakt in de langzame groeiers (fotochromogenen, scotochromogenen en niet-chromogenen, ofwel respectievelijk Runyon-groep I, II en III) en snelgroeiende mycobacteriën (Runyon-groep IV, RGM).

De meer recente classificatie dateert van begin jaren negentig en is gebaseerd op genotypische karakteristieken door analyse van het 16S-ribosomale DNA (rDNA). Dit 1500-nucleotide-gen codeert voor het mycobacteriële 16S-rRNA en bevat twee hypervariabele sequenties, regio A en regio B, die de speciesspecifieke variabiliteit bepalen. Omdat deze genotypische techniek een veel groter discriminerend vermogen heeft, zijn er de laatste twee decennia veel nieuwe NTM beschreven. Tot nu toe (15-7-2008) zijn er meer dan 145 mycobacteriële species beschreven (www.bacterio.cict.fr/m/mycobacterium.html).

3.8.3 PATHOGENESE

Na inhalatie bereikt een klein deel van de bacteriën (< 10%) de alveoli, waar ze in contact komen met de alveolaire macrofagen. Deze interactie leidt tot opname van de mycobacteriën door de fagocyt waarin deze bacterie kan overleven. Hiervoor zijn twee mechanismen verantwoordelijk. Door de grote hoeveelheid lipiden (vetten) in de celwand (> 40% van het gewicht) remt de mycobacterie de intracellulaire ontstekingscascade en daarnaast penetreert hij de macrofaag via de complementreceptor. Normaalgesproken worden bacteriën gefagocyteerd via de Fc-receptor. Fagocytose via de Fc-receptor leidt tot stimulering van het zuurstofafhankelijke dodende mechanisme van de fagocyt, opname via de complementreceptor echter niet. De ontwikkeling van de cellulaire immuniteit (CMI) bepaalt nu het verdere beloop van de ziekte. Onder normale omstandigheden komt de CMI binnen twee tot vier weken tot stand (maar dit kan tot 12 weken duren). Over het algemeen leidt dit ertoe dat de mycobacteriën ingekapseld worden in zogenoemde granulomen, bestaande uit geactiveerde macrofagen met centrale necrose, wat pathognomonisch is voor een tuberculosehaard. Men moet zich realiseren dat er hier nog levende (in een soort winterslaap verkerende) bacteriën aanwezig zijn (figuur 3.7). Het is ook mogelijk dat de bacteriën zich vermenigvuldigen in de macrofaag, wat leidt tot destructie van deze cel en directe verspreiding via de bronchi, via de lymfebanen, of (hematogeen) in niet-geactiveerde monocyten (die dan als een soort paard van Troje functioneren) naar de andere organen in het lichaam. Dit heeft als gevolg dat 'slapende' mycobacteriën ook in andere organen van het lichaam aanwezig kunnen zijn en bij reactivatie tot extrapulmonale tuberculose kunnen leiden.

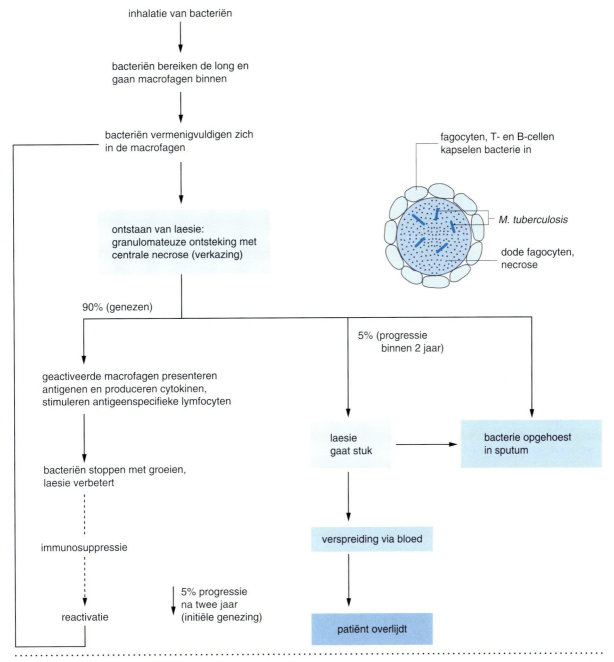

Figuur 3.7 Pathogenese van tuberculose (Bron: Salyers AA, Whitt DD. Bacterial pathogenesis, a molecular approach. Washington: ASM Press; 1994).

3.8.4 KLINIEK

Ziektebeelden geassocieerd met tuberculose

De meest voorkomende manier waarop de tuberkelbacterie het lichaam binnenkomt, is via de luchtwegen. Na inademing komen de bacteriën meestal subpleuraal in de onderste longkwabben terecht, waar ze een op de röntgenfoto niet-zichtbare ontsteking veroorzaken en een regionale lymfekliervergroting geven, samen primair complex genaamd (figuur 3.7 en 3.8). Meestal (90%) komt het proces in dit stadium tot stilstand, zijn patiënten genezen en verraadt het doorgemaakt hebben van een tuberculeuze infectie zich later slechts door verkalkte granulomen (kalkspatten) op de thoraxfoto en het hebben van een positieve tuberculinereactie. Bij een minderheid van de patiënten (5% binnen twee jaar en 5% later via reactivatie van latente tuberculose, zie figuur 3.8) en vooral bij patiënten met een stoornis van de cellulaire afweer (bijv. hiv) is de infectie progressief. Dit kan leiden tot een ontsteking van de pleuraholte (pleuritis), tot lokale progressie met ontwikkeling van een pneumonie en eventueel, door kliervergroting en dichtdrukken van de bronchus, tot het ontstaan van een obstructie-infiltraat in het achtergelegen gebied (postobstructie-infiltraat). Een ernstige complicatie van een recente infectie is de hematogene uitzaaiing, die leidt tot depositie van tuberkelbacteriën in diverse organen (nier, bot, hersenvliezen en longen zelf). Wanneer dit leidt tot

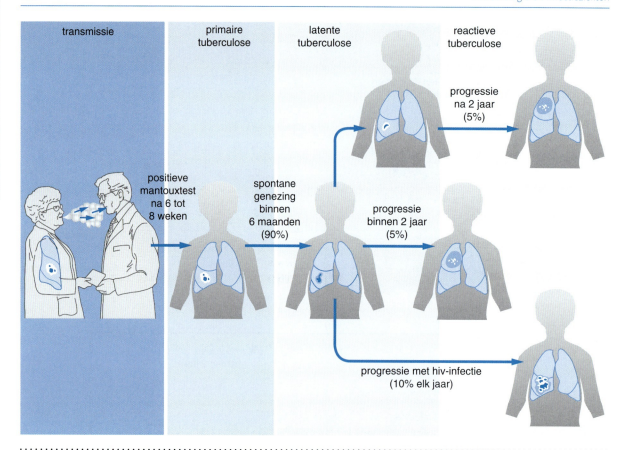

Figuur 3.8 Transmissie van tuberculose en progressie van latente infectie naar reactivatie van tuberculose (Bron: N Engl J Med. 2001;345:192).

acute ziekte, spreekt men van miliaire tuberculose, gekenmerkt door ernstig ziek zijn en een specifiek beeld van multipele haardvormige afwijkingen op de thoraxfoto en in andere organen.

Niet-primaire tuberculose, dat wil zeggen reactivatie van sluimerende haarden (latent), manifesteert zich als orgaantuberculose bij mensen die tevoren een primaire tuberculose hebben gehad (figuur 3.8). Dit wordt vooral gezien bij patiënten met een verminderde afweer, zoals bij hiv, maar ook bij oudere leeftijd en gebruik van immunosuppressieve geneesmiddelen. Een dergelijke reactivatie kan in diverse organen optreden, maar de long is het meest voorkomende. Meestal uit deze reactivatie zich na vele jaren met algemene symptomen als koorts, anorexie en gewichtsverlies plus orgaanspecifieke symptomen. Hierbij kan men denken aan hoesten met opgeven van (bloederig) sputum bij longtuberculose, pijnlijke zwellingen bij lymfekliertuberculose, rugpijn bij werveltuberculose enzovoort. Patiënten reageren uiteraard niet op de voorgeschreven antibiotica. Diagnostiek van een niet-primaire tuberculose kan moeilijk zijn en is orgaangericht. Bij pulmonale tuberculose kunnen op de thoraxfoto infiltraten met holtevorming (cavernen) worden gezien (figuur 3.9) in de meest zuurstofrijke gebieden (longtoppen). Bij laboratoriumonderzoek kan in het sputum ZN-positief materiaal worden aangetroffen. Bij andere lokalisaties is vaak invasieve diagnostiek door middel van punctie van het aangedane orgaan noodzakelijk.

Ziektebeelden geassocieerd met NTM

Patiënten met chronische longziekten zoals COPD en cystische fibrose lopen risico op pulmonale infecties met NTM. De symptomatologie varieert en is aspecifiek. Cervicale lymfadenitis is een ziektebeeld dat gezien wordt bij immuuncompetente kinderen tussen 1 en 5 jaar. De klierzwelling is meestal unilateraal en pijnloos. De klieren nemen snel in grootte toe en gaan naar de huid fistelen, waarna langdurig drainage volgt en vervolgens langzame resolutie en verlittekening. De belangrijkste verwekker van cervicale lymfadenitis is MAC. Infecties van de huid en weke delen worden meestal veroorzaakt door *M. marinum* en *M. ulcerans* en andere species uit de RGM-groep. Gedissemineerde ziekte wordt meestal gezien bij mensen met een verminderde cellulaire afweer zoals bij aids. Dit ziektebeeld presenteert zich op uiteenlopende wijzen, meestal via pulmonale symptomatologie. Echter ook cutane, lymforeticulaire en intestinale lokalisaties met daarbij behorende klachten worden regelmatig gezien. De verwekker is meestal *M. avium* en soms *M. kansasii*. NTM-infecties vormen in toenemende mate een probleem bij ziektebeelden die behandeld worden met immunosuppressieve middelen zoals infliximab (zie ook hoofdstuk 17).

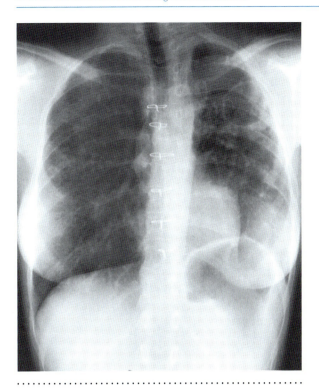

Figuur 3.9 Röntgenfoto van de long van een patiënt met tuberculose. Zes maanden na een hartoperatie (zichtbaar aan de metalen hechtingen) ontwikkelde de patiënt de getoonde holte in de linker bovenkwab.

3.8.5 DIAGNOSTIEK: DE TUBERCULINEREACTIE (MANTOUXTEST)

Wanneer iemand geïnfecteerd is met M. *tuberculosis* en daar niet ziek van geworden (90%), is er sprake van latente tuberculose. De immuunrespons tegen M. *tuberculosis* wordt dan als vertraagd type overgevoeligheid (type IV) getest als een positieve huidtest volgens Mantoux. Hierbij wordt in de strekzijde van de linkeronderarm één eenheid PPD (*purified protein derivate*, gezuiverd cultuurfiltraat van mycobacteriën) intracutaan toegediend. De aflezing geschiedt na 72 uur, waarbij gelet wordt op de aanwezigheid van induratie. Bij personen die niet besmet zijn, is de induratie kleiner dan 5 mm. Bij personen besmet met tuberkelbacteriën vindt men een induratie groter dan 10 mm (bij een induratie groter dan 15 mm is er in Nederland bijna altijd sprake van een actieve infectie). Bij ouderen en jonge kinderen, tijdens een acute, zeer ernstige vorm van tbc, vroeg in de infectie (eerste 2-4 weken) en bij patiënten met een gestoorde cellulaire afweer (en dus een gestoorde vertraagd type overgevoeligheid) kan de mantouxreactie kleiner dan 10 mm zijn ondanks besmetting. Ook kan de mantouxtest foutpositief zijn bij personen die niet besmet zijn met M. *tuberculosis*, maar wel in contact zijn geweest met NTM uit de omgeving. Dit fenomeen wordt veroorzaakt door de antigene verwantschap tussen de verschillende mycobacteriën, waardoor er sprake kan zijn van kruisreactiviteit. Dit leidt meestal tot een mantouxreactie kleiner dan 10 mm. Om het probleem van de kruisreactiviteit te omzeilen, is lang gezocht naar antigenen die wel in M. *tuberculosis* en niet in NTM voorkomen. Twee van zulke antigenen (ESAT-6 en CPF-10) worden gebruikt in laboratoriumtests als de quantiferontest en de T-spot, waarbij gekeken wordt naar de productie van gamma-interferon door cellen. De verzamelnaam voor deze tests is Interferon Gamma Releasing Assays (IGRA). Het principe is hetzelfde als dat van de mantouxreactie (zie figuur 3.10) maar de tests zijn meer specifiek. De sensitiviteit voor latente tuberculose lijkt 80-90% maar is moeilijk vast te stellen door het ontbreken van een gouden standaard. Over de positionering van deze nieuwe testvorm is nog discussie (zie www.kncvtbc.nl).

Tbc manifesteert zich gewoonlijk als longinfectie. Het meest onderzochte materiaal is dan ook sputum. Als de patiënt geen sputum opgeeft, maakt men gebruik van vocht verkregen bij tracheaspoeling of bronchoalveolaire lavage. Ook een mogelijkheid is het verzamelen van nuchtere maaginhoud (voor kweek), die uit de longen ingeslikte bacteriën bevat. Bij verdenking op tbc op een andere plaats (pleura, nier, meningen, bot) kan ook materiaal van daar worden ingezet voor kweek. Bij een patiënt met het klinische beeld van tbc en een positieve Ziehl-Neelsen-kleuring van het sputum zal therapie worden gestart aangezien het soms zes weken duurt alvorens de kweek positief wordt. De kweekduur kan tegenwoordig wel worden bekort door gebruik te maken van speciale voedingsbodems. Daarnaast kan de determinatie worden versneld door het gebruik van gelabelde probes die hybridiseren met DNA van de bacterie. Tegenwoordig is het mogelijk mycobacteriën te detecteren zonder kweek door gebruik te maken van een polymerasekettingreactie (PCR; zie hoofdstuk 1). Vooral in sputum is de PCR zeer bruikbaar, in diverse andere weefsels is de techniek niet altijd gevalideerd. Daarnaast kan een biopt van een geïnfecteerd orgaan het kenmerkende beeld van verkazende granulomen tonen.

3.8.6 THERAPIE, PREVENTIE EN CONTROLE

Tuberculose
De therapie wordt bij pulmonale tbc meestal gestart met een combinatie van vier middelen (isoniazide INH), rifampicine, ethambutol en pyrazinamide), die na twee maanden wordt voortgezet met alleen INH en rifampicine gedurende zes maanden (voor 1997 was de gebruikelijke duur bij pulmonale tbc negen maanden). Bij patiënten die zich moeilijk laten behandelen is het mogelijk om de geneesmiddelen tweemaal per week onder observatie te laten innemen (*direct observational therapy*; DOT). In Nederland zijn de preventie en controle sinds 1903 mede in handen van de Tuberculosebestrijding (tegenwoordig een onderdeel van de GGD). Zij begeleiden patiënten en doen aan actieve opsporing door contactonderzoek via het zetten van een PPD (mantouxtest)

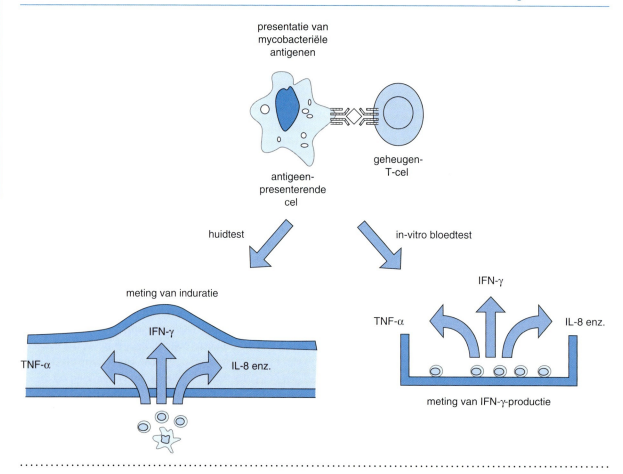

Figuur 3.10 Werkingsprincipe van huidtest volgens Mantoux en IGRA-tests (Bron: Andersen et al., Lancet. 2000;356:1099).

en/of het maken van thoraxfoto's. Ook begeleiden zij de geïnfecteerde patiënten en hun familie.

In streken waar tbc zeer veel voorkomt, kan besmetting van kinderen worden tegengegaan door inenting met BCG. Deze 'Bacille Calmette Guérin' is een door veelvuldig overenten verzwakte stam van *M. bovis* die zijn ziekmakende vermogen verloren heeft, maar niet zijn vermogen om immuniteit op te wekken. Als nadeel geldt dat door de vaccinatie de tuberculinereactie positief wordt en zijn waarde als diagnosticum afneemt. Bovendien wisselt de mate van opgewekte immuniteit sterk. In Nederland wordt mede om deze reden nog maar zelden een BCG-vaccinatie uitgevoerd.

Non-tuberculeuze mycobacteriën

Het is belangrijk om altijd een adequaat weefselmonster op te sturen naar het medisch-microbiologisch laboratorium voor kweek en moleculaire diagnostiek. Voor de antibioticakeuze is het namelijk essentieel om de species te kennen die men wil behandelen. Elke mycobacterie heeft zijn eigen behandelplan (wel/niet chirurgie en toegevoegde waarde antibiotica) en het antibioticum van eerste keus verschilt tussen de verschillende soorten. Zoals bij infectie met *M. tuberculosis*, geldt ook voor non-tuberculeuze infecties dat men met meerdere middelen tegelijk moet behandelen om resistentie te voorkomen. Chirurgische excisie is de behandeling van eerste keus bij cervicale lymfadenitis veroorzaakt door MAC en *M. scrofulaceum*. Wanneer de kliniek chirurgische excisie niet toelaat, is een multidrugregime geïndiceerd, bij voorkeur met een macrolide.

Kernpunten

- Infecties van (onderste en bovenste) luchtwegen zijn de meest voorkomende infecties.
- Acute bronchitis wordt meestal veroorzaakt door een virus en hoeft niet antibiotisch te worden behandeld.
- Chronische bronchitis, een inflammatoire aandoening gerelateerd aan het roken van sigaretten, wordt gekenmerkt door exacerbaties.
- Exacerbaties van chronische bronchitis kunnen, op basis van klinische kenmerken, worden ingedeeld naar ernst.

- Ook pasgeborenen kunnen luchtweginfecties krijgen, vaak in de wintermaanden veroorzaakt door RSV. Aangezien de bronchioli zijn aangedaan, kan er *respiratory distress* (bemoeilijkte ademhaling en gaswisseling) ontstaan die tijdelijk ondersteunende maatregelen noodzakelijk maakt.
- Kinkhoest kan optreden ondanks vaccinatie.
- De verwekkers van longontsteking (pneumonie) kunnen op basis van de plaats van acquisitie, de leeftijd en eventuele onderliggende aandoening worden voorspeld.
- De belangrijkste bacteriële verwekker van onderste luchtweginfecties is de pneumokok (*S. pneumoniae*).
- Er is een toename van het aantal infecties veroorzaakt door NTM, vooral bij immunogecompromitteerde patiënten.

Men moet aan tbc, een aangifteplichtige (B)-ziekte, denken als:
- een 'longontsteking' niet beter wordt;
- patiënten uit een tbc-endemisch gebied komen;
- de gepresenteerde symptomen niet-specifiek zijn (koorts, nachtzweten, anorexie en gewichtsverlies).

Literatuur

American Thoracic Society Guidelines for the Management of Adults with Hospital-acquired, Ventilator-associated, and Healthcare-associated Pneumonia. Am J Respir Crit Care Med. 2005;171:388-416.

Infectious Diseases Society of America/American Thoracic Society Consensus Guidelines on the Management of Community-Acquired Pneumonia in Adults. Clin Infect Dis. 2007;44:S27-72.

Melker HE de, Conyn-van Spaendonck MAE, Rümke HC, Sprenger MJW, Schellekens JFP. Kinkhoest in Nederland, 1989-1994. Ned Tijdschr Geneeskd. 1995;139:1280-6.

Mizgerd JP. Acute lower respiratory tract infection. N Engl J Med. 2008;358(7):716-27.

Richtlijnen tuberculose. www.nvalt/infectieziekten/richtlijnen

Schouten JA, Prins JM, Bonten MJ, Degener J, Janknegt RE, Hollander JMR, et al. Revised SWAB guidelines for antimicrobial therapy of community acquired pneumonia. Neth J Med. 2005;63:323-35.

Sethi S, Murphy TF. Infection in the pathogenesis and course of chronic obstructive pulmonary disease. N Engl J Med. 2008;359(22):2355-65.

Small PM, Fujiwara PI. Management of tuberculosis in the United States. N Engl J Med. 2001;345:189-200.

Infecties van de urinewegen

A.I.M. Hoepelman, W. Gaastra en S.E. Geerlings

4.1 Inleiding

Na luchtweginfecties zijn urineweginfecties de meest voorkomende infecties. In de Nederlandse huisartsenpraktijk bedraagt de incidentie 30 tot 40 per 1000 personen per jaar. Meestal betreft het ongecompliceerde lage-urineweginfecties, maar ook acute pyelonefritis (nierbekkenontsteking) komt regelmatig voor, met een incidentie van ruim 2 per 1000 vrouwen per jaar. Urineweginfecties zijn dus een belangrijk probleem, ook als men zich realiseert dat voor deze aandoeningen grote hoeveelheden antibiotica worden voorgeschreven, wat leidt tot een toename van de antibioticumresistentie.

Anatomie

De urinewegen kunnen worden gezien als een continuüm met van buiten naar binnen achtereenvolgens de urethra, de blaas, de ureters en de nieren. Bij de man bevindt zich tussen de urethra en de blaas nog de prostaat, die verbonden is met de testikels en de epididymis.

Onder normale omstandigheden zijn de urinewegen steriel en wanneer er bacteriën in de urinewegen terechtkomen, zoals bij de vrouw tijdens iedere coïtus, worden deze verwijderd door de urinestroom en de mictie, waarbij urine voortdurend verdund wordt en eventuele bacteriën worden verwijderd. Andere beschermende factoren zijn de lengte van de urethra en de aanwezigheid van sfincters op de overgang urethra/blaas en blaas/ureter, de antibacteriële activiteit van de urine zelf (lage pH, hoge osmolaliteit en ureumconcentratie), eiwitten in de urine die bacteriën kunnen binden, en bacteriedodende stoffen die door de prostaat worden uitgescheiden. Recentelijk is in dierstudies aangetoond dat bacteriën niet alleen aan de blaasepitheelcellen adhereren (hechten) maar deze ook binnengaan (invaderen) en dat de blaasepitheelcellen, door apoptose te gronde kunnen gaan, waardoor ze met de urine kunnen worden uitgeplast. Deze intracellulaire bacteriën kunnen een mogelijke verklaring zijn voor recidiverende urineweginfecties met hetzelfde micro-organisme (zie verder onder recidief).

Casus 4.1

Een jongetje van 1 jaar wordt 's nachts huilend wakker; hij braakt en heeft 40 °C koorts. De huisarts verwijst het kind en er blijkt een blaasontsteking te bestaan, die wordt behandeld met antibiotica. Op zijn 5e en 10e jaar maakt hij nog een keer een urineweginfectie door. Bij een keuring op zijn 25e jaar blijkt de bloeddruk verhoogd. Bij aanvullend onderzoek door een internist blijkt hij een nierinsufficiëntie te hebben als gevolg van reflux vanuit de blaas (vesico-ureterale reflux) naar de nieren.

Casus 4.2

Een 22-jarige vrouw meldt zich op uw spreekuur met strangurie, pollakisurie en macroscopische hematurie. Bij inspectie van de vulva ziet u geen afwijkingen. In het sediment vindt u veel witte en rode bloedcellen en wat bacteriën. De door u ingezette kweek laat groei van minder dan 10^4 kve (kolonievormende eenheden)/ml van *Escherichia coli* (*E. coli*) zien. U hebt geleerd dat een kweek pas positief is wanneer er $\geq 10^5$ kve/ml aanwezig zijn en beschouwt deze kweek dus als negatief. U doet onderzoek naar een chlamydia-infectie de test hierop is negatief en u besluit af te wachten. Drie dagen later belt de vrouw uw waarnemer vanwege hoge koorts. Bij opname in het ziekenhuis blijkt sprake te zijn van een pyelonefritis (nierbekkenontsteking) met in de bloedkweek groei van *E. coli*.

4.2 Epidemiologie en pathogenese

4.2.1 INLEIDING

Urineweginfecties moeten worden onderverdeeld in infecties die thuis ontstaan en infecties die men in het ziekenhuis oploopt. In beide situaties kan de infectie symptomatisch of asymptomatisch verlopen. Acute infecties in de thuissituatie komen veel voor bij jonge vrouwen. Met een toename van de leeftijd en het ont-

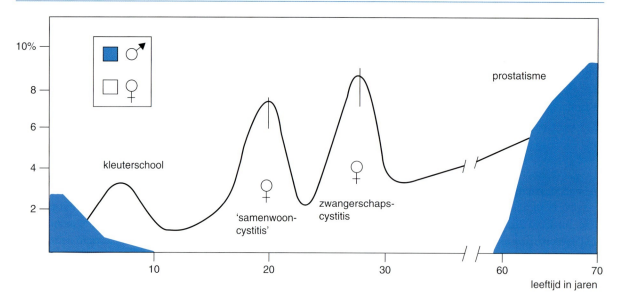

Figuur 4.1 Percentage bacteriurie per leeftijdscategorie.

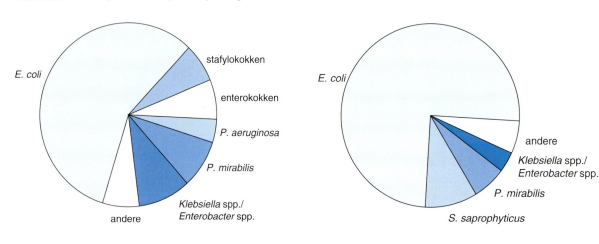

Figuur 4.2 Verwekkers van in het ziekenhuis opgelopen (meestal gecompliceerde) urineweginfecties.

Figuur 4.3 Verwekkers van buiten het ziekenhuis ontstane (meestal ongecompliceerde) urineweginfecties.

wikkelen van seksuele activiteit neemt dit verder toe (figuur 4.1). Ook bij bejaarde vrouwen vindt men frequent een positieve urinekweek, maar zij hebben (anders dan jongeren) vaak geen klachten, zodat er sprake is van asymptomatische bacteriurie. Urineweginfecties bij mannen zijn zeldzaam (behalve bij bejaarde mannen) en vaak een uiting van een afwijking in de urinewegen.

Anders dan urineweginfecties die in het ziekenhuis worden opgelopen (meestal gecompliceerd; figuur 4.2), wordt meer dan 80% van de urineweginfecties die buiten het ziekenhuis ontstaan, veroorzaakt door uropathogene *E. coli* (meestal ongecompliceerd; figuur 4.3). Het is belangrijk zich te realiseren dat verzorgings- en verpleeghuizen op dit punt als ziekenhuizen moeten worden beschouwd, omdat de bewoners van deze instituten vaak incontinentieproblemen hebben waarbij veelvuldig urinekatheters worden gebruikt en een antibioticum voorgeschreven. Dit leidt tot een toename in de resistentiepercentages van bacteriën voor de verschillende antibiotica.

Zoals in de inleiding gemeld, hebben de urinewegen een aantal aspecifieke afweermechanismen. Een storing hierin (tabel 4.1) geeft een verhoogd risico op het krijgen van een urineweginfectie. Mannen met een prostaataandoening kunnen hun urine moeilijker kwijt, wat leidt tot stase. Vreemde lichamen, zoals stenen die kunnen ontstaan bij infecties met *Proteus* spp., leiden eveneens sneller tot infectie, en de urine kan zonder verwijdering van de steen moeilijk worden gesteriliseerd.

Daarnaast vormen bepaalde oppervlakteglycoproteïnen (lewis-antigenen), die onder andere op de erytrocyten en het uro-epitheel aanwezig zijn (de uro-epitheliale celreceptor voor *E. coli* is een glycoproteïne), een bescherming tegen kolonisatie. Personen die het lewis-antigeen (een bloedgroepantigeen) niet uitscheiden ('non-secretors'), hebben een toegenomen risico op het

Tabel 4.1 Predisponerende factoren voor urineweginfecties.

factor	voorbeeld
obstructie in de urinewegen	prostaatlijden
	zwangerschap
	neurologische blaasdisfunctie
abnormale samenstelling van de urine	hoge pH
vreemde lichamen in de urinewegen	nierstenen, katheters
verstoorde barrières in de urinewegen	katheters in de urinewegen
epitheel beter toegankelijk voor bacteriën	aanwezig zijn van bepaalde bloedgroepantigenen, waardoor bacteriën beter kunnen hechten

krijgen van een urineweginfectie. Dit heeft te maken met de bereikbaarheid van de receptor voor de bacterie.

Ten slotte kunnen defecten in de sfincterfuncties (zoals in casus 4.1) of stoornissen in de peristaltiek, zoals fysiologisch tijdens de zwangerschap, leiden tot stase van urine en opstijgen van de infectie.

4.2.2 AFWEER

Gastheer

Hoewel bacteriën bij een pyelonefritis beladen worden met antistoffen, speelt de humorale immuniteit geen grote rol bij de afweer tegen urineweginfecties (hoofdstuk 17). Uit onderzoeken bij mannen met een hiv-infectie en een laag CD4-celaantal (zie ook hoofdstuk 13) is gebleken dat cellulaire immunodeficiëntie een rol speelt bij de afweer tegen urineweginfecties. Het mechanisme is echter nog onduidelijk.

Al deze stoornissen leiden echter niet tot urineweginfecties zonder de aanwezigheid van bacteriën. Hoe komen bacteriën ter plaatse? Dit is het beste gedocumenteerd voor E. coli, de belangrijkste verwekker van urineweginfecties. Het is algemeen aanvaard dat kolonisatie van de vagina en de introïtus (opening) van de urethra belangrijk is bij het ontstaan van deze infecties. E. coli-stammen vanuit de darm koloniseren de vagina en de blaas (vaak ten gevolge van de coïtus), waarna ze hechten aan de mucosa van de blaas, zich vervolgens vermenigvuldigen en zelfs het blaasepitheel kunnen binnendringen. Normaal spelen lactobacillen een rol bij de resistentie tegen kolonisatie. Wanneer deze anaerobe lactobacillen worden geëlimineerd door bijvoorbeeld antibiotica, gebruik van spermicide middelen of fysiologisch, bijvoorbeeld door verminderde productie van oestrogenen bij de vrouw op oudere leeftijd, kan kolonisatie met gramnegatieven eenvoudig plaatsvinden. Lokale applicatie van oestrogenen bij oudere vrouwen leidt onder meer tot rekolonisatie met lactobacillen en vermindert de kans op urineweginfecties.

Micro-organisme

Na kolonisatie van de blaas zijn er drie mogelijkheden:
1 De bacteriën worden door het proces van dilutie en mictie verwijderd.
2 Ze handhaven zich op de mucosa en veroorzaken een blaasontsteking.
3 Na adherentie in de blaas stijgen ze via de ureters op en veroorzaken een nierbekkenontsteking (pyelonefritis).

Sommige micro-organismen zoals *Staphylococcus aureus*, *Mycobacterium tuberculosis* en *Candida* spp. kunnen bij een bacteriëmie via het bloed (hematogeen) de nier bereiken. Andere beschreven routes (lymfogeen en direct vanuit de buikholte) spelen nauwelijks een rol.

Mictie leidt tot het verwijderen van bacteriën uit de blaas. Bacteriën hebben een aantal mechanismen (virulentiefactoren) ontwikkeld die ze tegen het reinigende vermogen na de mictie kunnen beschermen.

E. coli-stammen die urineweginfecties veroorzaken (ook wel uropathogene *E. coli* genoemd) hechten met pili (fimbriae) (figuur 4.4) aan uro-epitheliale cellen. Dit zijn haarachtige organellen, opgebouwd uit een groot aantal identieke eiwitsubeenheden, die een soort grijper vormen waarmee het contact met de gastheercel wordt bewerkstelligd. De belangrijkste adhesinen (fimbriae of pili) zijn: type-1-fimbriae, die verantwoordelijk zijn voor adhesie aan glycoproteïnereceptoren (uroplakinen) op epitheliale cellen in de urethra, de vagina en de blaas, en P-fimbriae (type-2-fimbriae) die aan glycolipidereceptoren op niercellen kunnen hechten (figuur 4.5). Dit laatste type wordt aangetroffen bij meer dan 70% van de *E. coli* van patiënten met een pyelonefritis (figuur 4.5a). Het interessante is dat de receptor van deze pili deel uitmaakt van het 'P'-bloedgroepantigeensysteem, dat slechts bij een klein deel van de bevolking aanwezig is. Vrouwen die deze bloedgroepantigenen dragen, hebben dan ook een toegenomen incidentie van urineweginfecties.

FimH is verantwoordelijk voor de adhesie van type-1-fimbriae (figuur 4.4) aan mannosereceptoren op de uroplakinen. Het FimH-gen is aanwezig in meer dan 97%

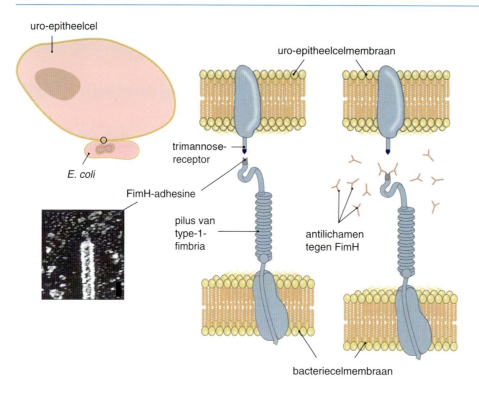

Figuur 4.4 Elektronenmicroscopische foto van type-1-fimbriae met FimH-adhesine, onderdeel van Escherichia coli; hiermee vindt adhesie plaats van de bacterie aan koolhydraatreceptoren op epitheliale cellen in urethra, vagina en blaas (vergroting: 10.000 ×); schematisch getekend zijn de aanhechting van type-1-fimbriae van E. coli, via het FimH-adhesine, aan een glycoproteïnereceptor ('uroplakine') op uro-epitheliale cellen, en de werking van een kandidaatvaccin, dat door de inductie van antistoffen adherentie tegengaat. (Bron: Hoepelman AIM, Meiland R en Langermann S. Ned Tijdschr Geneeskd. 2001;145:1860-2.)

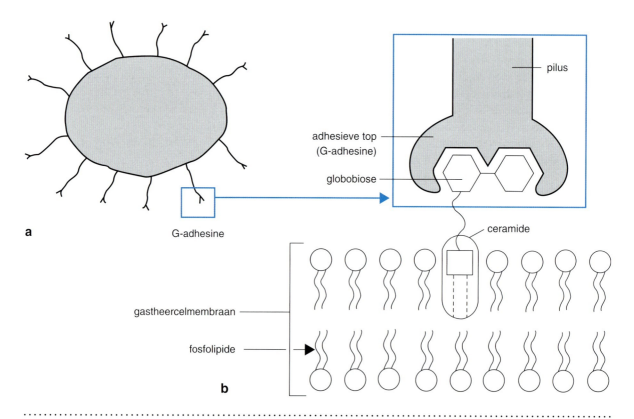

Figuur 4.5 a E. coli met P-fimbriae en G-adhesine, waarmee ze binden aan oppervlaktemoleculen van de gastheer. b Hechting van P-fimbriae (pilus) aan zijn glycolipidereceptor. De receptor van de gastheer bestaat uit een lipide, gebonden aan een disacharide.

van de uropathogene *E. coli*. Om die reden is er een vaccin tegen urineweginfecties in ontwikkeling geweest, gebaseerd op de opwekking van antistoffen tegen het FimH-eiwit. Om commerciële redenen is dit project gestaakt. De andere vaccins bevatten verschillende gedode uropathogenen en worden vaginaal ingebracht (zie paragraaf 4.6).

Enkele andere virulentiefactoren van *E. coli* zijn hemolysine, dat in staat is rode bloedcellen maar ook andere cellen te lyseren, aerobactine, een ijzerbindend eiwit dat de groei ook in een ijzerarme omgeving bevordert, en het kapsel (K-antigeen), dat *E. coli* beschermt tegen opname door witte bloedcellen. Daarnaast is er het O-antigeen, beter bekend als lipopolysacharide (LPS), dat uitgebreid wordt besproken in hoofdstuk 14.

4.3 Diagnostiek

4.3.1 INLEIDING

Als het bestaan van een urineweginfectie wordt vermoed, dient urineonderzoek plaats te vinden. Voor het opvangen van urine gelden geen speciale voorzorgen. Onderzoeken bij vrouwen met klachten die passen bij een lage-urineweginfectie laten geen verschil in contaminatie van de kweekuitslagen zien tussen urinemonsters die met of zonder instructies zijn afgenomen. De kans op contaminatie is echter nog steeds hoog (rond de 30%). Om die reden gebruikt men onder andere *dipslides*: objectglaasjes met voedingsagar. Zo'n dipslide wordt in de juist geloosde urine gedoopt, waarbij een vaste hoeveelheid in de agar wordt opgenomen; na overnachtincubatie kan de koloniedichtheid eenvoudig worden afgelezen (zie verder). Na afenting van een kolonie (bacterie) kan deze worden geïdentificeerd en kan de gevoeligheid voor antibiotica worden bepaald.

Daarnaast bestaan er diverse eenvoudig bruikbare *dipsticks*, die na onderdompeling in urine een aanwijzing kunnen geven voor de aanwezigheid van witte bloedcellen (leukotest) door het aantonen van esterase uit deze cellen. Ook maakt men gebruik van het vermogen van sommige bacteriën om nitraat, dat in normale urine voorkomt, te reduceren tot nitriet. Wat betreft de volgorde van de verschillende diagnostische mogelijkheden van een ongecompliceerde urineweginfectie wordt verwezen naar de *Standaard Urineweginfecties* van het Nederlands Huisartsen Genootschap (nhg.artsennet.nl/content/ zie standaarden). Aanbevolen wordt in eerste instantie een nitriettest te verrichten. Wanneer deze negatief is, wordt vervolgens een dipslide ingezet. De exacte plaats van andere diagnostische middelen is minder duidelijk aan te geven. Na een negatieve nitriettest kan in afwachting van de uitslag van de dipslide een leukotest worden verricht; deze dient dan vooral om een urineweginfectie minder waarschijnlijk te maken. In dit verband kan ook het urinesediment microscopisch worden beoordeeld op de aanwezigheid van bacteriën en leukocyten (witte bloedcellen). Bovendien kan met de laatste methode de aanwezigheid van leukocytencilinders worden aangetoond, wat een aanwijzing is voor het bestaan van een pyelonefritis. Er bestaat echter veel discussie over de exacte plaats van de verschillende tests. Het is belangrijk om zich te realiseren dat met een typische anamnese al een zeer hoge a-priorikans op een urineweginfectie bereikt kan worden, zodat het bij iedere test de vraag blijft of deze nog wel bijdraagt aan de diagnose. Bij het vermoeden op een gecompliceerde (of een in het ziekenhuis opgelopen) urineweginfectie dient bij voorkeur vóór het begin van de behandeling urine te worden afgenomen voor kweek, zodat het veroorzakende micro-organisme met het bijbehorende resistentiepatroon richting kan geven aan de uiteindelijke antimicrobiële therapie.

4.3.2 BACTERIEAANTALLEN

Onderzoek door de Amerikaan Kass in de jaren vijftig liet zien dat concentraties groter dan 10^5 kolonievormende eenheden (kve) per ml wel voorkomen bij patiënten met een nierbekkenontsteking en niet bij gezonde vrouwen, en dus bewijzend zijn voor het bestaan van een urineweginfectie. Concentraties lager dan 10^4 kve/ml werden aan verontreiniging toegeschreven. Tellingen tussen 10^4 en 10^5 maken, net als de aanwezigheid van meer dan twee soorten, een herhaling van het onderzoek noodzakelijk. Onderzoek van de Amerikaan Stamm in de jaren tachtig heeft echter aangetoond dat bij vrouwen met acute pijnlijke frequente mictie (APFM, zie verder) met leukocyturie bacterieaantallen van *E. coli*, *Klebsiella* spp., *Proteus* spp. of *Staphylococcus saprophyticus* tussen 10^2 en 10^4 eveneens wijzen op het bestaan van een urineweginfectie. Dit heeft men aangetoond door via blaaspuncties bacteriebevattende urine af te nemen en door het feit dat deze patiënten reageerden op antibiotische therapie gericht tegen de aangetroffen verwekker. Dit noemt men sindsdien *low count* bacteriurie (een voorbeeld wordt gegeven in casus 4.2).

4.4 Bacteriologie

4.4.1 ESCHERICHIA COLI

Voorkomen en pathogene eigenschappen
Virulentiefactoren geassocieerd met Enterobacteriaceae zijn:
- endotoxine (= LPS of O-antigeen);
- kapsel (K-antigeen);
- exotoxineproductie (bijv. etec 'enterotoxigenic E. coli', een exotoxineproducerende *E. coli*, vaak aanleiding gevend tot reizigersdiarree);
- expressie van adhesiefactoren (pili of fimbriae);
- intracellulaire overleving (bijv. *Salmonella*);

- groeibevorderende factoren (bijv. *Aerobactine*);
- resistentie tegen het dodende vermogen van serum;
- antibioticumresistentie;
- invasie en lyse van cellen (hemolysine).

E. coli behoort tot de familie van Enterobacteriaceae, de belangrijkste verwekkers van urineweginfecties (tabel 4.2). *E. coli* komt normaal in de darm van mens en dier voor. De concentratie in de dikke darm bedraagt 10^6-10^8 kve/gram feces. Vanaf het duodenum, dat normaal geen coliforme micro-organismen bevat, neemt de concentratie in de dunne darm naar distaal toe tot 10^{2-4} kve/ml. Met uitzondering van bepaalde antigene typen en/of enterotoxineproducerende stammen, is *E. coli* een onschuldige commensaal van de darmtractus. Hier staat tegenover dat *E. coli* een pathogene betekenis kan hebben bij ontstekingsprocessen in de buikholte (bijv. appendicitis) en na darmperforatie, bij buikvliesontsteking (peritonitis). Veelal zijn hierbij ook andere darmbacteriën betrokken (mengflora). Bij deze ontstekingen en bij urineweginfecties kan *E. coli* na binnendringen in de bloedbaan (bacteriëmie) klinische verschijnselen veroorzaken zoals koorts (of ondertemperatuur), versnelde ademhaling, versnelde hartslag en een toename van het aantal leukocyten in bloed (of een toename van het aantal jonge vormen: linksverschuiving). Deze verschijnselen van het systemische inflammatoire responssyndroom, samen met een bewezen infectie (bijv. een urineweginfectie of buikvliesontsteking), worden sepsis genoemd (hoofdstuk 14). Bij infecties van wonden besmet met feces of urine wordt ook nogal eens *E. coli* aangetroffen, maar meestal betreft het hier kolonisatie (aanwezigheid van bacteriën zonder tekenen van ontsteking) en geen infectie.

Gramnegatieve bacteriën, waaronder *E. coli*, spelen wel een rol bij de in het ziekenhuis opgelopen pneumonie (zie hoofdstuk 3). Ook speelt *E. coli* een rol door de productie van diverse enterotoxinen, adhesie- en invasiebevorderende factoren en bij dunnedarminfecties (enteritiden) waaronder reizigersdiarree (zie hoofdstuk 5). Slechts één serotype (O157:H7) geeft een dikkedarmontsteking, soms samengaand met een hemolytisch uremisch syndroom, gekenmerkt door bloedafbraak, nierfunctiestoornissen en een afname van het aantal bloedplaatjes, met onder andere purpura (huidbloedingen) als gevolg. Deze laatste ziekte heeft onder andere een relatie met het eten van vlees dat onvoldoende doorbakken is, bijvoorbeeld hamburgers. Recent was er een grote uitbraak veroorzaakt door besmette sla.

Colibacteriën zijn aerobe, facultatief anaerobe gramnegatieve staafjes, met afmetingen van 0,5 bij 1-4 mm (soms veel langer). Zij vormen geen sporen. Het organisme is eenvoudig te kweken.

E. coli is tamelijk temperatuurgevoelig. Het organisme wordt gedood bij een temperatuur van 60-65 °C gedurende 30 minuten. Bij hogere temperaturen is de hiervoor benodigde tijd veel korter.

Bij *E. coli* kunnen O (somatische)-antigenen, H (flagellaire)-antigenen en K (kapsel)-antigenen worden onderscheiden. Er zijn ongeveer 150 O-antigenen en ongeveer 50 K-antigenen bekend. Bij één type *E. coli* komt slechts één soort K-antigeen voor. Deze antigenen zijn de basis voor de serotypering. Door de vele mogelijke combinaties van O- en H-antigenen vormt *E. coli* een serologisch sterk heterogene groep. Bepaalde infecties zijn geassocieerd met bepaalde serotypen. Tegenwoordig wordt er echter vaker met behulp van PCR onderscheid tussen de verschillende soorten *E. coli* gemaakt

Tabel 4.2 Familie van de Enterobacteriaceae. Het onderscheid tussen de diverse bacteriën wordt gemaakt op basis van biochemische eigenschappen. Moleculairbiologisch kan dit anders zijn.			
genus	*aantal species*	*belangrijkste ziekte(n)*	*in commensale flora*
Escherichia	6	uwi[1], ziekenhuis, enteritis	ja
Klebsiella	7	uwi[1], longontsteking	ja
Proteus	4	uwi[1]	ja
Enterobacter	13	ziekenhuis[2]	ja
Shigella	4	dysenterie	nee
Hafnia	2	ziekenhuis[2]	ja
Morganella	2	ziekenhuis[2]	ja
Salmonella	7	subgroepen tyfus, enteritis	nee
Serratia	10	ziekenhuis[2]	ja
Yersinia	11	pest, lymfadenitis (buik)	nee

Andere bacteriën behorend tot de familie van de Enterobacteriaceae zijn o.a. Citrobacter, Ewingella, Kluyvera en Providencia.
1 uwi = urineweginfecties.
2 Veelvoorkomende verwekkers van ziekenhuisinfecties (nosocomiale infectie) (zie hoofdstuk 16).

door bepaling van verschillende combinaties van virulentiefactoren op zogenoemde *pathogenicity islands* (clusters van virulentiefactoren in het genoom).

Er zijn diverse biochemische reacties waardoor *E. coli* kan worden onderscheiden van andere gramnegatieve bacteriën (zie verder) en waardoor verschillende subspecies (ssp.) van *E. coli* kunnen worden onderscheiden. Vroeger gebeurde dit handmatig, tegenwoordig gebeurt dit bijna geheel automatisch.

Sinds een aantal jaren is het mogelijk om in korte tijd de volledige nucleotidenvolgorde van het genoom van een bacterie op te helderen. De totale genetische informatie van een bacterie is hiermee dus bekend. Dit heeft geleid tot een aantal verrassende ontdekkingen. Zo werd het duidelijk dat van een derde van de eiwitten die een bepaalde bacterie kan maken de functie niet bekend is. Verder bleek dat de commensale darmbacterie *E. coli* K12 en de eerdergenoemde *E. coli* O157:H7 slechts de helft van hun ongeveer drieduizend genen gemeenschappelijk hebben. Met andere woorden: de ene *E. coli*-bacterie is de andere niet. Hiermee bevestigde de genetica wat al eerder op grond van de bestudering van het ziekteverwekkend vermogen van *E. coli* (de virulentie) duidelijk geworden was. Zo onderscheidt men de commensale *E. coli*, die geen ziekte verwekken, en een aantal *E. coli*-pathotypen die bij de mens en sommige diersoorten ziekte veroorzaken. Zoals gezegd kunnen dit darminfecties zijn (o.a. ETEC = enterotoxigene *E. coli*, EPEC = enteropathogene *E. coli*, EHEC = enterohemorragische *E. coli*, bijv. *E. coli* O157:H7), of extra-intestinale infecties, zoals urineweginfecties, meningitis en luchtweginfecties (o.a. in kippen). De laatste groep wordt ook wel aangeduid als ExPEC (extra-intestinale pathogene *E. coli*) en hiervan zijn de UPEC (uropathogene *E. coli*) een onderdeel. Op grond van technieken als MLEE (multilocus-enzymelectroforese) en MLST (multilocus-sequentietypering) kan binnen *E. coli* onderscheid worden gemaakt tussen vier belangrijke fylogenetische groepen (A, B1, B2 en D). Hierbij wordt een aantal zogeheten huishoudgenen met elkaar vergeleken; genen die niet betrokken zijn bij het ziekteverwekkend vermogen, maar wel van belang zijn voor het metabolisme van de bacterie. De isolaten van *E. coli* verkregen uit urineweginfecties komen voornamelijk voor in de fylogenetische groepen B2 en D, en *E. coli* uit darminfecties in de groepen A en B1. Inmiddels is ook de volledige genoomvolgorde van twee isolaten afkomstig uit gevallen van pyelonefritis en één isolaat afkomstig uit een geval van cystitis opgehelderd. Er zijn veel overeenkomsten tussen deze urinewegisolaten. Behalve de eerdergenoemde virulentiefactoren, die ook kunnen voorkomen bij *E. coli* die luchtweginfecties (zelden bij mensen) en meningitis veroorzaken, zijn specifieke eigenschappen voor *E. coli* die urineweginfecties veroorzaken echter niet gevonden. In vergelijking met de commensale *E. coli*-isolaten bevatten UPEC meer genen (ongeveer 8-22% meer). Deze zijn betrokken bij het ziekteverwekkend vermogen, zoals bij de productie van kapsels, ijzeropnamesystemen, aanhechtingssystemen en exotoxinen. De genen die voor deze eigenschappen coderen liggen samen in de hiervóór genoemde pathogenicity islands, die zich in het chromosoom bevinden en zich van de rest van het chromosomale DNA onderscheiden door hun lagere percentage C+G-nucleotiden. Aan de uiteinden van deze eilanden bevinden zich structuren die het mogelijk maken dat het eiland uit het genoom van de bacterie gesneden wordt en vervolgens ofwel verloren gaat, ofwel wordt doorgegeven aan een andere *E. coli*-bacterie, die daarmee ook ziekteverwekkend wordt. Bij *E. coli*-bacteriën die darminfecties veroorzaken (o.a. ETEC) liggen de genen die betrokken zijn bij het ziekteverwekkende vermogen van de bacterie op een stukje extra chromosomaal DNA (een plasmide) en kunnen worden doorgegeven aan andere stammen door middel van transformatie of conjugatie. Ook bij deze isolaten komen echter pathogenicity islands voor. Een belangrijk verschil tussen diarree veroorzakende *E. coli* en urineweginfecties veroorzakende *E. coli* is de aanwezigheid van een type-III-secretieapparaat in de eerste. Een dergelijk type-III-secretieapparaat wordt door de bacterie gebruikt om virulentiefactoren van de bacterie in de gastheercel te injecteren, waar ze cellulaire processen verstoren. Het is interessant dat veel van de eiwitten van dit type secretieapparaat sterke overeenkomst vertonen met eiwitten betrokken bij de biosynthese van flagellen. Ook bij andere darmpathogenen als *Salmonella* en *Campylobacter jejuni* zijn type-III-systemen aanwezig. Zoals eerder al kort aangegeven, kunnen *E. coli*-bacteriën worden geclassificeerd op grond van de aanwezigheid van een bepaald type lipopolysacharide (O-antigeen of endotoxine), kapsel (K-antigeen), of flageleiwit (H-antigeen). Deze indeling wordt serotypering genoemd en levert het O:K:H-serotype op. Bij *E. coli*-isolaten uit urineweginfecties komen de O-antigenen O1, O2, O4, O6, O16, O18, O25 en O75 met een veel hogere frequentie voor dan de andere bekende O-antigenen. Het kapseltype K1 is kenmerkend voor *E. coli*-soorten die hersenvliesontsteking veroorzaken. De ernst van een urineweginfectie is een afspiegeling van het ziekteverwekkende vermogen van de bacterie. Zo zijn er aanwijzingen dat isolaten die asymptomatische bacteriurie (ASB) veroorzaken aangepaste ziekteverwekkers zijn, die een deel van hun genen die betrokken zijn bij aanhechting aan of invasie van blaasepitheelcellen hebben verloren.

Gevoeligheid voor antibiotica

Nederland neemt een bijzondere positie in wat betreft het restrictieve (terughoudende) antibioticabeleid (gebruik) en heeft dientengevolge een van de laagste resistentiepercentages in de wereld. Waakzaamheid blijft echter geboden. De Stichting Werkgroep Antibioticabeleid (SWAB) verzamelt resistentiegegevens en ontwikkelt richtlijnen voor het gebruik van antibiotica bij volwassenen in het ziekenhuis, met als doel het antibioticabeleid te optimaliseren en zo een bijdrage te leveren aan de beheersing van kosten en resistentieontwikkeling (www.swab.nl). Aangezien de resistentiepercentages van de verschillende uropathogenen voor diverse antibiotica, vooral de fluorchinolonen, blijven stijgen, moet de behandelend arts bij het starten van empirische therapie op de hoogte zijn van deze resistentiepercentages.

E. coli is doorgaans goed gevoelig voor antibiotica, al neemt de laatste jaren de resistentie duidelijk toe. Het resistentiepercentage van amoxicilline voor *E. coli* in het ziekenhuis is gestegen van 28 in 1996 tot 42 in 2007 (zie figuur 4.6). Wanneer dit middel wordt gecombineerd met clavulaanzuur (zie hoofdstuk 1), daalt dit naar 5%. Voor trimethoprim is 30% van de *E. coli*-stammen ongevoelig, vergelijkbaar met het combinatiepreparaat cotrimoxazol (trimethoprim/sulfamethoxazol; resistentie rond 25%). Voor de fluorchinolonen liggen deze percentages beduidend lager, maar ook deze zijn aan het stijgen (9% in 2007 in de ziekenhuizen), vooral op de afdelingen Urologie (16% in 2006), waar deze antibiotica veel worden voorgeschreven. De variatie in resistentie heeft voornamelijk te maken met expositie aan deze geneesmiddelen. Een antibioticumkuur kan leiden tot selectie van resistente stammen in de darm en eventueel tot overdracht van resistente genen van de ene bacterie naar de andere. Daarnaast worden we door het gebruik van antibiotica in de bio-industrie, via vlees en vis, eveneens blootgesteld aan antibiotica. In ziekenhuizen en verpleeghuizen worden veel meer antibiotica gebruikt en daar is het resistentiepercentage dus hoger. Antimicrobiële geneesmiddelen die in de huisartsenpraktijk vaak worden gebruikt bij de behandeling van urineweginfecties, zijn amoxicilline (in verband met resistentie samen met de bètalactamasebindende stof clavulaanzuur), nitrofurantoïne, trimethoprim en trimethoprim-sulfamethoxazol (co-trimoxazol). Bij recidieven, resistentie, of in het ziekenhuis opgelopen of gecompliceerde urineweginfecties, komen fluorchinolonen zoals norfloxacine, ofloxacine en ciprofloxacine vaker in aanmerking. Hiertegen bestaat minder resistentie, hoewel deze wel aan het stijgen is, en deze middelen dringen bovendien beter in het weefsel door. De gevoeligheid van andere Enterobacteriaceae voor antibiotica varieert sterk. Om die reden wordt geadviseerd om voor het begin van de therapie van een gecompliceerde urineweginfectie een urinekweek af te nemen.

4.4.2 PROTEUS

Urineweginfecties met *Proteus* kunnen gepaard gaan met steenvorming. Dit wordt veroorzaakt door een hoge pH van de urine ten gevolge van de vorming van ammoniak uit ureum door het enzym urease dat de bacterie produceert. Daarmee is urease indirect een virulentiefactor.

Proteusbacteriën zijn facultatief anaerobe, beweeglijke, gramnegatieve staafjes van 0,5 bij 1-3 mm; soms ziet men filamentvorming van 10-30 mm. Ze hebben vaak lange peritriche flagellen. Ze zijn kweekbaar op eenvoudige media. Soms zwermen ze uit over de hele agarplaat, wat de isolatie van andere bacteriën kan bemoeilijken.

Er wordt onderscheid gemaakt in een aantal soorten, waaronder *Proteus vulgaris* en de bij de mens het meest voorkomende *Proteus mirabilis*.

4.4.3 KLEBSIELLA

Van *Klebsiella* zijn zeven soorten bekend, waarvan *Klebsiella oxytoca* en *Klebsiella pneumoniae* met enkele subspecies de belangrijkste zijn. *Klebsiella* kan als commensaal voorkomen in de darmtractus en in de bovenste luchtwegen. Kolonisatie wordt bevorderd door verblijf in het ziekenhuis en door gebruik van antibiotica. Overdracht vindt vooral plaats via de handen, in het bijzonder van artsen en verpleegkundigen. Bij volwassenen kan het organisme infecties veroorzaken bij (lokaal) verminderde weerstand, voornamelijk in de tractus respiratorius en in de urinewegen. Bepaalde antigene typen (1, 3, 4, 12) van *K. pneumoniae* kunnen een pneumonie of bronchitis veroorzaken. Andere (o.a. type 2, 9, 10) worden vaker bij urineweginfecties geïsoleerd.

Grotere variaties in het resistentiespectrum, vergeleken met *E. coli*, komen voor bij de Enterobacteriaceae *Proteus* en *Klebsiella*. Nitrofurantoïne- en amoxicillineresistentie zijn regel.

4.4.4 ENTEROBACTER

Het voorkomen van *Enterobacter* loopt ongeveer parallel met dat van *Klebsiella*. Men zal het organisme dan ook vooral bij urineweginfecties aantreffen en ook wel bij secundaire infecties elders, vooral in de luchtwegen. Het gaat vaak om ziekenhuisinfecties die zijn ontstaan na een antibiotische therapie bij patiënten met verminderde algemene of lokale weerstand. Er zijn dertien soorten, waarvan *Enterobacter aerogenes* en *Enterobacter cloacae* het frequentst worden geïsoleerd. De gevoeligheid van *Enterobacter* voor antimicrobiële geneesmiddelen is onvoorspelbaar.

4.5 Klinische beelden en therapie

Doorgaans is het moeilijk om op grond van de klachten en verschijnselen de plaats van de urineweginfectie te bepalen. Wel is het zo dat de meeste patiënten (casus 4.2) met een blaasontsteking klagen over een pijnlijke (strangurie) en frequente mictie waarbij kleine hoeveelheden worden geloosd (pollakisurie). Soms is er pijn uitstralend naar de suprapubische regio, de vulva of de glans penis. Regelmatig is er ook macroscopische hematurie. Sommige patiënten hebben geen symptomen, andere hebben alleen symptomen van een lage-urine-

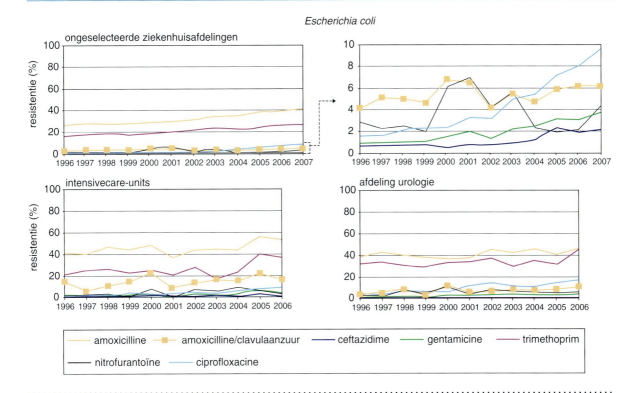

Figuur 4.6 Resistentiepercentages van E. coli voor de verschillende antimicrobiële middelen tussen 1996-2007. (Bron: Neeling AJ de, Verbrugh HA.Consumption of antimicrobial agents and antimicrobial resistance among medically important bacteria in the Netherlands. Nethmap 2007. See: www.swab.nl)

weginfectie maar blijken toch een nierbekkenontsteking te hebben (subklinische pyelonefritis). Koorts wordt bijna alleen gezien bij een prostatitis, epididymitis en bij een pyelonefritis. Bij een pyelonefritis kan er slagpijn in de nierloge aanwezig zijn; vaak hebben deze patiënten ook koude rillingen als uiting van een bacteriëmie of endotoxinemie. Het onderscheid tussen een pyelonefritis met en zonder bacteriëmie is soms moeilijk te maken.

Het onderscheid tussen ongecompliceerde en gecompliceerde urineweginfecties (zie tabel 4.6) heeft implicaties voor de therapie (keuze antibioticum en duur), omdat bij een gecompliceerde urineweginfectie de risico's op het verkrijgen van een complicatie of het falen van de therapie verhoogd zijn.

De definitie van ongecompliceerde en gecompliceerde urineweginfecties is als volgt: Een ongecompliceerde urineweginfectie is een cystitis bij een niet-zwangere vrouw, die niet-immuungecompromitteerd is en geen anatomische en functionele afwijkingen aan de tractus urogenitalis heeft en bij wie er geen tekenen van weefselinvasie en systemische infectie zijn. Urineweginfecties bij vrouwen boven een bepaalde leeftijd (60 jaar en ouder) hoeven niet beschouwd te worden als een gecompliceerde urineweginfectie, omdat eerder onderzoek duidelijk heeft gemaakt dat er in deze groep geen verschil bestaat in bacteriologische en klinische genezing

Tabel 4.3 Klinische beelden van een urineweginfectie.	
ongecompliceerde urineweginfecties	cystitis en acute strangurie bij de vrouw
gecompliceerde urineweginfecties	urineweginfecties bij kinderen
	nierbekkenontsteking en andere (invasieve) infecties van de hogere urinewegen
	urineweginfecties bij mannen (inclusief prostatitis)
	urineweginfecties bij speciale patiëntengroepen (zie tekst) zijn gecompliceerde urineweginfecties
overige	asymptomatische bacteriurie
	acute epididymo-orchitis
	recidieven

na een korte of een lange therapieduur. Alle urineweginfecties die niet ongecompliceerd zijn worden beschouwd als gecompliceerde urineweginfecties. Dientengevolge wordt ook een pyelonefritis als een gecompliceerde urineweginfectie beschouwd. De verschillende klinische beelden staan vermeld in tabel 4.3.

4.5.1 URINEWEGINFECTIES BIJ KINDEREN

De presentatie van urineweginfecties bij kinderen is zeer aspecifiek, met symptomen zoals koorts, onrust, braken en andere voedingsproblemen. Over het nut van onderzoek bij meisjes van 1 tot en met 4 jaar die urineweginfecties hebben, bestaat verschil van mening, maar in de huidige NHG-standaard is ervoor gekozen toch aanvullende diagnostiek te adviseren. Daarom moet bij meisjes tot en met 4 jaar en bij alle jongens met een urineweginfectie onderzoek naar een onderliggende aandoening worden verricht (casus 4.1). Zoals uit de casus blijkt, kan het niet onderkennen van een dergelijke onderliggende aandoening enorme consequenties hebben. Meisjes (die o.a. een kortere urethra hebben dan jongens) hebben frequenter urineweginfecties en andere ontstekingen (vulvovaginitis) die vaak moeilijk van een urineweginfectie zijn te onderscheiden. Een vulvovaginitis gaat echter nooit gepaard met een temperatuur boven 38,5 °C en deze meisjes hebben ook geen pijn in de flanken of slagpijn in de nierloge. Bij meisjes vanaf 5 jaar die een eerste urineweginfectie doormaken, hoeft geen aanvullende diagnostiek te worden verricht. Aangezien er bij meisjes onder de 5 jaar en bij alle jongetjes een grote kans op anatomische en functionele afwijkingen van de urinewegen aanwezig is, moet er altijd worden behandeld alsof er een gecompliceerde urineweginfectie bestaat (zie verder) (tabel 4.4).

4.5.2 CYSTITIS EN ACUTE STRANGURIE BIJ VROUWEN

Vrouwen met een ongecompliceerde urineweginfectie komen doorgaans op het spreekuur vanwege acute pijnlijke (strangurie) en frequente mictie; men spreekt daarom ook wel van het APFM-syndroom (casus 4.2). Deze klachten kunnen worden veroorzaakt door verschillende aandoeningen (bijv. pyelonefritis of vaginitis). Het onderscheid met de geslachtsziekten door *Chlamydia trachomatis* en herpes simplex (hoofdstuk 12) is het belangrijkst en kan redelijk nauwkeurig gemaakt worden met een nitriettest en/of een urinesediment (de nitriettest is negatief bij een infectie door *Chlamydia* of herpesinfectie).

Na het stellen van de diagnose ongecompliceerde infectie van de lage urinewegen (tabel 4.5) kan worden overgegaan tot het voorschrijven van therapie. Bij symptomatische ongecompliceerde urineweginfecties (zie tabel 4.4) bij vrouwen kan kortdurend worden behandeld. Afhankelijk van de keus van het middel wordt in één dosis (fosfomycine), of gedurende drie (trimethoprim) of vijf dagen (nitrofurantoïne) behandeld. Gezien de onderzoeksresultaten, de farmacokinetiek, interacties, resistentie en bijwerkingen is op dit moment nitrofurantoïne (resistentie bij *E. coli* ongeveer 4%) de eerste en trimethoprim (resistentie 15-30%) de tweede keus. Het resistentiepercentage van amoxicilline voor uropathogenen in de huisartsenpraktijk ligt rond 35-40, en van dit middel is bovendien gebleken dat het duidelijk minder effectief is bij een driedaagse dan bij een zevendaagse kuur. De klachten verdwijnen na ongeveer drie dagen en de patiënte hoeft niet gecontroleerd te worden, tenzij de klachten na vijf dagen tot een week niet verdwenen zijn.

4.5.3 ACUTE PYELONEFRITIS

Wanneer een vrouw op het spreekuur komt met strangurie, lendenpijn, hoge koorts, verschijnselen van algemeen ziek zijn zoals misselijkheid, braken en diarree, en er bij onderzoek slagpijn in de nierloge bestaat, is de diagnose nierbekkenontsteking (pyelonefritis) duidelijk. Als het nierparenchym ook is aangetast, kunnen zich in het urinesediment erytrocyten- en leukocytencilinders bevinden.

Nierbekkenontsteking is een ernstige aandoening die kan leiden tot bacteriëmie, sepsis en bij obstructie van de urinewegen, bijvoorbeeld door een niersteen, tot een abces. Doorgaans is de nierfunctie gemeten via het creatininegehalte in het bloed niet gestoord bij een pyelonefritis, omdat de andere nier de functie overneemt.

Net als voor de behandeling van andere gecompliceerde infecties is het nodig effectieve concentraties te bereiken in het nierweefsel. Tenzij een patiënt ernstig ziek is en braakt, kan oraal behandeld worden. In Nederland komen, gezien de resistentiespectra, antibiotica als amoxicilline-clavulaanzuur en de fluorchinolonen het eerst in aanmerking. Net als voor andere gecompliceerde infecties is de behandelingsduur minimaal tien dagen bij gebruik van bètalactamantibiotica. Met de fluorchinolonen zijn er succesvolle onderzoeken met een kortere behandelingsduur verricht (zie tabel 4.4). Als een patiënt binnen drie dagen onvoldoende opknapt, moet er een echografie van de nieren en urinewegen worden verricht om obstructie en abcesvorming uit te sluiten. Bij ongecompliceerde pyelonefritis bij jonge vrouwen is zelfs aangetoond dat een kuur van zeven dagen met het fluorchinolon ciprofloxacine of vijf dagen met het fluorchinolon levofloxacine ook effectief is.

4.5.4 URINEWEGINFECTIES BIJ MANNEN

Het is gebruikelijk om een urineweginfectie bij mannen te beschouwen als een gecompliceerde urineweginfectie, omdat er vaak sprake is van een urologische afwijking. Ook is er vaak sprake van een prostatovesiculitis. Er bestaan verschillende vormen van prostatitis, die vaak

Tabel 4.4 Behandeling van urineweginfecties.

type infectie	behandeling	opmerking
lage-urineweginfectie (cystitis en AFPM)	eenmalige dosis of korte kuur (3 of 5 dagen)	oppervlakkige infectie, blaasepitheel
ongecompliceerde pyelonefritis	7-14 dagen therapie; urineweginfecties bij antibiotica die weefselspiegel geven (afhankelijk van het antibioticum)	bij korte therapie of therapie met een middel zonder weefselspiegels: snelle relaps en kans op bacteriëmie
mannen	weefselconcentraties bereiken	zoek altijd naar een oorzaak
	na acuut stadium dringen bètalactamantibiotica niet in de prostaat door	denk aan focus in de prostaat voor chronische prostatitis
	afhankelijk van diagnose; 5 dagen tot 6 weken therapie	
gecompliceerde urineweginfecties	weefselconcentraties bereiken	frequente recidieven door afwijkingen in de urinewegen, bij vreemd lichaam is genezing moeilijk
	minstens 10 dagen, zwangeren en mannen met alleen cystitis 7 dagen	
asymptomatische bacteriurie	behandeling nodig bij zwangeren en voor instrumentatie van de urinewegen	20-35% van de zwangere vrouwen ontwikkelt een nierbekkenontsteking wanneer er niet wordt behandeld
acute prostatitis	zie urineweginfecties bij mannen	
recidieven	bij relaps langdurige therapie: 6 weken	relaps meestal onderliggende oorzaak
	bij re-infectie algemene adviezen en eventueel postcoïtale profylaxe	
bacteriurie bij verblijfskatheter	geen antibiotische therapie tenzij verschijnselen van invasieve infecties SIRS (hfdst. 14), zonder ander focus	zolang katheter in situ blijft, treedt recidief na sepsis snel op
	symptomatische urineweginfectie	
	katheter verwisselen	

Tabel 4.5 Oorzaken van acute pijnlijke en frequente mictie (APFM-syndroom) met leukocyturie bij niet-zwangere vrouwen.

aandoening	diagnostiek
lage-urineweginfectie	nitriettest positief, > 5 PMN/HPF of $\geq$ 20 bacteriën/HPF in sediment
	low count bacteriurie (APFM): kweek $\geq 10^2$ en $< 10^5$ kve/ml
	cystitis: kweek $\geq 10^5$ kve/ml
chlamydia-urethritis en gonorroe	pyurie, maar negatieve nitriettest of afwezigheid van bacteriën in sediment
	Chlamydia is aantoonbaar in de urine met moleculaire technieken zoals PCR (hfdst. 12)
subklinische pyelonefritis	zie lage urineweginfectie met snel recidief (< 2 weken)
vulvovaginitis en herpes genitalis	geen pyurie, roodheid bij inspectie, vaginale afscheiding bij herpesblaasjes
niet-infectieuze aandoeningen, spasme van het trigonum van de urethra/interstitiële cystitis, Chronic Prostatitis/Chronic Pelvic Pain Syndrome	geen pyurie en bacteriurie

géén bacteriële etiologie hebben en klinisch moeilijk te onderscheiden zijn. In de traditionele classificatie van een prostatitis wordt er onderscheid gemaakt tussen acute en chronische bacteriële prostatitis, non-bacteriële prostatitis en prostatodynie. Recent is deze indeling gedeeltelijk gewijzigd, waarbij de laatste twee groepen worden aangeduid als Chronic Prostatitis/Chronic Pelvic Pain Syndrome. Van deze laatste groep is een micro-organisme zelden de oorzaak (< 5%). Daarom is een behandeling met antibiotica voor dit ziektebeeld bijna altijd zinloos. Urineweginfecties komen voor bij jongens jonger dan 1 jaar en bij bejaarde mannen door urineretentie ten gevolge van prostaatvergroting (zie figuur 4.1). In de tussenliggende perioden komen infecties bij mannen bijna niet voor, tenzij er afwijkingen zijn aan de urinewegen of als er een stoornis in de afweer is (bijv. als gevolg van hiv). Er moet bij hen dus *altijd* onderzoek worden gedaan naar een onderliggende aandoening.

Aandoeningen die vergelijkbare klachten bij mannen kunnen geven, zijn geslachtsziekten (hoofdstuk 12) en niet-infectieuze aandoeningen zoals niet-bacteriële prostatitis of prostatodynie.

Vaak is de urinekweek bij mannen negatief, terwijl kweken van semen wel bacteriën oplevert; een aanwijzing dat er een focus in de prostaat is. Bij de behandeling moet men dan ook kiezen voor antibiotica waarmee weefselconcentraties (ook speciaal in de prostaat) worden verkregen (zie tabel 4.4). In het acute stadium komen diverse antibiotica goed in de prostaat, maar na het verdwijnen van de acute infectie is de penetratie veel minder goed. Bij mannen kan dan ook voor de therapie het beste worden gekozen voor trimethoprim, co-trimoxazol en de bij prostatitis actievere chinolonen, allemaal middelen die goed in de prostaat doordringen. De gebruikelijke therapieduur is minimaal 10 dagen en bij een chronische prostatitis 4-6 weken.

4.5.5 GECOMPLICEERDE URINEWEGINFECTIES BIJ SPECIALE PATIËNTENGROEPEN

Voor het gemak kan iedere acute lage-urineweginfectie die optreedt bij een niet-zwangere vrouw worden beschouwd als ongecompliceerd. Alle andere urineweginfecties (dus ook *iedere* infectie bij de man) worden wel beschouwd als gecompliceerde infecties.

Bij gecompliceerde urineweginfecties moet altijd worden gezocht naar een onderliggende aandoening. Voor de complicerende factoren wordt wel onderscheid gemaakt tussen lokale en systemische factoren (tabel 4.6).

Daarnaast hebben zwangere vrouwen door dilatatie van de ureter en het pyelum onder invloed van progesteron en de mechanische obstructies door de vergrote baarmoeder een verhoogde kans op een gecompliceerd beloop (nierbekkenontsteking).

De micro-organismen bij deze patiënten zijn andere dan die bij een urineweginfectie in de thuissituatie (zie figuur 4.2). Er worden minder *E. coli*-stammen gekweekt (50%) en bovendien brengen deze stammen minder virulentiefactoren tot expressie dan bij ongecompliceerde urineweginfecties, wat aangeeft dat ze bij deze patiënten eenvoudiger een infectie kunnen veroorzaken. Daarnaast bestaat er ook meer antibiotische resistentie. Behandeling moet minimaal zeven of tien dagen (zie tabel 4.4.) worden gegeven met geneesmiddelen waarmee weefselspiegels worden bereikt (het combinatiepreparaat amoxicilline-clavulaanzuur, co-trimoxazol, fluorchinolonen).

Bij zwangeren zijn bètalactamantibiotica goede en veilige middelen om mee te behandelen. Bij een blaasontsteking of ASB (zie hierna) komt ook nitrofurantoïne in aanmerking.

Recidieven van infecties komen zeer vaak voor. Patiënten met katheters moeten alleen worden behandeld als er systemische tekenen van een infectie optreden. Tijdens de behandeling moet de katheter dan verwisseld (of nog beter, verwijderd) worden.

4.5.6 ASYMPTOMATISCHE BACTERIURIE

Asymptomatische bacteriurie (ASB, twee achtereenvolgende urinemonsters met dezelfde bacterie in een concentratie $\geq 10^5$ kve/ml bij patiënten zonder symptomen van een urineweginfectie) komt veel voor bij patiënten met een verblijfskatheter of stents in de urinewegen, bij bejaarden, bij vrouwen met suikerziekte (niet bij mannen) en bij zwangeren. Bij zwangeren leidt dit (zie eerder) regelmatig tot een symptomatische infectie. Ook kan ASB leiden tot vroeggeboorte. Wanneer er een groep-B-streptokok in de urine gekweekt wordt is dit een teken van maternale kolonisatie. Gemiddeld zal ongeveer 50% van alle kinderen geboren uit draagsters van de groep-B-streptokok via verticale transmissie gekoloniseerd raken, waarvan 1 tot 2% een ernstige infectie ontwikkelt zoals pneumonie of sepsis. Sinds de jaren tachtig is in verschillende onderzoeken aangetoond dat intraveneuze antibiotische behandeling van de moeder tijdens de bevalling het aantal neonatale infecties met groep-B-streptokok reduceert. Ook bij ASB met andere micro-organismen zijn zwangeren de enigen die behandeling nodig hebben. Tijdens de zwangerschap is er een verhoogde kans op een ernstiger beloop van een urineweginfectie met gevolgen voor de moeder, zoals pyelonefritis, sepsis en *adult respiratory distress syndrome* (ARDS), of voor het kind, zoals groeivertraging en vroeggeboorte.

Met amoxicilline-clavulaanzuur bestaat de meeste ervaring tijdens de zwangerschap en het middel is veilig

Tabel 4.6 Complicerende factoren bij urineweginfecties.	
lokaal	systemisch
prostaatvergroting	diabetes mellitus
stenen in de urinewegen	nierinsufficiëntie
tumor in de urinewegen	status na niertransplantatie
aanwezigheid van vreemde lichamen (katheter, stents)	gebruik van immunosuppressiva

gebleken. Behandeling van ASB bij bejaarden en vrouwen met diabetes mellitus is niet noodzakelijk.

4.5.7 ACUTE EPIDIDYMO-ORCHITIS EN PROSTATITIS

Acute epididymo-orchitis begint acuut en gaat gepaard met pijn, zwelling en roodheid van een of beide testikels. Vaak heeft de patiënt koorts en maakt hij een zieke indruk. Klachten die op een urineweginfectie wijzen, zijn niet altijd aanwezig. Vóór de introductie van BMR-vaccinatie (bof, mazelen, rubella) was het bofvirus een belangrijke verwekker; tegenwoordig is *E. coli* de belangrijkste veroorzaker.

Patiënten met een acute prostatitis zijn ziek en hebben klachten die wijzen op een urineweginfectie. Bij rectaal toucher is de prostaat pijnlijk en vergroot. Gezien het risico op het ontstaan van een bacteriëmie, is prostaatmassage om de verwekker te isoleren niet aan te raden. Deze verwekker kan meestal eenvoudig worden geïsoleerd uit de urine.

4.6 Recidieven en preventie

Recidieven moeten worden onderscheiden in infecties met hetzelfde micro-organisme (relaps of persisterende infectie) en infecties met nieuwe micro-organismen (re-infectie). Een relaps geeft aan dat de therapie niet succesvol is geweest. Deze recidieven treden meestal kort na de behandeling op (na twee tot zes weken) en vormen een aanwijzing dat er een complicerende factor is waarnaar aanvullend onderzoek moet worden verricht. Er is een bepaalde groep seksueel actieve vrouwen die herhaalde recidieven heeft berustend op re-infecties. Bij deze groep vrouwen is onderzoek naar een onderliggende aandoening niet zinvol. Om deze – vaak aan geslachtsgemeenschap gerelateerde – infectie te voorkomen, worden algemene adviezen gegeven (regelmatige urinelozing, uitplassen na gemeenschap, het afvegen van het perineum in voor-achterwaartse richting, veel drinken). Is dit onvoldoende effectief en treden de recidieven meer dan drie- à viermaal per jaar op, dan is postcoïtale profylaxe of onderhoudstherapie met een lage dosis nitrofurantoïne of trimethoprim aan te raden.

Bij premenopauzale, niet-zwangere vrouwen bestaat de vaginale flora voor 90% uit lactobacillen, die bescherming bieden tegen urogenitale infecties. Een verlies of de afwezigheid van lactobacillen is geassocieerd met een toegenomen kolonisatie met uropathogene *E. coli*. Na de menopauze heeft nog maar 25 tot 30% van de vrouwen lactobacillen in de vagina. Zoals vermeld is er bij oudere vrouwen een relatie tussen oestrogeentekort en urineweginfectie en het blijkt dat oestrogeensuppletie leidt tot stijging van de hoeveelheid lactobacillen intravaginaal. Dit kan leiden tot een daling van het aantal potentieel pathogene micro-organismen in de vagina. Vaginale oestrogeencrème is hier meestal effectief.

Een mogelijkheid om de adherentie van het uropathogeen aan de uro-epitheliale cel te remmen zijn de recent ontwikkelde vaccins tegen urineweginfecties. Eén vaccin is gebaseerd op het systemisch en lokaal in de urinewegen aanwezig zijn van antilichamen tegen FimH, het deel van type-1-fimbriae dat aan de uro-epitheliale celreceptor bindt. De andere vaccins bevatten verschillende gedode uropathogenen en worden vaginaal ingebracht. De lokale immuunrespons remt de adherentie van nieuwe uropathogenen aan de uro-epitheliale celreceptor. Dit leidt bij vrouwen met recidiverende urineweginfecties tot een verlaging van het aantal recidieven. Een derde mogelijkheid om de adherentie van *E. coli* aan de uro-epitheliale celreceptor te remmen is het eten van cranberry's. De hierin aanwezige hoogmoleculaire stof proanthocyanidine zorgt ervoor dat P-fimbriae niet kunnen hechten aan uro-epitheliale cellen. Cranberrysap of -capsules zouden effectief zijn in de preventie van urineweginfecties bij premenopauzale vrouwen met recidiverende urineweginfecties.

Kernpunten

- Urineweginfecties zijn na luchtweginfecties de meest voorkomende infecties.
- Een urineweginfectie kan worden aangetoond door het vinden van leukocyten en een positieve nitriettest in de urine en kan worden bevestigd met een urinekweek.
- Een urineweginfectie kan niet worden uitgesloten bij een patiënt met symptomen bij wie de kweek volgens de klassieke definitie negatief is (minder dan 10^5 kve/ml; zie verder paragraaf 4.3.2).
- *E. coli* is de belangrijkste verwekker van urineweginfecties.
- Urineweginfecties zijn endogene infecties veroorzaakt door de eigen flora, voornamelijk gramnegatieve micro-organismen, waarvan *E. coli* het meest voorkomt.
- Een interactie tussen adhesinen op de bacterie en receptoren op de uro-epitheliale receptor speelt een belangrijke rol in de pathogenese.
- De presentatie van urineweginfecties (symptomen en verschijnselen) is op jeugdige leeftijd anders dan later in het leven.
- Urineweginfecties bij kinderen tot en met 4 jaar zijn altijd een reden tot aanvullende diagnostiek naar een onderliggende aandoening.

- De meest voorkomende presentatie bij de vrouw is het APFM-syndroom.
- In de differentiële diagnose van het apfm-syndroom staan blaasontsteking, low count bacteriurie en de geslachtsziekten chlamydia, gonorroe, herpes simplex en alle vormen van vaginitis.
- Urineweginfecties komen bij mannen niet vaak voor. Bij hen moet altijd worden gezocht naar een onderliggende aandoening.
- Het missen van een infectie in de lage urinewegen kan leiden tot het opstijgen van de infectie naar de nieren (pyelonefritis) en zelfs tot een bacteriëmie.
- Een kortdurende therapie is afdoende voor de behandeling van een ongecompliceerde urineweginfectie. Bij gecompliceerde infecties is langerdurende therapie nodig met antibiotica die in de weefsels doordringen.

Literatuur

Geerlings SE, Broek PJ van den, Haarst EP van, Vleming LJ, Haaren KM van, Janknegt R, et al. Optimisation of the antibiotic policy in the Netherlands. The SWAB guideline for antimicrobial treatment of complicated urinary tract infections. Ned Tijdschr Geneeskd. 2006;150(43):2370-6, of www.swab.nl/

Haaren K van, Visser HS, Vliet S van, Timmermans AE, Yadava R, Geerlings SE, et al. NHG-Standaard Urineweginfecties (tweede herziening). Huisarts & Wet. 2005;48(7):341-52, of NHG standaarden (http://nhg.artsennet.nl/content/ zie standaarden).

Hoepelman AIM, Meiland R, Langermann S. Vaccin tegen urineweginfecties in ontwikkeling. Ned Tijdschr Geneeskd. 2001;145: 1860-2.

Johnson JR, Stamm WE. Urinary tract infections in women: diagnosis and treatment. Ann Intern Med. 1989;111:906-17.

Meiland R, Geerlings SE, Hoes AW, Hoepelman AIM. Asymptomatische bacteriurie; beleidskeuze in verschillende patiëntengroepen. Ned Tijdschr Geneeskd. 2002;146;659-62.

Nicolle LE, Bradley S, Colgan R, Rice JC, Schaeffer A, Hooton TM. Infectious Diseases Society of America guidelines for the diagnosis and treatment of asymptomatic bacteriuria in adults. Clin Infect Dis. 2005;40(5):643-54.

Stamm WE, Hooton TM. Management of urinary tract infection in adults. New Engl J Med. 1993;329:1328-34.

Infecties van het maag-darmkanaal

J.M. Prins en M. Koopmans

5.1 Inleiding

Darminfecties worden veroorzaakt door bacteriën, virussen of parasieten. Diarree, misselijkheid met of zonder braken en buikpijn zijn de meest voorkomende klachten. Afhankelijk van de verwekker kunnen ook (hoge) koorts, pijnlijke buikkrampen en bloed en slijm in de feces aanwezig zijn. Ook een aantal systemische infectieziekten kan gepaard gaan met diarree, bijvoorbeeld legionellose, listeriose, mazelen, influenza, toxischeshocksyndroom en virale hepatitis A. Daarnaast kunnen diarree en braken worden veroorzaakt door microbiële toxinen die gevormd zijn in voedsel voorafgaand aan consumptie. In dat geval spreken we van voedselvergiftiging. Diarreeklachten kunnen ook voortkomen uit niet-infectieuze darmziekten, bijvoorbeeld colitis ulcerosa of de ziekte van Crohn.

Diarree kan op diverse manieren worden gedefinieerd en verschillen in de gebruikte definities maken vergelijkingen van literatuur soms lastig. De World Health Organisation (WHO) hanteert de definitie: het drie of meer malen per 24 uur lozen van ongevormde ontlasting. In Europese bevolkingsonderzoeken is gebruikgemaakt van een bredere definitie met ook braken, dat vaker bij virusinfecties wordt gezien. We spreken van acute diarree wanneer de klachten nieuw zijn en niet langer dan veertien dagen bestaan. Wanneer de diarree minstens veertien dagen of een maand bestaat, spreken we respectievelijk van persisterende en chronische diarree. Bloederige diarree (dysenterie) is diarree waarbij bij macroscopische observatie bloed vermengd met ontlasting kan worden gezien. Waterige diarree is ongevormde ontlasting waarbij macroscopisch geen bloed kan worden waargenomen. Ten slotte wordt onderscheid gemaakt tussen diarree die buiten het ziekenhuis is opgelopen (*community-acquired*), in het ziekenhuis opgelopen (nosocomiale) diarree en diarree bij reizigers.

5.2 Epidemiologie

Diarree als gevolg van een gastro-intestinale infectie is in westerse landen een van de belangrijkste oorzaken van incidenteel werkverzuim. In Nederland komen per jaar ongeveer 4,5 miljoen gevallen van gastro-enteritis voor. Klachten worden het meeste gezien bij kinderen. In één op twintig gevallen wordt een huisarts geraadpleegd. Meestal gaat het dan om kinderen jonger dan 1 jaar of ernstiger ziektebeelden die gepaard gaan met koorts en buikpijn. Een nog lager percentage mensen met diarree wordt uiteindelijk opgenomen in een ziekenhuis. Bij zeer jonge kinderen, ouderen en patiënten met afweerstoornissen kan een gastro-intestinale infectie een ernstig en soms fataal beloop hebben. De belangrijkste verwekkers van infectieuze diarree in Nederland worden genoemd in tabel 5.1.

Tabel 5.1	Belangrijkste verwekkers van infectieuze diarree opgelopen in Nederland; tussen haakjes het geschatte aantal gevallen per jaar in Nederland (gegevens RIVM 2006).
bacterieel	*Campylobacter jejuni* (79.000)
	Salmonella spp. (43.000)
	Shigella spp.
	Yersinia enterocolitica
	shigatoxine producerende *E. coli* (STEC) (1850)
	Clostridium difficile
viraal	rotavirus (300.000)
	norovirus (640.000)
parasitair	*Giardia lamblia* (110.000)
	Cryptosporidium parvum (56.000)

Bij patiënten die zich in Nederland bij de huisarts presenteren met braken en/of diarree is de oorzaak bij kinderen veelal viraal, waarbij rotavirus en norovirus de meest voorkomende verwekkers zijn bij kinderen onder de 5 jaar. Bij volwassenen worden meer bacteriële infecties (vooral *Campylobacter jejuni*) en parasitaire infecties (vooral *Giardia lamblia*) gezien, naast norovirussen.

Meestal worden bij een ziekteduur van een week of korter vooral virale en bacteriële verwekkers gevonden, bij een langere ziekteduur vaker parasitaire verwekkers.

Geheel anders is de situatie in derdewereldlanden, waar infectieuze diarree samen met luchtweginfecties de belangrijkste oorzaak van ziekte en sterfte is. Jaarlijks sterven meer dan twee miljoen kinderen onder de 5 jaar aan de gevolgen van een gastro-intestinale infectie; dat zijn meer dan 5000 kinderen per dag. Het ontbreken van een strikte scheiding tussen rioolwater en drinkwater speelt een essentiële rol bij het verwerven van deze infecties. De belangrijkste verwekkers van infectieuze diarree in derdewereldlanden (en de belangrijkste oorzaken van reizigersdiarree) zijn opgenomen in tabel 5.2. Bij reizigers uit geïndustrialiseerde landen die naar een derdewereldland reizen, is infectieuze diarree verreweg het meest voorkomende gezondheidsprobleem. Ongeveer 30% van alle reizigers krijgt in de eerste twee weken na aankomst diarree. We spreken dan van 'reizigersdiarree'.

Tabel 5.2 Belangrijkste verwekkers van infectieuze diarree in derdewereldlanden.

bacterieel	enterotoxische *Escherichia coli* (etec)*
	Shigella spp.
	Campylobacter spp.
	Salmonella spp.
	Vibrio cholerae
viraal	rotavirus
	norovirus
parasitair	*Giardia lamblia*
	Entamoeba histolytica
	Cryptosporidium parvum
	Cyclospora cayetanensis

* etec is de belangrijkste oorzaak van reizigersdiarree.

5.3 Pathogenese

Een infectie met een bacterie, een virus of een parasiet leidt tot diarree door verstoring van de normale processen van resorptie en secretie in de dunne en dikke darm. Normaalgesproken passeert ongeveer zeven tot negen liter vocht het duodenum: twee liter vocht in eten en drinken aangevuld met speeksel, maagsap, gal, pancreasvocht en vocht uit de darm zelf. Per dag wordt 100-200 ml ontlasting geloosd, afhankelijk van het vezelgehalte in de voeding. Dit betekent dat onder normale omstandigheden zeven tot negen liter vocht wordt geresorbeerd in de tractus digestivus: gemiddeld zes liter in duodenum, jejunum en ileum en ongeveer twee liter in het colon.

Micro-organismen zijn globaal op drie manieren in staat te interfereren met resorptie en secretie:

1 door vorming van enterotoxinen die langs biochemische weg leiden tot verminderde resorptie en toegenomen secretie; dit proces speelt zich vooral op dunnedarmniveau af: voorbeelden van diarreeziekten die op deze manier ontstaan, zijn infecties met enterotoxische *Escherichia coli* (etec), *Vibrio cholerae* en rotavirus.
2 door het resorberend oppervlak van de dunne darm te beschadigen, met als gevolg een beschadiging van de 'brush border' waarin zich de enzymen (disacharidasen) bevinden die onder andere nodig zijn voor de afbraak van koolhydraten (voorbeeld: infectie met *G. lamblia*);
3 door enterocyten te infecteren, waardoor die versneld worden afgestoten en vervangen door minder goed gedifferentieerde cellen, waardoor verlies van resorberend oppervlak optreedt (zoals bij een infectie met rotavirus);
4 door de enterocyten in het terminale ileum en colon binnen te dringen (invasie) en te beschadigen, waardoor een ontstekingsreactie optreedt met als gevolg diarree met bloed en pus/slijm (dysenterie); voorbeelden van invasieve micro-organismen zijn *Shigella* spp., *Campylobacter* spp., *Salmonella* spp. (behalve tyfus en paratyfus) en *Yersinia enterocolitica*.

Waterresorptie volgt het actieve en passieve transport van het Na-ion en van voedingsbestanddelen. In de dunne darm bestaan twee belangrijke transportmechanismen voor het Na-ion: cotransport van Na^+ en Cl^- en cotransport van Na^+ met glucose. Van groot belang is het feit dat het cotransport van Na^+ en glucose bij alle gastro-intestinale infecties intact blijft, in tegenstelling tot het cotransport van Na^+ met Cl^- (verstoord bij o.a. cholera en rotavirusinfectie). Het intact blijven van het cotransport van Na^+ en glucose vormt de basis van de werking van orale rehydratieoplossingen.

De hoeveelheid micro-organismen waarmee iemand besmet wordt (inoculum) is van belang. Bij sommige bacteriesoorten (bijv. *Shigella*) zijn 10-100 bacteriën voldoende om tot ziekte te leiden, bij andere micro-organismen (bijv. *Salmonella* en de cholerabacterie) moeten er meer dan een miljoen zijn, wil ziekte kunnen ontstaan. Ook bij rotavirus en norovirus is de infectieuze dosis laag (10-100 virusdeeltjes).

5.4 Gastheerfactoren

Of een infectie met een micro-organisme leidt tot klachten en diarree, is afhankelijk van een groot aantal factoren. De mens beschikt over een aantal verdedigingsmechanismen.
1 Maagzuur is een belangrijk verdedigingsmechanisme tegen intestinale infectie omdat het in staat is een deel van de micro-organismen die men met eten of drinken binnenkrijgt, te inactiveren. Mensen die zuurrem-

mers gebruiken, hebben daarom een verhoogde kans op intestinale infecties door bacteriën.
2 Ook peristaltiek is een belangrijk verdedigingsmechanisme tegen gastro-intestinale infecties. Wanneer bij een patiënt met diarree de peristaltiek door medicamenten (loperamide, opiaten) volledig wordt stilgelegd, kunnen invasieve micro-organismen zoals *Shigella* spp. of *Entamoeba histolytica* meer schade aanrichten en tot ernstige complicaties leiden. Bij een behandeling met loperamide wordt daarom alleen nagestreefd de verhoogde darmperistaltiek te normaliseren en niet om de darmperistaltiek volledig stil te leggen. De toediening van loperamide dient dus te worden afgestemd op de ontlastingsfrequentie (zoals de fabrikant voorschrijft) en is gecontra-indiceerd bij ernstige dysenterie.
3 Specifieke antistoffen – vooral het in de darmwand geproduceerde IgA, maar ook uit plasma afkomstige immunoglobulinen – die zijn geproduceerd onder invloed van een infectie of vaccinatie, kunnen invasie van micro-organismen verhinderen en bacteriële toxinen of virussen neutraliseren, soms zelfs binnen de enterocyt (rotavirus).
4 Ook een intacte slijmvliesbarrière van maag en darmen is van belang als verdedigingsmechanisme tegen gastro-intestinale infecties.
5 De darmflora speelt ook een belangrijke rol. Naarmate men lager in het maag-darmkanaal komt, zijn er steeds meer aerobe en vooral ook anaerobe micro-organismen, in het colon 10^{12} bacteriën per gram darminhoud. Hier heerst een ecologisch evenwicht. Verstoring van dit evenwicht, bijvoorbeeld door het gebruik van antibiotica, leidt tot een verhoogde kans op infectie.

5.5 Kliniek

De belangrijkste symptomen van een gastro-intestinale infectie zijn diarree, misselijkheid met of zonder braken en lichte buikpijn. Afhankelijk van de verwekker en de ernst van de infectie ontstaat er een klachtenpatroon van waterige diarree zonder koorts of het beeld van dysenterie, dat wil zeggen diarree met bloed en slijm, koorts en hevige buikkrampen. In het laatste geval gaat het vrijwel zeker om verwekkers die het vermogen hebben de darmwand binnen te dringen en een ontstekingsreactie te veroorzaken. Waterige diarree zonder koorts komt veel vaker voor dan diarree met bloed, slijm, koorts en buikkrampen.

Anders dan bij een gastro-enteritis ontstaan de klachten bij voedselvergiftiging zeer kort na gebruik van het voedsel. Bij een voedselvergiftiging kunnen de klachten bestaan uit misselijkheid, hevig braken, buikkrampen en soms diarree.

Symptomen zijn niet voldoende onderscheidend om een diagnose op basis van kliniek betrouwbaar te kunnen stellen, maar in combinatie met andere gegevens (leeftijd, seizoen, reisanamnese, fecale leukocytose) is een waarschijnlijkheidsdiagnose mogelijk.

De duur van de klachten kan bij personen met onderliggend lijden aanzienlijk langer zijn, ook voor infecties met een gemiddeld relatief korte ziekteduur zoals norovirus. Sommige infecties kunnen aanleiding geven tot meer of minder zeldzame complicaties, zoals guillain-barré-syndroom (geassocieerd met *Campylobacter*), hemolytisch uremisch syndroom (shigatoxine producerende *E. coli*), of prikkelbaredarmsyndroom (diverse verwekkers).

Helicobacter pylori kent als bijzonder klinisch probleem het veroorzaken van ulcera in maag en duodenum, zonder verdere gastro-intestinale problematiek.

5.6 Diagnostiek

Bij een patiënt met diarree dienen eerst de duur en de ernst van de klachten te worden vastgesteld. Zijn de klachten meer dan twee dagen aanwezig of verloopt de diarree ernstig (koorts, bloed bij de feces, dehydratie), dan moet uitvoeriger onderzoek worden verricht. Gevraagd moet worden naar gewichtsverlies en vochtinname. In de anamnese moet tevens worden geïnformeerd naar buitenlandse reizen, klachten bij personen uit de omgeving van de patiënt, consumptie van bijzondere gerechten (zoals schaaldieren), recent antibioticagebruik, recent ziekenhuisverblijf en gebruik van medicijnen of aandoeningen die leiden tot immunosuppressie. Verder moet aandacht worden besteed aan het al of niet optreden van ziekte in het kader van een epidemie.

Bij patiënten met uitsluitend waterige diarree die in de anamnese geen koorts of gewichtsverlies hebben, is het rendement van een feceskweek doorgaans laag. Als antibiotische therapie wordt overwogen (zie paragraaf 5.11), wordt het kweken van ontlasting op SSYC (*Salmonella*, *Shigella*, *Yersinia*, *Campylobacter*) geadviseerd.

Diagnostiek naar virale verwekkers is bij gezonde volwassenen met community-acquired diarree meestal niet geïndiceerd. Bij verdenking van een epidemie, binnen en buiten het ziekenhuis, is norovirus de waarschijnlijkste oorzaak en zijn snelle virusdiagnostiek en aanvullende hygiënemaatregelen aangewezen.

Wanneer aan een parasitaire verwekker wordt gedacht, bijvoorbeeld bij reizigers en bij immuungecompromitteerden, of wanneer de diarree langer dan een week aanhoudt, moeten vanwege intermitterende uitscheiding drie verse fecesporties, afgenomen op drie verschillende dagen, worden ingestuurd voor microscopisch onderzoek naar de aanwezigheid van parasieten, wormeieren en/of cysten. Omdat dit in de praktijk vaak op praktische problemen stuit, werd de zogenoemde 'triple feces test' (TFT) ontwikkeld. Deze test combineert het vergaren van ontlasting op drie verschillende dagen met de aanwezigheid van een fixatief, een speciale concentratiemethode en een kleuring, waardoor een onmiddellijke gang naar het laboratorium overbodig is. Nieuwe moleculairbiologische methoden maken de drievoudige inzending steeds vaker overbodig door hun veel grotere gevoeligheid.

Wanneer een patiënt in het ziekenhuis ligt of kortgeleden in het ziekenhuis opgenomen is geweest (nosocomiale diarree), of recent antibiotica heeft gebruikt, moet primair aan een infectie met *Clostridium difficile* als oorzaak van de diarree worden gedacht. Gezocht moet dan worden naar de aanwezigheid van *Clostridium difficile*-toxinen, omdat alleen toxineproducerende *C. difficile*-stammen diarree veroorzaken. Tot voor kort werd de weefselcytotoxietest gebruikt om toxinen aan te tonen, tegenwoordig wordt hiervoor steeds vaker een ELISA-techniek gebruikt.

Bij reizigers ontbreekt tijdens de reis zelf veelal de mogelijkheid en/of de indicatie voor diagnostiek, terwijl de drempel voor het gebruik van antibiotica bij deze categorie patiënten vaak laag ligt vanwege ongemak en reisplanning. Bij terugkomst in eigen land dienen echter dezelfde adviezen als bij community-acquired diarree te worden gehanteerd, met dien verstande dat rekening moet worden gehouden met de lokale epidemiologie van het bezochte gebied. Zo moet op klinische indicatie ontlastingsonderzoek plaatsvinden naar amoeben, cholera en andere verwekkers.

5.7 Preventie

Hygiënische maatregelen, zowel persoonlijk als bij de voedselbereiding, zijn van groot belang. Dit betekent regelmatig handen wassen en voorzichtigheid bij het bereiden van voedsel: geen rauw vlees eten, kip gaar genoeg laten worden en niet terugleggen op het bord waarop het rauwe vlees heeft gelegen enzovoort. Voor de Nederlandse situatie is verspreiding van persoon op persoon eveneens van belang, waarbij een goede handen- en toilethygiëne doorslaggevend is. Ook asymptomatische verspreiding komt veel voor, en personen die werkzaam zijn in zorginstellingen of de voedselbereiding dienen daarop beducht te zijn.

Binnen het ziekenhuis zijn hygiënemaatregelen (handen wassen!) cruciaal om verspreiding van besmettelijke pathogenen te voorkomen, vooral bij virale diarree en *Clostridium difficile*.

In derdewereldlanden loopt men onder andere risico's als men eet bij straatstalletjes, waar vaak onvoldoende hygiënische maatregelen in acht worden genomen. Besmetting door met feces gecontamineerd voedsel of water is de meest voorkomende besmettingsweg. Het gebruik van 'schoon' drinkwater speelt daarom een belangrijke rol bij de preventie van gastro-intestinale infecties.

5.8 Algemene behandelprincipes

Bij de behandeling van diarree moet altijd eerst een inschatting worden gemaakt van de hydratietoestand van de patiënt. Hierbij wordt vooral gelet op pols, bloeddruk, slijmvliezen, huidturgor en urineproductie. Ernstige dehydratie (gedefinieerd als afname van meer dan 10% van het lichaamsgewicht door vochtverlies) komt in Nederland zelden voor en is een indicatie voor intraveneuze rehydratie.

Rehydratie is de hoeksteen van elke diarreebehandeling. Voor rehydratie kan afhankelijk van de ernst gebruik worden gemaakt van intraveneuze vloeistof, orale rehydratieoplossing (ORS, waarin een vaste hoeveelheid natrium en glucose zit), of van 'gewoon' vocht. Bij het gebruik van rehydratievloeistof moet men zich eerst goed op de hoogte stellen van de samenstelling van de gebruikte oplossing.

Vasten is meestal niet nodig en dient te worden ontraden, tenzij de patiënt zeer misselijk is en moet braken. Het vaak gebruiken van kleine maaltijden wordt doorgaans goed verdragen maar coffeïne en lactosebevattende producten moeten worden vermeden, aangezien deze de diarree kunnen doen verergeren.

Van een aantal niet-specifieke middelen tegen diarree, zoals Norit en tannalbumine, is de effectiviteit nooit aangetoond. Loperamide (Imodium®, Diacure®) kan worden gebruikt voor symptomatische behandeling van milde tot matig ernstige infectieuze diarree bij volwassenen. Het is belangrijk nauwgezet de doseringsrichtlijnen te volgen. Patiënten die een duidelijke dysenterie hebben, dat wil zeggen diarree met bloed en slijm en/of hoge koorts, moeten niet met loperamide worden behandeld.

Behandeling met antibiotica is geïndiceerd bij een aantal bacteriële en parasitaire verwekkers van infectieuze diarree. Het gaat hier primair om die verwekkers die het vermogen hebben de darmwand binnen te dringen en een ontstekingsreactie te veroorzaken, zoals *Salmonella*, *Shigella*, *Campylobacter*, *C. difficile* en *E. histolytica*. Ook bij infecties met *G. lamblia* en *V. cholerae* is antibiotische behandeling nuttig gebleken.

Bij bacteriële verwekkers komt de uitslag van de feceskweek vaak op een moment dat de patiënt niet of nauwelijks meer klachten heeft. Het is dan meestal niet nodig om alsnog te behandelen.

In paragraaf 5.9 en 5.10 worden de verschillende verwekkers van diarree en hun (eventuele) behandeling uitvoeriger besproken. In paragraaf 5.11 volgt nog een specifieke beschrijving van de empirische behandeling van acute diarree.

5.9 Voedselvergiftiging

Voedselvergiftiging onderscheidt zich van de 'gewone' gastro-enteritis door de korte incubatietijd. Binnen één tot zes uur na het eten van gerechten waarin voorgevormde toxinen aanwezig zijn, ontstaan misselijkheid, braken, buikpijn en diarree. Doorgaans verdwijnen de klachten spontaan binnen een dag.

Voedselvergiftiging is een gevolg van de aanwezigheid van microbiële toxinen in, of chemische verontreiniging van voedsel. Hier worden uitsluitend de voedselvergiftigingen besproken die ontstaan door de aanwezigheid van reeds gevormde microbiële toxinen in het voedsel. Voedselvergiftiging door *Staphylococcus aureus* kan ontstaan door het eten van voedsel waarin enterotoxine van deze bacterie aanwezig is. Dit enterotoxine is hittebestendig en wordt niet vernietigd door opwarmen van het eten. De besmetting kan voorkomen bij bijvoorbeeld melkproducten en vleesgerechten die niet op de juiste temperatuur bewaard zijn.

Een voedselvergiftiging ten gevolge van ingestie van de toxinen van *Bacillus cereus* kan sterk lijken op de voedselvergiftiging door de toxinen van *S. aureus*. Soms staat braken sterk op de voorgrond, soms ontstaat een syndroom met voornamelijk diarree.

Voedselvergiftiging als gevolg van ingestie van het enterotoxine van *Clostridium perfringens* type A komt vaak in epidemietjes voor. Ook hier zijn misselijkheid, braken, diarree en buikklachten de belangrijkste symptomen. Bij een stafylokokkenvoedselvergiftiging kan de diagnose worden vermoed op grond van de anamnese en de zeer korte incubatietijd; de diagnose kan soms worden bevestigd door het aantonen van grote hoeveelheden stafylokokken in het betreffende gerecht. Bij voedselvergiftiging door *B. cereus* en *C. perfringens* kan microbiologisch onderzoek van het betreffende voedsel soms de diagnose bevestigen.

5.10 Gastro-intestinale infecties door specifieke micro-organismen

5.10.1 INFECTIE MET HELICOBACTER PYLORI

Verwekker
H. pylori is een gekromde, beweeglijke, gramnegatieve staaf die zich kan nestelen in het maagslijmvlies. *H. pylori* produceert behalve urease (dat cytotoxisch is voor epitheelcellen) ook andere enzymen die het epitheel kunnen beschadigen en kunnen leiden tot een lokale ontstekingsreactie.

Epidemiologie
H. pylori komt alleen bij de mens voor. Het merendeel van de wereldbevolking is ermee gekoloniseerd. In derdewereldlanden is meer dan 80% van de bevolking voor het 30e levensjaar geïnfecteerd. Bij een betere algemene hygiëne in de bevolking neemt de besmettingskans af. De meeste mensen die geïnfecteerd zijn met *H. pylori* hebben geen klachten. Het is niet duidelijk waarom de een wel en de ander geen klachten krijgt bij een infectie.

Kliniek
H. pylori is de belangrijkste oorzaak van ulcera in maag of duodenum en speelt een belangrijke rol bij de ontwikkeling van maagcarcinoom. Wanneer patiënten geen NSAID's (*non-steroidal anti-inflammatory drugs*) gebruiken, is *H. pylori* vrijwel altijd de oorzaak van het ulcus. De belangrijke pathogenetische rol van *H. pylori* bij een ulcus duodeni wordt nog eens onderstreept door het uitblijven van recidieven na eradicatie van deze bacterie.

Diagnostiek en behandeling
De diagnose wordt meestal gesteld op grond van een positieve kweek van biopten van maag of duodenum genomen tijdens een gastroduodenoscopie, of op grond van de aanwezigheid van *H. pylori*-antigeen in de ontlasting. De rol van serologische tests voor de diagnostiek bij de individuele patiënt is beperkt. De behandeling bestaat uit een kuur met twee of drie antibiotica gedurende minimaal een week. De voorkeursbehandeling bestaat momenteel uit de combinatie van amoxicilline en claritromycine, samen met een protonpompremmer.

> **Casus 5.1**
>
> Een 47-jarige vrouw kreeg de dag na terugkeer van een vakantie in India klachten van misselijkheid en moeheid. De volgende dag kreeg ze koude rillingen, hoge koorts (39,8 °C) en buikpijn. Korte tijd later begon ze te braken en kreeg ze diarree, waterdun, meer dan eenmaal per uur. De volgende dag zag ze ook bloed en slijm bij de ontlasting. Ze bleef frequent kleine hoeveelheden ontlasting lozen met bloed en slijmbijmenging. Ook hield ze hevige buikkrampen. De geconsulteerde huisarts vond bij onderzoek geen afwijkingen, zette een feceskweek in en adviseerde patiënte orale rehydratieoplossing te gebruiken. De volgende dag (dit is de vierde ziektedag) verdween de misselijkheid en de diarree werd minder. Drie dagen later belde de huisarts dat *Shigella flexneri* uit de ontlasting was gekweekt. Hoewel de klachten al sterk waren verminderd, schreef hij patiënte ciprofloxacine voor, tweemaal daags 500 mg gedurende drie dagen, waarna de klachten geheel verdwenen.
>
> Bij een patiënt met klachten van koorts, diarree met bloed- en slijmbijmenging en hevige buikkrampen moet bij de differentiële diagnostiek gedacht worden aan infecties met *Campylobacter* spp., *Shigella* spp., *Salmonella* spp., *Y. enterocolitica* en infecties met shigatoxine-producerende *Escherichia coli* (STEC). Een darminfectie ten gevolge van *E. histolytica* (amoebedysenterie) gaat doorgaans niet gepaard met hoge koorts.

5.10.2 INFECTIE MET CAMPYLOBACTER

Verwekkers
Campylobacter spp. zijn kommavormige gramnegatieve staafjes. Er zijn elf soorten, waarvan er zes pathogeen

zijn voor de mens. *C. jejuni* is de belangrijkste vertegenwoordiger.

Pathogenese
Campylobacter spp., *Salmonellae* en *Shigellae* hebben gemeen dat ze in staat zijn de enterocyten in het terminale ileum en colon binnen te dringen.

Bij campylobacterinfecties is het niet duidelijk in hoeverre endotoxine- en enterotoxineproductie een pathogenetische rol spelen.

Epidemiologie
Campylobacter spp. behoren samen met *Salmonella* wereldwijd tot de belangrijkste bacteriële verwekkers van gastro-enteritis. Dieren vormen het voornaamste reservoir van *C. jejuni*. Deze bacteriën worden meestal als commensaal aangetroffen bij kippen en ander gevogelte, runderen, varkens, schapen, honden en katten. Mensen die beroepsmatig veel contact hebben met dieren, lopen een verhoogd risico op besmetting met *Campylobacter* spp. Besmetting van de mens kan ontstaan door onvoldoende verhitting van vlees voor consumptie of door besmetting van gebraden vlees. *Campylobacter* is ook een belangrijke oorzaak van reizigersdiarree. Campylobacterinfecties komen vaker voor in de zomer dan in de winter. Dragerschap van *Campylobacter* is zeldzaam in de westerse wereld, maar wordt nogal eens gezien in derdewereldlanden.

Kliniek
Campylobacter-, salmonella- en shigella-infecties zijn op het klinisch beeld niet van elkaar te onderscheiden. Klinische manifestaties van campylobacterinfecties ontstaan na een incubatietijd van één tot zeven dagen en variëren in ernst van milde ziekte tot ziekte met hoge koorts, bloederige diarree en hevige buikkrampen (dysenterie). De ziekteduur is zonder behandeling meestal niet langer dan zeven dagen.

Opvallend is dat de buikpijn soms zo hevig kan zijn dat een operatie wordt uitgevoerd vanwege het vermoeden van een appendicitis of peritonitis. Een *C. jejuni*-infectie kan worden gecompliceerd door extra-enterale ziekteverschijnselen zoals het guillain-barré-syndroom en reactieve artritis. Bij patiënten met afweerstoornissen (hiv/aids, hypogammaglobulinemie) treden nogal eens recidieven op

Diagnostiek
De diagnose wordt bevestigd met een feceskweek.

Behandeling
Mild verlopende infecties bij een immunocompetente patiënt hoeven niet te worden behandeld. Bij matig ernstige of ernstige gevallen of bij patiënten met afweerstoornissen moet zo vroeg mogelijk worden begonnen met empirische therapie, dus voordat de uitslag van de feceskweek bekend is: zie paragraaf 5.11 en figuur 5.4. *Campylobacter* is gevoelig voor onder meer macroliden (erytromycine of azitromycine) en fluorchinolonen. Wel hebben we in Nederland in toenemende mate te maken met infecties met primair ciprofloxacineongevoelige *Campylobacter* spp. Het vóórkomen van resistentie lijkt voornamelijk voort te vloeien uit het gebruik van antibiotica bij landbouwhuisdieren. Vleeskalveren en vleeskuikens waren in 1998 in respectievelijk 59 en 35% van de gevallen besmet met een ciprofloxacineresistente campylobacterstam. Dit heeft bij *Campylobacter jejuni*-isolaten geleid tot een resistentie tegen fluorchinolonen van meer dan 30%. Recent onderzoek laat zien dat met 1 dd 500 mg azitromycine een kuur van drie dagen volstaat.

5.10.3 INFECTIES MET SALMONELLA EN SHIGELLA

Verwekkers
Salmonella en *Shigella* behoren tot de *Enterobacteriaceae*, gramnegatieve staven die goed aeroob en anaeroob groeien (zie figuur 5.1). *Salmonella* spp. komen voor in het darmkanaal van veel dieren. In feite gaat het bij salmonella-infecties om één soort, *Salmonella enterica*, waarvan zeer vele serotypen voorkomen. De namen van deze serotypen worden meestal gebruikt. De serotypen *Salmonella typhi* en *paratyphi* en *Shigella* spp. komen alleen voor bij de mens.

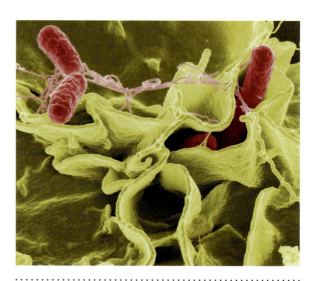

Figuur 5.1 Een van de vele verschillende salmonellaserotypen die darminfecties kunnen veroorzaken: Salmonella typhimurium, in kweek met menselijke cellen, gekleurde elektronenmicroscopische opname (foto: Rocky Mountain Laboratories, NIAID, NIH, USA).

Bij salmonella-infecties is het belangrijk een onderscheid te maken tussen *S. typhi, S. paratyphi* type A en type B enerzijds en de andere salmonellosen. Eerstgenoemde verwekkers zijn verantwoordelijk voor een ernstig zogenoemd tyfeus ziektebeeld waarbij de salmonellabacteriën kunnen worden gekweekt uit het bloed en waarbij langdurige antibiotische therapie is geïndiceerd. Het wordt meestal gekenmerkt door een ernstig algemeen ziektebeeld met koorts en buikpijn, al of niet vergezeld van diarree en een maculopapulair exantheem op borst en buik (roseola of 'rose spots'). Een uitgebreidere bespreking van dit specifieke ziektebeeld wordt gegeven in hoofdstuk 19.

De zogenoemde 'andere salmonellosen' zijn een zeer belangrijke oorzaak van gewone gastro-enteritis, die meestal een mild beloop heeft en bij personen met een normale afweer geen antibiotische behandeling vraagt.

Bij *Shigella* onderscheidt men vier species ofwel serogroepen: *S. dysenteriae, S. flexneri, S. boydii* en *S. sonnei*. Binnen deze serogroepen vallen weer vele serotypen.

Pathogenese

Salmonellae hechten aan de epitheliale cellen van ileum en colon en zijn in staat deze te penetreren. Vervolgens migreren zij naar de lamina propria, wat leidt tot een ontstekingsreactie. Bij infecties met *S. typhi* en *S. paratyphi* A en B komen de bacteriën in de bloedbaan en ontstaat een ernstig ziektebeeld. De 'andere salmonellosen' doen dit doorgaans niet, maar bij patiënten met verminderde weerstand kunnen de bacteriën echter ook de bloedbaan bereiken, met als gevolg een septisch ziektebeeld. *Salmonellae* produceren een enterotoxine en een cytotoxine. De enterotoxineproductie speelt waarschijnlijk een rol bij het ontstaan van diarree.

Ook *Shigellae* dringen de darmwand binnen en beschadigen de mucosa, maar de ontsteking blijft oppervlakkig; *Shigellae* penetreren doorgaans niet verder dan de mucosa. Zelden bereiken ze de bloedbaan. Naast zijn vermogen tot invasie produceert *Shigella* een toxine met enterotoxische, cytotoxische en neurotoxische eigenschappen. De productie van enterotoxine speelt waarschijnlijk een rol bij de initiële fase van waterige diarree. De diarree met bloed en slijm is een gevolg van de invasie van de darmwand door *Shigellae*.

Epidemiologie

Infecties met de andere, non-typhi *Salmonellae* zijn zoönosen en komen zeer vaak voor. Salmonellosen zijn ook bijna altijd voedselinfecties. Kippen en varkens vormen het voornaamste reservoir. Allerlei producten kunnen secundair worden besmet: rauwe melk, eieren, eierproducten enzovoort. Door besmet veevoer raken kippen en varkens besmet. In veel landen is infectie met *S. enteritidis* de meest voorkomende salmonella-infectie geworden. Besmetting van mens op mens komt vooral voor bij jonge kinderen en oudere mensen. Na het verdwijnen van de ziekteverschijnselen blijft de bacterie gemiddeld nog vier tot vijf weken aantoonbaar in de ontlasting. Wanneer *Salmonellae* langer dan één jaar aantoonbaar blijven, spreken we van chronisch dragerschap. De salmonella-uitscheider speelt bij het tot stand komen van de infectie bij de mens slechts een beperkte rol.

Shigellose of bacillaire dysenterie komt over de hele wereld voor, maar vaker in (sub)tropische landen. In Nederland worden per jaar ongeveer 100-120 infecties gemeld. In (sub)tropische landen en onder slechte hygiënische omstandigheden wordt de ziekte veel vaker gezien. Merkwaardigerwijs komen in derdewereldlanden vooral *S. dysenteriae* en *S. flexneri* voor en in westerse landen vaker *S. flexneri* en *S. sonnei*. *Shigella* komt uitsluitend voor bij de mens en bij bepaalde primaten. Door de geringe hoeveelheid bacteriën die nodig zijn om ziekte te veroorzaken, is shigellose zeer besmettelijk. De ziekte wordt overgedragen via de fecaal-orale route, meestal via besmet voedsel of drinken. Mogelijk spelen vliegen een rol bij de overdracht van shigellose. Dysenterie treedt vooral op onder slechte hygiënische omstandigheden, bijvoorbeeld wanneer mensen onder slechte condities dicht op elkaar leven, zoals in vluchtelingenkampen. In derdewereldlanden is shigellose een zeer belangrijke oorzaak van acute diarree.

Kliniek

Bij salmonellose ontstaan na een korte incubatietijd (8-48 uur) klachten van hoofdpijn, buikpijn, koorts en braken, korte tijd later gevolgd door diarree. De ziekte duurt meestal niet langer dan een dag of drie. Bij zeer jonge kinderen, oude mensen en mensen met een anderszins verminderde weerstand (door hiv, sikkelcelziekte, splenectomie, immunosuppressiva enzovoort) kan een septisch ziektebeeld ontstaan. Soms ontstaan hierbij metastatische laesies, zoals meningitis, septische artritis en osteomyelitis, die langdurige behandeling vereisen.

Bij shigellose ontstaat na een incubatietijd van één tot vijf dagen een ziektebeeld met hoge koorts en waterige diarree, die na één of twee dagen overgaat in bloederige, slijmerige diarree gepaard met hevige buikkrampen. Soms kan er meningisme bestaan. Meestal duurt de ziekte niet langer dan een week. Complicaties van shigellose zijn reactieve artritis, het syndroom van Reiter en het hemolytisch uremisch syndroom (HUS). HUS wordt vaker gezien na de ernstiger verlopende vormen van shigellose, vooral de vormen die veroorzaakt zijn door *S. dysenteriae* en *S. flexneri*. Voorafgaand aan HUS ontwikkelt de patiënt soms een leukemoïde reactie (gedefinieerd als een aantal leukocyten boven de 50.000 per mm^3).

Diagnostiek

Bij microscopisch onderzoek van de feces zijn in het directe preparaat veel leukocyten te zien. De aanwezigheid van leukocyten maakt aannemelijk dat het om een invasief micro-organisme gaat. De diagnose wordt bevestigd met een feceskweek.

Behandeling

Mild verlopende infecties met *Salmonella* bij een immunocompetente patiënt hoeven niet te worden behandeld. Bij matig ernstige of ernstige gevallen, of bij patiënten met afweerstoornissen, moet zo vroeg mogelijk worden begonnen met empirische therapie, dus voordat de uitslag van de feceskweek bekend is (zie figuur 5.4). Na de uitslag van de feceskweek kan de therapie zo nodig worden aangepast. *Salmonellae* zijn bijna altijd gevoelig voor fluorchinolonen, zoals ciprofloxacine. Als op klinische gronden antibiotische therapie wenselijk is, lijkt kortdurende therapie ($\leq$ 7 dagen) te volstaan, bij immuungecompromitteerde patiënten en/of bij patiënten met kunstmateriaal *in situ* is 14 dagen behandeling nodig.

Aangeraden wordt om shigellose zo nodig bij gebleken gevoeligheid te behandelen met co-trimoxazol gedurende drie dagen. Ciprofloxacine in een eenmalige dosering van 1 gram (of norfloxacine 800 mg), is een alternatief, evenals azitromycine gedurende vijf dagen. Bij immuundeficiënte personen moet langer behandeld worden.

Preventie

Een belangrijke stap bij de preventie van genoemde infecties ligt in het produceren van vlees dat vrij is van *Salmonella* en *Campylobacter*. Daar dit voorlopig niet haalbaar is, is het raadzaam om vlees niet rauw te eten en gebraden vlees niet in aanraking te laten komen met borden of vorken die gebruikt zijn toen het vlees nog rauw was. Shigellose is voornamelijk een importziekte die moeilijk te voorkomen is. Hygiënische maatregelen zijn belangrijk.

5.10.4 INFECTIES MET SHIGATOXINE PRODUCERENDE ESCHERICHIA COLI (STEC)

Shigatoxine producerende *E. coli* (STEC), waaronder ook wordt begrepen de enterohemorragische *E. coli* (EHEC), werd in 1982 voor het eerst in verband gebracht met ziekte toen in verpleegtehuizen en crèches in de VS en Canada twee epidemieën van hemorragische colitis met het *E. coli*-serotype O157:H7 uitbraken. Meestal veroorzaakt STEC een banale enteritis, maar soms ontstaat een hemorragische colitis of een hemolytisch uremisch syndroom. Het belangrijkste STEC-serotype is *E. coli* O157:H7. Vee vormt het belangrijkste reservoir van STEC en transmissie geschiedt vooral via consumptie van besmet rundvlees, maar ook van water en (rauwe) melk. STEC-infecties komen vrijwel alleen in de westerse wereld voor. Ziekte ontstaat na een incubatietijd van één tot acht dagen, waarbij (bloederige) diarree, met heftige buikpijn op de voorgrond staat en waarbij koorts vaak opvallend afwezig is. In een klein aantal gevallen wordt een STEC-infectie gecompliceerd door het hemolytisch uremisch syndroom (HUS), een ziektebeeld met hemolyse en nierinsufficiëntie. Virulentie van STEC wordt in belangrijke mate bepaald door productie van cytotoxinen. Tegenwoordig worden ze shigatoxinen (STX) genoemd vanwege de grote gelijkenis met toxine van *Shigella dysenteriae*.

In Nederland zijn er jaarlijks naar schatting 1850 gevallen van STEC-geassocieerde gastro-enteritis, en hiervan worden er 20 door HUS gecompliceerd; dit betreft vooral kinderen. HUS verloopt bij volwassenen nogal eens fataal, in tegenstelling tot het meer goedaardige beloop bij kinderen. Antibiotische therapie lijkt geen effect te hebben op de duur van de diarree. Het gebruik van loperamide dient te worden vermeden omdat het de kans op het ontwikkelen van systemische ziekte lijkt te vergroten.

5.10.5 INFECTIE MET ENTEROTOXISCHE E. COLI (ETEC)

Pathogenese

Enterotoxische *E. coli* (etec) produceren hittelabiele (LT) of hittestabiele (ST) toxinen. De toxinen zetten de darm aan tot vochtsecretie en verminderde absorptie.

Kliniek en diagnostiek

Etec is de belangrijkste bekende oorzaak van diarree bij mensen die van westerse landen naar derdewereldlanden reizen. Een infectie met etec veroorzaakt veelal waterige diarree. Deze reizigersdiarree begint doorgaans kort na aankomst, verloopt meestal niet ernstig en is na drie tot vijf dagen over. Bij 10% houdt de diarree langer dan een week aan, bij 2% langer dan een maand. Bij 5-10% ontwikkelen zich dysenterie en koorts. Microbiologische bevestiging is niet eenvoudig, omdat daarbij de toxinen moeten worden aangetoond, of daarvoor coderende genen via een specifieke PCR.

Behandeling en preventie

De behandeling is symptomatisch, met eventueel loperamide en bij ernstige klachten eventueel antibiotica. De meeste ervaring met empirische behandeling van reizigersdiarree is opgedaan met fluorchinolonpreparaten zoals ciprofloxacine. Een behandelingsduur van drie dagen is meestal voldoende.

Het profylactisch gebruiken van antibiotica dient te worden ontraden in verband met allergieën, bijwerkingen en gevaar voor resistentieontwikkeling. Alleen in uitzonderlijke gevallen kan dit worden overwogen, bijvoorbeeld bij patiënten met ernstige afweerstoornissen. Bovendien is vroege behandeling uiterst effectief.

5.10.6 INFECTIE MET VIBRIO CHOLERAE

Verwekker

V. cholerae is een gekromd gramnegatief staafje met een flagel.

Pathogenese

Ten aanzien van de pathogenese vertonen *V. cholerae* en enterotoxische *E. coli* (etec) grote gelijkenis: zij hechten zich door middel van fimbriae (dunne filamenteuze structuren aan het oppervlak van de bacterie) aan de darmepitheelcellen. Het choleratoxine is in structuur en functie gelijk aan het hittelabiele toxine van etec. De toxinen zetten de darm aan tot vochtsecretie en verminderde absorptie.

Epidemiologie

Cholera heeft zijn bakermat in de Ganges-delta in Bangladesh. Sinds 1817 hebben zich zeven pandemieën over de wereld verspreid; ook Nederland is in het verleden door deze pandemieën aangedaan. De laatste pandemie betrof het 'biotype El Tor' dat sinds 1961 over de wereld verspreid werd. Tegenwoordig worden per jaar slechts enkele gevallen van cholera in ons land geïmporteerd. Cholera verspreidt zich via fecaal besmet water of voedsel. De ziekte heeft nauwelijks een kans om zich in Nederland te verspreiden door de hoge standaard van hygiëne en de strikte scheiding tussen afvalwater en drinkwater. Besmette personen hebben niet altijd een ernstig ziektebeeld. De infectie kan mild of vrijwel symptoomloos verlopen. Bij cholera-epidemieën spelen asymptomatische dragers van cholera een belangrijke rol bij de verspreiding van de infectie.

Kliniek

Slechts een klein deel van de mensen die zijn geïnfecteerd met *V. cholerae* wordt na één tot vijf dagen ziek, bij biotype El Tor slechts 1 op de 50. Cholera kenmerkt zich door een vrij acuut begin, met braken en volumineuze diarree met het aspect van rijstwater. Cholera kan leiden tot zeer volumineuze waterige diarree. Bij zeer ernstige infecties kunnen patiënten tot 1 liter diarree per uur verliezen, wat leidt tot zeer ernstige dehydratie met fatale gevolgen, tenzij de patiënt tijdig gerehydreerd kan worden. Door bicarbonaat- en kaliumverlies kan een metabole acidose ontstaan. In derdewereldlanden is de sterfte ten gevolge van cholera vaak evenredig met de afstand van de woonplaats van de patiënt tot het ziekenhuis of de hulppost.

Diagnostiek, behandeling en preventie

De diagnose kan worden bevestigd door de feces te kweken. Rehydratie is de belangrijkste behandeling van cholera. Ook is er een rol voor antibiotische therapie. Behandeling met bijvoorbeeld doxycycline leidt tot een sterke reductie van de hoeveelheid feces, wat rehydratie vergemakkelijkt. Voor doxycycline, ciprofloxacine en azitromycine geldt dat een eenmalige dosis volstaat. De ziekte kan worden voorkomen door gebruik te maken van veilig drinkwater. Helaas is dit in vele derdewereldlanden onmogelijk. De momenteel ter beschikking staande choleravaccins geven kort en zeer beperkt bescherming; het heeft dan ook geen zin ze toe te dienen.

5.10.7 INFECTIE MET CLOSTRIDIUM DIFFICILE

Verwekker

C. difficile is een grampositief, anaeroob, sporevormend staafje dat behoort tot het geslacht *Clostridium*. Indien de betreffende stam toxinen produceert, kan dit resulteren in diarree. *C. difficile* produceert twee hittegevoelige toxinen: het enterotoxine (A) en het cytotoxine (B); beide zijn van belang bij de pathogenese van de infectie. *C. difficile* is de belangrijkste oorzaak van diarree bij ziekenhuispatiënten en is direct geassocieerd met het gebruik van antibiotica, vooral clindamycine, cefalosporinen en amoxicilline. Veranderingen in de intestinale flora door het gebruik van antibiotica maken het mogelijk dat er overgroei met *C. difficile* ontstaat.

Sporen van *C. difficile* kunnen lange tijd in het ziekenhuis aanwezig blijven en verantwoordelijk zijn voor ziekenhuisepidemieën.

Kliniek

De klinische verschijnselen van een infectie met *C. difficile* variëren: sommige patiënten hebben geen klachten, vaak heeft de patiënt diarree en buikpijn, soms met koorts; in het ergste geval is er sprake van een zeer ernstige pseudomembraneuze colitis (PMC). Soms is er bloed bij de ontlasting; bij microscopisch onderzoek van de feces zijn meestal veel leukocyten en erytrocyten te zien. Bij de ernstiger verlopende gevallen bestaat er leukocytose en hypoalbuminemie. Toxisch megacolon en colonperforatie zijn ernstige complicaties van een PMC.

Diagnostiek en behandeling

De diagnose wordt gesteld op grond van de aanwezigheid van toxinen. Deze kunnen worden aangetoond met de cytotoxiciteitstest of met behulp van een ELISA of een PCR. De behandeling bestaat uit het zo mogelijk staken van het antibioticum, het toedienen van metronidazol of vancomycine per os en ziekenhuishygiënische maatregelen tegen verspreiding. Een infectie met *C. difficile* recidiveert bij 15-20% van de patiënten.

> **Casus 5.2**
>
> Een 82-jarige vrouw kreeg daags na terugkeer van een driedaagse Rijn-cruise last van misselijkheid, hoofdpijn en heftig braken. Twee van haar reisgenoten waren op de laatste dag ziek geworden, maar met mildere klachten naar huis gegaan. Patiënte woont in een verzorgingshuis, waar inmiddels twee medebewoners en een personeelslid vergelijkbare klachten hebben. Gisteren is een van de twee medebewoners overleden. Feceskweken voor *Salmonella* en *Campylobacter* zijn negatief. Mevrouw wordt op de vijfde ziektedag opgenomen in gedehydreerde toestand. Met behulp van PCR wordt de diagnose norovirusinfectie gesteld. Na enige dagen herstelt ze en kan weer naar haar verzorgingshuis terug.

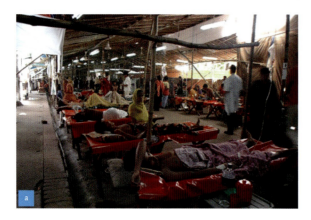
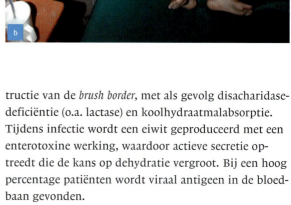

Figuur 5.2 Opvang van cholerapatiënten in Dhaka, Bangladesh. a Een noodhospitaal op het parkeerterrein van het International Centre for Diarrhoeal Disease Research, dat 'aan de lopende band' patiënten met cholera ontvangt. b Rehydratie van een kind. Let op de typische constructie van een 'cholerabed', een houten frame met een daarover gespannen zeil waarin in het midden een gat zit waardoor de waterdunne ontlasting kan weglopen in een emmer die onder het bed staat. (Bron: International Centre for Diarrhoeal Disease Research, Bangladesh.)

> Bij een cluster van patiënten met acute klachten van gastro-enteritis zijn virussen de meest waarschijnlijke verwekkers, zeker bij opvallend heftig braken en snelle verspreiding. Epidemieën van buikgriep in zorginstellingen komen regelmatig voor, vaak veroorzaakt door norovirus, soms door andere virussen (rotavirus, sapovirus). Salmonella-infecties komen ook voor. Bij een salmonella-epidemie zijn de klachten vaak ernstiger, maar ook bij virale diarree in deze leeftijdsgroep kan sterfte optreden. Snelle behandeling van dehydratie is daarom aangewezen. Het is raadzaam om een verscherpt hygiënebeleid te voeren bij ziekenhuisopname om verdere verspreiding te voorkomen.

5.10.8 INFECTIE MET ROTAVIRUS

Verwekker
Rotavirus is een dubbelstrengs RNA-virus met een eiwitmantel zonder lipide-envelop, dat wijdverbreid voorkomt bij dieren en mensen. Rotavirussen zijn grotendeels soortspecifiek, hoewel incidenteel zoönotische overdracht plaatsvindt.

Pathogenese
Rotavirus heeft het vermogen de epitheliale cellen van duodenum en proximaal jejunum binnen te dringen, wat leidt tot infiltratie van mononucleaire cellen in de lamina propria, verkorting van de microvilli en destructie van de *brush border*, met als gevolg disacharidasedeficiëntie (o.a. lactase) en koolhydraatmalabsorptie. Tijdens infectie wordt een eiwit geproduceerd met een enterotoxine werking, waardoor actieve secretie optreedt die de kans op dehydratie vergroot. Bij een hoog percentage patiënten wordt viraal antigeen in de bloedbaan gevonden.

Epidemiologie
Rotavirus is overal ter wereld de belangrijkste oorzaak van diarree bij kinderen die worden opgenomen in het ziekenhuis, vooral kinderen tussen 6 maanden en 2 jaar. Ook volwassenen kunnen diarree krijgen door infectie met rotavirus. De transmissie van mens tot mens verloopt via de fecaal-orale route. Waarschijnlijk speelt transmissie via de handen een belangrijke rol. Ook zijn epidemieën wel in verband gebracht met fecaal verontreinigd drinkwater.

Kliniek en diagnostiek
Een infectie met het rotavirus verloopt vaak asymptomatisch. Bij symptomatische infecties staan klachten van diarree en braken op de voorgrond, al dan niet gepaard gaand met koorts. Een ernstige rotavirusinfectie bij jonge kinderen kan leiden tot ernstige dehydratie. De symptomatologie is zeker niet specifiek. De diagnose kan worden bevestigd met een elisa-test voor rotavirusspecifiek antigeen, of PCR waarmee viraal RNA wordt aangetoond.

Behandeling

De behandeling is primair symptomatisch en bestaat uit rehydratie (ORS of intraveneuze oplossingen). Er is geen indicatie voor behandeling met antisecretoire middelen of antibiotica. Het verdient aanbeveling bij kinderen de voeding snel weer te hervatten. Volwassenen hebben vaak minder uitgesproken symptomen en zijn ook vaker asymptomatisch. Hygiënische maatregelen, vooral handenwassen, zijn zeer belangrijk om verspreiding van rotavirusinfecties te voorkomen. Inmiddels zijn rotavirusvaccins op de markt die beschermen tegen ernstige klachten veroorzaakt door de meest voorkomende rotavirusserotypen. Deze vaccins zijn niet in het Rijksvaccinatieprogramma opgenomen.

5.10.9 INFECTIE MET NOROVIRUS

Verwekker

Norovirussen zijn enkelstrengs RNA-virussen met een eiwitmantel zonder lipide-envelop, die voorkomen bij de mens en bij verschillende diersoorten. Norovirussen zijn genetisch zeer divers en kunnen zich in de vorm van epidemieën verspreiden ten gevolge van mutaties (drift).

Pathogenese

De pathogenese van norovirus is nog niet goed uitgezocht, maar waarschijnlijk speelt infectie van enterocyten gevolgd door functieverlies een rol, net als bij rotavirus.

Epidemiologie

Norovirus is overal ter wereld een van de frequentste oorzaken van gastro-enteritis. Hoewel de incidentie het hoogst is bij kinderen, komen infecties op alle leeftijden voor. Verspreiding vindt plaats van mens tot mens maar ook via water, voedsel, of een besmette omgeving. Door de grote besmettelijkheid leidt infectie nogal eens tot een epidemie, vooral in zorginstellingen.

Kliniek en diagnostiek

Een infectie met norovirus verloopt vaak asymptomatisch. Bij symptomatische infecties staan acuut ontstane klachten van diarree en soms heftig braken op de voorgrond, al dan niet gepaard gaande met koorts. Ouderen kunnen overlijden ten gevolge van een norovirusinfectie, hoewel niet bekend is hoe vaak dat voorkomt. Bij mensen met afweerstoornissen kunnen de klachten langduriger (weken tot maanden) aanhouden en wordt langdurig virus uitgescheiden. De diagnose kan worden bevestigd met PCR waarmee viraal RNA wordt aangetoond.

Behandeling

De behandeling is vergelijkbaar met die van rotavirale diarree. Er zijn geen vaccins tegen norovirussen.

Casus 5.3

Een 43-jarige man met een blanco medische voorgeschiedenis kreeg twee weken na een vakantie in India klachten van waterige diarree, drie- tot vijfmaal per dag. Tevens klaagde hij over een pijnlijk en opgeblazen gevoel in de bovenbuik dat erger werd na eten. Na ongeveer tien dagen verdwenen de klachten. In de volgende maanden hield hij intermitterend klachten van waterige, stinkende diarree, misselijkheid, bovenbuikpijn en flatulentie. Hij had geen koorts. In deze periode viel hij 4 kg af. Na drie maanden van intermitterende klachten bezocht hij een polikliniek. Bij lichamelijk onderzoek en bloedonderzoek werden geen afwijkingen gevonden. Een feceskweek was negatief. Bij parasitologisch onderzoek van de ontlasting werden veel cysten van *G. lamblia* gevonden. De diagnose werd gesteld op giardiasis en hij werd behandeld met metronidazol (Flagyl®). Hierop verdwenen zijn klachten snel. Bij controlepolikliniekbezoek een maand later had hij in het geheel geen klachten meer en was hij 3 kg aangekomen.

Bij een patiënt met al langer bestaande intermitterende klachten van diarree, misselijkheid en bovenbuikpijn moet in de eerste plaats worden gedacht aan een infectie met *G. lamblia*. Andere parasitaire verwekkers van diarree zijn *Cryptosporidium*, *Dientamoeba fragilis* en *Entamoeba histolytica*. Wanneer de buikpijn meer op de voorgrond staat en er geen diarree is, moet bij langdurige klachten ook de mogelijkheid van een infectie met *H. pylori* worden overwogen.

Bij iemand die op vakantie in de tropen is geweest kort voordat zijn klachten zijn begonnen, moet behalve met bacteriële en protozoaire verwekkers tevens rekening worden gehouden met worminfecties zoals infecties met *Ascaris*, mijnworm, *Trichuris* en *Strongyloides* (tabel 5.3). Deze worminfecties leiden overigens niet vaak tot ernstige diarree.

5.10.10 INFECTIE MET GIARDIA LAMBLIA

Verwekker

G. lamblia is de belangrijkste protozoaire verwekker van diarree en komt over de hele wereld voor, ook in Nederland. *G. lamblia* is een intestinale protozo die in cystevorm in het water vele dagen kan overleven (figuur 5.3). Kleine epidemieën worden in Nederland wel gezien in crèches en kinderdagverblijven.

Pathogenese

De infectie wordt opgelopen door mens-menscontact of door consumptie van besmet water of voedsel. Transmissie verloopt feco-oraal via cysten, die zowel bij personen met ziekteverschijnselen als bij asymptomatische dragers in de ontlasting kunnen worden aangetroffen. Waarschijnlijk onder invloed van de zure omgeving in de maag komen de cysten van *G. lamblia* uit in het duo-

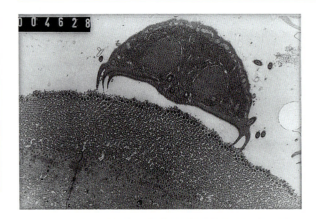

Figuur 5.3 Elektronenmicroscopische opname van Giardia lamblia.

denum, waarna de vegetatieve vormen (trofozoïeten) zich in het bovenste deel van de dunne darm vermenigvuldigen en zich met een zuignap vastzetten op de enterocyten. Dit leidt tot beschadiging van de brush border en disacharidasedeficiëntie, met als gevolg osmotische diarree.

Kliniek

Het spectrum van klinische manifestaties als gevolg van een infectie met *G. lamblia* is groot. Waarschijnlijk blijft 50% van de geïnfecteerden asymptomatisch. Ongeveer 30% van de geïnfecteerden krijgt klachten van misselijkheid, acute diarree, buikkrampen, een opgeblazen gevoel in de buik, anorexie en flatulentie. De ontlasting bevat geen bloed of slijm. Deze klachten duren meestal niet langer dan een of twee weken, maar kunnen soms chronisch worden en tot belangrijk gewichtsverlies leiden door het ontstaan van een malabsorptiesyndroom.

Diagnostiek en behandeling

De diagnose wordt meestal gesteld door het aantonen van cysten of trofozoïeten in de ontlasting, of door het aantonen van DNA van de parasiet in de ontlasting. Soms wordt de diagnose gesteld op een duodenumaspiraat of een duodenumbiopt. Giardiasis wordt behandeld met metronidazol.

5.10.11 INFECTIE MET CRYPTOSPORIDIUM SPECIES

Cryptosporidium hominis en *Cryptosporidium parvum* zijn parasieten die behoren tot de *Coccidia*. De endogene stadia zijn 2-5 μm groot en zijn te vinden op het epitheel van de dunnedarmcellen. In de dunne darm ondergaat de parasiet een aseksuele en een seksuele ontwikkeling. Bij deze laatste ontwikkeling worden oöcysten gevormd die in de feces worden uitgescheiden. De transmissie verloopt feco-oraal.

Immunocompetente personen die geïnfecteerd raken met *Cryptosporidium* krijgen meestal waterdunne diarree, die doorgaans binnen een week over is. Daarnaast worden symptomen gezien als misselijkheid, verlies van eetlust, gewichtsverlies en buikpijn. Bij mensen met afweerstoornissen kan ernstige, langdurige diarree ontstaan, die tot sterke dehydratie kan leiden en gepaard kan gaan met braken, buikpijn, anorexie en belangrijk gewichtsverlies. *Cryptosporidia* zijn belangrijke verwekkers van diarree bij aidspatiënten. Ook kunnen zij bij aidspatiënten de galwegen binnendringen.

Diagnostiek en behandeling

De diagnose wordt gesteld door het aantonen van oöcysten in de feces, het aantonen van DNA van de parasiet in de feces, of het vinden van de endogene stadia in een dunnedarmbiopt. Er bestaat geen goede therapie voor cryptosporidiosis. Bij immunocompetente personen is de ziekte zelflimiterend; de belangrijkste therapie bij immuungecompromitteerden is het herstellen van de cellulaire afweer, bijvoorbeeld door antiretrovirale therapie (HAART) bij aidspatiënten.

5.10.12 INFECTIE MET CYCLOSPORA CAYETANENSIS

Cyclospora behoren ook tot de *Coccidia*. Zij kunnen ook bij immuuncompetente personen ziekte veroorzaken en zijn belangrijke verwekkers van diarree bij reizigers. De transmissie verloopt feco-oraal. De behandeling bestaat uit co-trimoxazol gedurende zeven dagen.

5.10.13 INFECTIE MET ENTAMOEBA HISTOLYTICA

Infecties met *E. histolytica* worden besproken in hoofdstuk 19, waar zowel de problematiek van darm- als leveramoebiasis aan de orde komt.

5.10.14 WORMINFECTIES VAN HET MAAG-DARMKANAAL

De belangrijkste intestinale worminfecties staan beschreven in tabel 5.3.

5.11 Empirische behandeling van acute diarree

5.11.1 INLEIDING

De uitslag van diagnostiek naar de verwekker van acute diarree laat altijd even op zich wachten. Zo duurt het altijd minstens drie dagen voordat de uitslag van een feceskweek bekend is, al zal deze periode de komende jaren door het invoeren van nieuwe moleculaire technieken (bijv. PCR) mogelijk korter worden. Als de patiënt ernstig ziek is wordt daarom, na het afnemen van feces voor microbiologische diagnostiek, begonnen met antibiotische therapie die de meest voorkomende verwekkers dekt: zogenoemde empirische therapie. Zo

Infecties van het maag-darmkanaal

Tabel 5.3 Worminfecties van het maag-darmkanaal.

verwekker	Nederlands	infectieroute	infectiestadium	uiteindelijke verblijfplaats	verspreiding	overige symptomen/opmerking
Necator americanus	mijnworm	huidpenetratie	larve	dunne darm	tropen	anemie
Ancylostoma duodenale						
Ascaris lumbricoides	spoelworm	oraal	ei	dunne darm	wereldwijd, m.n. tropen	ileus
Taenia solium (varken)	lintworm	oraal	larve[1]	dunne darm	m.n. tropen en Oost-Europa	
Taenia saginata (rund)					wereldwijd, ook in Nederland	
Trichuris trichiura	zweepworm	oraal	ei	dikke darm	wereldwijd, m.n. tropen	rectumprolaps
Enterobius vermicularis[2]	aarsmade	oraal	ei	caecum, colon ascendens	wereldwijd	pruritus ani, auto-infectie
Strongyloides stercoralis		huidpenetratie	larve	dunne darm	tropen	auto-infectie

1 Infectie met eieren van T. solium geeft (neuro)cysticercose.
2 Komt zeer frequent voor in Nederland, vooral bij kinderen.

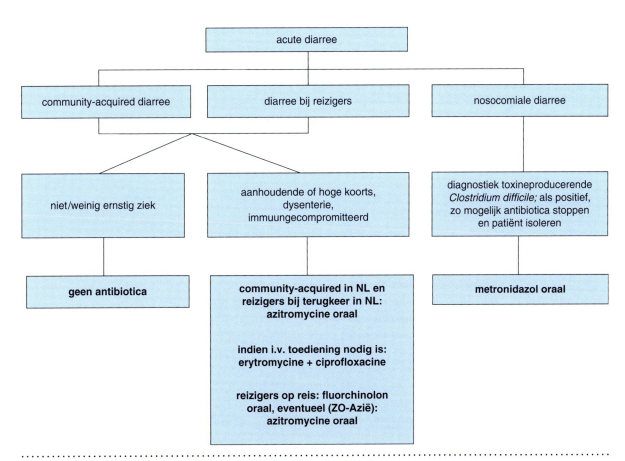

Figuur 5.4 SWAB-richtlijn Acute infectieuze diarree.

gauw de verwekker bekend is, kan het antibiotische beleid zonodig aangepast worden.

Zoals besproken, is *Campylobacter* de meest voorkomende bacteriële verwekker van acute diarree bij volwassenen, en ongeveer 30% van de humane campylobacterstammen in Nederland is resistent tegen fluorchinolonen. Erytromycine en azitromycine werken vrijwel altijd wel. Erytromycine is niet geschikt voor de behandeling van andere verwekkers van acute diarree dan *Campylobacter*, azitromycine is dat wel. Azitromycine kan echter alleen oraal gegeven worden.

Het potentieel gunstige effect van antibiotische behandeling moet echter worden afgewogen tegen de (ontwikkeling van) resistentie. Empirische antibiotische behandeling is daarom alleen geïndiceerd bij aanhoudende of hoge koorts, bij dysenterie, of als de patiënt immuungecompromitteerd is. Geadviseerd wordt om dan 1 dd 500 mg azitromycine per os te geven gedurende drie dagen. Wanneer er een noodzaak bestaat om intraveneus te behandelen, lijkt de combinatie van ciprofloxacine en erytromycine in aanmerking te komen, gedurende vijf tot zeven dagen.

5.11.2 EMPIRISCHE BEHANDELING VAN REIZIGERSDIARREE (ZIE OOK HOOFDSTUK 19).

ETEC is de meest voorkomende verwekker van reizigersdiarree, en deze verwekker is gevoelig voor fluorchinolonen. In Azië is niet alleen ETEC een belangrijke verwekker. In dit werelddeel lijken *Campylobacter* spp. 'emerging pathogens' te zijn, verantwoordelijk voor 15-25% van het totale aantal gevallen van acute diarree bij reizigers. Analoog aan de Nederlandse situatie komt ciprofloxacineongevoeligheid van *Campylobacter* spp. veel voor. Antibiotica kunnen de ziekteduur verkorten bij reizigersdiarree. Een drie- tot vijfdaagse kuur met een fluorchinolon kan bij volwassenen leiden tot een ziekteduurvermindering van drie tot vijf dagen naar minder dan één tot twee dagen. Een eenmalige dosis van een fluorchinolon is even effectief als een meerdaagse behandeling.

Milde tot matig ernstige diarree bij (gezonde) reizigers, niet gepaard gaande met bloederige ontlasting en/of koorts, hoeft niet antibiotisch behandeld te worden. Matige tot ernstige diarree of diarree tijdens de reis bij reizigers met een immuunstoornis kan worden behandeld met een fluorchinolon, eventueel gecombineerd met loperamide. Dat deze combinatie meer effect heeft op de ziekteduur dan het antibioticum alleen is inmiddels zeer aannemelijk gemaakt. Bij ernstige ziekte en dysenterie is het gebruik van loperamide gecontra-indiceerd. Afhankelijk van de lokale epidemiologie en resistentiepatronen zou het fluorchinolon moeten worden vervangen door azitromycine. Dat geldt momenteel vooral voor reizigers naar Zuidoost-Azië (inclusief India).

Bij patiënten die in Nederland terugkeren met reizigersdiarree en daarvoor medische hulp zoeken, is de verdeling van verwekkers anders, omdat niet alle verwekkers even lang klachten geven. Precieze getallen van met diarree in Nederland teruggekeerde reizigers zijn niet bekend, maar het is aannemelijk dat bijvoorbeeld ETEC, gezien de doorgaans korte ziekteduur, bij teruggekeerde reizigers relatief minder belangrijk is.

Om deze reden, en gezien de hoge resistentiepercentages tegen fluorchinolonen van reisgerelateerde campylobacterisolaten, lijkt het reëel om bij een in Nederland teruggekeerde ernstig zieke patiënt, die zich presenteert vanwege acute diarree na een buitenlandse reis, dezelfde adviezen te geven als opgesteld voor community-acquired diarree (te weten azitromycine per os respectievelijk erytromycine/ciprofloxacine bij i.v. toediening).

Kernpunten

- Een maag-darminfectie wordt veroorzaakt door een bacterie, een virus of een parasiet.
- Een voedselvergiftiging wordt veroorzaakt door reeds gevormde microbiële toxinen en heeft daarom een zeer korte incubatietijd.
- *C. jejuni* en *Salmonella* spp. zijn de belangrijkste bacteriële verwekkers van diarree. Rotavirus en norovirus zijn de belangrijkste virale verwekkers en *G. lamblia* de belangrijkste parasitaire oorzaak.
- Enterotoxische *E. coli* (etec) is de belangrijkste verwekker van reizigersdiarree.
- De meeste gastro-intestinale infecties leiden tot klachten van waterige diarree, misselijkheid met of zonder braken en buikpijn. Rehydratie is de belangrijkste behandeling bij waterige diarree.
- Bij een minderheid van de patiënten met diarree is er sprake van een ziektebeeld met hoge koorts, of diarree met bloed- en slijmbijmenging (dysenterie). Naast rehydratie is antibiotische therapie geïndiceerd.
- Loperamide kan veilig worden gebruikt bij volwassen patiënten met waterige diarree die geen koorts hebben. Loperamide mag nooit in gefixeerde doses worden gegeven maar dient – volgens voorschrift van de fabrikant – getitreerd te worden op de ontlastingsfrequentie. Zonodig kan loperamide worden gecombineerd met een antibioticum.
- Persoonlijke hygiëne van patiënten met diarree en verzorgers is belangrijk om verspreiding in de zorginstelling te voorkomen, vooral bij virale verwekkers en *C. difficile*.

Literatuur

Al-Abri SS, Beeching NJ, Nye FJ. Traveller's diarrhoea. Lancet Infect Dis. 2005;5:349-60.

Bartlett JG. Antibiotic-associated diarrhea. N Engl J Med. 2002;346:334-9.

Bos JC, Schultz C, Vandenbroucke-Grauls CM, Speelman P, Prins JM. SWAB-richtlijn voor antimicrobiële therapie bij acute infectieuze diarree. Ned Tijdschr Geneeskd. 2006;150:1116-22.

Bruyn G de, Hahn S, Borwick A. Antibiotic treatment for traveller's diarrhoea (Cochrane Review). In: The Cochrane Library, Issue 4, 2004. Chichester, UK: John Wiley & Sons Ltd.; 2004.

DuPont HL. Bacterial diarrhea. N Engl J Med. 2009;361:1560-9.

Glass RI, Parashar UD, Estes MK. Norovirus gastroenteritis. N Engl J Med. 2009;361:1776-85.

Havelaar AH, Duynhoven YT van, Nauta MJ, Bouwknegt M, Heuvelink AE, Wit GA de, et al. Disease burden in The Netherlands due to infections with Shiga toxin-producing Escherichia coli O157. Epidemiol Infect. 2004;132:467-84.

Jiang ZD, Lowe B, Verenkar MP, Ashley D, Steffen R, Tornieporth N, et al. Prevalence of enteric pathogens among international travelers with diarrhea acquired in Kenya, India or Jamaica. J Infect Dis. 2002;185:497-502.

Mishu-Allos B, Blaser MJ. Campylobacter jejuni and the expanding spectrum of related infections. Clin Infect Dis. 1995;20:1092-9.

Sirinavin S, Garner P. Antibiotics for treating salmonella gut infections (Cochrane Review). In: The Cochrane Library, Issue 4, 2004. Chichester, UK: John Wiley & Sons, Ltd.; 2004.

Wingate D, Phillips SF, Lewis SJ, Malagelada JR, Speelman P, Steffen R, et al. Guidelines for adults on self-medication for the treatment of acute diarrhoea. Aliment Pharmacol Ther. 2001;15:773-82.

Wit MA de, Koopmans MP, Kortbeek LM, Leeuwen NJ van, Vinjé J, Duynhoven YT van. Etiology of gastroenteritis in sentinel general practices in the Netherlands. Clin Infect Dis. 2001;33:280-8.

6 Infecties van de huid, fascie en spieren

M.L. van der Vusse, G.T. Spijker en J.E. Degener

6.1 Inleiding

In dit hoofdstuk worden de infecties van de huid en het onderliggende weefsel behandeld. Huidinfecties komen veelvuldig voor. De incidentie van bacteriële huidinfecties in de huisartsenpraktijk ligt naar schatting rond de 90 per 1000 patiëntenbezoeken per jaar. In dit hoofdstuk worden eerst de opbouw van de huid en de micro-organismen die normaal op de huid voorkomen behandeld, waarna aandacht zal worden besteed aan bacteriële en virale infecties. Daarna worden parasitaire en mycotische (gisten en schimmels) infecties behandeld. Als laatste komen de infecties van spieren en fascie aan bod.

6.2 Functionele anatomie van de huid en huidflora

6.2.1 HUID EN AANGRENZENDE WEEFSELS

De bovenste laag van de huid bestaat uit de epidermis (opperhuid). Deze bestaat uit meerdere lagen: de hoornlaag (stratum corneum), de korrellaag (granulatielaag), de stekellaag (stratum spinosum) en de basale laag (stratum basale, figuur 6.1). Onder de epidermis ligt de dermis (lederhuid; bindweefsel). De dermis en de epidermis vormen samen de cutis. Daaronder ligt de subcutis. Deze bestaat voornamelijk uit een vetlaag, waarin arteriën, lymfevaten, zweetklieren, talgklieren en diepere delen van de haarfollikel voorkomen. De huid is de eerste verdedigingslinie tegen schadelijke invloeden van buitenaf. Voorbeelden hiervan zijn: UV-licht, uitdroging, beschadigingen en potentieel pathogene micro-organismen. Vooral de hoornlaag, die moeilijk doordringbaar is, vormt een belangrijke barrière voor micro-organismen.

De talg (sebum) wordt geproduceerd door talgklieren, die meestal in verbinding staan met de haarfollikel. Deze talg bestaat grotendeels uit lipide stoffen en heeft tevens enige antibacteriële werking. Daarnaast produceren de huidcellen antimicrobiële peptiden (defensinen en cathelicidinen), die bacterie- en schimmeldodende eigenschappen vertonen. Vanaf de adolescentenleeftijd voorkomt de talg uitdroging van de huid. Door een defect in de barrière, bijvoorbeeld door een verwonding, kunnen bacteriën het lichaam binnendringen. Dan worden de bacteriën onmiddellijk aangepakt door de cellen van het afweersysteem die gelegen zijn in de cutis. Dat zijn neutrofiele granulocyten, de cellen van Langerhans (antigeenpresenterende cellen), de fagocyten en de intra-epidermale T-cellen. Daarnaast vervullen de huidcellen en de cytokinen in de dermis en de subcutis een belangrijke functie in het moduleren en aanvoeren van leukocyten en andere stoffen uit de bloed- en lymfevaten die betrokken zijn bij de immunologische respons.

De huid is een orgaan met een eigen flora. Deze bestaat uit fungi, mijten (o.a. *Demodex*) en bacteriën. Die flora wordt in het vervolg de huidflora genoemd. Bij een intacte huid bevindt de huidflora zich vooral op en in de epidermis. De vochtigheidsgraad, elektrolytenconcentratie, pH-waarde en de verdeling van vetten en vetzuren in en op de huid beïnvloeden de samenstelling van de huidflora. Daardoor is de samenstelling ook per huidregio verschillend. De huidbacteriën bestaan uit zowel strikt aerobe, facultatief aeroob-anaerobe, als strikt anaerobe soorten. De meeste bacteriën die zich op de huid bevinden, zijn niet-pathogene species die hier transiënt dan wel resident verblijven. Veel soorten zijn niet of nauwelijks op de reguliere manier te kweken of te detecteren. Pas door DNA-analyse is men erachter gekomen, dat er veel meer bacteriespecies op de huid voorkomen dan aanvankelijk werd gedacht. In een gezonde situatie, bij een goede afweer, leven de gastheer en de huidflora in symbiose met elkaar. Beide hebben voordeel van de aanwezigheid van de ander (mutualisme), of de een profiteert van de ander zonder last van hem te ondervinden (commensalisme). Zo heeft de aanwezigheid van de normale huidflora een preventief effect op het koloniseren van de pathogene micro-organismen. Een voorbeeld hiervan is een meer aerotolerante anaerobe, grampositieve bacterie, *Propionibacterium acnes* (*P. acnes*), die gevonden wordt langs de haarschacht en in de talgklieren. Deze produceert enige bacterietoxische stoffen (bacteriocinen) tegen andere bacteriën of tegen meer virulente stammen van *P. acnes*. Deze bacterie kan in bepaalde omstandigheden ook pathogeen zijn voor de gastheer en kan verergering van acne veroorzaken (zie tabel 6.1). Bedlegerigheid en antibioticumgebruik kun-

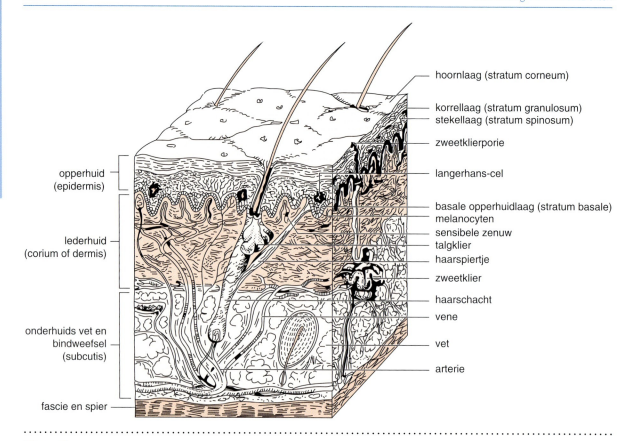

Figuur 6.1 Anatomie van de huid.

nen de huidbacteriën doen verschuiven van grampositief naar gramnegatief. Vaak zijn dan darmbacteriën zoals *Escherichia coli, Klebsiella pneumoniae* en *Enterobacter aerogenes* in verhoogde aantallen aanwezig. Dit zijn omstandigheden waaronder ook gisten op de huid kunnen uitgroeien. Dit alles is van weinig klinische betekenis zo lang de afweer van de patiënt voldoende is.

Slechts een aantal van de grampositieve bacteriesoorten (aeroob dan wel anaeroob) kan onder bepaalde omstandigheden infecties veroorzaken. Frequent voorkomende pathogene bacteriën zijn de stafylokokken, de streptokokken en de propionibacteriën.

Waar de huid overgaat in het slijmvlies van de tractus digestivus of van de nasofarynx, zien we een drastische verandering van de samenstelling van de microflora. De samenstelling van de bacteriën verandert en bestaat dan vooral uit streptokokken, neisseriasoorten en overwegend anaerobe bacteriën. Dit heeft te maken met de verandering van het milieu en de lokale afweer. De slijmvliezen zijn in staat om naast het slijm ook antistoffen (o.a. IgA) uit te scheiden (zie hoofdstuk 1, 3 en 5).

De gevolgen van beschadigingen van de huid en infectie en de ontsteking kunnen direct van invloed zijn op de dieper gelegen structuren zoals de fascie en de spieren, zoals verderop in dit hoofdstuk zal blijken.

6.2.2 PATHOLOGISCHE PROCESSEN IN DE HUID

De huid kan worden aangetast door invloeden van buitenaf (exogeen) of door pathologische processen in de patiënt zelf (endogeen).

Casus 6.1

U ziet een 35-jarige vrouw. Zij komt bij de huisarts omdat ze last heeft van een pijnlijk gezwollen wijsvinger van de rechterhand, nadat ze enkele dagen eerder door de kat is gebeten. Bij onderzoek is de vinger flink gezwollen, erythemateus en hij voelt warm aan. De vinger is moeilijk te bewegen. Er wordt ter hoogte van het os metatarsale I een bijtwondje gezien. De diagnose panaritium wordt gesteld.

U schrijft amoxicilline per os voor en beveelt een nat verbandje aan. Dit blijkt na enige dagen niet te helpen en de klachten nemen toe: de patiënte wordt doorverwezen naar de chirurgische polikliniek, waar met een kleine incisie de wond wordt gedraineerd. Uit pus wordt *Pasteurella multocida* gekweekt. Hierna geneest het abces snel.

6.2.3 EXOGENE FACTOREN

Trauma, fysieke stress zoals bedlegerigheid, langdurige blootstelling aan water of lage temperaturen, of verbranding kunnen delen van de huid ernstig beschadigen, waardoor invasie van de bacteriën in de dieper gelegen weefsels kan plaatsvinden. *Trenchfoot* (loopgravenvoet), dat voorkomt bij zwervers of soldaten onder barre oorlogsomstandigheden, kan ontstaan door langdurige blootstelling aan water en/of lage temperaturen. Bij bijtwonden of insectensteken kan de wond een *porte d'entrée* zijn voor dierlijke of humane microflora. Hier is sprake van een exogene bron.

> **Casus 6.2**
>
> Een 63-jarige man heeft diabetes mellitus type 2 die niet goed onder controle is. Ten gevolge hiervan heeft de patiënt een progressieve vorm van retinopathie en neuropathie.
> De patiënt komt op het voetspreekuur van de revalidatiearts in verband met een niet-genezend ulcus ter hoogte van het os metatarsale II. Hier wordt geconstateerd dat de man slecht zittende schoenen draagt en dat hij niet gemerkt heeft dat er paperclips in zijn schoen zitten. Voorts blijkt dat het ulcus meer pijn is gaan doen en diep in de dermis reikt. Bij het onderzoek voelt de voet warm aan en ziet het gebied rond het ulcus er erythemateus uit. Er wordt geen pus gezien. Tevens wordt een subfebriele temperatuur van 38 °C gemeten. Er is hier sprake van een geïnfecteerd ulcus met het beeld van een gecompliceerde cellulitis. De patiënt wordt opgenomen voor intraveneuze behandeling met antibiotica. Met een wattenstok wordt materiaal afgenomen tot op de ulcusbodem. Uit dit materiaal wordt het volgende gekweekt: *Staphylococcus aureus*, *Escherichia coli* en enterokokken. Een anaerobe kweek levert een *Bacteroides* op. Verder wordt een röntgenfoto gemaakt, waarop geen aanwijzing wordt gevonden voor osteomyelitis (zie hoofdstuk 8).

6.2.4 ENDOGENE FACTOREN

Een gestoorde sensibiliteit en/of vascularisatie van de huid zoals bij diabetes mellitus kan leiden tot een slechte conditie van de huid. Verder wordt het knellen van schoeisel minder opgemerkt en leidt dit gemakkelijk tot een ulcus (zie casus 6.2). Daarnaast gaan huidziekten zoals eczeem en psoriasis vaak gepaard met krabben, wat tot verwondingen (excoriaties) leidt. Dergelijke huiddefecten raken gemakkelijk secundair geïnfecteerd. Bacteriën zoals *S. aureus*, *Streptococcus pyogenes* (groep-A-streptokokken), gramnegatieve bacteriën en anaeroben kunnen bij zowel exogene als endogene beschadigingen infecties veroorzaken. Een andere endogene factor is een verminderde afweer. Die kan iatrogeen veroorzaakt zijn, zoals bij gebruik van cytostatica en immunosuppressieve medicatie, of door een aangeboren immuundefect. Infecties op andere plaatsen in het lichaam (luchtwegen, tractus digestivus) kunnen leiden tot versleping van micro-organismen via de bloedbaan, of lymfogeen naar diverse plaatsen in de huid. Niet alleen bacteriën maar ook virussen, schimmels, gisten en parasieten kunnen langs exogene of endogene weg huidaandoeningen veroorzaken. Deze kunnen leiden tot exantheem of besmettelijke huidafwijkingen.

6.2.5 INDELING VAN HUIDINFECTIES NAAR TYPE HUIDAFWIJKING

Bij een ontsteking kunnen de verschillende lagen van de huid, de fascie en de spieren afzonderlijk of gecombineerd betrokken zijn. Het klinische beeld is hiervan afhankelijk. Voor de klinische classificatie van de verschillende infecties is hier de systematiek van het type huidafwijking gevolgd.

Bij een grove indeling van de huidinfecties is onderscheid te maken tussen oppervlakkige en diepe infecties. Bij de oppervlakkige infectie zijn alleen de epidermis, de haren, het oppervlakkige deel van de haarfollikel of de nagel geïnfecteerd. Bij de diepe huidinfecties zijn een of meer onder de epidermis gelegen structuren geïnfecteerd. Sommige infecties, vooral ten gevolge van diepe traumata, gaan door alle lagen heen, zoals bij schot- en steekwonden, bijtwonden, brandwonden, of door invasieve endogene problematiek bij ulcera en fistels. In tabel 6.1 worden aan de hand van huidefflorescenties verschillende aandoeningen beschreven. Verderop in dit hoofdstuk worden deze veelvoorkomende huidinfecties nog besproken aan de hand van primaire, secundaire dan wel systemische infecties. De behandelingsadviezen zijn voornamelijk afkomstig uit de standaard van het Nederlands Huisartsen Genootschap (NHG-standaard). De zeldzame huidinfecties zijn verderop in tabel 6.3 samengebracht.

6.3 Primaire bacteriële infecties van de huid

Primaire bacteriële infecties van de huid zijn afwijkingen in de huid (en eventueel dieper gelegen structuren) die primair veroorzaakt worden door een bacteriële infectie. Infectie van de huid kan door verschillende bacteriën worden veroorzaakt. De meest voorkomende verwekkers zijn grampositieve kokken, namelijk stafylokokken en streptokokken (zie tabel 6.1 en tabel 6.2).

Streptokokkeninfecties worden voornamelijk door veroorzaakt door de serogroep A. In een beperkt aantal gevallen wordt de infectie veroorzaakt door de streptokokken uit serogroepen B, C of G.

Bij huidinfecties door stafylokokken is de verwekker veelal *S. aureus*. Andere soorten stafylokokken, de coagulasenegatieve stafylokokken, veroorzaken normaal gesproken geen huidinfecties. Onder *S. aureus*-isolaten komen stammen voor die zich onderscheiden op basis van welke toxinen ze produceren, waardoor ze verschillen in virulentie (zie hoofdstuk 14). Slechts enkele *S. aureus*-stammen kunnen de toxine Panton-Valentin Leukocidine (PVL) produceren. Deze toxine wordt sterk

Tabel 6.1 Indeling van infecties van huid en fascie.

huidefflorescentie	aandoening	verwekker(s)	toelichting
erytheem	erythema migrans	*Borrelia burgdorferi* (via tekenbeet)	uitbreidende rode vlek, soms met centrale verbleking waardoor ringvormig ontstaat
erytheem, met zwelling	erysipelas (belroos, wondroos)	*Streptococcus pyogenes* (groep-A-streptokokken)	scherp begrensd rood, ook systemische symptomen
	cellulitis	groep-A-streptokokken en *S. aureus*, *Pasteurella multocida* (honden-/kattenbeet), *Erysipelothrix rhusiopathiae*	vager begrensde huidlaesie, pijn meer op de voorgrond
erytheem en schilfering	impetigo	*S. aureus* (soms *S. pyogenes*, groep-A-streptokokken)	korsten en vaak pustels, soms ook blaarvorming
	tinea corporis (ringworm)	dermatofyten, verschillende species	vaak ringvormig met rode, schilferige rand
erytheem en pustels	non-bulleuze impetigo	*S. aureus*, *S. pyogenes* (groep-A-streptokokken)	vaak met korstvorming, kan secundair voorkomen (impetiginisatie)
	folliculitis	*S. aureus*, *Pityrosporon* of dermatofyt	oppervlakkige ontsteking van haarfollikel
	furunkel (steenpuist)	*S. aureus*, streptokokken	follikels met purulent vocht soms met necrotische prop
	karbonkel (negenoog)	*S. aureus*, streptokokken	conglomeraat van furunkels
	whirlpooldermatitis, folliculitis	*Pseudomonas aeruginosa*	oppervlakkige ontsteking van de haarfollikel
	acne	secundaire infectie met *Propionibacterium acnes*	in aanwezigheid van comedonen
	tinea (soms)	dermatofyt	pustelvorming, vooral in behaarde gebied
erytheem en vesikels	herpes en eczema herpeticum	herpessimplexvirus type 1 en 2	gegroepeerde blaasjes, helder vocht later eruptie ervan, branderig gevoel
	waterpokken	varicellazostervirus	verspreid losse blaasjes, koorts
	gordelroos	varicellazostervirus	betreft meestal één dermatoom, soms pijnlijk, reactivatie van het virus
	herpangina, hand-mond-voet-syndroom	enterovirussen	soms systemische ziekte
blaarvorming of huidloslating	bulleuze impetigo	*S. pyogenes* (groep-A-streptokokken), *S. aureus*	lokaal, vaak bij kinderen, lokaal pijnlijk
	erysipelas, cellulitis	*S. pyogenes* (groep-A-streptokokken), *S. aureus*	vurige roodheid, ziektegevoel, soms forse blaren
	necrotiserende fasciitis	polybacterieel of monobacterieel (groep-A-streptokokken)	snel uitbreidend, veel pijn, lokaal verminderd gevoel, necrosevorming
	staphylococcal skalded skin syndrome	*S. aureus*	gezonde huid schuift af bij minimale belasting
necrotische korst	ecthyma	*S. pyogenes* (groep-A-streptokokken), *S. aureus*	diepere en necrotische variant van impetigo
	ecthyma gangraenosum	*Pseudomonas aeruginosa*	kan optreden bij een pseudomonassepsis
	necrotiserende varicella	varicellazostervirus	fulminant verlopende varicellazosterinfectie

Infecties van de huid, fascie en spieren

huidefflorescentie	aandoening	verwekker(s)	toelichting
abcesvorming	furunkel (steenpuist), furunculose	S. aureus, streptokokken Pseudomonas	risicofactor: scheren
	hidradenitis suppurativa (acne ectopia of acne conglobata)	S. aureus en Proteus spp.	chronisch en recidiverend pustels en abcessen in plooien (ectopia) met comedonen
voorkeur voor huidplooien	intertrigo candidiasis	Candida albicans	smetvlek met een superinfectie, scherp begrensd met satellietlaesies, vurig rood, vaak erosief; soms pustels
	erythrasma	Corynebacterium minutissimum	asymptomatische roodbruine plaque in liezen, soms met schilfering
putjes in de eeltlaag	pitted keratolysis	Corynebacterium spp., Streptomyces	vooral bij (zweet)voeten
van cutaan tot diep (ossaal)	panaritium	S. aureus, verscheidene soorten orale microflora	gezwollen rode huid, buigzijde van vingers soms met pussige blaren
nagelriem	paronychia (omloop)	S. aureus, Streptococcus spp., orale microflora	rode gezwollen ontsteking bij nagelbed met evt. pusvorming
alle lagen tot fascie/spier	(bijt)wonden	S. aureus, orale microflora van de bron (zie hoofdstuk 18 voor andere pathogenen)	afhankelijk van diepte van de wond; roodheid, pusvorming ter plaatse van de wond
vanuit de diepte	necrotiserende fasciitis	polybacterieel of monobacterieel (groep-A-streptokokken)	oppervlakkig rood, blaarvorming of zwart tot open wonden, zeer pijnlijk, later gevoelloos
gasvorming	gasgangreen	Clostridium perfringens	knisperen bij palpatie
papels	wratten	humaan papillomavirus	ruw, bloemkoolachtig oppervlak; zwarte puntjes
	waterwratjes	molluscumcontagiosumvirus	glad met een centrale 'delle'

geassocieerd met abcederende en necrotiserende ontstekingen in de huid, subcutis en/of longen (furunculose of purulente pneumonie). Andere toxinen die uitgescheiden kunnen worden zijn de exfoliatieve toxinen. Bij aanwezigheid van deze toxinen kunnen blaarvorming, bulleuze impetigo en *staphylococcal skalded skin syndrome* (SSSS; zie verder) optreden. Daarnaast wordt *S. aureus* door resistentievorming tegen antibiotica moeilijker te behandelen (zie hoofdstuk 14), zoals in het geval van de MRSA, die voor diverse belangrijke antibiotica ongevoelig is (zie paragraaf 14.4.3).

Verschillende huidbeelden worden veroorzaakt door een mono-infectie met *S. aureus* of groep-A-streptokokken. In sommige gevallen kan het huidbeeld een menginfectie zijn van beide bacteriën (zie tabel 6.2). Zowel *S. aureus* als groep-A-streptokokken kunnen pustuleuze (pusvormend) en non-pustuleuze aandoeningen geven. Ook hierbij kan er overlap zijn, zoals gezien wordt bij cellulitis. De pustuleuze huidafwijkingen kunnen de volgende beelden geven: impetigo, folliculitis, furunkel en karbunkel. SSSS, erysipelas en cellulitis behoren tot de non-pustuleuze vorm. Behalve streptokokken en stafylokokken zijn er ook andere soorten bacteriën die primaire huidinfecties veroorzaken. Een aantal van deze primaire huidinfecties wordt hierna besproken.

Tabel 6.2 Streptokokken- en stafylokokkenhuidinfecties.

verwekker	huidbeeld
S. aureus en S. pyogenes (groep-A-streptokokken)	impetigo, cellulitis, paronychia, ecthyma, necrotiserende fasciitis
S. aureus	folliculitis, karbonkel, furunkel, hidradenitis suppurativa, panaritium, pyomyositis
S. pyogenes (groep-A-streptokokken)	erysipelas, necrotiserende fasciitis type 2

6.3.1 IMPETIGO

Impetigo is een infectie van de epidermis. Er wordt onderscheid gemaakt tussen twee vormen: de gewone non-bulleuze variant (impetigo vulgaris/contagiosa/crustosa) en de blaarvormende vorm (impetigo bullosa). Impetigo ontstaat doordat een wondje geïnfecteerd wordt door pathogene bacteriën.

De non-bulleuze vorm is een erythemateuze aandoening met vesikels en pustels. Na enige dagen vindt er voor de impetigo kenmerkende indroging met geelbruine korstvorming plaats. Deze vorm wordt veroorzaakt door *S. aureus,* soms door een menginfectie met

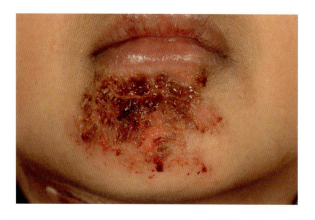

Figuur 6.2 Nattende impetigo op de kin ('krentenbaard').

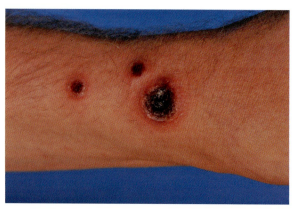

Figuur 6.3 Ecthymalaesie.

groep-A-streptokokken en zelden door een mono-infectie met groep-A-streptokokken.

Impetigo is een veelvoorkomende besmettelijke aandoening die wordt overgedragen door direct huidcontact. De aandoening komt overwegend voor bij kinderen tussen de 3 en 5 jaar oud. Soms kunnen in peuterklassen kleine epidemieën optreden. De kinderen in deze leeftijdsgroep zijn erg vatbaar voor impetigo, omdat ze nog geen immuniteit voor stafylokokken hebben ontwikkeld. Ook mensen met een verminderde immuniteit zijn vatbaar. De incidentie is het hoogst in de zomermaanden. De aandoening komt frequent voor in regio's waar weinig aandacht is voor hygiëne. Als deze infectie in het gezicht voorkomt, wordt ze krentenbaard genoemd (figuur 6.2). De infectie kan echter ook op de ledematen of op de romp voorkomen. De meeste impetigobeelden genezen vanzelf binnen twee weken. In de huisartsenpraktijk wordt geen onderscheid gemaakt tussen streptokokken- en stafylokokkeninfectie, omdat dit voor de behandeling in eerste instantie geen verschil maakt. Bij beperkte afwijkingen kan worden volstaan met fusidinezuurcrème. Hygiënische maatregelen zijn gewenst, zoals het wassen met een desinfecterende zeep en het vermijden van lichamelijk contact met andere symptomatische geïnfecteerden. Bij falen van lokale therapie, bij zeer uitgebreide laesies of bij koorts kan een tegen stafylokokken gericht smalspectrumpenicilline (flucloxacilline) oraal worden gegeven.

De bulleuze vorm van impetigo is zeldzamer en wordt in de regel alleen door S. aureus veroorzaakt. Deze komt voornamelijk bij neonaten en jonge kinderen voor. De blaarvorming ontstaat waarschijnlijk onder invloed van bovengenoemde exfoliatieve toxinen. Er bestaan een lokale en een gedissemineerde vorm: de laatste vorm wordt het *staphyloccocal scalded skin syndrome* (SSSS) genoemd (zie verder in het hoofdstuk).

6.3.2 ECTHYMA

Ecthyma wordt beschouwd als een diepere, necrotiserende variant van impetigo. De huidafwijking wordt gekenmerkt door een krater met een opgeworpen, rode rand en bedekt met gelige of bruinzwarte korsten (figuur 6.3). Hierbij is sprake van necrose tot in de dermis. De verwekkers zijn dezelfde als bij impetigo. Dat kunnen groep-A-streptokokken en in zeer zeldzame gevallen S. aureus zijn. Als ecthyma geneest ontstaat er littekenweefsel. Porte d'entrée zijn wondjes. De behandeling bestaat uit antibiotica per os en het in acht nemen van hygiëne.

6.3.3 FOLLICULITIS

Folliculitis kenmerkt zich door de aanwezigheid van een oppervlakkige puist of pustel met een gelige 'punt' bij het uiteinde van de haarschacht (figuur 6.4). De haarfollikel is een zwak punt in de barrière tegen infecties. Als een haarfollikel afgesloten raakt, kan zich onderhuids talg ophopen. Deze afgesloten haarfollikel is een predilectieplaats voor het optreden van een infectie met *S. aureus*. Sporters, zoals worstelaars of teamsporters (hockey, voetbal), kunnen door direct huidcontact en onder predisponerende omstandigheden (lokale beschadigingen, gebruik van corticosteroïden of oliën) besmet raken met *S. aureus* en vervolgens folliculitiden ontwikkelen.

In eerste instantie wordt de (stafylokokken)folliculitis niet-medicamenteus behandeld met hygiëneadviezen, zoals het niet gebruiken van vettende crèmes en oliën, de huid niet afdekken met pleisters en niet krabben, maar wel regelmatig handen wassen.

In zeldzame gevallen kan folliculitis veroorzaakt worden door atypische verwekkers, bijvoorbeeld na intensief contact met besmette dieren. Hierbij kunnen de volgende bacteriën de verwekkers zijn: *Salmonella, Listeria, Mycobacterium bovis* of *Brucella abortus*.

6.3.4 WHIRLPOOLDERMATITIS

Bij whirlpooldermatitis ontstaat een oppervlakkig folliculitisbeeld op plaatsen waar een badpak of zwembroek heeft gezeten. Dit huidbeeld wordt veroorzaakt door

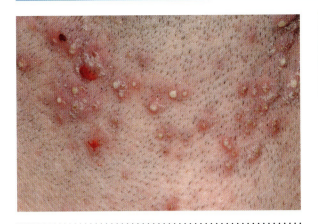

Figuur 6.4 Oppervlakkige folliculitis in de baardstreek.

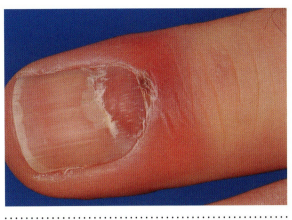

Figuur 6.5 Chronische paronychia kan de groei van de nagel verstoren (hier onychomadese).

een infectie met *Pseudomonas aeruginosa*, een gramnegatieve staaf. De infectie kan vooral opgelopen worden in onvoldoende gedesinfecteerde zwem- en bubbelbaden, waardoor zich grote aantallen *P. aeruginosa* hebben kunnen ontwikkelen.

Whirlpooldermatitis wordt in eerste instantie niet met antibiotica behandeld. Echter bij hardnekkige klachten of bij verergering van het huidbeeld kan gestart worden met antibiotica uit de chinolonengroep.

6.3.5 FURUNKEL EN KARBONKEL

Furunkel en karbonkel zijn dieper gelegen ontstekingen van de haarfollikel dan de ontstekingen die optreden bij folliculitis. Als er lokale abcesvorming ontstaat, met eventueel centrale necrose, is er sprake van een furunkel (steenpuist). Vanuit de furunkel kan pus naar de diepte doorbreken, subcutaan zelfs tot op de fascie. Dit leidt tot fistelvorming naar de huid, met meerdere drainageopeningen met een conglomeraat van furunkels. Deze verschijningvorm wordt een karbonkel (negenoog) genoemd.

S. aureus is de meest voorkomende verwekker en daarom hoeft een huisarts in de meeste gevallen geen kweek af te nemen om de verwekker vast te stellen. Behandeling is alleen nodig als er koorts optreedt en/of als het gaat om furunkels en karbonkels op riskante plaatsen, zoals tussen de neus en de lippen (filtrum), met een risico van uitbreiding naar de sinus cavernosus. Hierbij bestaat er een risico op het ontwikkelen van sinuscavernosustrombose en septische emboliëen. In deze gevallen is een op *S. aureus* gericht antibioticum geïndiceerd (flucloxacilline per os).

6.3.6 PARONYCHIA

Paronychia is een ontsteking van de nagelriem (figuur 6.5), meestal door *S. aureus* of groep-A-streptokokken, soms gecompliceerd door abcesvorming. Bij bepaalde beroepen (kappers, slagers) en gewoontes (nagelbijten) bestaat er een verhoogd risico op het ontwikkelen van dit huidbeeld. Bij chronische paronychia kan ook *Candida albicans* een rol spelen. Recidiverende herpessimplexvirusinfecties kunnen een vergelijkbaar beeld geven. De behandeling van paronychia hangt af van de ernst. Naast medicamenteuze behandeling is soms chirurgisch ingrijpen nodig.

6.3.7 PANARITIUM

Bij panaritium is er een ontstekingsproces in de cutis van de palmaire zijde (panaritium cutaneum) van de vinger of teen. Het gaat ter plaatse gepaard met kloppende pijn, erytheem en zwelling. Dit ontstekingsproces kan zich flegmoneus uitbreiden naar dieper gelegen structuren zoals de subcutis (panaritium subcutaneum), de pezen (panaritium tendinosum), het gewricht (panaritium articulare) en zelfs tot op het bot (panaritium ossale). Het kan zich progressief uitbreiden, waarbij een diepe hand/voetflegmone ontstaat. Panaritium wordt in de volksmond 'fijt' genoemd. In de regel wordt panaritium door *S. aureus* veroorzaakt. Het is vaak zeer lastig om onderscheid te maken tussen een oppervlakkige en een diepe ontsteking. Behandeling bestaat uit het tijdig ontlasten van de ontsteking door een incisie en vervolgens regelmatig spoelen van de wond. Wanneer het beeld fulminant verloopt, is het zinvol om een antibioticum te geven en pus te kweken.

6.3.8 ERYSIPELAS EN CELLULITIS

Erysipelas kenmerkt zich door een scherp begrensd erytheem en gaat in veel gevallen gepaard met systemische symptomen zoals koorts, koude rillingen, malaise en misselijkheid. Dit ontstaat meestal acuut. Soms is er blaarvorming (figuur 6.6). Erysipelas is een ontsteking in de dermis en in de oppervlakkig gelegen subcutis. Cellulitis daarentegen geeft een minder scherp begrensd erytheem en is vaak vlekkig. De ontsteking bevindt zich vaker in dieper gelegen structuren en is daardoor van buitenaf niet altijd te zien (figuur 6.7). Erysipelas en

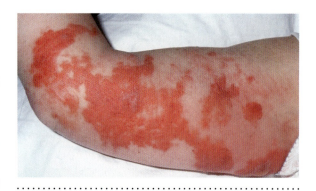

Figuur 6.6 Bulleuze erysipelas op arm (Bron: Sillevis Smit JR, red. Dermatovenereologie voor de eerste lijn. Houten: Bohn Stafleu van Loghum; 2003).

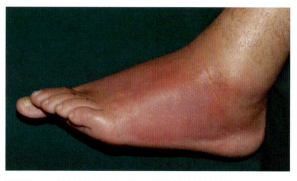

Figuur 6.7 Cellulitis van een voet.

cellulitis komen meestal voor op de benen, minder vaak op de armen of het gezicht. Op de armen wordt dit beeld vooral gezien na een lymfekliertoilet van de oksel, zoals vaak verricht wordt bij borstkanker.

Er bestaat pathofysiologisch en histologisch veel overlap tussen cellulitis en erysipelas. Soms is het onderscheid moeilijk te maken en men kan erysipelas ook als een specifieke vorm van cellulitis beschouwen. Beide ziektebeelden kunnen gecompliceerd verlopen met bacteriëmie en sepsisbeeld of necrotiserende fasciitis. Differentiaaldiagnostisch moet worden gedacht aan niet-bacteriële oorzaken zoals diepveneuze trombose en hypodermitis (een steriele inflammatie ten gevolge van oedeem).

De meest voorkomende verwekkers van cellulitis zijn *S. aureus* en groep-A-streptokokken en in sommige gevallen hemolytische streptokokken uit serogroep C of G. Bij erysipelas worden groep-A-streptokokken als de meest voorkomende verwekker geïsoleerd.

Deze huidaandoeningen kunnen ontstaan na trauma of via een (onopgemerkt) huiddefect. Een frequent voorkomende porte d'entrée is tinea pedis. Door aanwezigheid van een pre-existente slechte veneuze of lymfatische voorziening (diabetes mellitus, alcoholisme, hart- en vaatziekten), vooral bij oudere patiënten, bestaat er een verhoogd risico op het ontwikkelen van cellulitis of erysipelas en op een gecompliceerd beloop. Ziekenhuisopname kan dan zelfs noodzakelijk zijn. Aangezien de onderliggende factor van een verminderde weerstand meestal niet kan worden weggenomen, kunnen recidieven van cellulitiden ontstaan.

Epidemiologie

Cellulitis en erysipelas worden vaak gezien in de huisartsenpraktijk; de incidentie wordt geschat op respectievelijk 19 en 3 van de 1000 patiëntbezoeken per jaar.

De diagnose geschiedt op basis van het klinische beeld. Een verwekker aantonen is meestal niet mogelijk omdat het aangedane gebied niet toegankelijk is voor het afnemen van een kweek, tenzij er blaarvorming en pustuleuze afwijkingen aanwezig zijn. Op indirecte wijze kan men via serologisch onderzoek aantonen dat zich in het (recente) verleden een infectie met groep-A-streptokokken heeft voorgedaan. Bacteriologische diagnostiek kan vooral van belang zijn wanneer men vermoedt dat er andere, meer bijzondere verwekkers een rol spelen. Bij kinderen kan *Haemophilus influenzae* type B (zie tabel 6.3) voorkomen als verwekker, wat vaak gepaard gaat met otitis media. Door de introductie van Hib-vaccinatie is de incidentie hiervan sterk afgenomen.

Behandeling

Erysipelas en cellulitis zijn ernstige, acute ziektebeelden. Daarom wordt er direct gestart met een smalspectrumpenicilline, of, bij een penicillineallergie, met een macrolide. Een kweek is alleen zinvol als er pus kan worden afgenomen en/of als er sprake is van recidiverende cellulitiden en/of als er een bijzondere verwekker wordt verwacht. De patiënt moet tevens rust nemen. Om recidieven te voorkomen is behandeling van het oedeem met zwachtels of elastische kousen zeer gewenst. Bij recidiverende cellulitiden kan men de patiënt onderhouds- dan wel profylactische behandeling geven met een depotpreparaat penicilline.

6.3.9 NECROTISERENDE INFECTIES (GANGREEN)

Necrotiserende cellulitis is een progressieve necrose van de oppervlakkige huid. Bij necrotiserende fasciitis wordt aanvankelijk geen huidafwijking gezien. Van gangreen wordt gesproken als er een progressief necrotiserende infectie aanwezig is van de huid en/of de onderliggende structuren.

Kliniek

Necrotiserende infecties van de huid en/of fascie presenteren zich met hevige pijn, met uiteindelijk verminderd gevoel in het aangedane gebied en koorts. De aandoening kan zich ontwikkelen tot een fulminant levensbedreigend ziektebeeld met orgaanfalen. Bij huidnecrose is de huid eerst rood-paars en verkleurt daarna meestal van bleek grijsblauw tot zwart, waarbij op sommige plaatsen pus kan doorbreken of bullae kunnen ontstaan. In dit late stadium is het gebied gevoelloos (figuur 6.8).

Etiologie

Necrosevorming kan initieel ontstaan in de huid (necrotiserende cellulitis) en zich verspreiden naar dieper gelegen gebieden of vanuit dieper gelegen delen naar de huid toe (necrotiserende fasciitis). Dit kan uiteindelijk een mengvorm opleveren waarbij het niet meer mogelijk is aan te geven waar de initiële infectie plaatsvond.

Met necrotiserende fasciitis wordt een infectie bedoeld die zich vanuit de diepte, de fascie, flegmoneus verspreidt naar andere weefselstructuren. Bij necrose vanuit de diepte zijn de subcutis en de epidermis in eerste instantie niet aangedaan waardoor aanvankelijk geen huidafwijking wordt waargenomen. Afhankelijk van het soort verwekker wordt er een indeling gemaakt in type 1 en type 2. Type 1 wordt veroorzaakt door menginfectie van anaerobe soorten (meestal *Bacteroides* en/of anaerobe grampositieve kokken), aerobe gramnegatieve bacteriën (uit de familie van de Enterobacteriaceae) en streptokokken. Dit type treedt meestal postoperatief op. Type 2 wordt veroorzaakt door mono-infectie met groep-A-streptokokken. In zeldzame gevallen wordt type 2 veroorzaakt door streptokokken serogroep C of G, of *S. aureus*. De helft van de patiënten met streptokokkengangreen ontwikkelt toxischeshocksyndroom (TSS; zie verder in dit hoofdstuk).

Een ander type dat fulminant verloopt is gasgangreen. De verwekker is de anaerobe bacterie *Clostridium perfringens*. Hierbij treedt gasvorming op, waardoor het wondgebied een knisperend geluid kan maken. Gasgangreen is een gecompliceerde infectie van spieren en andere weke delen (zie paragraaf 6.10).

Pathogenese

De pathogenese van deze necrotiserende infecties verloopt als volgt: eerst treedt afsterving van weefsel op door een verstoorde doorbloeding (ischemie); microtrombi in de capillairen maar ook een zeer fulminante bacteriegroei spelen hierin een belangrijke initiërende rol. De ischemie creëert een omgeving waarin de anaerobe bacteriën goed groeien.

Diagnose

De diagnose wordt gesteld op basis van huidafwijkingen, algemene symptomen en aanvullend onderzoek. Belangrijk voor de diagnostiek is een naaldaspiratie of operatiemateriaal van het aangedane gebied. Dit moet direct onderzocht worden op bacteriële verwekkers.

Therapie en prognose

De behandeling van eerdergenoemde necrotiserende ontstekingen bestaat uit onmiddellijk ruim chirurgisch en eventueel herhaald debridement. Daarnaast worden intraveneus breedspectrumantibiotica toegediend. Het tijdig vaststellen van de diagnose necrotiserende fascii-

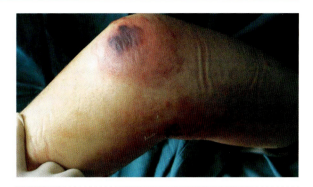

Figuur 6.8 Necrotiserende fasciitis type 2 (groep-A-streptokokken als verwekker) aan het been (Bron: Prof. T.S. v.d. Werf, UMCG).

tis is van belang. In slechts enkele uren kan zich een zeer ernstig shockbeeld met orgaanfalen ontwikkelen, zodat snelle interventie van levensbelang is.

Het geven van clindamycine is zinvol bij necrotiserende fasciitis met groep-A-streptokokken als verwekker, omdat clindamycine mogelijk de productie van bacteriële toxinen remt. Adjuvante therapie zoals met hyperbare zuurstof zou de genezing van necrotiserende fasciitis en gasgangreen bespoedigen; hierover bestaat nog geen consensus. Ondanks behandeling overlijdt ongeveer een op de drie patiënten.

6.3.10 ERYTHRASMA

Erythrasma is een infectie in de epidermis die gekenmerkt wordt door roodbruine, scherp begrensde, iets verheven laesies. De voorkeurslocaties zijn de oksels en de liezen. Meestal geeft de infectie weinig klachten, hooguit wat jeuk en irritatie. Als verwekker wordt meestal *Corynebacterium minutissimum* genoemd. De bacterie maakt deel uit van de normale huidflora.

6.3.11 PITTED KERATOLYSIS (KERATOLYSIS PLANTARE SULCATUM)

Dit is een oppervlakkige bacteriële infectie in de eeltlaag. Hier ontstaan kleine putjes die kunnen samenvloeien tot enkele grotere, kraterachtige laesies. Het komt vooral voor op de drukpunten in de eeltlaag van handen en voeten. Als grote delen van de eeltlaag losraken, kan dat klachten geven van irritatie, jeuk of pijn. Pitted keratolysis wordt veroorzaakt door verschillende bacteriën, onder andere *Corynebacterium* spp. en *Streptomyces*. Deze bacteriën produceren enzymen die de hoornlaag aantasten. Langdurig en frequent inwerken van vocht is een belangrijke etiologische factor, zodat het vooral voorkomt bij mensen met zweetvoeten (hyperhidrose), slechte voethygiëne, slecht ventilerende schoenen (dit komt bij sporters vaak voor) en verblijf in de tropen. Het opvolgen van hygiënische adviezen is zinvol. Behandel in eerste instantie alleen de hyperhidrose met indrogende producten zoals aluminiumchlorideoplossing. Verder wordt geadviseerd frequent van sokken te wisselen en gebruik te maken van goed ventilerend schoeisel. Als dit geen effect heeft, kan men de aandoening lokaal behandelen met een macrolide antibioticum.

6.3.12 ERYTHEMA (CHRONICUM) MIGRANS

Erythema migrans is een huidafwijking die specifiek is voor de ziekte van Lyme en die wordt getypeerd door een ronde, niet verheven erythemateuze macula die zich in de loop van enkele dagen uitbreidt. In sommige gevallen wordt het centrum weer huidkleurig, zodat de laesie een ringvorm krijgt. De verwekker is *Borrelia burgdorferi,* een spirocheet die door een tekenbeet wordt overgebracht. Het natuurlijke reservoir van *Borrelia* spp. wordt gevormd door in het wild levende zoogdieren. Zie voor verdere informatie hoofdstuk 18.

6.3.13 BIJTWONDEN

Het huidbeeld en de klachten bij bijtwonden kunnen zeer gevarieerd zijn en zijn mede afhankelijk van de diepte van de bijtwond. Slechts een deel van de bijtwonden gaat ontsteken, voornamelijk door de aanwezigheid van exogene orale bacteriën of door humane huidflora. Veelal worden de volgende microben geïsoleerd: *Pasteurella multocida, S. aureus,* streptokokken en anaeroben (*Bacteroides, Fusobacterium* spp., *Porphyromonas* en *Prevotella*) (zie hoofdstuk 18). Infectie met anaerobe bacteriën heeft vaak een gecompliceerd beloop. Humane bijtwonden raken meestal besmet met streptokokken (een derde ervan met *S. anginosus*), *Eikenella corrodens* en *Haemophilus* spp. *Pasteurella,* die domineert bij dierenbeten, wordt niet uit de humane bijtwonden geïsoleerd. Een hoog percentage van de bijtwonden in Nederland wordt veroorzaakt door katten en honden.

Wondinfectie met *Erysipelothrix rhusiopathiae* (zie tabel 6.3) wordt vaak geassocieerd met een kattenbeet. Besmetting met *Bartonella henselae* via een kattenbeet (zie tabel 6.3) leidt tot de zogenoemde kattenkrabziekte. Deze verwekker kan wondinfectie veroorzaken maar op de voorgrond staat het lymfadenitisbeeld (zie hoofdstuk 18). Infectie met *Capnocytophaga canimorsus* kan optreden na een hondenbeet. Er ontstaan maculopapuleuze bloedingen en de besmetting gaat gepaard met sepsis, die fulminant kan verlopen met de dood als gevolg. Dit zeldzame, zeer ernstige ziektebeeld wordt vooral gezien bij patiënten met een verminderde weerstand, bijvoorbeeld na een miltextirpatie.

Behandeling van een bijtwond bestaat uit het zo spoedig mogelijk reinigen van de wond. Antibiotica worden alleen gegeven bij wonden waarbij een hoog risico aanwezig is op het ontwikkelen van een infectie. Factoren die de kans hierop verhogen zijn: diepe wonden, progressieve pusvorming en onderliggend lijden, zoals vaat- en/of lymfogene malformaties, immunodeficiëntie en overmatig alcoholgebruik. In deze gevallen gaat de voorkeur in eerste instantie uit naar breedspectrumantibiotica met een bètalactamaseremmer. Deze behandeling kan versmald worden als de verwekker bekend is. Daarnaast wordt vaak preventief gestart met antibiotica bij een mensen- of kattenbeet. Postexpositieprofylaxe tegen tetanus (*Clostridium tetani*) wordt gegeven na mensen-, katten- of hondenbeten bij patiënten waarvan niet zeker is of ze hiertegen voldoende beschermd zijn. In landen waar de ziekte endemisch is, moet bij bijtwonden rekening worden gehouden met hondsdolheid of rabiës (zie hoofdstuk 18).

6.4 Secundaire infecties van de huid

Secundaire infecties van de huid zijn infecties in reeds bestaande huidafwijkingen (met eventueel dieper gelegen structuren).

6.4.1 IMPETIGINISATIE

Als de impetigo ontstaat in een bestaande huidaandoening zoals eczeem, wordt dat impetiginisatie genoemd. De verschijnselen lijken op die van impetigo en dezelfde verwekkers (*S. aureus* en groep-A-streptokokken) zijn ervoor verantwoordelijk.

6.4.2 ACNE

Deze huidafwijking begint met zowel open (*blackheads,* met zwarte punt) als gesloten (*whiteheads,* met witte punt) comedonen (mee-eters; figuur 6.9). Het zijn gezwollen, afgesloten talgklieren. Als deze ontstoken raken kunnen er grotere pustels ontstaan, die na genezing vaak resulteren in littekenweefsel. Acne komt vooral voor aan gelaat, rug, nek en bovenarmen, plaatsen waar zich in de huid de meeste talgklieren bevinden. De etiologie van acne is multifactorieel: hyperkeratinisatie, verandering in de hormoonhuishouding (puberteit), genetische aanleg en bacteriegroei. In een afgesloten talgklier kan *Propionibacterium acnes* (behorend tot de normale huidbacteriën) sterk toenemen. Door deze toegenomen bacteriegroei worden ontstekingscellen aangetrokken waardoor het ontstekingproces in de huid verder wordt geactiveerd en het acnebeeld verergert. De diagnose wordt *à vue* gesteld. Bij een milde vorm van acne wordt getracht te behandelen met keratolytisch crèmes. Bij een ernstig huidbeeld kan men lokale of systemische antimicrobiële middelen toepassen.

6.4.3 ACNE ECTOPIA (HIDRADENITIS SUPPURATIVA)

Acne ectopia wordt ook hidradenitis suppurativa, acne inversa of acne conglobata genoemd. Hierbij treedt een steriele ontsteking op van de haarfollikel, gepaard

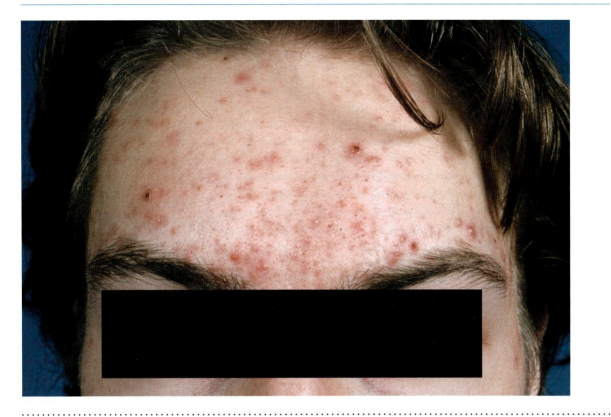

Figuur 6.9 Acne vulgaris: lichte vorm met comedonen (Bron: Sillevis Smit JR, red. Dermatovenereologie voor de eerste lijn. Houten: Bohn Stafleu van Loghum; 2009).

gaande met secundair ontstoken talg- en zweetklieren. Voorkeursplaatsen zijn oksels, liezen en de anogenitale regio. Het klinische beeld is een mengbeeld van huideflorescenties. Als eerste ontstaat een beeld van papels en comedonen. Vervolgens ontwikkelen deze zich tot noduli of abcessen. Bij een chronisch ontstekingsproces kunnen littekens en fistels ontstaan. De helft van de kweken is steriel en als er toch bacteriën worden gekweekt, betreft dit voornamelijk *S. aureus, Proteus, E. coli, Klebsiella* en anaeroben.

De risicofactoren voor het ontwikkelen van hidradenitis zijn roken, obesitas, geslachtshormonen, scheren en familiaire aanleg. De behandeling van dit ontstekingsbeeld kan een langdurig proces zijn. Er bestaan geen therapieën die de aandoening volledig genezen.

6.5 Systemische huidaandoeningen

6.5.1 STAPHYLOCOCCAL SCALDED SKIN SYNDROME (SSSS)

Dit is een van de ernstigste huidziektebeelden veroorzaakt door infectie met *S. aureus* (zie voor meer informatie over deze verwekker ook hoofdstuk 14). Het gaat gepaard met de volgende symptomen: koorts, gevoelige pijnlijke huid, diffuus wijdverspreide kleine rode papels en blaren met helder vocht. De huid laat bij zacht wrijven al los (teken van Nikolsky). Dit ziektebeeld is een gedissemineerde vorm van bulleuze impetigo (figuur 6.10). SSSS wordt ook wel het syndroom van Ritter of pemphigus neonatorum genoemd. Het ziektebeeld wordt vooral gezien bij pasgeborenen die geïnfecteerd zijn met *S. aureus*-stammen, die zeer virulente exotoxinen produceren (zie voor aanvullende informatie over de pathogenese de primaire bespreking in hoofdstuk 14.

Snelle intraveneuze antibiotische behandeling is hier noodzakelijk. Onder volwassenen is de mortaliteit hoog (60%); bij kinderen is deze minder dan 3%. De blaren genezen bij kinderen en ouderen zonder littekenvorming op de huid.

Differentiaaldiagnostisch moet ook worden gedacht

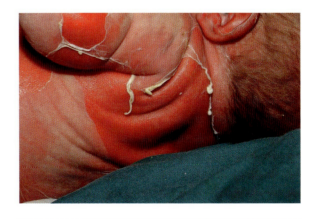

Figuur 6.10 Staphylococcal scalded skin syndrome bij een baby kan leiden tot zeer uitgebreide erosies.

aan het stevens-johnson-syndroom (SJS) of toxische epidermale necrolyse (TEN, lyell-syndroom). Bij deze syndromen zijn ook de slijmvliezen aangedaan). Het laatstgenoemde syndroom gaat gepaard met een hoge mortaliteit. De ziektebeelden lijken op SSSS, maar het niveau waarop blaarvorming ontstaat verschilt, met loslating ter hoogte van het stratum basale (tussen de epidermis en dermis). Het genezingproces van de huid duurt hierdoor langer dan bij SSSS. Er treedt blaarvorming op ten gevolge van een overgevoeligheid voor geneesmiddelen.

6.5.2 TOXISCHESHOCKSYNDROOM (TSS)

Het huidbeeld bij TSS is in eerste instantie subtiel en zowel de huid als de slijmvliezen zijn aangedaan. Het beeld is een maculeus (vlekkig) niet-pustuleus exantheem met een gegeneraliseerd non-pitting oedeem. De conjunctiva kan hemorragisch zijn (rood oog). Verder gaat TSS gepaard met systemische symptomen zoals hoge koorts, hypotensie en orgaanfalen. Pas na enkele dagen tot weken kan een ulcererend beeld met purulente bullae en vervolgens desquamatie van de huid ontstaan. TSS is een zeldzaam en acuut fulminant ziektebeeld, met als verwekkers *S. aureus* of groep-A-streptokokken. Dit ziektebeeld wordt veroorzaakt door toxinen en superantigenen die sommige *S. aureus* of groep-A-streptokokkenstammen produceren. Circa 50% van de gevallen van *staphylococcal* TSS wordt veroorzaakt door het dragen van sterk absorberende tampons, waardoor in de tampon en vagina de bacterie sterk in aantal toeneemt (zie hoofdstuk 14). De incidentie hiervan is sterk afgenomen door verbetering van het tamponmateriaal. Andere gevallen van *staphylococcal* of *streptococcal* TSS ontstaan als complicatie bij osteomyelitis, mastitis en (postpartum)wondinfecties.

Behandeling bestaat uit het hemodynamisch stabiel houden van de patiënt en het direct starten met intraveneuze breedspectrumantibiotica zodat bij eventuele aanwezigheid van MRSA deze ook wordt behandeld. Desondanks is de kans op overlijden bij menstruele TSS tussen 1,8-5,5% en bij niet-menstruele TSS 6%. De kans op overlijden ligt bij kinderen iets lager: rond de 3-5%. Bij streptococcal TSS is de mortaliteit nog hoger, 22-44%; dit treedt vooral op bij patiënten met necrotiserende fasciitis.

6.6 Fistels

Een fistel is een niet-natuurlijke verbindingsweg tussen een holte en de huid, of tussen twee holten in het lichaam. Deze kan congenitaal zijn ontstaan, kunstmatig zijn aangebracht, of het gevolg zijn van een ontsteking. In het laatste geval ontstaat een fistel wanneer pus vanuit een ontstekingshaard een uitweg zoekt langs de weg van de minste weerstand. Dit wordt bijvoorbeeld gezien bij osteomyelitis of bij een perianale fistel. Ook kan tussen twee organen een fistel ontstaan, bijvoorbeeld tussen darm en blaas. Perianale fistels worden gezien bij chronische ontstekingsprocessen in de darm. Specifieke infectieziekten, zoals lymfkliertuberculose van de hals en actinomycose van de speekselklieren, kunnen eveneens aanleiding geven tot fistelvorming naar de huid. Herkenning en behandeling van het onderliggende proces zijn essentieel voor een definitieve oplossing van het fistelprobleem.

6.7 Virale infecties

Virale infecties van de huid zijn onder te verdelen in enerzijds infecties waarvan het klinische beeld bepaald wordt door een direct lokaal effect van het virus op het epitheel van de huid, en anderzijds infecties die zich hebben verspreid door het lichaam en die exanthemen geven met voor het virus typische vesiculeuze of maculopapuleuze huidlaesies. Het virus is aanwezig in zowel de vesiculeuze als de maculopapuleuze huidlaesies. In dit hoofdstuk worden alleen de virale aandoeningen besproken waarbij de geïnfecteerde huid tevens de directe besmettingsbron vormt voor anderen. De virale exanthemen die berusten op een systemische infectie worden behandeld in hoofdstuk 7.

6.7.1 VERRUCAE VULGARES (WRATTEN)

Gewone (cutane) wratten (verruca vulgaris, bloemkoolwrat) zijn papels die ruw aanvoelen, meestal rond zijn en 1 mm tot 1 cm in doorsnee. Ze kunnen wit tot donker gepigmenteerd zijn (figuur 6.11). Meestal zijn er gelijktijdig meerdere wratten op de huid aanwezig. Kenmerkend is dat de verrucae snel bloeden bij een kleine beschadiging. Verruca plantaris is een wrat die op de voetzolen voorkomt. De meeste verrucae komen op de handen voor.

Wratten worden veroorzaakt door infectie met humaan papillomavirus (HPV). Dit is een klein (55 nm) dubbelstrengs DNA-virus waarvan op dit moment ongeveer meer dan honderd typen bekend zijn (zie voor meer details hoofdstuk 12). De verschillende HPV-typen hebben een eigen voorkeursplaats voor infectie: ofwel slijmvliezen (mucosaal) ofwel huid (cutaan). De HPV-typen 1, 2, 3 en 4 veroorzaken de frequent voorkomende cutane wratten.

HPV wordt verspreid door direct contact met de besmette huid. Op deze manier kunnen wratten zich verspreiden over de huid van de patiënt zelf, maar ook overgedragen worden aan andere personen. Aangezien het HPV geruime tijd buiten de gastheer kan overleven, kan het zich ook verspreiden via besmette vloeren van sportlokalen, zwembaden en dergelijke instellingen.

De pathogenese van de HPV-infectie verloopt als volgt: nadat het virus de huid is binnengedrongen via

Infecties van de huid, fascie en spieren

Tabel 6.3 Zeldzame bacteriële, virale en schimmelinfecties van de huid.

verwekker	soort infectie	huidafwijking
Neisseria meningitidis	sepsis, meningitis	maculopapuleuze bloedingen
Pseudomonas aeruginosa	sepsis bij neutropenie (verminderde afweer)	'ecthyma gangraenosum', zwartblauwe verkleuring van de huid (necrosevorming)
Treponema pallidum	syfilis of lues (geslachtsziekte) (hfdst. 12 seksueel overdraagbare aandoeningen)	ulcus durum, maculeus exantheem, vooral palmair en plantair
Rickettsia spp.	'spotted fever'	maculeus of hemorragisch exantheem
Haemophilus influenzae type B	sepsis/bacteriëmie/meningitis	cellulitis
Bacillus anthracis	antrax (miltvuur), besmetting via dierenhuiden	'pustula maligna': ulcus met zwarte korst
Corynebacterium diphtheriae	huiddifterie	ulcus met grijs-gele, bruine kleur
Mycobacterium marinum	atypische mycobacteriose via besmet oppervlaktewater, aquaria	ulcus, nodulaire lymfangitis
scabies; Sarcoptes scabiei (schurftmijt)	schurft	schilfers/blaasjes, erythemateuze huid, jeukend
humaan herpesvirus type 8	kaposi-sarcoom	zwarte verheven huidlaesies
Bartonella henselae (zoönose)	kattenkrabziekte	rode papels, vesikels met korsten, later overgaand in lymfadenopathie met koorts (zie hfdst. 18)
parapoxvirus (zoönose)	ecthyma contagiosum (orfvirus)	erythemateuze kleine vesiculae en soms kleine pustulae met korstend aspect die gemakkelijk bloeden
Erysipelothrix rhusiopathiae (zoönose)	erysipeloïd (vlekziekte of visroos) (Rosenbach)	paarsrode kleur, scherp begrensd, vaak met gewrichtspijn

minimale beschadigingen, vindt vermenigvuldiging plaats in de differentiërende basale cellen van de epidermis. Deze geïnfecteerde cellen raken ontremd in hun delingssnelheid. Aangezien het proces langzaam verloopt, wordt de wrat pas na maanden zichtbaar. Door verhoorning van geïnfecteerde cellen en productie van geïnfecteerde huidschilfers ontstaat de besmettelijke fase. Door de ontwikkeling van een immuunrespons verdwijnen de wratten geleidelijk. In het geval van immuunsuppressie, bijvoorbeeld door een immuundeficiëntie, of iatrogeen, kunnen wratten zich continu blijven uitbreiden. In deze omstandigheden kunnen bepaalde cutane HPV-typen (vooral type 5 en 8) plaveiselcelcarcinomen veroorzaken. Epidermodysplasia verruciformis (EV) is een zeldzame aandoening. Dit komt voor bij mensen die door erfelijke aanleg vatbaar zijn voor infectie met bepaalde HPV-typen (vooral type 5 en 8). Uit deze huidlaesies kunnen bij een deel van patiënten plaveiselcelcarcinomen ontstaan.

De wratten zijn vaak zo kenmerkend, dat de diagnose berust op het herkennen van het huidbeeld. Aanvullende diagnostiek is alleen zinvol bij verdenking op maligniteit of als men twijfelt over de diagnose. In dat geval wordt een biopt afgenomen en histopathologisch bekeken. Het virus kan worden aangetoond in het biopt via PCR (polymerasekettingreactie).

De meeste gewone wratten verdwijnen spontaan binnen twee jaar, daarom is geen behandeling nodig. Behandelen van verruca vulgaris is alleen noodzakelijk als de patiënt last heeft van het ontsierende karakter of als de wrat zelf overlast bezorgt. De behandeling van wratten bestaat uit het lokaal aanbrengen van een keratolytisch middel zoals salicylzuur, behandeling met vloeibare stikstof of curettage. Een deel van de wratten is zeer therapieresistent, zodat geen enkele behandeling effect heeft.

6.7.2 MOLLUSCA CONTAGIOSA (WATERWRATJES)

Mollusca contagiosa ofwel waterwratjes zijn kleine witte of parelmoerkleurige papeltjes van 3 tot 10 mm hoog, met een centraal ingedeukt aspect, dat het 'centrale delle' wordt genoemd. Vaak komen ze met meerdere tegelijkertijd voor (figuur 6.12). Mollusca contagiosa worden veroorzaakt door het molluscumcontagiosumvirus (molluscipoxvirus). Dit virus behoort tot de familie van de pokkenvirussen, een (300 nm) groot dubbelstrengs DNA-virus. De incubatietijd is twee weken tot zes maanden en de aandoening is besmettelijk door direct huidcontact. De waterwratjes kunnen tot 24 maanden persisteren op de huid, bij normale afweer verdwijnen ze spontaan. Mollusca contagiosa komen vooral frequent voor bij kinderen, patiënten met eczeem en gebruikers van immuunsuppressiva. Het beleid is bij voorkeur afwachtend aangezien de aandoening vanzelf overgaat. Men kan echter om cosmetische redenen besluiten de waterwratjes te verwijderen.

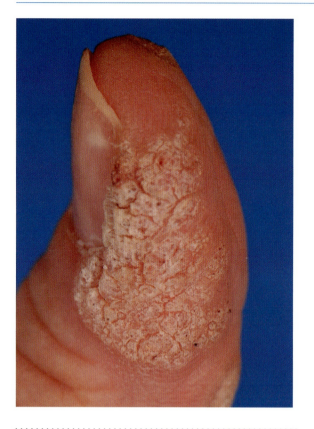

Figuur 6.11 Verrucae vulgares aan een teen.

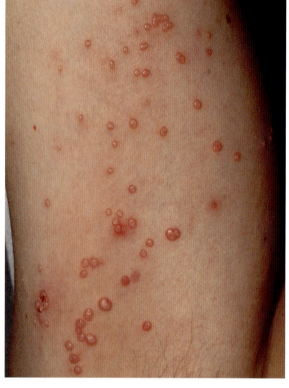

Figuur 6.12 Mollusca contagiosa in de okselstreek.

6.7.3 HERPESSIMPLEXVIRUS

Herpessimplexvirus (HSV) veroorzaakt een beeld van multipele vesikels met helder vocht, die uiteindelijk indrogen met korstvorming. HSV is een groot (120 nm) dubbelstrengs DNA-virus dat behoort tot de familie van de herpesvirussen (zie hoofdstuk 1). Er wordt onderscheid gemaakt tussen twee afzonderlijke virussen: HSV type 1 en type 2. Infecties van de bovenste lichaamshelft worden gewoonlijk veroorzaakt door type 1, terwijl infecties in het genitale gebied gewoonlijk door type 2 veroorzaakt worden. De gebruikelijke plaats waar deze virussen na de primaire infectie latent blijven in de gastheer hangt daarmee samen: het ganglion trigeminale voor type 1 en de sacrale ganglia voor type 2. De karakteristieke en soms frequente reactivaties worden dan ook gezien in vanuit deze ganglia geïnnerveerde huidgebieden. De herpessimplexinfecties in het genitale gebied worden verder besproken in hoofdstuk 12; deze behoren tot de seksueel overdraagbare aandoeningen.

Kliniek

De primaire infectie met HSV-1 verloopt vaak subklinisch en is zelden symptomatisch (slechts in 10 tot 15% van de gevallen). De incubatietijd bij HSV-1 is twee tot twaalf dagen. Als een symptomatische primaire infectie optreedt, ontwikkelt zich meestal een beeld van gingivostomatitis. Er ontstaan kleine vesikels gevuld met helder vocht op mondslijmvlies en tandvlees, met lichte koorts en soms een submandibulaire lymfadenopathie. Na enkele dagen breken de vesikels open en ontstaan kleine ulcera die snel herstellen (binnen twee tot drie dagen). Gingivostomatitis wordt meestal gezien op een leeftijd van 6 maanden tot 5 jaar. In de leeftijdscategorie 5 tot 15 jaar komen primaire infecties met gingivostomatitis sporadisch voor. Vooral vanaf de adolescentie presenteert een primaire HSV-1-infectie zich soms als een mononucleosis-achtig syndroom met faryngitisbeeld. Na het 30e levensjaar daalt de incidentie van primaire infecties met HSV-1 tot vrijwel nihil en berusten infecties meestal op reactivatie.

Een reactivatie kan zich presenteren als koortslip (herpes labialis, figuur 6.13), keratitis dendritica (op het hoornvlies), of als blaasjes en wondjes op de vingers, afhankelijk van het ganglion waarin het virus zich verbergt. Bij de verreweg frequentste vorm, herpes labialis, reactiveert het virus via de nervus trigeminus. Reactivatie van het virus kan optreden in perioden van stress, tijdens de menstruatie, bij koortsende ziektebeelden en bij expositie aan meer zonlicht dan normaal. De aandoening is alleen besmettelijk voor anderen als de vesikels nog niet zijn ingedroogd; er zijn echter mensen die het virus asymptomatisch uitscheiden.

Ernstige primaire HSV-1/2-infecties of reactivaties met gedissemineerd beloop worden gezien bij immunosuppressie, het gebruik van cytostatica, het tegelijkertijd optreden van andere infecties of dermatosen zoals secundair geïnfecteerd eczeem (eczema herpeticum), of bij neonaten en foetus (zie hoofdstuk 15).

Pathogenese

De besmetting vindt plaats door direct huidcontact, via speeksel van een persoon met herpetische laesies, of via contact met een asymptomatische virusuitscheider. De porte d'entrée is het slijmvlies van de orofarynx of kleine wondjes in de epitheellaag van de huid. HSV-1 repliceert zich vervolgens in de basale cellaag van de epidermis en de mucosa. Door cellysis ontstaan kleine vesikels gevuld met een heldere vloeistof. Bij een derde van de patiënten met een primaire infectie wordt in het bloed HSV-1 gedetecteerd (viremie). Het virus kan zich retrograad langs de sensibele neuronen verspreiden en zich in de nucleus van het neuron in het ganglion verborgen houden.

Epidemiologie

De prevalentie van antistoffen tegen HSV-1 varieert onder volwassenen zeer sterk (tussen 40-95%). Bekend is dat meer dan 50% van de seropositieven regelmatig tot één keer in een aantal jaren een symptomatische reactivatie ontwikkelt van HSV-1, meestal dus als koortslip. HSV-2 komt iets minder frequent voor, omdat het in het bijzonder geassocieerd is met wisselende seksuele partners (zie hoofdstuk 12).

Diagnostiek en behandeling

Bekendheid met het klinische beeld maakt verdere laboratoriumdiagnostiek zelden nodig. Het kan klinisch moeilijk zijn om aan de hand van de vesiculeuze huidlaesie te onderscheiden of de infectie een gevolg is van HSV type 1/2 of van varicellazostervirus. In deze gevallen is het zinvol PCR te verrichten op het vocht uit de blaasjes, of eventueel op het plasma. Daarnaast is het bij een gecompliceerd beloop zinvol om microbiologische diagnostiek te verrichten om andere oorzaken uit te sluiten, zodat men de infectie met het juiste middel kan behandelen.

Serologische diagnostiek van HSV 1/2 is zinvol om aan te tonen of het gaat om een primaire infectie of om een reactivatie. Een primaire infectie kenmerkt zich door de aanwezigheid van specifiek IgM en een significante titerstijging van specifiek IgG (na enkele weken in een tweede monster). Na een reactivatie zoals bij een koortslip hoeft niet in alle gevallen een antistofstijging op te treden.

Bij de ongecompliceerde HSV-1-infectie is behandeling niet echt noodzakelijk. Wanneer dergelijke reactivaties echter met grote regelmaat ongemak veroorzaken, valt een lokale symptoomverlichtende behandeling met een zinkoxide of zinksulfaat te overwegen. Lokaal gebruik van het antivirale middel aciclovir of een analoog daarvan levert geen of een marginaal gunstig resultaat op. Kortdurend oraal behandelen met dergelijke antivirale middelen kan in enkele gevallen de ziekteduur ver-

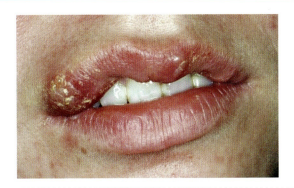

Figuur 6.13 Recidiverende herpessimplex-'koortslip' (Bron: Sillevis Smit JR, red. Dermatovenereologie voor de eerste lijn. Houten: Bohn Stafleu van Loghum; 2003).

korten. Infecties bij immuungecompromitteerden of andere ernstige gecompliceerde infecties dienen behandeld te worden door orale of parenterale toediening van aciclovir of verwante antivirale middelen.

6.7.4 VARICELLAZOSTERVIRUS

Varicellazostervirus (VZV) heeft twee klinische presentaties: de primaire infectie leidt tot waterpokken en reactivatie leidt tot gordelroos (herpes zoster). Het varicellazostervirus is een middelgroot (100-200 nm) dubbelstrengs DNA-virus dat behoort tot de familie van de herpesvirussen, als besproken in hoofdstuk 1.

Kliniek

Waterpokken ontstaat na een incubatietijd van ongeveer veertien dagen. De patiënt ontwikkelt op de huid erythemateuze maculae waaruit kleine, jeukende blaasjes ontstaan. Vaak zijn de blaasjes iets ingedeukt, uiteindelijk gaan ze kapot en drogen in tot korstjes. De verschillende huidbeelden kunnen tegelijkertijd aanwezig zijn. Waterpokken is besmettelijk vanaf het erythemateuze stadium totdat alle blaasjes zijn ingedroogd. Meestal is dat na zeven tot tien dagen. Waterpokken kan gecompliceerd verlopen, met pneumonie, meningitis en/of encefalitis, maar dit gebeurt op de kinderleeftijd zeer zelden. Na genezing blijft het virus in een paravertebraal sensibel ganglion latent aanwezig. De blaasjes bij waterpokken kunnen soms secundair bacterieel geïnfecteerd raken, waarbij een beeld van impetiginisatie ontstaat met in enkele gevallen littekenvorming.

Gordelroos (herpes zoster) is een ziektebeeld dat ontstaat door endogene reactivatie van VZV dat latent in een ganglion aanwezig is. De weerstand van de patiënt tegen VZV is dan blijkbaar zozeer gedaald, dat er weer actieve replicatie kan optreden. In het huidgebied (dermatoom) dat door het desbetreffende ganglion wordt verzorgd, ontstaan roodheid en blaasjes, altijd eenzijdig (figuur 6.14). Dit kan met ernstige pijn gepaard gaan die nog maanden kan voortduren (postherpetische pijn), vooral bij oudere patiënten. Als VZV wordt gereactiveerd vanuit het ganglion dat het dermatoom van de oogregio verzorgt, kan dit herpes zoster ophtalmicus (HZO) veroorzaken (figuur 6.32). Zie voor een beschrijving van dit ziektebeeld hoofdstuk 10. Behalve bij patiënten met immuniteitsstoornissen treedt een gordelrooseruptie hoogstens eenmaal in het leven op, omdat deze reactivatie de immuunrespons krachtig versterkt (boostereffect).

Epidemiologie

Waterpokken is een ziekte van de kinderleeftijd, met een incidentiepiek op 6-jarige leeftijd. Het is zeer besmettelijk: na contact met een geïnfecteerde ontwikkelt 90% van de kinderen waterpokken. Gedurende de ziekte-episode worden voldoende antistoffen opgebouwd zodat een patiënt de rest van zijn leven immuun blijft tegen een nieuwe exogene infectie. Gedurende de eerste levensmaanden wordt de baby beschermd door de afweerstoffen die hij van zijn moeder heeft meegekregen. Infectie aan het eind van de zwangerschap kan leiden tot een ernstig beeld bij een pasgeborene (zie hoofdstuk 15).

Diagnose en behandeling

Het stellen van de diagnose berust op het herkennen van het klinische beeld. De diagnose kan echter ook gesteld worden door PCR-onderzoek. Een andere test is de tzanck-test, waarbij materiaal van de blaarbodem wordt getest en waarin multinucleaire reuscellen kunnen worden waargenomen. Deze test is echter niet erg sensitief.

Serologisch onderzoek kan aantonen of het om een primaire infectie gaat.

Voor de behandeling van ernstige VZV-infecties (primair dan wel gereactiveerd) zijn aciclovir en daaraan gerelateerde antivirale middelen beschikbaar. Behandeling is vooral nodig om bij een verminderde afweer of hoge leeftijd complicaties te voorkomen. Mogelijk zou postherpetische pijn na gordelroos verminderd kunnen worden door een epidurale steroïdinjectie in het acute stadium. Als bij gordelroos ook het oog is aangedaan, is medebeoordeling door de oogarts gewenst. Voor postexpositieprofylaxe is varicellazosterimmunoglobuline beschikbaar. Er zijn richtlijnen ontwikkeld om deze vorm van passieve immunisatie gericht toe te passen indien VZV-infecties een verhoogd risico zouden vormen. Er is ook een levend verzwakt varicellazostervaccin beschikbaar, dat beschermt tegen waterpokken en gordelroos. Dit wordt in Nederland, in tegenstelling tot veel andere landen, niet algemeen toegepast (zie hoofdstuk 1).

6.8 Schimmelinfecties van de huid

Een groot aantal huidinfecties wordt veroorzaakt door eukaryoten: mycosen (fungi, schimmels) en parasieten.

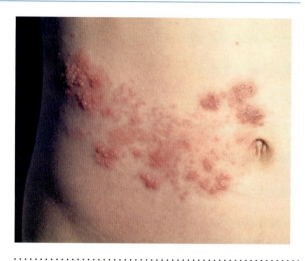

Figuur 6.14 Herpes zoster op de romp (Bron: Sillevis Smit JR, red. Dermatovenereologie voor de eerste lijn. Houten: Bohn Stafleu van Loghum; 2003).

Eerst zullen de oppervlakkige infecties door dermatofyten worden behandeld en vervolgens infecties door gisten.

6.8.1 SCHIMMELINFECTIES

Dermatofyten zijn schimmels die oppervlakkige infecties kunnen veroorzaken van de huid (op en in het stratum corneum), nagels en haren. De dermatofyten worden naar hun herkomst verdeeld in geofielen (grond), zoöfielen (dier) en antropofielen (mens). Dermatofyten kenmerken zich door het vormen van vertakte draden (hyfen) en ze gebruiken bij de mens keratine als voedingsbron. Deze oppervlakkige infecties worden veroorzaakt door schimmels van de geslachten Trichophyton, Microsporum en Epidermophyton. Deze geslachten zijn weer onderverdeeld in species, die zoöfiel, geofiel of antropofiel kunnen zijn.

Tinea (ringworm) kenmerkt zich door een erythemateuze huid, schilfering en jeuk. Typerend is dat de huidlaesies zich langzamerhand uitbreiden, waarbij de roodheid en schilfering aan de rand heviger is dan centraal; vandaar de naam ringworm. De mycosen blijven vrijwel altijd oppervlakkig, de dermis raakt niet geïnfecteerd. Infecties door dermatofyten kunnen benoemd worden naar het huidgebied dat is aangedaan. Tinea corporis is een infectie over het hele lichaam of een gedeelte ervan (figuur 6.15).

Tinea pedis is een infectie van de voeten en wordt in de volksmond zwemmerseczeem of *athlete's foot* genoemd (figuur 6.16). Het is de meest voorkomende dermatofyteninfectie. Het begint meestal tussen de tenen maar ook de hele voetzool kan aangetast zijn; dit wordt dan het mocassintype genoemd. De nagels van de voet kunnen tevens aangetast zijn (kalknagels). Meestal wordt tinea pedis veroorzaakt door *T. rubrum* of *T. mentagrophytes* (interdigitale vorm) en zelden door *E. flocco-*

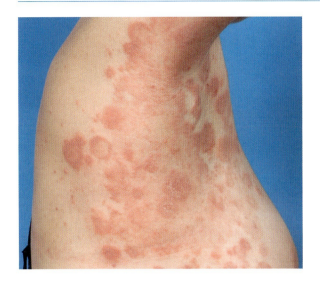

Figuur 6.15 Uitgebreide tinea corporis.

sum. Vooral voeten met een verstoorde zuurgraad (bijv. door overmatig gebruik van zeep) zijn vatbaar voor infectie. Bronnen van besmetting zijn gemeenschappelijke doucheruimtes en slecht ventilerende schoenen. In deze omstandigheden kunnen dermatofyten goed gedijen en zijn ze moeilijk te bestrijden met de reguliere schoonmaakmiddelen. Infectie van de nagel wordt onychomycose of tinea unguium genoemd (kalknagel, geel verkleurde nagel; figuur 6.17).

Bij tinea capitis is het hoofdhaar geïnfecteerd, vooral door soorten van de geslachten Microsporum en Trichophyton. Op de hoofdhuid treedt een inflammatoire reactie op met erytheem, pustels en schilfering. Dit kan tijdelijke haaruitval veroorzaken en, als niet tijdig wordt behandeld, leiden tot blijvende kaalheid. Bij kinderen en bij mensen van negroïde afkomst komt tinea capitis beduidend vaker voor.

Mensen die intensief contact hebben met dieren (veeartsen, boeren) kunnen een infectie oplopen met zoöfiele dermatofyten. Deze huidinfecties gaan meestal gepaard met hevige symptomen zoals uitgebreide pustelvorming, schilfering en roodheid. Dit ontstaat doordat het afweersysteem heviger op dergelijke zoöfiele schimmels reageert.

Dermatofyten kunnen worden overgebracht door direct contact of indirect via besmette haren, huidschilfers op kleding, kammen, vloeren en dergelijke.

6.8.2 CANDIDA-INFECTIES

Candida, een gist, vormt een aparte groep binnen de schimmels: het betreft hier eencelligen die geen hyfen (lange draden) vormen. *Candida* komt commensaal voor in de mond, de tractus digestivus en de feces. *Candida* wordt onderverdeeld in een aantal species; de meest voorkomende pathogene species is *C. albicans*, zeldzamer zijn *C. tropicalis*, *C. parapsilosis* en *C. glabrata*. Candida kan vele weefsels en organen infecteren. Wanneer er een infectie optreedt, spreekt men van candidiasis. Bij immuungecompromitteerde patiënten kunnen soms ernstige infecties door *Candida* spp. voorkomen (zie hoofdstuk 17).

Candida kan oppervlakkige huidinfecties veroorzaken: intertrigo, (chronische) paronychia, onychomycose, of (zeldzaam) folliculitis. Intertrigo komt voor op plaatsen waar het warm en vochtig is, zoals onder de mammae of in de bilplooien. Het veroorzaakt een nattende, erosieve, vrij scherp begrensde afwijking in de plooien. Kenmerkend zijn de zogenoemde 'eilandjes-voor-de-kust', satellietlaesies. Bij beroepen waarbij de handen frequent nat worden, bestaat een verhoogde kans op het ontwikkelen van een chronische paronychia (zie paragraaf 6.3.6).

Een andere oppervlakkige mycotische huidinfectie betreft (pityriasis) tinea versicolor. Deze wordt veroorzaakt door de gist *Malassezia furfur*. Kenmerkend zijn de licht schilferende plekken die scherp afsteken tegen de omringende huid: donkere plekken op een lichte huid, of ontkleurde plekken op een meer gebruinde huid (figuur 6.18). Dit komt doordat deze gist het enzym tyro-

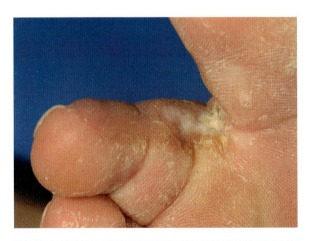

Figuur 6.16 Tinea pedis, interdigitaal. Maceratie in combinatie met Corynebacterium sp. kan een soortgelijk beeld geven.

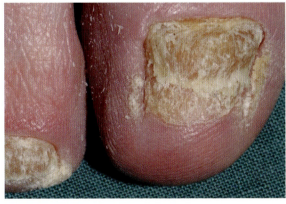

Figuur 6.17 Gevorderde onychomycose.

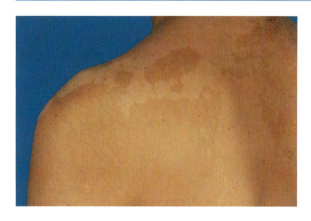

Figuur 6.18 Pityriasis versicolor, in dit geval lichte laesies op een gebruinde huid.

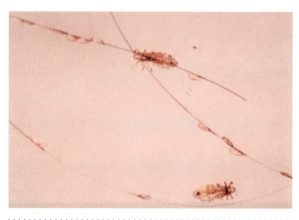

Figuur 6.19 Hoofdluis en eivormige neten (Bron: Sillevis Smit JR, red. Dermatovenereologie voor de eerste lijn. Houten: Bohn Stafleu van Loghum; 2003).

sinase remt, dat in de huid nodig is voor de aanmaak van melanine. Als de infectie verdwenen is, kunnen de verkleurde plekken nog maanden zichtbaar blijven. Er bestaat een groot risico op herbesmetting. Malassezia-infectie kan ontstekingen in de haarfollikels (folliculitis) veroorzaken. Dit kan sterk op acne lijken, maar comedonen ontbreken.

De laboratoriumdiagnostiek van mycotische infecties berust meestal op microscopisch onderzoek van huidschilfers en nagelfragmenten na voorbewerking met kaliloog (KOH). Kweek en aanvullende tests (o.a. antigeen- en antistofbepalingen) zijn ook mogelijk, om zo de verschillende soorten te determineren en de resistentie tegen antimycotische middelen te bepalen.

De behandeling bestaat gewoonlijk uit het toedienen van lokale antimycotica. In ernstige gevallen is een systemische behandeling nodig. Infecties van nagels en haren zijn alleen oraal te behandelen, omdat lokale middelen niet diep genoeg doordringen.

6.9 Parasieten

Een veelvoorkomende inheemse parasitaire infectie is hoofdluis. Hoofdluis wordt veroorzaakt door *Pediculus humanus*, variant *capitis*. De variant *corporis* (kleerluis) komt zelden voor. De mens is voor deze luizensoort de natuurlijke gastheer. De aanwezigheid van hoofdluis is in eerste instantie asymptomatisch, later ontwikkelt zich jeuk, die weer kan leiden tot krabwondjes (figuur 6.19). Daarnaast kunnen bij inspectie van de hoofdhuid neten (kleine witte luizeneitjes) worden gezien (figuur 6.19). Neten kunnen worden overgebracht door direct contact of via kleding. Hoofdluis komt vooral bij schoolgaande kinderen voor. Behandeling bestaat uit het gebruiken van een speciale netenkam, het toepassen van middelen als permetrine, of de combinatie van bioalletrine met piperonylbutoxide. Om herbesmetting te voorkomen, moet men maatregelen nemen zoals het wassen van kleding en beddengoed en het stofzuigen van meubels en vloeren.

Zie voor andere parasitaire infecties van de huid hoofdstuk 19.

6.10 Infecties van de spieren

6.10.1 BACTERIËLE PYOMYOSITIS

Bacteriële ontsteking van een enkele skeletspier (myositis) is zeer zeldzaam. Wanneer zich een pyomyositis (myositis met pusvorming) ontwikkelt, is *S. aureus* de meest voorkomende verwekker. In de meeste gevallen wordt de spier via de hematogene weg geïnfecteerd. Bij een stafylokokkenbacteriëmie bestaat er een risico van ongeveer 1% op het ontwikkelen van pyomyositis. Ook bij een geïnfecteerd spierhematoom bestaat er een klein risico op het ontstaan van pyomyositis. Het klinische beloop is meestal subacuut. De eerste tien dagen kan er een lokale zwelling met enige pijn aanwezig zijn met of zonder erytheem. Na dagen tot drie weken wordt de pijn hevig, ter plaatse van de ontsteking is het zeer gevoelig en de patiënt ontwikkelt koorts. Op dat moment is het mogelijk pus te aspireren en op kweek te zetten. De MRI-beelden van de aangedane skeletspier bevestigen de diagnose pyomyositis. In de westerse wereld is deze aandoening buitengewoon zeldzaam. In de tropen echter maakt pyomyositis 5% van alle ziekenhuisopnames uit.

Een psoasabces is een ontsteking in de psoasspier. Deze ontsteking ontstaat meestal secundair. De psoasspier wordt geïnfecteerd door een naburig ontstekingsproces in het abdomen (diverticulitis, appendicitis, ziekte van Crohn) of in de wervelkolom.

Een psoasabces gaat gepaard met koorts, lage rugpijn en/of uitstralende pijn naar de heup of knie. De diagnose wordt gesteld op basis van CT- of MRI-scan. Een secundair geïnfecteerde psoasspier herbergt, in tegenstelling tot een primair geïnfecteerde spier, vaak meerdere bacteriële verwekkers zoals coliforme bacteriën of anaeroben, maar ook *Mycobacterium tuberculosis* kan de psoasspier infecteren. Behandeling van een psoasabces bestaat uit drainage en het intraveneus toedienen van breedspectrumantibiotica.

6.10.2 NECROTISERENDE MYOSITIS

Necrotiserende myositis, een acute vorm van myositis, gaat vaak gepaard met aangetaste structuren van de huid en fascie (zie paragraaf 6.3.9). De verwekker kan polybacterieel zijn, of de grampositieve anaerobe bacterie *Clostridium perfringens* of groep-A-streptokokken.

Infectie met *Clostridium perfringens* veroorzaakt myositis, die in sommige gevallen gepaard gaat met gasvorming (gasgangreen), waardoor het wondgebied een knisperend geluid kan maken. Ook wordt op radiografische afbeeldingen gas gezien. De behandeling is dezelfde als bij necrotiserende fasciitis.

6.10.3 VIRALE MYOSITIS

Virale myositis veroorzaakt een gegeneraliseerd beeld van myalgie (spierpijn), soms gepaard gaand met spierzwakte. Dit kan immunopathologisch optreden bij influenza-A of -B. Andere verwekkers zijn: enterovirussen, humaan T-cel lymfotroop virus (HTLV) en hepatitis B- of C-virus. Bij een kleine groep van geïnfecteerden met influenza-A of -B verloopt de aandoening gecompliceerd, met rabdomyositis (spierafbraak).

Kernpunten

- De huid, de fascie en de spieren kunnen tot een anatomisch continuüm worden gerekend.
- Een intacte huid en zijn natuurlijke microflora vormen samen een natuurlijke barrière tegen schadelijke invloeden van buitenaf.
- De huidbacteriën bestaan voornamelijk uit grampositieve bacteriën.
- De meeste infectieuze huidaandoeningen worden gediagnosticeerd op basis van het klinische beeld.
- Oppervlakkige infecties worden meestal veroorzaakt door bacteriën, schimmels of gisten die de huid eerst koloniseren, zoals stafylokokken, streptokokken en *Candida*.
- Als de behandeling van een huidinfectie faalt, is het zinvol om materiaal af te nemen voor kweek om de bacteriesoort te determineren en hierop gerichte antibiotische behandeling te geven.
- Diepe infecties worden veroorzaakt door bacteriën die beter groeien onder anaerobe omstandigheden, maar ook door dezelfde soorten die bij oppervlakkige aandoeningen worden gevonden. Diepe infecties kunnen acuut levensbedreigend zijn.
- Bekende virale infecties van de huid zijn: papillomavirus, herpessimplexvirus en varicellazostervirus. Het beleid bij deze aandoeningen is meestal afwachtend. Bij herpesinfecties met een ernstig beloop en bij patiënten met verminderde weerstand worden antivirale middelen toegepast.
- Een geïsoleerde primair geïnfecteerde spier (pyomyositis) is zeer zeldzaam; in de meeste gevallen wordt de spier secundair geïnfecteerd door een naastgelegen geïnfecteerde structuur.

Literatuur

Burns T, Breathnach S, Cox N, Griffiths C. Rook's Textbook of dermatology vol. 2. 7th ed. Oxford: Blackwell Science Ltd.; 2004.

Crum-Cianflone NF. Bacterial, fungal, parasitic, and viral myositis. Clin Microbiol Rev. 2008;21(3):473-94.

Goettsch WG, Bouwes Bavinck JN, Herings RM. Burden of illness of bacterial cellulitis and erysipelas of the leg in the Netherlands. J Eur Acad Dermatol Venereol. 2006;20(7):834-9.

Goldstein EJC. Bites. In: Mandell GL, Bennet JE, Dolin R (eds.). Mandell, Douglas and Bennett's principles and practice of infectious diseases. 7th ed. Philadelphia: Elsevier Churchill Livingstone; 2010.

Grice EA, Kong HH, Renaud G, Young AC, Bouffard GG, Blakesley RW, et al. A diversity profile of the human skin microflora. Genome Res. 2008;18(7):1043-50.

Knipe DM, Howley PM. Fields virology. 5th ed. Philadelphia: Wolters Kluwer/Lippincott Williams & Wilkins; 2007.

Linden MW van der, Westert GP, Bakker DH de, Schellevis FG. Tweede nationale studie naar ziekten en verrichtingen in de huisartspraktijk. Nederlands Instituut voor onderzoek van de gezondheidszorg (NIVEL), Rijksinstituut voor Volksgezondheid en Milieu (RIVM); 2004.

Pasternack MS, Swartz MN. Cellulitis and subcutaneous infections. In: Mandell GL, Bennet JE, Dolin R (eds.). Mandell, Douglas and Bennett's principles and practice of infectious diseases. 7th ed. Philadelphia: Elsevier Churchill Livingstone; 2010.

Sillevis Smitt JH, Everdingen JJE van, Haan M de. Dermatovenereologie voor de eerste lijn. Houten: Bohn Stafleu van Loghum; 2009.

Vloten WA van, Degreef HJ, Stolz E, Vermeer BJ, Willemze R. Dermatologie en venereologie. 3e dr. Maarssen: Elsevier gezondheidszorg; 2000.

Wagner DK, Sohnle PG. Cutaneous defenses against dermatophytes and yeasts. Clin Microbiol Rev. 1995;8(3):317-35.

Wielink G, Koning S, Oosterhout RM, Wetzels R, Nijman FC,

Draijer LW. NHG-Standaard Bacteriële huidinfecties (eerste herziening). Huisarts Wet. 2007;50(9):426-44.

Internet

Ulcus cruris venosum:
http://www.cbo.nl/product/richtlijnen > richtlijnen > Richtlijn Ulcus cruris

http://www.diabetesfederatie.nl/zorg/richtlijnen.html > richtlijnen > diabetische voet

http://www.internisten.nl/home/richtlijnen/niv2 > endocrinologie > diabetische voet

Varicellazosterinfectie:
http://www.cbo.nl/thema/richtlijnen/ > richtlijnen > Richtlijn Varicella

Mekkes JR. Zakboek dermatologie. http://www.huidziekten.nl/ > zakboek dermatologie

Huisartsenstandaard huidinfecties: http://nhg.artsennet.nl/ > zie onder NHG-standaarden > bacteriële huidinfecties

Exanthemateuze infectieziekten en bof

S.P.M. Geelen en R.S. van Binnendijk

7.1 Inleiding

Dit hoofdstuk geeft een overzicht van een aantal infectieziekten waarbij uitslag van de huid een van de belangrijkste symptomen is. In de volksmond worden deze ziekten ook 'vlekjesziekten' genoemd. De term exantheem stamt af van het Griekse woord *anthema* voor bloem, waarbij de figuren op de huid worden bedoeld.

In de dagelijkse praktijk wordt met exantheem vaak erytheem (roodheid) of een maculopapuleuze (rode vlekken en papels) huiduitslag bedoeld, maar internationaal vallen hieronder ook vesiculobulleuze huiduitslag (blaasjes en/of blaren) en huiduitslag met petechiën (puntbloedingen) of andere hemorragische verschijnselen (bijv. purpura). Daarnaast kan bij sommige aandoeningen een urticariële en/of multiforme huiduitslag optreden. In de Engelstalige literatuur wordt voor al deze vormen van exantheem het woord 'rash' gebruikt. In geval van maculopapuleuze exanthemen wordt aangegeven of deze grofvlekkig of kleinvlekkig zijn en of het exantheem samenvloeit. Als er afwijkingen aanwezig zijn op de slijmvliezen, spreekt men van een enantheem.

Mazelen (morbilli) is het klassieke voorbeeld van een exanthemateuze ziekte met een grofvlekkig maculopapuleus exantheem en een enantheem. Rodehond (rubella) is het klassieke voorbeeld van een aandoening met een fijnvlekkig maculopapuleus exantheem. Dit type exanthemen wordt dan ook wel morbilliform of rubelliform genoemd.

In het eerste deel van dit hoofdstuk wordt een aantal algemene aspecten van de exanthemateuze aandoeningen besproken zoals de pathogenese, epidemiologie, klinische differentiatie en laboratoriumdiagnostiek. In het tweede deel wordt ingegaan op een aantal specifieke exanthemateuze infectieziekten. Ten slotte wordt in dit hoofdstuk aandacht besteed aan de infectieziekte bof (parotitis epidemica). Bof is geen exanthemateuze infectieziekte maar via het Rijksvaccinatieprogramma in Nederland wel verbonden met mazelen en rodehond, omdat tegen deze drie ziekten wordt gevaccineerd met het BMR-vaccin (bof-mazelen-rodehond).

Geschiedenis van de klassieke exanthemen

Historisch hebben de klassieke exanthemateuze aandoeningen bij kinderen een ziektenummer gekregen. Mazelen werd in 1627 als eerste klinisch onderscheiden van roodvonk (scarlatina), veroorzaakt door groep-A-streptokokken. Pas veel later werden de verwekkers van deze exanthemen ontdekt. Voor mazelen gebeurde dat in 1911, toen bleek dat met sputum van een patiënt met mazelen het klinische ziektebeeld kon worden overgebracht op een aap. Het mazelenvirus werd pas daadwerkelijk geïsoleerd in 1954, toen het kon worden gekweekt op cellen. Mazelen en roodvonk werden op grond hiervan eerste en tweede ziekte genoemd. Rodehond (rubella) werd als fijnvlekkig exantheem in 1881 onderscheiden van het grovere (morbilliforme) exantheem van mazelen en werd de derde ziekte genoemd. In 1962 slaagde men erin het virus (rubellavirus) te isoleren.

Over de vierde ziekte (Filatov-Dukes, periode 1894-1900) ontstond naderhand veel discussie omdat deze niet eenduidig bleek te zijn. Deze vierde verschijningsvorm is later verbonden met het ziektebeeld dat ontstaat door de reactie op een exotoxine van *Staphylococcus aureus*.

De terminologie is later in onbruik geraakt, maar 'vijfde' en 'zesde' ziekte worden ook in de huidige tijd nog veel gebruikt. De vijfde ziekte (erythema infectiosum) werd al in het begin van de twintigste eeuw onderscheiden van de eerste drie ziekten vanwege een fijnvlekkig exantheem in het gelaat dat bekendstaat als *slapped cheeks* of appelwangen (zie paragraaf 7.6.5 en figuur 7.7). De verwekker hiervan (parvovirus B19) werd in 1975 bij toeval ontdekt door een viroloog die een abnormale reactie (immuunprecipitatie) waarnam in een test voor hepatitis B, *op plaat B in positie 19*. In dit materiaal werd de aanwezigheid van het virus elektronenmicroscopisch aangetoond en enkele jaren later bleek het de verwekker te zijn van de vijfde ziekte. De zesde ziekte wordt ook wel exanthema subitum of roseola infantum genoemd, vanwege het exantheem dat juist kort na de koorts optreedt (zie paragraaf 7.6.6, figuur 7.10). Deze bij zuigelingen en jonge kinderen zeer veel voorkomende ziekte werd al in 1913 beschreven. Pas in 1988 is de verwekker gevonden. Het bleek te

> gaan om het humaan herpesvirus 6 (HHV-6). Tijdens onderzoek naar hiv werd het nieuwe, tot dan toe onbekende HHV-6 bij toeval gevonden in een lymfocytenkweek van een aidspatiënt. Kort hierna werd een zevende herpesvirus (HHV-7) aangetoond in de lymfocyten van gezonde volwassenen. Dit virus bleek ook exanthema subitum te kunnen veroorzaken. Waterpokken, ook een klassieke exanthemateuze kinderziekte, heeft nooit een nummer gekregen.

7.2 Pathogenese

Exanthemen ontstaan door een immunologische reactie in de huid. Deze reactie treedt op als gevolg van antigenen die in de huid terechtkomen. Dit kunnen micro-organismen zijn of producten ervan (bijv. toxinen), maar ook geneesmiddelen of voedselbestanddelen. In diermodellen voor mazelen bleek dat tijdens de huiduitslag in de beginfase van mazelen viraal antigeen in de huid kan worden aangetoond; deze huiduitslag markeert de fase van de infectie waarin het virus immunologisch wordt aangepakt via een eerste ontstekingsreactie. Een maculair exantheem ontstaat door verwijding van de oppervlakkige huidvaten en wordt papulair als door extravasatie van vocht en cellen ook oedeem en infiltratie optreden.

Bij blanke mensen zijn exanthemateuze reacties doorgaans goed zichtbaar, bij mensen met een gepigmenteerde huid is dat vaak moeilijker. Bij roodvonk (verwekker groep-A-streptokok) en het toxischeshocksyndroom (verwekker *Staphylococcus aureus* of groep-A-streptokok) wordt het exantheem veroorzaakt door toxinen die de bacteriën uitscheiden (zie ook hoofdstuk 14).

7.3 Epidemiologie

De klassieke exanthemateuze infectieziekten waaronder mazelen, rodehond, roodvonk en waterpokken worden ook wel 'kinderziekten' genoemd omdat ze vooral voorkomen bij jonge kinderen (zie tabel 7.1). In niet-gevaccineerde bevolkingsgroepen is de verwekker voortdurend in de samenleving aanwezig (endemisch) en bovendien zo besmettelijk dat vrijwel iedereen op jonge leeftijd geïnfecteerd raakt. Na het doormaken van een infectie is gewoonlijk een levenslange immuniteit tegen de ziekte aanwezig. Mazelen bijvoorbeeld was vóór invoering van landelijke vaccinatie zo besmettelijk, dat elk kind wel 18 andere kinderen kon besmetten. Een dergelijke hoge besmettelijkheid is zeldzaam bij andere infectieziekten.

Alle virale exanthemateuze kinderziekten en ook roodvonk worden respiratoir overgedragen. Dit is een effectieve route die niet alleen loopt via het inademen van met virus beladen aerosolen, maar vooral ook via zelfbesmetting van mond, neus of ogen door besmette handen. Afhankelijk van de omstandigheden waarin de kinderen leven en van het aantal uitscheiders in de omgeving, vindt het eerste contact al heel vroeg plaats, als zuigeling of peuter, of iets later, op de schoolleeftijd. Ook het seizoen kan de incidentie beïnvloeden en bepaalde aandoeningen kennen een zekere periodiciteit. Een voorbeeld hiervan is erythema infectiosum (vijfde ziekte). Deze infectie, veroorzaakt door parvovirus B19, komt door het hele jaar heen voor, maar het blijkt dat infecties met dit virus meer in het voorjaar plaatsvinden dan in andere seizoenen en dat de ziekte om de vier jaar veel sterker op de voorgrond treedt.

Hoewel een infectie met parvovirus B19 vooral bij kinderen exantheem veroorzaakt, is bekend dat meer dan een derde van de volwassenen deze infectie nog niet heeft doorgemaakt. De infectie gaat op volwassen leeftijd zelden gepaard met de ontwikkeling van exantheem maar wel met acute artritis (gewrichtsklachten). Het oplopen van een eerste infectie op deze leeftijd is risicovol voor zwangeren. Naar schatting vinden er in Nederland per jaar 480 besmettingen met parvovirus B19 plaats in de eerste twintig weken van de zwangerschap. Ongeveer 30% hiervan leidt tot een intra-uteriene infectie van de foetus, waarna zich het ziektebeeld van een hydrops foetalis kan ontwikkelen, een voor het ongeboren kind levensbedreigende situatie (zie verder de bespreking van dit probleem in hoofdstuk 15).

De zesde ziekte, veroorzaakt door infecties met HHV-6 en soms ook HHV-7 (zie ook het historisch kader) komen voornamelijk voor bij kinderen jonger dan 3 jaar. De top ligt bij kinderen in de leeftijd van 6 tot 15 maanden, voor HHV-7 ligt deze iets later. Op jongvolwassen leeftijd is bijna 100% van alle mensen seropositief voor HHV-6 en -7.

Voor mazelen, rodehond en bof is de epidemiologische situatie drastisch gewijzigd sinds de invoering van vaccinatie tegen deze ziekten. Vaccinatie tegen rodehond werd in Nederland ingevoerd in 1974, vaccinatie tegen mazelen in 1976 en als laatste werd in 1987 vaccinatie tegen bof ingevoerd in een combinatie met mazelen en rodehond (BMR-vaccin). De gemiddelde vaccinatiegraad voor deze infecties is in Nederland inmiddels zo hoog (94-95%), dat deze virussen onder normale omstandigheden geen endemische circulatie meer kennen. Niet-gevaccineerde groepen worden echter elke vijf tot zeven jaar geconfronteerd met uitbraken van mazelen, voor rubella is dat iets minder frequent. Als deze groepen sociaal sterk geclusterd zijn, zal er na een introductie van het virus, opgepikt via een besmetting of contacten uit het buitenland, een brede verspreiding plaatsvinden binnen de groep, met de te verwachten complicaties daarvan. Bij de epidemie van mazelen in Nederland in 1999 en 2000 werd het aantal klinische gevallen geschat op rond de 30.000, hiervan waren er ongeveer 150 gevaccineerd tegen mazelen. Het bleek vrijwel uitsluitend te gaan om kinderen jonger dan 9 jaar, die de tweede BMR-inenting nog niet hadden ontvangen. Een verklaring hiervoor is dat de effectiviteit van de eerste inenting tegen mazelen op de leeftijd van 14 maanden schommelt rond de 95%.

In 2004 en 2005 deed zich voor het eerst sinds de introductie van vaccinatie in Nederland een grote epidemie van rodehond voor. De vatbare groep van ongevaccineerden bleek groot genoeg te zijn geworden om de transmissie van het rubellavirus in stand te houden en de mediane leeftijd van de getroffenen was opgeschoven naar 13 jaar. Door het opschuiven van de leeftijd waarop ongevaccineerden een rubella-infectie doormaken, neemt wel het risico toe om een rubella-infectie op te lopen tijdens de zwangerschap. Tijdens de laatste rubella-epidemie in Nederland zijn zo'n dertig congenitale infecties vastgesteld. Dat was iets minder dan verwacht, waarschijnlijk door een hoger percentage immuniteit onder de volwassen vrouwen dan werd verondersteld.

7.4 Klinische differentiatie

Wanneer een kind of een volwassene zich presenteert met een exantheem, is het belangrijk te differentiëren tussen infectieuze en niet-infectieuze oorzaken (tabel 7.2). Tot deze laatste groep behoren aandoeningen als allergieën (bijv. voor geneesmiddelen), vasculitiden en auto-immuunziekten. Bij multiforme exanthemen moet ook gedacht worden aan ziektebeelden die zowel met infecties als met geneesmiddelen geassocieerd worden, zoals erythema exsudativum multiforme (EEM) en het stevens-johnson-syndroom (SJS). Een klinische differentiatie is niet altijd eenvoudig. Sommige infectieuze exanthemateuze aandoeningen zijn, bij een klassieke presentatie, gemakkelijk herkenbaar. Voor andere aandoeningen geldt dit niet omdat ze gepaard gaan met aspecifieke verschijnselen. Daar komt nog bij dat het exantheem zich in het beloop van bepaalde infecties anders ontwikkelt en van kleur en vorm kan veranderen.

Een goede anamnese en lichamelijk onderzoek kunnen aanknopingspunten opleveren voor de diagnose (zie kader Anamnese en LO). De leeftijd van de patiënt is van belang omdat sommige exanthemateuze aandoeningen vooral voorkomen bij zuigelingen en peuters (bijv. exanthema subitum, zesde ziekte) en andere juist meer bij wat oudere kinderen (bijv. erythema infectiosum) (zie ook tabel 7.1). Zoals altijd moet eerst worden vastgesteld hoe ziek de patiënt is en of het ziektebeeld bedreigend is. Petechiën op de huid kunnen voorkomen bij een aantal infectieuze en niet-infectieuze aandoeningen. Echter, bij een zieke patiënt met hoge koorts (volwassene of kind) en petechiën op de huid moet allereerst gedacht worden aan een infectie met meningokokken (sepsis en/of meningitis). Deze infectie is levensbedreigend en de patiënt moet met spoed naar het ziekenhuis verwezen worden voor aanvullende diagnostiek en behandeling (zie hoofdstuk 1). Bij een zieke patiënt met hoge koorts en een gegeneraliseerd, op roodvonk gelijkend exantheem, moet een toxische-shocksyndroom (TSS) overwogen worden (zie hoofdstuk 6 en hoofdstuk 14). Ook dit is een levensbedreigend ziektebeeld.

Een andere ernstige aandoening met koorts en exantheem, die vooral voorkomt bij kinderen jonger dan 6 jaar, is de ziekte van Kawasaki. Dit beeld moet overwogen worden bij een combinatie van persisterende hoge koorts gedurende meer dan vijf dagen en klinische verschijnselen waaronder het exantheem, een niet-purulente conjunctivitis, afwijkingen aan de lippen en in de mondholte, een cervicale lymfadenopathie en verschillende afwijkingen aan handen en voeten. De basis van dit ziektebeeld is een vasculitis maar het is onbekend waardoor deze ontstaat. Bij kinderen met de ziekte van Kawasaki wordt in eerste instantie bijna altijd aan een virale of bacteriële infectie gedacht en vaak wordt behandeld met antibiotica, zonder resultaat. Als het ziektebeeld niet herkend wordt, kan dit desastreuze gevolgen hebben omdat in 20% van de gevallen aneurysmata van de coronairvaten kunnen optreden met acute hartdood als gevolg. Bij tijdige behandeling met gammaglobuline en acetylsalicylzuur zijn deze complicaties te voorkomen.

Huiduitslag ten gevolge van allergie gaat meestal niet gepaard met koorts, maar bij ernstige vormen kan dit wel het geval zijn. Ook lymfeklierzwelling, artralgieën en hepatitis kunnen dan aanwezig zijn.

Jeuk treedt juist vaak op bij een exantheem ten gevolge van allergie, maar veel minder frequent bij exanthemen door infecties.

Wanneer er sprake is van een epidemie waarbij meerdere mensen in de omgeving dezelfde verschijnselen vertonen, maakt dit een infectie waarschijnlijk. De karakteristieke huiduitslag van waterpokken (zie figuur 7.11, paragraaf 7.6.7 en hoofdstuk 6) is goed herkenbaar. Er is ook vrijwel altijd een aanwijsbare bron in de omgeving. Mazelen en rodehond werden vroeger, toen deze infecties nog veel voorkwamen, gewoonlijk ook goed herkend door de combinatie van de klinische symptomen en het feit dat in de omgeving andere kinderen eenzelfde beeld vertoonden. Tegenwoordig is de klinische presentatie minder goed bekend. Dit benadrukt het belang van nagaan wat de vaccinatiestatus en het reisgedrag van de patiënt zijn omdat dit bepaalde infecties meer of minder waarschijnlijk maakt. Bij verdenking op mazelen of rodehond is bevestiging door laboratoriumonderzoek aangewezen.

Bij auto-immuunziekten en vasculitis heeft de huiduitslag veelal een specifieke lokalisatie. Voorbeelden hiervan zijn het vlindervormige exantheem in het gelaat van patiënten met een systemische lupus erythematodes (SLE), of de huiduitslag op benen en billen bij patiënten met een henoch-schönlein-vasculitis. Ook kan er een

Tabel 7.1 Klassieke exanthemateuze infectieziekten en bof.

ziekte	mazelen	roodvonk	rodehond	erythema infectiosum	exanthema subitum	waterpokken	bof
	morbilli (eerste ziekte)	scarlatina (tweede ziekte)	rubella (derde ziekte)	vijfde ziekte	roseola infantum (zesde ziekte)	varicella zoster	parotitis epidemica
micro-organisme	mazelenvirus	groep-A-streptokok (Streptococcus pyogenes)	rubellavirus	parvovirus B19	humaan herpesvirus (HHV type 6; soms 7)	varicella-zostervirus (VZV)	bofvirus
wijze van besmetting	druppelinfectie	druppelinfectie, dragerschap keel	druppelinfectie, intra-uterien	druppelinfectie, intra-uterien (hydrops foetalis), via bloedtransfusie	druppelinfectie, via transplantatie	druppelinfectie	druppelinfectie
incubatietijd	10-14 dagen	2-7 dagen	12-23 dagen	4-20 dagen	10-15 dagen	10-21 dagen	12-25 dagen
epidemiologie	uitbraken (niet-gevaccineerden); importinfectie (reizen)	endemisch	uitbraken (niet-gevaccineerden); importinfectie (reizen)	endemisch, in clusters	endemisch	endemisch	uitbraken (niet-gevacineerden); falende immuniteit na vaccinatie; importinfectie (reizen)
besmettelijkheid	hoog	gemiddeld	gemiddeld	gemiddeld	beperkt	hoog	hoog
	tot 4 dagen na de rash*	10-21 dagen na de rash	tot 7 dagen na de rash*	vóór de rash	niet goed bekend	tot 7 dagen na exantheem	tot 5 dagen na de parotitis
leeftijd	alle leeftijden (niet-gevaccineerden)	vanaf 3 jaar	alle leeftijden (niet-gevaccineerden)	vooral 4-10 jaar	6 maanden-3 jaar	meestal < 5 jaar	alle leeftijden (niet-gevacineerden)
type exantheem	maculopapulair, grofvlekkig, confluerend	maculopapulair, fijnvlekkig, erytheem; huid voelt als 'fijn zand'; periorale bleekheid	maculopapulair, fijnvlekkig	felrode wangen, maculopapulair op lichaam	maculopapulair, fijnvlekkig	vesiculair	geen exantheem
specifieke klinische kenmerken	hoge koorts, koplik-vlekjes (mond), conjunctivitis	hoge koorts, faryngitis/tonsillitis, frambozentong, vervelling na 1-2 weken	milde koorts, lymeklierzwellingen (vooral retroauriculair)	soms gewrichtsklachten, soms anemie	hoge koorts, voorafgaand aan exantheem, lymfadenopathie	hoge koorts	parotitis, orchitis, meningitis/encefalitis
laboratoriumdiagnostiek	antistoffen (IgM, ?IgG), PCR, viruskweek	bacteriële kweek	antistoffen (IgM, ?IgG), PCR, viruskweek	antistoffen (IgM), PCR	antistoffen (IgM, ?IgG)	viruskweek, antistoffen	antistoffen (IgM, ?IgG), PCR, viruskweek
behandeling/preventie	symptomatisch/vaccinatie	antibiotica	symptomatisch/vaccinatie	symptomatisch	symptomatisch	symptomatisch/vaccinatie	vaccinatie
				bloedtransfusie (prenataal)		eventueel (val)aciclovir	

RVP = Rijksvaccinatieprogramma.
PCR = polymerase chain reaction test (nucleïnezuuramplificatietechniek).
?IgG = IgG-antistoftiterstijging (≥ 4×).
IFA = indirecte immunofluorescentietest.
* Meest besmettelijk vóór het ontstaan van exantheem.
Bronnen:Everdingen JJE van, Sillevis Smitt JH. Dermatovenereologie voor de eerste lijn. Nieuwegein; Glaxo; 1990, pp. 222-3 (internet: www.huidziekten.nl); LCI/RIVM Infectieziekten Protocollen (internet: www.rivm.nl/cib/infectieziekten-A-Z/infectieziekten); CDC/ECDC-protocollen (internet: www.cdc.gov; http://ecdc.europa.eu/en/Pages/home.aspx); Virologische, medische en pediatrische handboeken.

Tabel 7.2 Etiologische indeling van exanthemateuze aandoeningen.

infectieuze oorzaken	niet-infectieuze oorzaken	overig (zowel infectieus als niet-infectieus)
- bacteriële infectie - virale infectie - parasitaire infectie - schimmel-gistinfectie	- allergie (bijv. geneesmiddelen) - auto-immuunaandoeningen - vasculitiden	- stevens-johnson-syndroom - erythema exsudativum multiforme

duidelijke relatie bestaan tussen het exantheem en het optreden van koorts, zoals gezien wordt bij kinderen met de systemische vorm van juveniel reuma. Hierbij kan ten tijde van de koortspieken een vluchtig, rozerood exantheem optreden. Meestal hebben patiënten met auto-immuunziekten of vasculitis ook andere verschijnselen die richting geven aan de diagnose.

Algemene klachten als verkoudheid, een pijnlijke keel en algehele malaise dragen gewoonlijk weinig bij aan de diagnose van exanthemateuze infectieziekten. Zeker bij infecties waarbij exantheem minder consistent optreedt (bijv. infecties door epstein-barr-virus, cytomegalovirus, enterovirussen, adenovirussen en *Mycoplasma pneumoniae*) zijn het vooral andere klinische symptomen die sturen in de richting van de diagnose. *M. pneumoniae-* en herpesinfecties worden ook geassocieerd met de multiforme exanthemen die worden gezien bij EEM en SJS.

Voor de interpretatie van exanthemateuze aandoeningen is het van belang na te gaan of de patiënt een normale afweer heeft. Bij personen met een stoornis in de afweer, en vooral in de cellulaire component, kunnen 'gewone' infecties zich op een atypische wijze manifesteren en kunnen zich opportunistische infecties voordoen die met huidverschijnselen gepaard gaan (zie ook hoofdstuk 17 over infecties bij gestoorde afweer).

Daarnaast is bij adolescenten en volwassenen de seksuele anamnese van belang, aangezien sommige seksueel overdraagbare aandoeningen gepaard kunnen gaan met huidverschijnselen (bijv. lues, zie hoofdstuk 12).

Bij mensen die een exantheem ontwikkelen na reizen, moet gedacht worden aan bijzondere oorzaken zoals tyfus, rickettsiosen en dengue (hoofdstuk 19), of zoönosen (bijv. erythema migrans bij de ziekte van Lyme na een tekenbeet, zie hoofdstuk 18).

> **Hoofdpunten anamnese en lichamelijk onderzoek bij exanthemateuze aandoeningen**
>
> *Anamnese*
> - Wat is de leeftijd van de patiënt?
> - Heeft de patiënt koorts? Hoe is de tijdsrelatie tussen het optreden van de koorts en het exantheem?
> - Hoe ziek is de patiënt? Hoofdpijn, pijnlijke nek? Verminderd bewustzijn?
> - Heeft de patiënt andere klachten en verschijnselen zoals verkoudheid, hoesten, buikpijn, diarree, artralgieën, jeuk?
> - Zijn er andere mensen in de omgeving ziek met dezelfde verschijnselen?
> - Is er sprake van een uitbraak of een epidemie?
> - Wat is de vaccinatiestatus van de patiënt?
> - Gebruikt de patiënt medicatie? Is de patiënt bekend met een allergie?
> - Heeft de patiënt een normale afweer?
> - Seksuele anamnese (adolescenten, volwassenen)?
> - Is er contact geweest met dieren of insecten (waaronder teken, muggen)?
> - Is de patiënt op reis geweest buiten Nederland of heeft de patiënt mogelijke contact gehad met een persoon met vergelijkbare klachten?
>
> *Lichamelijk onderzoek*
> Beschrijving van het exantheem:
> - Aard van het exantheem: erytheem? Fijnvlekkig of grofvlekkig, maculopapuleus? vesiculobulleus? hemorragische manifestaties/petechiën? mengvorm?
> - Lokalisatie en uitbreiding van het exantheem: gezicht/romp/ledematen?
>
> Overige bevindingen:
> - Koorts?
> - Tekenen van *systemic inflammatory response syndrome* (SIRS) of shock?
> - Normaal bewustzijn? Meningeale prikkeling?
> - Gezicht: Conjunctivitis? Verkouden? Rode gebarsten lippen?
> - KNO: Enantheem? Tongafwijkingen? Faryngitis of tonsillitis? Otitis?
> - Lymfadenopathie?
> - Longen: Hoesten? Lokale afwijkingen?
> - Buik: Hepatomegalie en/of splenomegalie?
> - Bewegingsstelsel: Artritis?

7.5 Laboratoriumdiagnostiek

Wanneer het ziektebeeld mild verloopt en de patiënt na enkele dagen weer opknapt, is aanvullend laboratoriumonderzoek meestal niet nodig. Bij een zieke patiënt met een onduidelijke diagnose is specifiek laboratoriumonderzoek wel zinvol. Vooral wanneer de exanthemateuze aandoening mogelijk in het buitenland is opgelopen (o.a. mazelen, dengue, rickettsiosen), bij patiënten met een afweerstoornis en wanneer secundaire verspreiding (bijv. in het ziekenhuis) relevant is, is laboratoriumonderzoek erg belangrijk vanwege eventueel te nemen bestrijdingsmaatregelen in de omgeving van de patiënt (zie casus 7.1). Ook bij verdenking op een infectie met mogelijke klinische gevolgen, zoals tijdens de zwangerschap (rodehond en vijfde ziekte), is aanvullend onderzoek aangewezen. Verder gelden voor mazelen en rodehond bijzondere eisen in verband met de eliminatie van beide ziekten in Europa. Mazelen en rodehond zijn in Nederland dan ook meldingsplichtige infecties en dat betekent dat bij een klinische verdenking laboratoriumonderzoek dient te worden uitgevoerd ter bevestiging.

Afhankelijk van de ziekteverwekker zijn verschillende vormen van diagnostiek inzetbaar; in de meeste gevallen voldoet een antistofbepaling op serum, gebaseerd op de detectie van IgM-antistoffen (met uitzondering van de bacteriële verwekkers van exantheem zoals groep-A-streptokokken en *staphylococcal skalded-skin syndrome* (SSSS) (zie tabel 7.1). Tegenwoordig wordt in veel laboratoria toenemend gebruikgemaakt van nucleïnezuurdetectie door PCR om de verwekker in een klinisch monster aan te tonen. Voor mazelen en rodehond wordt daarom ook vaak onderzoek uitgevoerd op keeluitstrijk, speeksel of urine als alternatief voor een bloedafname. De PCR vervangt zo ook steeds meer de klassieke viruskweek omdat hij gevoeliger is en sneller resultaat geeft. Omdat de uitscheiding van het virus na het ontstaan van het exantheem echter snel afneemt, is de essentie van het gebruik van de PCR wel dat klinische monsters zo spoedig mogelijk dienen te worden afgenomen, bij voorkeur in de eerste week. De PCR is ook de basis voor een eventuele (moleculaire) virustypering, zodat de herkomst van het virus kan worden vastgesteld en daarmee mogelijke bronnen van besmetting (o.a. bij mazelen).

Bij infecties waarbij het virusgenoom latent of langdurig aanwezig kan zijn (parvovirus B19, HHV-6/-7), is de PCR een minder specifieke methode om een recente infectie aan te tonen, tenzij hierbij een kwantitatieve methode wordt gebruikt om de hoeveelheid viraal genoom uit te drukken. Bij deze infecties is een seroconversie dan ook doorslaggevend in relatie met een passend klinisch beeld.

Bij een zieke patiënt met een exantheem waarvan de oorzaak onduidelijk is, kunnen soms ook histopathologisch onderzoek van de huid (stafylokokken, meningokokken) en antigeendetectie (bijv. adenovirus) van aanvullende waarde zijn.

7.6 Klassieke exanthemateuze aandoeningen: de 'kinderziekten'

7.6.1 MAZELEN

Casus 7.1

Een stewardess van 33 jaar belandt via de spoedeisende hulp in het ziekenhuis. Zij klaagt over spierpijn en heeft hoge koorts en huidafwijkingen in het gezicht die zich uitbreiden naar de romp en ledematen. In de differentiaaldiagnose wordt aan een toxische shock, malaria, rickettsiosen, dengue en mazelen gedacht. Er wordt gestart met antibiotica en aanvullend laboratoriumonderzoek wordt ingezet. Een dag na opname heeft de patiënte een duidelijke conjunctivitis en worden op het wangslijmvlies rode vlekjes met een witte kern gezien. Het laboratoriumonderzoek toont aan dat er sprake is van een infectie met het mazelenvirus. Patiënte wordt geïsoleerd verpleegd. Gelukkig knapt ze snel op en kan drie dagen later naar huis.

Aansluitend op de diagnose mazelen worden alle contacten van de indexpatiënt getest op antistoffen tegen mazelenvirus. Bij twee personen blijken geen antistoffen aantoonbaar te zijn, een laborante van 32 jaar die een dikkedruppelpreparaat voor onderzoek naar malaria had afgenomen en een verpleegkundige van 42 jaar. Zij worden nog dezelfde dag gevaccineerd en krijgen een werkverbod. Ondanks de vaccinatie ontwikkelen beide personen twaalf dagen later klinische mazelen. Op basis van moleculair virologisch onderzoek wordt vastgesteld dat ze geïnfecteerd zijn met het wildtype mazelenvirus dat bij de indexpatiënt werd geïsoleerd. Rond deze tijd meldt zich nog een nieuw geval van klinische mazelen. Ditmaal gaat het om een laborante van 26 jaar, die ook bloed had afgenomen bij de indexpatiënt. Zij was in haar jeugd wel gevaccineerd en werd daarom als beschermd beschouwd. Ook bij haar wordt een infectie met hetzelfde wildtype mazelenvirus vastgesteld.

Pathogenese

Mazelen wordt veroorzaakt door mazelenvirus. Dit is een enkelstrengs RNA-virus met een envelop, dat tot de familie van de paramyxovirussen behoort, net als respiratoir syncytieel virus (RSV), de para-influenzavirussen 1 tot 4 en bofvirus (figuur 7.1a). Mazelenvirus is een lymfotroop virus en veroorzaakt een gegeneraliseerde infectie waarbij witte bloedcellen, endotheelcellen, slijmvliezen en epitheliale cellen zijn betrokken (figuur 7.1b). Celdood is het gevolg van de fusie van geïnfecteerde cellen en vindt plaats in vele weefsels en sporadisch ook in het centraal zenuwstelsel, wat de aanleiding is voor complicaties als encefalitis. Door de infectie van de lymfoïde organen verdwijnen bij acute mazelen veel lymfocyten tijdelijk uit de circulatie, wat wordt gekenmerkt door een daling van het aantal eosinofiele leukocyten en lymfopenie. Ook is er sprake van immuunsuppressie. Dit ontstaat al in de incubatietijd voorafgaand aan het ontstaan van exantheem (10-14 dagen). Bij het begin van de prodromale verschijnselen is het virus aantoonbaar in neus- en keelslijm en in tranen, maar ook in urine en bloed. Huidreacties die voorheen positief waren (bijv. de tuberculinereactie), kunnen een maand lang negatief worden. In de mond verschijnen soms de koplik-vlekken (figuur 7.2a). Daarna verschijnt het exantheem.

De antistofproductie begint met het uitbreken van het exantheem. In de capillaire endotheelcellen in het exantheem is viraal antigeen aanwezig en een immunologische reactie daarop is verantwoordelijk voor de dilatatie van de huidvaten en de infiltratie met lymfocyten.

Kliniek

Mazelen is vaak een heftig ziektebeeld, vooral bij oudere kinderen en volwassenen. In de catarrale fase van de ziekte bestaat koorts, rinitis, conjunctivitis met lichtschuwheid en een prominente droge hoest. Aan het einde van deze fase verschijnt een enantheem op het wangslijmvlies dat bestaat uit rode vlekjes met een witte kern, de koplik-vlekjes (figuur 7.2a). Deze vlekjes zijn pathognomonisch voor mazelen maar niet altijd aanwezig.

Het enantheem wordt gevolgd door een grofvlekkig, confluerend, maculopapuleus exantheem. Dit exantheem begint in de nek en het gelaat en verspreidt zich vervolgens naar de romp en de rest van het lichaam (figuur 7.2b-c). Aanvankelijk is het rozerood, maar in de loop van de ziekte wordt het donkerder. De koorts piekt op de tweede of derde dag van het exantheem en zakt daarna snel. Dan verbleken ook de huidreacties. Het exantheem is een reactie op de aanwezigheid van mazelenvirus in de huid (zie paragraaf 7.2). Bij een gestoorde cellulaire immuniteit (T-cellen) kan de huidreactie uitblijven en wordt de diagnose mazelen gemakkelijk over het hoofd gezien. Het bloedbeeld kan tijdens het catarrale stadium en het begin van het exanthemateuze stadium de genoemde leukopenie en lymfopenie vertonen.

Complicaties

De complicaties die bij mazelen optreden hangen samen met het effect van het mazelenvirus op de luchtwegen en het immuunsysteem. Complicaties komen meer voor bij kinderen jonger dan 1 jaar en bij volwassenen. Ook ernstige ondervoeding met een suboptimale immuunrespons en een tekort aan vitamine A leidt tot een verhoogde morbiditeit en mortaliteit. Tevens is bij patiënten met een cellulaire stoornis in de afweer het risico op complicaties en sterfte sterk verhoogd.

In ongeveer 10% van de gevallen van mazelen wordt het beloop gecompliceerd door otitis media, laryngotracheobronchitis en bronchiolitis. Pneumonie is de belangrijkste oorzaak van sterfte ten gevolge van mazelen. Dit kan een pneumonie zijn direct door het mazelenvirus, of ten gevolge van een bacteriële superinfectie. De mazelenpneumonie kenmerkt zich door een interstitiële pneumonitis met reuscelvorming. Pneumonieën eisen veel slachtoffers in ontwikkelingslanden waar mazelenvaccinatie onvoldoende is doorgevoerd.

Ook encefalitis is een ernstige complicatie van mazelen. Hiervan zijn verschillende vormen bekend: acute postinfectieuze encefalitis, subacute scleroserende panencefalitis (sspe) en de mazelenencefalitis. Vroeger kwamen deze complicaties geregeld voor, zij het in een lage frequentie. De meest ingrijpende vorm is SSPE, een

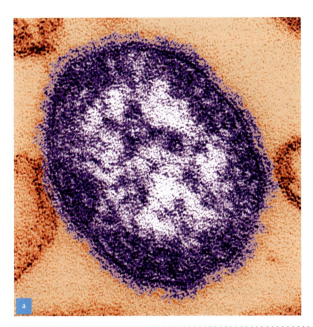
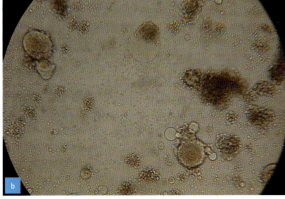

Figuur 7.1 Mazelenvirus. a Elektronenmicroscopische foto (Bron: CDC/Cynthia S. Goldsmith; William Bellini, Ph.D.) [CDC nr. 10707]. b Cytopathisch effect van mazelenvirus op humane B-cellen, met de voor mazelenvirus herkenbare syncytiumvormende cellen (Bron: R.S. van Binnendijk, RIVM Bilthoven).

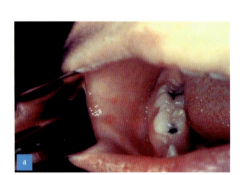
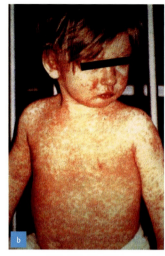
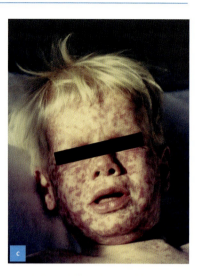

Figuur 7.2 Klinisch beeld mazelen. a Koplik-vlekken op wangslijmvlies (Bron:CDC [CDC nr. 6111]). b Mazelen, exantheem (Bron: CDC/NIP/Barbara Rice [CDC nr. 132]). c Mazelen, exantheem, detail hoofd.

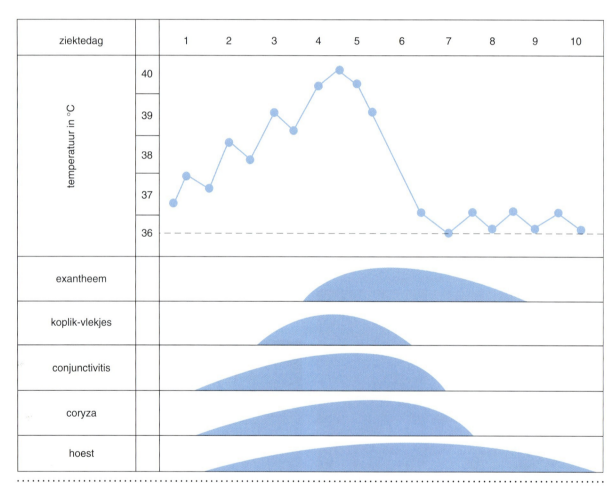

Figuur 7.3 Klinische kenmerken van mazelen.

progressieve aandoening van de hersenen waarbij de neuronen worden geïnfecteerd met het virus maar waarvan het ziektebeeld zich meestal pas na een aantal jaren manifesteert. Klinisch ontstaan een geleidelijke verslechtering van de prestaties op school, emotionele labiliteit, vergeetachtigheid, concentratie- en slaapstoornissen en karakterveranderingen. Op den duur bepalen neurologische stoornissen als ataxie, myoklonieën, visusstoornissen en sufheid het klinische beeld en uiteindelijk wordt een decerebratietoestand bereikt. De meeste patiënten sterven na een ziekteduur van een half tot drie jaar.

Met de invoering van vaccinatie en het verdwijnen

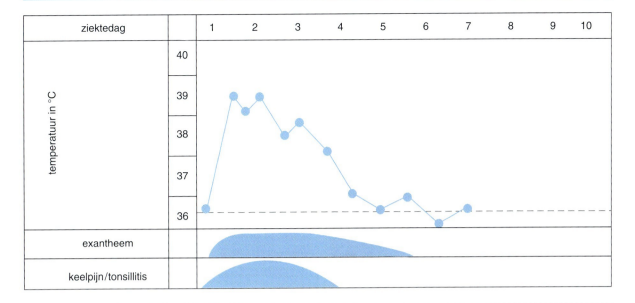

Figuur 7.4 Klinische kenmerken van roodvonk.

van de ziekte uit de populatie zijn deze complicaties zeer zeldzaam geworden.

Behandeling
De behandeling van mazelen is meestal symptomatisch. Vitamine A wordt aangeraden in ernstige gevallen en bij ondervoede kinderen.

7.6.2 ROODVONK (SCARLATINA)

> **Casus 7.2**
>
> Sandra, 6 jaar oud, klaagt sinds twee dagen over keelpijn. Ze ontwikkelt ook koorts tot 40 °C en huiduitslag. Deze huiduitslag is fijnvlekkig maculopapuleus en versterkt aanwezig in de plooien van haar oksels en liezen. De huid van Sandra voelt aan als 'fijn zand'. Haar gezicht is rood, maar rondom de mond is zij juist bleek. Haar keel toont een exsudatieve tonsillitis en haar tong is rood met prominente papillen. Ze heeft ook opgezette lymfeklieren in de hals en liezen.
>
> De huisarts denkt aan roodvonk en Sandra wordt behandeld met een penicillinekuur. Hiervan knapt ze snel op. Twee weken later vervelt de huid van haar vingers en tenen.

Pathogenese
Roodvonk is een van de beelden die door groep-A-streptokokken kunnen worden veroorzaakt. Andere ziektebeelden zijn onder andere tonsillitis, lymfadenitis en impetigo (zie hoofdstuk 2). Roodvonk komt in vergelijking met vroeger minder vaak voor. De pathogenese van infecties door groep-A-streptokokken wordt beschreven in hoofdstuk 2. De huiduitslag bij roodvonk is het gevolg van een erytrogeen toxine dat wordt uitgescheiden door de bacterie (zie paragraaf 7.2).

Klinisch beeld (figuur 7.4)
Roodvonk begint met plotseling optredende hoge koorts bij een patiënt met een keelontsteking. Na één à twee dagen ontstaat het exantheem, dat begint in het gezicht met een erytheem waarbij de mond-neus-keeldriehoek juist opvallend bleek blijft ('narcosekapje'). Ook de huid van het lichaam is erythemateus, met een fijnvlekkig maculopapuleus exantheem dat aanvoelt als 'zand op de huid' of schuurpapier. In de plooien is het exantheem juist versterkt, zoals ook in de casus beschreven. Dit verschijnsel noemt men pastia-lijnen. De tong is rood en toont vaak prominente papillen (frambozen- of aardbeientong). De patiënt heeft meestal opgezette lymfeklieren in de hals en liezen. Na enkele dagen verbleekt de uitslag en na ongeveer één à twee weken kan vervelling optreden van de huid van handen en/of voeten.

Complicaties
Roodvonk kent een aantal belangrijke complicaties. Enerzijds zijn dat de vroege purulente, lokale complicaties zoals otitis media en lymfadenitis, anderzijds de later optredende complicaties die het gevolg zijn van immunologische reacties op de infectie met groep-A-streptokokken. Eén tot zes weken na een streptokokkenkeelinfectie, na een streptokokkenhuidinfectie of na roodvonk kan een acute poststreptokokkale glomerulonefritis optreden, veroorzaakt door immuuncomplexen. Daarnaast kan twee tot vier weken na een groep-A-streptokokkeninfectie acuut reuma gezien worden, dat ook een immunologische basis heeft (zie hoofdstuk 2).

Behandeling
Door behandeling van de groep-A-streptokokkeninfectie met antibiotica (penicilline of macrolide) kunnen purulente complicaties en acuut reuma voorkomen

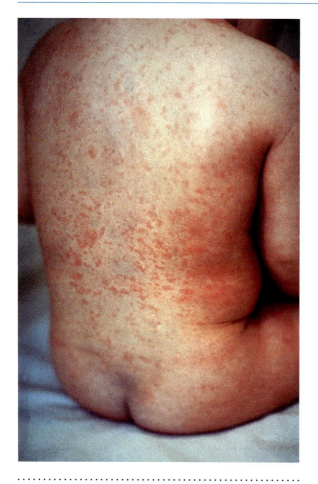

Figuur 7.5 Rodehond: exantheem (bron: CDC [CDC nr. 712]).

worden. Dit geldt niet voor de acute glomerulonefritis. Personen die een episode van acuut reuma hebben doorgemaakt, zijn vatbaar voor exacerbaties bij volgende streptokokkeninfecties. Recidieven kunnen worden voorkomen door profylaxe met penicilline.

7.6.3 RODEHOND (RUBELLA)

Pathogenese

Rodehond wordt veroorzaakt door het enkelstrengs RNA-virus rubellavirus, dat behoort tot de familie van de togavirussen en net als mazelenvirus maar een enkel serotype kent. Rubellavirus infecteert het lymfoïde weefsel van de nasofarynx en de bovenste luchtwegen en verspreidt zich systemisch naar veel organen, waaronder de placenta. Daardoor is rubellavirus in staat om tijdens de zwangerschap grote foetale schade aan te richten door transmissie van het virus via de chorion villi, waarna geïnfecteerde endotheelcellen via de bloedcirculatie van het kind de foetale organen infecteren. Nadere details over dit ziektebeeld zijn te vinden in hoofdstuk 15.

Klinisch beeld

Rodehond is gewoonlijk een milde ziekte. De klinische diagnose is niet altijd betrouwbaar, omdat rubellavirusinfecties ook kunnen plaatsvinden zonder ontwikkeling van een exantheem en de andere verschijnselen weinig bijdragen aan een betrouwbare klinische diagnose. Het exantheem is meestal een fijnvlekkige, macu-

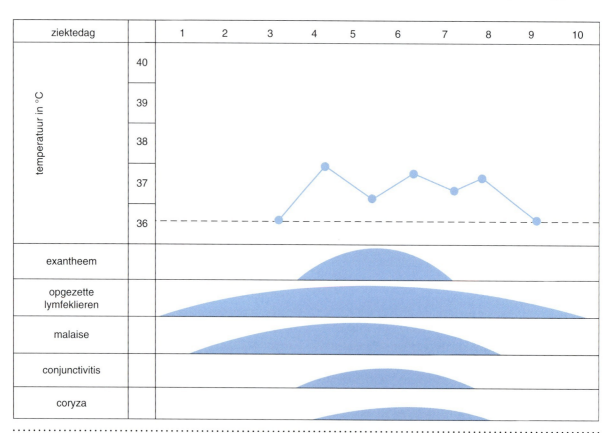

Figuur 7.6 Klinische kenmerken van rodehond (rubella).

lopapuleuze huiduitslag, die zich uitbreidt vanuit het gezicht naar de rest van het lichaam (figuur 7.5). Het exantheem kan echter ook op dat van mazelen lijken. De infectie kan gepaard gaan met lichte koorts, conjunctivitis, lymfeklierzwellingen (vooral retroauriculair), maar daar blijft het meestal bij. Het bloedbeeld toont vaak een leukopenie met een relatieve lymfocytose. Na een doorgemaakte infectie kunnen subklinisch herinfecties optreden.

Complicaties

Soms gaat een rubellavirusinfectie gepaard met gewrichtsverschijnselen (voorbijgaande pijn, roodheid en zwelling). In uitzonderlijke gevallen komen trombocytopenische purpura voor en encefalitis.

Rubella is vooral belangrijk door de congenitale infectie die kan op treden bij kinderen van vatbare vrouwen die in de zwangerschap een primaire rubella-infectie doormaken (hoofdstuk 15).

7.6.4 STAPHYLOCOCCAL SCALDED SKIN SYNDROME

Zoals in paragraaf 7.1 aangegeven, bestaat er onduidelijkheid over de aard van de historische aanduiding vierde ziekte en wordt deze ook wel geassocieerd met het *staphylococcal scalded skin syndrome* (SSSS). Eerdere benamingen voor deze aandoening waren dermatitis exfoliativa neonatorum, pemphigus neonatorum en ziekte van Ritter von Rittersheim. Het ziektebeeld wordt verder beschreven in hoofdstuk 6 en 14.

7.6.5 ERYTHEMA INFECTIOSUM (VIJFDE ZIEKTE)

> **Casus 7.3**
>
> De leidster van een kleuterklas neemt contact op met de afdeling infectieziekten van de GGD. Zij vraagt aan de verpleegkundige of kinderen met de vijfde ziekte of met rodehond moeten worden geweerd van school. Een moeder heeft namelijk eerder die ochtend doorgegeven dat de huisarts de vijfde ziekte heeft geconstateerd bij haar kind. Een ander kind in dezelfde klas heeft op dat moment enigszins vergelijkbare symptomen. Ook de huisarts van dat kind denkt aan rodehond. Er is onrust onder de ouders omdat weer een andere moeder zwanger blijkt te zijn. De GGD-verpleegkundige legt uit dat het geen zin heeft om kinderen met bijvoorbeeld vijfde ziekte te weren omdat ze al besmettelijk zijn geweest voordat ze ziek werden, en dat het vermoeden van een rodehond eigenlijk eerst zou moeten worden bevestigd door laboratoriumonderzoek. De verpleegkundige bezoekt de school en geeft informatie over vijfde ziekte en rodehond. De ouders van de zieke kinderen stemmen ermee in dat bij hun kinderen bloed (vingerprik) en speeksel worden afgenomen voor nader onderzoek naar de oorzaak van de ziekte. Uit de vaccinatiegegevens blijkt dat hun kinderen de eerste BMR-vaccinatie hebben gehad toen ze 14 maanden oud waren. Het laboratorium stelt een aantal dagen later vast dat er geen infectie is met rubellavirus, noch met mazelenvirus, de IgM-test in het bloed en de PCR-test op speeksel zijn negatief. Wel blijkt bij beide kinderen IgM tegen parvovirus B19 aanwezig. De betreffende ouders en de GGD worden op de hoogte gebracht. De zwangere moeder heeft in overleg met haar huisarts inmiddels bloed laten afnemen voor een antistoftest op parvovirus B19. Zij blijkt IgG-negatief te zijn. Twee weken later wordt bij haar een tweede bloedmonster afgenomen, dat opnieuw negatief is voor parvovirus B19.

Pathogenese

Parvovirussen behoren tot de kleinste DNA-virussen, met enkelstrengs DNA in robuuste viruspartikels zonder envelop, en ze komen bij veel diersoorten voor. Het parvovirus aangeduid als B19 is een belangrijke verwekker van infecties bij de mens. Het wordt vooral respiratoir overgedragen en kent een seizoensgebondenheid zoals beschreven in paragraaf 7.2. Echter, transmissie via bloedproducten, waaronder stollingsfactoren, is ook beschreven. Daarom is besloten om lang houdbare bloedproducten stapsgewijs veilig te maken tegen overdracht van parvovirus B19. Dit heeft als consequentie dat bloeddonaties met een te hoog DNA-gehalte aan parvovirus verwijderd moeten worden uit de plasmaeenheden die bestemd zijn voor productie, waarvoor screening met een kwantitatieve PCR wordt toegepast. Parvovirus B19 infecteert de humane erytroïde cellen en vooral de voorlopercellen, via het P-antigeen op het oppervlak van de cellen. De rodebloedcellijn wordt tijdelijk geëlimineerd, waardoor de reticulocyten verdwijnen. Bij normaal functionerend beenmerg wordt deze korte stop niet klinisch manifest en treedt geen bloedarmoede op.

Klinisch beeld

Hoe een infectie met parvovirus B19 verloopt, is afhankelijk van de immunologische en hematologische toestand. Bij gezonde kinderen verloopt de infectie subklinisch of mild met een ziekteduur van enkele dagen. Er kan een karakteristiek exantheem optreden dat bekendstaat als de vijfde ziekte. Het kind krijgt vuurrode wangen die eruitzien alsof ze een aantal flinke tikken hebben gehad (*slapped cheeks*). In Nederland wordt dit beeld ook wel appelwangen genoemd. Daarnaast kan een fijnvlekkige maculopapuleuze uitslag op het lichaam optreden (zie figuur 7.7 en tabel 7.1).

Complicaties

Bij volwassenen en adolescenten met een parvovirus B19-infectie en vooral bij vrouwen kunnen gewrichtsklachten optreden variërend van diffuse artralgieën tot een duidelijke, veelal symmetrische artritis met pijnlijke, gezwollen en stijve gewrichten. De gewrichtsklachten verdwijnen spontaan, meestal binnen twee tot vier

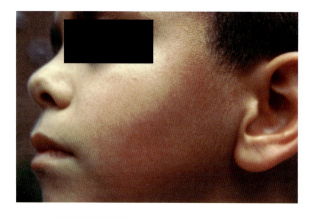

Figuur 7.7 Klinisch beeld erythema infectiosum (vijfde ziekte). Exantheem: de typische appelwangen of 'slapped cheeks' zijn hier zichtbaar.

weken. Een enkele keer blijven de klachten af en toe optreden over een periode van maanden en soms jaren. Deze complicatie komt ook voor bij mensen die geen exantheem hebben gehad en kan dan doen denken aan reumatoïde artritis. Dergelijke langdurige artralgieën lijken de gewrichten niet blijvend te beschadigen.

Bij mensen met een chronische hemolytische anemie of een verhoogde turnover van erytrocyten kan een parvovirus B19-infectie gecompliceerd verlopen en aplastische crises uitlokken met een diepe anemie waarvoor transfusies noodzakelijk zijn. Bij patiënten met een stoornis in de humorale immuniteit met onvoldoende antistofsynthese kan een persisterende parvovirus B19-infectie optreden met een chronische rodecelaplasie en anemie. Neutropenie, trombocytopenie en beenmergdepressie zijn hierbij ook beschreven maar de oorzaak is niet geheel duidelijk. Behandeling met immunoglobulinen uit een pool van gezonde donoren kan de infectie ten goede keren.

Tot slot kan een parvovirus B19-infectie gecompliceerd verlopen wanneer een vrouw tijdens de eerste helft van de zwangerschap een infectie doormaakt. Het virus kan dan het ongeboren kind infecteren, met een risico op de ontwikkeling van hydrops foetalis door verstoring van de foetale bloedaanmaak, wat kan leiden tot intra-uteriene vruchtdood (besproken in hoofdstuk 15).

7.6.6 EXANTHEMA SUBITUM (ROSEOLA INFANTUM, ZESDE ZIEKTE)

Casus 7.4

Cindy, een 9 maanden oude zuigeling, krijgt plotseling hoge koorts. Ze is daarbij niet heel ziek maar wel wat prikkelbaar. Ook drinkt ze minder dan normaal. Tijdens de derde dag met koorts draait ze plotseling haar ogen weg, is niet aanspreekbaar en vertoont symmetrische trekkingen van de armen en benen die ongeveer drie minuten duren. Op de eerste hulp van het ziekenhuis wordt Cindy nagekeken. Er zijn geen aanwijzingen voor een meningitis of een andere ernstige infectie. Behalve een milde verkoudheid en een cervicale lymfadenopathie worden bij het lichamelijk onderzoek geen bijzonderheden gevonden. De conclusie is dat Cindy waarschijnlijk een convulsie heeft gehad bij koorts ten gevolge van een virale infectie. De ouders krijgen adviezen en Cindy mag mee naar huis. De volgende dag lijkt ze opgeknapt te zijn. De koorts is verdwenen en ze drinkt vlot haar fles leeg. Dan ontwikkelt ze plotseling een fijnvlekkig rose-rood maculopapuleus exantheem over haar hele lichaam. De huisarts komt langs en concludeert dat Cindy exanthema subitum heeft.

Pathogenese

Tijdens onderzoek naar hiv in 1988 werd het nieuwe, tot dan toe onbekende, humane herpesvirus 6 (HHV-6) bij

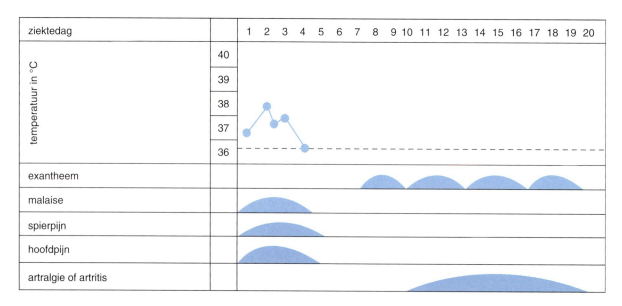

Figuur 7.8 Klinische kenmerken erythema infectiosum (vijfde ziekte).

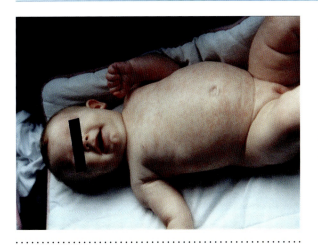

Figuur 7.9 Exanthema subitum (roseola infantum, zesde ziekte).

toeval gevonden in een lymfocytenkweek van een aidspatiënt. Later bleek het virus voornamelijk T-lymfocyten te infecteren, maar zich ook te kunnen vermeerderen in andere cellen zoals B-lymfocyten, megakaryocyten, macrofagen, epitheliale cellen, fibroblasten en glioblastoomcellen. Er zijn twee subtypen aangetoond: subtype A is zeldzaam en wordt voornamelijk gezien bij patiënten met een immuunstoornis; subtype B is het virus dat bij exanthema subitum wordt gevonden. Ook HHV-7, dat kort daarna werd ontdekt en ook lymfocyten infecteert, bleek exanthema subitum te kunnen veroorzaken. Beide virussen, HHV-6 en -7, zijn verwant aan het cytomegalovirus en kunnen regelmatig uit het speeksel geïsoleerd worden (zie ook de bespreking van de herpesvirussen in hoofdstuk 1).

De bron voor de infectie is meestal speeksel van gezonde personen (gezinsleden). Het virus komt het lichaam binnen via het slijmvlies van mond, neus of conjunctiva. Vervolgens dringt het mononucleaire cellen binnen, HHV-6 via de cellulaire receptor CD46 en HHV-7 via CD4. Na replicatie volgt een periode met een hoge viremie. Zoals alle herpesvirussen blijven HHV-6 en -7 na de acute infectie latent aanwezig in het lichaam, in mononucleaire cellen maar waarschijnlijk ook op andere plaatsen.

Klinisch beeld

Het ziektebeeld van exanthema subitum wordt gekenmerkt door plotseling optredende hoge koorts gedurende drie tot vijf dagen. Daarna zakt de koorts snel en op dat moment ontstaat een rose-rood maculopapuleus exantheem op het gezicht en op de romp ('koorts verdwijnt, exantheem verschijnt', figuur 7.9). De huiduitslag breidt zich uit en duurt een paar dagen. Het kind is meestal matig ziek.

Milde luchtwegverschijnselen (rinorroe, rode keel en lichte conjunctivale roodheid) en een lymfadenopathie in de hals komen regelmatig voor. Sommige kinderen hebben een licht oedeem van de oogleden. Tijdens de koortsperiode kan het kind prikkelbaar zijn en een verminderde eetlust hebben zoals ook in de casus is beschreven, maar veel kinderen met deze infectie lijken weinig last te hebben van de koortsperiode. Het is niet bekend waarom het exantheem optreedt in aansluiting op de koortsperiode.

Complicaties

Als complicatie kunnen convulsies voorkomen. Dit gebeurt bij 5-10% van de kinderen tijdens de koortsperiode en lijkt te wijzen op een betrokkenheid van het centraal zenuwstelsel bij de primaire infectie; HHV-6 is ook geïsoleerd uit de liquor.

Bij mensen met een ernstige stoornis in de cellulaire afweer, bijvoorbeeld na stamceltransplantatie, kan reactivatie van HHV-6 leiden tot klinische beelden met hoge koorts, beenmergdepressie, hepatitis, pneumonitis en encefalitis.

7.6.7 WATERPOKKEN (VARICELLA ZOSTER)

Waterpokken, veroorzaakt door het varicellazostervirus, is een klassieke kinderziekte. Bij deze infectie staat de

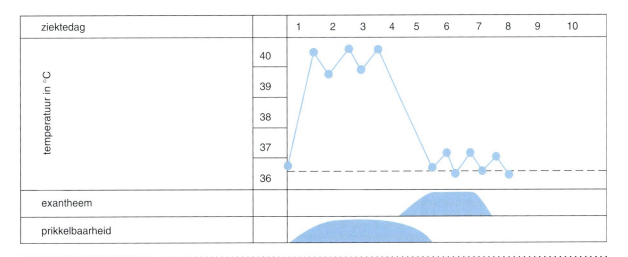

Figuur 7.10 Klinische kenmerken van exanthema subitum.

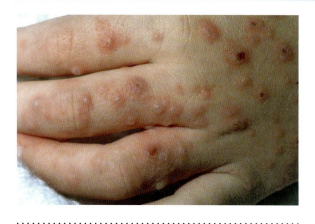

Figuur 7.11 Waterpokken: exantheem. Deze foto geeft fraai alle stadia naast elkaar aan (erytheem, papels, blaasjes, korsten).

huiduitslag met vesikels op de voorgrond (zie figuur 7.11). Deze aandoening wordt beschreven in hoofdstuk 6.

7.7 Overige infectieziekten met exantheem als klinisch symptoom

Een grote groep andere infecties dan hiervoor beschreven kan gepaard gaan met een exantheem. Enkele hiervan worden hierna beschreven, voor de overige beelden wordt verwezen naar andere hoofdstukken van dit boek.

7.7.1 ENTEROVIRUS

Enterovirussen vormen een genus behorend tot de familie van de *Picornaviridae*, dat wordt verdeeld in vele verschillende typen virussen, klassiek aangeduid als ECHO-virussen, coxsackievirussen, poliovirussen of simpelweg enterovirussen. Recent zijn de parechovirussen als een apart genus onderscheiden maar deze virussen veroorzaken wel vergelijkbare klinische beelden. De meerderheid van de infecties met enterovirussen verloopt asymptomatisch of met een mild beeld met koorts en aspecifieke verschijnselen. Ook neurologische manifestaties zijn echter van belang, speciaal de virale meningitis (zie hoofdstuk 9 voor de bespreking daarvan). De belangrijkste met exantheem geassocieerde typen zijn coxsackievirus A9 en A16 en enterovirus 71. Bij infecties door deze enterovirussen kunnen allerlei typen huiduitslag voorkomen: maculopapuleus, urticarieel, vesiculeus en soms ook petechiën. Een enterovirusinfectie met een vesiculeuze eruptie is de 'hand-voet-mond'-ziekte. Deze infectie wordt meestal veroorzaakt door het coxsackievirus A16. Klinisch zijn kleine blaasjes en erythemateuze vlekjes zichtbaar in de mond en ook kunnen ulcera optreden. Op de handpalmen en voetzolen en soms op de billen en romp zijn in een later stadium ook vlekjes en blaasjes zichtbaar. Deze ziekte heeft geen relatie met het dierlijke mond- en klauwzeervirus. Ook het beeld van een herpangina met blaasjes en ulcera in de mond, dat doet denken aan een herpessimplexinfectie, kan door enterovirussen veroorzaakt worden.

7.7.2 EPSTEIN-BARR-VIRUS EN CYTOMEGALOVIRUS

Infecties door epstein-barr-virus (EBV) en cytomegalovirus (CMV) worden beschreven in hoofdstuk 13. Exantheem wordt gemeld bij 3-15% van de patiënten met een EBV-infectie. Deze exanthemen zijn gewoonlijk maculopapuleus en kunnen doen denken aan mazelen. Ook CMV is soms geassocieerd met een morbilliform maculopapuleus exantheem.

7.7.3 ADENOVIRUS

Binnen de grote groep van de adenovirussen (ruim 50 typen), die klinisch vooral zijn geassocieerd met luchtweginfecties, conjunctivitis en diarree, zijn enkele typen gedocumenteerd die bij kinderen en volwassenen een rubelliform dan wel morbillivorm exantheem kunnen veroorzaken. Geschat wordt dat rond 2 tot 8% van de adenovirusinfecties gepaard gaat met deze huidreacties, maar vooralsnog ontbreken goede klinisch-epidemiologische studies die deze getallen onderbouwen.

7.7.4 MYCOPLASMA PNEUMONIAE

M. pneumonia is vooral bekend als verwekker van luchtweginfecties (zie hoofdstuk 3). Soms worden echter ook andere manifestaties gezien zoals aandoeningen van huid, centraal zenuwstelsel, hart, maag-darm of gewrichten. *M. pneumoniae* is geassocieerd met vele verschillende exanthemen, vooral maculopapuleuze vormen, maar ook met erythema exsudativum multiforme (EEM) en het stevens-johnsonsyndroom (SJS). Dit laatste ziektebeeld ontwikkelt zich drie dagen tot drie weken dagen na de initiële luchtwegverschijnselen, duurt gewoonlijk minder dan twee weken en verloopt meestal gunstig, zonder ernstige complicaties.

7.7.5 GIANOTTI-CROSTI-SYNDROOM (ACROPAPULEUS OF ACROPAPULOVESICULEUS SYNDROOM)

In 1957 beschreven Gianotti en Crosti, twee Italiaanse artsen, een exantheem dat zich kenmerkt door een papuleuze huiduitslag in het gezicht, op de billen en extremiteiten, inclusief de handpalmen en voetzolen. De romp is in klassieke gevallen niet aangedaan. De papels zien er soms uit als vesikels maar bevatten geen vocht. Het beeld wordt vooral gezien bij jonge kinderen, soms is er enige malaise en milde koorts. Er kunnen ook een lymfadenopathie en hepatomegalie aanwezig zijn. Het ziektebeeld werd aanvankelijk geassocieerd met een hepatitis B-infectie, maar inmiddels is duidelijk dat verschillende andere virussen, waaronder EBV en CMV, coxsackievirus A16 en luchtwegvirussen waaronder para-influenzavirussen, een soortgelijk beeld kunnen veroorzaken. Ook wordt het beeld weleens gezien na vaccinaties. Het beloop is goedaardig, het exantheem verdwijnt spontaan in twee tot negen weken.

7.7.6 EXANTHEEM BIJ ZOÖNOSEN

De bekendste zoönose in Nederland is de ziekte van Lyme. Na een beet door een met *Borrelia burgdorferi* besmette teek kan zich een typische huidlaesie ontwikkelen die erythema migrans wordt genoemd. Het betreft een laesie die zich ontwikkelt rondom de plaats van de tekenbeet. De laesie is erythemateus of kan eruitzien als een schietschijf met centrale bleekheid. Meestal is de huiduitslag symptoomloos, een enkele keer is deze pijnlijk of jeukt. Erythema migrans is een belangrijke klinische aanwijzing voor de ziekte van Lyme. Dit ziektebeeld wordt besproken in hoofdstuk 18.

7.7.7 EXANTHEEM OPGELOPEN IN HET BUITENLAND (REIZIGERS)

Wanneer iemand zich na een reis presenteert met een exantheem, hangt het af van het gebied waar de betrokkene is geweest aan welke infecties gedacht moet worden. Een belangrijke exanthemateuze infectieziekte die geregeld in Nederland wordt gezien is dengue of knokkelkoorts, vanwege de hevige spier- en gewrichtspijnen die daarbij optreden. De ziekte gaat gepaard met hoge koorts en in het geval van een herinfectie zelfs met hemorragische koorts en dengue-shocksyndroom. De besmetting wordt vooral opgelopen in Afrika en Zuidoost-Azië via besmette muggen. We noemen hier ook de vlektyfus en varianten hiervan, die voorkomen in de Verenigde Staten (*Rocky Mountain spotted fever*) en in het mediterrane gebied van Europa (*Mediterranean spotted fever, fièvre boutonneuse*). In hoofdstuk 19 worden deze en andere importziekten besproken.

7.8 Bof (parotitis epidemica)

Bof is een ontsteking van de speekselklieren veroorzaakt door bofvirus, net als mazelenvirus een paramyxovirus. De ziekte heeft meestal een mild beloop; ongeveer de helft van de gevallen verloopt subklinisch. Bof gaat gepaard met koorts gedurende drie tot vier dagen, soms griepachtige verschijnselen en een één- of tweezijdige zwelling van de grote speekselklieren van de wangen. Deze zwelling veroorzaakt pijn bij het eten en bij drinken van zure dranken en vaak ook oorpijn aan de aangedane kant. Bij inspectie van het gezicht is er een duidelijke zwelling van een of beide wangen waarbij het oor omhoog en naar buiten kan staan (zie figuur 7.12). Bij inspectie van de mond is er veelal zwelling en roodheid van de uitgang van de ductus parotideus. Na on-

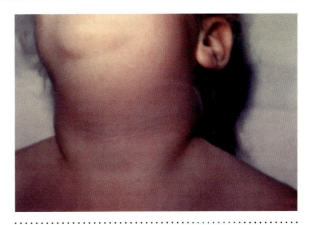

Figuur 7.12 Bilaterale zwelling van de oorspeekselklieren bij bof (parotitis). (Bron: CDC/Dr. Heinz F. Eichenwald [CDC nr. 3186])

geveer een week neemt de zwelling af en na twee weken is deze weer verdwenen. Complicaties zijn meningitis en orchitis (ontsteking van de zaadbal). Meningitis komt bij 1-10% van de patiënten met bof voor en dan vooral op de kinderleeftijd. Het is gewoonlijk een mild verlopend beeld dat zonder restverschijnselen geneest. Orchitis wordt gezien bij 15-35% van de mannen met bof en vooral na de puberteit. Het beeld begint gewoonlijk vier tot acht dagen na het optreden van de parotiszwelling met een pijnlijke zwelling gedurende drie tot zeven dagen. De orchitis is meestal eenzijdig en leidt zelden tot steriliteit. Sinds 1987 is vaccinatie tegen bof (BMR) opgenomen in het Rijksvaccinatieprogramma.

In 2007/2008 is er in Nederland een eerste grote epidemie van bof geweest sinds de introductie van vaccinatie tegen de ziekte. Hoewel verspreiding van het bofvirus hoofdzakelijk plaatsvond binnen de niet-gevaccineerde groepen in Nederland, zijn er ook veel meldingen geweest van klinische bof bij personen die wel waren ingeënt en van ziekenhuisopnames, met een meningitis als meeste geziene complicatie. Uitbraken van bof zijn sinds 2004 regelmatig gerapporteerd in verschillende Europese landen en in de Verenigde Staten en Canada. Hier betrof het mensen in de leeftijdscategorie van 15-24 jaar, waarvan een belangrijk deel bleek te zijn gevaccineerd. In 2004 was er in Nederland een incidentele grote uitbraak van bof onder leerlingen van een internationale school, waarbij de meeste leerlingen bleken te zijn gevaccineerd. In 2010 zijn grote uitbraken van bof vastgesteld onder gevaccineerde studenten in verschillende steden in Nederland. Hoewel er in dit geval vaak sprake bleek van een lokaal hoge infectiedruk, roepen de gevallen onder gevaccineerde volwassenen toch vragen op over de effectiviteit van het bofvaccin.

Anders dan bij ongevaccineerden, zijn bij gevaccineerden bofspecifieke IgM-antistoffen meestal niet aantoonbaar. Blijkbaar is de laboratoriumdiagnostiek van bof bij een gevaccineerde persoon beduidend minder sensitief dan bij een ongevaccineerde persoon. De infectie is nog wel aantoonbaar met PCR (keel, speeksel, urine) maar er vindt kennelijk nauwelijks of geen IgM-productie plaats, zodat dit bij laboratoriumonderzoek tot een onderschatting leidt van het aantal bofinfecties. Een goede verklaring voor deze verschillen kan nog niet worden gegeven. Vermoedelijk is een deel van de gevaccineerde personen onvoldoende beschermd en ontwikkelen deze personen wel een klinische parotitis maar geen viremie, wat past bij secundair vaccinfalen.

Kernpunten

- Exanthemateuze aandoeningen komen vooral bij jonge kinderen veel voor en hebben vaak een virale oorzaak.
- Een goede anamnese en lichamelijk onderzoek zijn belangrijk om onderscheid te kunnen maken tussen een infectieuze en een niet-infectieuze oorzaak en ook om binnen de groep van infecties de meest voor de hand liggende verwekkers te kunnen benoemen.
- Veelvoorkomende exanthemateuze aandoeningen zijn exanthema subitum (zesde ziekte) en erythema infectiosum (vijfde ziekte). Op roodvonk gelijkende beelden worden eveneens geregeld gezien.
- Rodehond en parvovirus B19-virusinfecties kunnen tijdens de zwangerschap ernstige complicaties geven bij het kind.
- Door toepassing van een goed vaccin tegen mazelen, rodehond en bof komen deze infectieziekten en de daaraan gekoppelde complicaties (o.a. pneumonie, encefalitis, congenitaal rubellasyndroom) in Nederland weinig meer voor. Ze worden nog wel gezien in uitbraken bij ongevaccineerde personen. Het zijn meldingsplichtige ziekten.
- Aanvullend laboratoriumonderzoek is vooral behulpzaam in geval van ernstige ziekteverschijnselen bij de patiënt, of wanneer infecties vermoed worden met potentiële risico's of relevantie voor vaccinatieprogramma's (bijv. mazelen en bof). In toenemende mate vervangen PCR-technieken hierbij de klassieke serologische bepalingen.
- Exanthemateuze aandoeningen van infectieuze oorsprong kennen op de kinderleeftijd in het algemeen een mild beloop en een gunstige prognose.
- Een effectieve, op de verwekker gerichte antivirale behandeling is in de meeste gevallen niet voorhanden. Bij roodvonk is behandeling met een penicillinepreparaat aangewezen.

Literatuur

Banatvala JE, Brown DWG. Rubella. Lancet. 2004;363:1127-37. Review.

Cherry JD. Section 10: Skin reactions: Cutaneous manifestations of systemic infections. In: Feigin R, Cherry JD. Feigin and Cherry's textbook of pediatric infectious diseases. New York: Saunders (Elsevier); 1998.

Duke T, Mgone CS. Measles. Not just another exanthema. Lancet. 2003; 361:763-73.

Hviid A, Rubin S, Mühlemann K. Mumps. Lancet. 2008;371:932-44.

Kliegman RM, Behrman RE, Jenson HB, Stanton BF. Nelson's textbook of pediatrics, 18e editie, hoofdstuk 16 Infectieziekten. New York: Saunders (Elsevier); 2007.

LCI-richtlijnen Infectieziektebestrijding. 5e herziene druk, deel 1 en 2. Bilthoven: RIVM-Cib-LCI;2008.

Plotkin SA, Wharton M. Mumps vaccine. In: Plotkin S, Orenstein W. Vaccines. 3rd ed. London: WB Saunders Company; 1999, p. 267-92.

Scott LA, Seabury Stone M. Viral exanthems. Dermatol Online J. 2003;9(3):4.

Weber DJ, et al. Chapter 52: The acutely ill patient with fever and rash. In: Mandell GL, Bennett JE, Dolin R. Mandell, Douglas and Bennett's Principles and practice of infectious diseases, 7th edition. New York: Churchill Livingstone (Elsevier); 2010.

Weiss ME. The fourth disease, 1900-2000. Lancet. 2001;357:299-301.

Winterberg DH. Exanthemen bij kinderen. Ned Tijdschr Geneeskd. 1996;140:1494-9.

Young NS, Brown KE. Parvovirus B19. N Engl J Med. 2004;350: 586-97.

Infecties van botten en gewrichten

R. Wagenmakers en J.E. Degener

8.1 Inleiding

Infecties van het bot en beenmerg (osteomyelitis) en infecties van gewrichten (artritis) worden regelmatig gezien in de klinische praktijk. Het gaat hierbij om een heterogene groep aandoeningen met verschillen in pathogenese, klinische presentatie en behandeling, die aanleiding kunnen geven tot ernstige morbiditeit en soms zelfs mortaliteit bij de patiënt. Bij kinderen kan een osteomyelitis of artritis leiden tot irreversibele groeistoornissen en deformiteiten, terwijl ook bij volwassenen structurele schade aan het aangedane bot of gewricht kan ontstaan. Een vroegtijdige onderkenning van het ziektebeeld en een snelle, adequate behandeling zijn daarom van groot belang. In dit hoofdstuk zal worden ingegaan op de pathogenese, symptomatologie, diagnostiek en behandeling van osteomyelitis en artritis in het algemeen, en ook op een aantal veelvoorkomende specifieke ziektebeelden.

8.2 Osteomyelitis

8.2.1 ANATOMIE VAN HET BOT

Het skelet is opgebouwd uit pijpbeenderen, onregelmatige beenderen en platte beenderen (figuur 8.1). Pijpbeenderen bestaan uit een schacht (diafyse) die aan beide uiteinden overgaat in een metafyse en wordt begrensd door een epifyse (figuur 8.2). De diafyse heeft een centrale mergholte, omgeven door een relatief dikke laag compacta, bestaande uit in de lengterichting van het bot verlopende osteonen of systemen van Havers (figuur 8.3). Ieder osteon is opgebouwd uit lamellen van osteocyten en botmatrix, bestaande uit anorganische zouten en collageenvezels. Deze lamellen zijn concentrisch gerangschikt rondom een centraal havers-kanaal, waarin zich bloedvaten en zenuwen bevinden. De havers-kanalen zijn onderling verbonden door horizontale kanalen, de kanalen van Volkmann. Ook de osteocyten hebben een onderlinge verbinding door een uitgebreid netwerk van canaliculi.

Epifyse en metafyse bestaan uit spongieus bot. Spongieus of trabeculair bot is opgebouwd uit botbalkjes die met grote tussenruimten (ongeveer 70% van trabeculair bot bestaat uit holten) binnen een dun laagje compacta zijn gelegen. Het bot wordt omgeven door het periost en gevoed via één of twee arteriae nutriciae, die in het middendeel van de diafyse via foramina nutriciae het periost en bot binnenkomen. De onregelmatige en platte beenderen bestaan uit spongieus bot, omgeven door een dunne laag compacta.

8.2.2 PATHOGENESE

Een acute osteomyelitis kan langs verschillende wegen ontstaan: via de bloedbaan vanuit een infectieus focus elders in het lichaam (hematogeen), door uitbreiding van een infectie van de omliggende weke delen (*per continuitatem*; zoals bij een diabetische voet), of door directe inoculatie van het bot door bijvoorbeeld een open botbreuk, penetrerende wond, of operatie (direct).

Een osteomyelitis wordt meestal door bacteriën maar soms ook door schimmels of virussen veroorzaakt. De meest voorkomende verwekkers zijn *Staphylococcus aureus* en bètahemolytische streptokokken (tabel 8.1). In alle gevallen ontstaat een inflammatoire reactie in het bot. Dit gaat gepaard met chemotaxis van polymorfonucleaire leukocyten en het optreden van interstitieel oedeem, waardoor er een obstructie van de vascularisatie van het aangedane bot optreedt. Hierdoor sterven de omringende osteocyten af en ontstaat een zone van necrotisch bot. Het lichaam zal trachten om dit inflammatoire proces af te kapselen door een zone van granulatieweefsel te vormen, waaromheen later een laag dicht fibreus weefsel wordt gevormd. Uiteindelijk kan op deze manier een abces ontstaan, waarbij zich centraal in het abces necrotisch bot bevindt, een zogeheten sekwester (sequestrum) (figuur 8.4). In een later stadium zal zich rondom dit afgekapselde proces een zone van reactief bot vormen. Als het lichaam erin slaagt om op deze manier het infectieuze proces volledig af te kapselen, kan een zogenoemd brodie-abces ontstaan. Dit brodie-abces kan vervolgens jarenlang latent aanwezig zijn alvorens weer klachten te geven. Slaagt het lichaam er echter niet in om het inflammatoire proces af te kapselen, dan zal het zich via de haver- en volkmannkanalen uitbreiden naar de metafysaire cortex en na door-

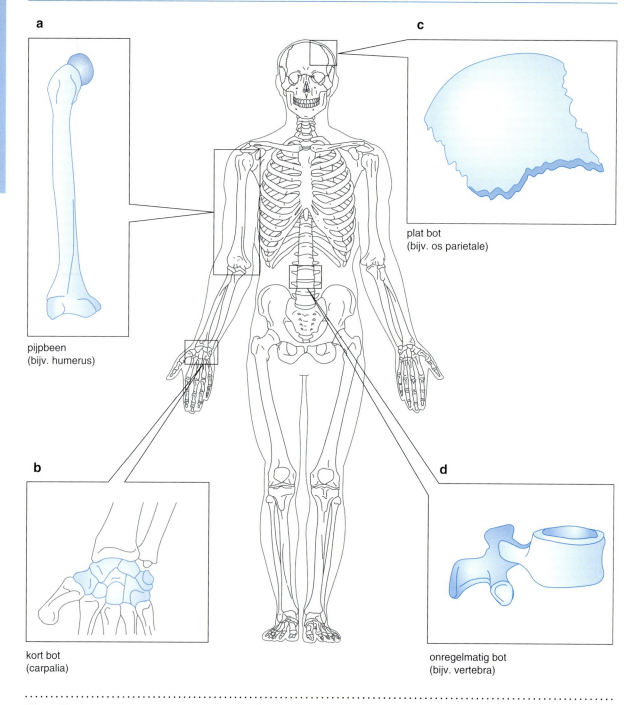

Figuur 8.1 Verschillende beenderen in het menselijk lichaam.

breken van deze cortex leiden tot een subperiostaal abces (figuur 8.5). Het periost wordt hierbij opgelicht van de cortex en gaat reactief nieuw bot vormen, wat involucrum wordt genoemd (figuur 8.5). Uiteindelijk kan het repeterende proces van zich uitbreidende osteomyelitis met abcedering en vorming van een involucrum leiden tot een situatie waarbij het gehele bot verdikt en verbreed is en zich in het bot holten bevinden met necrotisch bot omgeven door pus en ontstekingsweefsel ('Totenladenfenomeen'). Als het subperiostale abces door het periost breekt, treedt verdere uitbreiding naar de weke delen op en kan uiteindelijk een fistel naar de huid ontstaan. Wanneer de metafyse van het aangedane bot binnen het gewrichtskapsel van het aangrenzende gewricht is gelegen, leidt deze uitbreiding tot het ontstaan van een artritis.

8.2.3 SYMPTOMATOLOGIE

De klinische presentatie van een osteomyelitis kan sterk variëren. Er kan sprake zijn van een acuut ziektebeeld met zowel lokale verschijnselen (pijn, roodheid, zwelling, warmte en functiebeperking van het aangedane ledemaat), als systemische verschijnselen (koorts, algehele malaise), maar ook van een meer subacute presentatie, waarbij vooral pijn op de voorgrond staat en er

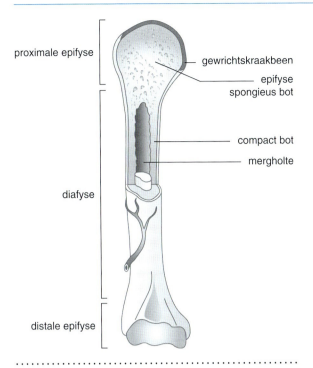

Figuur 8.2 Structuur van een pijpbeen.

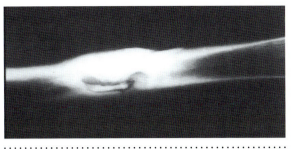

Figuur 8.4 Röntgenopname van een tibia links, met sclerose en een losliggend intramedullair gelegen sekwester met een kleine fistelopening in de cortex.

8.2.4 DIAGNOSTIEK

Bij het vermoeden van een osteomyelitis zal de diagnostiek in eerste instantie bestaan uit het verrichten van bloedonderzoek en het maken van een röntgenfoto van het aangedane skeletdeel. Aanvullend kan een skeletscintigram, CT-scan en/of MRI-scan worden gemaakt. Daarnaast zal men proberen het pathogene micro-organisme aan te tonen door afname van bloedkweken en eventuele punctie van de aangedane locatie in het bot.

Bloedonderzoek kan een verhoogd aantal leukocyten met linksverschuiving en een verhoogde waarde van de bezinkingssnelheid (bse) en C-reactief proteïne (CRP) laten zien. Deze afwijkingen zijn echter aspecifiek en kunnen bijvoorbeeld bij een subacute osteomyelitis in 50% van de gevallen ontbreken.

Een conventionele röntgenfoto zal meestal pas na twee weken afwijkingen laten zien, eerst wekedelenzwelling en later demineralisatie van het bot, met uit-

radiologische tekenen van osteomyelitis zijn, zonder verdere lokale of systemische infectieverschijnselen. Daarnaast kan er een chronische osteomyelitis bestaan, met recidiverende perioden van lokale infectie en eventuele fistelvorming, gepaard gaande met uitgesproken radiologische afwijkingen.

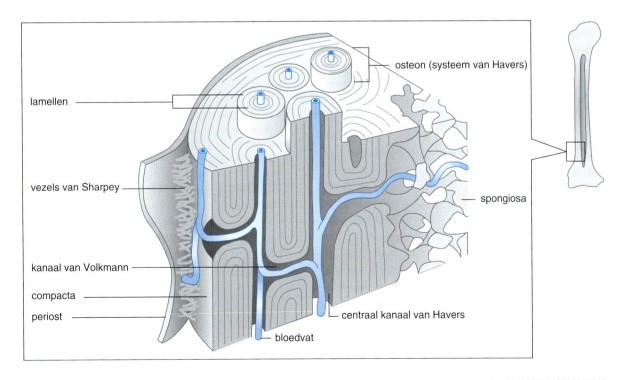

Figuur 8.3 Microscopische structuur van compact bot.

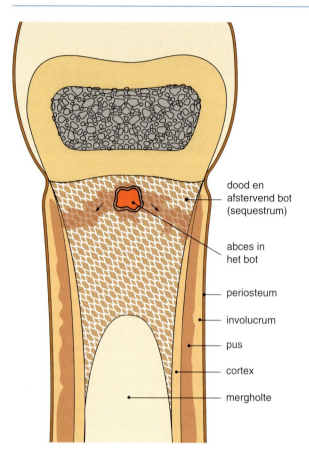
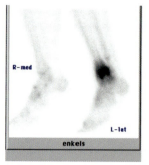
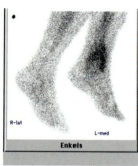

Figuur 8.5 Schematische weergave van de ontwikkeling van een osteomyelitis in de metafyse van een pijpbeen tot de vorming van een abces, sekwester, subperiostaal abces en involucrum.

Figuur 8.6 Bot- en leukocytenscan van een patiënt met een chronische osteomyelitis in de distale tibia. Verhoogde opname in de distale tibia, passend bij een osteomyelitis.

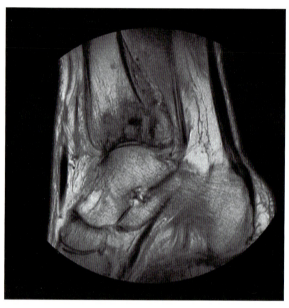

Figuur 8.7 MRI-scan van de patiënt uit figuur 8.6.

eindelijk corticale destructie en oplichting van het periost met subperiostale botvorming (involucrum). Een chronische osteomyelitis kenmerkt zich door de aanwezigheid van geïnfecteerd necrotisch bot (sequestrum) omgeven door granulatieweefsel, zichtbaar als een zone van sclerose in een gebied van radiolucentie. In de meest uitgesproken situatie ontstaat het zogenoemde Totenladenfenomeen. De sensitiviteit van een röntgenfoto om een acute osteomyelitis aan te tonen varieert van 43-75%, terwijl de specificiteit varieert van 75-83%.

Bij skeletscintigrafie wijst lokaal verhoogde activiteit in het bot bij een technetium (Tc-99m) -botscan, in combinatie met verhoogde activiteit ter plaatse op een Indium (In)-111-gelabelde leukocytenscan, sterk op het bestaan van een osteomyelitis (figuur 8.6).

Een CT-scan maakt vooral de ossale afwijkingen zichtbaar, terwijl een MRI-scan de mogelijkheid biedt om de toestand van zowel het beenmerg als de aangrenzende weke delen af te beelden (figuur 8.7). Hoewel de sensitiviteit van een MRI-scan voor het aantonen van de afwijkingen die passen bij een osteomyelitis groot is, is de specificiteit veel lager doordat soortgelijke afwijkingen ook kunnen ontstaan bij bijvoorbeeld een recent trauma of botinfarcering. In de toekomst lijkt er bij verdenking op een osteomyelitis een rol te zijn weggelegd voor de ^{18}F- fluorodeoxyglucose PET-scan, eventueel gecombineerd met een CT-scan.

Met een bloedkweek is in 50-75% van de gevallen bij een acute osteomyelitis het pathogene micro-organisme te isoleren.

Wanneer bij een osteomyelitis tevens een aangrenzend gewricht gezwollen is, moet dit gepuncteerd worden om een infectieuze artritis uit te sluiten.

8.2.5 BEHANDELING

De wijze van behandeling van een osteomyelitis wordt bepaald door het stadium van de ziekte. Wanneer zich nog geen abces of sekwesters hebben gevormd, kan volstaan worden met antibiotische behandeling, gericht op de geïsoleerde of meest waarschijnlijke verwekker(s). Tabel 8.1 toont de antibiotica van keuze bij de meest voorkomende bacteriële verwekkers van osteomyelitis. Wat betreft de optimale duur van deze antibiotische behandeling ontbreken gerandomiseerde studies. In de

Tabel 8.1	Meest voorkomende verwekkers van verschillende vormen van osteomyelitis en antibiotica van keuze.	
aandoening	verwekker(s)	behandeling*
acute osteomyelitis	onbekend	empirisch behandelen: smalspectrumpenicilline (flucloxacilline) met aminoglycoside
	S. aureus	smalspectrumpenicilline (flucloxacilline), eventueel met aminoglycoside
	- groep-A-streptokokken (S. pyogenes); - neonaat: groep-B-streptokokken (S. agalactiae)	smalspectrumpenicilline (benzylpenicilline)
	Pseudomonas spp.	ceftazidim (derdegeneratiecefalosporine), eventueel met aminoglycoside (tobramycine) of op geleide van de gevoeligheidsbepaling
	Escherichia coli	op geleide van kweek en gevoeligheid
osteomyelitis per continuitatem:	mengflora van aerobe en anaerobe bacteriën	chinolon (ciprofloxacine) of clindamycine, verder op geleide van kweek en resistentie
- chronische osteomyelitis zonder artroplastiek		- primair chirurgisch - antibiotica op geleide van kweek - in de regel langere behandeling met antibioticum dan bij acute vorm van osteomyelitis
- chronische osteomyelitis met artroplastiek	coagulasenegatieve stafylokokken (waaronder S. epidermidis)	- smalspectrumpenicilline (flucloxacilline) met rifampicine - flucloxacilline ongevoelig: glycopeptide (vancomycine) met rifampicine
spondylodiscitis	onbekend	- empirisch behandelen: smalspectrumpenicilline (flucloxacilline) met aminoglycoside - clindamycine met aminoglycoside

* Behandeling conform richtlijnen Stichting Werkgroep Antibioticabeleid (SWAB).

praktijk wordt gekozen voor een behandelduur van ten minste vier tot zes weken, waarbij initieel de antibiotica intraveneus worden toegediend, gevolgd door een orale behandeling. Als er wel sprake is van abces- of sekwestervorming dient deze antibiotische behandeling gecombineerd te worden met chirurgische drainage van het abces en verwijdering van al het necrotische bot. Dit is in de regel noodzakelijk bij een chronische osteomyelitis. Vaak zijn hierbij meerdere chirurgische ingrepen nodig, zowel om het infectieuze proces te saneren, als om de ontstane ossale en wekedelendefecten te herstellen.

Naast systemische antibiotische behandeling kan bij de chirurgische behandeling ook gebruikgemaakt worden van met antibiotica (meestal gentamicine) geïmpregneerde botcementkralen, die zorgen voor een hoge lokale concentratie van antibiotica.

8.2.6 ENKELE SPECIFIEKE VORMEN VAN OSTEOMYELITIS

Acute hematogene osteomyelitis

Casus 8.1

De huisarts heeft een 8-jarige jongen verwezen die al een week lang een piekende temperatuur heeft, die ondanks gebruik van een antipyreticum niet verdwijnt. Verder klaagt de jongen over pijn in zijn linkerenkel en over gevoeligheid van het linkerdijbeen. Hij brengt de pijn in verband met sportactiviteiten acht dagen geleden. De klachten zouden zijn begonnen direct na een partijtje voetbal, waarbij hij flink gevallen was.

Op de polikliniek wordt nu een jongen gezien met koorts tot 39,4 °C. Routinematig radiologisch onderzoek van het been laat geen bijzonderheden van de botten zien. Een skeletscintigram toont een actieve haard in het femur. Uit het gezwollen en warme enkelgewricht wordt troebel vocht gepuncteerd. Onderzoek laat zien dat er veel leukocyten in aanwezig zijn maar geen microscopisch aantoonbare bacteriën. De kweek van dit vocht en enkele bloedkweken leveren S. aureus op.

Een acute hematogene osteomyelitis wordt vooral gezien bij jonge kinderen, maar kan ook optreden bij ouderen, intraveneuze drugsgebruikers en patiënten met een centraalveneuze katheter. Bij kinderen is deze vorm van osteomyelitis meestal gelokaliseerd in de metafyse van lange pijpbeenderen, waarbij vooral de metafyse van het femur, de tibia en de humerus vaak zijn aangedaan. Dit hangt samen met de specifieke anatomie van het groeiende bot (figuur 8.8), die wordt gekenmerkt door het feit dat de groeischijf de vascularisatie van de metafyse scheidt van die van de epifyse (epifysaire schijf). Ter plaatse van deze epifysaire schijf maken de metafysaire arteriën een scherpe bocht en eindigen in veneuze sinusoïden. In deze veneuze sinusoïden is de bloedstroom vertraagd, waardoor ideale omstandigheden ontstaan voor proliferatie van bacteriën. Deze gunstige omstandigheden worden verder bevorderd door het ontbreken van fagocyterende reticulo-endotheliale cellen in de metafysaire capillairen. Bij een intra-articulair gelegen metafyse, zoals in het proximale femur en de humerus, kan uitbreiding van de osteomyelitis leiden tot een septische artritis. Bij neonaten breidt een osteomyelitis zich in ongeveer 50% van de gevallen uit naar het aangrenzende gewricht omdat de epifysaire schijf nog onvoldoende ontwikkeld is en er nog bloedvaten van de metafyse naar de epifyse lopen.

De belangrijkste verwekkers bij kinderen zijn *Staphylococcus aureus* en *Streptococcus pneumoniae*. Vóór de introductie van de *Haemophilus influenzae*-vaccinatie was ook dit een veelvoorkomende verwekker bij kinderen. Bij neonaten zijn groep-B-streptokokken en *E. coli* frequente verwekkers. Het gaat hierbij om bacteriën die door de moeder worden overgedragen op het pasgeboren kind. *Candida* en *Pseudomonas aeruginosa* worden vooral gezien bij intraveneuze drugsgebruikers en patiënten met centraalveneuze katheters. Bij kinderen wordt de diagnose meestal gesteld op basis van het klinische beeld. Frequent wordt een voorafgaand trauma genoemd als beginpunt van de klachten, zonder dat er overigens een direct causaal verband bestaat. Bij neonaten zijn er doorgaans zeer weinig specifieke klinische verschijnselen. Deze kunnen bestaan uit prikkelbaarheid, slecht drinken, verminderde bewegingsmogelijkheid van het betrokken ledemaat met gelokaliseerde drukpijn en zwelling, of pseudoparalyse.

Bij kinderen is conservatieve behandeling met antibiotica van de acute hematogene osteomyelitis vaak voldoende.

Osteomyelitis na een botbreuk

Het ontstaan van een infectie is een beruchte en gevreesde complicatie die vooral bij een open botbreuk (gecompliceerde fractuur) kan optreden. Bij een gecompliceerde fractuur is door letsel van de omringende weke delen (huid/spier) een directe verbinding ontstaan tussen de buitenwereld (aarde, straatvuil enz.) en het gefractureerde bot, waardoor uitgebreide contaminatie met een verscheidenheid aan pathogene micro-organismen kan plaatsvinden. Vooral *S. aureus*, bètahemolytische streptokokken en aerobe gramnegatieve bacillen, maar soms ook enterokokken, anaerobe bacteriën (zoals *Clostridium*), fungi en atypische mycobacteriën zijn hierbij als pathogene micro-organismen betrokken. Afhankelijk van het type fractuur, de uitgebreidheid van het wekedelenletsel en het gebruik van antibiotica zijn

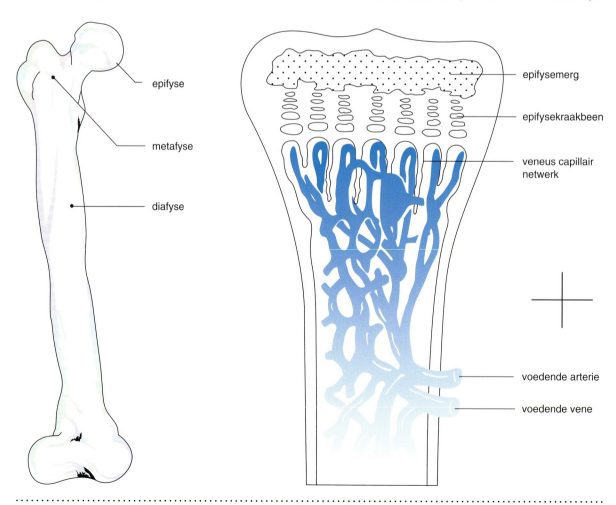

Figuur 8.8 Bouw en bloedvoorziening van het pijpbeen bij kinderen.

bij gecompliceerde fracturen infectiepercentages van 0,1 tot 50 beschreven. Daarnaast kan de infectie ontstaan ten tijde van de operatieve fractuurbehandeling, waarbij vooral *S. aureus* en coagulasenegatieve stafylokokken zijn betrokken.

Om een infectie bij een gecompliceerde fractuur te voorkomen is een zorgvuldig, zo nodig uitgebreid en vaak herhaaldelijk chirurgisch debridement noodzakelijk, waarbij al het vreemdlichaammateriaal en ook al het door het ongeval gedevitaliseerde weefsel dient te worden verwijderd. Vervolgens dient de fractuur operatief gestabiliseerd te worden met bedekking van de weke delen. Deze behandeling dient ondersteund te worden door een kortdurende toediening van een eerstegeneratiecefalosporine.

Wanneer zich een osteomyelitis ontwikkelt, gaat dit vaak gepaard met het niet genezen van de fractuur (geïnfecteerde *non-union*). Daarbij kunnen er lokale en algemene infectieverschijnselen bestaan, met soms vorming van een fistel naar de huid. In een dergelijke situatie dient de behandeling te bestaan uit een uitgebreide chirurgische nettoyage van de infectie, gecombineerd met een op de specifieke verwekker gerichte antimicrobiële behandeling. Biedt het aanwezige osteosynthesemateriaal nog goede stabiliteit aan de fractuur, dan kan dit in eerste instantie *in situ* worden gelaten en zal men langdurig antibiotisch verder behandelen tot er fractuurgenezing is opgetreden. Wanneer het osteosynthesemateriaal echter door de infectie los is gaan zitten of de fractuur onvoldoende stabiliseert, dient het materiaal vervangen te worden door een alternatieve, stabiele vorm van osteosynthese (bijv. een externe fixateur). Lukt het ondanks al deze behandelingen niet om fractuurgenezing tot stand te brengen en blijft er een chronische osteomyelitis bestaan, dan kan het in het uiterste geval noodzakelijk zijn een amputatie uit te voeren.

Vertebrale osteomyelitis en spondylodiscitis

Een infectie van de wervelkolom ontstaat meestal door hematogene verspreiding van bacteriën vanuit een huid-, wekedelen-, urineweg- of luchtweginfectie, of een infectieuze endocarditis naar een wervellichaam (vertebrale osteomyelitis of spondylitis) en/of tussenwervelschijf (spondylodiscitis). Ook kan een hematogene infectie van de wervelkolom zich voordoen bij patiënten met geïnfecteerde intraveneuze katheters en bij intraveneuze drugsgebruikers. Daarnaast kan een spondylitis en/of spondylodiscitis ontstaan als complicatie na wervelkolomchirurgie. De meest voorkomende verwekkers zijn *Staphylococcus aureus* en coagulasenegatieve stafylokokken. Een spondylodiscitis door infectie met *Mycobacterium tuberculosis* of *Brucella* wordt vooral gezien bij patiënten in, of afkomstig uit, endemische gebieden. Vooral bij intraveneuze drugsgebruikers en bij immuungecompromitteerde of postoperatieve patiënten kunnen ook infecties met gramnegatieve aerobe bacteriën en *Candida* spp. optreden. De infectie manifesteert zich vooral door lokale pijn over het aangedane deel van de wervelkolom. Vooral de lumbale wervelkolom is frequent aangedaan. Daarnaast treden er soms ook neurologische symptomen op door uitbreiding van de infectie naar het spinale kanaal of door compressie van een zenuwwortel. Op een conventionele röntgenfoto kunnen een versmalling van de tussenwervelschijf en erosies van de dek- en sluitplaten van de aangrenzende wervels zichtbaar zijn (figuur 8.9). Vooral MRI is zeer geschikt om een spondylodiscitis en/of spondylitis en een eventuele uitbreiding naar het spinale kanaal zichtbaar te maken. De behandeling is, naast het eradiceren van het pathogene micro-organisme, gericht op het behoud van een goede neurologische functie en stabiliteit van de wervelkolom. Hierbij volstaat vaak antimicrobiële behandeling. In de regel wordt deze empirisch gestart, gericht op de meest voorkomende verwekkers, omdat een (CT-geleide) biopsie met kweek in slechts 50% van de gevallen een bacteriële verwekker oplevert. De behandelduur bedraagt ten minste zes weken. Deze antibiotische behandeling kan ondersteund worden door een kortdurende periode van bedrust, gevolgd door een tijdelijke immobilisatie van de wervelkolom met een gipskorset of brace. Bij grote paravertebrale of epidurale abcessen met neurologische uitval is chirurgische drainage noodzakelijk, terwijl chirurgische stabilisatie van het aangedane segment van de wervelkolom noodzakelijk is bij het (dreigende) ontstaan van mechanische instabiliteit. Na een spondylodiscitis treedt vaak na ongeveer 12 tot 24 maanden een fusie van de twee betrokken wervels op en ontstaat een blokwervel. Wanneer een infectie ontstaat na een chirurgische ingreep aan de wervelkolom, zal de initiële behandeling bestaan uit een chirurgische nettoyage van de infectie gevolgd door een, soms langdurige, antibiotische behandeling. Een ingebracht rugimplantaat zal hierbij zo mogelijk in eerste instantie in situ worden gelaten.

Geïnfecteerde artroplastieken

Van de geïmplanteerde gewrichtsprothesen raakt ongeveer 1-5% geïnfecteerd. In 60-80% van de gevallen gaat het om een infectie die tijdens of direct na de operatie ontstaat door pathogenen afkomstig van de patiënt, de operatiekamer of het operatiepersoneel. Verwekkers zijn vooral coagulasenegatieve stafylokokken, waaronder *S. epidermidis*. De infectie kan zich in de direct postoperatieve fase manifesteren als een vroege postoperatieve infectie, maar ook als een late chronische infectie, waarbij de patiënt één tot enkele maanden na plaatsing van de prothese weer klachten krijgt van het geopereerde gewricht. Om deze ernstige complicatie te voorkomen, dienen bij de plaatsing van de prothese strikte preventieve maatregelen te worden genomen. Deze bestaan onder meer uit het gebruik van perioperatieve antimicrobiële profylaxe (eerstegeneratiecefalosporine), een modern luchtbehandelingsysteem op de operatiekamer, strikte hygiënische discipline van het operatie-

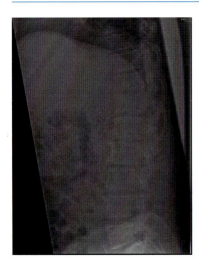

Figuur 8.9 Röntgenfoto van de thoracale wervelkolom van een patiënt met een spondylodiscitis van de tussenwervelschijf gelegen tussen de elfde en twaalfde thoracale wervel. Zichtbaar zijn de versmalling van de tussenwervelschijf en erosies van de dek- en sluitplaten van de aangrenzende wervels.

personeel en een zorgvuldige operatietechniek. Ook de wondverzorging in de postoperatieve fase dient onder strikte hygiënische condities plaats te vinden. In de overige 20-40% van de gevallen raakt de prothese langs hematogene weg geïnfecteerd vanuit een infectieus focus elders in het lichaam. Dit kan op ieder moment na plaatsing van de prothese plaatsvinden. Kenmerkend is het feit dat een voorheen probleemloos functionerend kunstgewricht plotseling weer klachten geeft. Pathogene micro-organismen zijn vooral *S. aureus*, coagulasenegatieve stafylokokken, streptokokken, gramnegatieve bacteriën en enterokokken. Het klinische beeld van een geïnfecteerde gewrichtsprothese kan sterk wisselen. In veel gevallen gaat het om een indolente infectie waarbij pijn op de voorgrond staat. In sommige gevallen is er sprake van een fulminante infectie met koorts, koude rillingen en andere systemische verschijnselen. Op termijn kan de infectie leiden tot loslating van de prothese, zichtbaar op een röntgenfoto.

Bij de behandeling van geïnfecteerde prothesen dient rekening te worden gehouden met het feit dat de veroorzakende bacteriën op het protheseoppervlak en op ingebracht cement een biofilm (vastgehechte bacteriën omgeven door hun extracellulaire polymere substantie, EPS of glycocalix) (zie hoofdstuk 16, figuur 16.5) vormen waarin ze zich, onbereikbaar voor antibiotica, volop kunnen vermenigvuldigen. Als er sprake is van een vroeg postoperatieve infectie (minder dan 4 weken na implantatie), is er vaak nog weinig biofilm gevormd. Er zal dan getracht worden de prothese te behouden door het gewricht uitgebreid te spoelen en vervolgens ten minste vier tot zes weken antibiotisch te behandelen. In 70% van de gevallen leidt dit tot sanering van de infectie. Bij een late chronische infectie is het noodzakelijk om de prothese en eventueel gebruikt cement met de aanwezige biofilm te verwijderen. In de regel wordt de patiënt vervolgens ten minste zes weken antibiotisch behandeld en vindt bij genormaliseerde ontstekingsparameters re-implantatie plaats van een nieuwe prothese. Deze revisie in twee stadia van een geïnfecteerde prothese is succesvol in 90% van de gevallen. Een acute hematogene infectie van een voorheen goed functionerende, goed gefixeerde prothese kan initieel als een vroege infectie met behoud van de prothese worden behandeld. Wanneer deze strategie echter niet of onvoldoende leidt tot een klinische verbetering, dient de prothese alsnog verwijderd te worden, gevolgd door een tweestappenrevisie. In een aantal gevallen, zoals bij infecties met zeer resistente micro-organismen, of in situaties waarin de kwaliteit van het bot of de weke delen zeer slecht is geworden, kan ervoor gekozen worden om geen nieuwe prothese meer in te brengen (girdlestoneresectieartroplastiek). Ook kan in uitzonderlijke gevallen, zoals bij patiënten die een te slechte conditie hebben om een operatieve ingreep te ondergaan, worden gekozen voor een langdurige suppressietherapie waarbij de prothese niet verwijderd wordt. Dit is alleen mogelijk bij weinig agressieve bacteriën die gevoelig zijn voor orale antibiotica en waarbij de patiënt langdurig orale antibiotische behandeling verdraagt. De prognose op de langere termijn is hierbij meestal slecht.

8.3 Artritis

8.3.1 ANATOMIE VAN HET GEWRICHT

Een artritis komt vooral voor in synoviale gewrichten (junctura synovialis). Een synoviaal gewricht bestaat uit een gewrichtsholte waarin zich twee met hyalien kraakbeen beklede gewrichtsvlakken bevinden en die wordt omgeven door het gewrichtskapsel (figuur 8.10). Dit gewrichtskapsel bestaat uit een buitenwand (membrana fibrosa), opgebouwd uit collageen bindweefsel en verstevigd met gewrichtsbanden (ligamenten), en een binnenwand, de membrana synovialis (synovia). De synovia is rijk gevasculariseerd en zorgt voor aan- en afvoer van de gewrichtsvloeistof. Deze vloeistof levert de voedingsstoffen van het avasculaire kraakbeen.

8.3.2 PATHOGENESE

De belangrijkste oorzaken van een artritis zijn infectie (infectieuze artritis), een immunologische reactie op een doorgemaakte infectie elders in het lichaam (postinfectieuze of reactieve artritis), reumatische aandoeningen (zoals reumatoïde artritis en systemische lupus erythematosus) en metabole aandoeningen (waaronder kristalartropathieën als jicht en pseudojicht). In dit hoofdstuk zal vooral worden ingegaan op de infectieuze en postinfectieuze artritiden.

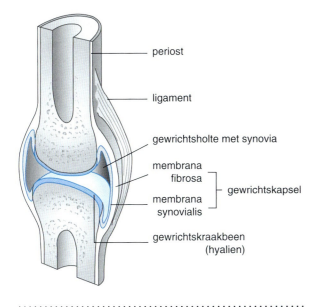

Figuur 8.10 Schematische weergave van een synoviaal gewricht.

Een infectieuze artritis ontstaat meestal door hematogene verspreiding van pathogene bacteriën (septische artritis) of virussen (virale artritis) vanuit een infectieus focus elders in het lichaam naar een gewricht. Minder vaak gaat het hierbij om fungi of mycobacteriën. Daarnaast kan een infectieuze artritis worden veroorzaakt door directe inoculatie van het gewricht met pathogenen door een trauma, operatie of intra-articulaire injectie. Vooral bij kinderen kan een artritis ook ontstaan door uitbreiding *per continuitatem* vanuit een osteomyelitishaard in een intra-articulair gelegen metafyse van een pijpbeen. Bij neonaten maken de nog aanwezige capillairen tussen metafyse en epifyse uitbreiding van een osteomyelitis naar een artritis mogelijk. De meest voorkomende verwekkers van een septische artritis bij kinderen en volwassenen zijn *Staphylococcus aureus* en streptokokken. Vóór de *Haemophilus influenzae*-vaccinatie was ook dit een veelvoorkomende verwekker van een septische artritis bij kinderen. Bij jonge, seksueel actieve volwassenen is *Neisseria gonorrhoeae* (gonokokkenartritis) een belangrijke verwekker. Gramnegatieve bacteriën (zoals *E. coli*, *Pseudomonas aeruginosa*) worden vooral gezien bij neonaten, ouderen, intraveneuze drugsgebruikers en immuungecompromitteerde patiënten.

De infectie geeft aanleiding tot een acute inflammatoire cellulaire reactie in het synoviale kapsel. Dit prikkelt het slijmvlies onder andere tot de productie van abnormale hoeveelheden synoviale vloeistof, waardoor een hydrops van het gewricht ontstaat. Vanuit het kapsel kunnen bacteriën in de synoviale vloeistof komen waar ze zich verder kunnen prolifereren. Vrijkomende proteasen, cytokinen en tumornecrosefactoren kunnen vervolgens, samen met de toenemende intra-articulaire druk, binnen enkele dagen leiden tot destructie van het kraakbeen van het gewricht.

Een virale artritis is in de regel onderdeel van een virale infectie met meer algemene kenmerken zoals hepatitis B en erythema infectiosum (parvovirus B19), bof en rubella (deze laatste twee nu zeldzaam door vaccinatie). Deze infecties worden elders in dit boek meer in detail besproken.

Bij een reactieve artritis is de oorzaak meestal immunologisch, waarbij er een relatie bestaat met een voorafgaande microbiële infectie, bijvoorbeeld poststreptokokkenartritis of acuut reuma. Ook bij genitale infecties door *Chlamydia trachomatis* is dit een bekende complicatie. Bij een postinfectieuze reactieve artritis wordt de ontsteking gemedieerd door T-lymfocyten en antistoffen tegen bacteriële componenten die kruisreageren met de synoviale membraan. De bacterie die de antistofrespons heeft opgeroepen, heeft in veel gevallen weken tevoren elders in het lichaam een infectie veroorzaakt (bijv. een keelontsteking, urineweginfectie of gastro-enteritis) maar is ten tijde van het optreden van de artritis niet meer te vinden met een kweek. Een reactieve artritis wordt vaker gevonden bij patiënten bij wie het histocompatibiliteitsantigeen HLA-B27 aanwezig is.

8.3.3 SYMPTOMATOLOGIE

Een acute septische artritis is een ernstig ziektebeeld waarbij onbehandeld een mortaliteit van 10-30% is beschreven. Daarnaast kan de snelle ontwikkeling van kraakbeenschade op termijn leiden tot voortijdige slijtage van het gewricht. Een snelle onderkenning van het ziektebeeld en een vroegtijdig ingestelde behandeling zijn daarom van groot belang. De diagnose wordt voor het belangrijkste deel gesteld op het klinische beeld. Vooral patiënten met onderliggende gewrichtsaandoeningen (zoals reumatoïde artritis en artrose), patiënten met een chronische systeemziekte (zoals diabetes mellitus, maligniteit) of gecompromitteerde immuunstatus (bijv. door langdurig gebruik van corticosteroïden) en patiënten die intraveneus drugs gebruiken, hebben een verhoogd risico op een septische artritis.

Patiënten met een acute septische artritis presenteren zich met een pijnlijk, gezwollen, rood, warm aanvoelend en functiebeperkt gewricht. De toegenomen hoeveelheid synoviale vloeistof in het gewricht maakt dat het gewricht een positie inneemt waarbij zijn inhoud maximaal is. Deze zogeheten stand van Bonnet is voor de knie bijvoorbeeld in lichte flexie, terwijl bij een artritis van de heup het gewricht in flexie, exorotatie en lichte abductiestand wordt gehouden. Daarnaast kan de patiënt koorts en algemene ziekteverschijnselen vertonen. Een septische artritis is meestal (80-90%) monoarticulair, waarbij in 50% van de gevallen het kniegewricht is aangedaan. Bij volwassenen zijn verder vaak de schouder-, pols- en enkelgewrichten aangedaan, terwijl bij kinderen vooral een infectie van het heupgewricht voorkomt. Bij immuungecompromitteerde patiënten en patiënten met reumatoïde artritis (die ook vaak medicamenteus immuungecompromitteerd zijn) kan een artritis zich gelijktijdig in meerdere gewrichten manifesteren. Bij patiënten met reumatoïde artritis moet een septische artritis worden overwogen wanneer een patiënt ongebruikelijk meer pijn heeft aan een eerder door reumatoïde artritis aangetast gewricht. Bij virale infecties zijn meestal meerdere gewrichten aangetast. Anders dan bij een bacteriële artritis worden bij een virale artritis vaak de kleine gewrichten van de hand getroffen; soms zijn deze beiderzijds in een symmetrisch patroon aangetast. Bij een virale artritis toont de patiënt vaak verschijnselen van de onderliggende virale infectie zoals hepatitis B of erythema infectiosum. Bij infecties met mycobacteriën of fungi is er meestal sprake van een meer sluipend beloop, waarbij vooral een geleidelijk progressieve gewrichtsdestructie op de voorgrond staat. Deze chronische infectieuze artritis wordt vooral gezien bij immuungecompromitteerde en chronisch zieke patiënten. De diagnose van een postinfectieuze reactieve artritis berust vooral op de anamnese van een recent doorgemaakte infectie elders in het lichaam.

8.3.4 DIAGNOSTIEK

Er bestaat geen gouden standaard voor het diagnosticeren van een septische artritis. De klinische bevindingen spelen een grote rol. In de praktijk zal gebruik worden gemaakt van bloedonderzoek, radiologische diagnostiek en analyse van gewrichtspunctaat.

Bij een acute septische artritis is er meestal sprake van een verhoogde CRP en bse. Daarnaast kan er sprake zijn van een leukocytose met linksverschuiving. Deze afwijkingen zijn echter aspecifiek. Een conventionele röntgenfoto kan in het initiële stadium van een artritis zowel periarticulaire wekedelenzwelling als een subtiele verbreding van de gewrichtsspleet tonen. Het belangrijkste diagnostische hulpmiddel is analyse van een punctaat uit het aangedane gewricht. Deze punctie kan zo nodig echo- of CT-geleid worden verricht. Van dit gewrichtsvocht moet een grampreparaat worden gemaakt en moet een kweek worden ingezet op aeroben en anaeroben en op indicatie ook op fungi en mycobacteriën. Daarnaast moet het punctaat beoordeeld worden op de aanwezigheid van leukocyten en hun aantal, en daarnaast op het percentage polymorfonucleaire cellen. Bij volwassenen moet in het punctaat ook altijd gekeken worden naar de aanwezigheid van urinezuur- of pyrofosfaatkristallen om jicht en pseudojicht uit te sluiten. Bij verdenking op een gonokokkenartritis zal men ook een PCR van het gewrichtspunctaat en een uitstrijk van de urethra of cervix moeten uitvoeren. Op indicatie kan serologisch onderzoek worden verricht.

De gramkleuring bij een septische artritis is positief in 50% van de gevallen, terwijl kweek in 80-90% van de gevallen de verwekker oplevert. Bloedkweken leveren in 50-70% van de gevallen het pathogene micro-organisme op. Het punctaat heeft bij een septische artritis een purulent aspect en bevat meestal tussen de 50.000/mm^3 en 100.000/m^3 leukocyten, met meer dan 75% polymorfonucleaire leukocyten.

Bij een virale artritis bevat het punctaat in de regel weinig cellen, waardoor het geen purulente indruk maakt. Het zal overwegend mononucleaire cellen laten zien. Het veroorzakende virus wordt zelden uit het punctaat geïsoleerd. Met serologisch onderzoek kunnen als regel antilichamen gericht tegen de vermoedelijke verwekker worden gevonden.

Bij een postinfectieuze artritis toont het punctaat een overmaat van ontstekingscellen (10^5 cellen, vooral granulocyten). Het vocht is echter steriel bij kweek. Ook hier kan serologisch onderzoek eventueel aanwezige antilichamen tegen de vermoedelijke verwekker aantonen.

8.3.5 BEHANDELING

De behandeling van een septische artritis dient zo snel mogelijk na het stellen van de diagnose te starten om gewrichtsschade te voorkomen. Deze behandeling bestaat uit een combinatie van antibiotica en chirurgische drainage van het gewricht. De antibiotische behandeling wordt gestart na afname van bloedkweken en een punctaat uit het aangedane gewricht. De keuze van het antibioticum wordt initieel bepaald door het grampreparaat en de vermoedelijke verwekker(s) en later zo nodig aangepast op geleide van de kweekuitslag (tabel 8.2). De duur van de antibiotische behandeling is in de regel ten minste twee tot vier weken, waarbij de antibiotische behandeling initieel in de meeste gevallen intraveneus plaatsvindt. De chirurgische behandeling is gericht op het draineren en vervolgens uitvoerig spoelen van het gewricht. Dit kan met een dikke naald (vooral bij kleine gewrichten, bijvoorbeeld van de vingers), een artroscopie (knie, schouder en enkel) of een artrotomie (heup). Bij een virale artritis verdwijnen de gewrichtsklachten meestal spontaan binnen twee weken. In sommige gevallen kunnen patiënten echter nog maandenlang wisselende gewrichtsklachten hebben.

Infecties van botten en gewrichten

Tabel 8.2 Meest voorkomende verwekkers van verschillende vormen van artritis en antibiotica van keuze.

aandoening	verwekker(s)	behandeling*
septische artritis	onbekend	empirisch: smalspectrumpenicilline (flucloxacilline) met aminoglycoside (tobramycine)
	S. aureus	smalspectrumpenicilline (flucloxacilline), eventueel met aminoglycoside
	- groep-A-streptokokken (S. pyogenes); - neonaat: groep-B-streptokokken (S. agalactiae)	smalspectrumpenicilline (benzylpenicilline)
	Haemophilus influenzae	op geleide van gevoeligheid
	Neisseria gonorrhoeae	ceftriaxon (derdegeneratiecefalosporine)
	Pseudomonas spp.	ceftazidim (derdegeneratiecefalosporine), eventueel met aminoglycoside (tobramycine) of op geleide van de gevoeligheidsbepaling
virale septische artritis	hepatitis B-virus	zie hoofdstuk 11
	parvovirus	zie hoofdstuk 7
	bofvirus	zie hoofdstuk 7
	rubellavirus	zie hoofdstuk 7

* Behandeling conform richtlijnen Stichting Werkgroep Antibioticabeleid (SWAB).

Kernpunten

- Osteomyelitis en artritis zijn ernstige aandoeningen die kunnen leiden tot ernstige morbiditeit en soms zelfs mortaliteit bij de aangedane patiënt.
- Ze kunnen bij kinderen aanleiding geven tot irreversibele groeistoornissen en deformiteiten en bij volwassenen tot structurele beschadiging van aangedane botten en gewrichten.
- Vroegtijdige onderkenning en behandeling van een osteomyelitis of artritis is om deze redenen van groot belang.
- Een acute osteomyelitis kan langs hematogene weg, door uitbreiding *per continuitatem* of door directe inoculatie van het bot ontstaan.
- De meest voorkomende verwekkers van een osteomyelitis zijn *Staphylococcus aureus* en bètahemolytische streptokokken.
- De klinische presentatie van een osteomyelitis kan variëren van een acuut tot een meer subacuut of chronisch ziektebeeld.
- Bij een vermoeden van osteomyelitis bestaat de diagnostiek uit bloedonderzoek en een röntgenfoto van het aangedane skeletdeel, zo nodig aangevuld met een skeletscintigram, CT-scan en/of MRI-scan. Daarnaast zal men proberen de verwekker aan te tonen door bloedkweken en eventuele punctie van het aangedane bot.
- De behandeling van osteomyelitis is afhankelijk van het stadium van de ziekte. De hoeksteen van de behandeling wordt gevormd door toediening van antibiotica, zo nodig gecombineerd met chirurgische nettoyage van het geïnfecteerde bot.
- De keuze van antibiotica is aanvankelijk empirisch, gericht op de meest voorkomende verwekkers, en wordt later zo nodig aangepast aan geïsoleerde verwekkers.
- Artritis kan infectieus, reactief (postinfectieus), reumatisch of metabool van aard zijn.
- Infectieuze artritis kan langs hematogene weg, door uitbreiding *per continuitatem* of door directe inoculatie van het gewricht ontstaan.
- De meest voorkomende verwekkers van artritis zijn *Staphylococcus aureus* en streptokokken.
- De diagnose van infectieuze artritis wordt vooral gesteld op het klinische beeld. Daarnaast wordt gebruikgemaakt van bloedonderzoek, een röntgenopname van het aangedane gewicht en analyse van het gewrichtspunctaat.
- De behandeling van infectieuze artritis bestaat uit chirurgische drainage van het gewricht, gevolgd door een antibiotische behandeling.

Literatuur

Christian S, Kraas J, Conway WF. Musculoskeletal infections. Sem Roentgenol. 2007;42(2):92-101.

Fitzgerald RH, Kaufer H, Malkani AL. Orthopaedics. New York: Mosby; 2002.

Mandell GL, Bennet JE, Dolin R. (eds.). Mandell, Douglas and Bennett's principles and practice of infectious diseases. 7th ed. New York: Churchill Livingstone; 2010.

Mathews CJ, Coakley G. Septic arthritis: current diagnostic and therapeutic algorithm. Curr Opin Rheumatol. 2008;20:457-62.

Mathews CJ, Kingsley G, Field M, Jones A, Weston VC, Phillips M, et al. Management of septic arthritis: a systematic review. Ann Rheum Dis. 2007;66:440-5.

Verhaar JAN, Mourik JBA van. Orthopedie. Tweede, herziene druk. Houten: Bohn, Stafleu van Loghum; 2008.

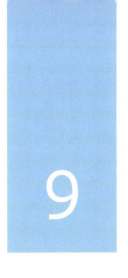

9 Infecties van het centrale zenuwstelsel

J.M.D. Galama en M. van Deuren

9.1 Inleiding

Infecties van het centrale zenuwstelsel (czs) zijn relatief zeldzaam maar vaak levensbedreigend. Anatomisch is het czs goed beschermd: tegen penetrerend letsel door de stevige schedel, wervels en dura mater, tegen mechanische schokken door de liquor cerebrospinalis, die een hydraulisch stootkussen vormt, en tegen via bloed overdraagbare infecties door gespecialiseerde endotheelcellen die het lumen van de bloedvaten in het czs bekleden: de bloed-hersenbarrière (BHB) (figuur 9.1). Toch is deze bescherming niet volledig waterdicht. Virussen, bijvoorbeeld rabiës-, polio- en herpesvirussen, kunnen het czs bereiken door zich centripetaal te verspreiden langs zenuwbanen. Ook diverse bacteriën, schimmels en parasieten beschikken over instrumenten om de BHB te passeren. Bovendien kunnen ziekteverwekkers rechtstreeks het czs binnendringen wanneer de anatomische barrière door infectie van een aangrenzende structuur (otitis, sinusitis, osteomyelitis) geschonden is, of wanneer de barrière als gevolg van een congenitaal defect (spina bifida, congenitale liquorlekkage), tumor, ongevalsletsel, operatie, punctie, drain of katheter is doorbroken.

Toch komen infecties van het czs maar relatief weinig voor. Een intact immuunsysteem voorkomt doorgaans dat dergelijke infecties zich kunnen ontwikkelen. Daarom zou men infecties van het czs – zeker wanneer ze recidiveren of zich ook bij familieleden voordoen – kunnen beschouwen als het gevolg van een bepaalde vorm van immunodeficiëntie.

9.2 Immuniteit

9.2.1 INLEIDING

Er kleven twee nadelen aan het feit dat het czs wordt beschermd door de BHB en de onbuigzame structuren van de schedel. Ten eerste zorgt de relatieve ondoordringbaarheid van de BHB ervoor dat het czs en de liquor praktisch verstoken zijn van complement en immunoglobulinen, essentiële onderdelen van het aangeboren en verworven humorale immuunsysteem. Ten tweede heeft het verworven immuunsysteem zijn responsen aangepast om zwelling van hersenweefsel te voorkomen, aangezien dit tot verhoging van de intracraniële druk leidt, met belemmering van de bloedstroom als gevolg. Een van die aanpassingen is dat er geen lymfeklieren aanwezig zijn in het czs; die bevinden zich buiten de schedel, in de cervicale regio. De activatie en daaropvolgende proliferatie van T- en B-cellen vinden plaats in lymfeklieren, dus buiten het czs. Als gevolg daarvan moeten rijpe T- en B-cellen naar het czs migreren om pathogenen aan te vallen en lokale antistoffen aan te maken. Daarnaast zal voor immuunresponsen worden uitgeweken naar Th2-cytokinen en B-cellen. Op die manier worden cytotoxische T-celresponsen en vertraagd type overgevoeligheidsreacties, belangrijke effectormechanismen bij de bestrijding van intracellulaire pathogenen, vervangen door mildere immuunresponsen, die minder schadelijk zijn voor het hersenparenchym.

Bepaalde delen van het czs worden aangeduid als immuungeprivilegieerde plaatsen: de grijze stof bijvoorbeeld, waar de immunologische herkenning van cellulaire antigenen (via HLA-klasse-I-expressie op celmembranen) verminderd is maar de herkenning van oplosbare antigenen intact. In andere delen van de hersenen (witte stof, meningen) is de herkenning van cellulaire antigenen echter grotendeels intact. Met immuungeprivilegieerd wordt dan ook hoofdzakelijk bedoeld dat de immuunrespons strikt gereguleerd is, om immuungemedieerde schade tot een minimum te beperken.

9.2.2 LIQUOR CEREBROSPINALIS

Het czs is omgeven door en zijn ventrikelsysteem gevuld met liquor cerebrospinalis, de hersen- en ruggenmergvloeistof die geproduceerd wordt door capillairen in de plexus choroideus en geresorbeerd door de villi en granulationes arachnoidales in de veneuze sinussen (figuur 9.2). Bij volwassenen bedraagt de totale hoeveelheid liquor 125-150 ml en de dagelijkse productie 500-600 ml; de liquor wordt dus vier keer per dag vervangen. Onder normale omstandigheden zorgt het evenwicht tussen secretie en resorptie van liquor voor een intracraniële druk van 60-200 mm H_2O.

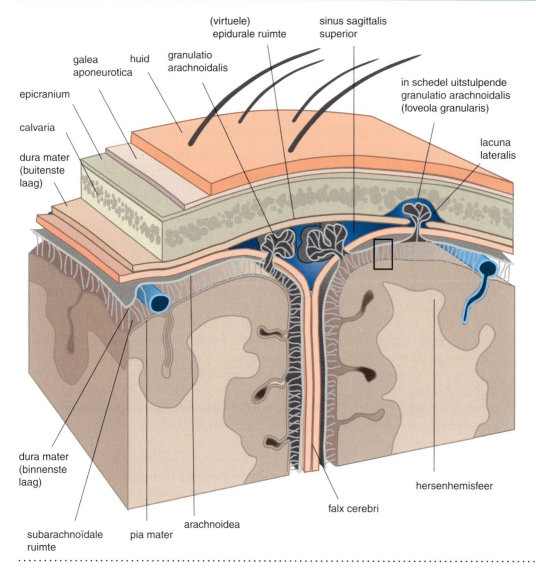

Figuur 9.1 De vliezen die het czs bedekken.

De samenstelling van de liquor is het complexe resultaat van transsudatie en actief transport van vloeistof en plasma-eiwitten uit capillairen naar het hersenparenchym en van daaruit naar het ventrikelsysteem. Uiteindelijk bevat de liquor in het czs geproduceerde proteïnen, uit bloed afkomstige proteïnen zoals albumine – die uitsluitend buiten het czs worden geproduceerd – en immunoglobulinen, die gewoonlijk uit het bloed afkomstig zijn maar ook in het czs kunnen worden geproduceerd. Wijzigingen in de samenstelling van de liquor zijn hoofdzakelijk het gevolg van veranderingen in het vervangingsproces, bijvoorbeeld in de productie en resorptie van de liquor. Het is daarentegen ook mogelijk dat een lokale of systemische inflammatoire cytokinerespons of een bloeding de permeabiliteit van de BHB beïnvloedt en zo een verandering in de transsudatie teweegbrengt. Daarom is lekkage, zoals dit vaak wordt genoemd, niet altijd een juiste verklaring voor veranderingen in de liquorsamenstelling.

9.3 Infecties van het centrale zenuwstelsel

9.3.1 INLEIDING

Infecties van het czs kunnen op verschillende manieren worden ingedeeld, namelijk op basis van:
- de categorie ziekteverwekker: prionen, virussen, bacteriën, schimmels, parasieten (tabel 9.1);
- de plaats in het czs, bijvoorbeeld meningitis, encefalitis, neuritis (radiculitis) of focale infecties zoals hersenabcessen, epidurale abcessen en intracraniële flebitis;
- het klinische beloop: acuut, chronisch of een langzame infectie met een progressief beloop gedurende meerdere jaren.

Soms is een ontsteking van het czs het gevolg van een auto-inflammatoire of auto-immuunrespons die op gang is gebracht door een eerdere infectie (postinfectieus). Bij patiënten met verminderde immuniteit kun-

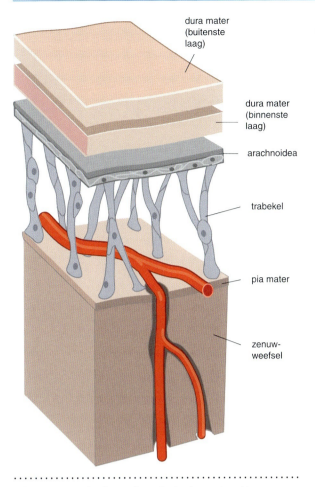

Figuur 9.2 Productie van liquor in de plexus choroideus en resorptie in het arachnoïdale veneuze netwerk aan de convexiteit.

Tabel 9.1	Voornaamste veroorzakers van infectieuze meningitis en meningo-encefalitis.
virussen	bofvirus, mazelenvirus, poliovirus *
	non-polio-enterovirussen, parechovirussen
	arbovirussen (West Nile virus, Japanse-encefalitisvirus, tekenencefalitisvirus)
	humaan immunodeficiëntievirus (hiv)
	herpesvirussen (zie ook tabel 9.5)
	adenovirussen
	JC polyoma-virus**
bacteriën	*Neisseria meningitidis*
	Streptococcus pneumoniae
	Haemophilus influenzae type B
	Streptococcus agalactiae
	Listeria monocytogenes
	Escherichia coli
	Staphylococcus aureus
	Mycobacterium tuberculosis
	Borrelia burgdorferi
	Treponema pallidum
	Nocardia spp.**
schimmels	*Cryptococcus neoformans***
	*Aspergillus fumigatus***
protozoa	*Naegleria fowleri*
	Plasmodium falciparum
	Toxoplasma gondii
metazoa	*Angiostrongylus cantonensis*
	Taenia solium
	Schistosoma mansoni
	Strongyloides stercoralis

* Bij niet-gevaccineerde personen.
** Voornamelijk bij immuungecompromitteerde personen.

nen zich daarnaast opportunistische infecties van het czs voordoen (progressieve multifocale leuko-encefalopathie (PML), cerebrale toxoplasmose), evenals iatrogene (draininfectie, operatie) of door trauma veroorzaakte infecties. Het is belangrijk bij de differentiële diagnose rekening te houden met aandoeningen als (hersen)tumoren, hemorragieën, infarct en vasculitis, aangezien deze infecties van het czs kunnen nabootsen (tabel 9.2 en tabel 9.3).

9.3.2 KLINISCHE VERSCHIJNSELEN

Bij acute meningitis kunnen koorts, hoofdpijn, koude ledematen, braken, afkeer van fel licht en van geluid (foto- en fonofobie), nekstijfheid en een veranderde geestestoestand optreden. Verschijnselen bij baby's en peuters zijn koorts of juist ondertemperatuur, weigeren te eten, braken, een bleke, vlekkerige huid, koude handen en voeten, slapte, niet reageren, moeilijk wakker te krijgen, vreemd huilen, of niet aangeraakt of bewogen willen worden, vooral tijdens het verschonen van de luier ('luierpijn'). Bij lichamelijk onderzoek is ontsteking van de meningen, dat wil zeggen meningisme, te herkennen aan de aanwezigheid van nekstijfheid, een positief teken van Kernig (extensie van de knie is pijn-lijk wanneer het been volledig gebogen is in het heupgewricht) en een positief teken van Brudzinski (buiging van het hoofd naar voren veroorzaakt optrekken van de benen) (figuur 9.3). Bij één op de drie baby's wordt een bomberende fontanel gezien, vaak in een later stadium van de aandoening.

Puntvormige of vlekkerige huiduitslag door petechiën treedt voornamelijk op bij meningokokkenmeningitis. Petechiën en purpura zijn hemorragische huidafwijkingen. Ze zijn te herkennen door met de zijkant van een glas stevig druk uit te oefenen op een vlek;

Tabel 9.2	Aandoeningen die czs-infecties kunnen nabootsen.
vasculitis en andere vaataandoeningen	- systemische lupus erythematodes (SLE) - ziekte van Wegener - ziekte van Takayasu - polyarteriitis nodosa - arteriitis temporalis - syndroom van Churg-Strauss - ziekte van Kawasaki - primaire angiitis van het czs - microangiopathie (trombotische trombocytopenische purpura (TTP), hypertensieve encefalopathie) - migraine - beroerte - hemorragie
auto-inflammatoire aandoeningen	- sarcoïdose - familiaire mediterrane koorts (FMF) - ziekte van Behçet - syndroom van Vogt-Koyanagi-Harada
systemische infecties	- pneumonie (bij kinderen) - sepsis
maligniteiten	- lymfoom - andere intracraniële tumoren en cysten - metastase in het czs
postinfectieuze en inflammatoire aandoeningen	- acute gedissemineerde encefalomyelitis (ADEM) - multipele sclerose
intoxicaties en overige	- hypoglykemie - hyponatriëmie - hashimoto-encefalopathie - overdosis psychotrope geneesmiddelen - geneesmiddelbijwerkingen (NSAID's)

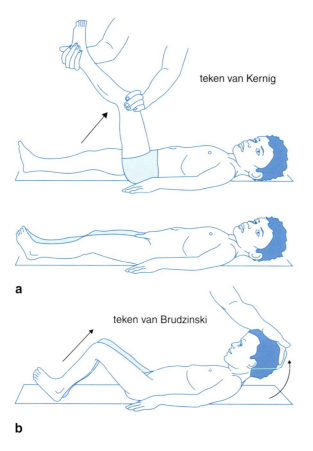

a teken van Kernig

b teken van Brudzinski

als deze niet verdwijnt, gaat het om een hemorragische afwijking. De drie klassieke verschijnselen van meningitis (koorts, nekstijfheid en veranderde geestestoestand) zijn slechts bij de helft van alle patiënten aanwezig en aanzienlijk vaker bij pneumokokkenmeningitis. Bij immuungecompromitteerde patiënten zijn de symptomen vaak minder uitgesproken. Een derde van de patiënten met acute meningitis vertoont focale neurologische verschijnselen die duiden op de gelijktijdige aanwezigheid van encefalitis.

Encefalitis is een ontsteking van het hersenparenchym die wordt gekenmerkt door een veranderd bewustzijn, variërend van lichte lethargie tot coma, of – afhankelijk van het betrokken gebied – door vreemd gedrag waarbij hallucinaties voorkomen (herpessimplexencefalitis is meestal gelokaliseerd in de temporaalkwab) en/of door andere neurologische verschijnselen zoals insulten, motorische afwijkingen, hyperthermie, poikilothermie en diabetes insipidus (onvoldoende secretie van ADH, antidiuretisch hormoon).

De verschijnselen van myelitis, dat zonder encefalitis kan optreden, zijn afhankelijk van het betrokken gebied en de uitgebreidheid van de ontsteking. Neuritis verwijst dan naar een ontsteking van perifere zenuwen, terwijl de term radiculitis aangeeft dat de spinale zenuwwortels ontstoken zijn.

Tabel 9.3 Etiologische aanwijzingen die behulpzaam kunnen zijn bij het identificeren van het veroorzakende organisme.

aanwijzende factor		veroorzakend organisme
leeftijd	congenitaal	*Treponema pallidum, Toxoplasma gondii,* rubellavirus, CMV, HSV
	pasgeborenen	*E. coli,* groep-B-streptokokken, *L. monocytogenes,* enterovirussen, parechovirussen, HSV, VZV
	zuigelingen	*N. meningitidis, Streptococcus pneumoniae, H. influenzae* type B, enterovirussen, parechovirussen
	ouderen	*Streptococcus pneumoniae*
onderliggende aandoening	SLE, complementdeficiëntie	*N. meningitidis*
	hypogammaglobulinemie	*Streptococcuspneumoniae, H. influenzae* type B, *N. meningitidis,* enterovirussen
	T-celdefect	*Mycobacterium tuberculosis, Cryptococcus neoformans, Toxoplasma gondii,* JC polyoma-virus, lymfoproliferatieve posttransplantatieziekte (PTLD) en EBV-gerelateerd lymfoom
	asplenie	*Streptococcuspneumoniae, H. influenzae* type B
	neutropenie	*S. aureus, Aspergillus fumigatus*
	ijzerstapeling	*L. monocytogenes, Zygomycetes*
	anatomisch defect, trauma	*Streptococcuspneumoniae, S. aureus*
andere gastheerfactoren	niet-gevaccineerd	*N. meningitidis, H. influenzae* type B, *Streptococcuspneumoniae,* poliovirus, bofvirus, mazelenvirus
	trauma, neurochirurgie	*S. aureus*
	seksuele contacten	*Treponema pallidum,* hiv
	tekenbeet	*B. burgdorferi, Rickettsia* spp., *Ehrlichia* spp.
activiteiten, reisgeschiedenis	buitenactiviteiten	*B. burgdorferi, Rickettsia* spp., *Leptospira* spp., arbovirussen
	Midden- en Oost-Europa	teken-encefalitisvirus, rabiësvirus
	(sub)tropische gebieden	*Leptospira* spp., *Rickettsia* spp, *Plasmodium falciparum, Trypanosoma* spp., arbovirussen, rabiësvirus
seizoen	winter	*N. meningitidis,* respiratoire virussen
	zomer	*B. burgdorferi,* enterovirussen, arbovirussen

9.3.3 LABORATORIUMDIAGNOSTIEK

Een acute infectie van het czs kan zich klinisch op uiteenlopende wijze presenteren en wordt daardoor soms niet herkend. Toch mag een czs-infectie niet worden gemist. Immers, de prognose hangt nauw samen met vroegtijdige, effectieve behandeling. Daarom wordt ook steeds met de behandeling gestart, zodra monsters voor diagnostiek zijn afgenomen en voordat de etiologische diagnose is gesteld. Een etiologische diagnose blijft echter wel degelijk van belang, omdat deze relevant is voor de prognose en het optimaliseren van de behandeling.

Het is voor de behandeling van essentieel belang dat onderscheid wordt gemaakt tussen bacteriële en virale infecties. Dit kan in het beginstadium moeilijk zijn (tabel 9.4). Daarnaast is het belangrijk onderscheid te maken tussen infectieuze en niet-infectieuze inflammatoire aandoeningen, zoals acute gedissemineerde encefalomyelitis (ADEM) en vasculitis, die verschillend behandeld dienen te worden.

Liquoronderzoek

De eerste stap in de diagnostiek van czs-betrokkenheid is een lumbaalpunctie (LP). Belangrijk: een LP is gecontra-indiceerd bij vermoeden op verhoogde intracraniële druk door ontstekingsgerelateerde zwelling of ruimte-innemende processen, en bij shock bij een meningokokkeninfectie. Verhoogde intracraniële druk kan worden vermoed als er sprake is van gedragsveranderingen en kan worden aangetoond met radiologische beeldvormingstechnieken (CT, MRI) en – minder sensitief – met fundoscopie.

Parameters die bij LP worden verzameld, zijn de openingsdruk van de liquor cerebrospinalis, het aspect (troebel, hemorragisch, icterisch), de celtelling (leuko-

Tabel 9.4 Liquoronderzoek bij acute bacteriële en virale meningitis.

parameter	bacteriële meningitis	virale meningitis
openingsdruk liquor	verhoogd	normaal tot verhoogd*
leukocyten (/µl)	100-10.000 /µl	0-1000 /µl
neutrofielen (%)	> 80%	0 - > 50%
eiwitconcentratie	verhoogd	normaal tot verhoogd
glucoseconcentratie (mmol/l)	laag (< 2,2 mmol/l)	laag tot normaal
liquor-serumglucoseratio	< 0,4	laag tot normaal
lactaat (mmol/l)	≥ 3,5 mmol/l	≤ 2,1 mmol/l
positieve gramkleuring (%)	60-90%	niet van toepassing
positieve bacteriekweek (%)	70-85%	niet van toepassing
positieve virale PCR (%)	niet van toepassing	80-90%**

* Afhankelijk van verwekker, duur en aard van de aandoening (meningitis / (meningo-)encefalitis).
** Waarde geldt voor encefalitis veroorzaakt door het herpessimplexvirus; van andere virussen zijn slechts beperkt gegevens beschikbaar.

cyten) en de chemie (tabel 9.4). De liquor kan hemorragisch zijn wanneer er bij de punctie bloedvaten zijn geraakt of omdat er een hemorragisch proces aanwezig is in het czs (bloeding of necrotiserende encefalitis). Om de liquorwaarden (glucose, totaaleiwit, albumine, immunoglobulinen) juist te kunnen interpreteren, is ter referentie een gelijktijdig afgenomen bloedmonster nodig. Pleiocytose in de liquor (> 5 cellen/µl bij volwassenen) is kenmerkend voor ontsteking van het czs. De bepaling is echter niet volledig sensitief, vooral niet bij zeer jonge kinderen, in het beginstadium van encefalitis, of in het zeer vroege stadium van bacteriële meningitis. Een verhoogd aantal witte bloedcellen, een lage liquorglucoseconcentratie of een lage liquorserumglucoseratio, en een hoge liquorlactaatconcentratie zijn krachtige voorspellers van bacteriële meningitis versus virale meningitis. Zoals echter kan worden opgemaakt uit de variatie van deze parameters in tabel 9.3, is er geen enkele parameter die een bacteriële of virale oorzaak uitsluit. Daarom zijn breedspectrumantibiotica en antivirale therapie noodzakelijk totdat de etiologische diagnose is gesteld.

Directe detectie van pathogenen Met een directe microscopische beoordeling van het liquorsediment (na gramkleuring, kleuring met Oost-Indische inkt en/of ziehl-neelsen-kleuring) kunnen bacteriën en schimmels weliswaar snel worden aangetoond, maar de methode heeft afhankelijk van de ziekteverwekker en de microscopist, slechts een sensitiviteit van 60-90%. Daarom zijn bacteriekweken, antigeendetectie en technieken die gebruikmaken van nucleïnezuuramplificatie, zoals de polymerasekettingreactie (PCR), onmisbaar. Andere toegevoegde tests zijn bloed- en urinekweken (op bacteriën, mycobacteriën en schimmels), en PCR-analyse of kweek van keel- en fecesmonsters op virussen (in het bijzonder enterovirussen en bij kinderen < 6 jaar ook parechovirussen). Geen van deze technieken heeft echter een sensitiviteit van 100%. Indien klinisch geïndiceerd, wordt ook op andere pathogenen getest (zie tabel 9.1). Soms kan de diagnose pas gesteld worden op grond van een titerstijging van specifieke antistoffen, bepaald in een vroeg afgenomen monster en een monster dat is afgenomen 1-2 weken na opname.

Immunoglobulinen in de liquor Het testen op antistoffen in de liquor is in de acute fase van een czs-infectie weinig zinvol, omdat in een vroeg stadium nog geen antistoffen worden gevormd en de eiwitsamenstelling van de liquor bovendien wordt beïnvloed door verstoringen in de BHB. Bij subacute en chronische infecties (bijv. neuroborreliose, neurosyfilis, cerebrale toxoplasmose, subacute panencefalitis) kan het meten van antistoffen in de liquor echter wel nuttig zijn. Immunoglobulinen in de liquor zijn ofwel intrathecaal geproduceerd, of uit het bloed afkomstig. Om onderscheid te maken tussen beide bronnen kan het quotiënt van de liquor-serumconcentratie van albumine (Q_{alb} = liquor$_{alb}$ / serum$_{alb}$), een eiwit dat uitsluitend in de lever wordt geproduceerd, als referentie worden gebruikt. Wanneer het IgG-quotiënt (Q_{IgG}) hoger is dan Q_{alb}, duidt dit op intrathecale IgG-productie en dus op een infectie in het czs (figuur 9.4). De gouden standaard voor intrathecale IgG-productie is de aanwezigheid van oligoklonale IgG-banden (OCB, zie figuur 9.5) in de liquor, maar niet in het serum. OCB's worden per definitie intrathecaal geproduceerd, door een beperkt aantal klonen van B-cellen of plasmacellen. Als er geen OCB's in de liquor aanwezig zijn, is een infectieuze oorzaak zeer onwaarschijnlijk. Als er wel OCB's worden aangetroffen, betekent dat echter niet automatisch dat er sprake is van een actieve of chronische infectie, omdat OCB's na een doorgemaakte infectie nog een aantal jaar aanwezig kunnen blijven. OCB's kunnen ook worden aangetroffen bij patiënten met multipele sclerose (MS) en zelden ook bij andere inflammatoire czs-aandoeningen (vasculitis, ADEM). Wanneer er OCB's aanwezig zijn, kan het nuttig zijn de antigeenspecificiteit van de intrathecaal geproduceerde immunoglobulinen te testen, bijvoorbeeld bij verdenking op neuroborreliose, neurosyfilis (TPPA-index) of cerebrale toxoplasmose. IgM- en IgA-responsen vinden plaats in lymfeklieren buiten de hersenen. Deze klassen antistoffen zullen dan ook niet in de liquor worden gedetecteerd. Er bestaan echter uitzonderingen: bepaalde pathogenen (bijvoorbeeld *B. burgdorferi* en het Japanse-encefalitisvirus) veroorzaken overwegend een IgM-respons in de hersenen, terwijl andere tot intrathecale IgA-synthese leiden, zoals het geval is bij hersenabcessen.

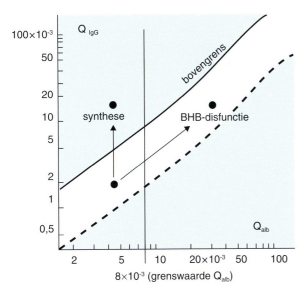

Figuur 9.4 Grafiek waarin de relatie tussen Q_{IgG} (= liquor$_{IgG}$ / serum$_{IgG}$) en Q_{alb} (liquor$_{alb}$ / serum$_{alb}$) wordt getoond. Strikt genomen is de relatie niet lineair, aangezien IgG en albumine een verschillend molecuulgewicht en verschillende fysische eigenschappen hebben. De stippellijn toont de ondergrens van de relatie, de vetgedrukte lijn geeft de bovengrens aan. Wanneer Q_{IgG} en Q_{alb} beide proportioneel zijn toegenomen, is er sprake van disfunctie van de bloed-hersenbarrière. Q_{IgG}-waarden boven de bovengrens geven aan dat er intrathecaal IgG wordt aangemaakt.

Figuur 9.5 Iso-elektrische focussering van immunoglobulinen in liquor en serum. In de liquor zijn oligoklonale banden (OCB's) aanwezig, kenmerkend voor intrathecale synthese van immunoglobulinen.

9.4 Specifieke aandoeningen

9.4.1 ACUTE BACTERIËLE MENINGITIS

Op basis van het aantal stammen dat het Nederlands Referentielaboratorium voor Bacteriële Meningitis (RLBM) in 2008 heeft ontvangen, bedroeg de incidentie van bacteriële meningitis in Nederland dat jaar naar schatting 450 gevallen. In 2001 was de incidentie ongeveer twee keer zo hoog.

De in 2008 verzamelde stammen waren: 147 *Neisseria meningitidis*-stammen (62 gekweekt uit liquor, 85 uit bloed), 190 *Streptococcus pneumoniae*-isolaten uit liquor, en 19 stammen van *Haemophilus influenzae* type B uit liquor. De overige liquorisolaten waren *Streptococcus agalactiae* (n=14), *Listeria monocytogenes* (n=13), *Escherichia coli* (n=11), *Staphylococcus aureus* (n=9) en diverse andere (n=27).

Hoewel het verschil in incidentie deels is terug te voeren op natuurlijke fluctuaties, is het aantal gevallen aanzienlijk gedaald na de introductie van geconjugeerde kapselpolysacharidevaccins tegen de voornaamste veroorzakers van bacteriële meningitis. In 1993 hadden 225 kinderen in de leeftijd van 0-4 jaar meningitis veroorzaakt door *H. influenzae* type B; in 1997, drie jaar na de invoering van vaccinatie bij baby's van 3 maanden, was dat aantal teruggelopen tot slechts 10. De in 2002 uitgevoerde vaccinatie met het geconjugeerde vaccin tegen serogroep-C-meningokokken bij alle kinderen tussen 1 en 18 jaar had een vergelijkbaar effect: in deze leeftijdsgroep daalde het aantal gevallen van 206 in 2001 naar 18 in 2003. De introductie in 2006 van een heptavalent pneumokokkenvaccin voor baby's van 3 maanden verminderde het aantal gevallen in deze leeftijdsgroep van 42 in 2005 naar 24 in 2007 (zie ook figuur 9.6).

Interessant genoeg zijn meningokokken onschadelijke bewoners, ofwel commensalen, van de naso-orofarynx, en komt ook *Haemophilus influenzae* type B als commensaal in de nasofarynx voor. Langdurig dragerschap van deze commensalen brengt zelfs een beschermende, specifieke immuunrespons tot stand, zodanig dat invasieve infecties hierdoor niet meer optreden. Onder bepaalde omstandigheden kan een recentelijk verworven stam, waartegen zich nog geen specifieke antistofrespons heeft ontwikkeld, invasief worden. Wanneer deze bacterie in de subarachnoïdale ruimte terechtkomt ontstaat meningitis. Het mechanisme dat bacteriën in staat stelt de BHB te passeren, is slechts gedeeltelijk bekend. Meningokokken kunnen met hun pili en buitenmembraaneiwitten Opa en Opc binden aan endotheelcellen van de BHB door interactie met respectievelijk 'Membrane Cofactor Protein' (MCP = CD46), moleculen van de aan carcino-embryonaal antigeenverwante familie van celadhesiemoleculen (CEACAM = CD66), en – na interactie met fibronectine – integrinen. *Listeria monocytogenes* is in staat in fagocyten te overleven en passeert de BHB door monocyten te gebruiken als

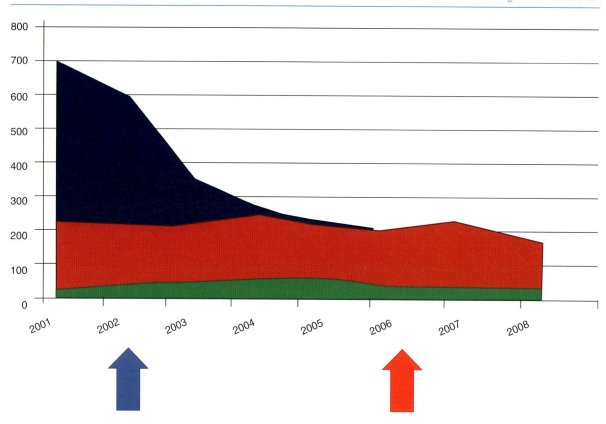

Figuur 9.6 Incidentie van bacteriële meningitis in Nederland, gebaseerd op het aantal door het Nederlands Referentielaboratorium voor Bacteriële Meningitis (RLBM) ontvangen stammen. Blauw is het aantal uit liquor of bloed gekweekte Neisseria meningitidis-stammen; rood is het aantal uit liquor gekweekte Streptococcus pneumoniae-stammen; groen is het aantal uit liquor gekweekte Haemophilus influenzae type B-stammen. De blauwe pijl geeft het moment aan waarop vaccinatie plaatsvond (van alle 1- tot 18-jarigen) met een geconjugeerd kapselpolysacharidevaccin tegen serogroep-C-meningokokken. De rode pijl is het moment waarop het heptavalente (serogroep 2, 6B, 8C, 9V, 9F, 14, 23F) geconjugeerde kapselpolysacharidevaccin tegen pneumokokken werd geïntroduceerd (voor baby's van 3, 4 en 5 maanden). (Bron: RLBM en RIVM, A. van der Ende en S. de Greeff.)

paard van Troje. In sommige gevallen bereiken bacteriën het liquorcompartiment na rechtstreekse verspreiding (*per continuitatem*) vanuit een aangrenzend geïnfecteerd gebied, zoals otitis media, sinusitis of osteomyelitis; dit kan bij o.a. pneumokokken, stafylokokken en *Haemophilus influenzae* type B.

De aanwezigheid en groei van bacteriën in het liquorcompartiment stimuleren astrocyten, endotheel en macrofagen tot afgifte van pro-inflammatoire mediatoren en productie van pro-inflammatoire cytokinen. Bij gramnegatieve bacteriën wordt deze cytokinerespons voornamelijk teweeggebracht door endotoxine en in mindere mate door celwandcomponenten en buitenmembraaneiwitten. Bij grampositieve bacteriën is het hoofdzakelijk het peptidoglycaan en teichoïnezuur uit de celwand dat deze reactie in gang zet. De vroege pro-inflammatoire mediatorrespons na bacteriële invasie in de liquor leidt tot instroom van neutrofielen (PMN's) en tot lekkage van serumeiwitten naar het subarachnoïdale compartiment. Bovendien verandert het celmetabolisme, waardoor in de liquor de lactaatconcentratie stijgt en de glucoseconcentratie daalt. Deze lokale pro-inflammatoire respons veroorzaakt uiteindelijk de klinische verschijnselen van meningitis. Bij neutropenische patiënten is het vermogen om zo'n ontstekingsrespons te genereren minder. Hierdoor zijn bij neutropenische patiënten de klinische verschijnselen van meningitis ook minder uitgesproken.

De mortaliteit van acute bacteriële meningitis is 20%; 14% van de patiënten houdt blijvende restverschijnselen. De prognose wordt bepaald door de intensiteit van de lokale ontstekingsrespons, die per patiënt verschilt, en door het aantal bacteriën en de dichtheid van de bacteriële bestanddelen, factoren die afhangen van het betrokken micro-organisme en diens virulentie. Een zeker zo belangrijke, wél te beïnvloeden prognostische factor is het interval tussen de invasie van de bacterie en het tijdstip waarop verdere uitgroei van de bacterie wordt gestopt, i.c. de start van effectieve antibiotische behandeling.

Behandeling

Toediening van antibiotica, bij voorkeur parenteraal, is de enige manier om groei van bacteriën in de liquor te stoppen. Tijdrovende diagnostische procedures, zoals een LP en een CT-scan van de hersenen, mogen dan ook nooit reden zijn om het starten met antibiotica uit te stellen. Bijna alle antibiotica diffunderen goed naar ontstoken meningen. Een geschikt empirisch antibioticaregime, gericht op de meeste gangbare veroorzakers van bacteriële meningitis, bestaat uit een derdegeneratiecefalosporine, met hieraan toegevoegd amoxicilline bij eventuele *Listeria monocytogenes*-meningitis. Deze initiële therapie dient te worden aangepast aan de gerapporteerde antimicrobiële gevoeligheid van de ziekteverwekker zodra deze is vastgesteld.

Zelfs wanneer onmiddellijk met antibiotica wordt gestart, duurt het enige tijd voordat de liquor helemaal steriel is. Bij meningokokkenmeningitis wordt sterilisatie binnen 2 uur bereikt, bij pneumokokkenmeningitis na 4-24 uur, en bij streptokokkenmeningitis kan het enkele dagen duren. Dit verschil is er waarschijnlijk mede de oorzaak van dat neurologische restverschijnselen na een meningokokkenmeningitis minder vaak voorkomen dan na een pneumokokken- of streptokokkenmeningitis.

De ontstekingsreactie in de liquor bij bacteriële meningitis wordt geremd door corticosteroïden. Verschillende studies bij patiënten met *community-acquired* (buiten het ziekenhuis opgelopen) meningitis hebben dan ook een gunstig effect laten zien na behandeling met corticosteroïden. Bij pneumokokkenmeningitis verminderen corticosteroïden het risico op een gecompliceerd beloop en neurologische restverschijnselen. Bij meningitis veroorzaakt door *Haemophilus influenzae* type B verminderen ze het risico op gehoorverlies. Het aanbevolen regime voor volwassenen is 4 × 10 mg dexamethason (4 × 0,15 mg/kg/dag voor kinderen) gedurende vier dagen. De eerste dosis dexamethason dient hierbij voorafgaand aan of gelijktijdig met de eerste dosis antibiotica te worden gegeven.

Wanneer inklemming van de hersenen dreigt, is het nodig de intracraniële druk snel te verlagen. Daartoe worden diverse technieken toegepast zoals het 30° hoger leggen van het hoofd (voor maximale veneuze afvoer), intraveneuze mannitolinfusie (verlaagt de intracraniële druk), barbituraten (verlagen de cerebrale metabole behoefte) en kortdurende hyperventilatie (verlaagt de intracraniële druk ten koste van een verminderde cerebrale doorbloeding). Geen enkele van deze technieken of therapieën is echter onderzocht in een gecontroleerde studie.

Voor alle patiënten, maar in het bijzonder kinderen, is na herstel zowel medische als psychologische follow-up gewenst. Dit om mogelijke restverschijnselen te kunnen opsporen, zoals gehoorverlies of leerproblemen. Maar liefst 30% van de volwassenen met een doorgemaakte meningitis heeft na ontslag neuropsychologische afwijkingen die vaak niet als zodanig zijn herkend of aangepakt.

9.4.2 MENINGOKOKKENSEPSIS MET SHOCK EN MENINGOKOKKENMENINGITIS

Invasieve meningokokkenziekte begint altijd met de transcellulaire passage van meningokokken dwars door de nasofaryngeale mucosacellen, naar de bloedbaan. Hierna kan het klinische beloop afwijken van dat bij de andere vormen van bacteriële meningitis. Daar waar zich bij ongeveer twee derde van de patiënten een echte meningitis zal ontwikkelen, wordt het klinisch beeld bij een derde van de gevallen gedomineerd door een zich razendsnel ontwikkelende septische shock.

Bij de patiënten die zich presenteren met shock zonder meningitis groeien de meningokokken razendsnel uit in de bloedbaan. Hierbij komen grote hoeveelheden endotoxine en andere immuunstimulerende bestanddelen vrij. Hierdoor ontstaat er meningokokken septische shock (MSS) met gedissemineerde intravasale stolling, nog voordat er enige inflammatoire respons in de subarachnoïdale ruimte tot stand kan komen. Deze zich zeer snel ontwikkelende levensbedreigende ziekte is in het begin, dat wil zeggen de eerste acht uur na de invasie, moeilijk te herkennen (zie casus 9.1): er is dan alleen een geringe huiduitslag met aspecifieke symptomen van sepsis (koorts, koude rillingen, pijnlijke benen, koude ledematen, afwijkende huidskleur). Pas na acht tot twaalf uur verschijnen er snel uitbreidende purpura op de huid en ontstaat shock (te herkennen aan tachycardie en een verstoorde perifere circulatie). Ook in dit stadium zijn er nog geen klinisch tekenen van meningitis. Belangrijk: bij zuigelingen blijft hypotensie in dit stadium nog lang uit door de krachtige compensatiemechanismen van een baby, zoals tachycardie en vasoconstrictie.

De mortaliteit bij MSS is 20-30%; twee derde van de patiënten overlijdt binnen 24 uur na opname als gevolg van irreversibele shock in combinatie met hartfalen en bijnierbloedingen (syndroom van Waterhouse-Friderichsen) met hierdoor secundair hypocorticisme. Tot 30% van de overlevenden houdt ernstige ischemische restverschijnselen over (met soms amputatie tot gevolg). Dit catastrofale beloop kan alleen worden tegengegaan door vroeg te starten met antibiotica en onmiddellijk gestarte agressieve ondersteunende behandeling op een intensive care.

Het is van cruciaal belang zich te realiseren dat patiënten met MSS, de ernstigste presentatie van meningokokkenziekte, geen tekenen van meningitis hebben. Afwezigheid van meningitis bij aanwezigheid van purpura en koorts is dan ook geenszins geruststellend. Deze combinatie vereist onmiddellijk starten van antibiotica. Vroeg gestarte antibiotica belemmeren bij deze ziekte de nauwkeurige microbiologische diagnose niet, omdat er tot twaalf uur na start van het antibioticum nog steeds levensvatbare meningokokken gekweekt kunnen worden uit de kern van een hemorragische huidafwijking.

Alle in Nederland geïsoleerde meningokokken zijn gevoelig voor penicilline. In diverse Europese landen verschijnen echter meningokokkenstammen die verminderd gevoelig zijn voor penicilline.

Casus 9.1

Een 4-jarig meisje werd 's ochtends volledig gezond wakker en ging naar de kleuterschool. Om 11.00 uur kreeg de moeder een telefoontje van de kleuterleidster, die haar vertelde dat het meisje ziek was en rilde. Weer thuis klaagde het meisje over pijn in haar benen en wilde ze niet meer lopen. In de late namiddag werd met de huisarts gebeld omdat ze koorts (39,8 °C) had gekregen en een licht erythemateuze huiduitslag. De huisarts vermoedde een virusinfectie en schreef paracetamol voor. De ouders waren gerustgesteld, omdat er geen tekenen van meningitis waren. Om 19.00 uur merkte de moeder een klein rood vlekje op de linkerdij van haar dochter op en belde met de spoedeisende hulp, waar ze om 20.00 uur aankwam. Tegen die tijd was de huid van het meisje bedekt met petechiën, die snel in aantal toenamen en overgingen in ecchymosen.

Bij lichamelijk onderzoek werden geen tekenen van meningitis gevonden, maar waren de acra koud en cyanotisch en was het meisje in shock (bloeddruk 85/40 mmHg, hartslag 200/min, capillaire vullingsduur 8 seconden).

Laboratoriumonderzoek liet een licht verhoogd CRP zien (35 mg/l) en verder leukocytopenie ($1,5 \times 10^9$/l), trombocytopenie (56×10^9/l), lactaatacidose (lactaat 8,5 mmol/l, pH 7,14), hypoglykemie (glucose 1,8 mmol/l) en hypocalciëmie (geïoniseerd calcium 0,98 mmol/l). Fibrinogeen was verlaagd (800 mg/l), D-dimeren waren verhoogd (13.000 µg/l). Bij de leukocytendifferentiatie werden diverse diplokokken gezien, zowel binnen als buiten PMN's. Bloedkweken werden 18 uur later positief voor *N. meningitidis*. Er werd geen lumbaalpunctie verricht.

Patiënte werd onmiddellijk behandeld met ceftriaxon, dexamethason, glucose en calcium i.v., intraveneuze vochttoediening, inotropica, vasopressoren en positieve-drukbeademing.

Gedurende de eerste drie tot vier uur namen de ecchymosen toe en daalde het trombocytenaantal naar 35×10^9/l. Na zes uur trad er verbetering op in de circulatie, afgelezen uit de normalisering van de perifere temperatuur en het verschijnen van een hyperemische rand om de ecchymosen. Na twee dagen konden de inotropica geleidelijk worden teruggeschroefd en werden diuretica gegeven om de positieve vloeistofbalans te corrigeren. Op dag drie werd de patiënte succesvol ontwend van de beademing en gedetubeerd, waarna ze werd overgebracht naar de afdeling pediatrie. Bij ontslag (dag 10) was het meisje vermoeid, maar reageerde ze adequaat. Er waren geen restverschijnselen, met uitzondering van littekens op de plaats van de grootste ecchymosen.

Epicrise: De aanvankelijke diagnose van de huisarts was onjuist. Er bestaat geen enkele virale ziekte waarbij zich binnen acht uur na aanvang van de eerste symptomen een exantheem ontwikkelt. Bovendien is het ontbreken van meningisme geen bewijs voor het ontbreken van meningokokkenziekte!

Bij ongeveer twee derde van de patiënten met invasieve meningokokkenziekte is de groei van meningokokken in de bloedbaan geremd en ontwikkelt het klinische syndroom zich pas in volle omvang wanneer de bacteriën zich in het liquorcompartiment hebben gevestigd. Over het algemeen worden deze patiënten met een meningokokkenmeningitis (MM) pas na 24-36 uur met griepachtige verschijnselen opgenomen in het ziekenhuis. Er zijn dan tekenen en symptomen passend bij meningitis en vaak kleine, zich niet snel uitbreidende petechiën (afwezig in 40% van de gevallen). De overleving bij MM zonder shock is 98-99%. De voornaamste overlijdensoorzaak bij MM is inklemming van de hersenen door een meningo-encefalitis met verhoogde intracraniële druk. Op gehoorstoornissen (8%) na herstellen de meeste overlevenden volledig. Na MM doen zich geen hersenabcessen voor. Alleen in uiterst zeldzame gevallen kan een subduraal empyeem ontstaan.

Bij ongeveer 10-20% van de overlevenden van MSS en van MM ontstaat na een week, tijdens een verder ongecompliceerd herstel, een opleving van koorts die gepaard kan gaan met huiduitslag, artritis of pericarditis. Men vermoedt dat de etiopathogenese van dit nog niet goed begrepen fenomeen immuuncomplexgemedieerd is. Symptomatische therapie volstaat, bijvoorbeeld met cyclo-oxygenaseremmers ('non-steroidal anti-inflammatory drugs': NSAID's).

Meningokokkeninfecties treffen hoofdzakelijk jonge kinderen onder de 4 jaar en adolescenten. Een derde van de patiënten is ouder dan 18 jaar.

De ziekte kan in clusters voorkomen, veroorzaakt door één en dezelfde hoogvirulente stam. Secundaire ziektegevallen kunnen worden voorkomen door dragerschap in de nasofarynx te elimineren bij zowel de indexpatiënt als bij personen in diens naaste omgeving zoals gezinsleden. Nationale gezondheidsinstanties hebben voor deze secundaire chemoprofylaxe richtlijnen uitgevaardigd. De Nederlandse richtlijn adviseert rifampicine, ciprofloxacine of ceftriaxon (www.rivm.nl/cib/infectieziekten-A-Z/richtlijnen). Merk op dat meningokokkendragerschap in de nasofarynx niet geëlimineerd wordt door penicilline.

***Neisseria meningitidis* – commensaal en pathogeen**

Neisseria meningitidis is een gramnegatieve, boonvormige diplokok, die de menselijke nasofarynx als enige natuurlijke reservoir heeft. Overdracht van mens op mens geschiedt aerogeen of via tamelijk direct contact, want de bacterie autolyseert buiten haar natuurlijke habitat snel. Daarom dient de transporttijd van een monster voor microbiologische kweek naar het laboratorium ook kort te zijn en moet gebruik worden gemaakt van verrijkte kweekmedia.

> Meningokokken hebben een binnen- en een buitenmembraan. De belangrijkste component van het buitenblad van de buitenmembraan is endotoxine ofwel lipopolysacharide (LPS), dat eigenlijk beter wordt aangeduid met de term lipo-oligosacharide (LOS) omdat het sacharidedeel van meningokokkenendotoxine een oligosacharide is. Tijdens hun groei geven meningokokken buitenmembraanvesikels af (zogenoemde blebs), die grote hoeveelheden LOS bevatten. LOS is een krachtige activator van Th1-cytokinen, waaronder IL-1β, TNF-α en IL-6, belangrijke mediatoren bij het ontstaan van MSS.
>
> Meningokokken vertonen een hoge mate van genetische diversiteit, door een hoge mutatiesnelheid en door een reversibele 'aan-uitknop' op genen die coderen voor oppervlaktemoleculen en andere virulentiefactoren. Daarnaast zijn meningokokken in staat exogeen DNA op te nemen. Deze beide mechanismen helpen de bacterie de immuunrespons van de gastheer te ontwijken. Merk op dat deze eigenschappen de ontwikkeling van vaccins ernstig belemmeren.
>
> Op basis van variaties in huishoudgenen worden meningokokken genetisch getypeerd in zogenoemde sequentietypen, en daarmee in 37 verschillende klonale complexen. Deze klonale complexen blijven gedurende langere perioden stabiel. Met behulp van deze classificatie is aangetoond dat meningokokkenziekte hoofdzakelijk wordt veroorzaakt door een specifieke subgroep van genetisch verwante klonale complexen, dat wil zeggen hypervirulente stammen.
>
> Op basis van de verschillende oppervlaktemoleculen worden meningokokken fenotypisch ingedeeld in serogroepen, serotypen, serosubtypen en LOS-immuuntypen. In de meeste vaccins wordt één (of meer) van deze oppervlaktestructuren als antigeen gebruikt.
>
> Er worden dertien serogroepen onderscheiden op basis van het polysacharidekapsel; slechts zes daarvan zijn pathogeen (namelijk serogroep A, B, C, W-135, Y en X). Het serotype wordt bepaald door buitenmembraaneiwitten (OMP's) van het type PorB (klasse 2 of 3), het serosubtype door OMP's van type PorA (klasse 1). Het LOS-immuuntype ten slotte wordt bepaald door de oligosacharideketen van LOS.
>
> Het polysacharidekapsel beschermt de bacterie tegen uitdroging, voorkomt opneming door fagocyten en verhindert – door siaalzuurbevattende elementen – complementgemedieerde bacteriolyse. Ook pili en IgA-proteasen zijn van belang voor de virulentie. Pili zijn eiwitdraden die uitgaan van de buitenmembraan en een rol spelen bij de opname van DNA, de beweeglijkheid en de aanhechting aan en opname door mucosacellen van de nasofarynx. Pili binden aan het humane membraangebonden eiwit MCP (= CD46), een complementactivatie regulerend eiwit, wat leidt tot Ca-instroom in de cel. Hierna wordt de binding van de meningokok aan de mucosacel verder versterkt doordat het buitenmembraaneiwit Opa (*opacity-associated protein*) bindt aan moleculen van de aan carcino-embryonaal antigeen verwante familie van celadhesiemoleculen (CEACAM = CD66-familie) op mucosacellen. Uiteindelijk wordt de bacterie opgenomen door de mucosacel, getransporteerd naar de basale membraan en door middel van transcytose uitgescheiden in de bloedbaan. IgA-proteasen zijn door de bacterie geproduceerde eiwitten die IgA, aan het slijmvliesoppervlak afbreken en de bacteriële overleving tijdens het transcellulaire transport bevorderen.

De verspreiding van meningokokkenserogroepen in de wereld is verschillend. Serogroep C komt over de hele wereld voor, serogroep A hoofdzakelijk in Afrika ten zuiden van de Sahara, serogroep Y in de Verenigde Staten van Amerika, serogroep B in Europa, Zuid-Amerika, China, Nieuw-Zeeland en Australië. Serogroep W-135 veroorzaakt zelden ziektegevallen in clusters. Deze verdeling van serogroepen over de wereld is relatief stabiel. Door reizigers geïmporteerde bacteriestammen veroorzaken nauwelijks ziekte in andere werelddelen.

De incidentie van meningokokkeninfecties fluctueert in de loop van de tijd aanzienlijk. Tussen 1980 en 1990 was de incidentie in Nederland 200 gevallen per jaar, aan het einde van de jaren negentig was dit 600 en in 2001 lag het aantal nieuwe gevallen rond de 800 per jaar. Deze laatste toename werd veroorzaakt door het verschijnen van door serogroep C veroorzaakte gevallen (ongeveer 250) (figuur 9.7). Tijdens een landelijke vaccinatiecampagne in 2002 kregen alle kinderen en adolescenten < 18 jaar in Nederland een geconjugeerd kapselpolysacharidevaccin tegen serogroep-C-meningokokken aangeboden. Na 2002 is de incidentie van meningokokkenziekte drastisch afgenomen, tot nog slechts 147 gevallen in 2008. De vaccinatie gaf volledige bescherming tegen ziekte veroorzaakt door serogroep C en elimineerde daarnaast dragerschap van serogroep-C-meningokokken. Echter, nadien is ook de incidentie van ziekte door serogroep-B-meningokokken gedaald. Dit wordt waarschijnlijk verklaard door natuurlijke fluctuatie.

Patiënten met een deficiëntie van complementfactoren hebben, vooral wanneer het de componenten C5 tot C9 van het membrane-attackcomplex betreft, een duizend keer hoger risico om meningokokkenziekte te krijgen. Vaak gaat het dan om stammen van een zeldzame, minder virulente serogroep. Dit benadrukt het belang van een intact terminaal complementsysteem voor de verdediging tegen meningokokken. Screening op complementdeficiënties is geïndiceerd bij patiënten met een atypisch infectiebeloop, met een infectie door zeldzame serogroepen, of met familiaire of recidiverende infecties. Vaccinatie biedt deze patiëntengroep maar beperkt bescherming. Om die reden moeten personen met bekende complementdeficiëntie worden geïnstrueerd onmiddellijk met antibiotica te starten

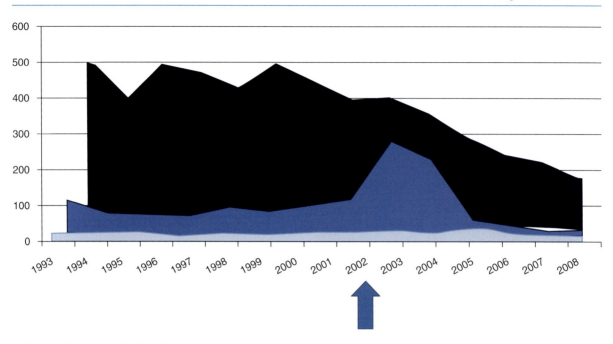

Figuur 9.7 Incidentie van invasieve meningokokkenziekte (= meningokokkenmeningitis plus meningokokkensepsis met shock), gebaseerd op het aantal door het Nederlands Referentielaboratorium voor Bacteriële Meningitis (RLBM) ontvangen isolaten. Donkerblauw is het aantal stammen van serogroep B, blauw is het aantal stammen van serogroep C en lichtblauw zijn overige serogroepen. De blauwe pijl geeft het moment aan waarop, in het voorjaar van 2002, vaccinatie plaatsvond (van alle 1- tot 18-jarigen) met een geconjugeerd kapselpolysacharidevaccin tegen serogroep-C-meningokokken (Bron: RLBM en RIVM, A. van der Ende en S. de Greeff).

zodra ze ziek worden; in sommige gevallen zal zelfs dagelijkse profylaxe (orale amoxicilline) noodzakelijk zijn.

9.4.3 PNEUMOKOKKENMENINGITIS

Pneumokokkenmeningitis heeft vaak een sluipend beloop en gaat maar zelden gepaard met shock. Het ziektebeeld kan zich echter manifesteren als een zeer snel verslechterende meningo-encefalitis waarbij zich snel een ernstig verhoogde intracraniële druk ontwikkelt. Hemorragische huidafwijkingen (purpura) zijn uitermate zeldzaam bij pneumokokkenmeningitis, maar kunnen wel optreden bij patiënten met een septische shock door pneumokokkeninfectie, vooral bij patiënten zonder (functionele) milt. De mortaliteit van pneumokokkenmeningitis is 30%. Ongeveer een vijfde van de overlevenden houdt blijvende (neurologische) restverschijnselen (hersenabcessen, hydrocefalus, mentale retardatie, spastische parese, insulten, doofheid) (zie casus 9.2). Van de patiënten die overlijden, bezwijkt ongeveer twee derde binnen een week na opname. In 2008 waren het aantal gevallen en de incidentie (10/100.000) van pneumokokkenmeningitis het hoogst bij kinderen < 4 jaar (n = 96), gevolgd door ouderen > 65 jaar (n = 91; 3,7/100.000).

> **Casus 9.2**
>
> Een 6 maanden oud jongetje vertoonde tekenen van een bovensteluchtweginfectie, met hoesten en 40,5 °C koorts. Na twee dagen werd hij geleidelijk lethargisch. Bij aankomst op de spoedeisende hulp was hij niet in shock, maar reageerde hij niet op externe stimuli en deden zich herhaaldelijk convulsies voor.
>
> Laboratoriumonderzoek leverde de volgende bloedwaarden op: verhoogd CRP (247 mg/l), normale leukocyten- en trombocytenaantallen, glucose 3,2 mmol/l, pH 7,28, HCO_3^- 19,1 mmol/l. Liquoronderzoek liet pleiocytose ($3,0 \times \times 10^8$/l), een laag glucosegehalte (0,2 mmol/l) en een hoog eiwitgehalte zien (1420 mg/l). Op de thoraxfoto waren bilateraal basale infiltraten zichtbaar.
>
> Er werd gestart met antibiotica (amoxicilline en een derdegeneratiecefalosporine) in combinatie met anti-epileptica en kunstmatige beademing, maar zonder corticosteroïden, en het jongetje werd overgebracht naar een pediatrische intensive care. Zowel de bloedkweek als de liquorkweek was positief voor *Streptococcus pneumoniae*. Hierop werden de initiële antibiotica vervangen door penicilline-G-monotherapie. Eén dag na opname ontwikkelde zich een blikparese naar links. Op de CT-scan van de schedel was een ruimte-innemend proces (vermoedelijk empyeem) te zien in het frontotemporale gebied; dit werd gedraineerd. Tien dagen later kwam een groot subduraal hematoom aan het licht, dat ook moest worden gedraineerd. De kunstmatige beademing moest zes weken worden voortgezet vanwege de terugkerende convulsies, die hoge doses anti-epileptica vereisten.

> Twee jaar later had het jongetje een aanhoudende partiële hemiparese, ernstig bilateraal gehoorverlies en een vertraagde spraakontwikkeling.
> *Epicrise:* Omdat corticosteroïden aantoonbaar effect hebben bij pneumokokkenmeningitis, had de patiënt dexamethason moeten krijgen bij aanvang van de empirische antibioticatherapie.

Pneumokokkenmeningitis wordt meestal hematogeen verspreid. Een enkele keer wordt meningitis voorafgegaan door sinusitis of otitis media, wat suggereert dat de bacterie het liquorcompartiment *per continuitatem* zou kunnen hebben bereikt. Recidiverende pneumokokkenmeningitis wijst sterk op een permanent anatomisch defect waarbij er een verbinding is tussen de meningen en het keel-neus-oorgebied. Pneumokokkenmeningitis is niet besmettelijk en komt dus niet voor in clusters. Er bestaat dan ook geen noodzaak tot secundaire profylaxe. Hoewel penicillineresistentie bij pneumokokken in de meeste Europese landen een groot probleem is, zijn alle pneumokokkenisolaten van meningitisgevallen in Nederland tot nu toe gevoelig voor penicilline.

Ook als onmiddellijk een effectieve behandeling met antibiotica en corticosteroïden wordt ingezet, blijft pneumokokkenmeningitis een catastrofale aandoening. Voorkóming door middel van vaccinatie is de enige manier om de ziektelast terug te dringen. In Nederland is in 2006 de vaccinatie met een geconjugeerd heptavalent polysacharidevaccin gestart, dat sinds dat jaar ook is opgenomen in het Rijksvaccinatieprogramma. Er bestaan meer dan negentig serogroepen van pneumokokken. De samenstelling van de in het vaccin opgenomen serogroepen is echter zodanig dat het beschermt tegen die serogroepen die het vaakst pneumokokkenmeningitis veroorzaken. Belangrijk om te weten is dat vaccinatie een verschuiving kan veroorzaken in de serotypeverdeling van koloniserende stammen, waardoor niet-vaccinserotypen meningitis kunnen gaan veroorzaken. Surveillance van de serotypeverdeling bij invasieve pneumokokkenziekte blijft daarom een prioriteit en kan er in de toekomst toe leiden dat de samenstelling van vaccins wordt aangepast.

In geval van recidiverende pneumokokkenmeningitis dient de patiënt te worden onderzocht op de aanwezigheid van liquorlekkage of een verworven of aangeboren vorm van immuundeficiëntie, waaronder hypogammaglobulinemie, asplenie en defecten in de cytokineproductie verklaard door defecte signalen van 'toll-like'-receptoren (bijv. $IRAK_4$-deficiëntie). Deficiënties in terminale complementfactoren leiden niet tot pneumokokkeninfecties.

9.4.4 HAEMOPHILUS INFLUENZAE TYPE B-MENINGITIS

De klinische presentatie en het beloop van meningitis veroorzaakt door *Haemophilus influenzae* type B (Hib) lijken op die van pneumokokkenmeningitis. De mortaliteits- en complicatiecijfers zijn ook vergelijkbaar. Het verschil is dat Hib-meningitis bijna uitsluitend in de kinderjaren voorkomt. Voorafgaand aan de invoering van de Hib-vaccinatie in 1993 deed meer dan 90% van alle gevallen zich voor bij kinderen van 0-4 jaar. Na invoering van de vaccinatie verdween het nasofaryngeale Hib-dragerschap en daalde het totale aantal gevallen naar minder dan twintig per jaar (zie figuur 9.6a). Hib-meningitis wordt behandeld met een tweede- of derdegeneratiecefalosporine of met amoxicilline, wanneer de bacterie daarvoor gevoelig is. Omdat Hib-meningitis in clusters kan voorkomen, wordt secundaire chemoprofylaxe aanbevolen (www.rivm.nl/cib/infectieziekten-A-Z/ richtlijnen).

Recidiverende *H. influenzae* type B-infecties wijzen op een verstoorde productie van gammaglobuline, of op asplenie.

9.4.5 ANDERE VORMEN VAN MENINGITIS

Neonatale meningitis wordt veroorzaakt door bacteriën die tijdens de passage door het geboortekanaal zijn opgelopen. De betrokken pathogenen zijn *Streptococcus agalactiae*, *Escherichia coli* en *Listeria monocytogenes* (zie hoofdstuk 15). De initiële therapie dient alle mogelijke pathogenen te dekken en bestaat uit een derdegeneratiecefalosporine plus amoxicilline, of uit gentamicine plus amoxicilline. *Listeria monocytogenes* kan naast meningitis ook de voor deze bacterie kenmerkende hersenstamencefalitis of rhombencefalitis veroorzaken bij zwangere vrouwen, personen die immunosuppressiva gebruiken, alcoholisten en patiënten met ijzerstapeling. De behandeling bestaat uit amoxicilline plus gentamicine. Stafylokokkenmeningitis komt vaker voor bij een open verbinding tussen liquor en huid (spina bifida), neurochirurgie of spinale dan wel epidurale anesthesie.

Meningitis die wordt veroorzaakt door de schimmel *Cryptococcus neoformans* heeft doorgaans een sluipender beloop. Deze vorm komt voor bij patiënten met CD4+-lymfopenie (hiv-infectie, sarcoïdose, idiopathische CD4+-lymfopenie) (zie hoofdstuk 13). De behandeling bestaat uit amfotericine B plus flucytosine. Bij uitblijven van effect kan toevoeging van IFN-γ uitkomst bieden.

Tuberculeuze (basale) meningitis, veroorzaakt door *Mycobacterium tuberculosis*, is een verraderlijke, subacute aandoening die zich doorgaans voordoet in het vierde decennium van het leven. De mortaliteit is hoog (10-50%), hoofdzakelijk vanwege de late diagnosticering. Pleiocytose in de liquor is veelal lymfocytair. Vanwege de lage sensitiviteit van de directe liquoruitstrijk kan de microbiologische diagnose langer duren. De tuberculinehuidtest is in het merendeel van de gevallen negatief. Daarom vormt andere informatie (klinische verdenking, afwijkende thoraxfoto, CT-scan hersenen) de basis voor het starten van de initiële therapie. De behandeling bestaat uit vier tuberculostatica (isoniazide met pyridoxinesuppletie, rifampicine, pyrazinamide en ethambutol of streptomycine) plus corticosteroïden. Mensen met defecten in de keten van IFN-γ, IFN-γ-receptor, interleukine(IL)-12 en IL-12-receptor zijn vatbaarder voor mycobacteriële infecties (zie hoofdstuk 3).

Infectie met *Borrelia burgdorferi*, een spirocheet die lymeborreliose veroorzaakt, wordt overgebracht door de beet van de teek *Ixodes ricinus* (zie hoofdstuk 18). Lymeborreliose kan in het vroege gedissemineerde stadium leiden tot meningitis of meningoradiculitis en later tot chronische encefalitis. De vroege (lymfocytaire) meningitis manifesteert zich binnen een jaar na de infectie en kan gepaard gaan met parese van hersenzenuwen (vaak n. VII), of sensorische of pijnlijke sensaties in een spinale zenuwbaan. Behandeling bestaat uit een twee weken durende kuur met ceftriaxon of penicilline. In geval van chronische neuroborreliose is een kuur van drie weken noodzakelijk. De diagnose neuroborreliose is niet altijd eenvoudig te bevestigen: in het vroege stadium van de infectie kunnen IgG-antistoffen afwezig zijn en kan een PCR-test op liquor een vals-negatieve uitslag geven. Liquorafwijkingen (verhoogd eiwitgehalte, intrathecale IgM-synthese, pleiocytose van mononucleaire cellen) en een tekenbeet met erythema migrans in de voorgeschiedenis moeten voldoende aanleiding zijn om neuroborreliose te vermoeden en een empirische of preventieve behandeling te starten.

Bij 5% van de patiënten met syfilis veroorzaakt door de spirocheet *Treponema pallidum* kan zich meningitis of meningoradiculitis voordoen (zie hoofdstuk 12). De symptomen ontstaan drie tot zeven maanden na de primaire infectie, tijdens of kort na het verschijnen van huidafwijkingen (secundaire syfilis). Vaak is facialisparese de enige klinische manifestatie. De diagnose neurosyfilis berust voornamelijk op de aanwezigheid van neurologische en oftalmologische tekenen en symptomen. Andere factoren, waaronder de duur van de infectie (laat latent of van onbekende duur) en eventuele co-infectie met hiv, bepalen of een lumbaalpunctie geïndiceerd is. Bij neurosyfilis vertoont de liquor doorgaans pleiocytose (> 5 cellen/μl) en een verhoogd eiwitgehalte en zijn tests op treponemale en niet-treponemale antistoffen positief. Merk op dat het leukocytenaantal en het eiwitgehalte in de liquor ook verhoogd kunnen zijn bij hiv-infectie, wat het diagnosticeren van neurosyfilis in aanwezigheid van een hiv-co-infectie kan bemoeilijken. Neurosyfilis wordt behandeld met penicilline i.v. (10-14 dagen). Als de ziekte niet adequaat wordt behandeld, kan cerebrale arteriitis ontstaan met op den duur trombose. Na een aantal jaren kan, in het tertiaire stadium van syfilis, encefalitis of encefalomyelitis ontstaan.

9.4.6 CEREBRALE TOXOPLASMOSE

Toxoplasmose is een vaak voorkomende zoönotische infectie die bij verder gezonde personen meestal onopgemerkt verloopt (zie hoofdstuk 13). Uit serologische onderzoeken blijkt dat de prevalentie in Nederland uiteenloopt van 30% bij zwangere vrouwen tot 70% bij ouderen. De parasiet kan een latente infectie geven in diverse weefsels, waaronder de hersenen. Zo'n latente infectie kan opleven bij een ernstige T-celdeficiëntie, bijvoorbeeld in geval van transplantatiegerelateerde immunosuppressie of aids. Getransplanteerde solide organen kunnen een bron van primaire infectie zijn bij toxoplasmanegatieve ontvangers, die vanwege hun onderdrukte immuunrespons meer vatbaar zijn voor een ernstig beloop. De klinische presentatie van toxoplasma-encefalitis varieert van een subacuut, geleidelijk proces, dat zich in de loop van weken ontwikkelt, tot een acute staat van verwardheid, al dan niet met focale neurologische uitvalsverschijnselen, die binnen een paar dagen ontstaat. Tot de klinische manifestaties behoren gedragsveranderingen, insulten, focale motorische uitvalsverschijnselen, functiestoornissen in hersenzenuwen, sensorische afwijkingen, cerebellaire verschijnselen, bewegingsstoornissen en neuropsychiatrische afwijkingen. Tekenen van meningeale prikkeling zijn zeldzaam. Op beeldvormend onderzoek met CT of, beter nog, MRI zijn kenmerkende multipele haarden te zien. De aanwezigheid van deze haarden in combinatie met een verminderde T-celimmuniteit moet tot verdenking op toxoplasma-encefalitis leiden. Serologisch onderzoek is alleen zinvol om de diagnose toxoplasmose uit te sluiten, niet om haar te bevestigen. Indien orgaandonoren, orgaanontvangers of anderszins immuungecompromitteerde personen geen antistoffen hebben tegen *Toxoplasma*, is het onwaarschijnlijk dat *T. gondii* de betrokken ziekteverwekker is. Liquoronderzoek met PCR heeft wel diagnostische waarde, maar de sensitiviteit is slechts 60%. Herhalen van de test met nieuwe liquormonsters kan de sensitiviteit verhogen. Bij deze patiënten moeten ook andere diagnosen worden overwogen, zoals cerebraal lymfoom (voornamelijk EBV-geïnduceerd), cerebrale CMV-infecties en progressieve multifocale leuko-encefalopathie, die alle drie met PCR kunnen worden gediagnosticeerd. Bij afwezigheid van een microbiologische diagnose (bijv. door contra-indicaties voor lumbaalpunctie of biopsie, of door negatieve PCR's) blijft empirische therapie voor toxoplasma-encefalitis mogelijk. Daarbij dient nauwlettend te worden gevolgd (via MRI) of een behandelrespons optreedt. De behandeling bestaat uit een hoge dosering pyrimethamine en sulfadiazine gedurende drie maanden, gevolgd door onderhoudstherapie voor de duur van de immuungecompromitteerde toestand.

9.4.7 BACTERIËLE HERSENABCESSEN

Ongeveer 1% van alle intracraniële ruimte-innemende processen zijn hersenabcessen. Hersenabcessen ontstaan door verspreiding van bacteriën via de bloedbaan, rechtstreeks vanuit een aangrenzende geïnfecteerde structuur (sinusitis, otitis), of als complicatie van meningitis. Omdat ze soms weinig klinische verschijnselen geven, worden hersenabcessen vaak laat ontdekt. Een hersenabces kan het beste worden gevisualiseerd met een CT-scan met intraveneus contrast of met MRI. De differentiële diagnose met necrotische metastasen of lymfoom is echter moeilijk. Bij twijfel kunnen biopsie of nieuwe technieken als protonmagnetische resonantiespectroscopie uitkomst bieden. Biopsie is vaak ook noodzakelijk om het verwekkende organisme te identificeren en de verdere therapie te bepalen. Tijdrovende diagnostische procedures mogen de behandeling echter niet vertragen. De ziekteverwekkers die het vaakst worden aangetroffen bij hersenabcessen staan vermeld in tabel 9.4. Merk op dat deze infecties vaak menginfecties van aerobe en anaerobe pathogenen zijn, afkomstig uit de microflora van de patiënt zelf. Antibiotica dringen minder goed binnen in het hersenparenchym of de inhoud van het abces dan in de ontstoken subarachnoïdale ruimte. Daarom moeten antibiotica in hoge doseringen worden toegediend, gedurende minstens zes weken of totdat de radiologische tekenen van infectie zijn verdwenen. De empirische therapie bij immuuncompetente patiënten moet dekking geven tegen anaerobe bacteriën, gramnegatieve bacteriën en streptokokken, en bestaat uit metronidazol en een derdegeneratiecefalosporine, aangevuld met flucloxacilline tegen *Staphylococcus aureus* in geval van endocarditis, trauma of chirurgie.

De lijst van pathogenen die hersenabcessen veroorzaken bij immuungecompromitteerde personen hangt samen met de aard van het immuundefect. Zo predisponeert neutropenie vaak voor schimmelinfecties (*Aspergillus*, *Candida*, *Mucor*), predisponeren T-celdefecten voor infecties met *Toxoplasma gondii* of *Nocardia asteroides*, en hebben mensen met B-celdefecten vooral infecties met gekapselde bacteriën (*Streptococcus pneumoniae*).

9.4.8 SUBDURAAL EMPYEEM EN (SPINALE) EPIDURALE ABCESSEN

Subduraal empyeem en epidurale abcessen zijn infecties van de ruimte buiten de arachnoidea of dura mater en daarom – strikt genomen – geen czs-infecties. Omdat deze infecties echter optreden binnen de czs-ruimte, kunnen ze compressie van het czs geven. Een onbehandeld subduraal empyeem of epiduraal abces in de schedel kan dan ook resulteren in fatale transtentoriële of tonsillaire inklemming. Een spinaal epiduraal abces, dat vaak meerdere segmenten omvat, kan tot ruggenmergcompressie en para- of tetraplegie leiden. Merk op dat liquor verkregen via een lumbaalpunctie die door een spinaal epiduraal abces heen is gegaan, positieve kweken kan opleveren die abusievelijk als bewijs kunnen worden gezien van een meningitis. Subduraal empyeem gaat meestal al uit van infecties in de neusbijholten of het middenoor, maar ontstaat soms langs hematogene weg vanuit infectiehaarden elders in het lichaam. Epidurale abcessen kunnen ontstaan als gevolg van onbehandelde spondylodiscitis. De bacteriesoorten die het vaakst worden geïsoleerd uit deze infecties, zijn aerobe en anaerobe streptokokken en stafylokokken.

Het klinische beeld bij intracraniële abcessen bestaat uit koorts, hoofdpijn, braken en tekenen van meningeale prikkeling, en uiteindelijk ook veranderd bewustzijn of gedrag, hemiparese en insulten. Spinale abcessen worden gekenmerkt door koorts, rugpijn en neurologische uitvalsverschijnselen. De behandeling van eerste keus is onmiddellijke antibioticatherapie in combinatie met een decompressieoperatie. De prognose wordt bepaald door de omvang van het abces en de duur van de neurologische uitval. Tot op heden zijn er geen specifieke immuundefecten vastgesteld bij patiënten met epidurale abcessen.

9.4.9 CHRONISCHE MENINGITIS EN MENINGO-ENCEFALITIS

Chronische meningitis kan worden vermoed op grond van de klinische presentatie, de aanwezigheid van lymfocytaire pleiocytose en verhoogde eiwitconcentraties in de liquor. Vaak wordt hierbij ook intrathecale productie van OCB's gezien. De differentiële diagnose is uitgebreid en omvat diverse niet-infectieuze en infectieuze aandoeningen. Tot de niet-infectieuze oorzaken behoren vasculitis, inclusief auto-immuunziekten en de ziekte van Behçet, maligniteiten, parameningeale ruimte-innemende processen, sarcoïdose, multipele sclerose, het syndroom van Vogt-Koyanagi-Harada (zie ook tabel 9.2) en geneesmiddelbijwerkingen, in het bijzonder NSAID's. De infectieuze agentia die chronische meningitis kunnen veroorzaken, zijn *Mycobacterium tuberculosis*, *Borrelia burgdorferi*, *Treponema pallidum*, *Tropheryma whipplei*, *Leptospira*, *Brucella abortus*, *Actinomyces*, *Nocardia* spp., *Toxoplasma gondii*, diverse schimmels en virussen en een aantal metozoa. Intrathecaal geproduceerde immunoglobulinen (oligoklonale banden, verhoogd IgG, IgM en/of IgA) wijzen op een infectieuze of een auto-immuunoorzaak (multipele sclerose). Bij afwezigheid van intrathecaal geproduceerde immunoglobulinen is een niet-infectieuze of niet-inflammatoire oorzaak waarschijnlijker.

9.4.10 VIRALE MENINGITIS EN MENINGO-ENCEFALITIS

De afgelopen decennia zijn er aanzienlijke veranderingen opgetreden in de epidemiologie van virale meningitis, ook wel aseptische meningitis genoemd (aseptisch verwijst naar de combinatie van pleiocytose in de liquor en negatieve bacterie- en schimmelkweken). In de eerste plaats hebben de vaccinatieprogramma's tegen de virussen die bof, mazelen, rode hond (BMR) en polio veroorzaken, ertoe geleid dat deze virussen nu niet langer belangrijke veroorzakers van czs-infecties zijn. In de tweede plaats is het aantal immuungecompromitteerde patiënten toegenomen als gevolg van hiv-infecties, orgaantransplantatie en maligniteiten. In de derde plaats hebben *arthropod-borne viruses* (arbovirussen, door *Arthropoda* overgebracht), waaronder de flavivirussen West Nile virus, Japanse-encefalitisvirus, denguevirus en tekenencefalitisvirus, zich over de wereld verspreid als gevolg van reizen, veranderde vrijetijdsbesteding en de verspreiding van hun vectoren.

Enterovirussen en parechovirussen

Vandaag de dag zijn de meest gangbare veroorzakers van aseptische meningitis en meningo-encefalitis in Nederland non-polio-enterovirussen en een aantal recentelijk ontdekte parechovirussen. De incidentie is afhankelijk van de mate waarin specifieke typen circuleren. Zo circuleren ECHO-virustypen 13 en 30 en parechovirustype 3 nu in gebieden met een gematigd klimaat (piekincidentie aan het einde van de zomer en in de herfst) en komt enterovirustype 71 het hele jaar door voor in Aziatische landen.

Bij de meeste gevallen van aseptische meningitis is het beloop mild en treedt volledig herstel op. Dit is echter niet altijd het geval, zoals blijkt uit de casusbeschrijving (zie casus 9.3). Enterovirussen en parechovirussen kunnen wel degelijk ernstige ziektebeelden veroorzaken, in het bijzonder bij zuigelingen.

Casus 9.3

In maart werd een meisje van 7 weken naar de spoedeisende hulp gebracht vanwege koorts (tot 39,5 °C), al drie dagen bestaande diarree en tekenen van dehydratie. Bij onderzoek was ze lethargisch, maar vertoonde ze geen tekenen van meningitis.

De klinische diagnose luidde gastro-enteritis met dreigende dehydratie, en ze werd opgenomen op de afdeling kindergeneeskunde.

Laboratoriumonderzoek liet een niet-ketotische hyperglykemie (glucose 27 mmol/l) zien en hoge triglyceriden (42,6 mmol/l). Daarom werd insuline toegevoegd aan de parenterale rehydratietherapie. Andere bevindingen uit het laboratoriumonderzoek waren anemie (Hb 5,8 mmol/l), leukocytose (14,2×10^9/l; lymfocyten 76%, monocyten 6%) en trombocytose (478×10^9/l). CRP bedroeg 25 mg/l. De waarde van LDH was normaal, maar de andere leverenzymwaarden waren verhoogd (ALAT 71 U/l; ASAT 87 U/l; AF 416 U/l). De amylasewaarde was normaal.

Uit viruskweken van keeluitstrijken, feces en liquor kwam ECHO-virus type 9 naar voren.

Het elektro-encefalogram bij opname was normaal, maar een dag later ontwikkelde het patiëntje kortdurende symmetrische convulsies, waarvoor ze werd behandeld met anti-epileptica. Vanwege verdenking op meningitis werd een LP verricht en werd behandeling met antibiotica en aciclovir ingezet. In de liquor waren er een geringe pleiocytose (31/µl), een verhoogd glucosegehalte (15,6 mmol/l; liquor-serumratio 0,57) en een verhoogd eiwitgehalte (0,84 g/l).

De uiteindelijke diagnose was: infectie met ECHO-virus 9 en daarbij meningo-encefalitis, gastro-enteritis, hepatitis en neonatale diabetes mellitus. Ernstige neurologische restverschijnselen bleven ook tijdens de follow-up aanwezig, evenals de diabetes mellitus.

Bij pasgeborenen kunnen enterovirussen en parechovirussen een septisch syndroom met czs-betrokkenheid veroorzaken. In ernstige gevallen, die meestal binnen tien dagen na de geboorte optreden, gaat het syndroom gepaard met hepatitis, myocarditis en/of coagulopathie. De mortaliteit bedraagt 25% of meer. Naar schatting is het aantal gevallen van door enterovirussen veroorzaakte neonatale sepsis in Nederland 15-30 per 100.000 per jaar. Samen met de nieuwere parechovirussen, vooral type 3, zijn deze picornavirussen de voornaamste veroorzakers van ernstige meningo-encefalitis bij pasgeborenen; in Nederland komen ze tien keer zo vaak voor als neonatale infecties met het herpessimplexvirus. De diagnose wordt gesteld via virusisolatie of PCR op basis van liquor. Er bestaat geen adequate behandeling voor deze infecties. Pleconaril, een antiviraal middel dat de binding van het virus aan een cel blokkeert, heeft wel enig effect bij infecties door enterovirussen, maar in gecontroleerde studies is geen voordelig effect aangetoond bij patiënten met acute meningitis. Pleconaril is niet effectief tegen parechovirussen. Van intraveneuze immunoglobulinen wordt effectiviteit verwacht bij enterovirusinfecties, maar van deze middelen is het gunstige effect op acute meningitis net zomin bewezen. Daarnaast kunnen enterovirussen chronische meningitis veroorzaken bij patiënten met X-gebonden agammaglobulinemie (XLA). Bij dergelijke patiënten is behandeling met pleconaril en intraveneuze immunoglobulinen wel effectief gebleken.

Herpessimplexencefalitis

Herpessimplexencefalitis (HSE) is een van de meest verwoestende virale herseninfecties. Deze infectie reageert echter goed op behandeling, als die tenminste vroeg wordt gestart. Artsen moeten daarom extra alert zijn op de vroege tekenen van HSE. Drie kenmerkende verschijnselen van HSE zijn koorts, hoofdpijn en veranderd bewustzijn; in een later stadium kunnen hier andere neurologische afwijkingen bijkomen, waaronder desoriëntatie, vreemd gedrag, spraakstoornissen en het optreden van kenmerkende aura's, geursensaties en focale insulten.

Bij verdenking op HSE moet onmiddellijk empirische of preventieve therapie met aciclovir worden gestart. Verdenking op HSE ontstaat bij aanwezigheid van focale neurologische verschijnselen (onder meer veranderde geestestoestand), liquorpleiocytose in combinatie met negatieve gramkleuring, temporaalhaarden bij beeldvormend hersenonderzoek en een voor focale veranderingen kenmerkend eeg-patroon. De diagnose wordt bevestigd via PCR, hoewel de uitslag in de vroege fase van de ziekte negatief kan zijn. In 10-20% van de gevallen is de uitslag pas positief bij het tweede liquormonster, dat vier tot zeven dagen later wordt getest (zie casus 9.4). Onbehandeld heeft HSE een mortaliteit van 70%. Veruit de meeste overlevenden hebben ernstige neurologische restverschijnselen. De incidentie bedraagt 2-4 per 1.000.000 per jaar. Er is geen seizoensgebonden variatie en hoewel HSE bij mensen van alle leeftijden voorkomt, heeft de leeftijdsverdeling een bimodaal patroon: een derde van de gevallen doet zich voor bij kinderen en adolescenten, waarschijnlijk tijdens de primaire infectie en de helft bij mensen > 50 jaar, wat erop duidt dat de meeste gevallen ontstaan door reactivatie van het virus uit een latente infectie. Het virus komt het czs binnen via de nervus trigeminus of de nervus olfactorius. Er bestaat geen verband met recidiverende herpes labialis. De pathologie is gelijk aan die van limbische encefalitis. Factoren die correleren met de prognose van HSE zijn de score op de Glasgow-comaschaal (coma is een factor voor slechte prognose), leeftijd (prognose is slechter bij ouderen) en de tijd tot de start van de antivirale therapie (hoe later gestart, hoe slechter de prognose).

Casus 9.4

Een 62-jarige vrachtwagenchauffeur had een griepachtig ziektebeeld en hevige hoofdpijn, waardoor hij in bed bleef. Zijn gedrag veranderde: hij werd prikkelbaar, rusteloos en slaperiger.

Acht dagen na de eerste verschijnselen trad een bewustzijnsdaling op en werd hij naar de spoedeisende hulp van een plaatselijk ziekenhuis gebracht. Op MRI-beelden werd een massa gezien in het rechter temporale gebied; vanwege verdenking op maligniteit werd hiervoor dexamethason gegeven. De hoofdpijnklachten en de veranderde geestestoestand verdwenen binnen 24 uur, waarna de patiënt werd ontslagen. Bij herbeoordeling een aantal dagen later bleek het liquormonster 350 mononucleaire cellen/μl te bevatten en een positieve PCR-test voor HSV type 1 op te leveren.

Vanwege de goede behandelrespons met dexamethason werd geen verdere behandeling ingezet. De patiënt werd naar een tertiair ziekenhuis doorverwezen voor beoordeling van de tumormassa. Twee maanden later was de klinische toestand van de patiënt nog altijd relatief goed, maar was de tumormassa in omvang toegenomen (MRI).

Hernieuwd liquoronderzoek toonde een leukocytenaantal van 58/μl (98% leukocyten), een glucosewaarde van 3,4 mmol/l en een eiwitgehalte van 1655 mg/l. Q_{alb} bedroeg 39×10^3 (referentiebereik: $2-9 \times 10^3$, gecorrigeerd voor leeftijd), wat op verhoogde permeabiliteit van de BHB wijst. De IgG-antistoftiters tegen HSV waren sterk verhoogd, zowel in liquor als in serum. Er werden wel IgA-antistoffen tegen HSV aangetroffen in liquor, maar niet in serum, wat op intrathecale productie van IgA wijst. De PCR-test op HSV-1 was positief.

Bij hersenbiopsie werd hemorragisch-necrotisch weefsel aangetroffen met lymfocytaire infiltratie en tekenen van reparatie. Zowel het biopt als de liquor was met de PCR-test sterk positief voor HSV-1.

Alle bevindingen bevestigden de diagnose HSV-1-encefalitis en de patiënt werd behandeld met aciclovir. Een liquormonster dat 30 dagen later ter controle werd afgenomen, bleek met PCR negatief te zijn voor HSV. Er werden echter nog wel intrathecale antistoffen tegen HSV aangetroffen.

Epicrise: Bij eerste presentatie werd de diagnose HSV-1-encefalitis gemist, ondanks de griepachtige ziekteverschijnselen en de daaropvolgende lethargie en gedragsveranderingen, de lymfocytaire pleiocytose in de liquor, het proces in de temporaalkwab en de positieve PCR-test voor HSV-1. Gezien de grote kans op invaliderende restverschijnselen en de hoge mortaliteit had de patiënt meteen bij eerste presentatie met aciclovir moeten worden behandeld.

Een verhoogde vatbaarheid voor HSE in bepaalde families is te verklaren uit een aangeboren defect in toll-like receptor 3 (TLR3), een receptor die viraal dubbelstrengs RNA herkent. Bij de meeste patiënten is echter geen duidelijk immuundefect aanwijsbaar, ook niet bij patiënten met recidieven.

HSV-1 en HSV-2 kunnen voor, tijdens of na de bevalling worden overgedragen van moeder op kind. De infectie bij de moeder kan asymptomatisch of niet-specifiek verlopen, wat een juiste diagnose bij de pasgeborene kan bemoeilijken. Primaire infectie van de moeder met HSV-1 of -2, of een eerste infectieuze episode met HSV-2 bij een moeder met antistoffen tegen HSV-1, zijn belangrijke risicofactoren voor neonatale herpes. In Nederland wordt het merendeel van de neonatale HSV-infecties veroorzaakt door HSV-1. De infectie zal bij één op de drie pasgeborenen tot ernstige beschadiging van het czs leiden, vooral wanneer ze door HSV-2 is veroorzaakt. Hoewel de incidentie van neonatale herpes in Nederland laag is, namelijk 2-3 gevallen per 100.000 bevallingen, moet elke pasgeborene met septisch syndroom en czs-betrokkenheid empirisch worden behandeld met aciclovir. Wanneer de diagnose bevestigd is door PCR op liquor, bloed of een keeluitstrijk, moet de behandeling gedurende 21 dagen worden gecontinueerd (CBO-richtlijn Seksueel Overdraagbare Aandoeningen en Herpes Neonatorum, 2002).

Andere herpesvirussen

Ook de meeste andere herpesvirussen dringen regelmatig de hersenen binnen, maar meestal heeft dit geen directe gevolgen. Deze virussen kunnen door middel van PCR in hersenweefsel worden aangetoond bij afwezigheid van een czs-aandoening (bijv. tijdens autopsie van de hersenen na dodelijk letsel). In aanwezigheid van een ontstekingsproces kunnen herpesvirussen bovendien reactiveren, waarbij het virus dus slechts een 'toeschouwer' is. Deze twee aspecten maken het moeilijk een oorzakelijk verband aan te tonen tussen positieve bevindingen en pathologie van het czs. Desondanks is het van belang de etiologische diagnose van betrokkenheid van een herpesvirus bij czs-pathologie te kennen, vanwege de therapeutische mogelijkheden voor HSV, VZV, CMV en waarschijnlijk ook voor HHV-6 en -7. Tabel 9.5 geeft een overzicht van de vaakst gediagnosticeerde czs-infecties die worden toegeschreven aan een ander herpesvirus dan HSV.

9.4.11 DIVERSE AANDOENINGEN VAN VIRALE OORSPRONG

Recidiverende en chronische aseptische meningitis

Recidiverende aseptische meningitis van onbekende oorsprong, als eerste beschreven door Mollaret, wordt nu steeds vaker toegeschreven aan herpessimplexvirus type 2. Door HSV-2 veroorzaakte chronische aseptische meningitis is doorgaans een ongevaarlijke aandoening, die kan worden behandeld met aciclovir. De differentiële diagnose is uitgebreid en loopt uiteen van maligniteiten tot sarcoïdose, en van de ziekte van Behçet tot geneesmiddelbijwerkingen (NSAID's) (zie tabel 9.1). Chronische aseptische meningitis kan ontstaan als complicatie bij X-gebonden agammaglobulinemie. Enterovirussen zijn in deze gevallen meestal de veroorzakers. De diagnose wordt gesteld door middel van een PCR-test op liquor. Soms is een combinatiebehandeling van pleconaril en intraveneus of intrathecaal toegediende immunoglobulinen effectief.

Postinfectieuze encefalitis

Nu mazelen dankzij vaccinatie grotendeels onder controle is gebracht, is varicella (waterpokken) de belangrijkste oorzaak van postinfectieuze encefalopathie en encefalitis. Slechts een enkele keer zijn andere pathogenen de veroorzakers, zoals influenzavirussen of *Borrelia burgdorferi*. De term 'postinfectieus' houdt in dat de ziekte optreedt weken of zelfs maanden na ogenschijnlijk herstel van een infectie, waarvan wordt aangenomen dat deze slechts een trigger is. Hoewel het onderliggende mechanisme slecht begrepen wordt, vermoedt men dat het immuungemedieerd is. Het histologische substraat komt overeen met dat van een vasculitis (figuur 9.5) en van een herseninfarct. De liquor kan mononucleaire cellen en oligoklonale immunoglobulinen bevatten, wat op een actieve infectie duidt. Voorbeelden zijn vasculitis en ADEM. Postinfectieuze encefalitis wordt behandeld met immunosuppressiva (hoge doses corticosteroïden).

Koortsconvulsies

Koortsconvulsies zijn de meest voorkomende neurologische complicaties bij infecties. Ze doen zich bij circa 5% van de patiëntenpopulatie voor en worden gedefinieerd als convulsies die optreden tijdens een koortsende ziekte bij kinderen in de leeftijd van 3 maanden tot 5 jaar. Hoewel gewoonlijk wordt gesteld dat koortsconvulsies door koorts worden veroorzaakt, komen ze bijna uitsluitend voor tijdens virusinfecties. De convulsie wordt beschouwd als een encefalopathische reactie, aangezien er zelden een virus wordt aangetroffen in de liquor. Recentere studies naar de pathogenese van koortsconvulsies richten zich op de aangeboren immuunrespons in de hersenen, die bij virale infecties anders is dan bij bacteriële infecties. Een derde van de kinderen met een koortsstuip krijgt later een recidief. Daarnaast is de kans om op latere leeftijd convulsies zonder koorts te krijgen vier tot vijf keer verhoogd bij kinderen met koortsstuipen ten opzichte van kinderen zonder koortsstuipen. Influenzavirus en humaan herpesvirus 6 en 7 zijn belangrijke oorzaken van koortsconvulsies. Om die reden is wel voorgesteld om kinderen die een eerste koortsconvulsie hebben doorgemaakt, influenzavaccinatie aan te bieden. Preventieve behandeling met antipyretica is niet effectief.

Progressieve multifocale leuko-encefalopathie

De veroorzaker van deze aandoening is het JC-polyomavirus, een bepaald type humaan polyomavirus dat de mens als natuurlijke gastheer heeft. Primaire infectie met dit virus treedt op in de kinderjaren en verloopt asymptomatisch. Bij ernstig immuungecompromitteerde patiënten (aids, hematologische maligniteiten, immunosuppressiva) kan het virus reactiveren en progressieve multifocale leuko-encefalopathie veroorzaken, waarbij selectieve vernietiging optreedt van oligodendrocyten, myelineproducerende gliacellen. Tot de symptomen behoren progressief verlies van motorische functies, parese van hersenzenuwen, verlies van gezichtsvermogen en dementie, zonder tekenen van verhoogde intracraniële druk. De diagnose wordt gesteld op basis van een PCR-test op liquor, beeldvorming met MRI en histologie. Tenzij het immuundefect wordt weggenomen, overlijdt 90% van de patiënten binnen één jaar aan de ziekte. Er bestaat geen effectieve antivirale behandeling.

Tabel 9.5 Czs-infecties door herpesvirussen.

verwekker	presentatie	predisponerende factoren	behandeling	incidentie	prognose
HSV-1	hemorragische focale encefalitis	genetisch	aciclovir i.v.	2-3/106 (NL)	slecht
HSV-2	(recidiverende) meningitis	onbekend	aciclovir i.v.	zeldzaam (NL)	goed
VZV (varicella)	cerebellaire ataxie	onbekend en/of verminderde immuniteit	aciclovir i.v.	< 0,1% van varicellagevallen	goed
	meningitis/encefalitis	onbekend en/of verminderde immuniteit	aciclovir i.v.	< 0,1% van varicellagevallen	goed
	myelitis	onbekend en/of verminderde immuniteit	aciclovir i.v.	geen gegevens	variabel
	cerebrale vasculitis/infarct (beroerte)	onbekend en/of verminderde immuniteit	steroïden + aciclovir i.v.*	zeldzaam, komt ook voor bij kinderen	restverschijnselen (beroerte kan tot 1 jaar na varicella optreden)
VZV (zoster)	craniële neuropathie	leeftijd (> 60 jaar) of verminderde immuniteit	aciclovir i.v.	10-20/106	goed
	myelitis	leeftijd (> 60 jaar) of verminderde immuniteit	aciclovir i.v.	10-20/106	variabel
	meningitis/encefalitis	leeftijd (> 60 jaar) of verminderde immuniteit	aciclovir i.v.	10-20/106	goed
	postinfectieuze encefalopathie	leeftijd (> 60 jaar) of verminderde immuniteit	steroïden + aciclovir i.v.*	10-20/106	variabel
	cerebrale vasculitis/infarct (beroerte)	leeftijd (> 60 jaar) of verminderde immuniteit	steroïden + aciclovir i.v.*	10-20/106	variabel (beroerte kan tot 1 jaar na zoster optreden)
CMV	encefalitis	aids (CD4-telling < 50x106/l)	ganciclovir + ART	zeldzaam na introductie ART	variabel
	polyradiculopathie	aids (CD4-telling < 50x106/l)	ganciclovir + ART	zeldzaam na introductie ART	variabel
	guillain-barrésyndroom	primaire infectie	ganciclovir*	15% van de gevallen van guillain-barrésyndroom	variabel
CMV (congenitaal)	encefalitis	primaire infectie tijdens zwangerschap	ganciclovir**	+/- 1/104 geboortes (NL)	slecht/restverschijnselen
	doofheid	primaire infectie tijdens zwangerschap	ganciclovir**	< 1/104 geboortes (NL)	restverschijnselen
EBV (primair)	meningitis/encefalitis	onbekend	geen	1-5%	goed
	craniële neuropathie	onbekend	geen		
	polyradiculitis	onbekend	geen		
EBV (reactivatie)	cerebrale PTLD/lymfoom	SCTx, SOTx***, aids	rituximab, chemotherapie	afhankelijk van onderliggende aandoening	slecht

verwekker	presentatie	predisponerende factoren	behandeling	incidentie	prognose
HHV-6/-7	koortsconvulsies	onbekend (leeftijd < 5 jaar)	geen	30% van de gevallen van focale insulten	goed
	necrotiserende encefalitis	co-infectie, verminderde immuniteit	ganciclovir (?)	zeldzaam	variabel
HHV-8	onduidelijk				

* In geval van positieve PCR-test op liquor.
** Behandeling tijdens zwangerschap met CMV-specifieke immunoglobulinen i.v.; pasgeborenen behandelen met ganciclovir i.v. (behandeling van prematuren: effecten moeten zijn aangetoond).
*** SOTx = solide-orgaantransplantatie; SCTx = stamceltransplantatie.

Kernpunten

- Het centraal zenuwstelsel (czs) is anatomisch goed beschermd tegen infecties, maar een eenmaal in het czs binnengedrongen pathogeen kan zich gemakkelijk handhaven door de lokaal beperkte afweer.
- Acute infecties van het czs geven intracraniële drukverhoging met risico op ischemische hersenschade of dodelijke inklemming.
- Routinelaboratoriumtests op bloed en liquor geven dikwijls, maar niet altijd een aanwijzing of het een bacteriële of virale verwekker betreft.
- Bij verdenking op een czs-infectie dient men onmiddellijk met empirische therapie te starten, gericht tegen de meest voorkomende bacteriële en/of virale verwekkers (aciclovir). Een betrouwbare microbiële diagnose is echter essentieel voor het vervolgbeleid (keuze van medicamenten, bewaking en/of chirurgische therapie).
- Indien tegelijk gestart met de eerste antibiotische gift, beschermt dexamethason tegen restverschijnselen en/of sterfte ten gevolge van een bacteriële meningitis.
- Tijdens de acute fase van een meningokokkensepsis bestaan (nog) geen verschijnselen van meningisme.
- Meningokokkensepsis kent een hoge sterfte, vooral in de eerste 12-24 uur na opname. Patiënten met deze ziekte dienen onverwijld op een goed geoutilleerde intensivecareafdeling te worden opgenomen.
- Pneumokokkenmeningitis geeft een groot risico op ernstige intracraniële drukverhoging, neurologische restverschijnselen, abcesvorming en sterfte.
- De initiële behandeling van een hersenabces is breed en empirisch. Vaststelling van het antibiotische vervolgbeleid vereist adequate microbiologische diagnostiek.

Literatuur

Fitch MT, Beek D van de. Drug insight: steroids in CNS infectious diseases – new old therapy. Nature Clin Pract Neurol. 2008;4:97-104.

Gans J de, Beek D van de, for the European Dexamethasone in Adulthood Bacterial meningitis Study Investigators. Dexamethasone in adults with bacterial meningitis. New Engl J Med. 2002;347:1549-56.

Kastrup O, Wanke I, Maschke M. Neuroimaging of infections of the central nervous system. Semin Neurol. 2008;28(4):511-22.

Kim KS. Pathogenesis of bacterial meningitis: from bacteremia to neuronal injury. Nature Rev Neurosci 2003;4:376-85.

Koedel U, Klein M, Pfister H-W. New understandings on the pathophysiology of bacterial meningitis. Curr Opin Infect Dis. 2010;23:217-23.

Moorthy RK, Rajshekhar V. Management of brain abscess: an overview. Neurosurg Focus. 2008;24(6):1-6.

Solomon T, Hart IJ, Beeching NJ. Viral encephalitis: a clinician's guide. Pract Neurol. 2007;7:288-305.

Sonneville R. Klein I, Boucker T de, Wolff M. Post-infectious encephalitis in adults: Diagnosis and management. J Infect. 2009;58:321-28.

Stephens DS, Greenwood B, Brandtzaeg P. Epidemic meningitis, meningococcaemia, and Neisseria meningitidis. Lancet. 2007; 369:2196-210.

Tunkel AR, Glaser CA, Bloch KC, Sejvar JJ, Marra CM, Roos KL, et al. The management of encephalitis: Clinical practice guidelines by the Infectious Disease Society of America. CID 2008;47:303-27.

Weisfelt M, Gans J de, Poll T van der, Beek D van de. Pneumococcal meningitis in adults: new approaches to management and prevention. Lancet Neurol. 2006;5:332-42.

10 Oculaire infecties

B.S. Wensing en A. Rothova

10.1 Het rode oog

Een rood oog is een veelvoorkomende klacht in de huisartsenpraktijk. Daar wordt 'rood oog' – inclusief roodheid ten gevolge van traumata – bij ongeveer 13 per 1000 patiënten per jaar als contactreden opgegeven. Veelal kan de huisarts zelf de patiënt verder helpen maar bij de aanwezigheid van alarmsymptomen dient overwogen te worden de patiënt door te sturen naar de specialist. Pijn, lichtschuwheid en visusdaling behoren tot deze alarmsymptomen. De oorzaken van een rood oog zijn zeer divers en kunnen zowel infectieus als niet-infectieus van oorsprong zijn. (Blefaro)conjunctivitis, (epi)scleritis, keratitis, iridocyclitis, subconjunctivale bloeding, acuut glaucoom en trauma kunnen tot de oorzaken behoren. Bij roodheid van één of beide ogen is de diagnose soms te stellen op basis van anamnese en inspectie. Het is van belang dat de arts onderscheid kan maken tussen visusbedreigende aandoeningen (vooral keratitis, iridocyclitis en acuut glaucoom) en onschuldige aandoeningen (zoals conjunctivitis, subconjunctivale bloeding en episcleritis), en ernstige van niet-ernstige ooglestels kan onderscheiden. Het diagnostische algoritme van het rode oog, opgesteld door het Nederlands Huisartsen Genootschap, is te zien in figuur 10.1. Als de roodheid gepaard gaat met snel toenemend oedeem van de oogleden, eventueel in combinatie met oogbewegingsstoornissen en koorts, dient men ook aan cellulitis orbitae te denken, een uitgebreidere infectie van de weke delen van de orbita. Deze kan ontstaan vanuit onder andere een infectiehaard op het ooglid (hordeolum) of sinusitis.

10.2 Externe ooginfecties

Het oppervlak van het oog is beschermd tegen infecties door de oogleden, de aanwezigheid van tranen en door het gezonde epitheel van de cornea en conjunctiva. Alle aandoeningen die de traanfilm en/of het epitheel beschadigen, verhogen dan ook de kans op infecties. Naast lokale predisponerende factoren, kunnen ook verschillende systeemziekten en immuundeficiëntie een rol spelen bij het ontstaan van ooginfecties. Vroege herkenning en eventuele behandeling van predisponerende factoren zoals een droog oog kunnen helpen om diepere infecties te voorkomen. Chronische infecties van het externe oog (blefaritis, conjunctivitis en keratitis) treden vaak tegelijk op en hun symptomen kunnen elkaar overlappen en onderling beïnvloeden.

10.2.1 BLEFARITIS

Blefaritis/blefaroconjunctivitis is een (chronische) ontsteking van de haarzakjes van de wimpers en van de talgkliertjes die uitmonden in de ooglidrand. Het is een van de meest voorkomende oogaandoeningen. De symptomen kunnen bestaan uit jeukende en brandende oogleden, geprikkelde ogen en aanwezigheid van débris en schilfertjes. De aandoening is vaak chronisch en bilateraal. De etiologie is divers en kan zowel infectieus als niet-infectieus zijn: stafylokokken en het stafylokokkentoxine spelen een belangrijke rol, maar blefaritis kan ook voorkomen bij seborroïsch eczeem, rosaceae en herpessimplexinfectie, al of niet gecombineerd met andere factoren. Een langdurige blefaritis zal vaak resulteren in een permanente vermindering van de talgproductie, waardoor de traanfilm te snel opdroogt (droge ogen) en kleine laesies van het cornea-epitheel ontstaan. De behandeling bestaat uit het ontvetten van de oogleden met wattenstokjes bevochtigd met babyshampoo. Bij onvoldoende effect kan na ontvetting en verwijdering van schilfers lokaal fusidinezuur-ooggel 2 dd 1 druppel worden toegepast. De gel wordt aangebracht op de ooglidranden of in de conjunctivazak en wordt vervolgens op de ooglidranden ingemasseerd. Heeft ook deze behandeling onvoldoende effect, dan kunnen bij een schilferende (niet-ulcererende) vorm hydrocortison/oxytetracycline/polymyxine B oogzalf of oogdruppels worden toegepast. Bij onvoldoende effect verwijst de huisarts de patiënt naar de oogarts.

Bij chronische blefaritis kunnen kunsttranen ook verlichting geven.

Herpesblefaritis wordt behandeld met aciclovir oogzalf. Gaat de blefaritis samen met verschijnselen van acne rosaceae of seborroïsch eczeem, dan is de behandeling ook gericht op de huidaandoening.

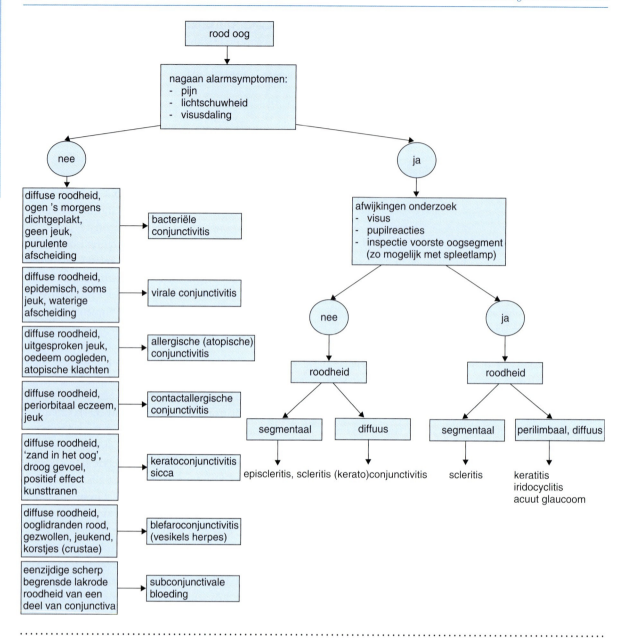

Figuur 10.1 Stroomdiagram rood oog.

10.2.2 CONJUNCTIVITIS (TABEL 10.1)

Onder conjunctivitis wordt verstaan een ontsteking van het slijmvlies van de ogen. Het is de meest voorkomende oorzaak van een rood oog. In de meeste gevallen geneest conjunctivitis spontaan en zonder complicaties. De oorzaken kunnen zowel infectieus als niet-infectieus zijn. De meest voorkomende infectieuze oorzaken betreffen bacteriën en virussen. Het is belangrijk verschil te maken tussen een primaire conjunctivitis en een conjunctivitis als begeleidend verschijnsel bij een systemische infectie, aangezien dit gevolgen heeft voor de therapie.

Epidemiologie

Conjunctivitis is een veelvoorkomende oogaandoening. In een registratieproject bedroeg de incidentie van infectieuze conjunctivitis in 2001 13,5 episoden per 1000 patiënten. Kinderen tot en met 11 jaar waren verantwoordelijk voor 25% van de episoden. In 87% van de gevallen van infectieuze conjunctivitis bleef het bij een eenmalig bezoek aan de huisarts en ruim 86% van de patiënten kreeg een lokaal oogmedicijn voorgeschreven. Traumata blijken overwegend cornea-erosies en oppervlakkig gelokaliseerde corpora aliena te betreffen; hierbij is het herstel vrijwel altijd volledig.

Klinische presentatie

Infectieuze conjunctivitis wordt in de meeste gevallen veroorzaakt door een virus of een bacterie. In het meeste eerstelijnsonderzoek wordt bij minder dan de helft van de patiënten een bacteriële verwekker aangetoond; in een recent onderzoek onder kinderen was dit percentage hoger. Op basis van het type afscheiding kan niet met zekerheid onderscheid worden gemaakt tussen een bacteriële en een virale conjunctivitis. De combinatie van drie kenmerken (dichtgeplakte oogleden bij het wakker worden, het ontbreken van jeuk en het ontbreken van eerdere episoden van conjunctivitis in de voorgeschiedenis) maakt een bacteriële oorzaak waarschijnlijk. De ontsteking begint doorgaans in één oog, maar in veel gevallen is enkele dagen later ook het andere oog ontstoken. Bacteriële conjunctivitis in de huisartsenpraktijk wordt bij volwassenen voornamelijk veroorzaakt door streptokokken (52%), *Haemophilus influenzae* (16%) en *Staphylococcus aureus* en *Staphylococcus epidermidis* (samen 24%). Andere gramnegatieve staven zoals *Moraxella* en *Acinetobacter* spp. zijn in minder dan 5% van de gevallen de veroorzaker van een bacteriële conjunctivitis. Bij kinderen worden andere percentages gevonden: in ongeveer 60% van de gevallen *Haemophilus influenzae*, in ongeveer 20% van de gevallen *Streptococcus pneumoniae* en in ongeveer 10% van de gevallen *Moraxella catarrhalis*. Bij neonaten met een acute (kerato)conjunctivitis rond de tweede tot derde levensdag moet een gonokokkeninfectie worden overwogen; ontstaat het rode oog rond de vijfde tot tiende levensdag, dan is een infectie met *Chlamydia trachomatis* of met het herpessimplexvirus waarschijnlijker. De behandeling van een aangetoonde infectie met gonokokken of *Chlamydia* gebeurt zowel lokaal als systemisch; de moeder hoort ook behandeld te worden.

Virale conjunctivitis wordt meestal veroorzaakt door een adenovirus. De klachten verergeren in vier tot zeven dagen en verdwijnen meestal binnen tien dagen spontaan. De ernst en de duur van de klachten kunnen sterk variëren. Een adenovirusinfectie gaat nogal eens gepaard met verkoudheid, keelklachten en preauriculaire lymfadenopathie. De infectie is zeer besmettelijk en veroorzaakt (kerato)conjunctivitis (zie tabel 10.1), die vaak in epidemietjes bij kinderen voorkomt. Besmetting via geïnfecteerd oogheelkundig instrumentarium is vaak beschreven. Door een adenovirusinfectie kunnen subepitheliale cornea-infiltraten ontstaan die kunnen leiden tot langdurige irritatie en visusdaling.

Diagnostiek

De diagnose conjunctivitis kan in de meeste gevallen op klinische gronden gesteld worden en er zijn geen nadere diagnostische tests noodzakelijk. In de ernstige gevallen en bij alle immuungecompromitteerde patiënten en neonaten zijn kweken geïndiceerd. Aangezien dubbelinfectie met *Chlamydia* en *Neisseria gonorrhoeae* kan voorkomen, moet er bij neonaten op beide infecties getest worden.

Behandeling

Bij ongecompliceerde bacteriële conjunctivitis worden lokale breedspectrumantibiotica gebruikt (zie ook tabel 10.1). Virale conjunctivitis (m.u.v. herpetische infecties) gaat meestal vanzelf over. De bacteriële en virale vormen van conjunctivitis zijn besmettelijk en het is belangrijk om de verspreiding hiervan tegen te gaan (goed handenwassen en geen gemeenschappelijke handdoeken of zakdoeken gebruiken).

10.2.3 INFECTIEUZE KERATITIS (TABEL 10.1)

Keratitis is een ontsteking van het hoornvlies. Deze ontsteking kan optreden als gevolg van zowel infectieuze als niet-infectieuze oorzaken. Ernstige keratitis kan leiden tot lokaal weefselverlies met perforatie als gevolg. Daarnaast kan keratitis (door afgifte van toxinen en ontstekingsmediatoren) een intraoculaire reactie veroorzaken (ontstekingscellen in de voorste oogkamer, hypopyon genoemd). Oppervlakkige keratitis kan genezen zonder restverschijnselen, maar diepe keratitis leidt tot littekenvorming. Wanneer het litteken zich in de visuele as bevindt, ontstaat er een blijvende visusdaling.

Epidemiologie

Wat betreft de oorzaken van keratitis zijn er grote geografische verschillen. Herpetische keratitis is de frequentste oorzaak van corneale blindheid in de westerse wereld. *Pseudomonas* en *Fusarium* zijn de frequentste veroorzakers van contactlensgeassocieerde keratitis. Mycotische keratitis is de meest voorkomende oorzaak van infectieuze keratitis in de tropen. Vaak is er bij de mycotische keratitis ook een bacteriële co-infectie. Adenovirus kan een zeer besmettelijke keratoconjunctivitis epidemica veroorzaken; de besmetting verloopt vaak via de handen of via contact met besmet medisch instrumentarium.

Pathogenese

De cornea is door de tranen en de epitheellaag uitstekend beschermd tegen infecties. In tegenstelling tot virussen, kunnen bacteriën (met uitzondering van *N. gonorrhoeae* en *H. influenzae*) de gezonde cornea niet binnendringen. Bacteriële keratitis ontstaat vaak nadat het oppervlak van de cornea beschadigd is door bijvoorbeeld een (chirurgisch) trauma, contactlensgebruik of een oogziekte. Bij contactlensdragers speelt naast de epitheeldefecten (door inbrengen en uithalen van de lenzen, zuurstoftekort, niet uithalen van de lenzen 's nachts) geïnfecteerde lensvloeistof vaak een rol. Ook komt keratitis vaker voor bij immunosuppressie en diabetes mellitus.

Als het infectieuze agens de cornea binnendringt, ontstaat er een lokale ontstekingsreactie met oedeemvorming. Door de aantrekking van polymorfonucleaire neutrofielen (PMN) kan een infiltraat ontstaan. Door de fagocytose en degradatie van de bacteriën komen toxische stoffen vrij en het stroma van de cornea raakt beschadigd, verliest zijn regelmatige structuur en helderheid en laat uiteindelijk littekenvorming en necrose zien. Als de cornea perforeert, kan een endoftalmitis

Tabel 10.1 Frequente oorzaken en kenmerken van infectieuze conjunctivitis/keratitis.			
veroorzaker	kenmerkende eigenschappen	complicaties	therapie
adenovirus	contact met geïnfecteerde patiënt of objecten, recent oogonderzoek; abrupt begin, conjunctivale bloedingen	meestal geen, soms nummulaire keratitis	geen, kunsttranen en antihistaminica kunnen klachten verlichten
herpessimplexvirus	jongeren en mensen van middelbare leeftijd, stressfactoren als UV-licht, geassocieerde huidlaesies, dendritische ulceraties	keratitis, uveïtis, glaucoom	lokale of orale antivirale middelen om keratitis te voorkomen; bij ernstige keratitis/uveïtis langdurige behandeling met systemische antivirale middelen
varicellazostervirus	contact met patiënten met waterpokken of VZV-infectie, oudere leeftijd, geassocieerde huidlaesies	littekenvorming oogleden en conjunctiva, keratitis, uveïtis, glaucoom	lokale of orale antivirale middelen om keratitis te voorkomen; bij ernstige keratitis/uveïtis langdurige behandeling met systemische antivirale middelen
molluscum contagiosumvirus	jongvolwassenen, immuungecompromitteerden	littekenvorming conjunctiva, keratitis	excisie of cauterisatie laesies ooglidranden
bacterieel (m.u.v. N. gonorrhoeae)	contact met geïnfecteerde patiënt, kinderen kunnen co-existente otitis of faryngitis hebben, jonge kinderen stenose van ductus nasolacrimalis	meestal geen, bij kinderen kan cellulitis ontstaan	lokale antibiotica (chlooramfenicol oogzalf)
N. gonorrhoeae	snelle ontwikkeling purulente conjunctivitis (+/- 3 dagen na partus), lymfadenopathie	cornea-infectie en littekenvorming, perforatie, sepsis	lokale en systemische antibiotica
C. trachomatis	ontstaat 5 tot 20 dagen na partus, kan chronisch worden indien niet behandeld	cornealittekens, de meeste neonaten hebben een geassocieerde systemische infectie	lokale en systemische antibiotica

ontstaan. Zowel de infectie als de ontsteking is funest voor de helderheid van de cornea.

Klinische presentatie

In het geval van bacteriële keratitis presenteert de patiënt zich meestal met een unilateraal rood oog en intense pijn. Er is vaak een trauma of een andere oogziekte aan voorafgegaan en/of de patiënt draagt contactlenzen. Bacteriële keratitis veroorzaakt in de regel een purulente afscheiding. De meeste virale infecties gaan gepaard met slijmvorming en waterige afscheiding. De gezichtsscherpte is verlaagd en vaak is er een cornea-infiltraat zichtbaar. Virale keratitis begint meestal unilateraal, echter enkele dagen later kan het contralaterale oog gaan meedoen. Herpetische keratitis is meestal eenzijdig (zie verder onder herpetische ooginfecties). Mycotische keratitis ontstaat vaak na een trauma met organisch materiaal.

Diagnostiek en behandeling

De meeste gevallen van oppervlakkige keratitis reageren goed op empirische therapie en nadere diagnostiek hoeft niet plaats te vinden. Een uitstrijkje en kweek zijn echter noodzakelijk bij ernstige of atypische gevallen, of wanneer het oog niet goed reageert op de empirisch ingestelde therapie. Het cornea-uitstrijkje kan het beste op de grens tussen de normale en de beschadigde cornea plaatsvinden, want in het centrum van het infiltraat is meestal slechts necrotisch materiaal aanwezig. Het geassocieerde hypopyon is meestal steriel. Bij verdenking op bacteriële keratitis dient behandeling met een lokaal breedspectrumantibioticum onmiddellijk te worden gestart. Het uitschakelen van de irismusculatuur (cycloplegie) kan helpen om de pijn te bestrijden. Virale keratitis hoeft in feite niet behandeld te worden (m.u.v. de herpetische infecties) en gaat meestal vanzelf over. Het gebruik van steroïddruppels kan de pijnklachten verlichten maar kan ook de duur van de ontsteking verlengen. Hygiënische maatregelen kunnen verspreiding en bacteriële superinfectie voorkomen.

10.3 Intraoculaire infecties

10.3.1 INLEIDING

Een intraoculaire infectie is een uiterst ernstige aandoening die gekarakteriseerd wordt door een snelle progressie en het frequent optreden van ernstige complicaties en moet daarom als spoedgeval benaderd worden. De presentatie kan zeer variabel zijn en hangt onder andere af van het betrokken micro-organisme, de grootte van het inoculum en de immuunstatus van de patiënt. Intraoculaire infecties kunnen zich manifesteren als uveïtis. In de zuivere zin betekent uveïtis een ontsteking van de uvea, meestal worden echter ook de aangrenzende weefsels zoals het netvlies of het glasvocht betrokken in het ontstekingsproces. Ook kan een intraoculaire infectie zich manifesteren als endoftalmitis. Kenmerkend voor endoftalmitis is dat de gehele inhoud van de oogbol zeer snel ontstoken raakt. De meeste intraoculaire infecties zijn visusbedreigende aandoeningen en de tijdige diagnose en behandeling zijn van groot belang voor de visuele prognose en behoud van het oog. Ook worden oculaire infecties gekenmerkt door ernstige morbiditeit en latere invaliditeit en beïnvloeden ze vaak de kwaliteit van leven. Dit hoofdstuk behandelt de meest voorkomende intraoculaire infecties en richt zich voornamelijk op de oorzaken, pathogenese en visuele prognose.

10.3.2 INFECTIEUZE ENDOFTALMITIS

Infectieuze endoftalmitis is een uiterst snel progressieve intraoculaire infectie. Het ontstekingsproces begint in de voorste oogkamer en het glasvocht en breidt zich binnen enkele uren uit naar de hele intraoculaire ruimte. Endoftalmitis kan geclassificeerd worden als exogeen of endogeen, afhankelijk van de *porte d'entree* van het infectieuze agens.

Bij exogene endoftalmitis dringt het micro-organisme de intraoculaire ruimte binnen via een perforerend trauma of tijdens een chirurgische ingreep. Dit is de meest gevreesde complicatie van alle intraoculaire operaties, aangezien het geregeld tot slechtziendheid of blindheid van het getroffen oog leidt. Endogene endoftalmitis ontstaat hematogeen door verspreiding van bacteriën of schimmels vanuit een infectieus focus elders in het lichaam. Endogene endoftalmitis kan ontstaan bij patiënten met geïnfecteerde katheters of intraveneuze lijnen, of bij patiënten met een verlaagde afweer. Echter, verreweg de frequentste vorm van endoftalmitis is de acute bacteriële endoftalmitis optredend na cataractextractie. Het risico op ontwikkeling van endoftalmitis na intraoculaire chirurgie is laag, maar gezien de slechte visuele prognose is de impact groot. Snelle diagnostiek en behandeling zijn hier van belang. Dit hoofdstuk behandelt de acute bacteriële endoftalmitis optredend na cataractextractie.

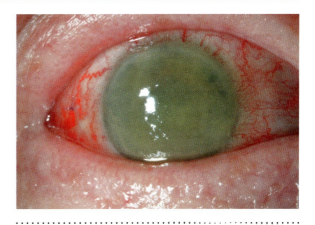

Figuur 10.2 Endoftalmitis. Conjunctivale roodheid en corneaoedeem bij een patiënt met ernstige oogpijn die ontstaan is vier dagen na een routine cataractextractie.

> **Casus 10.1**
>
> Een 76-jarige man onderging in 2008 een routinecataractoperatie met implantatie van een kunstlens in zijn rechteroog. Hij was gezond en gebruikte geen medicatie.
> Op de eerste dag postoperatief was de visus 0,6 en oogonderzoek toonde geen afwijkingen. De vierde dag na de operatie kreeg hij pijn in zijn oog die niet reageerde op acetaminofen en in de loop van de dag snel toenam, terwijl de visus achteruitging. Hij kwam op de spoedeisende hulp met een visus van het rechteroog die was afgenomen tot het waarnemen van handbewegingen. Onderzoek van het oog liet oedeem zien van het bovenooglid en ciliaire injectie en diffuse roodheid van de conjunctiva (figuur 10.2). Bij onderzoek met de spleetlamp was de cornea iets oedema-
> teus en de voorste oogkamer was vol cellen, met een hypopyon van 3 mm (pus in de voorste oogkamer). De intraoculaire druk was verhoogd tot 38 mmHg. Bij fundoscopisch onderzoek was rood licht zichtbaar, maar details van de retina waren niet te zien door mediatroebelingen. Het linkeroog toonde geen afwijkingen behalve gering cataract.
> De klinische diagnose werd gesteld op acute postoperatieve endoftalmitis. Ultrasonografie toonde uitgebreide glasvochttroebelingen en een aanliggende retina. Kamerwater en glasvocht werden afgenomen voor een gramkleuring en kweek. Direct aansluitend kreeg de patiënt intravitreaal vancomycine (1 mg) en ceftazidime (2,25 mg). Het grampreparaat bevatte leukocyten maar geen micro-organismen.
> Bij onderzoek de volgende dag was de visus van het rechteroog iets verbeterd tot vingers tellen, maar het hypopyon was nog aanwezig evenals cellen in de voorste oogkamer. De glasvochttroebelingen waren onveranderd. De patiënt kreeg meerdere intravitreale en subconjunctivale injecties met vancomycine en ceftazidime en verbeterde langzaam. De intraoculaire ontsteking nam geleidelijk af maar de optimale visus bleef beperkt tot 0,1 als gevolg van retinale schade. Tegen de tijd dat het micro-organisme (*Staphylococcus epidermidis*) was geïsoleerd, had de patiënt het ziekenhuis al verlaten.

Epidemiologie

De incidentie van bacteriële endoftalmitis na intraoculaire chirurgie varieert tussen 0,05 en 0,2%. Het hoge aantal cataractextracties en de slechte visuele prognose hebben als gevolg dat postoperatieve bacteriële endoftalmitis de beruchtste complicatie vormt van intraoculaire chirurgie. Risicofactoren voor het ontstaan van postoperatieve endoftalmitis worden bepaald door de keuze van de profylactische lokale antibiotica, het type chirurgische incisie, de duur van de operatie en het type intraoculaire lens. Tevens spelen diverse systemische factoren een rol, zoals het hebben van diabetes mellitus en hoge leeftijd.

Pathogenese

De primaire infectiebron bij postchirurgische endoftalmitis is de bacteriële flora aanwezig op de conjunctiva en de oogleden. Andere potentiële bronnen van besmetting kunnen zijn: gecontamineerd chirurgisch instrumentarium, intraoculaire lenzen, irrigatievloeistoffen en besmette oogdruppels. Bacteriën die zich in het intraoculaire milieu bevinden kunnen zich daar grotendeels ongestoord vermenigvuldigen omdat in het oog een zogenoemd 'immuunprivilege' bestaat. Omdat de intraoculaire micro-organismen in eerste instantie door de afweer genegeerd worden, kunnen de meeste bacteriën snel tot een ernstige ontsteking leiden waarbij ook de fotoreceptoren permanent beschadigd worden.

De meerderheid van de infecties die na intraoculaire chirurgie ontstaan, wordt veroorzaakt door decoagulasenegatieve stafylokokken, meestal *Staphylococcus epidermidis* (70%), gevolgd door *Staphylococcus aureus* (10%) en *Streptococcus* spp. (9%). *S. epidermidis* wordt meestal geassocieerd met een milde vorm van endoftalmitis terwijl *S. aureus* and *Streptococcus* spp. tot een ernstigere infectie leiden. *S. aureus* maakt verschillende toxinen aan waaronder alfa- en bètatoxine, die bijdragen aan de relatief hoge virulentie van dit organisme. *S. epidermidis* maakt weliswaar minder toxinen aan, maar kan een zogeheten biofilm op de oppervlakte van lichaamsvreemd materiaal vormen, bijvoorbeeld op intraoculaire kunstlenzen. Deze biofilms vergemakkelijken de kolonisatie door bacteriën. De bacteriën in biofilms zijn dan minder bereikbaar voor de afweer en verminderen de werkzaamheid van antibiotica. De exacte pathogenese van endoftalmitis hangt af van de specifieke veroorzaker en de immuunreactie van de patiënt. Het uiteindelijke resultaat wordt gekenmerkt door het verval van de bloedretinabarrière en beschadiging van de retinale architectuur, leidend tot celdood van de fotoreceptoren.

Klinische presentatie

Acute postoperatieve endoftalmitis begint meestal binnen 14 dagen na de chirurgische ingreep.

Klinisch kan er een onderscheid worden gemaakt tussen ernstige en milde acute vormen van endoftalmitis. Het maken van dit onderscheid is van belang voor de therapie en de prognose. Ernstige acute postoperatieve endoftalmitis begint meestal binnen één week na de operatie, is geassocieerd met ernstige pijn en slechte visus (meestal minder dan 0,05; d.w.z. vingers op korte afstand kunnen tellen of handbewegingen kunnen waarnemen). Milde acute endoftalmitis begint later, ontwikkelt zich langzamer, het oog doet minder pijn en patiënten presenteren zich meestal met een betere visus. Het risico om blijvend gezichtscherpte te verliezen door endoftalmitis is uitermate hoog en tijdig ingrijpen is dan ook van belang.

Een andere vorm van endoftalmitis is chronische postoperatieve endoftalmitis; deze vorm manifesteert zich vaak later (meer dan 4 weken na de operatie, soms pas maanden erna) en wordt meestal veroorzaakt door *P. acnes, S. epidermidis, Corynebacterium* of *Candida* spp. De symptomen ontstaan geleidelijk, de visus daalt minder snel dan bij de acute vormen, het is geassocieerd met lichte pijn en de intraoculaire lens is vaak beslagen met ontstekingsprecipitaten. Het infectieuze agens is voornamelijk gelokaliseerd in de kapselzak waarin zich de kunstlens bevindt.

De klinische presentatie hangt af van de ernst van de infectie en ontsteking. In de meeste gevallen wordt een klassieke trias waargenomen van roodheid, pijn en verlaagde visus. Oogleden en conjunctiva zijn hyperemisch en gezwollen. De cornea is eveneens oedemateus (figuur 10.2) en in de voorste oogkamer treft men vaak een hypopyon aan (een opeenhoping van leukocyten). Tevens kan een afferente pupilreflex aanwezig zijn. Meestal zijn er al storende troebelingen in het glasvocht aanwezig zodat de retina niet meer zichtbaar is. Differentiaaldiagnostisch is het van belang om de echte endoftalmitis te onderscheiden van een postoperatieve, niet-infectieuze prikkeling (bijv. reactie op chirurgisch trauma of kunstlens). Bij patiënten die bekend zijn met uveïtis moet men bedacht zijn op een recidief daarvan.

Diagnostiek

Endoftalmitis is een klinische diagnose; het is echter essentieel om het infectieuze agens aan te tonen door middel van een voorsteoogkamerpunctie of een glasvochtbiopsie. Laboratoriumonderzoek bestaat uit de directe beoordeling van gram- en giemsapreparaten voor bacteriën en schimmels en het kweken van intraoculaire vloeistoffen. De uitslagen van de directe preparaten zijn vaak teleurstellend en laten regelmatig slechts leukocyten zien. De kweken zijn vaker positief en bovendien kunnen hiermee ook de gevoeligheid en het resistentieprofiel voor antibiotica bepaald worden. Helaas zijn de kweekuitslagen nog niet beschikbaar tijdens de actiefste en meest destructieve fase van de ontsteking. Moleculaire technieken zoals de polymerasekettingreactie (PCR) zijn tot dusver niet van diagnostisch belang gebleken. Meestal worden de positieve PCR-uitslagen veroorzaakt door contaminatie met commensale flora.

Behandeling

De behandeling van endoftalmitis hangt af van de ernst van het ziektebeeld en van het micro-organisme. Milde vormen van acute endoftalmitis worden behandeld door intravitreale injecties met antibiotica in combinatie met steroïddruppels. In ernstige gevallen is een chirurgische vitrectomie (verwijdering van het corpus vitreum) nodig waarbij het abces uit het oog verwijderd wordt en intravitreale antibiotica worden achtergelaten in de glasvochtruimte. Er wordt een combinatie van bactericide en breedspectrumantibiotica aangeraden (op dit moment wordt een combinatie van vancomycine en ceftazidime toegepast) en indien noodzakelijk kan deze behandeling binnen enkele dagen herhaald worden. Het nut van subconjunctivale applicatie van antibiotica is niet bewezen. Systemische antibiotica zijn niet geïndiceerd ter behandeling van postchirurgische endoftalmitis. Naast de intravitreale toediening van antibiotica, kunnen topicale steroïden toegediend worden in de vorm van oogdruppels en/of injecties, met als doel het destructieve ontstekingsproces te beperken. Profylaxe met antibioticadruppels voor een intraoculaire operatie wordt sterk aangeraden, echter er bestaan hiervoor geen definitieve standaardrichtlijnen. Lokale antibiotica voorafgaand aan de operatie verminderen de conjunctivale flora zodat het risico op intraoculaire besmetting kleiner wordt. Alle symptomen van blefaritis (ontsteking van het ooglid) dienen vóór de operatie behandeld te worden.

10.3.3 INFECTIEUZE UVEÏTIS

Uveïtis, in de zuivere zin van woord, betekent ontsteking van de uvea. De uvea bestaat uit drie componenten: de iris, het corpus ciliare en de choroidea. Meestal echter wordt de term uveïtis gebruikt om verschillende soorten intraoculaire ontstekingen aan te duiden. Het beslaat dus niet slechts een ontsteking van de uvea, maar ook ontstekingen van de retina, van het glasvocht en van de oogzenuw. De anatomische classificatie en de locatie van uveïtis zijn beschreven in tabel 10.2.

Tabel 10.2 Anatomische classificatie van uveïtis.

type uveïtis	locatie
uveitis anterior	iris, iris en corpus ciliare (iridocyclitis)
uveitis intermediair	glasvocht en perifere retina
uveitis posterior	retina, choroidea
panuveitis	alle bovengenoemde delen

Epidemiologie en pathogenese
Uveïtis kan een infectieuze of een niet-infectieuze oorzaak hebben en het snel maken van een onderscheid tussen deze vormen is cruciaal aangezien de behandeling en prognose voor beide vormen zeer verschillend zijn. De oorzaken van uveïtis hangen af van verscheidene geografische, raciale en socio-economische factoren. In Europa en de Verenigde Staten wordt ongeveer een derde van alle uveïtisgevallen veroorzaakt door een infectie. In ontwikkelingslanden is echter de meerderheid van de gevallen van infectieuze oorsprong. Verschillende bacteriële, virale, parasitaire en schimmelinfecties kunnen een rol spelen in het ontstaan van uveïtis. Herpessimplexvirus (HSV), varicellazostervirus (VZV) en *Toxoplasma gondii* spelen de hoofdrol bij immunocompetente patiënten (zie hoofdstuk 17). Cytomegalovirus (CMV) is de frequentste veroorzaker van uveïtis bij immuungecompromitteerde patiënten. Een overzicht van de micro-organismen die uveïtis kunnen veroorzaken is te vinden in tabel 10.3.

Infectieuze uveïtis treedt voornamelijk op in het achterste oogsegment (uveitis posterior), of manifesteert zich in beide oogsegmenten (panuveitis). Uveitis anterior wordt meestal als een steriele ontsteking beschouwd. De uitzondering vormen verschillende virale infecties, die een recidiverende uveitis anterior kunnen veroorzaken (voorbeelden zijn HSV, VZV en CMV).

Klinische presentatie
De kenmerkende symptomen van uveitis anterior zijn roodheid, pijn (vooral toenemend in fel licht, zgn. fotofobie) en een verlaagde visus. Bij uveitis posterior kunnen deze acute waarschuwingsymptomen echter ontbreken zodat patiënten zich te laat bij de oogarts melden. Acute symptomen kunnen ook geheel ontbreken bij jonge kinderen met uveïtis. Het klachtenpatroon van een patiënt met uveitis posterior wordt bepaald door de plaats van de ontsteking in de retina en het al dan niet aanwezig zijn van een begeleidende vitritis. Bij een centrale retinale laesie is de gezichtsscherptedaling typisch, anders dan bij patiënten met perifere retinale laesies, die vaak geen klachten hebben of aspecifieke klachten zoals het zien van bewegende stippen en sluiers.

Ondanks het feit dat sommige patiënten van buiten een rustig, blank oog hebben, kan de visus snel achteruitgaan.

Uveïtis komt meestal voor bij jongvolwassenen en kan een blijvend visusverlies veroorzaken. Onderzoek heeft

Tabel 10.3 Frequente veroorzakers van infectieuze uveïtis.

virussen	bacteriën	parasieten	schimmels
cytomegalovirus	*Mycobacterium tuberculosis*	*Onchocerca volvulus*	*Histoplasma capsulatum*
herpessimplexvirus	*Treponema pallidum* (syfilis)	*Toxoplasma gondii*	*Candida* spp.
varicellazostervirus	*Borrelia burgdorferi*	*Toxocara canis*	*Cryptococcus neoformans*
West Nile virus	*Leptospira*		*Aspergillus* spp.
rubellavirus	*Bartonella henselae*		

aangetoond dat uveïtis de kwaliteit van leven significant beïnvloedt. Een studie met 348 patiënten heeft vastgesteld dat twee derde van de patiënten met uveïtis tijdens het behandelingsproces langdurig slechtziend was (visus minder dan 0,3). Geschat wordt dat in Nederland 6% van de blindheid op middelbare leeftijd door uveïtis wordt veroorzaakt; dit getal is in ontwikkelingslanden waarschijnlijk nog vele malen hoger.

Diagnostiek

Voor het stellen van de diagnose infectieuze uveïtis zijn de klinische bevindingen en bloedonderzoeken niet voldoende. Het oog is een klein orgaan en de verschillende oorzaken roepen een beperkt scala van reacties op; symptomen van een infectieuze en een niet-infectieuze ontsteking lijken daarom sterk op elkaar. Bovendien is het oog een relatief geïsoleerd orgaan, dat van de circulatie gescheiden wordt door een bloed-retinabarrière en daarnaast het zogenoemde immuunprivilege geniet. De resultaten van de bloedonderzoeken zijn daarom meestal niet informatief en geven niet weer wat zich in het oog afspeelt. Bovendien wordt het oog meestal pas laat in het infectieproces betrokken, in de chronische fase van de infectie, zoals bij toxoplasmose, borreliose (ziekte van Lyme) of syfilis, zodat de typische serologische kenmerken ontbreken. Bij immuungecompromitteerde patiënten zijn de klinische symptomen meestal atypisch en bovendien kunnen multipele infecties voorkomen. Gezien het bovenstaande is het van belang niet het serum maar het intraoculaire vocht te onderzoeken om de definitieve diagnose van infectieuze uveïtis te kunnen stellen. PCR en goldmann-witmer-coëfficiënt (GWC) kunnen bepaald worden in een klein volume van het voorste oogkamervocht. Dit kan poliklinisch verkregen worden door punctie van de voorste oogkamer. GWC is een ratio tussen de titer van de specifieke antistoffen in het oog en in het serum, gecorrigeerd voor de lekkage, en geeft informatie over de actieve intraoculaire productie van specifieke antistoffen. Deze ratio is vooral waardevol in de chronische fase van de infectie waarin het DNA van micro-organismen in het oog niet meer detecteerbaar is.

Behandeling

De behandeling van infectieuze uveïtis is gericht op het veroorzakende organisme en wordt beschreven in de volgende paragrafen. De behandeling van niet-infectieuze uveïtis bestaat uit algemene ontstekingsremmers zoals steroïden of andere modulatoren van de immuunrespons en kan – indien gegeven bij infectieuze uveïtis – een ernstige verslechtering veroorzaken.

10.3.4 HERPETISCHE OOGINFECTIES

Herpessimplexvirus (HSV), varicellazostervirus (VZV), epstein-barr-virus (EBV) en cytomegalovirus (CMV) behoren allemaal tot de groep van herpesvirussen (zie hoofdstuk 1) en kunnen een heel scala van oogaandoeningen veroorzaken; van milde conjunctivitis tot uiterst ernstige necrotiserende retinitis. Dit hoofdstuk beschrijft de belangrijkste oogaandoeningen die deze groep virussen veroorzaakt: HSV-keratitis (HSK), HSV-iridocyclitis, acute retinanecrose (ARN), herpes zoster ophthalmicus (HZO) en CMV-retinitis.

10.3.5 HERPESSIMPLEXVIRUS-KERATITIS

Een herpetische ooginfectie kan zich in het begin manifesteren als blefaritis, conjunctivitis of epitheliale keratitis. Is HSV eenmaal in de cornea binnengedrongen, dan heeft het een sterke tendens om herhaaldelijk opvlammingen te veroorzaken die kunnen leiden tot chronische oppervlakkige of diepe stromale keratitis. HSV-keratitis (HSK) is de meest voorkomende oorzaak van corneale blindheid in het Westen. Het recidiverende karakter van de ziekte kan leiden tot littekenvorming in de cornea met verdunning en ontwikkeling van neovascularisaties. Ondanks deze complicaties is de prognose meestal gunstig, vooral als de patiënt in een vroeg stadium behandeld wordt met antivirale middelen.

Epidemiologie en pathogenese

De incidentie van HSK ligt in de ontwikkelde landen tussen de 5,9 en 20,7 per 100.000 inwoners. Het voorkomen van recidieven is hoog en is geschat op ongeveer 33% over een periode van 24 maanden. De gemiddelde leeftijd van patiënten met een eerste episode van oculaire herpes ligt tussen de 30 en de 40 jaar en is stijgende, daar mensen in de ontwikkelde wereld steeds later met HSV besmet worden. HSV-1 is de belangrijkste veroorzaker van HSK.

Besmetting met HSV-1 verloopt meestal door direct contact via de slijmvliezen (zie ook hoofdstuk 6 voor meer details over dit virus). Primaire infectie met HSV kan direct in het oog plaatsvinden, of op een andere locatie. Onderzoek in muizen heeft aangetoond dat het besmetten van de ogen met druppels met HSV-1 direct leidt tot binnendringen van het oogoppervlak. Hierna blijft HSV-1 subklinisch voortbestaan in de cornea, de iris en het ganglion trigeminale. Bij de muis leidt deze besmetting haast nooit tot klinische symptomen. Bij de mens wellicht evenmin, aangezien slechts 1-6% van de primaire HSV-infecties tot klinische symptomen leidt. Primaire infecties zijn dus veelal asymptomatisch maar worden vaak gevolgd door recidieven; het zijn de recidieven die uiteindelijk leiden tot schade aan de cornea. Een alternatieve weg van besmetting van het oog is de neurale; HSV-infectie vindt dan plaats op een andere locatie en het virus bereikt het oog via de zenuwen. Vervolgens repliceert het zich in de epitheelcellen van de cornea en lokt zo een immuunreactie uit. De infectie en daaropvolgende immuunreactie leiden tot het ontstaan van infiltraten in de cornea, wat resulteert in littekenvorming en vascularisatie. Hoe dit exact te werk gaat is nog onbekend maar wel is duidelijk dat de balans tussen angiogenese en antiangiogenese verstoord raakt. Zo kan HSV-1 de *vascular endothelial growth factor* (VEGF) en de *platelet derived growth factor* (PDGF) induceren. HSV-1 kan ook de werking van de antiangiogenetische eiwitten trombospondine 1 en 2 remmen. Studies met dierexperimentele modellen hebben aangetoond dat behandeling met angiogeneseremmers de ernst van stromale keratitis kan doen afnemen en de neovascularisatie beperken.

Klinische presentatie

Het virus repliceert zich in de epitheelcellen van de cornea, wat leidt tot opzwellen van de cellen en uiteindelijke verspreiding van het virus naar nabijgelegen delen. Dit vormt een typische boomachtige laesie (dendriet), die gevisualiseerd kan worden met een fluoresceïnekleuring en blauw licht. Het virus kan uiteindelijk het stroma binnendringen en een immuunreactie veroorzaken, wat resulteert in stromale keratitis. Dit leidt vaak tot troebelingen in de cornea en is zeer moeilijk te behandelen. De stromale keratitis is in sommige gevallen necrotiserend. Bij het verrichten van het oogonderzoek zijn dan grijs-witte abcessen met oedeem waarneembaar, precipitaten op het endotheel van de cornea (descemet-stippen), iridocyclitis en verhoogde oogdruk. De stromale keratitis kan echter ook van het niet-necrotiserende type zijn, wat zich dan presenteert als een ontsteking van het stroma, soms in combinatie met een uveitis anterior. De meerderheid van de HSK-gevallen is gelukkig unilateraal. Transplantatie van de cornea is in sommige gevallen nodig als deze opaak geworden is. De prognose van dergelijke behandeling is echter niet erg gunstig doordat er frequent een recidiefinfectie in de donorcornea volgt. Recidieven komen typisch voort uit dezelfde herpesstam en kunnen worden uitgelokt door koorts, hormonale veranderingen, blootstelling aan ultraviolet licht, stress en oculair trauma. Het risico op een recidief blijkt sterk afhankelijk te zijn van het aantal voorafgaande episodes.

Behandeling

Epitheliale keratitis wordt behandeld met lokale antivirale medicijnen, meestal aciclovir. Aangezien aciclovir het cornea-epitheel en het stroma kan binnendringen, kan deze behandeling ook bij stromale keratitis worden toegepast. De meerderheid van de gevallen is met deze behandeling binnen twee weken genezen. Bij een stromale keratitis worden naast topicale aciclovir ook steroïddruppels gegeven ter vermindering van de ontsteking. Systemische therapie wordt aanbevolen bij kinderen en volwassenen bij wie het oog ernstig is aangedaan en/of wanneer er vaak recidieven optreden. Het verlies van visus komt voornamelijk door het optreden van recidieven. Het is dan ook van belang om deze recidieven zo veel mogelijk te beperken. Langdurig gebruik van (val)aciclovir (6 tot 12 maanden) reduceert het aantal recidieven voor alle vormen van oculaire herpes. Als op de cornea eenmaal littekens gevormd zijn, is corneatransplantatie de enige behandeling om de visus te verbeteren. Zoals eerder vermeld, kan ook deze donorcornea geïnfecteerd raken. Het gebruik van zowel lokale als systemische antivirale medicijnen verlaagt het risico op het optreden van een recidief HSK in de donorcornea beduidend.

10.3.6 HERPESSIMPLEXVIRUS-IRIDOCYCLITIS

Uveitis anterior kan ontstaan als complicatie van HSV-keratitis. Steeds vaker wordt HSV-uveitis anterior echter gediagnosticeerd zonder voorafgaande keratitis en wordt dan HSV-iridocyclitis genoemd. HSV-iridocyclitis karakteriseert zich door ontstekingsprecipitaten op de cornea (descemet-stippen), de aanwezigheid van cellen in de voorste oogkamer, een verhoogde oogdruk en irisatrofie, met als gevolg een vertrokken pupilopening (figuur 10.3). HSV-iridocyclitis doet zich meestal unilateraal voor.

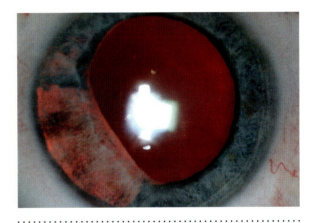

Figuur 10.3 Herpessimplexvirusgeassocieerde iridocyclitis. Patiënte heeft eenzijdige uveïtis die gepaard gaat met verhoogde intraoculaire druk. Analyse van het voorsteoogkamervocht was positief voor HSV. De sectoratrofie van de iris en irregulaire pupil zijn typisch voor HSV-iridocyclitis.

Anders dan bij CMV- en VZV-infecties is het klinische beeld van HSK hetzelfde voor hiv-positieve en hiv-negatieve patiënten. In het voorkomen van recidieven verschillen ze echter sterk; dit is ongeveer 2,5 keer hoger voor de hiv-positieve patiënten.

> **Casus 10.2**
>
> Een 40-jarige vrouw klaagde sinds vier dagen over pijn aan en roodheid van haar linkeroog. Zij was gezond en haar medische voorgeschiedenis was blanco. Bij onderzoek was de visus van het linkeroog 0,2 en vertoonde het oog perilimbale roodheid. De cornea was niet afwijkend maar er waren cellen in de voorste oogkamer. Er waren synechiae

posteriores van de iris (verklevingen tussen de iris en de lens) en met terugvallend licht was de sectoriële atrofie van de iris zichtbaar (figuur 10.3). Het onderzoek van glasvocht en retina was binnen normale grenzen; de intraoculaire druk was verhoogd tot 35 mmHg (bovengrens 24 mmHg). De klinische diagnose luidde virale iritis en er werd een voorste oogkamerpunctie verricht. De resultaten bevestigden de diagnose HSV-uveitis anterior (zowel PCR als GWC was positief voor HSV type 1, maar negatief voor VZV en CMV). De patiënte vertoonde de karakteristieke verschijnselen van een virale iritis: unilaterale iritis met hoge oogdruk en sectoratrofie van de iris. Ze werd behandeld met orale valaciclovir en met druppels voor de symptomatische behandeling van de oogboldruk.

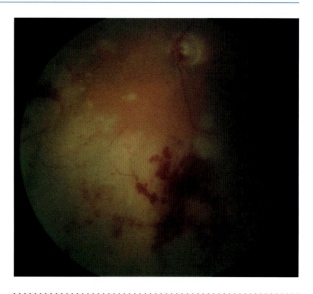

Figuur 10.4 Acute retinale necrose. Kenmerkend zijn witte necrotische gebieden met bloedingen. Het oogvocht was positief voor VZV. Oogklachten zijn ontstaan twee weken na gordelroos die gelokaliseerd was op de romp.

Diagnostiek

Ook al is een herpetische laesie typisch en klinisch herkenbaar, men moet altijd trachten het virus te isoleren. De huidige gouden standaard is kweek. Dit heeft weliswaar een lage sensitiviteit maar ook een hoge specificiteit. Standaard PCR heeft juist een hoge sensitiviteit maar laat niet toe te differentiëren tussen de latente en de actieve vorm van het virus. De specificiteit wordt verhoogd als men PCR combineert met ELISA (Enzyme-Linked Immuno Sorbent Assay). Wanneer uveïtis aanwezig is, wordt aangeraden het oogkamervocht te analyseren met PCR en GWC.

Behandeling

De behandeling van uveitis anterior door herpessimplexvirus bestaat uit orale aciclovir en topicale steroïddruppels (in de afwezigheid van epitheeldefecten) en eventueel topicaal oogdrukverlagende medicatie.

10.3.7 ACUTE RETINALE NECROSE

Acute retinale necrose (ARN) is een ernstige en snel progressieve vorm van necrotiserende retinitis. Bij jonge patiënten wordt ARN meestal veroorzaakt door HSV-1 en bij oudere patiënten door VZV. ARN kan echter ook veroorzaakt worden door HSV-2, EBV en CMV. De typische verschijnselen zijn acute visusdaling en ontsteking van de perifere retina. Binnen enkele dagen ontstaat dan de typische trias van symptomen bestaande uit: retinale vasculitis, vitritis en een perifere retinitis met confluerende geelwitte laesies (figuur 10.4). In tegenstelling tot andere vormen van virale retinitis zijn de meeste patiënten met ARN niet immuungecompromitteerd. Defecten in de retina en netvliesloslating komen voor bij 75% van de patiënten. Bij een derde van de patiënten zijn beide ogen aangedaan.

De prognose van ARN is meestal slecht en 65% van de patiënten heeft een visus van minder dan 0,1. Patiënten met een vergevorderd stadium van aids kunnen een zeldzame vorm van ARN ontwikkelen, *progressive outer retinal necrosis* (PORN) genaamd. De visusprognose van PORN is uiterst slecht aangezien de macula vaak is aangedaan en de antivirale middelen vaak niet voldoende effectief zijn.

De diagnose van ARN kan aan de hand van het klinische beeld gesteld worden maar het vaststellen van het veroorzakende micro-organisme kan leiden tot een betere behandelingsstrategie. ARN veroorzaakt door HSV of VZV kan worden behandeld met intraveneuze aciclovir, gevolgd door orale antivirale behandeling gedurende ongeveer zes maanden. Deze behandeling is niet zozeer doeltreffend tegen het visusverlies van het aangedane oog maar beschermt wel het niet-aangedane oog. Recente studies hebben aangetoond dat orale valaciclovir net zo doeltreffend is als intraveneuze. Drie dagen na het starten van de antivirale medicatie kan men (indien nodig) systemische corticosteroïden toevoegen.

10.3.8 HERPES ZOSTER OPHTHALMICUS

Herpes zoster ophthalmicus (HZO) is het resultaat van reactivatie van het latente VZV in het ganglion trigeminale waarbij de verschijnselen zich manifesteren in het verzorgingsgebied van de nervus trigeminus. Reactivatie van het latente VZV is gerelateerd aan een leeftijdsgebonden afname van virusspecifieke en celgemedieerde immuniteit en betreft dus vooral de oudere populatie. Geschat wordt dat 20% van alle mensen gordelroos krijgt, waarvan 10-20% een herpes zoster ophthalmicus ontwikkelt. Dit loopt op tot wel 50% bij mensen van 85 jaar en ouder. Oculaire complicaties en postherpetische pijn kunnen leiden tot significante morbiditeit. Ook ontstaat er vaak een chronisch ziektebeeld, vooral bij de oudere patiënten.

Epidemiologie en pathogenese

Herpes zoster is de tweede klinische manifestatie van infectie met VZV en komt dus alleen voor bij patiënten die een varicella-infectie hebben doorgemaakt. De incidentie van herpes zoster vertoont geen seizoensgebonden variatie. De prevalentie ligt tussen de 2 en 4% in Noord-Amerika en het Verenigd Koninkrijk en de incidentie neemt toe. Voornamelijk ouderen worden vaak getroffen door HZO. Ook is HZO opvallend vaak prevalent in Afrika, dit vanwege de hoge prevalentie van hiv/aids. HZO gaat op dit continent gepaard met een zeer slechte visuele prognose. Risicofactoren voor reactivatie van VZV zijn onder meer hoge leeftijd, de aanwezigheid van een systemische aandoening, chemotherapie en chirurgie.

Klinische presentatie

Vaak worden prodromale verschijnselen waargenomen zoals hoofdpijn, koorts, koude rillingen, algemene malaise en pijn in en rondom het oog. Deze symptomen kunnen voorafgegaan of gevolgd worden door neuralgische pijn in het verzorgingsgebied van de eerste tak van de nervus trigeminus. De huiduitslag bij HZO ziet er hetzelfde uit als herpes zoster die zich elders in het lichaam manifesteert. De sereuze vloeistof van de blaasjes kan de cornea besmetten. Een kleine minderheid van patiënten krijgt HZO zonder de typische huiduitslag. Dit wordt 'zoster sine herpete' genoemd. Periorbitaal oedeem en ptosis kunnen daarbij prominent aanwezig zijn. Er zijn vele complicaties die met HZO gepaard kunnen gaan waaronder: beschadiging van de oogleden, paralytische ptosis, conjunctivitis, scleritis, episcleritis, keratitis, retinitis, iridocyclitis en extraoculaire spierparalyse (tabel 10.4).

Diagnostiek

De diagnose van HZO wordt voornamelijk op basis van het klinische beeld gesteld. In sommige gevallen kan besloten worden om aanvullend laboratoriumonderzoek te verrichten om te differentiëren tussen zosteriforme HSV, contactdermatitis, hypersensitiviteitsreacties en vesiculaire enterovirale infecties.

Behandeling

Het oraal toedienen van valaciclovir of famciclovir binnen 72 uur na het ontstaan van de huiduitslag kan de acute pijn en de oculaire complicaties significant verminderen. Postherpetische neuralgie wordt hiermee echter niet voorkomen, hoewel het snel toedienen van valaciclovir of famciclovir wel enig effect kan hebben op de ernst van de postherpetische pijn.

10.3.9 CYTOMEGALOVIRUS

Infectie met cytomegalovirus (CMV, zie voor meer details hoofdstuk 13) resulteert in het levenslang persisteren van het virus in meer dan de helft van de populatie. Systemische CMV-infectie geeft in de meerderheid van de gevallen geen aanleiding tot klinische symptomen. CMV kan echter wel ernstige ziekte veroorzaken bij patiënten met een gestoorde afweer en bij congenitaal besmette baby's. Retinitis veroorzaakt door CMV komt frequent voor in deze groep patiënten en leidt tot progressief visusverlies en zelfs blindheid. Van alle pasge-

Tabel 10.4 Klinische kenmerken en complicaties van herpes zoster ophthalmicus.

kenmerk	complicaties
neuralgische pijnen	in het vroege stadium van infectie komt de pijn door de zwelling en infiltratie van n. trigeminus door lymfocyten; late, zgn. postherpetische pijnen kunnen in het aangedane dermatoom persisteren ook nadat de huidlaesies zijn genezen; deze pijnen komen meestal voor bij oudere en immuungecompromitteerde patiënten
dermatitis	multipele blaasjes en erytheem
ooglidafwijkingen	complicaties van dermatitis; entropion (naar binnen gekeerd ooglid), ectropion, trichiasis en ooglidretractie kunnen voorkomen
conjunctivitis	wordt gekenmerkt door hyperemie, petechiae en papillaire of folliculaire reactie in conjunctiva; zelden worden pseudomembranen gevormd
(epi)scleritis	kan zowel in een acuut als chronisch stadium optreden; soms kan sclerokeratitis ontstaan
keratitis	manifesteert zich bij twee derde van alle patiënten met HZO; het risico op keratitis is groot indien de huid van de neuspunt is aangedaan (meedoen van n. nasociliaris, symptoom van Hutchinson)
iridocyclitis	uveïtis is het gevolg van het virus aanwezigheid in het oog, of ontstaat als immuunreactie op virusantigenen
glaucoom	de oogboldruk is verhoogd bij 10-40% van de patiënten; wordt frequent chronisch en medicatie is noodzakelijk
parese van de hersenzenuwen	een gedeeltelijke of complete verlamming van de oogspieren is een zeldzame complicatie van HZO
manifestaties achterste oogsegment	neuritis optica en acute retinanecrose ontstaan vooral bij immuungecompromitteerde patiënten

borenen met klinische verschijnselen van CMV ontwikkelt 5-30% retinitis. Ongeveer 30% van alle aidspatiënten krijgt een CMV-retinitis; het ontstaan hiervan is sterk afhankelijk van het aantal CD4+-cellen. Het gebruik van *highly active anti-retroviral therapy* (HAART) beschermt dan ook aanzienlijk tegen het krijgen van CMV-retinitis. Bij hiv-positieve patiënten die minder dan 50 CD4+-cellen/mm^3 hebben, wordt regelmatig oogheelkundig onderzoek aangeraden voor vroege diagnostiek van CMV-retinitis. CMV-retinitis wordt ook gezien bij hiv-negatieve patiënten met een ernstig gestoorde afweer zoals bij hematologische maligniteiten en na stamcel- en orgaantransplantaties.

Klinische presentatie

De symptomen van patiënten met CMV-retinitis worden bepaald door de locatie van de laesies in de retina. Zo veroorzaken centraal gelegen laesies visusdaling terwijl perifere laesies meer klachten geven van wazig zien of het hebben van blinde vlekken of *floaters*. CMV-retinitis treedt vaak bilateraal op. Bij patiënten met een ernstig gestoorde afweer kan een ontstekingsreactie geheel ontbreken en de aangedane retina vertoont necrose, vaak geassocieerd met bloedingen (*cottage cheese and ketchup, pizza pie retinopathy*; figuur 10.5). Ernstige vasculitis is soms ook aanwezig (zgn. *frosted branch vasculitis*).

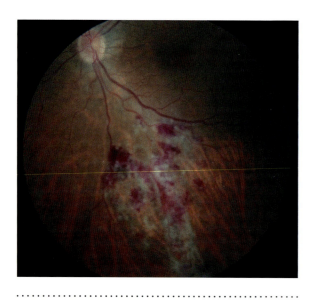

Figuur 10.5 CMV-retinitis bij een immuungecompromitteerde patiënt met non-hodgkinlymfoom. De witte gebieden van necrose en bloedingen zijn gelokaliseerd langs de grote retinale vaten.

Diagnostiek

De diagnose CMV-retinitis wordt meestal gesteld aan de hand van de klinische bevindingen. Analyse van de intraoculaire vloeistof is nodig om de diagnose definitief te bevestigen. Dit is voornamelijk van belang voor patiënten met een gestoorde afweer aangezien zij atypische verschijnselen kunnen vertonen.

Behandeling

De behandeling van CMV-retinitis bestaat uit intraveneus ganciclovir of foscavir, of oraal valganciclovir. Intraoculaire toediening van ganciclovir of foscavir kan overwogen worden bij patiënten bij wie de systemische behandeling onvoldoende effect heeft of niet goed wordt verdragen. Ook kan er een ganciclovirimplantaat in het corpus vitreum geplaatst worden. Een dergelijk implantaat kent een langzame afgifte van ganciclovir en werkt ongeveer acht maanden. Bij hiv-geïnfecteerde patiënten met voldoende herstel van de afweer (> 200 CD4+), kan de anti-CMV-medicatie vaak gestaakt worden, al blijft regelmatige oogheelkundige controle van belang.

10.3.10 EPSTEIN-BARR-VIRUS

Ooginfecties veroorzaakt door epstein-barr-virus (EBV) komen slechts zelden voor en kunnen alle segmenten van het oog betreffen. Er bestaan geen standaardrichtlijnen voor de behandeling van EBV-geassocieerde ooginfecties, maar oraal aciclovir beperkt de vermeerdering van het virus.

10.3.11 OCULAIRE TOXOPLASMOSE

Casus 10.3

Een 21-jarige man bezocht de oogarts omdat hij multipele zwarte vlekken zag voor zijn linkeroog en zijn visus sinds een week was afgenomen. Zijn medische en oogheelkundige voorgeschiedenis waren blanco, hij voelde zich gezond en gebruikte geen geneesmiddelen. Hij kon zich niet herinneren eerder oogproblemen te hebben gehad. Oogonderzoek van het linkeroog toonde een visus van 0,5, een rustige voorste oogkamer, multipele glasvochttroebelingen en een focale inflammatoire laesie in de retina naast de macula. De oogarts concludeerde dat er sprake was van een retinitis en behandelde met perioculaire injecties corticosteroïden. De laesie in de retina en de glasvochttroebelingen namen toe waarna de patiënt naar ons ziekenhuis werd verwezen. Bij onderzoek was de visus van het linkeroog afgenomen tot vingers tellen, er waren cellen in de voorste oogkamer en dichte glasvochttroebelingen. De intraoculaire druk was verhoogd tot 34 mmHg. Onderzoek van de retina vertoonde multipele actieve laesies. De patiënt was niet in het buitenland geweest en ontkende mogelijke geslachtsziekten. De vermoedelijke diagnose infectieuze retinitis werd gesteld en er werd een voorste-oogkamerpunctie verricht en serum afgenomen voor onderzoek naar syfilis, hiv, *T. gondii* en herpesvirussen. De syfilis- en hiv-serologie waren negatief; het IgM voor alle onderzochte organismen was negatief terwijl de IgG-waarden positief waren voor HSV, VZV, CMV en *T. gondii*, wijzend op doorgemaakte systemische infecties. De PCR van het voorste-oogkamervocht op HSV, VZV, CMV en *T. gondii* was negatief maar de goldmann-witmer-coëfficiënt was sterk positief voor *Toxoplasma* (20; ratio van

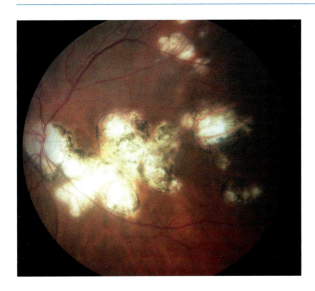

Figuur 10.6 Toxoplasmachorioretinitis. Deze foto is genomen nadat de infectie was afgenomen. Kenmerkend is een focaal atrofisch litteken met gepigmenteerde randen. In dit geval is het litteken in de macula gelokaliseerd waardoor de centrale visus verloren is gegaan.

> specifieke IgG-concentraties in het intraoculaire vocht en in serum, en gecorrigeerd voor lekkage uit serum, wijst op actieve vorming van intraoculaire antilichamen tegen *Toxoplasma*). De diagnose intraoculaire toxoplasmose werd gesteld en de patiënt werd behandeld met pyrimethamine, sulfadiazine in combinatie met folinezuur. Met deze behandeling verlittekenden de laesies langzaam en het glasvocht werd geleidelijk helder. De visus bleef echter beperkt tot vingers tellen als gevolg van de atrofische littekens in de achterpool (figuur 10.6). Deze casus laat de klassieke kenmerken zien van oculaire toxoplasmose (jonge leeftijd, unilaterale focale retinitis met laagpositieve IgG-concentraties in het serum en verhoogde IgG-concentraties in het oog, wijzend op actieve productie van intraoculaire antilichamen). Tevens laat het zien hoe de ontsteking toeneemt na toediening van corticosteroïden (zonder behandeling met antibiotica) bij een infectieuze intraoculaire ziekte.

Toxoplasma gondii is de meest voorkomende oorzaak van infectieuze uveïtis in Europa en de Verenigde Staten. Ongeveer de helft van de gevallen van uveitis posterior (7-15% van alle uveïtisgevallen), wordt veroorzaakt door T. gondii. Oculaire toxoplasmose (OT) werd in het verleden beschouwd als een lokale reactivatie van een congenitale toxoplasma-infectie. Echter, recent is gebleken dat OT in de meerderheid van de gevallen veroorzaakt wordt door een postnataal verkregen infectie.

De betrokkenheid van het oog bij een congenitale toxoplasmose is hoog. Ongeveer 80% van de congenitaal besmette kinderen ontwikkelt oculaire afwijkingen in de loop van een follow-upperiode van twintig jaar. De prevalentie van OT na een postnatale infectie is echter nog niet opgehelderd en blijkt af te hangen van vele factoren zoals pathogeniciteit van de betrokken parasiet, de grootte van het inoculum en de immuunstatus van de patiënt. Klinisch manifesteert OT zich vooral op jongvolwassen leeftijd, tussen de 15 en 35 jaar. Van alle patiënten wordt 25% slechtziend of blind. De visuele prognose hangt af van de locatie van de ontstekingslaesie in de retina (centraal of perifeer) en van het wel of niet optreden van diverse complicaties zoals maculaoedeem of netvliesloslating.

Oculaire manifestaties van een toxoplasma-infectie ontstaan meestal niet in de vroege fase, maar pas in de chronische fase van de systemische infectie. Meestal zijn de IgM-antistoffen dan al verdwenen en is er slechts een lage titer van IgG-antistoffen aanwezig. In deze chronische fase is niet meer te achterhalen of de initiële besmetting congenitaal of postnataal heeft plaatsgevonden. Hoewel het ontstaan van de oogaandoening in de chronische fase van de infectie kenmerkend is bij patiënten met een normaal functionerend immuunsysteem, ontwikkelen immuungecompromitteerde patiënten juist al vaak oogproblemen tijdens de acute fase van de infectie. Het beloop en de prognose van OT bij congenitale infecties is ernstiger en visusdaling komt vaker voor dan bij postnataal verkregen OT.

De prevalentie van recidieven is hoog, bijna 80% van de patiënten recidiveert binnen 5 jaar en de standaardbehandeling beschermt niet tegen deze reactivaties. Reactivaties treden veelal in clusters op en de frequentie hangt af van de leeftijd van de patiënt en van de totale ziekteduur.

Er is nog veel onbekend over OT en curatieve behandeling is nog niet mogelijk. Een tijdige diagnose en vroege behandeling van centrale laesies met antiparasitaire middelen zijn van belang voor de visuele prognose van de patiënt.

Epidemiologie

De prevalentie van toxoplasmose verschilt tussen diverse geografische gebieden en is geassocieerd met specifieke eetgewoonten, hygiëne en klimaatomstandigheden. Gecontamineerd water werd recent herkend als een potentieel belangrijke bron van besmetting. Seroprevalentie, gebaseerd op de aanwezigheid van IgG-antistoffen, ligt rond 20% van de volwassen populatie in het Verenigd Koninkrijk en de Verenigde Staten. In meerdere delen van de wereld, inclusief Nederland en Frankrijk, zijn de cijfers voor seroprevalentie echter veel hoger en bereiken zelfs 98% in specifieke populaties in Zuid-Brazilië.

Exacte epidemiologische gegevens over het voorkomen van OT zijn niet voorhanden. Studies uit Europa en de Verenigde Staten hebben de incidentie geschat op 0,4 OT-gevallen per 100.000 mensen per jaar en de prevalentie op 3 per 100.000 mensen per jaar. Het risico op het ontwikkelen van OT in een seropositief individu is echter onbekend. Geschatte cijfers variëren van 2% voor de seropositieve bevolking in de Verenigde Staten tot 17% in Zuid-Brazilië.

In tegenstelling tot de klassieke hypothese dat de meerderheid van de OT congenitaal verkregen is, is het nu duidelijk dat de meerderheid van de gevallen juist door postnatale infecties veroorzaakt wordt. In het Verenigd Koninkrijk werd aangetoond dat twee derde van de OT als gevolg van postnatale besmetting is ontstaan. In Frankrijk is het al jaren verplicht om tijdens de zwangerschap toxoplasmaserologie uit te voeren. Recente studies uit Frankrijk hebben de titers van moeders van patiënten met OT geanalyseerd en concludeerden dat 15% van alle OT door congenitale infectie kwam en 25% van postnatale oorsprong was. Van de overige gevallen waren de gegevens niet meer te achterhalen. Omdat de meeste patiënten pas jaren na de primaire infectie oogafwijkingen ontwikkelen, is het uiterst moeilijk om de exacte contributie van congenitale versus postnatale infecties te bepalen. Er bestaat geen serologische of andere laboratoriumtest die de oorspronkelijke besmettingsweg kan aantonen.

Pathogenese

Mensen raken meestal geïnfecteerd via voedsel dat gecontamineerd is door kattenfeces, of door het nuttigen van rauw vlees dat weefselcysten bevat. Enkele epidemieën van toxoplasmose werden veroorzaakt door met kattenfeces gecontamineerd drinkwater. In Nederland gelden de consumptie van rauw vlees en het gecontamineerde milieu als de belangrijkste infectiebronnen. Tijdens de acute infectie passeren de parasieten de darmwand en veroorzaken parasitemie. Het oog (voornamelijk de retina) raakt besmet als de parasieten het binnendringen. Endotheelcellen van de retinale vaten zijn gevoeliger voor infectie met T. gondii dan endotheelcellen van de andere organen. T. gondii infecteert de retinacellen en vormt met de hulp van het cytoplasma van de gastheercel intracellulaire vacuolen waarin de parasiet zich ongestoord kan vermenigvuldigen zonder dat de gastheercellen te gronde gaan. De parasieten in de cysten worden ook bradyzoïeten genoemd, omdat hun metabolisme laag is en de cysten inert blijven. Binnen deze vacuolen zijn de parasieten onbereikbaar voor de afweer en voor geneesmiddelen. Een actieve aanval van OT ontstaat als de cyste barst, bradyzoïeten veranderen in tachyzoïeten, zich snel delen en het omliggende retinaweefsel infecteren. Meestal duurt de actieve ontsteking vier tot zes weken. Daarna verandert het aangedane retinaweefsel in een litteken en de parasiet vormt opnieuw intracellulaire cysten in het retinaweefsel nabij het litteken. Schade aan het netvlies ontstaat direct door de parasiet en daarnaast door de ontsteking. De oorzaak van het barsten van de cysten is onbekend.

Er bestaan drie hoofdgenotypen van T. gondii: type I, II en III. Onderling verschillen ze minder dan 1% in hun DNA-sequentie. Deze drie genotypen verschillen op een aantal vlakken in hun fenotype, bijvoorbeeld wat betreft hun virulentie bij muizen, hun migratiecapaciteit en de inductie van cytokine-expressie. De verschillen in virulentie bestaan waarschijnlijk ook bij mensen. Type II is het meest voorkomende type in Europa en de Verenigde Staten en type I (en wilde recombinatietypen) zijn frequenter in Brazilië en zijn klinisch gerelateerd aan ernstigere oogontstekingen. Microarray-analyse heeft laten zien dat de verschillen berusten op de interactiemechanismen met de cellen van de gastheer. Nadat de parasiet de gastheercel is binnengedrongen, injecteert hij deze met het ROP16-proteïne, waarop de signaaltransductie en activator van het transcriptieproteïne (STAT) geactiveerd wordt, wat uiteindelijk leidt tot de activatie van interleukine-12. De mate van STAT-activatie en de IL-12-concentratie zijn gerelateerd aan een specifiek toxoplasmatype. Dit mechanisme is mogelijk verantwoordelijk voor de klinische verschillen die zijn waargenomen in de verschillende geografische locaties.

Klinische presentatie

Kenmerkend voor OT is een focale chorioretinitis, soms grenzend aan een oud litteken (satellietformatie). OT blijft meestal 8-16 weken actief en geneest bij immunocompetente patiënten spontaan maar laat wel een litteken in het netvlies achter (figuur 10.6). Deze actieve episoden worden afgewisseld met lange ziektevrije perioden.

Klachten zijn afhankelijk van de locatie van de retinale laesie. Als de laesie perifeer in de retina gelokaliseerd is, kan de patiënt klagen over het zien van sluiers en vlekken. Een acute visusdaling kan optreden wanneer de laesie zich in de macula bevindt. Doorgaans is het voorste oogsegment rustig en heeft de patiënt een blank oog.

Oogheelkundig onderzoek laat glasvochtcellen en infiltraten zien en een geelwitte focale ontstekingslaesie in de retina die 'koplamp in de mist' wordt genoemd. Soms ziet men ook oude chorioretinale littekens. Wanneer het voorste oogsegment bij het proces betrokken is, kan men soms noduli op de iris waarnemen. Vaak is ook de oogdruk verhoogd.

Diagnostiek

Op grond van de klinische verschijnselen (aanwezigheid van focale retinitis) kan slechts de waarschijnlijkheidsdiagnose OT worden gesteld. Omdat vele personen seropositief zijn voor toxoplasma-antistoffen, is het bepalen van toxoplasmaserologie alleen nuttig om aan te tonen of een patiënt in het verleden besmet is geweest met T. gondii. Het hebben van specifieke antistoffen kan niet als bewijs voor OT worden beschouwd. De negatieve titer maakt de diagnose OT zeer onwaarschijnlijk. In het ideale geval wordt de diagnose toxoplasmose aangetoond door oogvochtanalyse met PCR, of door het bepalen van de goldmann-witmer-coëfficiënt. Combinatie van deze twee methoden geeft een sensitiviteit van meer dan 90%. Analyse van oogvocht is geïndiceerd bij alle immuungecompromitteerde patiënten met focale chorioretinitis.

Behandeling

De optimale behandeling van OT zou bestaan uit het blijvend verwijderen van de parasiet uit de retina. Helaas bestaat dergelijke medicatie nog niet en het doel van de huidige behandeling is dan ook gericht op het stoppen van de groei van de parasiet tijdens de actieve fase en het verminderen van de ontsteking in de retina. De standaard kortetermijnbehandeling bestaat uit pyrimethamine gecombineerd met sulfadiazine gedurende vier tot zes weken. Deze middelen zijn foliumzuurantagonisten die het foliumzuurmetabolisme verhinderen dat noodzakelijk is voor het overleven van de parasiet. Om bijwerkingen tegen te gaan wordt de behandeling gecombineerd met folinezuur; dit kan wel gemetaboliseerd worden door humane cellen maar niet door de parasiet. Als foliumzuur wordt toegevoegd aan pyrimethamine, is de werking niet effectief. Tegenwoordig wordt pyrimethamine meestal gecombineerd met azitromycine of clindamycine omdat de sulfapreparaten frequent allergie veroorzaken. Het nut van de kortetermijnbehandeling voor OT wordt tegenwoordig in twijfel getrokken. Steroïden kunnen aan de behandeling worden toegevoegd maar dit is alleen zinvol bij patiënten met een ernstige intraoculaire ontsteking. Een langetermijnbehandeling, die bij immuungecompromitteerde patiënten geïndiceerd is, verlaagt de recidiefkans maar kan ernstige bijwerkingen veroorzaken.

Kernpunten

- De meest voorkomende oorzaak van een rood oog is conjunctivitis.
- Conjunctivitis door *Neisseria gonorrhoeae* of *Chlamydia trachomatis* bij pasgeborenen gaat gepaard met een systemische infectie.
- Vraag bij keratitis altijd of de patiënt contactlenzen draagt! Denk als dat het geval is aan een infectie met *Pseudomonas*.
- Type en ernst van endoftalmitis zijn bepalend voor het beleid, vooral de vraag of vitrectomie verricht moet worden en of er een indicatie bestaat voor het gebruik van systemische of intraoculaire antibiotica.
- Postoperatieve endoftalmitis is een snel progressieve oogontsteking die binnen enkele uren tot blindheid kan leiden en daarom als spoedgeval benaderd dient te worden.
- Intravitreale toediening van breedspectrumantibiotica vormt de basis van de behandeling van postoperatieve endoftalmitis; systemische antibiotica zijn niet geïndiceerd.
- Een snel onderscheid tussen infectieuze en niet-infectieuze uveïtis is cruciaal voor het inzetten van de juiste behandeling en de uiteindelijke prognose.
- HSV, VZV en CMV kunnen infecties van zowel het voorste (iritis) als het achterste oogsegment (retinitis) veroorzaken.
- *Toxoplasma gondii* is de frequentste veroorzaker van uveitis posterior.
- Oogafwijkingen kunnen optreden bij zowel congenitale als postnatale infecties met *T. gondii*. De oogtoxoplasmose treedt meestal pas op lang (zelfs jaren) na de primaire infectie.

Literatuur

Callegan MC, Gilmore M, Gregory M, Ramadan R, Wiskur B, Moyer A, et al. Bacterial endoftalmitis: therapeutic challenges and host-pathogen interactions. Progr Retinal Eye Res. 2007;26: 189-203.

Durrani OM, Meads CA, Murray PI. Uveitis: a potentially blinding disease. Ophthalmologica. 2004;218(4):223-36.

Groot-Mijnes JD de, Rothova A, Loon AM van, Schuller M, Dam-Van Loon NH ten, Boer JH de, et al. Polymerase chain reaction and Goldmann-Witmer coefficient analysis are complimentary for the diagnosis of infectious uveitis. Am J Ophthalmol. 2006; 141(2):313-8.

Lemley CA, Han DP. Endoftalmitis: a review of current evaluation and management. Retina. 2007;27(6):662-80.

Liesegang T. Herpessimplexvirus epidemiology and ocular importance. Cornea. 2001;1:1-13.

Muthiah MN, Michaelides M, Child CS, Mitchell SM. Acute retinal necrosis: a national population-based study to assess the incidence, methods of diagnosis, treatment strategies and outcomes in the UK. Br J Ophthalmol. 2007;91(11):1452-5.

Rothova A. Ocular manifestations of toxoplasmosis. Cur Opin Ophthalmol. 2003;14:384-8.

Saeij JP, Coller S, Boyle JP, Jerome ME, White MW, Boothroyd JC. Toxoplasma co-opts host gene expression by injection of a polymorphic kinase homologue. Nature. 2007;445(7125):324-7.

Scholz M, Doerr HW, Cinatl J. Human cytomegalovirus retinitis: pathogenicity, immune evasion and persistence. Trends Microbiol. 2003;11(4):171-8.

Tarabishy AB, Jeng BH. Bacterial conjunctivitis: a review for internists. Cleve Clin J Med. 2008;75(7):507-12.

Weele GM van der, Rietveld RP, Wiersma Tj, Goudswaard AN, Samenvatting van de standaard 'Het rode oog' (eerste herziening) van het Nederlands Huisartsen Genootschap. Ned Tijdschr Geneeskd. 2007;151(22):1232-7.

Infecties van de lever

H.L. Zaaijer en R.A. de Man

11.1 Inleiding

De lever, het grootste orgaan in de buikholte, speelt een centrale rol in de stofwisseling van glucose, aminozuren en vetten. Het orgaan is daarnaast verantwoordelijk voor de productie van albumine en stollingsfactoren. Afbraak en uitscheiding van lichaamseigen stoffen als bilirubine, ammoniak en hormonen en ontgifting van lichaamsvreemde stoffen geschieden grotendeels in de lever.

Ontsteking van de lever (hepatitis) heeft verschillende oorzaken: toxische beschadiging (alcohol, geneesmiddelen), auto-immuniteit, vetstapeling en infectie. Verschillende bacteriën, protozoa, schimmels en wormen zijn in staat de lever te infecteren, maar virale hepatitis is veruit de belangrijkste vorm van infectieuze hepatitis. Virale hepatitis kan subklinisch verlopen, er kan sprake zijn van malaise, maar ook kan ophoping van bilirubine in het bloed leiden tot geelzucht (icterus). Het beloop van virale hepatitis is acuut of chronisch. Bij beide vormen noopt leverinsufficiëntie soms tot levertransplantatie. Chronische virale hepatitis kan op den duur leiden tot levercirrose en leverkanker (hepatocellulair carcinoom; HCC).

Infectie met cytomegalovirus of epstein-barr-virus gaat soms gepaard met hepatitis. Daarnaast is er de groep van echte hepatitisvirussen die zich specifiek in de lever vermenigvuldigen. Hepatitis A- en E-virus (HAV en HEV) veroorzaken acute hepatitis. Hepatitis A wordt nooit chronisch. Hepatitis E kan chronisch verlopen bij immuungecompromitteerde personen zoals transplantatiepatiënten. Infectie met hepatitis B-, C- en D-virus kan ook bij personen zonder onderliggend lijden chronisch verlopen. Hepatitis D-virus (HDV) is voor de vermeerdering afhankelijk van de aanwezigheid van HBV en kan het beloop van hepatitis B ongunstig beïnvloeden.

Zie tabel 11.1 voor een overzicht van de transmissiekenmerken van hepatitis.

11.2 Hepatitis A

Casus 11.1

De 27-jarige mevrouw H. heeft sinds een week last van toenemende moeheid. Haar eetlust is verdwenen en de laatste dagen is zij misselijk en koortsig. Gisteren zag ze in de spiegel tot haar schrik dat haar oogwit gelig was. Mevrouw H. vertelt dat ze drie weken geleden uit India terugkeerde, waar ze meewerkte aan de restauratie van boeddhistische manuscripten. Bij nadere inspectie heeft mevrouw H. inderdaad geelzucht. Er is een vergrote, pijnlijke lever palpabel, rechts bovenin de buik.

De aanvankelijk aspecifieke klachten doen denken aan het 'prodromale stadium' van acute virale hepatitis. Op basis van symptomen is echter niet te zeggen welk virus mevrouw H. mogelijk onder de leden heeft. Misschien vermeldt haar voorgeschiedenis bepaalde risicofactoren? Met enige spijt vertelt mevrouw H. dat de hepatitis A-profylaxe voor vertrek erbij ingeschoten is. Wel heeft zij gedurende haar hele verblijf goed gelet op wat ze at en dronk. Doorvragen leert dat ze weliswaar altijd mineraalwater dronk, maar gaandeweg steeds vaker in lokale restaurantjes at (ijs, fruit). Ze heeft zich het afgelopen jaar niet laten tatoeëren en er was geen sprake van drugsgebruik, injecties, hechtingen of andere 'bloedige' handelingen. Ze heeft sinds enige tijd een nieuwe partner, maar benadrukt consequent condooms te gebruiken.

Op grond van deze gegevens is het goed mogelijk dat er sprake is van hepatitis A of E. Beide worden overgedragen door fecaal besmet voedsel of water en beide komen algemeen voor in India. Infectie met een bloedoverdraagbaar virus (HBV, HCV) of een seksueel overdraagbaar virus (HBV) ligt minder voor de hand.

Er wordt een stolbuis bloed afgenomen voor serologisch onderzoek, eerst op hepatitis A en B. Als dat negatief mocht blijken, zal vervolgens onderzocht worden op hepatitis C en E, maar ook op infectie met EBV en CMV. Twee dagen later komen de resultaten van het serologisch onderzoek binnen:
- anti-HAV: positief;
- IgM-anti-HAV: positief;
- HBsAg: niet aantoonbaar;
- anti-HB-core: niet aantoonbaar;
- anti-HBs: niet aantoonbaar.

Tabel 11.1 Transmissie van hepatitis A-E.

	water, voedsel	gezin, school	seksueel contact	perinataal	bloedcontact
HAV	+	+	–	–	–
HEV	+	(+)	–	–	–
HBV	–	+	+	+	+
HCV	–	–	–*	(+)	+
HDV	–	(+)	(+)	(+)	+

+ = frequent, (+) = zelden, – = (vrijwel) nooit.
* HCV-infectie komt voor als soa bij hiv-geïnfecteerde homoseksuele mannen met wisselende contacten.

Mevrouw H. heeft inderdaad hepatitis A. Haar vriend wordt geadviseerd profylaxe tegen hepatitis A te nemen (passieve immunisatie met immunoglobulinen of actieve immunisatie met HAV-vaccin). Aanvankelijk neemt de geelzucht bij mevrouw H. nog enkele dagen toe. Haar urine wordt donker en haar ontlasting wordt licht van kleur. In de daaropvolgende weken herstelt zij spontaan en volledig. Wel is ze nog een halfjaar sneller moe dan ze gewend is.

Het is gebruikelijk om bij verdenking op acute virale hepatitis in Nederland routinematig hepatitis A- en B-serologie te verrichten. Als mevrouw H. wel hepatitis A-profylaxe had genomen, was wellicht ook direct serologie voor hepatitis E ingezet. Jaarlijks worden enkele Nederlanders opgenomen met acute hepatitis E, vaak na een reis door India, Nepal, Pakistan of Bangladesh.

Het doormaken van hepatitis A verschaft mevrouw H. levenslange immuniteit tegen HAV. Bij een volgend bezoek aan India kan zij de hepatitis A-profylaxe met een gerust hart achterwege laten. Toch is het raadzaam ook tijdens een volgend bezoek alleen betrouwbaar water te drinken, fruit zelf te schillen en geen sla of rauwe groenten te eten.

Hiermee verkleint ze de kans om hepatitis E, reizigersdiarree, worminfecties en dergelijke op te lopen.

11.2.1 KENMERKEN VAN HEPATITIS A-VIRUS

Het hepatitis A-virus (HAV) is ondergebracht in het genus Hepatovirus in de familie van Picornavirussen. De eerdere indeling als enterovirus 72 was op genetische en biologische gronden niet te handhaven. Het genoom van HAV bestaat uit enkelstrengs RNA. Eén *open reading frame* (ORF) codeert voor een precursoreiwit dat door proteolytische bewerkingen uiteenvalt in de structurele en niet-structurele eiwitten. Het 27 nm grote virus bezit geen envelop (= van gastheercel afkomstige lipidenmembraan; figuur 11.1). De capside bestaat uit zestig driehoekige eiwitcomplexen. Elk complex bestaat uit drie wigvormige capside-eiwitten (vp1, vp2 en vp3). HAV is bestendig tegen een lage pH en blijft ook na tien minuten bij 60 °C infectieus (bijv. in vervolgens inge-

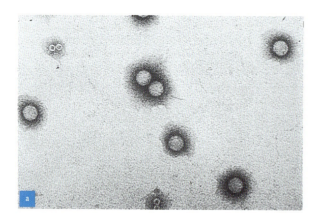
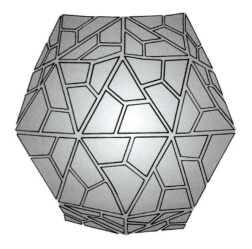

Figuur 11.1 a Hepatitis A-virus. Het virus heeft geen envelop. b De buitenzijde is een regelmatig zestigvlak.

vroren schaal- en schelpdieren en fruit). In uitgedroogde staat kan het virus een week overleven, in water vele maanden. Stammen van HAV worden ondergebracht in zeven genotypen; er is slechts één serotype.

11.2.2 EPIDEMIOLOGIE

Overdracht van HAV geschiedt fecaal-oraal, namelijk door direct contact van mens op mens of via de inname van besmet voedsel of water. Vrijwel de gehele volwassen bevolking in arme tropische landen bezit antistoffen tegen HAV, een teken van doorgemaakte infectie en immuniteit. Het klinische beeld hepatitis A is in deze landen echter relatief zeldzaam. De verklaring voor dit fenomeen is eenvoudig. Bij kinderen jonger dan 6 jaar verloopt hepatitis A meestal subklinisch of zonder geelzucht. Bij volwassenen gaat meer dan de helft van de gevallen gepaard met acute geelzucht. In landen met een zeer hoge infectiedruk maakt de meerderheid van de bevolking als baby of peuter hepatitis A door zonder noemenswaardige klachten. In landen waar de welvaart toeneemt en de sanitaire voorzieningen verbeteren, verschuift infectie met HAV naar een hogere leeftijd en verloopt de infectie vaker met klinische verschijnselen. In Noordwest-Europa wordt immuniteit vanwege doorgemaakte HAV-infectie steeds zeldzamer. Omdat hepatitis A ernstiger verloopt naarmate de patiënt ouder is, wordt de bevolking dus kwetsbaarder voor HAV (figuur 11.2).

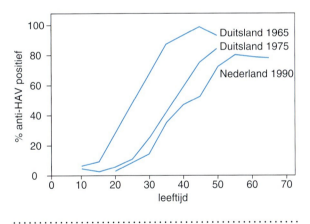

Figuur 11.2 Prevalentie van HAV-antistoffen. De curve voor Nederland is gebaseerd op een anti-HAV-bepaling bij 19.746 bloeddonoren. De grafiek illustreert het zeldzamer worden van hepatitis A in het Westen.

In de eerste helft van de twintigste eeuw kwam hepatitis A in Nederland algemeen voor. Na de Tweede Wereldoorlog daalde de incidentie van 50 gevallen per 100.000 personen in de jaren vijftig tot recentelijk 6 per 100.000 per jaar, leidend tot ziekenhuisopname bij ongeveer 125 Nederlanders per jaar. De 'endemische' hepatitis A komt in Nederland nog zelden voor als beperkte uitbraken op kinderdagverblijven en scholen, met een piek in het najaar en in de winter. Import van hepatitis A-virus uit landen met een hoge incidentie komt tegenwoordig wel regelmatig voor. Uit analyse van gevallen in Amsterdam bleek dat de indexpatiëntjes migrantenkinderen zijn die ziek werden na een zomervakantie in het land van herkomst van hun ouders. Teruggekeerd in Nederland infecteren zij klasgenootjes, die op hun beurt hun niet-immune autochtone ouders infecteren.

Voor een reiziger die geen profylaxe neemt, is de kans om in de (sub)tropen hepatitis A op te lopen 3 per 1000 per maand verblijf, oplopend tot 20 per 1000 per maand als de hygiëne met betrekking tot de voedsel- en watervoorziening slecht is.

11.2.3 KLINISCH BEELD

De meerderheid van de geïnfecteerde volwassenen vertoont na een incubatietijd van twee tot zes weken moeheid, misselijkheid, verlies van eetlust en eventueel diarree. Bij 50-90% vindt men vervolgens donkere urine, ontkleurde ontlasting, geelzucht en eventueel matige koorts. Zelden zijn er ook extrahepatische verschijnselen als artritis, nierinsufficiëntie of aplastische anemie. Geen van de symptomen maakt het mogelijk hepatitis A te differentiëren van andere vormen van virale hepatitis. Bij 6-20% van de patiënten keert de ziekte na aanvankelijk herstel tijdelijk terug (bifasisch verloop). Een subgroep van patiënten blijft maandenlang icterisch, door cholestase is de opname van vetten en vetoplosbare vitaminen uit de darm gestoord, wat leidt tot fors gewichtsverlies (cholestatische hepatitis A). Soms leidt hepatitis A tot levensbedreigende leverinsufficiëntie. Bij patiënten tussen 15 en 40 jaar bedraagt de sterfte (*case fatality rate*) 0,4% en deze loopt op tot 1,1% bij patiënten ouder dan 40 jaar. Een chronisch verloop van hepatitis A is nooit beschreven.

11.2.4 DIAGNOSTIEK EN BEHANDELING

De diagnose van hepatitis A berust op het aantonen van IgM-antistoffen tegen HAV bij afwijkende leverfunctiewaarden. Voor de detectie van IgM-anti-HAV zijn eenvoudige elisa's beschikbaar. De IgM-anti-HAV-test is in de regel al positief op het tijdstip dat de patiënt medische hulp zoekt (figuur 11.3). De veelgebruikte 'totaal' anti-HAV-elisa toont zowel IgG- als IgM-antistoffen tegen HAV aan en maakt dus geen onderscheid tussen recente infectie, ooit doorgemaakte infectie, of immuniteit opgewekt door vaccinatie tegen hepatitis A.

Specifieke behandeling bij hepatitis A is meestal niet nodig, maar ook niet beschikbaar. Bij leverinsufficiëntie is de behandeling ondersteunend: zij omvat onder meer de behandeling van encefalopathie en het handhaven van de vocht- en voedingsbalans. Als laatste redmiddel bij fulminante leverinsufficiëntie wordt in Nederland levertransplantatie toegepast.

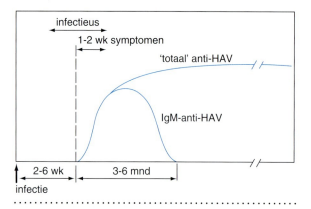

Figuur 11.3 Serologie van hepatitis A.

11.2.5 PREVENTIE

De patiënt met hepatitis A is besmettelijk in de tweede helft van de incubatietijd tot een week na het begin van de icterus. Subklinisch geïnfecteerden zijn ook infectieus. Zowel passieve als actieve immunisatie biedt een goede bescherming tegen infectie. Bij passieve immunisatie dient men uit donorbloed gewonnen immunoglobulinen intramusculair toe. De hierin aanwezige IgG-anti-HAV-antistoffen beschermen direct en gedurende enkele maanden tegen (symptomatische) HAV-infectie. Actieve immunisatie door vaccinatie is aangewezen voor reizigers die naar een endemisch gebied vertrekken. Hepatitis A-vaccinatie is ook aangewezen voor patiënten die al een andere leverziekte hebben, zoals chronische HBV- of HCV-infectie. Voor actieve immunisatie zijn sinds enige jaren vaccins beschikbaar op basis van geïnactiveerd hepatitis A-virus. Goede bescherming verkrijgt men door intramusculaire toediening van minstens twee doses vaccin, met een tussentijd van zes maanden. Na de tweede enting, die als booster fungeert, bereikt men anti-HAV-titers die minstens tien jaar bescherming bieden.

Immunisatie is nuttig om de omgeving van een hepatitis A-patiënt te beschermen. Voor immunisatie (zo snel mogelijk na mogelijke blootstelling) komen in aanmerking: de huisgenoten van de patiënt; in crèches en instellingen de personen die hetzelfde toilet gebruiken als de indexpatiënt; idem op basisscholen bij constatering van twee of meer gevallen in één klas binnen zes weken. Uiteraard is daarnaast het handhaven van goede sanitaire hygiëne essentieel.

Zowel immunoglobuline als vaccinatie kan worden gebruikt om na blootstelling hepatitis A te voorkomen. De periode tussen blootstelling en immunisatie, waarbij er alsnog bescherming optreedt, is waarschijnlijk korter bij vaccinatie dan bij toediening van immunoglobuline.

11.3 Hepatitis E

11.3.1 KENMERKEN VAN HEPATITIS E-VIRUS

Hepatitis E-virus (HEV) is ondergebracht in het eigen genus Hepevirus binnen de familie van Hepeviridae. Het 32 nm grote virus heeft geen envelop. Het genoom bestaat uit enkelstrengs RNA en bevat drie open reading frames. ORF-1 codeert voor een polyproteïne waaruit de virale enzymen ontstaan. ORF-2 codeert waarschijnlijk voor de structurele eiwitten. Het korte ORF-3 overlapt zowel ORF-1 als ORF-2; zijn functie is nog niet duidelijk. Vier genotypen van HEV zijn als pathogeen voor de mens bekend. Genotype 1 komt voor in Azië en Afrika, genotype 2 in Midden-Amerika, genotype 3 in Noord-Amerika en Europa en genotype 4 in Azië. Genotype 3 komt in Nederland maar ook wereldwijd bij varkens voor.

11.3.2 EPIDEMIOLOGIE

De transmissie van HEV geschiedt fecaal-oraal. In vergelijking met HAV geschiedt de overdracht vooral via water en voedsel, minder van persoon op persoon. Hepatitis E komt sporadisch en epidemisch voor in alle tropische gebieden, maar in subtropische gebieden is het minder verspreid dan HAV. In landen waar iedereen HAV-antistoffen bezit op zijn derde levensjaar, blijkt het percentage met HEV-antistoffen met de leeftijd geleidelijk toe te nemen. De oorzaak van dit verschil is niet bekend. Het ontbreken van jong verworven immuniteit heeft tot gevolg dat contaminatie van het drinkwater in ontwikkelingslanden regelmatig massale uitbraken van hepatitis E veroorzaakt.

In de westerse wereld komen sporadische endemische gevallen van hepatitis E voor, naast gevallen van hepatitis E als importziekte. Vooral het Indiase subcontinent vormt een risico voor toeristen. In de derde wereld is HEV de meest voorkomende oorzaak van acute hepatitis bij (jonge) volwassenen. Waarschijnlijk is HEV daar ook verantwoordelijk voor de meeste gevallen van fulminant en fataal verlopende acute hepatitis.

In het Westen lijkt de varkensstapel een bron te zijn van sporadische, niet-geïmporteerde gevallen van hepatitis E. Deze vorm van hepatitis E lijkt vooral voor te komen bij oudere personen en personen met onderliggend lijden. Infectie geschiedt misschien via niet geheel gaar varkensvlees. Het is nog onduidelijk waarom hepatitis E in het Westen niet vaker voorkomt als zoönose.

11.3.3 KLINISCH BEELD

Na een incubatietijd van twee tot acht weken ontstaan ziekteverschijnselen die niet te onderscheiden zijn van hepatitis A. Een week van misselijkheid en koorts gaat vooraf aan malaise met geelzucht, ontkleurde ontlasting en donkere urine. De leverfunctieproeven zijn in de regel drie weken na het begin van de ziekte weer normaal. Uitscheiding van HEV met de feces geschiedt tijdens de prodromale en acute fase van de ziekte. Infectie met HEV kan waarschijnlijk ook subklinisch verlopen. Bij personen zonder immunosuppressie verloopt hepatitis E acuut-klarend, een chronisch verloop komt daarbij niet voor. Recent is chronisch verlopende hepatitis E beschreven bij patiënten die orgaantransplantatie ondergingen.

Een fulminant beloop komt vaker voor dan bij hepatitis A. In Nederland verliepen 3 van 22 importgevallen levensbedreigend, bij twee patiënten leidend tot levertransplantatie. Bij epidemieën van hepatitis E bleek de ziekte fataal te verlopen bij 10-20% van de zwangeren. Zoals bij hepatitis A, B en C lijkt ook bij hepatitis E vooral de immuunrespons te leiden tot de leverbeschadiging.

11.3.4 DIAGNOSTIEK, BEHANDELING EN PREVENTIE

IgG- en IgM-antistoffen tegen HEV zijn eenvoudig aan te tonen met elisa's. Tegen de tijd dat de patiënt ziek wordt, is zowel de IgG- als de IgM-test al positief. Bij twijfel aan de juistheid van een positieve elisa-uitslag kan een aanvullende immunoblot-test worden ingezet. Het is onduidelijk hoe lang na infectie HEV-antistoffen aantoonbaar blijven. Bij de modernste elisa is rekening gehouden met het bestaan van verschillende HEV-genotypen. Het is echter mogelijk dat nog niet alle gevallen van hepatitis E met de huidige tests herkend worden. Specifieke therapie of immunoglobuline voor hepatitis E is niet beschikbaar. Een hepatitis E-vaccin wordt naar verwachting binnenkort geregistreerd.

11.4 Hepatitis B

Bloed-bloedcontact speelt een belangrijke rol bij de verspreiding van hepatitis B, C en D. In de volgende paragrafen komen deze vormen van virale hepatitis achtereenvolgens aan bod.

11.4.1 KENMERKEN VAN HEPATITIS B-VIRUS

Het hepatitis B-virus (HBV) vormt samen met dierlijke hepatitisvirussen de familie der Hepadnaviridae. HBV is 42 nm groot. Binnen de omhullende envelop bevindt zich de 28 nm grote kern met daarin een circulair, deels dubbelstrengs DNA-genoom en een reverse-transcriptasemolecuul (figuur 11.4). Op het kleine, efficiënt georganiseerde genoom bevinden zich vier open reading frames die elkaar gedeeltelijk overlappen. Het S-gen (surface-gen) codeert voor het manteleiwit van het virus ('surface antigen' of 'HBsAg' of 'Australië-antigeen'). Replicatie van HBV in de lever gaat gepaard met een enorme overproductie van dit manteleiwit. In het bloed van een hepatitis B-patiënt bevinden zich veel meer niet-infectieuze HBsAg-aggregaten (22 nm) zonder HBV-DNA, dan complete, infectieuze HBV-partikels. Het C-gen (core-gen) codeert voor het kerneiwit (HBcAg) van het virus, dat niet vrij voorkomt in bloed. Het verwante, 'secretoire' HBeAg (e-antigeen) treft men wel in het bloed aan, namelijk tijdens acute infectie en bij chronisch geïnfecteerden met een hoge mate van viremie. De rol van HBeAg is niet bekend. Het P-gen (polymerase-gen) codeert voor het RNA-afhankelijke DNA-polymerase of reverse-transcriptase. Bij de replicatie van HBV wordt eerst pregenomisch RNA in een kerndeeltje verpakt. Binnen de viruskern zet het reverse-transcriptase dit RNA vervolgens om in het definitieve DNA-genoom. Het reverse-transcriptase van HBV is nauw verwant aan het reverse-transcriptase van hiv. Sommige hiv-polymeraseremmers remmen ook het HBV-polymerase en vice versa.

Het HBV X-gen codeert voor een eiwit dat zowel HBV als gasthcergenen kan transactiveren. De functie van het X-eiwit is grotendeels onbekend; waarschijnlijk speelt het een rol bij de oncogenetische eigenschappen van HBV.

Met de komst van de moleculaire biologische technieken werd het HBV-genoom de basis voor de indeling van HBV-stammen. Tot nu toe zijn acht genotypen (A-H) beschreven, elk met een eigen geografische distributie. De genotypering correspondeert niet met de oudere serotypering.

11.4.2 EPIDEMIOLOGIE

Overdracht van HBV geschiedt tijdens de geboorte (perinataal), door onbeschermd seksueel contact, via bloed-bloedcontact en door nauw niet-seksueel contact. De invoering van immunisatie tegen hepatitis B en de screening van zwangeren doen het belang van perinatale besmetting wereldwijd verminderen. In Nederland worden jaarlijks enkele honderden HBV-geïnfecteerde zwangeren gezien; snelle passieve en actieve immunisatie van hun pasgeborene kan perinatale besmetting vrijwel geheel voorkomen. Lange tijd is het belang van HBV-transmissie binnen het gezin onderschat ('knuffelcontact', gemeenschappelijk gebruik van tandenborstel enz.). HBV-infectie in Nederland doet zich voornamelijk voor als seksueel overdraagbare aandoening (acute hepatitis B na onbeschermd seksueel contact) en als chronische infectie bij immigranten. Asielzoekers in Nederland zijn in de regel afkomstig uit landen waar tot 8% van de bevolking HBV-drager is.

HBV-DNA kan worden aangetoond in alle lichaamsvloeistoffen van HBV-positieve personen. De besmettelijkheid is groter wanneer naast HBsAg ook e-antigeen in het bloed aantoonbaar is. In Nederland is ongeveer 0,2% van de bevolking HBsAg-positief, ongeveer 2% van de bevolking bezit HBV-antistoffen passend bij een doorgemaakte HBV-infectie. In Amsterdam zijn deze

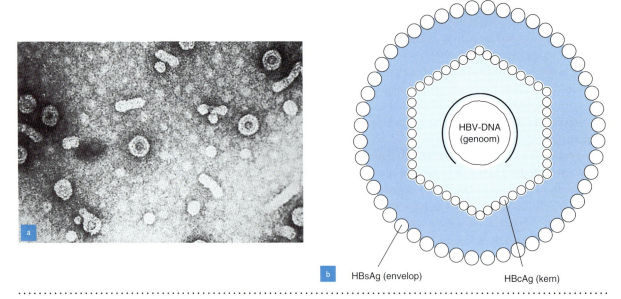

Figuur 11.4 a HBV en HBsAg-aggregaten. De 'grotere' bolletjes zijn complete, infectieuze virionen. De kleinere bolletjes en cilinders zijn aggregaten van HBsAg (manteleiwit). b Schematische structuur van HBV.

percentages bij volwassenen respectievelijk 0,4 en 9,5. Buiten Nederland komt HBV-infectie frequenter voor (figuur 11.5). Wereldwijd zijn er ongeveer 350 miljoen HBV-dragers. Jaarlijks doen zich één miljoen nieuwe gevallen van hepatocellulair carcinoom (HCC) voor. De WHO schat dat 80% hiervan ontstaat op basis van chronische HBV-infectie. Daardoor is HBV na roken de belangrijkste oorzaak van kanker bij mensen. In het Westen zijn de groepen met het hoogste risico voor HBV-infectie intraveneuze drugsgebruikers, promiscue homoseksuelen, patiënten in inrichtingen en gezondheidswerkers die zich niet lieten vaccineren.

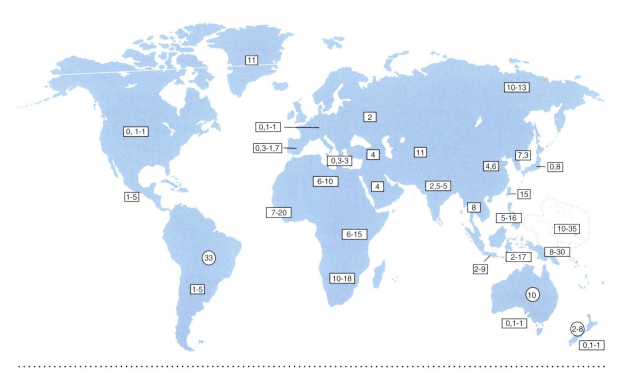

Figuur 11.5 Verspreiding van HBV-dragerschap (percentage van de bevolking met chronische HBV-infecties; de percentages in een cirkel gelden voor inheemse stammen).

11.4.3 PATHOGENESE

HBV is niet direct schadelijk voor de levercel. De leverschade ontstaat vooral door de immuunrespons tegen de geïnfecteerde hepatocyten. Voor klaring van het virus zijn een gecoördineerde antistofrespons en cellulaire immuniteit nodig. Van de perinataal geïnfecteerde baby's van HBV-positieve moeders wordt 90% chronisch HBV-drager, wellicht door tolerantie van het onrijpe immuunsysteem voor het virus. Van de op volwassen leeftijd geïnfecteerden is 95% in staat een HBV-infectie te klaren; bij de overigen ontstaat chronische infectie. De acute infectie en de chronische vorm kunnen zowel subklinisch als symptomatisch verlopen.

Onduidelijk is waarom sommige volwassenen HBV niet kunnen klaren. Er zijn aanwijzingen dat een verminderd vermogen tot productie van interferon-alfa een rol speelt. Bij 20-25% van de HBV-dragers leidt toediening van interferon-alfa alsnog tot klaring van het virus, vaak na een tijdelijke opvlamming van de leverontsteking. Zowel voor hepatitis B als hepatitis C lijkt te gelden dat juist een milde initiële hepatitis vaak gevolgd wordt door chronische infectie. Omgekeerd kan iemand met een fulminante acute hepatitis het virus wellicht opruimen, waarbij de heftige immuunrespons de lever echter ernstig aantast.

Bij chronische HBV-infectie neemt met de tijd de kans toe op het ontstaan van klinische hepatitis, cirrose en leverkanker. Het risico op leverkanker is gekoppeld aan gastheerfactoren als voeding, overgewicht, diabetes en de mate van leverontsteking; aan de hoogte van het HBV-DNA en aan de aanwezigheid van het HBeAg. Het mechanisme achter het ontstaan van leverkanker is niet geheel bekend. Theoretisch kunnen minstens drie factoren een rol spelen:
– aanwezigheid van een chronisch ontstekingsproces of cirrose;
– genetische beschadiging door inbouw van HBV-genomen in het genoom van hepatocyten;
– ontregelende transactivatie van humane genen door het X-eiwit.

11.4.4 KLINISCH BEELD

Bij kinderen verloopt hepatitis B meestal asymptomatisch. Bij 33-50% van de geïnfecteerde adolescenten en volwassenen verloopt de infectie symptomatisch. Na een incubatietijd van één tot zes maanden ontstaan geleidelijk malaise, gebrek aan eetlust en eventueel koorts. Bij een minderheid is er huiduitslag of artritis. De klachten verergeren tot misselijkheid, braken en buikpijn. Spoedig daarop volgen geelzucht, donkere urine, ontkleurde ontlasting en soms ook jeuk. Bij minder dan 1% van de acute gevallen verloopt hepatitis B fulminant, eventueel leidend tot de dood. In 90-95% van de gevallen is er bij volwassenen sprake van genezing en klaring van het virus. Het chronisch dragerschap kan geheel symptoomloos verlopen, waarbij ook een leverbiopt geen tekenen van ontsteking laat zien. Minstens 10% van de dragers ontwikkelt echter een leveraandoening: chronisch persisterende hepatitis, chronisch actieve hepatitis of levercirrose. Alle stadia van ziekte kunnen gecompliceerd worden door leverkanker. Zelden ontstaat glomerulonefritis of een systeemvasculitis: polyarteriitis nodosa (PAN) op basis van immuuncomplexneerslagen. Karakteristiek aangedane organen daarbij zijn de nier, de huid en zenuwen (mononeuritis multiplex). De vasculitis kan echter in ieder orgaan optreden.

Chronische hepatitis B-patiënten worden in twee categorieën verdeeld: patiënten in de hoog-viremische, zeer besmettelijke fase met actieve virusreplicatie (e-antigeen-positief) en patiënten in de laag-viremische fase met weinig virusreplicatie (e-antigeen-negatief). Actieve replicatie veroorzaakt chronische leverontsteking, die leidt tot cirrose en leverinsufficiëntie. Ook het ontstaan van hepatocellulair carcinoom en de complicaties van portale hypertensie dragen bij tot de mortaliteit. Het dragerschap met actieve HBV-replicatie kan spontaan (bij ongeveer 15% per jaar) of door antivirale therapie overgaan in dragerschap met weinig of geen replicatie. Hierbij verdwijnt het e-antigeen uit het bloed, terwijl de anti-e-antistoffen positief worden. Per jaar klaart ongeveer 1% van de chronische HBV-dragers alsnog spontaan het virus, waarbij ook het HBsAg en HBV-DNA negatief worden.

11.4.5 DIAGNOSTIEK

De serologische diagnostiek van hepatitis B geschiedt met elisa's voor detectie van HBV-antigenen en specifieke antistoffen. Bij acute hepatitis B verschijnt voorafgaand aan de symptomen het HBsAg in het bloed, gevolgd door het e-antigeen (figuur 11.6). De piek van het HBsAg valt samen met de eerste ziekteverschijnselen. Als de patiënt de infectie vervolgens klaart, verdwijnen het HBsAg en e-antigeen weer uit het bloed, waarbij de antistofrespons opkomt. Allereerst verschijnen IgM-anti-HB-core-antistoffen. Vervolgens worden de anti-HBe- en anti-HBs-antistoffen aantoonbaar (gericht tegen resp. het e-antigeen en HBsAg). Na doorgemaakte hepatitis B blijft alleen het anti-HB-core levenslang positief. Na succesvolle vaccinatie tegen HBV zijn alleen anti-HBs-antistoffen aantoonbaar.

Bij chronische HBV-infectie verdwijnt het HBsAg niet uit het bloed (figuur 11.7). Er is wel een anti-HB-core-antistofrespons, zoals bij genezende hepatitis B, maar er verschijnt geen anti-HBs. Een groot deel van de HBV-dragers is op den duur in staat het e-antigeen te klaren, waarbij anti-HBe positief wordt.

De klinische vraagstelling bepaalt welke serologie moet worden ingezet (figuur 11.8).

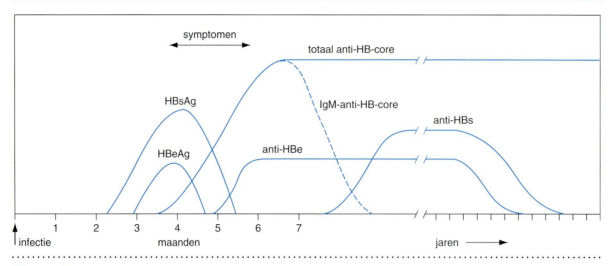

Figuur 11.6 Serologie van genezen acute hepatitis B.

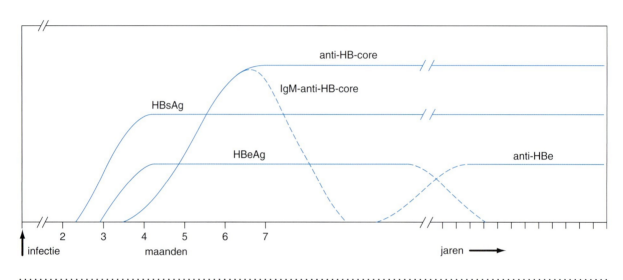

Figuur 11.7 Serologie van chronische HBV-infectie.

De hepatitis B-serologie kan als volgt worden samengevat:

HBsAg = positief: er is HBV-infectie (recent/acuut of chronisch)
anti-HB-core = positief: er is of was HBV-infectie
anti-HBs = positief: er is immuniteit tegen HBV-infectie

11.4.6 BEHANDELING

Acute hepatitis B wordt in principe niet behandeld. Placebogecontroleerd onderzoek gaf namelijk geen effect te zien van behandeling met het nucleosideanalogon lamivudine. Op grond van casuïstische mededelingen kan men overwegen om zeer ernstige acute HBV-infectie, die zich presenteert met encefalopathie, wel met orale antivirale therapie te behandelen.

Bij chronische HBV-infectie zonder levercirrose komen patiënten in aanmerking voor antivirale therapie als geldt: de HBV-DNA-spiegel bedraagt 20.000 IU/ml of hoger en het ALAT is gedurende minstens drie maanden hoger dan tweemaal de bovengrens van normaal en/of er zijn bepaalde afwijkingen in het leverbiopt. Bij patiënten met cirrose is antivirale behandeling geïndiceerd bij een HBV-DNA-spiegel $\geq$ 2000 IU/mL en bij $\geq$ 200 IU/mL als er sprake is van gedecompenseerde cirrose. Hierbij is immers het voorkomen van de al bewezen progressie het doel van de behandeling. De therapie voor chronische hepatitis B kent twee benaderingen:

1 Immunotherapie met PEG-interferon-alfa stimuleert het immuunsysteem van de gastheer en remt de virusvermenigvuldiging. (Behandeling met PEG-interferon wordt afgeraden bij patiënten met gevorderde cirrose vanwege het risico van opvlammende ontsteking tijdens behandeling.)
2 Therapie met een oraal nucleoside of nucleotideanalogon is puur antiviraal gericht: het virale polymerase wordt geremd. (Een nucleoside is een nog niet gefosforyleerd glycosylamine, een nucleotide is wel gefosforyleerd.) Hierbij is de verwachting dat na een lang-

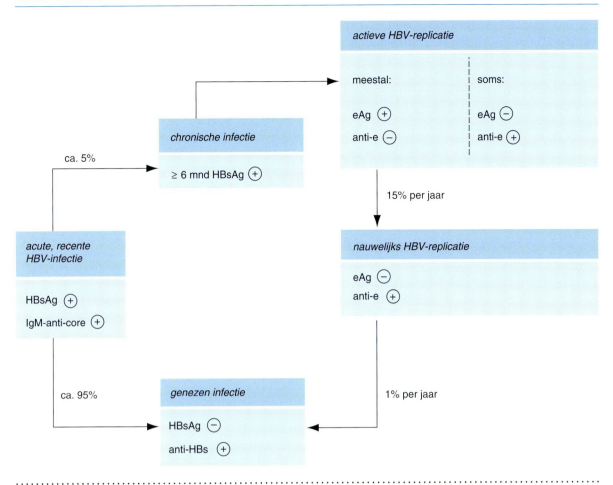

Figuur 11.8 Beloop en diagnostische merkers van hepatitis B.

durige periode van virusremming het lichaam immunologische controle over het virus krijgt. Gebruikte middelen zijn de nucleosideanaloga lamivudine, telbivudine, entecavir en de nucleotideanaloga adefovir en tenofovir.

Therapie met interferon geeft na follow-up na een kuur uiteindelijk een respons van 35% HBe-seroconversie. De respons op de antivirale HBV-polymeraseremmers wordt gemeten onder doorgaande therapie. Na één jaar is deze ongeveer 20%. Het grote dilemma bij de HBV-polymeraseremmers is het moment waarop deze zonder risico op virusreactivatie gestopt kunnen worden. Jarenlange therapie is misschien nodig.

Resistentievorming lijkt bij therapie met interferon niet van belang. Bij lamivudine, het eerste geregistreerde nucleosideanalogon, ontstaat echter resistent HBV bij 10-15% van de behandelde patiënten per jaar. Het nieuwste nucleosideanalogon entecavir en het nucleotideanalogon tenofovir onderdrukken de virusreplicatie zodanig krachtig dat HBV-resistentie met hernieuwde virusreplicatie nauwelijks een probleem is bij de niet eerder behandelde patiënten. Bij eerder behandelde patiënten met lamivudineresistent HBV zijn er grote verschillen in het risico op resistentie bij behandeling met entecavir of tenofovir. Bij entecavir ligt dat risico op circa 10% resistentie per jaar. Dit wordt verklaard door het feit dat entecavirresistentie te vergelijken is met een drietrapsraket, waarbij de eerste twee HBV-mutaties al ontstaan zijn tijdens de lamivudinetherapie; de derde stap naar volledige resistentie wordt vervolgens onder entecavirtherapie genomen. Voor tenofovir geldt dit mechanisme niet, hier is ook bij behandeling van lamivudineresistente patiënten de resistentie minder dan 1% per jaar.

Bij leverinsufficiëntie door acute of chronische hepatitis B is levertransplantatie geïndiceerd. Hierbij wordt het transplantaat tegen re-infectie beschermd met een combinatie van passieve immunisatie en orale antivirale therapie.

11.4.7 PREVENTIE

Actieve immunisatie tegen hepatitis B geeft bescherming bij meer dan 95% van de gevaccineerde baby's, kinderen en jonge volwassenen. Op hogere leeftijd neemt dit percentage af. De vaccinatie bestaat uit drie inentingen over een periode van zes maanden. Een goede anti-HBs-antistofrespons na vaccinatie (meer dan 10 IE/L) geeft waarschijnlijk levenslang immuniteit, ook als na verloop van jaren geen anti-HBs meer meetbaar is in het bloed. Aangezien het vaccin alleen HBsAg bevat, zijn anti-HB-core-antistoffen na vaccinatie niet aantoonbaar. Dit maakt differentiatie met natuurlijk verworven immuniteit mogelijk, waarbij anti-HB-core-antistoffen wel aantoonbaar zijn.

In de meeste landen is algemene vaccinatie tegen HBV op jonge leeftijd ingevoerd, conform de WHO-richtlijn. In Nederland wordt algemene vaccinatie van kinderen tegen HBV naar verwachting ingevoerd in 2011. Het Rijksvaccinatieprogramma biedt al bescherming aan een belangrijke risicogroep: kinderen met één of twee ouders geboren in een middel- of hoogendemisch gebied (15% van de kinderen) komen automatisch in aanmerking voor HBV-vaccinatie. Daarnaast is het streven om de volgende risicogroepen door vaccinatie te beschermen tegen hepatitis B:
- pasgeborenen van HBsAg-positieve moeders, familieleden en partners van HBsAg-positieve personen; het is hierbij niet relevant of de HBsAg-positieve persoon e-antigeenpositief of -negatief is;
- kinderen in asielzoekerscentra, verstandelijk gehandicapten in inrichtingen, personen met wisselende seksuele contacten, mannen die seks hebben met mannen;
- medisch en paramedisch personeel, inclusief personeel in opleiding (het risico van HBV-transmissie naar een niet-immuun individu door een prikaccident met HBeAg-positief bloed is 30%);
- hemofiliepatiënten en dialysepatiënten;
- vanwege contact met besmette naalden en spuiten: intraveneuze drugsgebruikers, schoonmakers in ziekenhuizen, politieagenten, eventueel plantsoenwerkers.

Zonder bescherming raken bijna alle baby's van e-antigeenpositieve moeders perinataal geïnfecteerd. Stille verspreiding van HBV kan alleen voorkomen worden door het verbreken van de perinatale (verticale) transmissie en de horizontale transmissie binnen het gezin. De optimale bescherming van de pasgeborene van een HBV-positieve moeder bestaat uit gelijktijdige toediening, zo snel mogelijk na de bevalling, van zowel hepatitis B-immunoglobuline als HBV-vaccin. Aansluitend wordt de baby via het consultatiebureau verder gevaccineerd tegen hepatitis B.

11.5 Hepatitis C

> **Casus 11.2**
>
> De 35-jarige mevrouw F. is sinds enkele maanden toenemend moe. Mevrouw F. is ex-verslaafde: tot ongeveer zes jaar geleden spoot zij frequent intraveneus drugs. Het lichamelijk onderzoek geeft geen aanknopingspunten. Oriënterend laboratoriumonderzoek geeft gestoorde leverwaarden te zien.

> Intraveneus drugsgebruik geeft een hoog risico op infectie met een of meer hepatitisvirussen. Ongeveer 80% van de Amsterdamse drugsspuiters heeft of had een HCV-infectie. Het is *a priori* waarschijnlijk dat mevrouw F. chronisch geïnfecteerd is met HCV. Wordt bij haar een chronische hepatitis C manifest? Er kan ook sprake zijn van chronische hepatitis B. Een stolbuis wordt ingezonden voor serologie, met de volgende resultaten:
> - anti-HAV: positief;
> - IgM-anti-HAV: niet aantoonbaar;
> - HBsAg: niet aantoonbaar;
> - anti-HB-core: positief;
> - anti-HBs: positief;
> - anti-HCV: positief.
>
> Hieruit concluderen we dat mevrouw F. in het verleden hepatitis A en B doormaakte. De aanwezigheid van antistoffen tegen HCV wijst op een doorgemaakte of chronische hepatitis C. Om vast te stellen of HCV nu wel of niet aanwezig is, wordt vers EDTA-plasma ingestuurd voor de HCV-RNA-bepaling met PCR (polymerasekettingreactie). De PCR-test op HCV-RNA blijkt positief te zijn. Veel dragers van HCV ontwikkelen nooit symptomatische hepatitis. Bij anderen is er chronische hepatitis, al dan niet met perioden waarin de leverontsteking opvlamt. Gecombineerde toediening van PEG-interferon-alfa en ribavirine gedurende meerdere maanden veroorzaakt bij ten minste de helft van de behandelden klaring van HCV.

11.5.1 KENMERKEN VAN HEPATITIS C-VIRUS

Het hepatitis C-virus (HCV) is het enige lid van het genus Hepacivirus, dat ondergebracht is in de familie der Flaviviridae, samen met onder andere het gelekoortsvirus, het denguevirus en dierlijke Pestivirussen (o.a. varkenspest). HCV is een 30-60 nm groot enkelstrengs RNA-virus met een lipidenenvelop. Eén open reading frame beslaat het grootste deel van het genoom. Dit ORF codeert voor een groot precursorpolyproteïne, dat wordt gesplitst in structurele kern- en envelopeiwitten en in de virale enzymen. Goed geconserveerde delen van het genoom zijn de basis voor kunstmatige HCV-antigenen, die gebruikt worden voor HCV-antistofdetectie in diagnostische tests. Ook de PCR voor detectie van HCV-RNA maakt gebruik van goed geconserveerde HCV-sequenties. Er zijn zeven genotypen van HCV beschreven, met in totaal zeventig subtypen.

11.5.2 EPIDEMIOLOGIE

Overdracht van HCV geschiedt voornamelijk door bloed-bloedcontact. Perinatale overdracht naar het kind lijkt op te treden bij enkele procenten van de HCV-positieve moeders. De efficiënte overdracht via bloed bepaalt grotendeels de risicogroepen voor HCV-infectie. De meerderheid van de intraveneuze drugsgebruikers in

Nederland draagt HCV of maakte een infectie door. Het percentage HCV-positieve bloeddonoren varieert van 0,05 in noordelijke streken tot 1,5 in tropische gebieden. In Egypte zijn streken waar 20% van de bevolking met HCV besmet is. Deze situatie is veroorzaakt door bestrijdingscampagnes tegen bilharzia (schistosomiasis), waarbij de gebruikte injectienaalden onvoldoende gesteriliseerd werden.

Sinds 1991 zijn elisa's beschikbaar om bloeddonaties te onderzoeken op HCV-besmetting. Meer dan een halve eeuw van ongeteste bloedtransfusies moet echter een aanzienlijke bijdrage hebben geleverd aan de stille verspreiding van HCV. De meerderheid van de oudere hemofiliepatiënten raakte besmet met HCV door gebruik van gecontamineerde stollingspreparaten in het verleden. Naast infectie via transfusie en injectie zijn er andere routes van parenterale besmetting zoals tatoeage. Bij kappers die zich met hetzelfde mes scheren als hun klanten komt HCV-infectie vaker voor. Hoewel in enkele gevallen seksuele overdracht van HCV aannemelijk is, wijzen grote studies op een verwaarloosbare transmissiekans bij onbeschermd heteroseksueel contact. De laatste jaren is er een opvallende toename van HCV-infectie bij hiv-geïnfecteerde homoseksuele mannen. Het is nog niet duidelijk waarom HCV-infectie zich in deze groep plotseling wel als seksueel overdraagbare aandoening manifesteert. Waarschijnlijk spelen comorbiditeit en de aard van het seksuele contact een rol.

11.5.3 PATHOGENESE EN KLINISCH BEELD

In de meeste gevallen (80%) wordt HCV-infectie chronisch, ondanks het bezit van antistoffen en van HCV-specifieke T-cellen (figuur 11.9).

Na een incubatietijd van twee maanden (spreiding: 2-26 weken) leidt infectie met HCV slechts in 10% van de gevallen tot acute geelzucht. Bij de helft van de HCV-dragers blijven de ALT-waarden meer of minder verhoogd. De arts zal hepatitis C vooral tegenkomen in de vorm van chronische hepatitis en cirrose (20% na 20 jaar). De kans om cirrose te ontwikkelen is hoger bij mannen, bij HCV-infectie op hogere leeftijd en als de HCV-drager alcohol gebruikt. Ook bescheiden alcoholgebruik en diabetes mellitus verslechteren de prognose van hepatitis C aanzienlijk. Naast leverziekte is HCV-infectie geassocieerd met enkele andere ziektebeelden. Een aanzienlijk deel van de patiënten met membranoproliferatieve glomerulonefritis type i en 'mixed cryoglobulinaemia' blijkt HCV-positief te zijn.

11.5.4 DIAGNOSTIEK

De diagnose HCV-infectie berust op detectie van HCV-antistoffen en HCV-RNA. Bij verdenking van chronische HCV-infectie geschiedt de diagnostiek in twee stappen.
1 Een negatieve anti-HCV-elisa sluit chronische HCV-infectie uit.
2 Een positieve anti-HCV-elisa betekent:
   a er is HCV-infectie;
   b of er was HCV-infectie;
   c of de anti-HCV-elisa is foutpositief;
   d vervolgonderzoek met PCR moet geschieden, want aanwezigheid van HCV-RNA bewijst HCV-infectie.

De diagnostiek bij verdenking op *recente* HCV-infectie, bijvoorbeeld na een prikaccident, moet gebeuren met een PCR voor detectie van HCV-RNA. Bij recente HCV-infectie is de PCR-test namelijk bijna twee maanden eerder positief dan de anti-HCV-elisa.

Bij de antivirale behandeling van hepatitis C worden genotypering en kwantitatieve bepaling van HCV-RNA ingezet. Voorafgaand aan behandeling van HCV-infectie

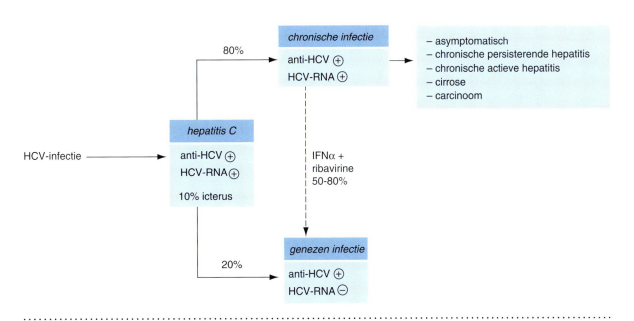

Figuur 11.9 Beloop en diagnostische merkers van hepatitis C.

is genotypering van praktisch belang: HCV-genotypen 1 en 4 zijn moeilijker behandelbaar dan genotypen 2 en 3 en moeten daarom langer behandeld worden. Tijdens de behandeling van HCV-infectie gebruikt men de kwantitatieve bepaling van HCV-RNA om te voorspellen of de behandeling gaat aanslaan en om de duur van de behandeling aan te passen. Het uitblijven van snelle daling van het HCV-RNA na de start van de behandeling geeft een lagere genezingskans.

11.5.5 BEHANDELING

Acute HCV-infectie gaat in 80% van de gevallen over in chronische HCV-infectie. Voorspellend voor spontane klaring van het virus zijn een heftige immuunrespons (tot uiting komend in klinische presentatie met geelzucht), infectie met een gunstig genotype van HCV (type 2 of 3), en het vrouwelijk geslacht. Voor geselecteerde patiënten is behandeling met PEG-interferon-alfa binnen twaalf weken na detectie van een positieve HCV-RNA test zinvol om chronische hepatitis C te voorkomen.

Antivirale behandeling met PEG-interferon en ribavirine moet worden overwogen bij alle patiënten met chronische HCV-infectie. De rol van de leverbiopsie bij een patiënt met chronische HCV-infectie is vooral het graderen van fibrose en ontsteking en het eventueel vaststellen van een competitieve diagnose (zoals alcoholisch leverlijden of geneesmiddelenhepatitis). Daarnaast kan de leverbiopsie gebruikt worden om progressie van de leverziekte in de tijd te documenteren, wat met de serumtransaminasebepaling niet mogelijk is. Bij het besluit om over te gaan tot behandeling van hepatitis C spelen diverse factoren een rol:

– *De mate van fibrose in de leverbiopsie*: Bij afwezigheid van fibrose is er geen behandelindicatie, bij milde of matige fibrose wel. Bij ernstige fibrose of cirrose moet levertransplantatie overwogen worden en moet het risico van de therapie worden afgewogen tegen de kans op ernstige bijwerkingen, zoals leverdecompensatie en bacteriële infecties.
– *Het genotype van HCV*: De kans op genezing, gemeten 24 weken na het staken van de antivirale therapie, is ongeveer 80% voor HCV-genotype 2 en 3. Gezien de hoge kans op succes is een leverbiopt voor aanvang van de therapie bij genotype 2 en 3 niet strikt nodig. Voor HCV-genotype 1 en 4 bedraagt de kans op genezing ongeveer 50%.
– *Verwachte behandelduur*: De behandeling van HCV-genotype 2 en 3 met PEG-interferon en ribavirine bedraagt 24 weken, versus 48 weken voor HCV-genotype 1 en 4. Van belang is de draagkracht van de patiënt en zijn omgeving voor deze zware behandeling. Van tevoren is overigens niet vast te stellen hoe lang de behandeling precies moet duren. Door tijdens de behandeling de antivirale response door de daling van het HCV-RNA nauwlettend te vervolgen, kan bepaald worden of de behandeling ingekort kan worden, of zo weinig kans van slagen heeft dat voortijdig afgebroken kan worden.

In de komende jaren komen er waarschijnlijk nieuwe geneesmiddelen, lijkend op hiv-geneesmiddelen, zoals HCV-genotype-1-specifieke proteaseremmers (boceprevir en telaprevir) op de markt.

Leverziekte door hepatitis C is een belangrijke reden voor levertransplantatie. Postoperatief treedt re-infectie van het levertransplantaat met HCV op, en er zijn nog geen middelen die de patiënt hiertegen kunnen beschermen. Dit vertaalt zich in ten minste 20% van de patiënten die vijf jaar na hun levertransplantatie belangrijke transplantaatschade hebben door HCV-herinfectie.

11.5.6 PREVENTIE

Passieve of actieve immunisatie tegen hepatitis C is niet beschikbaar. De kans op besmetting met HCV na een prikaccident met HCV-positief bloed bedraagt 1-10%, afhankelijk van het type accident en de hoeveelheid overgedragen infectieus materiaal. Na blootstelling aan HCV, bijvoorbeeld door een prikaccident, is het nodig om één en drie maanden na het incident met PCR te controleren of HCV-infectie optreedt. Het onmiddellijk na acute HCV-infectie starten van antivirale therapie leidt namelijk bij een hoog percentage tot klaring van de infectie. Ook bij acute HCV-infectie is de kans op succesvolle therapie afhankelijk van het betrokken HCV-genotype.

11.6 Hepatitis D

11.6.1 KENMERKEN EN EPIDEMIOLOGIE VAN HEPATITIS D

Het hepatitis-deltavirus of hepatitis D (HDV) heeft geen verwantschap met enig ander humaan of dierlijk virus. HDV parasiteert min of meer op HBV, omdat het als envelop de envelop van HBV gebruikt. Infectie met HDV is dus alleen mogelijk in aanwezigheid van infectie met HBV. Wereldwijd komen sporadisch gevallen van HDV-infectie voor. Bij intraveneuze drugsgebruikers vindt men het virus relatief vaak. Daarnaast zijn enkele gebieden bekend met een verhoogd voorkomen van HDV, bijvoorbeeld Zuid-Italië, Roemenië en het Amazonegebied. HDV verspreidt zich vooral via bloed-bloedcontact. Vergeleken met HBV treden verticale en seksuele transmissie minder vaak op.

11.6.2 KLINISCH BEELD EN DIAGNOSTIEK

Infectie met HDV kan verlopen als acute co-infectie tegelijk met HBV-infectie of als superinfectie bij al aanwezige HBV-infectie. In vergelijking met hepatitis B en C verloopt hepatitis D vaak fulminant. Het sterftecijfer bij hepatitis D is tienmaal hoger (2-20%) dan bij hepatitis B. Superinfectie met HDV bij chronische HBV-infectie wordt bij 70-80% chronisch. De superinfectie uit zich vaak als een plotselinge verergering van de hepatitis en verslechtert de prognose. Van de chronische virale leverinfecties geeft HDV-infectie de hoogste kans op cirrose.

Hepatitis D-diagnostiek is alleen relevant bij HBV-geïnfecteerde personen. De HBsAg-test is een uitstekende merker voor HBV-infectie, maar juist bij acute deltahepatitis kan de HBsAg-test tijdelijk negatief worden. elisa's zijn beschikbaar voor het aantonen in bloed van het hd-antigeen en van antistoffen daartegen. De hd-Ag-test is meestal alleen positief in de vroege fase van de acute of chronische HDV-infectie. De diagnose hepatitis D berust daarom vooral op het aantonen van HDV-antistoffen. Bij chronische HDV-infectie is zowel IgG- als IgM-anti-HDV blijvend positief. Na genezen HDV-infectie blijven de antistoffen niet lang aantoonbaar.

11.6.3 BEHANDELING EN PREVENTIE

Behandeling van hepatitis D is nog niet goed mogelijk. Immuniteit tegen HBV beschermt tegen HDV-infectie. Bij een niet-immuun individu beschermt toediening van hbig na blootstelling aan HBV/HDV theoretisch tegen infectie.

11.7 Hepatitis G of GB-virus-C

In 1995 vonden twee groepen vrijwel gelijktijdig hetzelfde nieuwe, vermeend hepatotrope virus. Dit virus werd door de ontdekkers respectievelijk hepatitis G-virus (HGV) en GB-virus-C (GBV-C) genoemd. Inmiddels is duidelijk geworden dat infectie met dit virus zelden of nooit tot hepatitis leidt. De benaming 'GB-virus-C' verdient daarom de voorkeur.

11.8 Overige oorzaken van infectie van de lever

In numerieke zin, maar ook qua morbiditeit en mortaliteit, zijn de hepatitisvirussen A tot en met E veruit de belangrijkste oorzaken van infectie van de lever. Er zijn in feite nauwelijks andere oorzaken van zuiver tot de lever beperkte infecties. Leverinfectie komt uiteraard voor als onderdeel van door het lichaam verspreide infecties. Hepatitis treedt onder andere op bij gele koorts (zie paragraaf 18.3.5), bij de ziekte van Weil (zie paragraaf 18.3.4), bij legionellose en bij Q-koorts. Ook kan het een uiting zijn van ernstig of atypisch verlopende infectie met cytomegalovirus, epstein-barr-virus of herpessimplexvirus. Een leverabces is de meest voorkomende extra-intestinale manifestatie van infectie met *Entamoeba histolytica*, zie paragraaf 19.6. Granuloomvorming in de lever kan optreden bij schistosomiasis, zie paragraaf 19.7.

Kernpunten

- Infectie door een virus is de frequentste oorzaak van leverontsteking (hepatitis).
- Virale hepatitis wordt vooral veroorzaakt door hepatitis A-, B-, C-, D- of E-virus.
- De overdracht van HAV en HEV geschiedt fecaal-oraal: via water, voedsel of door contact.
- Overdracht van HBV geschiedt tijdens de geboorte, binnen het gezin, door bloed-bloedcontact en via onbeschermd seksueel contact.
- De WHO schat het aantal HBV-dragers op 350.000.000 en het aantal HCV-dragers op 150.000.000.
- Hepatitis A verloopt nooit chronisch; chronische hepatitis E komt voor na orgaantransplantatie.
- HBV-infectie wordt bij baby's en kinderen meestal chronisch; bij volwassenen in slechts 5% van de gevallen.
- HCV-infectie verloopt bij kinderen en volwassenen meestal chronisch.
- Chronische infectie met HBV of HCV kan leiden tot hepatitis, cirrose en leverkanker.
- Voor hepatitis A en E is geen specifieke therapie beschikbaar.
- Voor chronische hepatitis B en C is antivirale therapie beschikbaar, die bij een deel van de behandelden tot verbetering of tot genezing leidt.
- Tijdige immunisatie, door vaccinatie of toediening van immunoglobulinen, kan hepatitis A en B voorkomen. Vaccinatie tegen hepatitis E komt beschikbaar.

Literatuur

Herremans M, Vennema H, Bakker J, Veer B van der, Duizer E, Benne CA, et al. Swine-like hepatitis E virus are a cause of unexplained hepatitis in the Netherlands. J Viral Hepat. 2007; 14:140-6.

Lavanchy D. Hepatitis B virus epidemiology, disease burden, treatment, and current and emerging prevention and control measures. J Viral Hepat. 2004;11(2):97-107.

Lok AS, McMahon BJ. Chronic hepatitis B. Hepatology. 2007; 45(2):507-39.

NVMDL. Richtlijn behandeling van chronische hepatitis-B-virusinfectie. Nederlandse Vereniging van Maag-Darm-Leverartsen: Haarlem; 2008. www.mdl.nl

NVMDL. Richtlijn behandeling van chronische hepatitis-C-virusinfectie. Nederlandse Vereniging van Maag-Darm-Leverartsen: Haarlem; 2008. www.mdl.nl

Shrestha MP, Scott RM, Joshi DM, Mammen MP Jr, Thapa GB, Thapa N, et al. Safety and efficacy of a recombinant hepatitis E vaccine. N Engl J Med. 2007;356(9):895-903.

Wong SN, Lok AS. Treatment of hepatitis B: who, when, and how? Arch Intern Med. 2006;166(1):9-12.

Seksueel overdraagbare infecties

A.K. van der Bij en H.J.C. de Vries

12.1 Inleiding

12.1.1 BEGRIPSBEPALING

Seksueel overdraagbare infecties (SOI) worden veelal overgebracht door slijmvlies-slijmvliescontact tussen twee personen. Naast genitaal seksueel verkeer, kunnen orale en anale seks dus ook seksueel overdraagbare pathogenen overbrengen. Daarnaast zijn bacteriële SOI zoals gonorroe zeer besmettelijk en kunnen deze tevens door wederzijdse masturbatie, of door het delen van seksspeeltjes doorgegeven worden. Zodoende is het ondanks consequent gebruik van het condoom mogelijk om SOI op te lopen.

De meer gangbare benaming seksueel overdraagbare aandoeningen (soa) impliceert een aandoening met symptomen of klachten. Zo wordt er meestal gesproken over soa-poliklinieken. Veel SOI verlopen echter asymptomatisch. Om die reden is de term *sexually transmitted infections* die gebruikt wordt in Engelstalige gebieden meer accuraat en verdient deze benaming ook in Nederland de voorkeur.

Ondanks het veelvuldig voorkomen van asymptomatische infecties, is het van belang de verschillende klachtensyndromen waarmee SOI zich kunnen presenteren te herkennen. *Chlamydia trachomatis*, *Neisseria gonorrhoeae* en *Trichomonas vaginalis* zijn pathogenen die urethrale klachten zoals dysurie (branderigheid en pijn bij het plassen) en fluorklachten (vaginale afscheiding) veroorzaken. Tabel 12.1 geeft een overzicht van de meest voorkomende syndromen geassocieerd met SOI.

Chlamydia trachomatis, *Neisseria gonorrhoeae* en *Trichomonas vaginalis* kunnen echter ook epididymitis (bijbalontsteking) en *pelvic inflammatory disease* veroorzaken (PID, infectie van de inwendige genitalia en het peritoneum bij de vrouw, gepaard gaand met symptomen van een geprikkelde buik). Genitale herpes, lymphogranuloma venereum en syfilis zijn bekende ziektebeelden die gepaard gaan met genitale ulcera. Tabel 12.2 geeft de meest voorkomende SOI met hun verwekker weer.

SOI zijn bij uitstek een multidisciplinair onderwerp. Zo kunnen clinici zoals dermatologen, gynaecologen, urologen en huisartsen geconfronteerd worden met SOI-gerelateerde klachten en hulpvragen. Daarnaast is er specifieke diagnostische expertise aanwezig bij artsen-microbioloog en zijn de publieke gezondheidszorg en infectiepreventie gerelateerde aspecten het werkterrein van de GGD. Daarnaast kan seksuologische of psychologische problematiek, zoals seksverslaving en identiteitsproblemen, een verhoogd risico op SOI opleveren. Als laatste zijn epidemiologen en mathematici geïnteresseerd in SOI vanwege de wijze van transmissie van SOI via netwerken binnen een populatie.

12.1.2 RISICOGROEPEN VOOR SOI

Het oplopen van een SOI hangt in hoge mate af van iemands seksuele risicogedrag. Seks met meerdere partners is een bekende risicofactor, zeker als seksuele relaties elkaar in de tijd overlappen en er geen condoom wordt gebruikt. Seks voor geld of goederen, recreatief drugsgebruik en seks met partners die zijn ontmoet via internet (datingsites en chatboxen) zijn eveneens geassocieerd met een verhoogd risico op SOI. Bij een patiënt die zich presenteert met een hulpvraag of klachten met betrekking tot een SOI kan de (seksuele) anamnese uitsluitsel geven over het gelopen risico. Dit vereist dat de hulpverlener beschikt over gesprekstechnieken om op een heldere manier en zonder gêne over seks met de betrokkene te praten.

Risicogroepen voor SOI veranderen in de tijd. Zo werden tot de jaren tachtig van de vorige eeuw vaak zeelieden gezien op soa-poliklinieken. Zeelieden hadden destijds een relatief groter risico op SOI door wisselende seksuele contacten tijdens het passagieren in havens als schepen werden gelost en geladen (wat werd geïllustreerd door de uitdrukking: 'in elk stadje een schatje'). Door de efficiëntieslagen in het laden en lossen van zeeschepen verblijven zeevarenden tegenwoordig echter nog maar kort in havens en is de kans op wisselende contacten drastisch afgenomen. Hierdoor vormen zij tegenwoordig geen risicogroep meer die zich bij soa-poliklinieken presenteert.

Huidige risicogroepen zijn onder meer jongeren en jongvolwassenen die nog maar kort seksueel actief zijn. In deze levensfase is er vaker wisselend seksueel verkeer en kan er sprake zijn van onervarenheid met veilige seks. Dit leidt ertoe dat in deze leeftijdsgroep relatief

Tabel 12.1 De meest voorkomende syndromen geassocieerd met seksueel overdraagbare infecties in Nederland.

syndroom	differentiële diagnose	kliniek	beleid*
(ano)genitaal ulcus	syfilis, herpes, lymphogranuloma venereum (LGV), import-SOI (chancroïd, granuloma inguinale)	ulcus genitaal, anaal (of oraal)	verwijzen naar dermatoloog
pelvic inlammatory disease (PID)	chlamydiasis, gonorroe, trichomoniasis, anaeroben	geprikkelde buik, perihepatitis, malaise, fluorklachten	breed antibiotisch regime, extra-uteriene graviditeit uitsluiten, bedrust, controle na 3 dagen
epididymitis	chlamydiasis, gonorroe, trichomoniasis, anaeroben	pijnlijk scrotum, urethritis	breed antibiotisch regime, cave torsio testis, bedrust, strak ondergoed, controle na 3 dagen
urethritis	chlamydiasis, gonorroe, trichomoniasis, niet-specifieke urethritis (NSU)	ecoulement, dysurie	antibiotica na afname van kweken
fluor vaginalis	chlamydiasis, gonorroe, bacteriële vaginose, candidiasis, trichomoniasis	fluorklachten (onwelriekend)	afraden vaginale douches, bij recidiverende candidiasis diabetes uitsluiten, antibiotica/antimycotica
proctitis	chlamydiasis (incl. LGV), gonorroe, herpes, syfilis, niet-specifieke proctitis (NSP), anale intra-epitheliale neoplasie	afscheiding, pijn, obstipatie, malaise, bloed op de ontlasting	antibiotica na afname van kweken, afraden anale klysma's
balanopostitis	candidiasis, balanitis circinata, anaerobe en aerobe balanitis, peniele intra-epitheliale neoplasie	huid- en slijmvliesafwijkingen van glans penis en preputium	verwijzen naar dermatoloog
vulvitis	candidiasis, vulvaire intra-epitheliale neoplasie	huid- en slijmvliesafwijkingen van vulva	verwijzen naar dermatoloog
sexually acquired reactive arthritis (SARA)	chlamydiasis, gastro-intestinale pathogenen	steriele artritis, urethritis of conjunctivitis	verwijzen naar reumatoloog
huidafwijkingen passend bij tweede-stadium-syfilis	recente syfilis	gegeneraliseerd exantheem, roseola, condyloma lata, anulaire syfiliden, pleksgewijze alopecia, slijmvliesafwijkingen	verwijzen naar dermatoloog

* Bij elk syndroom geldt dat overige seksueel overdraagbare infecties dienen te worden uitgesloten.

vaker urogenitale chlamydia-infectie wordt aangetroffen. Mannen die seks hebben met mannen (MSM) vormen een andere groep waarbij op basis van epidemiologische gegevens vaker SOI worden gediagnosticeerd. Het begrip MSM vereist allereerst een nadere toelichting. Voor een goede inschatting van gelopen risico op SOI is niet zozeer iemands seksuele identiteit (o.m. homoseksueel, heteroseksueel georiënteerd) van belang. Een getrouwde, zich als heteroseksueel identificerende man kan buiten zijn vaste relatie ook seks hebben met mannen en daarmee een verhoogd risico lopen op SOI. Als hiernaar niet specifiek wordt gevraagd ('Heeft u seks met mannen en/of met vrouwen?'), dan kan relevante informatie omtrent risicogedrag worden gemist. In dezelfde trant wordt er gesproken over mannen die seks hebben met vrouwen (MSW), vrouwen die seks hebben met mannen (WSM).

12.1.3 RECENTE ONTWIKKELINGEN IN DE EPIDEMIOLOGIE VAN SOI

Bij het presenteren van epidemiologische cijfers is het van groot belang te vermelden op welke populatie deze betrekking hebben. De incidentie- en prevalentiecijfers die in dit hoofdstuk worden vermeld hebben veelal betrekking op bezoekers van soa-poliklinieken. Dit is per definitie een groep patiënten met een verhoogd risico op SOI en de cijfers vormen dan ook geen betrouwbare afspiegeling van het voorkomen van SOI in de algehele populatie. Toch zijn de cijfers van soa-poliklinieken van waarde omdat zij inzicht verschaffen in epidemiologische veranderingen in de tijd. De laatste jaren is er sprake van een toename van SOI in Nederland. Dit uit zich bijvoorbeeld in het aantal gediagnosticeerde syfilisinfecties onder MSM (figuur 12.1).

Redenen voor deze stijging van syfilis onder MSM zijn niet goed bekend. Zo is geopperd dat de introductie

Tabel 12.2 De meest voorkomende seksueel overdraagbare infecties in Nederland.

SOI	Verwekker	kliniek	therapie/preventie*
Virale ziekten			
condyloma acuminatum	humaan papillomavirus (HPV), m.n. type 6, 11	wratten genitaal, anaal	ablatie, immunomodulatoren, vaccinatie
cervixcarcinoom	humaan papillomavirus (HPV), m.n. type 16, 18	cervixpathologie, carcinoom	excisie, vaccinatie en screening d.m.v. cervixuitstrijkjes
herpes genitalis	herpessimplexvirus (HSV) type 2 en 1	multipele oppervlakkige ulcera	symptomatisch met nucleoside-analoga
hepatitis B	hepatitis B-virus (HBV)	geelzucht, malaise, meestal asymptomatisch	antivirale therapie/vaccinatie
hepatitis C	hepatitis C-virus (HCV)	meestal asymptomatisch	antivirale therapie
humaan immunodeficiëntievirus	idem (hiv)	- acuut: huid en slijmvliesafwijkingen, lymfadenopathie, koorts, malaise; - latent: asymptomatisch; - aids: (opportunistische) infecties, maligniteiten	antiretrovirale therapie (ART)/veilige seks
Bacteriële ziekten			
chlamydiasis	*Chlamydia trachomatis* (biovar trachoma)	meestal asymptomatisch, urethritis, proctitis cervicitis	azitromycine, tevens gonorroe uitsluiten
lymphogranuloma venereum	*Chlamydia trachomatis* (biovar LGV)	- inguïnaal: ulcera, bubo's, fistels, malaise; - proctitis: afscheiding, pijn, obstipatie, malaise	doxycycline, tevens HCV en hiv uitsluiten
gonorroe	*Neisseria gonorrhoeae*	urethritis, proctitis, faryngitis, conjunctivitis, asymptomatisch	derdegeneratie-cefalosporinen, tevens chlamydiasis uitsluiten
syfilis vroeg (infectieus)	*Treponema pallidum* ssp. *pallidum*	- stadium 1: ulcera ter hoogte van porte d'entrée; - stadium 2: huid-, slijmvlies-, orgaanafwijkingen; - latent vroeg: geen lichamelijke afwijkingen, wel positieve serologie	penicilline eenmalig i.m.
syfilis laat	*Treponema pallidum* ssp. *pallidum*	- latent laat: geen lichamelijke afwijkingen, wel positieve serologie - stadium 3: gumma, irreversibele orgaanschade	penicilline wekelijks 3 weken i.m. en lumbaalpunctie na 1 jaar
bacteriële vaginose	*Gardnerella vaginalis*, anaerobe bacteriën	fluorklachten (toename, onwelriekend) (niet altijd een SOI)	metronidazol oraal
Endoparasitaire ziekten			
trichomoniasis	*Trichomonas vaginalis*	fluorklachten, urethritis	metronidazol oraal
Ectoparasitaire ziekten (infestaties)			
scabies (schurft)	*Sarcoptes scabiei*	jeuk, tevens bij partners (niet altijd een SOI)	permetrinecrème, hygiënische maatregelen
pediculosis pubis (schaamluis)	*Phthirus pubis*	jeuk en beestjes	permetrinecrème, hygiënische maatregelen

* Vermindering van het aantal sekspartners en condoomgebruik verlagen het risico op SOI.

van effectieve antiretrovirale therapie voor hiv-infectie halverwege de jaren negentig van de vorige eeuw heeft geleid tot meer onveilig seksueel gedrag, omdat hiv-infectie niet langer als een dodelijke ziekte wordt beschouwd. Dit fenomeen wordt daarom ook wel hiv-optimisme genoemd. Het aantal chlamydia-infecties lijkt eveneens toe te nemen, vooral onder jongeren. Omdat ook het aantal personen dat getest wordt op chlamydia-infectie is toegenomen en de testmethoden gevoeliger zijn geworden, is het onduidelijk of er sprake is van een

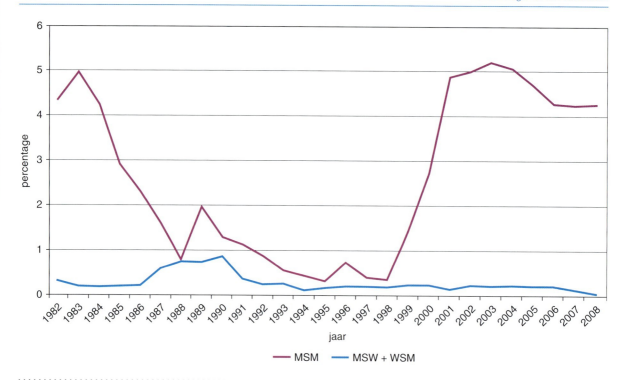

Figuur 12.1 Syfilisprevalentie (infectieuze stadia) naar seksuele voorkeur 1982-2008. Bron: soa polikliniek, cluster infectieziekten, GGD Amsterdam.

werkelijke stijging van het aantal infecties in de populatie. Daarnaast is er recent sprake van enkele voor Nederland 'nieuwe' endemisch voorkomende SOI. Zo was lymphogranuloma venereum (LGV) tot 2004 een SOI die beperkt leek tot tropische gebieden en in Nederland alleen als importziekte werd gediagnosticeerd. Sinds 2004 is LGV echter een in Nederland endemisch voorkomende SOI. Hepatitis C werd tot voor kort uitsluitend beschouwd als een bloedoverdraagbare infectie maar lijkt nu wel degelijk ook via seksueel verkeer te kunnen worden overgedragen. Beide aandoeningen circuleren vooralsnog binnen een populatie van MSM met hoog-risicogedrag waarvan het overgrote deel tevens hiv-positief is. In de specifieke sectie hieronder wordt meer in detail ingegaan op LGV. Hepatitis C en hepatitis B komen in een apart hoofdstuk elders in dit boek aan bod.

12.1.4 EEN SOI KOMT VAAK NIET ALLEEN

De aanwezigheid van een SOI vergroot het risico op transmissie van andere micro-organismen tijdens seksueel contact. De transmissie van hiv vindt gemakkelijker plaats wanneer er sprake is van een gelijktijdig aanwezige SOI, en deze verhoogde vatbaarheid geldt zowel voor de bron als voor het contact of de ontvanger. Hiervoor zijn verschillende gastheer-pathogeeninteracties aanwijsbaar.

Ulceratieve SOI zoals genitale herpes, syfilis en LGV doorbreken de slijmvliesbarrière en maken een gastheer vatbaarder voor vooral de bloedoverdraagbare virussen zoals hiv en hepatitis B en C. Het risico op hiv-transmissie bij SOI wordt verhoogd doordat de voor hiv-transmissie noodzakelijke (bijv. dendritische) cellen zich ter plaatse ophopen en doordat het aantal hiv-partikels in het genitale slijmvlies hoger is. Ook is gebleken dat hiv-infectie de replicatie van het herpessimplexvirus bij patiënten met genitale herpesinfecties stimuleert. Ten slotte zorgt een hiv-infectie door inductie van immuundeficiëntie voor een verhoogde vatbaarheid voor overige infecties, waaronder SOI.

Uiteindelijk kunnen deze gastheer-pathogeeninteracties ertoe bijdragen dat een individu meerdere SOI (asymptomatisch) met zich mee draagt. Bij een volgend seksueel contact kunnen partners daardoor met verschillende SOI tegelijk besmet worden. Dit wordt ook wel 'het gouden schot' genoemd. Zo wordt bij een kwart van de personen met de diagnose gonorroe een co-infectie met *Chlamydia trachomatis* gevonden. Het regelmatig voorkomen van meerdere SOI bij een persoon, al dan niet symptomatisch, rechtvaardigt een syndromale benadering bij het verrichten van SOI-diagnostiek. Dit houdt in dat routinematig een vast pakket infecties dient te worden uitgesloten als een patiënt zich presenteert met klachten wijzend op een SOI, of met risicogedrag. Het is op basis van epidemiologische gegevens met betrekking tot Nederland aan te bevelen patiënten na te kijken op de zogeheten *big five*: syfilis, gonorroe, chlamydia, hepatitis B (vooral omdat hiervoor goede vaccinatie beschikbaar is) en hiv.

12.2 Specifieke aandoeningen

12.2.1 NEISSERIA GONORRHOEAE

> **Casus 12.1**
>
> Op uw spreekuur komt een vrouw van 36 jaar met bovenbuikklachten. Bij het opnemen van de anamnese blijkt dat de mictie sinds enkele dagen pijnlijk en frequent is. Bij onderzoek van de buik is er behalve lichte drukpijn in de rechterbovenbuik ook linksonder drukpijn. Bij het vaginaal toucher is er slingerpijn en opstootpijn naar links en rechts. Tijdens het speculumonderzoek neemt u fluormateriaal af voor microbiologisch onderzoek. De bloedbezinkingssnelheid (bse) blijkt 60 mm te zijn.
>
> Onder verdenking van *pelvic inflammatory disease* (PID) wordt direct na het consult antibiotische therapie ingesteld. Afhankelijk van de microbiologische laboratoriumresultaten kan deze zo nodig worden bijgesteld.
>
> De twee belangrijkste verwekkers van dit acute ziektebeeld zijn *Neisseria gonorrhoeae* en *Chlamydia trachomatis*. Daarnaast worden, vooral bij langdurige of recidiverende ziektegevallen en bij vrouwen met een PID die een intra-uteriene spiraal gebruiken, ook andere aerobe en anaerobe bacteriën aangetroffen. Bij een verdenking op PID moet altijd extra-uteriene graviditeit worden uitgesloten met een zwangerschapstest.

Pathogenese

De gonokok is uitsluitend pathogeen voor de mens en heeft een voorkeur voor het cilinderepitheel van de urethra en de para-urethrale klieren. Bij vrouwen kunnen de klieren van Bartholin en het cervixepitheel ook worden geïnfecteerd. Rectumslijmvlies en conjunctiva zijn andere voorkeursplaatsen. Na hechting van de gonokok aan de epitheelcel treedt invasie in de epitheelcel op. De aanwezigheid van pili (filamenteuze eiwitstructuren aan de oppervlakte van de gonokok) is van belang voor de aanhechting. *Opacity-associated* (Opa-)eiwitten faciliteren de aanhechting en mogelijk ook de immuunsuppressieve eigenschappen van de gonokok. Daarnaast spelen ook porine-eiwitten (PorA of PorB) een belangrijke rol in het vroege stadium van de pathogenese. Na endocytose vindt transport van de gonokok plaats via een fagosoom, waar vermenigvuldiging optreedt; na cellysis verspreiden de bacteriën zich naar de submucosa.

Infecties zijn meestal lokaal, maar bij sommige gonokokkenstammen kunnen de vrijgekomen bacteriën via de bloedbaan ook een gegeneraliseerde infectie geven. Dit is afhankelijk van de vraag of de stam bestand is tegen de lytische inwerking van serumantistof (voornamelijk IgM) in combinatie met complement. Bacteriële lipo-oligosachariden en peptidoglycanen geven celbeschadiging, en bij infectie in de tuba Fallopii (eileider) treedt beschadiging van de trilhaarepitheelcellen op.

Hoewel bij een gonokokkeninfectie zowel cellulaire als humorale immuunreacties worden opgewekt, blijken deze bij re-infectie geen tot hooguit partiële bescherming te bieden. De gonokok beschikt over verschillende mechanismen om te ontkomen aan de gastheerafweer, onder andere door productie van extracellulair uitgescheiden IgA1-protease en door variatie aan te brengen in de antigene eigenschappen van de oppervlaktestructuren (pili) waardoor de immuunrespons wordt ontweken.

Epidemiologie

Gonorroe was tot april 1999 een aangifteplichtige ziekte. Van de jaren zestig tot eind jaren zeventig is er een sterke toename gezien, waarna vanaf 1981-1984 weer een scherpe daling intrad (figuur 12.2). Sinds eind jaren negentig is er weer een relatieve stijging van de gonorroeprevalentie zichtbaar, vooral onder MSM. Deze stijging valt echter in het niet bij de prevalentiecijfers van voor 1980.

Momenteel wordt bij 1-1,5% van de vrouwelijke soa-polikliniek bezoekers gonorroe vastgesteld. Bij heteroseksuele mannen die een soa-polikliniek bezoeken, wordt gonorroe bij 1,5-3% vastgesteld. Bij MSM ligt dit percentage een stuk hoger (9-11%). In de jaren negentig van de vorige eeuw vormden vrouwen die werkzaam waren als sekswerker en mannen die sekswerkers bezochten de typische risicogroepen voor een gonorroe-infectie. Tegenwoordig zijn als sekswerker werkzame vrouwen en hun klanten nog steeds een risicogroep voor gonorroe, maar hun aandeel in het totale aantal infecties is sterk afgenomen (van 50% naar 20%). In 2007 werd 5% van de gonorroe-infecties gediagnosticeerd bij mannen die recent contact hadden gehad met een sekswerker. Begin jaren negentig lag dit percentage nog tussen de 30 en 35. Andere risicogroepen voor infectie zijn MSM, jongeren (leeftijd < 20 jaar) en personen met een niet-Nederlandse etniciteit.

Van belang is de resistentieontwikkeling bij de gonokok. Gonokokken zijn van nature gevoelig voor penicilline, maar nadat rond 1944 penicilline in gebruik was geraakt voor de behandeling van gonorroe, bleek het percentage isolaten met verminderde gevoeligheid voor penicilline langzaam te stijgen, vooral na 1960. De verminderde gevoeligheid voor penicilline bleek het gevolg van mutaties in chromosomale PBP-genen die coderen voor de penicillinebindende eiwitten, met als gevolg een verminderde affiniteit voor penicilline. Vanaf 1976 werden echter stammen gevonden die een hoge mate van resistentie tegen penicilline bezaten met via plasmiden overgedragen genen die codeerden voor een bètalactamase (penicillinase) van het tem-1-type. Er zijn aanwijzingen dat de gonokok dit plasmide van *Haemophilus ducreyi* heeft overgenomen.

In Nederland bedroeg in 1982 het aandeel van deze penicillinaseproducerende *N. gonorrhoeae* (PPNG)-stammen 11%; in 1990 werd een toename tot 30% gezien en

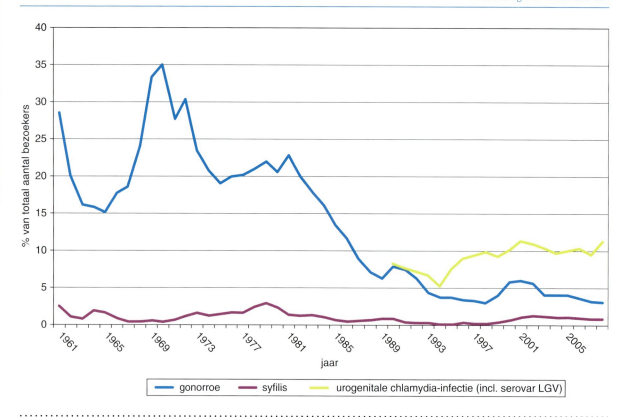

Figuur 12.2 Prevalentie van gonorroe, syfilis en chlamydia, 1961-2008. Bron: soa polikliniek, cluster infectieziekten, GGD Amsterdam.

daarna bleef het aandeel tot 1996 schommelen tussen 20 en 30%, waarna een daling optrad. Opmerkelijk was ook het verschijnen van tetracyclineresistente PPNG-stammen in 1985: in 1988 werd een piek van 40% waargenomen. Deze hoge mate van tetracyclineresistentie bleek eveneens plasmidegecodeerd te zijn. De laatste ontwikkeling betreft het optreden van resistentie tegen ciprofloxacine. In 1998 was in Nederland nog maar 2% van de gonokokkenstammen resistent tegen dit middel. In 2006-2007 was dit gestegen tot boven de 40%. Eenzelfde trend in ciprofloxacineresistentie wordt gezien in andere Europese landen.

Om deze reden is ciprofloxacine verlaten als middel van eerste keuze. Op dit moment wordt geadviseerd om een derdegeneratiecefalosporine te gebruiken bij de behandeling van gonorroe. Echte resistentie tegen dit middel met therapiefalen is nog niet gerapporteerd maar wordt nauwkeurig gevolgd. Gonorroe-isolaten met een verminderde gevoeligheid voor deze cefalosporinen zijn echter al gevonden. In Nederland wordt de surveillance van gonokokkenresistentie uitgevoerd binnen de stuurgroep GRAS (Gonokokken Resistentie tegen Antibiotica Surveillance) door het Centrum Infectieziektenbestrijding bij het RIVM, in nauwe samenwerking met de Stichting Werkgroep Antibiotica Beleid (SWAB).

Kliniek

Door de voorkeur van de gonokok voor cilindrisch epitheel komen infecties bij vrouwen vooral voor in de urethra en de cervix. Ook kunnen rectumslijmvlies en orofarynx worden aangetast.

Bij de man kunnen zich lokale complicaties voordoen in de vorm van urethrastricturen en ontsteking in diverse structuren zoals epididymis, prostaat en bulbo-urethrale klieren (Cowper). Lokale complicaties bij vrouwen kunnen worden gezien bij de para-urethrale klieren (Skene), de vestibulaire klieren (Bartholin) en als PID met of zonder perihepatitis (syndroom van Fitz-Hugh-Curtis). Bij de patiënte beschreven in casus 12.1 kan de drukpijn linksonder samenhangen met een ontsteking in de tuba Fallopii als onderdeel van een PID en de pijn in de rechterbovenbuik met een perihepatitis. Ook de andere bevindingen bij het lichamelijk onderzoek, zoals de slingerpijn bij vaginaal toucher en de opdrukpijn, worden hierdoor verklaard. Zowel bij mannen als bij vrouwen kan een gedissemineerde infectie worden waargenomen met koorts, exantheem, pustels en artralgie of artritis. Bij neonaten kan zich een conjunctivitis voordoen als gevolg van besmetting in het baringskanaal (figuur 12.3), wat onbehandeld kan leiden tot blindheid.

Diagnostiek

Gonokokken zijn kleine intracellulaire, gramnegatieve diplokokken met een afgeplatte kant (niervormig). De diagnostiek van een infectie met N. *gonorrhoeae* wordt verricht op materiaal uit de urethra of cervix. Op indicatie kan ook een rectum-, conjunctiva-, of keeluitstrijk worden onderzocht. Met behulp van een gramprepa-

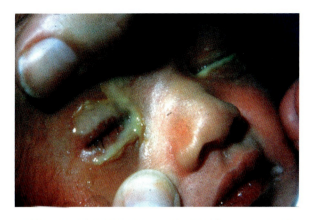

Figuur 12.3 Gonorrhoïsche conjunctivitis (ophthalmia gonorrhoica). Bron: prof. dr. A.P. Oranje, Erasmus MC.

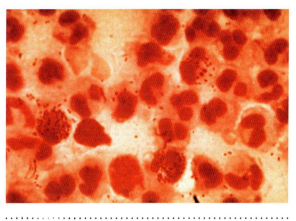

Figuur 12.4 Grampreparaat van ecoulement van een patiënt met gonorroe. In de polymorf nucleaire cellen zijn de gonokokken zichtbaar als gramnegatieve boonvormige diplokokken. Bron: soa Polikliniek, cluster Infectieziekten, GGD Amsterdam.

raat kan snel een voorlopige diagnose worden gesteld (figuur 12.4).

In het grampreparaat zijn de gonokokken echter niet te onderscheiden van andere neisseria- en moraxellaspecies. Hierdoor is het grampreparaat onvoldoende specifiek bij het beoordelen van een cervix- of urethrauitstrijk bij vrouwen en bij asymptomatische mannen. Bij mannen met afscheiding heeft het grampreparaat wel een goede sensitiviteit en specificiteit om infectie te diagnosticeren. De kweek is gevoeliger dan het grampreparaat en heeft als voordeel dat resistentiebepaling kan worden verricht. Gonokokken zijn echter gevoelig voor afkoeling en uitdroging. Materiaal wordt daarom bij voorkeur direct beënt op voorverwarmde selectieve kweekbodems. Indien directe enting niet mogelijk is, dient transport van materiaal naar het laboratorium zo snel mogelijk te gebeuren in speciale transportmedia. De gonokokken groeien als doorschijnende mucoïde kolonies op kweekbodems en kunnen een variërende uiterlijke morfologie vertonen, afhankelijk van de aanwezigheid van pili op de bacterie. Naast de bevestiging van hun identiteit als gonokok met behulp van enkele tests worden de isolaten onderzocht op hun gevoeligheid voor penicilline en andere antibiotica. Nucleïnezuuramplificatietechnieken (NAAT/PCR) zijn zeer sensitief voor het aantonen van gonokokken. Het voordeel van deze technieken is de mogelijkheid om betrouwbare diagnostiek te verrichten op door de patiënt zelf verkregen materiaal zoals urinemonsters en zelf afgenomen vaginale en anale uitstrijken. Daarnaast zijn deze technieken minder gevoelig voor de manier van transport naar het laboratorium. Tevens kan naast diagnostiek naar gonorroe ook diagnostiek worden verricht naar chlamydiasis, wat zinvol is aangezien beide bacteriën eenzelfde klachtenpresentatie kunnen geven en regelmatig gelijktijdig bij dezelfde patiënt voorkomen. Diagnostiek met behulp van nucleïnezuuramplificatietechnieken heeft daarom de voorkeur boven de kweek. Een nadeel is dat met behulp van deze technieken geen resistentiebepalingen kunnen worden uitgevoerd. Het verrichten van diagnostiek door middel van een kweek wordt daarom geadviseerd bij aanhoudende klachten na behandeling, bij zwangere patiënten en bij PID.

Therapie

Wegens de hierboven beschreven resistentieontwikkeling zijn penicilline en tetracycline geen voorkeursmiddelen meer voor de behandeling van een gonokokkeninfectie. Bij voorkeur wordt een behandeling gegeven met intramusculair ceftriaxon (een penicillinaseresistent derdegeneratiecefalosporine). Er zijn orale tweedegeneratiecefalosporinen beschikbaar, zoals cefuroximaxetil, die penicillinaseresistent zijn. Dit laatste middel geeft echter vaker therapiefalen bij faringeale gonorroe-infecties. Beide middelen kunnen worden gecombineerd met een therapie die is gericht tegen *C. trachomatis* (azitromycine of doxycycline). Bij de patiënte in de casus kan de behandeling bestaan uit een combinatie van ceftriaxon met doxycycline, nadat een urethra- en cervixuitstrijk voor laboratoriumonderzoek zijn afgenomen en extra-uteriene graviditeit is uitgesloten door middel van een zwangerschapstest. Daar anaerobe bacteriën ook een rol kunnen spelen bij dit ziektebeeld, wordt metronidazol aan de combinatie toegevoegd. Afhankelijk van het resultaat van het laboratoriumonderzoek wordt de therapie bijgesteld. Therapiekeuzen voor gonorroe veranderen regelmatig vanwege de ontwikkeling van resistentie. Daarom is het verstandig kennis te nemen van recente wijzigingen in therapierichtlijnen. De Nederlandse Vereniging voor Dermatologie en Venereologie (NVDV) publiceert in samenwerking met de Nederlandse Vereniging voor Medische Microbiologie (NVMM) en Soa Aids Nederland regelmatig updates die zijn terug te vinden op de website www.soa.nl onder de sectie professionals, medische richtlijnen. Daarnaast geeft de SWAB landelijke richtlijnen uit voor de behandeling van allerlei infecties inclusief SOI, die overigens geheel in overeenstemming zijn met die van de NVDV (www.swab.nl).

12.2.2 CHLAMYDIA TRACHOMATIS EN LYMPHOGRANULOMA VENEREUM

Pathogenese

C. trachomatis heeft een voorkeur voor cilindrisch epitheel en het overgangsepitheel van niet-verhoornend plaveiselepitheel naar cilindrisch epitheel van cervix, proctum en urethra. De chlamydia-bacteriën zijn zogenoemde obligaat intracellulaire parasieten, dat wil zeggen dat ze zich uitsluitend binnen cellen kunnen vermeerderen en daarna de cel dood achterlaten. In de ontwikkelingscyclus van *C. trachomatis* zijn vier stappen te onderscheiden (figuur 12.5). De eerste stap is het infectieuze stadium, het elementair lichaampje (EB). In deze vorm kan de chlamydiabacterie buiten de gastheercel bestaan. Na hechting en binnentreden in de cel door fagocytose verandert het EB in een metabool actief en delend partikel, reticulair lichaampje (RB; *reticular body*) of initieel deeltje genoemd. Ongeveer 18-24 uur na binnenkomst in de cel veranderen enkele van de RB's in de kleinere EB's en neemt hun aantal toe. Deze intracellulaire cyclus speelt zich af in het fagosoom, dat in grootte toeneemt. Na ongeveer 48-72 uur treedt cellysis op en komen de infectieuze EB's vrij. De verschijnselen van een chlamydia-infectie worden veroorzaakt door een combinatie van de effecten van de chlamydiareplicatie (cellysis) en de immunologische reactie van de gastheer. Een eindstadium van chlamydia-infectie is littekenvorming in de aangedane mucosa. Bij lokalisatie in de tubae kan dit tot infertiliteit en ectopische zwangerschap leiden. Een kenmerk van *C. trachomatis* (en van de andere chlamydiasoorten) is de mogelijkheid persisterende infecties te veroorzaken waarbij de geïnfecteerde cellen niet worden gelyseerd en zich kunnen delen. De gastheercel wordt beschermd tegen een cytotoxische immuunrespons doordat *C. trachomatis* in staat is apoptose van de cel (geprogrammeerde celdood) te voorkomen. Vermoedelijk blokkeert *C. trachomatis* het vrijkomen van apoptogene factoren uit de mitochondriën, waardoor eiwitten (caspasen) die noodzakelijk zijn voor het in gang zetten van apoptose niet worden gevormd. Daarnaast lijkt *C. trachomatis* een rol te spelen in de activatie van genen die ervoor zorgen dat de cel resistent wordt voor apoptose. Isolaten van *C. trachomatis* worden op grond van de klinische verschijnselen die zij veroorzaken onderscheiden in zogenoemde biovars (zie verder). Binnen deze biovars zijn serologisch nog verschillende typen te onderscheiden (serovars of serotypen). De serovars D-K veroorzaken de veelal asymptomatisch verlopende urogenitale en anorectale chlamydia-infecties, terwijl serovars L1, L2 en L3 lymphogranuloma venereum veroorzaken. Dit verschil in symptomatologie wordt verklaard doordat infecties met serovars D-K zich beperken tot de mucosa, terwijl de L-typen invasiever zijn en de dieper gelegen lagen infecteren, wat leidt tot een heftiger immuunreactie en symptomatologie.

Epidemiologie

Infecties met *C. trachomatis* zijn na humaan papillomavirusinfecties (HPV), de meest voorkomende SOI in Nederland en andere westerse landen. Een prevalentiestudie onder een representatieve steekproef van 15- tot 29-jarige Nederlandse mannen en vrouwen liet een prevalentie van 2% zien. De prevalentie was hoger in de grote steden (3,2%) dan in plattelandsgebieden (0,6%). Onder bezoekers van soa-poliklinieken is de prevalentie ongeveer 10%. Urogenitale chlamydia-infecties zijn geassocieerd met een laag opleidingsniveau, Surinaamse of Antilliaanse etniciteit, meerdere voorafgaande sekspartners en geen condoomgebruik tijdens het laatste seksuele contact. Andere risicogroepen voor urogenitale chlamydia-infectie zijn MSM en jongeren onder de 25 jaar.

Lymphogranuloma venereum (LGV) is een SOI die vooral in de tropen en subtropen voorkomt en in Nederland alleen bekend was als 'import'-SOI. In 2003 werd echter een cluster van LGV-infecties onder MSM gerapporteerd in Rotterdam. Sindsdien worden ook in de rest van Nederland en andere westerse landen LGV-infecties gerapporteerd onder MSM, van wie het merendeel hiv-geïnfecteerd is. Omdat LGV gepaard gaat met ulcera, bestaat er een verhoogd risico op de transmissie van hiv, hepatitis B en hepatitis C.

Casus 12.2

Een 39-jarige man presenteert zich met klachten van anale afscheiding, obstipatie en anale pijn sinds zes weken. Het betreft een man die seks heeft met andere mannen, waaronder in de laatste drie maanden onveilig passief anaal seksueel contact. Hij is hiv-positief sinds 1987. Proctoscopisch onderzoek toont bloederige afscheiding en opvallend vurig enantheem van het proctumslijmvlies, duidend op een proctitis. Bij lichamelijk onderzoek zijn geen andere afwijkingen zoals bubo's, fistels, abcessen of lymfadenopathie waarneembaar.

Na afname van gerichte diagnostiek naar syfilis, gonorroe en chlamydia-infectie, wordt er gestart met doxycycline tweemaal daags 100 mg gedurende 21 dagen. Serologisch onderzoek toont aan dat antistoftiters specifiek gericht tegen *C. trachomatis* sterk verhoogd zijn en een anale uitstrijk is positief, met een specifieke nucleïnezuuramplificatietest voor *C. trachomatis*, biovar lymphogranuloma venereum. Hierop wordt de diagnose LGV-proctitis gesteld. Vanwege een gegeneraliseerde geneesmiddelenreactie, bestaande uit een erythemateuze *rash* met jeuk, wordt na zeven dagen de doxycycline gestopt en omgezet in erytromycine viermaal daags 500 mg gedurende 21 dagen. Na voltooien van deze antibioticakuur worden de rectumkweken herhaald. Deze zijn negatief voor *C. trachomatis*. De patiënt heeft op dat moment ook geen klachten meer.

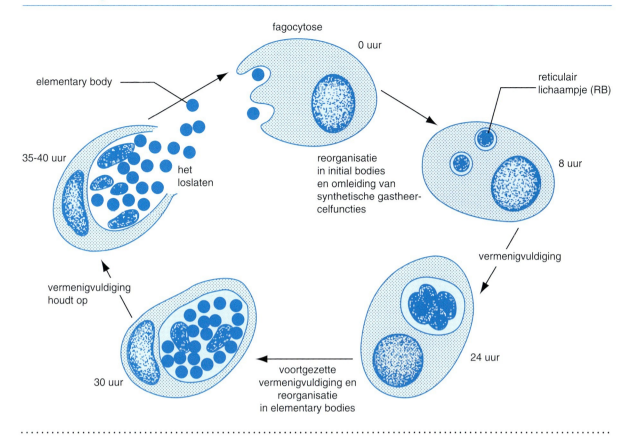

Figuur 12.5 Ontwikkelingscyclus van chlamydia-infectie. Bron: J.M. Ossewaarde. Laboratory techniques to study Chlamydia trachomatis infections on the move. Thesis. Utrecht: Universiteit van Utrecht, 1994.

Kliniek

C. trachomatis, biovar LGV (serovars L1, L2 en L3), veroorzaakt LGV. LGV heeft twee specifieke klinische presentaties, het klassieke inguïnale syndroom en het anorectale syndroom. Het inguïnale syndroom wordt gekenmerkt door genitale ulcera. Deze zijn meestal klein en worden vaak niet als zodanig opgemerkt. Daarna treedt inguïnale lymfadenopathie op, die gepaard kan gaan met de vorming van bubo's. Als er geen behandeling wordt gegeven, kan inguïnale LGV leiden tot een chronische genitale ontsteking met de vorming van fistels en lokale obstructie van lymfevaten, resulterend in genitaal lymfoedeem (elephantiasis). Het anorectale syndroom geeft klachten van proctitis, veelal zonder aantoonbare lymfadenopathie bij lichamelijk onderzoek (vaak is er wel lymfadenopathie aantoonbaar in het kleine bekken met behulp van radiologische beeldvormende technieken). De klachten betreffen tenesmus ani, pijn, bloedverlies, rectale afscheiding en obstipatie. Deze klachten zijn in de regel heftiger dan bij een proctitis veroorzaakt door *C. trachomatis* biovar trachoma (serovars D-K). Ook kan een infectie met LGV leiden tot systemische klachten zoals gewichtsverlies en koorts en kunnen er blijvende complicaties optreden zoals de vorming van anale stricturen en fistels.

C. trachomatis, biovar trachoma (serovars D-K), veroorzaakt hoofdzakelijk urogenitale infecties, soms conjunctivitis en luchtweginfecties bij neonaten. De genitale infecties bij mannen zijn urethritis, epididymitis, prostatitis en proctitis. Bij vrouwen zijn de meeste chlamydia-infecties symptoomloos (tot driekwart van de infecties). Als er klachten zijn, worden die dikwijls niet gerelateerd aan een SOI omdat ze weinig specifiek zijn: vage buikpijn, tussentijds vaginaal bloedverlies en een veranderd fluorpatroon. Wanneer er een opstijgende chlamydia-infectie is, kan het beeld ontstaan van *pelvic inflammatory disease* (PID), zoals ook beschreven in casus 12.1. Dit beeld wordt gekenmerkt door een geprikkelde buik en algehele malaise. Extra-uteriene graviditeit (EUG) dient altijd te worden uitgesloten bij een verdenking op PID, omdat hierbij soortgelijke klachten optreden en een direct levensbedreigende situatie bestaat die chirurgisch moet worden behandeld.

Ook bij mannen kan een chlamydia-infectie opstijgen en leiden tot epididymitis. Zowel mannen als vrouwen lopen een grotere kans op infertiliteit bij recidiverende chlamydia-infecties, door fibrosering in de reproductieve tractus.

C. trachomatis kan aanleiding geven tot een reactief auto-immuun geïnduceerd syndroom bekend onder het acroniem SARA (*sexually aquired reactive arthritis*). Het pathogeen veroorzaakt hierbij de aanmaak van kruisreagerende autoantistoffen die lichaamseigen structuren herkennen waardoor steriele ontstekingen ontstaan zoals artritiden, conjuctivitiden en tenovitiden maar

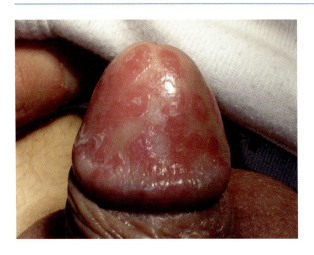

Figuur 12.6 Typische guirlandiforme afwijkingen met randstandige squamae, passend bij balanitis circinata in het kader van een C. trachomatis-infectie. Bron: soa Polikliniek, cluster Infectieziekten, GGD Amsterdam.

ook karakteristieke huidbeelden zoals keratoderma blenorrhagica en balanitis circinata (figuur 12.6).

Personen met een HLA-B27-haplotype zijn ontvankelijker voor het ontstaan van SARA en bij hen zijn de verschijnselen ernstiger dan bij personen zonder dit haplotype. De behandeling van dit syndroom is symptomatisch. Vroeger stond de aandoening bekend als het syndroom van Reiter. Enigszins buiten het bestek van dit hoofdstuk valt de vermelding van *C. trachomatis* serovar A, B, Ba en C, die hyperendemisch, niet-venerisch trachoom veroorzaken, een chronische, op den duur blindmakende ontsteking van de conjunctivae en de oogleden. Deze infectie wordt tegenwoordig vooral gezien in de arme delen van de bevolking van ontwikkelingslanden, maar was vroeger ook in ons land endemisch.

Diagnostiek

Chlamydiae zijn gramnegatieve bacteriën. Er worden verschillende species onderscheiden: *C. trachomatis*, *C. psittaci*, *C. pneumoniae* en *C. pecorum*, die onderverdeeld zijn in verschillende serovars en biovars. *Chlamydiae* zijn voor hun energieproductie afhankelijk van levende cellen en groeien niet op de gebruikelijke bacteriële kweekbodems. In de weefselkweek van een cervix- of urethra-uitstrijkje kunnen na 48 tot 72 uur *Chlamydiae* worden aangetoond als insluitsels in cellen. De sensitiviteit wordt geschat op 40-80% en is afhankelijk van de ervaring van het laboratoriumpersoneel, het transport (gekoeld) en de inoculatie (binnen 24 uur) van het materiaal. Het aantonen van *Chlamydia* in directe preparaten met behulp van fluorescerende antistof is een snelle diagnostische techniek, maar deze heeft een beperkte sensitiviteit. De meest gangbare diagnostische tests zijn nucleïnezuuramplificatietests (NAAT/PCR). Voordelen van nucleïnezuurtechnieken zijn de hogere sensitiviteit en specificiteit, ook bij urine- en vagina-uitstrijkjes. Dit heeft als voordeel dat ook diagnostiek kan worden verricht op zelf afgenomen urine (mannen) en diepvaginale uitstrijkjes (vrouwen). Daarnaast kunnen in het laboratorium grote aantallen monsters worden verwerkt, terwijl geen hoge eisen aan de transportomstandigheden worden gesteld zoals bij de weefselkweek.

Het stellen van de diagnose LGV gebeurt in de regel in twee stappen. Eerst wordt het monster getest op de species *C. trachomatis*. Is dit positief, dan wordt vervolgens diagnostiek naar LGV verricht met behulp van LGV-specifieke nucleïnezuuramplificatietests. In Nederland zijn deze LGV-specifieke tests niet in elk laboratorium beschikbaar. Als er geen LGV-specifieke nucleïnezuuramplificatietests voorhanden zijn, kan met behulp van chlamydiaspecifieke serologie de diagnose LGV waarschijnlijker worden gemaakt. Een hoge titer bij een patiënt met klachten is zeer suggestief voor LGV. Een lage titer sluit LGV echter niet uit. Serologische tests hebben geen plaats in de diagnostiek van urogenitale chlamydia-infecties veroorzaakt door serovars D-K, omdat dergelijke oppervlakkige infecties nauwelijks of geen antistofreactie opwekken.

Therapie

C. trachomatis is gevoelig voor tetracyclinen, macroliden, sulfonamiden en sommige fluorchinolonen. *In vitro* en *in vivo* blijken zich weinig resistentieproblemen voor te doen. Toch worden herhaaldelijk (5-10%) recidieven gezien of persisteren de klachten ondanks het niet meer aantoonbaar zijn van *C. trachomatis*. Overige SOI, zoals gonorroe, herpes en trichomoniasis, moeten dan worden uitgesloten. Ook banale virussen zoals adenovirussen kunnen persisterende urethritisklachten veroorzaken. Momenteel is azitromycine de eerste keus en doxycycline een goed alternatief. Het voordeel van azitromycine is dat een eenmalige dosering volstaat, wat de therapietrouw ten goede komt. Bij zwangere vrouwen wordt amoxicilline of erytromycine aanbevolen. Vanwege het veelvuldig voorkomen van therapiefalen bij deze tweedekeuspreparaten is een controletest na behandeling noodzakelijk. Bij het klinische syndroom PID wordt direct gestart met een combinatie van ceftriaxon, doxycycline en metronidazol om alle mogelijke verwekkers in de behandeling mee te nemen en de kans op infertiliteit tot een minimum te beperken.

De eerstekeusbehandeling voor LGV is doxycycline gedurende drie weken. Erytromycine is ook effectief maar geeft meer gastro-intestinale bijwerkingen. Bij een contra-indicatie voor doxycycline (zoals bij casus 12.2) en bij zwangerschap is erytromycine het middel van eerste keus.

12.2.3 HERPES GENITALIS

> **Casus 12.3**
>
> Een man van 40 jaar komt na zijn vakantie in Zuidoost-Azië op het spreekuur met pijnlijke wondjes op de voorhuid van de penis. Na enig doorvragen vertelt hij u dat hij vaginale en passief orale seks heeft gehad met een sekswerkster die hij ontmoette in een bar. Hij heeft hierbij geen condoom gebruikt. Bij onderzoek ziet u oppervlakkige wondjes die bij aanraking zeer pijnlijk zijn. Daarnaast is er sprake van inguïnale lymfadenopathie beiderzijds (pijnlijke vergrote lymfeklierpakketten in de liezen). Het klinische beeld (syndroom) wordt aangeduid met de term genitaal ulcus. De differentiële diagnose omvat syfilis, herpes genitalis, lymphogranuloma venereum en een niet-specifiek genitaal ulcus (dit is een ulcus waarvoor geen specifieke oorzaak wordt gevonden). Een niet-specifiek genitaal ulcus komt in Nederland naar verhouding veel voor.
>
> Wanneer een patiënt (zoals in deze casus) seks heeft gehad met een partner afkomstig uit een gebied rond de evenaar, kunnen ook andere, in Nederland niet endemisch voorkomende pathogenen de oorzaak zijn, zoals *Haemophilus ducreyi* (veroorzaker van chancroïd) of *Calymmatobacterium granulomatis* (veroorzaker van donovanosis/granuloma inguinale).

Herpes genitalis wordt veroorzaakt door herpessimplexvirus (HSV) type 1 en type 2. Infecties met HSV-1 manifesteren zich vooral in en rond de mond, HSV-2-infecties zijn vooral gelokaliseerd op en rondom de geslachtsorganen. HSV-1 kan echter ook voorkomen op en rond de geslachtsorganen en vice versa kan HSV-2 voorkomen in en rond de mond door orogenitale transmissie. Herpessimplexvirussen zijn dubbelstrengs DNA-virussen behorend tot de familie van de herpesvirussen, die bij de mens verschillende ziektebeelden kunnen geven, zoals herpes labialis (koortslip) door hsv-1, waterpokken en gordelroos door het varicellazostervirus, cytomegalie door het cytomegalovirus en mononucleosis infectiosa door het epstein-barr-virus (zie de hoofdstukken 6, 7 en 13). De herpessimplexvirussen type 1 en type 2 zijn nauw aan elkaar verwant en vertonen dezelfde genoomstructuur. Ondanks grote overeenkomsten in virale eiwitten zijn de onderlinge verschillen zodanig dat beide typen een typespecifiek cytopathisch effect in de celkweek kunnen geven, afhankelijk van de gebruikte celsoort.

Pathogenese

De pathogenese van genitale herpes verschilt niet van die van herpes labialis, die vooral wordt veroorzaakt door herpessimplexvirus type 1 (zie hoofdstuk 6). Ook hier betreft het een contactinfectie, in dit geval met de slijmvliezen van de anogenitale regio. Op de plaats van primaire infectie ontstaat een blaasje, dat na een ulceratief stadium uiteindelijk indroogt met korstvorming. Niet altijd wordt het blaasje opgemerkt. Vaak wordt alleen een erosieve afwijking gezien, zoals bij de patiënt beschreven in casus 12.3. Na de primaire infectie nestelt het herpessimplexvirus zich door retrograad transport via axonen in het regionale sensibele dorsale ganglion, dat naast het ruggenmerg is gelegen. Primaire infecties verlopen in ongeveer de helft van de gevallen symptoomloos. Tijdens een primaire infectie met HSV worden humorale en cellulaire afweer opgebouwd. Dit voorkomt reactivatie echter niet, doordat het virus zich verspreidt via zenuwcellen die slecht toegankelijk zijn voor het immuunsysteem. Ook recidieven kunnen zowel symptomatisch als asymptomatisch verlopen.

Reactivatie met virusuitscheiding geschiedt vanuit het dorsale ganglion, het virus repliceert dan en komt weer, mogelijk via het axon, bij de huid of slijmvliezen terecht. In de regio waar de primaire infectie optrad zijn dan weer verschijnselen als blaasvorming of erosies zichtbaar, zij het in veel geringere mate dan bij de primo-infectie. Het uitlokkende moment voor reactivatie kan liggen in mechanische prikkels, fysische prikkels als UV-licht, vermoeidheid en stress, suppressie van de cellulaire immuniteit, koorts, of hormonale veranderingen in de menstruele cyclus. Genitale HSV-2-infecties reciviveren vaker dan genitale HSV-1-infecties. Het aantal recidieven bedraagt bij HSV-2-infecties gemiddeld 4-5 in het eerste jaar. Hierna neemt de frequentie meestal af.

Aanwezigheid van antistoffen tegen hsv-1, waarvan de primaire infectie veelal op een jongere leeftijd plaatsvindt, geeft geen bescherming tegen een hsv-2-infectie. Wel verloopt een primaire hsv-2-infectie vaker asymptomatisch bij reeds aanwezige antistoffen tegen hsv-1.

Epidemiologie

Herpes genitalis is de meest voorkomende ulcerende SOI in Nederland. De incidentie wordt geschat op 9000-18.000 primo-infecties per jaar. Ongeveer 60% van de gediagnosticeerde herpes genitalis wordt veroorzaakt door HSV-2, de rest door HSV-1. De beschikbare prevalentie- en incidentiegegevens zijn echter niet betrouwbaar omdat diagnostiek niet routinematig wordt uitgevoerd. Vanwege een hoog percentage asymptomatische infecties is onderrapportage zeer waarschijnlijk. Bij een sero-epidemiologische studie naar hsv-antistoffen onder bezoekers van de soa-polikliniek van de GGD in Amsterdam vertoonde 32% antistoffen tegen hsv-2, maar slechts een op de zes van deze seropositieve personen had een anamnese met genitale herpes.

Kliniek

De symptomen zijn bij een primaire episode van herpes genitalis veelal heftiger dan bij een recidief. De primo-infectie wordt ook wel aangeduid met acute of exogene infectie, en kan ernstige pijnklachten veroorzaken. De lokale verschijnselen bestaan, naast pijn, uit vesikels (blaasjes), die bij vrouwen aan de vulva, de vagina, de cervix of elders in de regio anogenitalis zijn gelokaliseerd (figuur 12.7). Bij mannen doen de laesies zich voor aan de glans penis, de sulcus coronarius, de penisschacht of de urethra. Ook kan een proctitis optreden. Er kan regionale lymfeklierzwelling ontstaan en daarnaast dysurie, koorts en algehele malaise. Door de locatie in de buurt van de urinewegen kan de mictie zodanig pijnlijk verlopen dat urineretentie optreedt. Ook kan door de neurogene betrokkenheid meningisme (o.m. nekstijfheid, hoofdpijn en fotofobie) optreden. De blaasjes doorlopen verschillende stadia. Een blaasje kan spontaan opengaan, of door krabben, en zo het aspect van een ulcus aannemen. Als de blaasinhoud daarna opdroogt, treedt het crusteuze stadium in, waarin weinig tot geen infectieus virus meer wordt uitgescheiden. Daarna geneest de laesie doorgaans restloos. De totale duur kan variëren van drie tot zeven dagen. Zoals bij vele aandoeningen verloopt het hierboven beschreven beeld lang niet altijd zo typisch. Ook een primaire infectie kan een atypisch beloop hebben, met bijvoorbeeld alleen fissuurtjes, of kan zelfs asymptomatisch zijn.

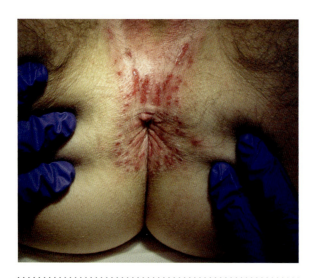

Figuur 12.7 Primo-infectie van herpes genitalis rond de anus. Bron: soa Polikliniek, cluster Infectieziekten, GGD Amsterdam.

Bij een herpesrecidief doen zich dezelfde verschijnselen voor, zij het dat de symptomen meestal minder ernstig zijn. Patiënten met frequent recidiverende herpesepisoden kunnen veelal een volgende uitbraak voelen aankomen door het optreden van prodromale verschijnselen zoals jeuk, pijn en andere onprettige sensaties in het betreffende huidgebied. De verschijnselen bij een primaire infectie met hsv-1 of hsv-2 verschillen niet. Wel is het recidiefpercentage bij een hsv-2-infectie hoger: 88% versus 55% bij een hsv-1-infectie. Bij het opnemen van de anamnese bij de beschreven patiënt zal men zeker vragen of hij deze (vroege) symptomen herkent van een eerdere gelegenheid.

Complicaties van een primaire genitale herpes kunnen zich voordoen in het centrale zenuwstelsel in de vorm van meningitis, myelitis transversa of radiculitis.

Zwangere vrouwen die een primo herpesinfectie oplopen in de laatste zes weken voor de bevalling lopen het risico hun neonaat te infecteren met HSV. Het bijbehorende klinische beeld wordt herpes neonatorum genoemd. Deze ernstige, potentieel levensbedreigende infectie kan fulminant verlopen omdat de moeder tijdens de recente infectie nog niet in staat is geweest via de placenta beschermende antistoffen tegen herpes aan haar kind door te geven. Een sectio caesarea kan in die gevallen transmissie van HSV van moeder op kind voorkomen. Tevens worden deze kinderen direct na de bevalling strikt gecontroleerd en zo nodig profylactisch behandeld met aciclovir. Zwangeren met recidiverende herpesinfecties of met een primo-infectie langer dan zes weken voor de a terme datum blijken hun kind via transplacentaire antistoffen te beschermen tegen herpes neonatorum, wat een sectio bij deze groepen niet noodzakelijk maakt.

Diagnostiek

Een directe maar zeer ongevoelige testmethode is het vervaardigen van een tzanck-preparaat, waarbij een schraapsel van de ulcusbodem lichtmicroscopisch wordt nagekeken op de aanwezigheid van zogenoemde reuscellen. Dit zijn HSV-geïnfecteerde epitheelcellen waarvan de nucleus sterk is gezwollen doordat de virale genen volop actief zijn bij de assemblage van viruspartikels.

Gebruikelijker is het afnemen van materiaal van de blaasbodem voor nucleïnezuuramplificatietests, waarbij onderscheid kan worden gemaakt in HSV type 1 en type 2. De viruskweek, voorheen beschouwd als de gouden standaard, is minder sensitief dan nucleïnezuurtechnieken en wordt daarom in de routine achterwege gelaten. Bij patiënten met afweerstoornissen of ernstige therapieresistente recidieven kan het van belang zijn om resistentiebepalingen uit te voeren op geïsoleerde stammen die via de conventionele celkweken zijn verkregen. Het bepalen van hsv-typespecifieke antistoffen kent in de dagelijkse praktijk weinig toepassing. Wel kan de serologie van nut zijn in sero-epidemiologische studies en kan men er gebruik van maken om vast te stellen of de klinische verschijnselen berusten op een primaire infectie of op een recidief. Met de huidige tests zijn bij een primaire infectie op het moment van de eerste klinische verschijnselen nog geen typespecifieke antistoffen aantoonbaar. Deze typespecifieke antistoffen zijn wel aantoonbaar bij een recidief.

Behandeling

De indicaties voor behandeling bij herpes genitalis zijn een primo-infectie en hinderlijke recidieven. Therapie met nucleosideanaloga (aciclovirafgeleide middelen) onderdrukken de replicatie van het virus, maar hebben geen effect op het latent aanwezige virus zodat na stoppen van de behandeling HSV-reactivatie kan optreden. Dit wil zeggen dat alleen de duur en de ernst van de klachten erdoor worden bekort. Dit dient vooraf goed met de patiënt te worden besproken. Het starten van therapie bij het vermoeden van een primo-infectie wordt doorgaans uitsluitend op de klinische presentatie gedaan, omdat diagnostiek in de praktijk niet snel mogelijk is. Primo-infecties geven meestal meer klachten dan recidieven en worden behandeld met orale toediening van (val)aciclovir of een analoog middel. Bij zeer frequente recidiefinfecties (> 6/jaar) kan onderhoudstherapie met (val)aciclovir of een analoog middel nodig zijn. Bij recidiefinfecties dient zo snel mogelijk, maar in ieder geval binnen 48 uur na het ontstaan van de eerste tekenen (prodromen), met de antivirale medicatie worden gestart om enig effect te kunnen bewerkstelligen. Het is dan ook aan te bevelen bij frequente recidieven de patiënt een voorraad in huis te laten halen, om bij het begin van een volgende episode direct te kunnen starten. Bij primo-infecties en bij hiv-patiënten is starten met orale antivirale medicatie ook na de periode van 48 uur nog zinvol en aan te bevelen. Lokale toepassing van aciclovircrèmes bij de behandeling van herpessimplexinfecties, inclusief genitale herpes, heeft geen effect op het beloop van de ziekte en is daarom niet zinvol.

12.2.4 INFECTIES MET TREPONEMA PALLIDUM

Treponema pallidum is een spiraalvormige bacterie, behorend tot de familie der *Spirochaetaceae* (spiraalvormigen). Er zijn vier pathogene treponemasoorten bekend, waarvan *T. pallidum* subspecies (ssp.) *pallidum* seksueel (horizontaal) en transplacentair, van moeder op kind (verticaal) overdraagbaar is. *T. pallidum* ssp. *pertenue* (framboesia tropica), *T. carateum* (pinta) en *T. pallidum* ssp. *endemicum* (endemische of non-venerische syfilis) zijn non-venerische treponematosen. Deze treponemasoorten worden door huid-huidcontact overgedragen en veroorzaken huidinfecties op kinderleeftijd. Er is volledige kruisreactiviteit van de antistoffen opgewekt door een infectie met een van deze pathogene treponemasubspecies, wat de juiste interpretatie van serologische diagnostiek bemoeilijkt. Andere leden van het genus *Treponema* komen als commensaal voor in de mondholte, het maag-darmkanaal en de genitale regio van zowel mens als dier.

Pathogenese
T. pallidum is zeer gevoelig voor uitdroging, voor zuurstof en voor temperaturen hoger dan de lichaamstemperatuur. Direct (seksueel) contact is daarom een voorwaarde voor transmissie. De porte d'entrée wordt gevormd door kleine laesies in de huid die ontstaan bij seksueel contact. Ook via bloed(banken) kan de infectie worden overgebracht. Met de huidige routinematige screening van donoren is die route van transmissie echter bijna geheel uitgesloten. Een syfilisinfectie kan bij zwangere vrouwen een congenitale infectie van de vrucht tot gevolg hebben. Direct na transmissie ontstaat lokaal de karakteristieke primaire laesie. In het beginstadium is de replicatie van de bacterie vooral extracellulair. De aanvankelijke papel wordt veroorzaakt door infiltratie van de dermis met lymfocyten en plasmacellen. De stug aanvoelende papel vertoont na enkele dagen centraal een erosie, waarbij het beeld van een ulcus durum ontstaat. De naam ulcus durum geeft aan dat er een ulcus ontstaat dat door induratie (huidverandering ten gevolge van lokale ontsteking) stevig aanvoelt. Al binnen enkele uren vindt verspreiding van spirocheten plaats via lymfe- en bloedvaten, zodat syfilis van meet af aan als een systemische infectie moet worden beschouwd. *T. pallidum* hecht zich aan vele celtypen, waarbij cellulaire en bacteriële factoren een rol spelen. Dit verklaart onder andere het feit dat de bacterie elk orgaan kan infecteren, ook het centrale zenuwstelsel. Behalve de sterke bewegelijkheid door de endoflagellen gelokaliseerd in de periplasmatische ruimte, beschikt *T. pallidum* over weinig virulentiefactoren. De pathogenese wordt voornamelijk veroorzaakt door inflammatie en de daaropvolgende immuunrespons. Tijdens de acute fase van infectie, gekarakteriseerd door een milde gelokaliseerde inflammatie, vindt infiltratie plaats van polynucleaire lymfocyten. Deze infiltratie is echter van korte duur en het aantal lymfocyten in de laesie is aanzienlijk lager dan bij andere bacteriële infecties. Het initiële ulcus geneest daarom ook zonder therapie spontaan binnen vier tot zes weken. Chronische infectie ontstaat doordat *T. pallidum* zich onttrekt aan het immuunsysteem door de langzame replicatie (elke 30-33 uur) en disseminatie waardoor de bacterie slechts in lage hoeveelheden aanwezig is en niet wordt opgemerkt door het immuunsysteem. Tussen zes en twaalf weken (en soms later) na het contact treden de verschijnselen van secundaire syfilis op. *Treponema* kan dan in vrijwel alle organen worden aangetroffen. Ook de slijmvlieslaesies in deze periode zijn infectieus. In het derde stadium kunnen, na tientallen jaren, lokale reacties op de aanwezige spirocheten een scala van verschijnselen geven, afhankelijk van de plaats en van het aangedane orgaan: neurosyfilis, cardiovasculaire syfilis en bindweefselverval met als gevolg bot- en kraakbeenafwijkingen. Vanwege de verschillende stadia en het spectrum van verschillende afwijkingen in meerdere orgaansystemen wordt syfilis ook wel *the great imitator* genoemd. Een doorgemaakte infectie met *T. pallidum* beschermt niet tegen herinfecties.

Epidemiologie
Vóór de laatste wereldoorlog was syfilis een zeer frequent gediagnosticeerde ziekte die vanwege de late complicaties een grote ziektelast (morbiditeit) en sterfte (mortaliteit) met zich meebracht. Geschat werd dat 6% van de bewoners van psychiatrische ziekenhuizen leed aan een late complicatie van neurosyfilis (o.m. dementia

paralytica). Dit alles baarde de overheid dusdanige zorgen dat grote publiekscampagnes werden opgezet om de bevolking te waarschuwen tegen deze volksziekte.

Met de grootschalige introductie van penicilline na de Tweede Wereldoorlog was men voor het eerst in staat om syfilis met een goed te verdragen antibiotische therapie volledig te genezen. Dit leidde tot een significante afname van syfilis in de algemene bevolking, met uitzondering van MSM. Zo kwam syfilis tot begin jaren tachtig van de vorige eeuw onder MSM vrij vaak voor (figuur 12.1). Na de eerste aidsmeldingen (de eerste aidspatiënt werd in Nederland gediagnosticeerd in 1983) trad er echter een daling op in de syfilisincidentie onder MSM. Dit is waarschijnlijk veroorzaakt door de hoge mate waaraan binnen deze groep gehoor werd gegeven aan de intensieve campagnes voor veilig vrijen van de overheid. Dit leidde ertoe dat syfilis begin jaren negentig in Amsterdam korte tijd zelfs vaker onder heteroseksuelen werd aangetroffen dan onder MSM. Midden jaren negentig werd syfilis nog maar zó zelden gediagnosticeerd dat eradicatie mogelijk werd geacht. Dit werd echter gelogenstraft door de zeer scherpe stijging in het aantal nieuwe syfilisgevallen die zich voordeed in de tweede helft van de jaren negentig. Opnieuw werden hierbij vooral MSM getroffen. De oorzaak van deze plotselinge stijging is niet geheel duidelijk. Mogelijk heeft de introductie van levensreddende antiretrovirale therapie voor hiv-infectie vanaf 1996 geleid tot een hernieuwde toename in onveilig seksueel gedrag onder MSM. Er wordt echter ook gespeculeerd dat syfilisuitbraken cyclisch kunnen terugkeren door een immunologische fenomeen dat zich op populatieniveau afspeelt, de zogenoemde kudde-immuniteit of *herd immunity*. De hernieuwde opleving van syfilis lijkt zich onder MSM voort te zetten. Momenteel wordt meer dan 80% van de syfilisinfecties in Nederland gediagnosticeerd bij MSM. Bij vrouwen zijn sekswerkers een belangrijke risicogroep, met een aandeel van rond de 30% van het totale aantal infecties. Vooralsnog is er nog geen sprake van een toename onder heteroseksuelen.

Kliniek

Syfilis kan zowel asymptomatisch verlopen, waarbij de infectie alleen kan worden aangetoond door serologisch onderzoek, als zich manifesteren met klinische symptomen. Er worden drie klinisch-symptomatische stadia onderscheiden (figuur 12.8).

Primaire syfilis (eerste-stadium-syfilis; figuur 12.9). Het eerste stadium wordt gekenmerkt door een pijnloos wondje met induratie (ulcus durum) op de plaats waar *Treponema pallidum* het lichaam is binnengetreden. Dit is meestal ter hoogte van de slijmvliezen in het anogenitale gebied. Bij orale seks kan het ulcus durum ook in de mond worden aangetroffen. De incubatieperiode bedraagt circa drie weken na het moment van transmissie, maar kan variëren van tien tot negentig dagen. In de meeste gevallen is er ook sprake van regionale lymfeklierzwelling. Als het ulcus inwendig zit, kan het onopgemerkt blijven. In de klassieke presentatie is het ulcus durum weinig pijnlijk en komt bij externe druk wondexsudaat (prikkelserum) vrij dat geschikt is voor donkerveldmicroscopie. Wanneer spirocheten worden gezien, is hiermee op eenvoudige en snelle wijze de diagnose syfilis vastgesteld. Een juiste interpretatie van donkerveldmicroscopie vereist echter de nodige ervaring. Primaire laesies hebben veelal een atypisch voorkomen en de erosieve afwijking bij de patiënt in casus 12.3 zou dan ook met evenveel recht primaire syfilis kunnen betreffen. Ook zonder behandeling geneest de primaire laesie binnen drie tot twaalf weken.

Secundaire syfilis (tweede-stadium-syfilis; figuur 12.10). Binnen enkele uren nadat de besmetting met syfilis heeft plaatsgevonden, volgt verspreiding van de bacterie door het gehele lichaam. Als er door deze gedissemineerde infectie symptomen zoals huid- en/of slijmvliesafwijkingen ontstaan, spreekt men over secundaire sy-

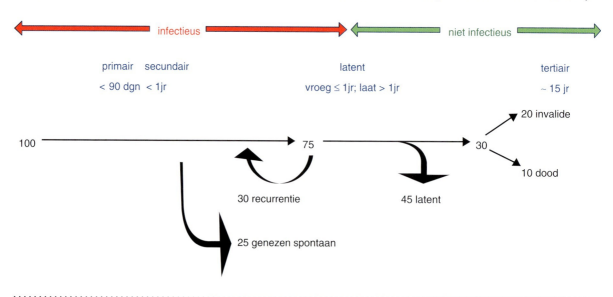

Figuur 12.8 Het natuurlijke beloop van onbehandelde syfilis met percentages ziekte-uitkomst.

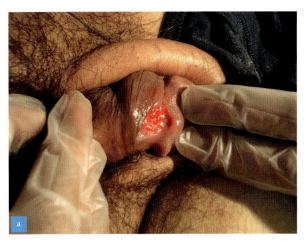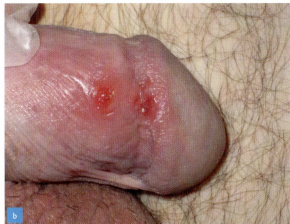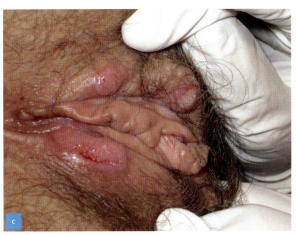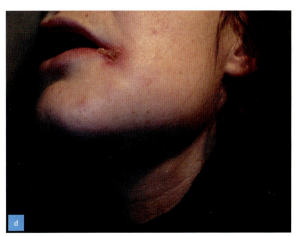

Figuur 12.9 Uitingen van primaire syfilis. a Ulcus durum in de sulcus coronarius. b 'Kissing ulcer' in de sulcus en het binnenblad van het preputium. c Multipele primaire ulcera dura ter hoogte van de labia majora. d Ulcus durum met geel necrotisch beslag in de mondhoek bij een extragenitale presentatie van primaire syfilis. Differentiaaldiagnostisch werd hierbij in eerste instantie gedacht aan een banale fissuur in de mondhoek. De uitgesproken lymfadenopathie submandibulair past hier echter niet bij. Bron: soa Polikliniek, cluster Infectieziekten, GGD Amsterdam.

filis. De huidbeelden kunnen bestaan uit vlekjes, pukkels, kale plekken op het behaarde hoofd en slijmvliesafwijkingen. Vaak is er sprake van koorts en malaise en kan botpijn ten gevolge van periostitis en artritis optreden. Ook kunnen in het kader van secundaire syfilis neurologische verschijnselen optreden zoals hersenzenuwuitval ten gevolge van syfilitische meningitis. Hierbij kan plotselinge slechtziendheid, slechthorendheid of eenzijdige aangezichtverlamming optreden. Verder kan secundaire syfilis gepaard gaan met lever- en nierfunctiestoornissen.

Tertiaire syfilis (derde-stadium-syfilis). Vele jaren (15-20 jaar) na transmissie kan syfilis late en onomkeerbare neurologische (tabes dorsalis, dementia paralytica) en cardiale (aortaklep- en -boogdestructie) complicaties veroorzaken. Sinds de introductie van penicilline wordt dit stadium echter nog maar zeer zelden gezien.

Natuurlijk beloop van onbehandelde syfilis

Syfilis primair
Lokale replicatie op de porte d'entrée (ulcus durum). Bacteriëmie binnen enkele uren. Het ulcus durum geneest doorgaans binnen drie tot twaalf weken.

Syfilis secundair
Zes tot twaalf weken (tot 12 maanden) na het moment van besmetting. Gegeneraliseerd exantheem bestaande uit maculae, papels en/of squamae. Verspreiding van *Treponema* naar vrijwel alle organen, waaronder de meningen (syfilitische meningitis).

Syfilis latent vroeg (syphilis latens recens)
Syfilisinfectie zonder huid- of slijmvliesafwijkingen. De diagnose wordt serologisch gesteld. De patiënt is infectieus voor seksuele partners. Duur tot een jaar na besmetting.

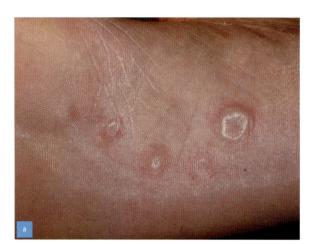
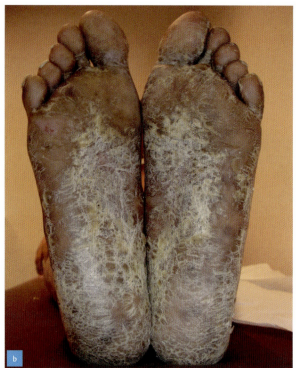
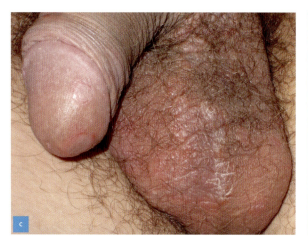
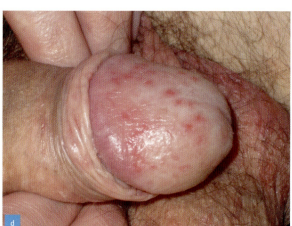
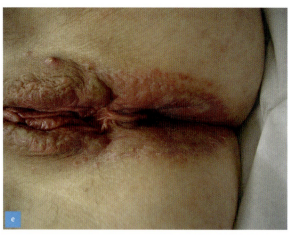
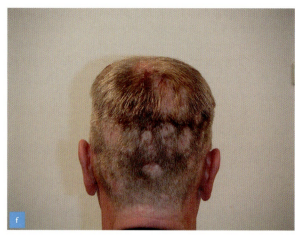

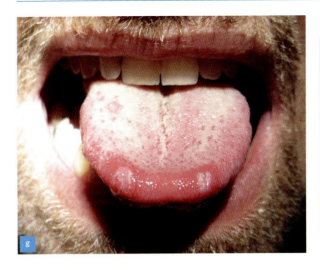
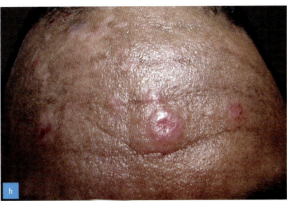

Figuur 12.10 Uitingen van secundaire syfilis, 'the great imitator'. a Klassieke roseola met randstandige schilfering op de voetzool. b Psoriatiforme schilfering op de voetzolen. c Anulaire syfilitiden ter hoogte van de glans penis en het scrotum. d Onopvallende balanitis bij syfilis 2. Ook relatief onverdachte afwijkingen in het genitale gebied rechtvaardigen een volledige screening op SOI. e Condylomata lata, perianaal en perivulvair gelokaliseerd. f Pleksgewijze haaruitval (moth eaten alopecia). g Slijmvliesafwijkingen (plaques muqueuses) op de tong. Deze afwijkingen zijn zeer besmettelijk. Hierdoor kan met tongzoenen zonder genitale gemeenschap toch syfilis worden overdragen. h Lues maligna, multipele ulceraties frontaal bij een hiv-positieve patiënt (uiting van secundaire syfilis). Bron: soa Polikliniek, cluster Infectieziekten, GGD Amsterdam.

> *Syfilis latent laat (syphilis latens tarda)*
> Syfilisinfectie zonder huid- of slijmvliesafwijkingen. De diagnose wordt serologisch gesteld. De patiënt is niet meer infectieus voor seksuele partner(s), echter transplacentaire transmissie van moeder op kind is in deze fase mogelijk. Duur vanaf een jaar na contact tot tientallen jaren daarna.
>
> *Syfilis tertiar*
> Gumma in diverse organen; cardiovasculaire laesies; neurosyfilis (meningovasculair en parenchymaal, zoals dementia paralytica of tabes dorsalis).
>
> Geschat wordt dat in het natuurlijke onbehandelde beloop van syfilis 25% van de patiënten spontaan geneest en ongeveer een derde uiteindelijk een klinisch significante vorm van tertiaire syfilis krijgt. Door het wijdverbreide gebruik van antibiotica sinds de tweede helft van de vorige eeuw is er nog maar zelden sprake van langdurig onbehandelde ziektegevallen van syfilis. Tertiaire stadia van syfilis worden daarom tegenwoordig nog maar zeer zelden gezien.

Bij de individuele patiënt kan syfilis een beloop hebben dat afwijkt van het hierboven beschreven klassieke patroon. De latentiefase kan variëren in duur en spontane genezing is in elk stadium mogelijk.

Congenitale syfilis: epidemiologie en kliniek

Jaarlijks wordt wereldwijd ongeveer een miljoen zwangerschappen ongunstig beïnvloed door syfilis en worden ongeveer 270.000 neonaten geboren met congenitale syfilis. Ook eindigen 460.000 zwangerschappen met doodgeboorte en 270.000 neonaten hebben een laag geboortegewicht of worden te vroeg geboren. In Nederland is congenitale syfilis extreem zeldzaam omdat alle zwangere vrouwen tijdens het eerste trimester serologisch worden gecontroleerd op syfilis. Als syfilis bij de moeder vóór het derde trimester wordt behandeld, is het risico op overdracht van moeder op kind te verwaarlozen.

Men maakt een onderscheid tussen vroege (binnen de eerste twee levensjaren) en late congenitale syfilis (na de eerste twee levensjaren). Bij vroege congenitale syfilis zijn de meeste neonaten asymptomatisch bij de geboorte en ontwikkelen symptomen zich in de derde tot achtste levensweek. De volgende symptomen kunnen hierbij optreden: persisterende rinitis (snuffelneus), gegeneraliseerde huiduitslag, petechiën, geelzucht, hepatosplenomegalie, lymfadenopathie en koorts. Er kan ook een pseudoparalyse ten gevolge van osteochondritis worden gevonden.

Late congenitale syfilis wordt vooral gekenmerkt door de trias van Hutchinson. Hierbij worden typische tandafwijkingen, slechthorendheid en slechtziendheid (ten gevolge van keratitis) gezien. Daarnaast zijn de karakteristieke zadelneus (ten gevolge van kraakbeendestructie) en aangezichtsdeformiteiten uitingen van late congenitale syfilis.

Diagnostiek

T. pallidum ssp. *pallidum* kan niet worden gekweekt op een voedingsbodem. De belangrijkste diagnostische methoden zijn directe microscopie en serologie. Bij primaire syfilis is microscopisch onderzoek van materiaal van de laesie zelf dikwijls de enige mogelijkheid voor laboratoriumonderzoek, omdat antistoffen pas vier tot acht weken na infectie aantoonbaar zijn. De gebruikelijke methode is donkerveldmicroscopie (figuur 12.11). Donkerveldmicroscopie maakt gebruik van horizontaal invallend licht dat reflecteert op de ragdunne spirocheten, die vervolgens tegen een donkere achtergrond zichtbaar zijn. Bij conventionele lichtmicroscopie zijn de spirocheten door de overmaat aan licht niet zichtbaar. Donkerveldmicroscopie is daarmee een snelle methode om syfilis aan te tonen, maar vergt wel ervaring omdat er ook niet-pathogene treponemaspecies en artefacten kunnen worden waargenomen. Tegenwoordig kunnen ook nucleïnezuurtechnieken worden ingezet, al zijn deze in Nederland nog niet overal routinematig beschikbaar.

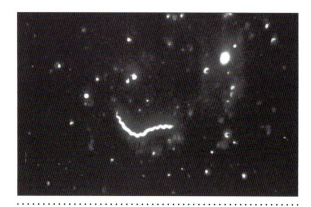

Figuur 12.11 Donkerveldmicroscopische immunofluorescentieversterkte opname van spiraalvormige T. pallidum. Bron: E. Stolz en J. van der Stek. Sexually transmitted diseases. Alkmaar: Boehringer Ingelheim, Postgrade Medical Services, 1982.

Serologische tests kunnen worden onderverdeeld in de niet-treponemale en de treponemale tests. In de treponemale tests worden antigenen van *T. pallidum* gebruikt en in de niet-treponemale tests cardiolipine, een antigeen geëxtraheerd uit runderharten. Met de niet-treponemale tests worden antistoffen aangetoond die gericht zijn tegen lipoïde materiaal dat vrijkomt bij celbeschadiging door infectie, en tegen lipiden uit de bacteriewand van *T. pallidum* zelf.

In eerste instantie wordt een treponemale test gebruikt als screeningstest om specifieke Treponemaantilichamen op te sporen. Voorbeelden van deze tests zijn de *T. pallidum*-hemagglutinatie-assay (TPHA), de *T. pallidum*-partikelagglutinatietest (TPPA) of enzymimmunoassays (EIA). Wanneer de screeningstest positief is, vindt bevestiging plaats door middel van de *fluorescent antibody absorption test* (FTA-ABS) of een immunoblot. In de FTA-ABS wordt het te onderzoeken serum eerst gemengd met een extract van *T. phagedenis*, waardoor antistoffen gericht tegen niet-pathogene treponemen worden verwijderd. Wel moet men zich realiseren dat bij een beginnende syfilis de serologie aanvankelijk nog negatief is. Het serologisch onderzoek met negatief resultaat moet daarom bij verdenking op primaire syfilis worden herhaald. Een positieve testuitslag duidt op een actieve of doorgemaakte syfilis. Treponemale antistoffen blijven dus levenslang aantoonbaar, ook na adequate therapie.

Om onderscheid te maken tussen een actieve en doorgemaakte infectie gebruikt men bij voorkeur de niet-treponemale test van het Venereal Disease Research Laboratory (VDRL-test) of een modificatie daarvan. De uitslag van deze niet-treponemale test is een maat voor de activiteit van infectie. Een positieve uitslag duidt op een actieve of recentelijk behandelde syfilis. Na adequate behandeling verdwijnen antistoffen die met de VDRL-test reageren en zal de test uiteindelijk negatief worden. De VDRL wordt daarom ook gebruikt om het effect van therapie te vervolgen.

Een probleem bij de serologie is de kruisreactie met antistoffen die zijn opgewekt tegen andere *Treponema* spp., die bijvoorbeeld framboesia (yaws) (*T. pallidum* ssp. *pertenue*), pinta (*T. carateum*) of niet-venerische endemische syfilis (*T. pallidum* ssp. *endemicum*) veroorzaken. Kruisreacties kunnen ook voorkomen met antistoffen gericht tegen bacteriën uit andere genera van de familie der Spirochaetaceae zoals de Borrelia en de Leptospira.

Bij verdenking op congenitale syfilis wordt, in tegenstelling tot de hierboven beschreven testen, die IgG-antistoffen aantonen, gebruikgemaakt van serologische tests die IgM-antistoffen aantonen bij de pasgeborene. Omdat IgM-antistoffen de placenta niet passeren, wijst een IgM-respons bij de pasgeborene op een congenitale infectie.

Neurosyfilis wordt vastgesteld door serologisch onderzoek op liquor cerebrospinalis om lokale antistofproductie aan te tonen.

Therapie

T. pallidum is uiterst gevoelig voor penicilline; resistentieproblemen zijn tot op heden niet gerapporteerd. Een lage serumspiegel voor penicilline gedurende enkele weken is voldoende voor behandeling. Bij overgevoeligheid voor penicilline is doxycycline een goed alternatief. Dit geldt echter niet voor hiv-patiënten en zwangeren. Hier blijft penicilline het middel van voorkeur. Wanneer er een allergie voor penicilline bestaat, wordt een desensibilisatiekuur onder strikte monitoring geadviseerd. Ten gevolge van het massaal vrijkomen van pyrogenen uit gedode treponemen kunnen enkele uren na aanvang van de behandeling koorts, koude rillingen en bloeddrukdaling optreden. Deze reactie is van voorbijgaande aard en staat bekend als de reactie van Jarisch-Herxheimer; deze wordt voornamelijk gezien bij de behandeling van patiënten met syfilis in het tweede stadium.

12.2.5 INFECTIES MET HAEMOPHILUS DUCREYI

H. ducreyi is de verwekker van het ulcus molle (chancroïd). *H. ducreyi* is een kleine gramnegatieve coccobacil, die traag groeit onder specifieke omstandigheden op selectieve voedingsbodems.

Pathogenese en epidemiologie

H. ducreyi is zeer besmettelijk en slechts een klein aantal bacteriën is voldoende voor infectie. De pathogenese van *H. ducreyi* is niet uitvoerig bestudeerd. Microtraumata van de epidermis, ontstaan tijdens seksueel contact, zijn een gunstige voorwaarde voor de penetratie van de bacteriën.

Het ulcus molle (chancroïd) wordt in Europa nauwelijks (meer) gezien. Veelal gaat het in Nederland om importinfecties van patiënten die een endemisch gebied hebben bezocht. Chancroïd komt vooral voor in landen rond de evenaar inclusief de zuidelijke staten van de VS. Bij casus 12.2 is het om epidemiologische redenen niet waarschijnlijk dat de afwijkingen door een infectie met *H. ducreyi* zijn veroorzaakt. Bij casus 12.3 is het echter op voorhand niet uitgesloten, aangezien deze patiënt uit een *H. ducreyi*-endemisch gebied komt. Onderrapportage is zeer goed mogelijk omdat er niet standaard op *H. ducreyi* wordt getest. Studies uit de Verenigde Staten laten zien dat in bepaalde gebieden 20-40% van de genitale ulcera door *H. ducreyi* wordt veroorzaakt.

Kliniek

Het klinische beeld van ulcus molle werd in 1850 onderscheiden van dat van het ulcus durum bij syfilis. Toch werd zeventig jaar later nog steeds betwijfeld of het een specifiek ziektebeeld betrof. De pijnlijke aandoening begint als een papel, omringd door erytheem. In korte tijd verandert de papel in een pustel en op de derde of vierde dag na besmetting ontstaat het ulcus, dat zich onregelmatig naar perifeer uitbreidt (figuur 12.12). De rand van het ulcus is meestal ondermijnd. Als het etterige, grijze beslag wordt afgestoten, valt op dat de bodem van het ulcus bestaat uit rood granulatieweefsel dat week (ulcus molle) aanvoelt. Vaak zijn er meerdere ulcera aanwezig bij geïnfecteerde personen. Bij de helft van de infecties is er sprake van een pijnlijke regionale lymfeklierontsteking.

Diagnostiek en therapie

Isolatie van *H. ducreyi* uit materiaal van een ulcus of klier bevestigt de diagnose. Pus of exsudaat uit een ulcus bevat een groot aantal bacteriën, in tegenstelling tot pus uit een klier. Een directe kleuring van exsudaat laat gramnegatieve staven in lange ketens zien, die elkaar kruisen of parallel lopen zoals bij een spoorlijn (figuur 12.13). *H. ducreyi* kan gekweekt worden op een verrijkte en selectieve voedingsbodem. Groei treedt vaak op na één tot twee dagen, maar kan ook pas na tien dagen optreden. Nucleïnezuuramplificatietests zijn aanzien-

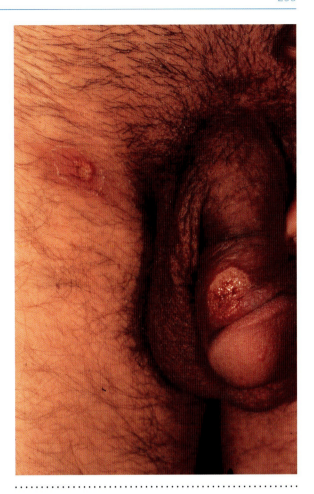

Figuur 12.12 Ulcus molle (chancroïd). Doordat de laesie op de penis in contact is gekomen met het dijbeen, is ter plekke een zogenoemd 'kissing ulcer' ontstaan. Bron: Polikliniek Dermatologie, Academisch Medisch Centrum, Amsterdam.

lijk sensitiever dan de kweek, maar zijn nog niet commercieel beschikbaar. In het verleden werd de diagnose dikwijls gesteld bij uitsluiting van andere oorzaken van een genitaal ulcus. Plasmidegebonden resistentie tegen ampicilline, tetracycline en sulfonamiden komt tegenwoordig zo vaak voor, dat de huidige voorkeurstherapie bestaat uit een macrolide, een fluorchinolon of een langwerkend cefalosporine.

12.2.6 INFECTIES MET HUMAAN PAPILLOMAVIRUS

Casus 12.4

Een 28-jarige vrouw komt op uw spreekuur zonder zelf klachten te hebben. Het probleem is dat haar partner, met wie zij niet samenwoont, een wratachtige aandoening op de penis heeft. Haar vraag is wat zij hiermee aanmoet. Ze wil onderzocht worden om te bekijken of zij niet ook besmet is met deze aandoening, die haar partner, naar zij meedeelt, ongetwijfeld van andere vrouwen moet hebben opgelopen. Zij dringt sterk aan op onderzoek met een cervixuitstrijkje. Bij onderzoek vindt u geen afwijkingen aan de

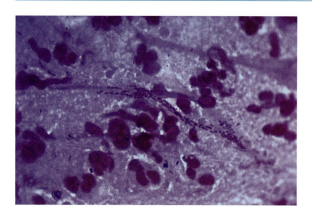

Figuur 12.13 H. ducreyi-microscopie. Gramnegatieve H. ducreyi-organismen in typische spoorlijnconfiguratie in een ulcusuitstrijk van een patiënt met chancroïd. Bron: soa Polikliniek, cluster Infectieziekten, GGD Amsterdam.

Pathogenese en epidemiologie

HPV is een ubiquitair (algemeen) voorkomend micro-organisme. Meer dan 98% van de volwassenen bezit antistoffen tegen dit virus, wat betekent dat bijna iedereen ooit een infectie met een of meer HPV-typen doormaakt. De prevalentie van actieve HPV-infectie is regionaal verschillend en leeftijdsafhankelijk. Vooral na de sexarche (de leeftijd van het eerste seksuele contact) neemt HPV-positiviteit snel toe, met de hoogste prevalentie tussen 18 en 25 jaar (ongeveer 20%). Daarna daalt de prevalentie snel en bedraagt nog minder dan 5% bij vrouwen van 40 jaar en ouder. Na infectie kan het virale DNA worden aangetoond in cellen van de basale laag van het epitheel. Virale eiwitten en virionen worden alleen in de buitenste lagen van het epitheel aangetroffen. Voor late genexpressie van viraal DNA, die noodzakelijk is voor de vorming van de virale capside-eiwitten en viruspartikels, is echter differentiatie van de keratinocyten een noodzakelijke voorwaarde. Verreweg de meeste geïnfecteerde personen merken niets van deze veelal kortdurende infecties en klaren het virus binnen een jaar na besmetting. Slechts een zeer kleine minderheid (1%) ontwikkelt genitale wratten ten gevolge van HPV typen 6 en 11. Echter, doordat het virus zo wijdverspreid en gemakkelijk overdraagbaar is, wordt de jaarlijkse incidentie van genitale wratten in Nederland geschat op zo'n 25.000 gevallen. Ook infecties met de oncogene HPV-typen komen zeer frequent voor. Ook hier klaart het merendeel van de geïnfecteerde personen het virus binnen een jaar. Wanneer er echter een persisterende infectie met een oncogeen HPV-type optreedt, kan door celtransformatie uiteindelijk een carcinoom ontstaan. Dit proces voltrekt zich sluipend over enkele decaden. Vrijwel alle vrouwen met een cervixcarcinoom zijn persisterend geïnfecteerd met een oncogeen hpv-type. Epidemiologische studies zijn van grote waarde geweest om verband te leggen tussen infecties met oncogene hpv-typen en cervixcarcinoom. De oncogene HPV-typen 16 en 18 zijn verantwoordelijk voor de meeste van de gevallen van cervixcarcinoom. Daarnaast zijn er nog vele andere oncogene HPV-typen verantwoordelijk voor cervixcarcinoom (figuur 12.14).

Deze persisterende infecties met oncogeen HPV vinden veelal plaats in zogenoemde transformatiezones. Dit zijn gebieden waar verschillende typen epitheel samenkomen en in elkaar overlopen. Een voorbeeld is de cervix, waar het vaginale plaveiselepitheel overgaat in het cubische epitheel van het endometrium. Het begin van het anale kanaal en de larynx zijn andere locaties waar zich transformatiezones bevinden en waar zich persisterende infecties met oncogene HPV-typen kunnen voordoen. De door het virus gecodeerde eiwitten E6 en E7 spelen in de persistentie en oncogenese een belangrijke rol door hun binding aan tumoronderdrukkende cellulaire eiwitten van de gastheer, respectievelijk p53 en pRB. Door deze binding gaat de normale tumoronderdrukkende functie van p53 en pRB verloren.

---

uitwendige genitaliën, bij speculumonderzoek zijn ook aan de vagina en cervix geen afwijkingen zichtbaar. Desondanks maakt u een cervixuitstrijkje.

Het klinische beeld van de door patiënte beschreven afwijking bij haar partner is dat van een condyloma acuminatum (genitale wrat). Dit wordt veroorzaakt door humaan papillomavirus type 6 of type 11. Het cervixuitstrijkje is bedoeld voor onderzoek op afwijkende of maligne cellen, die kunnen wijzen op (voorloperstadia van) cervixcarcinoom, dat in causaal verband wordt gebracht met andere (oncogene) typen van het humaan papillomavirus, waarvan type 16 en 18 de meest voorkomende zijn.

Humane papillomavirussen (hpv) zijn kleine dubbelstrengs DNA-virussen die onderscheiden worden in een cutane groep, die huidafwijkingen (wratten) veroorzaakt, en een mucosale groep, die genitale afwijkingen geeft. Daarnaast wordt ook onderscheid gemaakt tussen de benigne en oncogene hpv-typen. Er zijn momenteel meer dan honderd verschillende HPV-typen bekend. In de genitale groep veroorzaken hpv-6 en hpv-11 condylomata acuminata, die als benigne worden beschouwd. De oncogene typen zijn HPV-16, -18, -31, -33, -35 en enkele andere. Deze worden in verband gebracht met het ontstaan van cervixcarcinoom. Ongeveer 70% van de cervixcarcinomen is geassocieerd met HPV type 16 en 18. De afwijking bij de partner in de casus zal vrijwel zeker zijn veroorzaakt door hpv-6 of -11. Als de beschreven patiënte geïnfecteerd zou zijn met het humaan papillomavirus verantwoordelijk voor de genitale wrat van haar partner, dan vormt dit geen risico voor het ontwikkelen van cervixcarcinoom. Volgens de jongste soa-richtlijnen is het maken van een cervixuitstrijkje bij een patiënte met condylomata acuminata dan ook niet aangewezen. Evenmin wordt partnerwaarschuwing aanbevolen. Wel wordt aangeraden duidelijke voorlichting te geven over de aard van de aandoening.

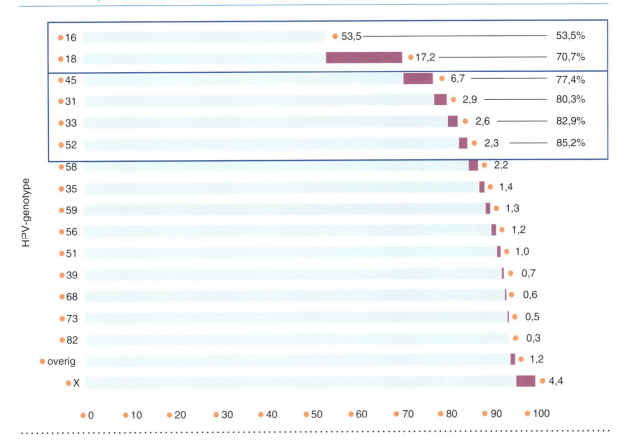

Figuur 12.14 Cervixcarcinoom (%) als gevolg van de meest frequent voorkomende oncogene HPV-genotypen. Ongeveer 70% van de gevallen wordt veroorzaakt door de typen 16 en 18. Naar: Munoz N. et al. Int J Cancer. 2004;111:278-85.

Het is nog niet duidelijk welke immunologische mechanismen een individu beschermen tegen of juist vatbaar maken voor persisterende HPV-infecties. Hiv is echter wel een belangrijke risicofactor voor persisterende HPV-infecties en daarmee ook voor cervix- en anuscarcinoom. Voordat er uiteindelijk een carcinoom ontstaat, worden voorloperstadia aangetroffen. Bij cervicale afwijkingen spreekt men over cervicale intra-epitheliale neoplasie (CIN) en in analogie daarmee worden de afkortingen AIN, VIN en PIN gebruikt om voorloperstadia aan te duiden ter hoogte van respectievelijk de anus, de vagina en de penis. Voor het vaststellen van intra-epitheliale neoplasie zijn weefselbiopten vereist van macroscopisch verdachte afwijkingen. Cervicale intra-epitheliale neoplasie (maar ook de andere anatomische analoga) kan naar de mate van progressie worden ingedeeld in CIN 0 tot CIN III, carcinoma in situ en cervixcarcinoom. Met behulp van een cervixuitstrijkje en cytologische diagnostiek kan zonder afname van weefselbiopten op vrij eenvoudige wijze een inschatting worden gemaakt van de aanwezigheid van getransformeerde dysplastische cellen. Hiervoor wordt in Nederland het classificatiesysteem volgens de KOPAC-codering gehanteerd. KOPAC staat voor kompositie, ontstekingsverschijnselen, plaveiselepitheel, andere cellen, en cilinderepitheel van de endocervix. Een P > 4 (matige tot ernstige dysplasie van plaveiselepitheel of passend bij carcinoom), een A > 3 (atypische afwijkingen van het endometrium), of een C > 5 (ernstige afwijkingen van het cilinderepitheel van de endocervix of passend bij carcinoom) noopt tot het nemen van weefselbiopten voor nader onderzoek. Per jaar worden in Nederland 600 gevallen van cervixcarcinoom gediagnosticeerd. Bijna altijd is HPV-DNA aantoonbaar.

Kliniek

Infecties met HPV geven, afhankelijk van het type, verschillende ziektebeelden en zijn dikwijls asymptomatisch. De hpv-typen 1, 2 en 4 veroorzaken de gewone huidwratten en zijn overdraagbaar via direct huid-huidcontact, voornamelijk onder kinderen. Infecties veroorzaakt door hpv-6 of hpv-11 zijn seksueel overdraagbaar en hebben als klinisch beeld het condyloma acuminatum (figuur 12.15). De incubatieperiode voor symptomatische hpv-6/-11-infectie varieert tussen twee en drie maanden maar kan ook vele jaren betreffen. Haar partner kan de infectie ook gekregen hebben van de patiënte in de casus, die dan zelf een asymptomatische infectie zou moeten hebben. HPV infecties, ook die met een mogelijk oncogeen type, zijn veelal latent zonder zichtbare symptomen.

De door hpv-6 of hpv-11 veroorzaakte condylomata acuminata zijn exofytisch groeiende, scherp begrensde verhevenheden die een verruceus (bloemkoolachtig) oppervlak hebben. Bij mannen kunnen de laesies gevonden worden aan de penisschacht, de meatus urethrae en

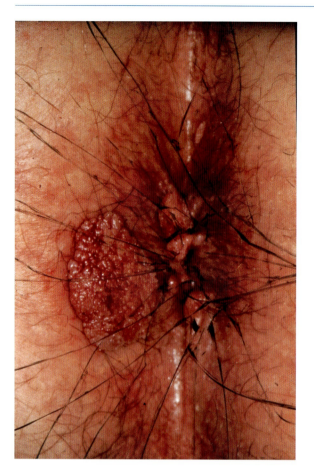

Figuur 12.15 Perianale condylomata acuminata. Bron: Polikliniek Dermatologie, Academisch Medisch Centrum, Amsterdam.

perianaal. Op slijmvlies aanwezige HPV-geïnduceerde afwijkingen kunnen een krijtwitte kleurreactie vertonen bij blootstelling aan een verdunde azijnzuuroplossing. Van deze techniek wordt ook gebruikgemaakt bij het colposcopisch onderzoek. Hierbij wordt met behulp van een colposcoop met een vergroting van 10-40 maal na azijnzuurapplicatie gezocht naar mogelijke CIN-gerelateerde afwijkingen ter hoogte van de cervix. Hierbij kunnen microvasculaire malformaties of punctatie- of mozaïekpatronen aanleiding zijn tot weefselonderzoek. Naar analogie met het colposcopisch onderzoek wordt tegenwoordig ook anoscopisch hogeresolutieonderzoek geadviseerd bij hiv-positieve MSM in verband met de sterk verhoogde kans op anuscarcinoom binnen deze populatie. Bij verdachte afwijkingen zal een biopt worden genomen. Histologisch is de mate van dysplasie van belang en in het stratum corneum kunnen koïlocyten (ballonvormig gezwollen cellen) worden aangetroffen.

Tijdens een vaginale baring kan een neonaat worden besmet met hpv. In zeldzame gevallen kan dit aanleiding geven tot de vorming van een juveniel larynxpapilloom veroorzaakt door hpv-2, -6 of -11. Voor de volledigheid wordt hier nog vermeld dat een aantal hpv-typen (o.a. 5, 8, 9, en 12) kan worden gevonden in tumoren bij patiënten met de zeldzame huidaandoening epidermodysplasia verruciformis. Daarnaast zijn de persisterende infecties met oncogene HPV-typen sterk geassocieerd met hoofd-halstumoren zoals het larynxcarcinoom.

Diagnostiek

De diagnose condylomata acuminata geschiedt voornamelijk op het klinische beeld. Het is niet gebruikelijk om een biopt te nemen voor histologisch en hpv-onderzoek. Het verdient wel aanbeveling om ook standaard SOI-onderzoek (inclusief speculumonderzoek bij vrouwen) te verrichten, waaronder syfilisserologie ter differentiatie met condylomata lata. Histopathologisch onderzoek moet wel worden verricht bij twijfel aan de diagnose condylomata acuminata. Bij verdenking op cervixcarcinoom is een uitstrijkje van de cervix geïndiceerd, bij voorkeur na behandeling van een eventuele cervicitis. Op basis van cytologisch onderzoek van het uitstrijkje wordt de ernst van de laesie geclassificeerd volgens de KOPAC-codering. Het uitstrijkje heeft echter een lage sensitiviteit. Het aantal foutnegatieven wordt geschat op 30-40% bij CIN III en 10-15% bij invasief carcinoom.

Als op basis van cytologie een ernstige laesie wordt verondersteld, wordt een biopt afgenomen voor histologische onderzoek. Bij beoordeling wordt gebruikgemaakt van een histologische indeling, uitgedrukt als cervicale intra-epithale neoplasie (CIN) variërend van CIN 0 tot en met CIN III, carcinoma in situ en invasief carcinoom. Daarnaast kan het biopt onderzocht worden op de aanwezigheid van hpv-DNA via moleculairdiagnostische technieken.

In Nederland bestaat er een bevolkingsonderzoek waarin vrouwen boven de 30 jaar gescreend worden op cervixcarcinoom met behulp van cytologisch onderzoek op een cervixuitstrijkje. Er zijn aanwijzingen dat combinatie van het uitstrijkje met onderzoek op HPV-DNA een aanzienlijk hogere sensitiviteit en specificiteit heeft dan alleen cytologisch onderzoek. Deze techniek is echter nog niet in het bevolkingsonderzoek geïmplementeerd.

Preventie door middel van het HPV-vaccin

Sinds enkele jaren zijn twee vaccins beschikbaar die beschermen tegen HPV type 16 en 18, de twee typen die zijn geassocieerd met de meerderheid van de cervixcarcinomen (figuur 12.14). Een van deze vaccins biedt behalve tegen de typen 16 en 18 ook bescherming tegen de typen 6 en 11 en kan daarmee de meeste condylomata acuminata voorkomen. Voor beide vaccins geldt dat ze alleen werkzaam zijn voordat infectie met HPV heeft plaatsgevonden. Aangezien de meeste individuen zeer snel na het eerste seksuele contact een of meer HPV-infecties oplopen, is vaccinatie vóór die leeftijd het meest effectief. Het is wetenschappelijk bewezen dat persisterende infecties met oncogene HPV verantwoordelijk zijn voor het ontstaan van cervixcarcinoom. Dit heeft ertoe geleid dat de minister voor Volksgezondheid in 2008 het advies van de Gezondheidsraad heeft overgenomen om alle meisjes in Nederland op 12-jarige leeftijd te vaccineren via het Rijksvaccinatieprogramma. Aangezien ook een flink deel van de 12- tot 16-jarige meisjes hierbij baat kan hebben, is in 2009 een inhaalvaccinatiecampagne gestart. Het is nog onbekend hoe lang de beschermende werking van de vaccins voortduurt en wat het langetermijneffect is op de incidentie van cervixcarcinoom.

Therapie van condylomata acuminata

Genitale wratten kunnen net als gewone wratten spontaan verdwijnen. Er bestaan verschillende vormen van ablatieve (weefselvernietigende) behandeling van condylomata. De hiermee gepaard gaande weefseldestructie brengt vervolgens een lokale immunologische reactie op gang die uiteindelijk het virus opruimt. In aanmerking komen applicatie van podofylline, podofyllotoxine, cryotherapie, elektrocoagulatie, CO_2-laser of applicatie van 5-fluorouracilcrème. Een nieuwere therapeutische mogelijkheid is de applicatie van imiquimod, een immunomodulator die de productie van interferon-gamma induceert en in de vorm van een crème door de patiënt zelf kan worden aangebracht. Deze behandeling activeert lokaal de cellulaire immuniteit waardoor de klaring van het virus wordt versneld.

Het beleid bij afwijkende cytologie en bij cervixafwijkingen die verdacht zijn voor carcinoom valt buiten het bestek van dit hoofdstuk. Kort samengevat komt het erop neer dat testen op de aanwezigheid van een oncogeen type hpv bij vrouwen met cervixpathologie zin heeft. Hiermee kan de kans op progressie worden voorspeld. Ook bij wijze van controle na behandeling voor een CIN-laesie kan het testen op een hpv-type met een hoog risico van belang zijn.

12.2.7 BACTERIËLE VAGINOSE

> **Casus 12.5**
>
> Een vrouw van 26 jaar heeft enkele maanden geleden uw spreekuur bezocht in verband met vage algemene klachten, die zij zelf overigens toeschreef aan haar pas verbroken relatie. Nu blijkt ze last te hebben van frequentere mictie, wat jeuk aan de schaamlippen en onwelriekende afscheiding.

In de huisartsenpraktijk komen patiënten met dergelijke vaginale fluorklachten veelvuldig voor. De differentiële diagnose omvat infectie door *Candida albicans*, *Trichomonas vaginalis*, gonorroe, chlamydiasis, of een verstoring van de residente vaginale microbiële flora, bacteriële vaginose genaamd. Herpessimplexvirus, *Mycoplasma* en *Ureaplasma* kunnen ook vulvovaginitis en cervicitis veroorzaken. Ook kan worden gedacht aan minder vaak voorkomende infecties met stafylokokken of streptokokken.

Pathogenese

Bij bacteriële vaginose is de normale vaginale flora, bestaande uit lactobacillen, vervangen door een mengflora met *Gardnerella vaginalis*, *Mycoplasma hominis*, *Mobiluncus* spp. en *Bacteroides* spp. Mogelijk worden deze bacteriën seksueel overgedragen en verdringen zij de normale flora. Overigens hoeft bacteriële vaginose niet seksueel overdraagbaar te zijn. Ook andere factoren zoals vaginale douches of de aanwezigheid van een intra-uteriene spiraal kunnen de vaginale flora zodanig verstoren dat bacteriële vaginose optreedt.

Epidemiologie

Fluor vaginalis komt zeer frequent voor in de huisartsenpraktijk. De incidentie wordt geschat op 40-50 vrouwelijke patiënten per jaar per praktijk. Een infectie met *C. albicans* (vaginale candidiasis) is de meest voorkomende aandoening (ongeveer 40%). Bacteriële vaginose komt bij ongeveer 25% van de vrouwen met abnormale afscheiding voor en trichomoniasis bij 6%. Bij ongeveer 30% van de vrouwen met vaginale klachten kan geen diagnose worden gesteld. Vrouwen met vaginale klachten veroorzaakt door bacteriële vaginose of trichomoniasis zijn meestal ouder dan vrouwen bij wie die klachten worden veroorzaakt door chlamydia-infectie. Bij mannelijke partners van vrouwen met bacteriële vaginose worden vaker *Gardnerella*, *Mycoplasma* en/of anaerobe bacteriën gevonden. In een aantal gevallen van vaginale fluorklachten kunnen infecties met *Ureaplasma urealyticum* en *Mycoplasma genitalium* een rol spelen.

Kliniek

Het klinische beeld wordt gekenmerkt door onwelriekende vaginale afscheiding en jeuk. Dysurie is zeldzaam. De afscheiding kan worden beschreven als homogeen en niet-viskeus.

Diagnostiek

De diagnose bacteriële vaginose wordt doorgaans niet gesteld op grond van microbiologisch onderzoek. Het voldoen aan drie van de vier volgende criteria: een homogene fluor, pH > 4,5, 'clue'-cellen (zie verder) in het fysiologischzoutpreparaat en een positieve aminetest (na toevoegen van KOH aan de fluor ontstaat een geur van rotte vis), is voldoende. De verschuiving van de normale vaginale flora met *Lactobacillus* naar een gemengde flora geeft een pH-verandering die met het gebruikelijke pH-papier goed te meten is. De clue-cellen zijn plaveiselepitheelcellen bedekt met vaginale bacteriën, die de cellen een gestippeld uiterlijk geven. Het onderzoek is eenvoudig en kan worden uitgevoerd in de huisartsenpraktijk.

Microbiologisch wordt het klinische beeld gekenmerkt door de afwezigheid van lactobacillen en de overheersende aanwezigheid van gramnegatieve kokkobacillen zoals *Gardnerella vaginalis*.

Omgekeerd betekent het aantonen van *G. vaginalis* bij een vrouw zonder klachten niet dat de diagnose bacteriële vaginose kan worden gesteld. *G. vaginalis* komt zeer frequent voor bij asymptomatische vrouwen. Het kweken van *G. vaginalis* heeft daarom geen nut.

Sommige laboratoria zijn vertrouwd met het stellen van de diagnose via een gramkleuring volgens de zogeheten criteria van Nugent. Bij de nugent-criteria wordt een grampreparaat microscopisch onderzocht en worden de hoeveelheden lactobacillen, *G. vaginalis* en gebogen gramvariabele staafjes gescoord en gewogen ten opzichte van elkaar. De score 0 geeft vooral lactobacillen aan. De score 10 duidt op vervanging van lactobacillen door andere bacteriën.

Therapie

Met een medicamenteuze behandeling wordt getracht de normale vaginale flora weer te herstellen. Daarvoor is metronidazol oraal het middel van eerste keuze.

12.2.8 INFECTIES MET CANDIDA ALBICANS

Pathogenese

Candida wordt beschouwd als een obligate endosaprofyt, die onder bepaalde omstandigheden pathogeen kan worden en zowel oppervlakkige als invasieve infecties veroorzaakt. Zwangerschap, diabetes mellitus, orale contraceptiva, immunosuppressiva, vaginale douches en orale antibiotica zijn bevorderende factoren voor candidiasis. Na aanhechting aan het epitheel groeit *Candida* extracellulair en wordt het epitheel geïnvadeerd door hyfen. Een genitale infectie met *C. albicans* moet in de eerste plaats worden gezien als een niet seksueel overdraagbare aandoening.

Epidemiologie

Candida albicans is de frequentste veroorzaker van vaginitis. Echter ook bij veel vrouwen in de geslachtsrijpe leeftijd zonder klachten van vaginale afscheiding kan *C. albicans* als commensaal organisme in de darm en in de vagina worden aangetroffen. Risicofactoren voor candidiasis en vaginale kolonisatie met *C. albicans* zijn onder andere diabetes mellitus, gebruik van orale contraceptiva met een hoog oestrogeengehalte en zwangerschap. Daarnaast is antibioticagebruik een risicofactor voor candidavaginitis door verstoring van de normale vaginale flora. Ook is de prevalentie van candidavaginitis hoger onder bezoekers van soa-poliklinieken.

Kliniek

Jeuk, brandende pijn en vaginale afscheiding zijn de belangrijkste kenmerken van vaginale infectie met *C. albicans*, maar kunnen ook bij andere vaginale infecties worden aangetroffen. De afscheiding is meestal wit van kleur en brokkelig. Het vagina-epitheel is felrood. Er kan erytheem van de vulva, ragadevorming en oedeem van de labia worden gezien. Bij mannen kunnen ook roodheid en jeuk van de penis ontstaan in het kader van candidabalanopostitis (ontsteking van de glans penis en het binnenblad van het preputium).

Diagnostiek

Microscopisch onderzoek van een fysiologischzoutpreparaat van de afscheiding kan differentiëren tussen candidavaginitis, bacteriële vaginose en trichomoniasis. Gistcellen en mycelia zijn zichtbaar en met een 10%-KOH-preparaat vaak duidelijker te vinden dan in een grampreparaat. Bij negatieve microscopie en bij het falen van therapie is kweekonderzoek aan te bevelen.

Therapie

Voor de oppervlakkige infectie met *C. albicans* kan worden volstaan met een lokale behandeling en bij voorkeur met een middel uit de azolengroep. Een systemische behandeling kan bij uitzondering aangewezen zijn.

12.2.9 INFECTIES MET TRICHOMONAS VAGINALIS

T. vaginalis is een obligate parasiet met vier vrij bewegende flagellen en een vijfde die met het cellichaam is verbonden (figuur 12.16). De lengte van deze beweeglijke parasiet kan variëren van 7 tot 23 μm.

Pathogenese

Bij Trichomonas vaginitis worden de trichomonaden aangetroffen in haarden verspreid over het plaveiselepitheel van vooral de vulva of vagina. De urethra is minder vaak geïnfecteerd. Andere locaties waar de parasiet geïsoleerd kan worden zijn bij de vrouw de klieren van Bartholin en Skene, zelden de eileiders, bij de man de prostaat en de epididymis. Invasie van de oppervlakkige epitheelcellen vindt plaats, maar de dieper gelegen cellen worden niet gepenetreerd. Niet-specifieke ontstekingsreacties worden gezien met toename van plasmacellen in de subepitheliale laag. Er is een associatie gevonden tussen trichomoniasis en de transmissie van het hiv-virus.

Epidemiologie

In tegenstelling tot infecties met *C. albicans* wordt trichomoniasis opgevat als een SOI. Deze aandoening is dan ook vaak aantoonbaar bij de seksuele partner. De parasiet komt wereldwijd voor. In 2007 werd bij ongeveer 0,6% van de vrouwen die voor de eerste maal de soa Polikliniek van de GGD Amsterdam bezochten de diagnose trichomoniasis gesteld.

Kliniek

Kenmerkend is het wisselende karakter van de klinische verschijnselen. De vaginale afscheiding wordt gekenmerkt door het enigszins groene en schuimende aspect en door onwelriekendheid. Bij ernstige infecties heeft

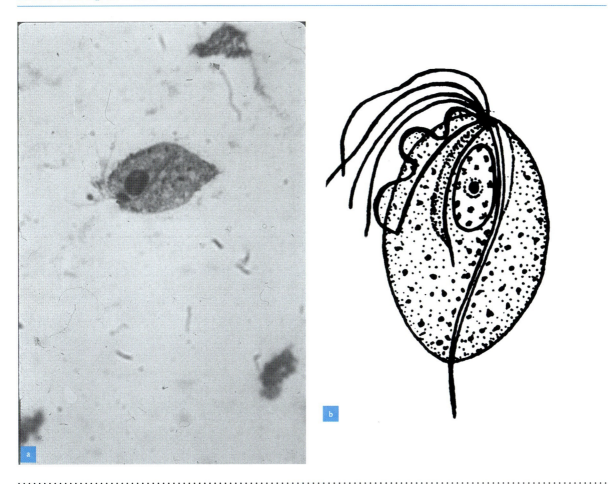

Figuur 12.16 Trichomonas vaginalis in een microscopisch preparaat met fysiologisch zout (a) en vergroot in een gedetailleerde tekening (b). Bron: C.A. Hoare. Handbook of medical protozoology. Londen, 1949.

het vagina-epitheel een aardbeiaspect door de hyperemie, puntvormige bloedingen en erosies. Ook kan dysurie als gevolg van een urethritis voorkomen. Onder geïnfecteerde mannen komen minder vaak symptomen voor en leidt de infectie slechts in enkele gevallen tot urethritis of mucopurulente afscheiding uit de urethra. Complicaties zoals prostatitis, balanopostitis, epididymitis en infertiliteit komen zelden voor.

Diagnostiek

Kenmerkend is een pH van de fluor van meer dan 4,5. De diagnose kan worden gesteld door onderzoek van een fysiologischzoutpreparaat van vaginale of urethrale afscheiding, waarin de trichomonaden door hun beweeglijkheid goed opvallen en duidelijk herkenbaar zijn. Het preparaat moet wel snel na afname worden beoordeeld, aangezien de trichomonaden hun bewegelijkheid na 10-20 minuten verliezen. Het kweken van *T. vaginalis* heeft een hogere sensitiviteit (80-90%) dan het onderzoek van het directe preparaat (50-80%). Ook kan de diagnose worden gesteld in uitstrijkjes die worden afgenomen in het kader van screening op cervixpathologie. De PCR op een cervix- of urethra-uitstrijk heeft een hoge sensitiviteit. Deze techniek kan ook worden toegepast op urine, zowel bij vrouwen als mannen, of bij vrouwen op een diepvaginale wattenstok.

Therapie

De behandeling van eerste keus bij trichomoniasis bestaat uit een eenmalige orale gift van metronidazol. Het is van belang de seksuele partner mee te behandelen. Resistentievorming is tot op heden geen probleem.

12.2.10 INFECTIES MET SARCOPTES SCABIEI

De vrouwelijke mijt *S. scabiei* var. *hominis* graaft gangetjes in het stratum corneum (hoornlaag) van de opperhuid, terwijl de mannelijke mijten en de larven meer aan de oppervlakte van de huid leven. Scabiës veroorzaakt ernstige jeuk. Het is de bekendste besmettelijke jeukende huidaandoening. Bij de verdenking op scabiës is het daarom altijd zinvol om te vragen of er naasten zijn met jeukklachten. Bij weinig uitgesproken presentaties kan het lang duren voordat de juiste diagnose wordt gesteld.

Pathogenese

De volwassen, eitjes leggende, vrouwelijke mijten doorboren de hoornlaag en graven een gebogen of slingerend

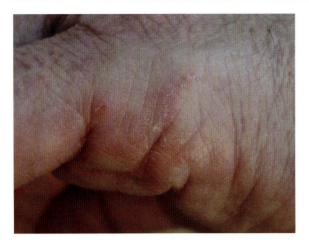

Figuur 12.17 Klinisch beeld van scabiës met typische gangetjes ter hoogte van de laterale zijde van de hand. Bron: Afdeling Dermatologie, Academisch Medisch Centrum, Universiteit van Amsterdam.

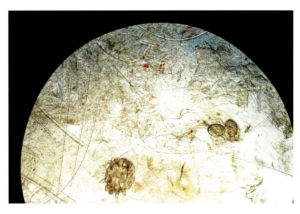

Figuur 12.18 Scabiësmijt en eieren in een microscopisch preparaat van zoete olie. Bron: Afdeling Dermatologie, Academisch Medisch Centrum, Universiteit van Amsterdam.

gangetje (figuur 12.17). Er bestaat hierbij een voorkeur voor de vingers, polsen en de genitale regio. De eieren ontwikkelen zich tot embryo's, die binnen enkele dagen uitkomen en de hoornlaag verlaten. In de haarzakjes waar ze zich schuilhouden, vervellen de larven tot nymfen, die weer overgaan in volwassen vrouwtjes en mannetjes (figuur 12.18). Deze graven korte gangetjes van enkele millimeters, waar ze slechts kort verblijven. De paring geschiedt aan de oppervlakte. Het daarna eitjesdragende vrouwtje graaft een nieuwe gang. De jeuk ontstaat pas later door een immunologische (type-IV-allergische) reactie van de gastheer op de mijt en haar producten. Transmissie vindt plaats door langdurig (min. 15 minuten) huid-huidcontact. In het normale dagelijkse verkeer (bijv. handen schudden) zal er dan ook geen transmissie optreden. Seksueel contact en in een bed slapen waarin een scabiësdrager enkele dagen tevoren heeft gelegen kunnen wel bronnen van besmetting zijn.

Epidemiologie

De transmissie van scabiës gebeurt meestal seksueel maar vindt bijvoorbeeld ook binnen het gezin plaats door dagelijks contact. Daarnaast wordt het vaker onder (rugzak)toeristen gezien die tijdens hun reis onder minder hygiënische omstandigheden hebben gelogeerd in goedkope slaapaccomodaties zoals jeugdherbergen. Epidemieën worden ook gezien in ziekenhuizen en verpleeghuizen en kunnen moeilijk te bestrijden zijn. Tot 1999 was scabiës een meldingsplichtige ziekte en werden er jaarlijks ongeveer duizend gevallen gemeld.

Kliniek

Scabiës wordt gekenmerkt door de gangetjes die de eitjes dragende vrouwelijke mijten graven in de hoornlaag (figuur 12.18). Papels en erytheem worden vaak gezien in gebieden waar geen mijtengangen zichtbaar zijn. Krabeffecten kunnen talrijk zijn en de papels kunnen secundair bacterieel ontstoken raken met pustels of zelfs pyoderma tot gevolg.

Diagnostiek en therapie

Het aantonen van de mijt is bewijzend voor de diagnose. Ook het vinden van typische gangen wordt voor de diagnose voldoende geacht. De therapie bestaat uit eenmalige applicatie van 5% permetrinecrème. Daarnaast zijn herhaalde orale giften ivermectine een alternatief voor de lokale permetrinebehandeling. Het is van belang om huisgenoten van de indexpatiënt mee te behandelen. Daarnaast moeten kleding en beddengoed waarmee de scabiëspatiënt en eventuele contacten in de afgelopen drie dagen in contact is geweest gesaneerd worden.

12.2.11 SOI- EN HIV-PREVENTIE

Primaire preventie

Zoals voor alle infectieziekten, geldt ook voor SOI het principe 'voorkomen is beter dan genezen'. Om deze reden wordt vanuit de overheid veel aandacht besteed aan primaire preventie in de vorm van vrij-veilig-campagnes ter bevordering van condoomgebruik en het minimaliseren van wisselende seksuele contacten. Deze primaire preventieve taken zijn deels neergelegd bij de GGD'en en deels bij niet-gouvernementele organisaties zoals Soa Aids Nederland. Daarnaast zijn er instellingen die zich toeleggen op specifieke doelgroepen met een verhoogd risico op SOI, zoals de Schorerstichting voor MSM. Ook de invoering van het HPV-vaccin in het Rijksvaccinatieprogramma en het verstrekken van gratis hepatitis B-vaccinatie voor hoogrisicogroepen wordt gezien als een primair preventieve overheidstaak.

Secundaire preventie

In de secundaire preventie (verminderen van verspreiding) is de huisarts een belangrijke actor in het opsporen van infecties. Vanuit de openbare gezondheid is het van belang de SOI-incidentie in de samenleving onder controle te houden, aangezien het om zeer besmettelijke ziekten gaat met potentieel verstrekkende gevolgen voor zowel het individu als de algemene bevolking. Om deze redenen organiseert de overheid aanvullende zorg voor mensen die extra risico lopen op SOI, zoals MSM, sekswerkers en mensen met wisselende sekscontacten. Deze zorg wordt geleverd door zogenoemde aanvullende curatieve soa-poliklinieken, verbonden aan GGD'en en ziekenhuizen, die laagdrempelige en continue zorg bieden aan groepen die niet of slecht door de huisarts worden bereikt. Dermatologen beschikken verder van oudsher over de klinisch-specialistische kennis en expertise omtrent SOI. De drie belangrijke pijlers waarmee de overheid tracht de verspreiding van SOI te verhinderen zijn curatie, counseling en contactopsporing.

Het spreekt voor zich dat de indexpatiënt (degene bij wie als eerste een nieuwe infectie is aangetoond) na goede diagnostiek adequaat wordt behandeld. Goede diagnostiek omvat onder meer het uitsluiten van (mogelijk asymptomatische) co-infecties. De meest optimale behandeling bestaat uit een eenmalige gift antibiotica, die bij voorkeur onder toezicht (DOT; *direct observed therapy*) of per injectie wordt toegediend. Hiermee wordt maximale therapietrouw bereikt. Dit geldt voor de meeste eerstekeus-therapiemogelijkheden voor bacteriële SOI zoals urogenitale chlamydia-infectie, gonorroe en vroege syfilis.

Het verstrekken van voorlichting over veilige seks, counseling, is bij uitstek het terrein van sociaal verpleegkundigen verbonden aan soa-poliklinieken. Met moderne preventietechnieken zoals Motivational Interviewing wordt geprobeerd, na een seksuele anamnese, om de risico-elementen bij de indexpatiënt inzichtelijk te maken, het risicogedrag te verminderen en daarmee de kans op een volgende infectie te verkleinen. Demonstraties van juist condoomgebruik kunnen ook veel bijdragen aan het volhouden van veilige sekstechnieken.

Een ander expertiseterrein van sociaal verpleegkundigen is het blootleggen van het seksuele netwerk rond de indexpatiënt door contactopsporing. Aan de hand van de incubatieperiode, de risicomomenten en het begin van de klachten (indien die aanwezig zijn) wordt geprobeerd te achterhalen welke sekspartners de mogelijke bron zijn of tot de mogelijke risicocontacten moeten worden gerekend. Deze partners moeten worden gewaarschuwd, op SOI worden onderzocht en direct meebehandeld voor de infecties die bij de indexpatiënt zijn vastgesteld. De indexpatiënt kan zelf actie ondernemen, maar de sociaal verpleegkundige kan hierbij ook van dienst zijn door (na toestemming) anoniem te waarschuwen.

Verder organiseert de overheid enkele landelijke screeningsprogramma's, zoals het testen van alle zwangeren op syfilis, hepatitis B en hiv, om congenitale infecties te voorkomen. Recent is een groot onderzoek naar de mogelijkheden voor chlamydiascreening van start gegaan onder jongvolwassenen in de regio's Amsterdam, Rotterdam en Zuid-Limburg. Het bevolkingsonderzoek op cervixcarcinoom kan worden beschouwd als een vorm van tertiaire preventie (voorkómen van ziekte) van een seksueel overdraagbare HPV-infectie.

Kernpunten

- Naast de bekende seksueel overdraagbare infecties syfilis, gonorroe, urogenitale chlamydia, hiv en hepatitis B, is in de eerste jaren van deze eeuw duidelijk geworden dat in Nederland nog meer seksueel overdraagbare infecties van belang zijn, zoals humaan papillomavirusinfectie, hepatitis C en lymphogranuloma venereum.
- Voor de detectie van *Neisseria gonorrhoeae* en *Chlamydia trachomatis* in een en hetzelfde monster zijn nucleïnezuuramplificatietechnieken een uitkomst. Dit is van belang omdat infecties met *N. gonorrhoeae* en *C. trachomatis* vaak asymptomatisch verlopen, de klachtenpresentatie van beide infecties meestal niet van elkaar verschilt, en co-infecties met beide soorten regelmatig optreden. Het signaleren van resistentieontwikkeling bij *N. gonorrhoeae* is van groot belang.
- Ook voor het aantonen van herpessimplexvirus, vooral type 2, als verwekker van herpes genitalis zijn nucleïnezuuramplificatietechnieken gevoeliger dan de kweekmethoden. Symptomatische antivirale therapie voor herpes genitalis is beschikbaar.
- De incidentie van syfilis begint de laatste jaren weer toe te nemen, vooral onder MSM.
- Infecties met *Haemophilus ducreyi* (ulcus molle) worden in Nederland nauwelijks gezien, maar is wel prevalent in het zuiden van de VS en in tropische landen.
- De laatste twintig jaar is er meer inzicht verkregen in de verspreiding van humaan papillomavirus en de betekenis van de zogenoemde 'high risk'-typen voor het ontstaan van cervixcarcinoom bij vrouwen en anuscarcinoom bij hiv-positieve patiënten.

- Bacteriële vaginose wordt meestal niet als een SOI beschouwd; de diagnostiek kan in de huisartsenpraktijk met betrekkelijk eenvoudige middelen worden uitgevoerd.
- Infecties met *Candida albicans* worden doorgaans niet als SOI beschouwd. Diagnostiek kan met enige oefening in de huisartsenpraktijk worden verricht; bij klinische verdenking en een negatief preparaat moet een kweek worden uitgevoerd.
- Infecties met *Trichomonas vaginalis* kunnen met behulp van een direct preparaat worden vastgesteld. De nucleïnezuuramplicatietechnieken zijn echter veel gevoeliger.
- Infecties met *Sarcoptes scabiei* worden dikwijls op het klinische beeld gesteld.
- In de SOI-bestrijding zijn primaire en secundaire preventieve maatregelen van groot belang.

Literatuur

Crook T, Vousden KH. hpv oncoprotein function. In: Lacey C (ed). Papilloma reviews: current research on Papilloma viruses. Leeds: Leeds Medical Information; 1996.

Golden MR, Marra CM, Holmes KK. Update on syphilis: resurgence of an old problem. JAMA. 2003;290(11):1510-4.

Götz HM, Bergen JE van, Veldhuijzen IK, Broer J, Hoebe CJ, Steyerberg EW, et al. A prediction rule for selective screening of Chlamydia trachomatis infection. STI. 2005;81:24-30.

Grassly NC, Fraser C, Garnett GP. Host immunity and synchronized epidemics of syphilis across the United States. Nature. 2005;433:417-21.

Holmes KK, Sparling PF, Stamm WE, Piot P, et al. (eds). Sexually transmitted diseases. 4th ed. New York: McGraw-Hill; 2008.

Laar TJ van de, Bij AK van der, Prins M, Bruisten SM, Brinkman K, Ruys TA, et al. Increase in HCV incidence among men who have sex with men in Amsterdam most likely caused by sexual transmission. J Infect Dis. 2007;196:230-8.

Nederlandse Vereniging voor Dermatologie en Venereologie. Diagnostiek en behandeling van seksueel overdraagbare aandoeningen (soa) 2008/2009. http://www.soaaids-professionals.nl.

Ojcius D, Darville T, Bavoil PM. Can Chlamydia be stopped? Scientif Am. 2005;292(5):72-9.

Sharma M, Rudel T. Apoptosis resistance in Chlamydia-infected cells: a fate worse than death? Fems Immunol Med Microbiol. 2009;55:154-61.

Stolte IG, Dukers NH, Geskus RB, Coutinho RA, Wit JB de. Homosexual men change to risky sex when perceiving less threat of hiv/aids since availability of highly active antiretroviral therapy: a longitudinal study. aids. 2004;18:303-9.

Vriend HJ, Koedijk FDH, Broek IVF van der, Veen MG van, Op de Coul ELM, Sighem AI van, et al. Sexually transmitted infections, including hiv, in the Netherlands in 2009. Bilthoven: RIVM; 2010.

Lymfadenopathieën en hiv

K. Brinkman en C.A.B. Boucher

13.1 Inleiding

In dit hoofdstuk worden infecties besproken die zich vooral afspelen in lymfoïde weefsels en meerdere orgaansystemen kunnen aantasten. Cellen van het immuunsysteem spelen een belangrijke rol in de pathogenese van deze vaak chronische infecties. Dit uit zich onder andere in gegeneraliseerde lymfadenopathie (lymfekliervergroting), een gemeenschappelijk klinisch kenmerk van deze ziekten. In dit hoofdstuk worden de pathofysiologische processen die aan deze lymfekliervergroting ten grondslag liggen kort samengevat en worden de belangrijkste infectieuze ziektebeelden met lymfadenopathie en hun verwekkers besproken.

13.2 Pathofysiologie van de lymfeklier

De lymfeklier verzamelt eiwitrijke vloeistof (lymfe) uit de extracellulaire ruimte van perifere weefsels. Lymfe bevat antigenen, micro-organismen en fagocytaire cellen en vloeit continu via afferente lymfevaten naar de regionale lymfeklieren. Vanuit de subcapsulaire ruimte van de lymfeklier bereikt de lymfe via weefselspleten – de sinussen – de hilus, waar zij de lymfeklier via de efferente lymfvaten verlaat. Na passage van een aantal lymfklierstations komt de lymfe uiteindelijk via de ductus thoracicus in de v. cava superior.

Tijdens de passage door de lymfeklier komt de lymfe in contact met een zeer groot aantal fagocyterende cellen die zich op een skelet van reticulinevezels hebben vastgezet. Door fagocytose wordt de lymfe vrijwel volledig gefilterd van antigenen en micro-organismen.

In de lymfeklier komen T- en B-lymfocyten in contact met antigene fragmenten die worden gepresenteerd door dendritische cellen. De lymfeklier fungeert dus behalve als mechanisch filter ook als kraamkamer van het specifieke immuunsysteem, waar door intensief contact tussen antigeenpresenterende cellen en lymfocyten een antigeenspecifieke cellulaire (T-cel) en humorale (B-cel) respons wordt gegenereerd. Bij infecties kan zowel het niet-specifieke als het specifieke immunologische proces aanleiding geven tot lymfekliervergroting (lymfadenopathie).

Bij acute bacteriële infecties (zoals door *Staphylococcus aureus* of *Streptococcus pyogenes*) wordt de vergroting van de lymfeklier veroorzaakt door een toevloed van macrofagen en granulocyten, die in de lymfeklier doorgedrongen bacteriën afkapselen en fagocyteren. De vergroting is pijnlijk en gaat ook klinisch gepaard met andere ontstekingsverschijnselen (lymfadenitis), waarbij ook ontsteking van de afferente lymfvaten (lymfangitis) kan optreden. In de lymfeklier kan abcedering optreden.

Bij chronische virale infecties wordt daarentegen de lymfadenopathie veroorzaakt door een sterke toename van het aantal geactiveerde lymfocyten en immunoblasten. Lymfeklieren bij chronische virale infecties zijn niet of nauwelijks pijnlijk. Aspecifieke ontsteking en immuunactivatie kunnen ook naast elkaar voorkomen: in subacuut verlopende lymfadenopathieën, zoals veroorzaakt door *Bartonella henselae* en *Chlamydia trachomatis*, kunnen door histiocyten omringde microabcesjes optreden. Lymfadenopathie door *Mycobacterium tuberculosis* wordt gekenmerkt door het optreden van granulomen: haarden van epitheloïde cellen in palissadestand met veelkernige reuscellen en in het midden verkazende necrose.

Een overzicht van de belangrijkste ziektebeelden waarbij lymfadenopathie optreedt, met hun verwekkers en belangrijkste differentiële criteria, wordt gegeven in tabel 13.1. Naast deze infectieuze oorzaken bestaan er tal van niet-infectieuze ziektebeelden die gepaard gaan met lymfadenopathie. Hieronder vallen zowel systeemziekten (zoals bepaalde auto-immuunziekten en sarcoïdose) als maligne aandoeningen (primaire (non-)hodgkinlymfomen en secundaire lymfkliermetastasen). Ten slotte kan lymfadenopathie optreden als reactie op bepaalde farmaca of corpora aliena (bijv. siliconen).

Tabel 13.1 Infectieuze oorzaken van lymfadenopathie.

verwekker	ziektebeeld	speciale kenmerken	regionaal lymfadenopathie	gegeneraliseerd lymfadenopathie	systemische klachten	rash
bacterieel						
Staphylococcus aureus	purulente lymfadenitis	furunkel, wondinfectie	+			
Streptococcus pyogenes	purulente lymfadenitis		+			
Streptococcus pyogenes	roodvonk	abcedering, tonsillitis	+	+	+	+
Bartonella henselae	kattenkrabziekte	abcedering, kattencontact	+			
Chlamydia trachomatis	lymphogranuloma venereum (LGV)	inguïnaal, soa	+			
Mycobacterium tuberculosa	scrofulose	abcedering	+			
Mycobacterium tuberculosa	miliaire tuberculose	zeer wisselende presentatie		+	+	
Treponema pallidum	primaire syphilis, lues I	ulcus durum, soa	+			
Treponema pallidum	secundaire syphilis, lues II	zeer wisselende presentatie		+		
Haemophilus ducreyi	chancroïd	inguïnaal, soa	+			
Leptospira interrogans	leptospirosis	conjunctivitis		+	+	+
Salmonella typhi	(buik)tyfus, typhoid fever	mesenteriale lymfadenopathie		+	+	+
Brucella species	brucellose	febris undulans, sacro-iliitis		+	+	
Yersinia pestis	pest	zoönose (rat), 'bubo', inguïnaal	+	+	+	+
Francisella tularensis	tularemie	zoönose (o.a. konijn, vogels)	+	+	+	+
viraal						
EBV	mononucleosis infectiosa	faryngitis		+	+	+
CMV	mononucleosis infectiosa			+	+	
hiv (acuut)	mononucleosis infectiosa			+	+	+
hiv (chronisch)	aids related complex			+	(+)	
HHV-6	exanthema subitum, 6e ziekte			+	+	+
mazelenvirus	mazelen, morbilli, rubeola	conjunctivitis, koplikvlekken		+	+	+
HSV-2	herpes genitalis	inguïnaal, soa	+		+	
rubellavirus	rodehond			+	+	+
adenovirus	(kerato)conjunctivitis		+			
overig						
Toxoplasma gondii	toxoplasmose	zoönose (kat)		+	+	
Histoplasma capsulatum	histoplasmose	endemisch gebied (evenaar)		+	+	
Trypanosoma cruzi	ziekte van Chagas	endemisch gebied (Z.-Amerika)	+	+	+	

EBV = epstein-barr-virus, CMV = cytomegalovirus, hiv = humaan immuundeficiëntievirus, HHV-6 = humaan herpesvirus type 6, HSV-2 = herpessimplexvirus type 2.

13.3 Specifieke lymfadenopathieën

13.3.1 MONONUCLEOSIS INFECTIOSA

> **Casus 13.1**
>
> Een 16-jarige scholier komt op uw spreekuur met klachten van vermoeidheid, keelpijn en donkere urine. Bij lichamelijk onderzoek vindt u een rode keel zonder beslag en over het hele lichaam (hals, oksels, liezen) lymfeklierzwellingen. U twijfelt of u de lever kunt voelen. In het bloedbeeld wordt een groot aantal atypisch gevormde lymfocyten gezien. U laat serologisch onderzoek naar recente EBV-infectie en CMV verrichten. De resultaten van het onderzoek wijzen op een acute EBV-infectie.

Mononucleosis infectiosa is een ziektebeeld met als belangrijkste klinische kenmerken moeheid, koorts, zwelling van (vooral de cervicale) lymfeklieren en een meer of minder uitgesproken faryngitis. De ziekte verloopt in de meeste gevallen subacuut en komt vooral voor bij adolescenten. In verreweg de meeste gevallen kan een recente infectie met epstein-barr-virus (EBV) worden aangetoond. Ook kan het worden veroorzaakt door een recente cytomegalovirusinfectie (CMV-infectie) (5-10%), een toxoplasmose ($\leq$ 1%), of een (primaire) hiv-infectie.

EBV en CMV behoren tot de humane Herpesviridae (zie hoofdstuk 1). Omdat lymfadenopathie tijdens de primaire infectie van EBV, CMV en hiv zo'n prominente rol kan spelen, zullen deze virussen in dit hoofdstuk uitvoeriger worden besproken.

13.3.2 EPSTEIN-BARR-VIRUS

Epstein-barr-virus (EBV, officiële taxonomische benaming: humaan herpesvirus 4, hhv-4) werd in 1961 ontdekt door Epstein, Achong en Barr. Zij zagen het virus met behulp van een elektronenmicroscoop in cellen die gekweekt waren uit een tumor die veel voorkwam bij kinderen in Afrika (burkitt-lymfoom). Vervolgens bleek dat de meeste volwassenen antistoffen hadden tegen EBV, passend bij een vroegere infectie. De toevallige observatie van de onderzoekers Gertrud en Werner Henle dat zich antistoffen tegen EBV vormden bij een laboratoriummedewerker die mononucleosis infectiosa doormaakte, leidde tot de identificatie van EBV als een van de verwekkers van dit ziektebeeld.

Pathogenese
Speeksel bevat wisselende hoeveelheden van dit virus, geproduceerd in de tonsilcrypten. Primaire infectie via speekselcontact leidt tot productie van virus in de initieel geïnfecteerde epitheelcellen, waarop vervolgens de aanwezige B-cellen worden geïnfecteerd. Infectie van deze B-cellen leidt tot een transformatie, wat in het laboratorium kan worden aangetoond met spontane uitgroei van lymfoblastoïde cellijnen. De infectie van B-cellen leidt tot een uitgesproken T-celrespons, waardoor in het bloedbeeld van patiënten een bont beeld van afwijkend gevormde (atypische) lymfocyten (geactiveerde T-lymfoblasten) wordt gezien. Het kenmerkende symptomencomplex van mononucleosis infectiosa wordt niet rechtstreeks door virusreplicatie veroorzaakt, maar is het resultaat van de sterke T-celrespons (lymfadenopathie) en de daarmee gepaard gaande cytokine- en interleukineproductie, wat zich uit door extreme moeheid en koorts. Deze T-celrespons is verantwoordelijk voor de onderdrukking van de door EBV geïnduceerde B-celproliferatie *in vivo*.

Ten gevolge van de virusspecifieke T-celrespons kan EBV na de primaire infectie alleen in latent geïnfecteerde B-geheugencellen voortbestaan. Bij asymptomatische dragers is ongeveer 1 op de 100.000 B-geheugencellen geïnfecteerd. In deze cellen is weliswaar het EBV-genoom in de kern aanwezig, maar wordt slechts een beperkt aantal genen (10 van de ongeveer 100) tot expressie gebracht. Hierdoor worden slechts weinig virale peptiden op het celoppervlak in de context van moleculen van HLA-klasse I gepresenteerd, waardoor deze cellen niet door cytotoxische CD8+-T-cellen kunnen worden herkend. Reactivatie van virusreplicatie treedt mogelijk op als gevolg van stimulatie van de B-geheugencel door herkenning van zijn specifieke antigeen. Als gevolg van deze reactivatie kan bij 5-10% van de dragers uit speeksel virus worden geïsoleerd.

Het vermogen van EBV om B-celproliferatie te induceren kan leiden tot het ontstaan van B-celtumoren. Aanvankelijk oligoklonale, in latere stadia vaak monoklonale B-cellymfomen kunnen worden gezien bij patiënten met een verstoorde T-celfunctie, zoals hiv-geïnfecteerde personen en ontvangers van orgaantransplantaten (*post-transplant lymphoproliferative disorder*, PTLD).

Verder is aangetoond dat EBV-infectie een cofactor is in de pathogenese van burkitt-lymfoom en nasofarynxcarcinoom (frequent in China) en bij agressievere vormen van de ziekte van Hodgkin.

Epidemiologie
EBV komt wereldwijd voor. Er is geen verschil in prevalentie tussen de geslachten of tussen etnische groepen. De leeftijd waarop infectie optreedt, wordt vooral bepaald door sociaal-economische factoren. In niet-westerse landen treedt infectie vaak al op de vroege kinderleeftijd op vanwege intensieve contacten; bij 5-jarigen ligt de seroprevalentie al boven de 50%, op volwassen leeftijd is uiteindelijk wereldwijd 90-95% geïnfecteerd.

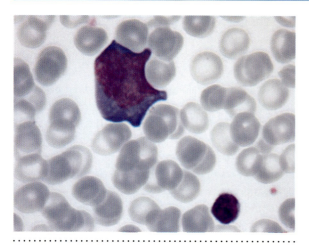

Figuur 13.1 Mononucleosis infectiosa.

Klinische verschijnselen van de primaire EBV-infectie

EBV-infectie bij jonge kinderen verloopt meestal zonder duidelijke klachten en symptomen. Daarentegen verloopt de infectie op adolescentenleeftijd in ongeveer de helft van de gevallen symptomatisch ('kissing disease' of ziekte van Pfeiffer). Na een incubatietijd van ongeveer zes weken ziet men het karakteristieke beeld van de mononucleosis infectiosa ontstaan: vermoeidheid, faryngitis, koorts, cervicale lymfadenopathie en atypische lymfocytose (figuur 13.1). Verhoging van de levertransaminasen (hepatitis) wordt bij bijna 90% van de patiënten gevonden, vaak gepaard gaand met hepatomegalie. Bij ongeveer de helft van deze patiënten bestaat splenomegalie, wat incidenteel tot een miltruptuur kan leiden. De duur van de symptomen varieert van (meestal) enkele weken tot maanden. Vooral de vermoeidheid kan soms langdurig aanhouden, maar uiteindelijk treedt volledig herstel op.

In zeldzame gevallen kan EBV-infectie aanleiding geven tot neurologische complicaties, zoals myelitis transversa, nervusfacialisparese, neuritis optica of cerebellitis. De soms heftig verlopende faryngitis kan naast slikstoornissen aanleiding geven tot pseudomeningisme door een verhoogde tonus van de cervicale musculatuur. Respiratoire obstructie door zwellingen in hypofarynx en larynx komt incidenteel ook voor en kan ernstig zijn. Karakteristiek is de *rash* die kan optreden tijdens EBV-infectie na empirische therapie met amoxicilline. Een belangrijke hematologische complicatie is een hemolytische anemie op auto-immuunbasis.

Er zijn geen aanwijzingen voor betrokkenheid van EBV bij het chronisch vermoeidheidssyndroom.

Diagnostiek

De diagnose EBV-infectie wordt gesteld op grond van serologisch onderzoek. Waarschijnlijk ten gevolge van de massale polyklonale activatie van B-cellen kunnen tijdens de primaire EBV-infectie autoantistoffen en heterofiele antistoffen ontstaan (dat zijn meestal IgM-antistoffen, gericht tegen erytrocytaire antigenen bij andere species). Deze heterofiele antilichamen zijn dus niet gericht tegen EBV maar zijn een direct gevolg van polyklonale B-celstimulatie. De paul-bunnell-test, waarbij deze heterofiele antistoffen worden aangetoond in serum, is een specifieke surrogaattest voor EBV-infectie. Deze test is positief bij 90% van de volwassenen met een primaire infectie, maar veel minder gevoelig bij jonge kinderen met een acute EBV-infectie. Heterofiele antistoffen zijn vooral aantoonbaar in de eerste drie tot zes maanden na het begin van symptomen. Voor screening, ook in de huisartsenpraktijk, zijn sneltests beschikbaar.

Specifieke EBV-serodiagnostiek kan ook worden verricht. Hiermee kunnen IgM- en IgG-antistoffen worden aangetoond tegen het virale capsideantigeen (VCA), een aantal vroege antigenen (*early antigens*, EA) en antigeen uit de latente cyclus van het virus (*Epstein-Barr virus-associated nuclear antigen*, EBNA). De kinetiek van de verschillende antistofresponsen is weergegeven in figuur 13.2. Aan de hand van het antistofpatroon kan een inschatting worden gemaakt van het moment van EBV-infectie. Anti-VCA-IgG-antistoffen ontstaan tijdens de acute fase en blijven ook na herstel aantoonbaar. Hoge titers anti-EA-antistoffen wijzen op een recente infectie. Reconvalescentie gaat gepaard met het dalen van de anti-EA-titers en stijgende titers van anti-EBNA-antistoffen.

De kweek van EBV wordt niet gebruikt in de routinediagnostiek. De ontwikkeling van kwantitatieve moleculaire (PCR) technieken maakt het mogelijk om de hoeveelheid EBV in plasma te kwantificeren. Bij patiënten die immuunsuppressieve therapie ontvangen vanwege een transplantatie wordt de hoeveelheid EBV gevolgd om EBV-gemedieerde posttransplantatie-lymfoproliferatieve ziekte vroegtijdig op te sporen en te voorkomen.

Behandeling en preventie

De behandeling van een acute EBV-infectie is voornamelijk ondersteunend. Aciclovir remt EBV-replicatie *in vitro*, maar heeft klinisch geen effect. Dit past bij de beschreven vooral immunopathologische basis van het ziektebeeld. Incidenteel kunnen corticosteroïden aangewezen zijn bij dreigende luchtwegobstructie of hemolytische anemie. Een vaccin is nog niet voorhanden. Bij EBV-positieve lymfoproliferatieve ziektebeelden speelt therapie gericht tegen B-cellen (anti-CD20 monoklonale antistoffen) een belangrijke rol.

13.3.3 CYTOMEGALOVIRUS

Humaan cytomegalovirus (CMV, humaan herpesvirus 5) dankt zijn naam aan de reuzen- (megalo)cellen, die werden aangetroffen in organen van zuigelingen met een letaal verlopende congenitale infectie.

Humaan cytomegalovirus kent wereldwijd een groot

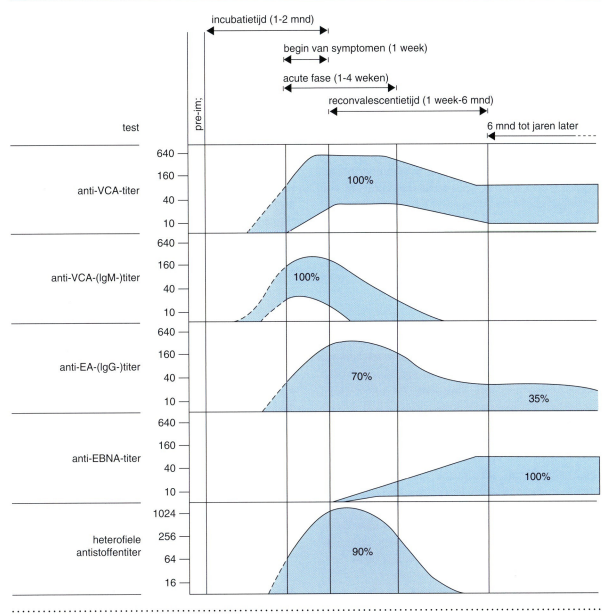

Figuur 13.2 Kinetiek van EBV-antistofrespons. Bron: Richman DD, Whitley RJ, Hayden FG. Clinical virology. Londen: Churchill Livingstone; 1997.

aantal stammen met ongeveer 95% homologie op sequentieniveau; bij een groot aantal diersoorten (primaten, knaagdieren enz.) komen eigen CMV-soorten voor.

Pathogenese

Besmetting met CMV treedt frequent prenataal of perinataal op (tijdens passage door het baringskanaal of door lactatie), of door contact met besmet speeksel of urine. Monocyten kunnen tijdens de primaire infectie worden geïnfecteerd en produceren CMV na hun differentiatie tot macrofagen. Op deze wijze dragen zij vermoedelijk bij tot de hematogene verspreiding van het virus. CMV infecteert onder andere epitheelcellen van nieren (proximale tubuli) en speekselkliercellen (ductusepitheel), endotheel en fibroblasten. Het virus kan de placenta passeren en een intra-uteriene infectie veroorzaken (zie hoofdstuk 15). Bij het onder controle krijgen van de primaire infectie spelen waarschijnlijk zowel specifieke cytotoxische T-lymfocyten als neutraliserende antistoffen een rol. De humorale en cellulaire respons leiden tot partiële immuniteit tegen andere CMV-stammen.

In de latente fase kan CMV-DNA worden aangetoond in monocyten en hemopoëtische stamcellen, maar niet in granulocyten, de cellen waarin het virus juist gedetecteerd wordt tijdens viremische episoden. Actieve replicatie van CMV in de monocyten-/macrofagenreeks is waarschijnlijk beperkt tot gedefinieerde fasen in de differentiatie. De beperkte replicatie in de tussenliggende fasen draagt mogelijk bij tot de persistentie van de infectie. Mogelijk geldt hetzelfde voor andere celtypen. Bij immunocompetente dragers treedt episodisch een asymptomatische reactivatie op, waarbij het virus in urine en speeksel wordt uitgescheiden.

Epidemiologie

Prenatale, intra-uteriene infecties kunnen ernstig verlopen (congenitale CMV, zie hoofdstuk 15), maar peri- en postnatale CMV-infecties verlopen vrijwel altijd asymptomatisch. Overdracht vindt vooral plaats via speeksel, maar ook via moedermelk, urine, feces, bloed en sperma. Tot 10% van de pasgeborenen wordt besmet met CMV tijdens de baring of via lactatie, maar intensief contact met leeftijdgenootjes die virus uitscheiden (crèches) zorgt voor een snelle toename van het aantal geïnfecteerden met de leeftijd. Een tweede snelle stijging van de seroprevalentie wordt gezien bij jonge volwassenen. Ook dan verlopen de meeste (90%) van de primo-infecties asymptomatisch. Afhankelijk van de hygiënische omstandigheden varieert de seroprevalentie wereldwijd op volwassen leeftijd tussen 50 en 100%.

Klinische manifestaties

Ongeveer 10% van de primo-infecties op de volwassen leeftijd gaat gepaard met symptomen. Deze treden op na een incubatietijd van gemiddeld zes weken, vergelijkbaar met EBV. Ongeveer 5-10% van de klinische beelden van mononucleosis infectiosa wordt veroorzaakt door CMV. CMV-mononucleosis treedt doorgaans op wat latere leeftijd op dan EBV-mononucleosis. Meestal blijven de symptomen beperkt tot twee à drie weken koorts. Faryngitis en cervicale lymfadenopathie zijn minder gebruikelijk dan bij primaire EBV-infectie. Het perifere bloedbeeld vertoont meestal een lymfocytose met atypische lymfocyten, en de leverfuncties kunnen gestoord zijn. Volledig herstel treedt op na ongeveer zes weken. De paul-bunnell-reactie is kenmerkend negatief. Zeldzame complicaties zijn hepatitis, pneumonie, aseptische meningitis en het syndroom van Guillain-Barré.

Ditzelfde ziektebeeld van koorts, leukopenie, atypische lymfocytose en splenomegalie kan optreden bij een CMV-seronegatieve ontvanger drie tot zes weken na bloedtransfusie met vers CMV-seropositief bloed. De kans op CMV-transmissie via bloedtransfusie (geschat op ongeveer 2,5% per unit getransfundeerd bloed) kan worden gereduceerd door gebruik van bloed van seronegatieve donoren, leukocytenarm bloed of bevroren bloed- of bloedproducten.

Ernstige ziektebeelden veroorzaakt door CMV treden vooral op bij intra-uteriene infectie (zie hoofdstuk 15) en patiënten met afweerstoornissen (zie hoofdstuk 17).

Bij orgaantransplantaties is CMV-ziekte een van de meest voorkomende complicaties. CMV-ziekte kan het gevolg zijn van reactivatie van het virus van de (seropositieve) ontvanger of infectie vanuit het donororgaan of door gedoneerd bloed. Vanwege het beperkte aanbod van donororganen is het niet altijd mogelijk naast een goede HLA-match ook de CMV-serostatus van donor en ontvanger op elkaar af te stemmen.

CMV-infectie bij transplantatiepatiënten kan gepaard gaan met langdurige koorts, trombo- en/of leukopenie en gestoorde leverenzymen (hepatitis), spierpijn en gewrichtsklachten. Daarnaast kunnen ernstige gastro-intestinale infecties optreden (oesofagitis, gastritis, colitis), die gepaard kunnen gaan met perforatie. CMV-pneumonitis is vooral een levensbedreigende ziekte bij patiënten met een allogene beenmergtransplantatie. Diverse vormen van CMV-ziekte kunnen optreden bij aidspatiënten, vooral bij een sterk gestoorde immuniteit (CD4+-cellen < 50/mm^3). Naast pneumonitis, encefalitis en gastro-intestinale infecties is vooral retinitis een beruchte complicatie. De laatste manifestatie kan zich bilateraal voordoen en leidt bijna altijd tot blindheid, tenzij antivirale therapie wordt gegeven.

Incidenteel doet zich een ernstige CMV-colitis voor bij jonge volwassenen met een op het oog normale of hooguit licht gestoorde immuniteit (zoals bij zwangeren).

Diagnostiek

De diagnose primaire CMV-infectie bij immuuncompetente gastheren wordt meestal gesteld aan de hand van het antistofpatroon. IgM-antistoffen (in de vroege fase) en IgG-antistoffen (levenslang) zijn aantoonbaar. Een reactivatie van de CMV-infectie kan gepaard gaan met de hernieuwde vorming van IgM-antistoffen maar dit is weinig betrouwbaar. Een foutpositieve CMV-IgM-test kan soms optreden bij een primaire EBV-infectie. Het betreft hier antistoffen gegenereerd als gevolg van de tijdens de EBV-infectie optredende polyklonale B-celactivatie, of mogelijk antistoffen die gemeenschappelijke antigene determinanten van EBV en CMV herkennen. Heterofiele antistoffen komen bij CMV-infectie echter niet voor.

Naast serologisch onderzoek bestaat de mogelijkheid om CMV als virus aan te tonen, door middel van kweek, door antigeendetectie of tegenwoordig vooral door CMV-DNA-detectie. Dit is vooral van groot belang bij de infecties van immuungecompromitteerde gastheren. CMV is in die gevallen als typisch systemische infectie aantoonbaar op vele plaatsen, zoals in de keel, in urine, in bronchiaal spoelsel en in leukocyten. Ook bij congenitaal geïnfecteerde kinderen vindt soms nog jarenlang sterke CMV-uitscheiding in de urine plaats.

Positieve kweekresultaten wijzen niet noodzakelijkerwijs op een symptomatische CMV-infectie. Asymptomatische uitscheiding van CMV komt regelmatig voor, in het bijzonder bij patiënten met een verminderde afweer. Een goede indruk van de relevantie van een CMV-infectie is in die gevallen te verkrijgen door het meten van de hoeveelheid viraal DNA in bloed of plasma.

Behandeling en preventie

De drie middelen met klinisch bewezen werkzaamheid, ganciclovir, foscarnet en cidofovir, worden gekenmerkt door een hoge frequentie van toxische neveneffecten. Ganciclovir is nauw verwant aan aciclovir, maar blijkt een veel effectievere remmer van de CMV-replicatie. Dit is het meest toegepaste middel tegen CMV-infectie; het is ook oraal toepasbaar door middel van de prodrug valganciclovir. Door het ter beschikking komen van snelle moleculaire tests voor de kwantitatieve bepaling van de hoeveelheid CMV in plasma wordt bij transplantatiepatiënten therapie vaak toegepast op geleide van de hoeveelheid CMV in het bloed. Met deze strategie blijkt ernstige CMV-ziekte bij deze patiënten grotendeels te kunnen worden voorkomen (zie hoofdstuk 17).

Onderzoek naar preventie van CMV-ziekte door vaccinatie is gaande. Immunisatie van ontvangers van niertransplantaten acht weken voor transplantatie met een verzwakte CMV-stam (Towne) leidde niet tot een verminderde CMV-uitscheiding na transplantatie. De incidentie van CMV-ziekte was wel lager ten opzichte van de placebogroep en ook verliep de ziekte in die gevallen minder ernstig. Naast onderzoek met dit type vaccin is ook onderzoek gaande met vaccins bestaande uit gezuiverd of recombinant gB, het voornaamste envelopglycoproteïne van CMV-virus. Ook het voorkómen van schade door congenitale CMV-infectie is een belangrijk doel van vaccinatie.

13.3.4 TOXOPLASMOSE

Naar schatting 1% van de mononucleosis infectiosa-achtige ziektebeelden wordt veroorzaakt door *Toxoplasma gondii*, een intracellulair protozoön. In hoofdstuk 18 zal nader op deze infectie worden ingegaan.

13.4 Humaan immunodeficiëntievirus

> **Casus 13.2**
>
> Een 45-jarige vrouw wordt opgenomen in het ziekenhuis vanwege toenemende kortademigheid. Tien jaar eerder werkte zij als reisleidster ruim acht maanden in Tanzania, kort waarop zij een griepachtig beeld met lymfadenopathie ontwikkelde, dat toen werd geduid als mononucleosis infectiosa. Twee jaar voor presentatie begon ze langzamerhand steeds meer last te krijgen van seborroïsch eczeem, genitale ulcera en eenmaal een ernstige gordelroos in het gelaat. De laatste maanden is ze 8 kg afgevallen.
>
> Bij onderzoek blijkt er sprake van een verlaagde zuurstofspanning door een dubbelzijdige, interstitiële pneumonie. Bij een longspoeling wordt *Pneumocystis* in de alveolaire macrofagen herkend en wordt een hiv-antistoftest ingezet. Deze blijkt positief. Haar CD4-aantal blijkt 30/mm³.

13.4.1 INLEIDING

In 1981 werd in de Verenigde Staten een epidemie van longontstekingen met *Pneumocystis jirovecii* beschreven, vaak gepaard gaand met een zeldzame vorm van huidkanker, het kaposi-sarcoom. Al snel werd duidelijk dat een ernstige immuunstoornis aan deze verschijnselen ten grondslag lag en dat de slachtoffers allen in korte tijd overleden. Aanvankelijk waren de slachtoffers jonge homoseksuele mannen, maar al snel werden vergelijkbare casus waargenomen bij heteroseksuele mensen uit Haïti en bij ontvangers van bloedtransfusies. De aandoening werd aids genoemd (*acquired immune deficiency syndrome*) en gezien de epidemiologie vermoedde men al snel een infectieuze oorzaak. In 1983 isoleerden de latere Nobelprijswinnaars (2008) Barré-Sinoussi en Montagnier als eersten uit de lymfeklier van een Franse aidspatiënt een nieuw retrovirus, dat uiteindelijk humaan immunodeficiëntievirus type 1 (hiv-1) werd genoemd. In 1986 werd een verwant virus, hiv-2, aangetoond bij aidspatiënten in West-Afrika.

Inmiddels is duidelijk geworden dat beide virussen voorkomen bij primaten in Afrika (als vormen van *simian immunodeficiency virus*, SIV). Men heeft aannemelijk kunnen maken dat de voorlopers van beide humane virussen in de jaren dertig (hiv-1) en veertig (hiv-2) van de vorige eeuw vanuit primaten bij de mens geïntroduceerd zijn op het Afrikaanse continent. Het begin van de epidemie in Afrika is niet herkend, wel heeft men met terugwerkende kracht een geval van aids kunnen vaststellen bij een zeeman uit Manchester in 1959, die vermoedelijk in Afrika was geïnfecteerd.

13.4.2 STRUCTURELE KENMERKEN VAN HIV-1

Het virusdeeltje heeft een sferische vorm en is ongeveer 100 nm groot (figuur 13.3a). Het virus heeft een envelop die bestaat uit de virale glycoproteïnen gp120 en gp41, en bestanddelen die afkomstig zijn van de gastheercelmembraan. Deze envelop omgeeft de capside, met als voornaamste bestanddeel het virale p24-eiwit. Binnen de capside bevinden zich twee identieke enkelstrengs RNA-moleculen (het virale genoom) en een aantal moleculen van de enzymen reverse transcriptase, integrase en protease.

Het genoom is relatief klein (9 kb) en bevat negen genen, die in totaal coderen voor vijftien verschillende eiwitten. Het genoom wordt aan weerszijden geflankeerd door een *long terminal repeat* (LTR), een niet-coderend deel van het genoom betrokken bij de regulatie van de virale expressie (figuur 13.3b). De genproducten zijn onder te verdelen in:
1 structurele proteïnen (o.a. de *gag*-genproducten (p24 en p17) en envelopglycoproteïnen (gp41 en gp120);
2 door het virus gecodeerde enzymen die nodig zijn voor de virale replicatiecyclus (reverse transcriptase, integrase en protease);
3 eiwitten die betrokken zijn bij de regulatie van de genexpressie (o.a. *tat*, *rev* en *nef*).

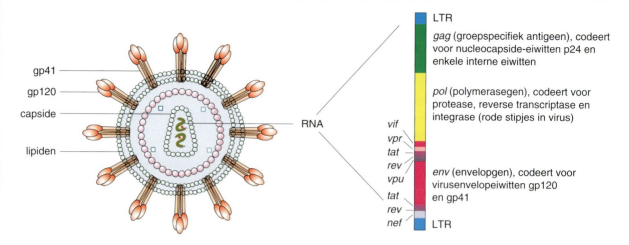

Figuur 13.3 Links: hiv-virion. Rechts: Genoom van hiv-1.

13.4.3 DE REPLICATIECYCLUS VAN HIV

Hiv infecteert humane gastheercellen die op hun buitenmembraan een CD4+-receptormolecuul bezitten (figuur 13.4). Deze CD4+-receptoren zijn uiteraard aanwezig op CD4+-positieve T-lymfocyten, maar in mindere mate ook op macrofagen en dendritische cellen. Hiv gebruikt dit CD4+-molecuul als eerste receptor om de gastheercel te kunnen binden. Door binding van het virale gp120 aan dit CD4+-molecuul ontstaat in de virusenvelop een conformatieverandering, waardoor het virus zich kan binden aan een tweede (co)receptor. Deze tweede receptor komt uit de familie van de chemokinereceptoren, waarvan er twee belangrijk zijn voor hiv: CCR-5 en CXCR-4. De CCR-5-receptor bevindt zich vooral op macrofagen, dendritische cellen en CD4+-positieve T-lymfocyten, de CXCR-4-receptor komt vooral tot expressie op geactiveerde CD4+-positieve T-lymfocyten. Op basis van hun coreceptorgebruik kan hiv worden onderverdeeld in varianten die vooral de CCR-5-receptor gebruiken (R5-virussen, ook wel macrofagotrope virussen) en varianten die vooral de CXCR-4-receptor gebruiken (X4-virussen, ook wel lymfocytotrope virussen). Er zijn ook varianten die beide receptoren kunnen gebruiken (duotrope virussen).

Het overgrote deel van de patiënten wordt geïnfecteerd met R5-trope virussen. Gedurende de infectie kunnen virussen muteren met als gevolg dat bij ruim 50% van de geïnfecteerde individuen in de loop van de infectie virussen ontstaan die ook de CXCR-4-coreceptor kunnen gebruiken.

Na binding aan de coreceptor treedt een tweede conformatieverandering op en kan het envelopeiwit gp41 binden aan de gastheercelmembraan. Binding van de virus- en celmembraan leidt tot fusie van beide membranen, waarop de nucleocapside het cytoplasma van de cel kan binnengaan. Vervolgens worden met behulp van het enzym reverse transcriptase de twee enkelstrengs virale RNA-kopieën omgezet in proviraal dubbelstrengs DNA (figuur 13.4). Dit DNA migreert naar de kern en integreert in het gastheercel-DNA met behulp van het reeds aanwezige virale integrase. Het geïntegreerde DNA noemen we een provirus. In feite is er nu sprake van een irreversibele ('ongeneeslijke') situatie: Zo lang de geïnfecteerde gastheercel(populatie) overleeft, zal ook het geïntegreerde hiv-DNA overleven.

Wanneer een provirus bevattende CD4+-cel geactiveerd wordt, wordt de transcriptiefactor NFκB geproduceerd. Deze bindt aan de promotor van het provirus, waarop transcriptie wordt gestart. De virale eiwitten *tat* en *rev* die daarbij gemaakt worden, zorgen vervolgens voor een efficiënter verlopende transcriptie, waarop virale mRNA's en de precursors van de structurele (glyco)proteïnen worden geproduceerd. De virale glycoproteïnen groeperen zich bij de celmembraan. Het virale protease klieft het *gag*-precursoreiwit, waarop de eindproducten worden geproduceerd, onder meer de virale capside-eiwitten. Samen met het genomisch RNA assembleren deze eiwitten aan de binnenkant van de celmembraan tot nieuwe virionen, die zich door lokale uitstulping en afsnoering van de celmembraan (*budding*) buiten de cel begeven (zie figuur 13.4).

Men schat dat er bij een hiv-1-geïnfecteerde patiënt gemiddeld 10^8-10^{10} virusdeeltjes per dag worden geproduceerd, waarbij dagelijks 10^8-10^9 CD4+-cellen worden geïnfecteerd. Doordat het reverse transcriptase een slordig enzym is ($1{:}10^4$ nucleotiden wordt foutief gekopieerd), treden er mutaties op die leiden tot virusvarianten. Men kan daardoor niet spreken van één virus maar van een viruspopulatie. Afhankelijk van suppressieve factoren, zoals de gastheerimmuniteit tegen hiv of de aanwezigheid van medicatie, zullen vooral die virussen expanderen, die door hun mutatie(s) aan deze suppressieve druk kunnen ontsnappen (*survival of the fittest*).

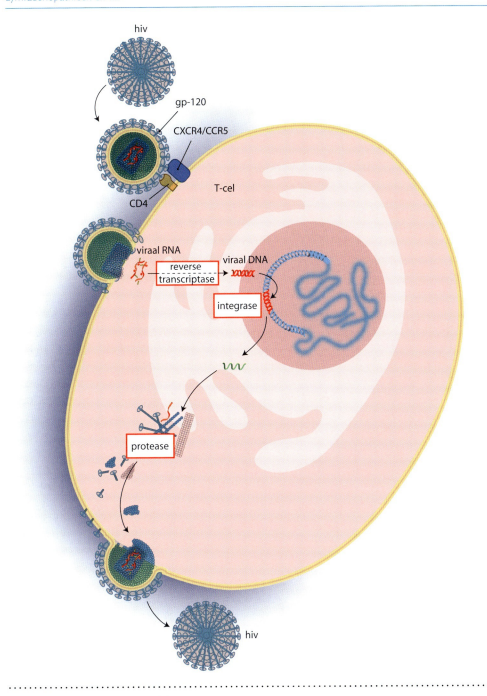

Figuur 13.4 Replicatiecyclus van hiv.

13.4.4 IMMUNOPATHOLOGIE VAN HIV-INFECTIE

Het kenmerk van een hiv-infectie is een geleidelijke afname van het aantal CD4+-positieve lymfocyten in het perifere bloed (figuur 13.5), waardoor uiteindelijk een functionele immundeficiëntie ontstaat.

Aanvankelijk nam men aan dat de CD4+-daling een direct gevolg was van de celdood door virusreplicatie, dan wel door toegenomen geprogrammeerde celdood (apoptose), of door immuungemedieerde destructie. Tegenwoordig neemt men aan dat de hiv-infectie een hyperactivatie van het gehele CD4+-compartiment veroorzaakt, waardoor de CD4+-cellen veel korter overleven en uiteindelijk onvoldoende kunnen worden aangevuld.

Aangezien de CD4+-lymfocyt een centrale rol speelt in de regulering van de immuunrespons, leidt het verlies van deze celpopulatie uiteindelijk tot deficiënties in die immuunrespons.

Vooral de cellulaire immuniteit is sterk afhankelijk van de aansturende rol van de CD4+-cel en is daarom als eerste gestoord. De cellulaire immuniteit controleert onder meer micro-organismen die in of op het lichaam latent aanwezig zijn, zoals schimmels, *Mycobacteria* en herpesvirussen. Wanneer de cellulaire immuniteit verminderd functioneert, kunnen deze micro-organismen tot ziekteverschijnselen leiden. Men spreekt dan van opportunistische infecties (zie ook hoofdstuk 17).

De humorale immuniteit ontwikkelt zich vooral in de

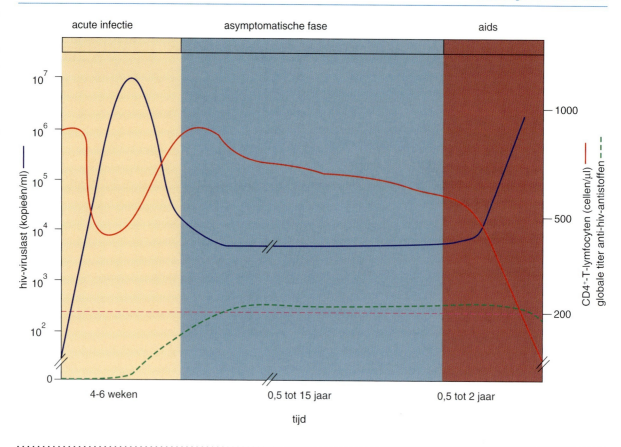

Figuur 13.5 Verloop van de concentratie hiv-RNA en de hoeveelheid CD4+-cellen in plasma.

eerste levensjaren. De CD4+-cel speelt in die fase wel een belangrijke rol in deze ontwikkeling, maar als het humorale immuunrepertoire eenmaal gevormd is, wordt de rol van de CD4+-cel hierin minder belangrijk. Een volwassen persoon met een laag CD4+-aantal kan gekapselde micro-organismen, zoals pneumokokken en stafylokokken, die vooral afhankelijk zijn van een humorale immuunrespons, daarom nog redelijk effectief bestrijden. Jonge kinderen met hiv hebben daar duidelijk meer moeite mee door een nog onvoldoende gerijpt humoraal repertoire. Vaccinatie, waarbij humorale immuniteit moet worden opgebouwd onder invloed van CD4+-cellen, is om diezelfde reden minder effectief bij hiv-geïnfecteerde patiënten met een laag CD4+-aantal.

Een hiv-infectie onderscheidt zich in het begin niet van andere virusinfecties waartegen het lichaam zowel een humorale als een cellulaire immuunrespons opbouwt. Nadat het virus in de eerste weken vrij spel heeft gehad, waarbij grote hoeveelheden virus in het bloed kunnen worden aangetroffen (figuur 13.5), zorgen tegen hiv gerichte neutraliserende antistoffen en cytotoxische lymfocyten (CTL) voor controle over het virus, waarop de hoeveelheid celvrij virus in het plasma daalt. Afhankelijk van de kracht van deze gastheerrespons en de mogelijkheid van het virus om hieraan te ontsnappen, ontstaat na een aantal weken een soort balans (*set-point*) waarbij hiv en het immuunsysteem elkaar in evenwicht houden. Doordat het virus echter continu muteert, ontstaan virusvarianten die aan deze immuuncontrole ontsnappen, waarop een nieuwe immuunrespons tegen deze varianten de balans weer moet proberen te herstellen. Doordat de daarvoor benodigde CD4+-cellen echter langzaam verdwijnen (en daardoor ook de CTL-respons tegen hiv vermindert), raakt de balans steeds meer verstoord en zal het virus deze strijd uiteindelijk winnen: de hoeveelheid virus in het plasma stijgt weer. In het algemeen geldt dat stijging van de hoeveelheid in het plasma (meer dan 100.000 viruskopieën per ml) gepaard gaat met een snellere CD4+-daling en dus een snellere ziekteprogressie. Door de mutaties in de envelop kan het virus ook zijn tropisme veranderen: naast macrofagotrope virussen (R5) ontstaan duotrope (R5/X4) virussen, met als gevolg dat het virus in meer cellen kan repliceren. Hierdoor stijgt de hoeveelheid virus snel en zal het aantal CD4+-cellen in korte tijd sterker dalen, wat gepaard gaat met snelle ziekteprogressie.

Het beloop van de hiv-infectie kent grote interindividuele verschillen: de duur van de asymptomatische eerste fase kan variëren van twee tot meer dan vijftien jaar. De genetische achtergrond, zoals de HLA-typering van de geïnfecteerde persoon en ook andere genetische polymorfismen binnen het immuunsysteem, draagt daar belangrijk aan bij. Zo zijn er individuen die een homozygote deletie hebben voor de CCR-5-receptor, waardoor infectie met R5-virussen niet kan plaatsvinden. Bij personen met de heterozygote CCR-5-deletie kan een R5-virus zich minder gemakkelijk verspreiden en verloopt de ziekteprogressie trager.

13.4.5 KLINISCHE VERSCHIJNSELEN

De kliniek rondom hiv-infectie is grofweg in drie fasen te verdelen: de acute hiv-infectie in de eerste drie maanden, daarna een relatief asymptomatisch verlopende fase, die twee tot meer dan vijftien jaar kan duren, en tot slot een symptomatische fase, die snel progressief kan verlopen en eindigt in aids.

Nadat iemand met hiv geïnfecteerd is geraakt, ontstaan in de acute fase klinische symptomen bij 80-90% van de personen, waarbij 50-60% medische hulp zoekt. De symptomen beginnen meestal twee tot vier weken na de infectie en lijken sterk op een griepbeeld of op mononucleosis infectiosa, dat eerder werd besproken bij de acute EBV-infectie. Koorts treedt vaak op (> 90%), gepaard gaand met faryngitis (75%), lymfadenopathie (50-75%), spier- en gewrichtspijn (50-90%) en moeheid (80-90%). Regelmatig worden bovenstaande verschijnselen begeleid door een uitgebreide maculopapulaire huiduitslag (30-70%), gewichtsverlies (50-70%), hoofdpijn (40%), darmklachten met diarree en/of braken (30-50%) en ulcera in mond, rectum en genitalia. Bij bloedonderzoek ziet men vaak atypische lymfocytose (> 80%), leuko- en trombopenie (35-45%) en milde hepatitis (20%). Meestal houden de klachten en afwijkingen niet langer dan twee weken aan. In deze fase van de acute hiv-infectie komt de immuunrespons tegen hiv op gang: er ontstaan antistoffen tegen alle hiv-eiwitten (seroconversie) en er ontstaat ook een sterke CTL-respons. Initieel is er veel virus in het plasma aanwezig (hiv-RNA *viral load*) en zullen de hiv-tests (die berusten op het aantonen van anti-hiv-antistoftests) nog negatief zijn; men spreekt van de window-fase. Seroconversie treedt bij de meeste patiënten binnen acht tot tien weken op, zodat deze window-fase slechts enkele weken duurt. Tijdens de acute hiv-infectie daalt het aantal CD4+-cellen in het bloed, wat zich meestal grotendeels weer herstelt. De daling kan soms zo diep zijn, dat ernstige opportunistische infecties kunnen optreden. De grootste daling van CD4+-cellen in de acute fase vindt echter plaats in het darmgeassocieerde lymfoïde weefsel (GALT, *gut associated lympoïd tissue*). In dit compartiment vindt nauwelijks herstel van het aantal CD4+-cellen plaats. Met het op gang komen van een krachtige immuunrespons daalt de hoeveelheid hiv-RNA in het plasma en herstelt het aantal CD4+-cellen in het perifere bloed zich weer redelijk (figuur 13.5).

Na de acute fase volgt de al genoemde asymptomatische fase, waarbij virus en gastheer elkaar in evenwicht lijken te houden rond een soort set-point. Algemene klachten zoals moeheid, nachtzweten en lymfadenopathie worden in wisselende mate gezien, evenals huidklachten zoals folliculitis en seborroïsch eczeem. Bepaalde opportunistische infecties zoals herpes zoster en herpes simplex treden vaker op, evenals sinusitis en pneumokokkenpneumonieën, maar zo lang het aantal CD4+-lymfocyten hoger is dan 200/mm^3 zijn deze beelden mild en van voorbijgaande aard.

Zodra het CD4+-aantal duidelijk onder deze grens komt, worden de opportunistische infecties ernstiger. Infecties door *Candida albicans* van mondholte (stomatitis) en slokdarm (oesofagitis), longontstekingen met *Pneumocystis jirovecii* (vroeger *Pneumocystis carinii* genoemd) en diarree met *Giardia lamblia*, *Cryptosporidium*, *Isospora* en *Microsporidia* nemen in frequentie toe, naarmate het CD4+-gehalte lager wordt. Bij CD4+-waarden onder de 100/mm^3 zorgen toxoplasmose (cerebraal abces), *Cryptococcus neoformans* (meningitis, maar ook gedissemineerd), CMV (colitis en retinitis) en atypische *Mycobacteria* (bacteriëmie, darmwand en beenmerg) voor ernstig verlopende en dodelijke infecties. Los van deze CD4+-grenzen worden als belangrijke opportunistische problemen gewone tuberculose maar ook kwaadaardige aandoeningen als non-hodgkinlymfomen en kaposi-sarcomen gezien. Wanneer een hiv-geïnfecteerde zich presenteert met een van deze opportunistische problemen, spreekt men per definitie van aids. Onbehandeld is de gemiddelde overleving van een aidspatiënt meestal niet langer dan 18 maanden, afhankelijk van de ernst van de ziekte waarop de diagnose aids wordt gesteld.

De belangrijkste aids-indicatordiagnosen zijn:
– *Pneumocystis jirovecii*-pneumonie (voorheen: *Pneumocystis jirovecii*);
– oesofageale candidiasis;
– cerebrale toxoplasmose;
– cryptosporidiose met > 1 maand diarree;
– extrapulmonaire cryptokokkose;
– CMV-ziekte van tractus digestivus, retinitis, pneumonitis, encefalitis;
– HSV mucocutane ulcera > 1 maand, pneumonitis, oesofagitis;
– pulmonale of gedissemineerde tuberculose;
– gedissemineerde infectie met *Mycobacterium avium intracellulare* of *M. kansasii*;
– *hiv-wasting*: > 10% gewichtsverlies en diarree, of langdurige febris e.c.i. en chronische malaise;
– hiv-geassocieerde dementie;
– kaposi-sarcoom;
– non-hodgkin- of B-cellymfoom.

13.4.6 BEHANDELING

Sinds de eerste hiv-patiënten werden beschreven, is er al direct veel ontwikkeling geweest in het zoeken naar behandelingen. In eerste instantie bestond dit uit het steeds beter behandelen en voorkomen van opportunistische infecties. Zo werd al snel duidelijk dat een van de beruchtste opportunistische infecties, de *Pneumocystis jirovecii*-pneumonie (zie ook hoofdstuk 17) kon worden voorkomen als patiënten een profylaxe met co-trimoxazol ontvingen zodra hun aantal CD4+-cellen lager werd dan 200/mm³.

Vanaf 1987 werd het mogelijk de hiv-infectie zelf te behandelen met een middel dat reverse transcriptase remde: azidothymidine (AZT). Dit middel is een gemodificeerd nucleoside (thymidine), dat wanneer het in de DNA-keten wordt ingebouwd verdere DNA-verlenging (en dus uiteindelijk virusreplicatie) onmogelijk maakt. In eerste trials met dit middel was een duidelijk klinische verbetering aantoonbaar, maar het overlevingsvoordeel bleek van korte duur. Nieuwe, vergelijkbare medicijnen, alle NRTI's (*nucleoside-analogue reverse transcriptase inhibitors*) genoemd, kwamen op de markt, maar ook zij bleken in monotherapie geen aanwinst. Duotherapie was effectiever, maar de echte doorbraak kwam pas met het gebruik van tripelcombinatietherapie. Al snel werd het arsenaal medicijnen uitgebreid met een groep medicijnen die reverse transcriptase op een andere manier remmen (NNRTI's, *non-nucleoside reverse transcriptase inhibitors*), maar ook met nieuwe NRTI's en proteaseremmers. Ook werd toen duidelijk waarom mono- en duo-NRTI-therapie niet werkten: deze middelen konden de virusreplicatie niet geheel remmen, omdat een of twee mutaties in het enzym reverse transcriptase al tot antivirale resistentie konden leiden. Virussen met een tot twee mutaties waren al aanwezig in de viruspopulatie van onbehandelde mensen, met als gevolg dat deze mutanten werden uitgeselecteerd en konden repliceren. Tripelcombinatietherapie (een proteaseremmer of een NNRTI gecombineerd met twee NRTI's) bleek wel tot volledige onderdrukking van de virale replicatie te leiden. Hiervoor wordt het acroniem HAART gebruikt (*highly active anti-retroviral therapy*). In enkele weken tijd kan de hoeveelheid hiv-RNA in plasma tot onmeetbaar lage waarden worden teruggebracht, gevolgd door een snelle stijging van het aantal CD4+-cellen in het perifere bloed, deels als gevolg van reallocatie van deze cellen vanuit de lymfeklier, deels als gevolg van remming van virusgeïnduceerde celdood. Met het stijgen van het CD4+-celaantal verdwijnen de ziekteverschijnselen snel en blijken de CD4+-waarden vervolgens geleidelijk te kunnen terugkeren tot relatief normale waarden, mits de virussuppressie voortdurend wordt gehandhaafd. Belangrijk hierbij is dat HAART dagelijks en goed geslikt wordt. Met de eerstegeneratie-tripeltherapieën viel dit niet mee, aangezien zij bestonden uit grote aantallen pillen die meerdere keren per dag genomen moesten worden en bovendien frequent gepaard gingen met bijwerkingen als diarree, bloedarmoede en neuropathie. Desalniettemin daalde in korte tijd de sterfte aan aids. Ook bleek de virusoverdracht van moeder naar kind te kunnen worden geblokkeerd, door de hiv-positieve moeder tijdens het laatste deel van de zwangerschap een combinatiebehandeling te geven.

Na 2003 werden nog nieuwe klassen hiv-remmers geïntroduceerd: een remmer van de fusie van gp41 met de celmembraan (2003), een middel dat bindt aan CCR5-coreceptor (2008) en een integraseremmer (2008), zodat het totale aantal geregistreerde antiretrovirale middelen in 2011 al ruim twintig telt. Een bespreking van de aangrijpingspunten van antivirale therapie is te vinden in hoofdstuk 1 (paragraaf 1.7.2). Meerdere combinaties van vrijwel steeds drie middelen kunnen op die manier worden samengesteld, waarbij ook resistente virussen goed kunnen worden geremd. Behalve dit betere antivirale effect, maakten de nieuwere medicijnen combinaties mogelijk met een aanmerkelijk minder aantal pillen en ook met veel minder bijwerkingen. Vooral deze laatste twee eigenschappen maakten dat patiënten daadwerkelijk hun medicatie goed konden blijven innemen. Dankzij de HAART lijkt de levensverwachting van hiv-geïnfecteerde personen inmiddels vergelijkbaar aan die van niet hiv-geïnfecteerden. Langetermijnbijwerkingen, bijkomende ziekten (zoals chronische hepatitis B en C), maar ook ouderdomsverschijnselen spelen daarom een steeds grotere rol in de hiv-zorg anno 2011.

Met HAART wordt gestart als het risico op opportunistische infecties begint te stijgen. Aanvankelijk stelde men die grens onder een CD4+-aantal van 300/mm³, mede in overweging nemend dat de eerste combinaties ook veel bijwerkingen hadden. Met de nieuwere combinaties is een vroegere start mogelijk en schuift de startgrens daarom op naar een hoger CD4+-getal (400/mm³ anno 2010).

HAART is kostbaar en het bovenbeschreven succes kon aanvankelijk vooral worden bereikt in de rijkere landen. Na 2000 is HAART echter met vereende krachten ook geïntroduceerd in landen met de grootste patiëntenconcentraties. Eind 2009 ontvingen zo ruim 5 miljoen patiënten over de hele wereld HAART, weliswaar tegen een geschat totaal patiëntenaantal van 33 miljoen (2008).

13.4.7 HIV-2-INFECTIE

De bovenstaande beschrijving van het beloop en de behandeling van hiv-infectie betreft vooral hiv-1. Wereldwijd is bij ongeveer 5% van de hiv-geïnfecteerde patiënten echter sprake van infectie met hiv-2. De prevalentie van dit virus is het hoogst in West-Afrika, waar dit virus vermoedelijk rond 1940 door een meerkattensoort (zwarte mangabey) bij de mens werd geïntroduceerd.

Het ziektebeeld van hiv-2 verschilt niet van hiv-1, maar het beloop van een hiv-2-infectie is doorgaans veel milder en verloopt in een trager tempo. De hoeveelheid hiv-2-RNA in plasma is veel lager dan bij hiv-1. Dit draagt er waarschijnlijk toe bij, dat hiv-2 minder gemakkelijk kan worden overgedragen via seksueel contact of van moeder op kind.

De diagnostiek van hiv-1 en hiv-2 verschilt enigszins: in de standaard hiv-serologie (ELISA) zullen hiv-1- en hiv-2-infecties niet van elkaar onderscheiden kunnen worden. Dit is pas mogelijk bij de zogeheten bevestigingstest (*western-blot*), waarbij specifieke antistoffen tegen hiv-2-eiwitten apart worden gemeten. De PCR-test, die gebruikt wordt voor het meten van hiv-1-RNA in plasma, detecteert hiv-2-RNA niet. Hierop dient men bedacht te zijn omdat een specifieke hiv-2-RNA-test moet worden aangevraagd.

Ook therapeutisch zijn er verschillen tussen hiv-1 en hiv-2: non-nucleoside reverse transcriptase inhibitors (NNRTI's) en fusieremmers zijn niet werkzaam tegen hiv-2 vanwege een andere structuur van het reverse transcriptase en gp41. Het aantal behandelingsmogelijkheden tegen hiv-2 is daardoor beperkter.

13.4.8 EPIDEMIOLOGIE

Hiv kan worden overgedragen via seksueel contact, bloed-bloedcontact (zoals transfusie van bloedproducten en het gebruik van verontreinigde naalden) en door verticale transmissie (van moeder op kind).

Het risico op seksuele overdracht wordt vergroot wanneer er sprake is van slijmvliesbeschadigingen, zoals bij geslachtsziekten of bij agressieve c.q. traumatische seks (verkrachting), maar is ook afhankelijk van de seksuele techniek. Zo is de transmissiekans groter bij anale seks ten opzichte van vaginale seks en ook zal de ontvangende partner eerder een infectie oplopen (tabel 13.2). De kans op overdracht wordt mede bepaald door de hoeveelheid aanwezig infectieus virus. Bij een hoge virale load in het plasma, zoals vooral het geval is tijdens de acute hiv-infectie, is de transmissiekans veel groter dan bij een lage virale load. Effectieve HAART reduceert het transmissierisico tot bijna nihil.

Transmissie via bloed-bloedcontact verloopt efficiënter dan seksuele overdracht, maar is afhankelijk van het inoculum en ook weer van de hoeveelheid aanwezig virus. Mondiaal gaat het hierbij vooral om hergebruik van injectienaalden bij intraveneus drugsgebruik, maar er zijn ook diverse voorbeelden van hergebruik van naalden en infuussystemen in medische setting (Libië, China, Roemenië), dan wel infusie van met hiv besmette bloedproducten. Ook in Nederland zijn vóór 1985 tientallen hemofiliepatiënten op deze manier met hiv geïnfecteerd, doordat er nog geen hiv-test beschikbaar was.

Het risico op verticale transmissie van hiv van moeder naar kind is 15-25% wanneer geen borstvoeding wordt geven, maar loopt op tot 40% als dat laatste wel gebeurt. De meeste kinderen raken geïnfecteerd in de laatste fase van de zwangerschap, vooral tijdens de partus. Ook hier speelt de hoogte van de virale load weer een belangrijke rol. Door alle zwangere vrouwen vroeg op hiv te testen en ten minste in het derde trimester van de zwangerschap met HAART te behandelen (zie verder), is in de westerse wereld het risico op verticale transmissie tot minder dan 0,1% teruggedrongen.

De incidentie van hiv-1 in de verschillende risicogroepen is sterk afhankelijk van de geografische lokalisatie en transmissieroute. In Centraal-Afrika, waar het virus

Tabel 13.2 Gemiddeld risico op hiv-1-transmissie bij eenmalig contact met een hiv-1-positieve, onbehandelde bron.

bron		risico
seksueel	vaginaal receptief	0,1%
	anaal receptief	3%
	vaginaal insertief	0,07%
	anaal insertief	0,1 %
	oraal receptief	0,06%
parenteraal	bloedtransfusie	70-100%
	percutaan	0,3%
	naalden delen	0,6%
verticaal	zonder borstvoeding	15-25%
	met borstvoeding	25-40%

eind jaren zeventig al wijdverbreid was, is heteroseksuele overdracht het frequentst en wordt het virus veel aangetroffen bij jonge mannen en vooral vrouwen. In sommige Afrikaanse landen blijkt meer dan 30% van de zwangere vrouwen geïnfecteerd. Ook infectie van pasgeborenen door verticale transmissie komt in Afrika veel voor. In de Verenigde Staten, Europa en Australië komt een hiv-1-infectie vooral voor bij mannen die seks hebben met mannen (MSM), ook al neemt het aantal heteroseksuele overdrachten geleidelijk toe. In Oost-Europa en veel Aziatische landen, waaronder China en Indonesië, is een snelle uitbreiding van de epidemie gaande, vooral als gevolg van intraveneus drugsgebruik.

Eind 2008 bedroeg het geschatte aantal in leven zijnde hiv-geïnfecteerden wereldwijd ongeveer 33 miljoen, waarvan het overgrote deel woonachtig was in Afrika bezuiden de Sahara.

In Nederland was eind 2010 het aantal in leven zijnde hiv-geïnfecteerden in de landelijke registratie 14.000, maar wordt het werkelijke aantal geschat op ruim 24.000. De belangrijkste transmissieroute bij de Nederlandse patiënten is MSM-contact (57,2 %), gevolgd door heteroseksueel contact (32%), (ex-)intraveneus drugsgebruik (3,2 %) en bloedproducten (1,5%).

13.4.9 PREVENTIE

Hoewel er direct na de ontdekking van hiv optimisme ontstond over het ontwikkelen van een beschermend vaccin, is hier tot op heden nog steeds geen zicht op. Kandidaatvaccins bleken wel in staat tot het opwekken van hiv-specifieke immuniteit, maar dit bleek geenszins beschermend. Toen uit een veelbelovende studie in 2008 bleek dat er wellicht meer hiv-infecties voorkwamen in de groep met het beoogde vaccin dan in de placebogroep, werden de verwachtingen nog verder getemperd, al bleek er bij een intensieve gecombineerde vaccinatietrial in 2009 voor het eerst sprake van een zwak beschermend effect.

Goede voorlichting en vermijding van risicogedrag (veilige seks, schone naalden voor intraveneuze drugsgebruikers) blijven daarom vooralsnog de belangrijkste wapens in de strijd tegen de verspreiding van de hiv-epidemie. Seksuele transmissie kan vooral voorkomen worden door goed en consequent gebruik van mannencondooms en ook mannenbesnijdenis blijkt de kans op transmissie te verlagen. Geen van deze methoden biedt echter honderd procent bescherming. Nieuwe methoden, zoals virucide vaginale crèmes en vrouwencondooms, bleken nog niet effectief. Effectieve HAART verlaagt ook het risico op seksuele overdracht, al maakt het daarmee condoomgebruik niet overbodig.

Transmissie via bloed-bloedcontact kan vermeden worden door goede screening van bloedproducten op hiv en het verstrekken van schone naalden aan drugsverslaafden.

Verticale transmissie kan worden voorkomen door het toedienen van antiretrovirale middelen aan de zwangere vrouw, waarbij in westerse landen ook de pasgeborene nog vier weken antiretrovirale therapie krijgt toegediend als een soort postexpositieprofylaxe (PEP). In westerse landen worden daardoor weinig hiv-positieve kinderen meer geboren. In derdewereldlanden is een dergelijke benadering vaak niet mogelijk, maar lukt het dikwijls toch de transmissie terug te dringen door kort voor de bevalling een eenmalige dosis NNRTI (nevirapine) toe te dienen. Het aantal hiv-geïnfecteerde kinderen loopt hierdoor wel terug, maar de keerzijde van deze korte monotherapie zijn resistentieontwikkeling bij de moeders en de toch hiv-positief geboren kinderen. De resistentieprevalentie tegen nevirapine kan daarbij oplopen tot 60%.

De genoemde postexpositieprofylaxe kan ook worden gegeven aan personen die door een incident (prikaccident, onbeschermd seksueel contact) aan hiv zijn geëxposeerd en mogelijk geïnfecteerd. Hoewel hiervoor vooral dierexperimenteel bewijs bestaat, lijkt PEP effectief als het zo snel mogelijk na het incident wordt toegediend.

Kernpunten

- Infecties met EBV, CMV, hiv-1 en *T. gondii* behoren tot de frequentste oorzaken van gegeneraliseerde lymfadenopathie.
- Een primaire infectie met EBV of CMV verloopt vaak asymptomatisch (kinderleeftijd) maar leidt op oudere leeftijd vaak tot een klinisch beeld met faryngitis, koorts, lymfadenopathie en atypische lymfocytose (mononucleosis infectiosa).
- Mononucleosis infectiosa kan ook gezien worden bij primaire infecties met *Toxoplasma gondii* en hiv.
- EBV en CMV zijn humane herpesvirussen die persisteren in latente vorm. Vooral bij immuungecompromitteerde patiënten kunnen herpesvirussen ernstige systemische infecties of lymfoproliferatieve syndromen (EBV) veroorzaken.
- Een acute of doorgemaakte infectie met EBV of CMV is aan te tonen met serologisch onderzoek. Moleculaire diagnostiek kan worden gebruikt om de hoeveelheid virusreplicatie te monitoren.
- Hiv is een retrovirus dat via seksueel of bloed-bloedcontact wordt overgedragen en een persisterende infectie veroorzaakt. Ook perinatale transmissie komt voor. Na de primo-infectie ontstaat een klinische latentieperiode die kan variëren van maanden tot jaren.
- Hiv-infectie leidt op den duur tot CD4+-T-celdepletie en een ernstige cellulaire immunodeficiëntie met als gevolg levensbedreigende opportunistische infecties en maligniteiten.
- Hiv-infectie kan worden aangetoond met serologisch onderzoek. De activiteit van de infectie kan worden vervolgd door seriële bepaling van het aantal CD4+-cellen en de hoeveelheid hiv in plasma.
- Hiv-infectie kan worden behandeld met een combinatie van antiretrovirale middelen (HAART). HAART leidt tot volledige virusonderdrukking met daarbij uiteindelijk goed herstel van de cellulaire immuniteit.
- Met behulp van levenslange antiretrovirale therapie kunnen patiënten een normaal leven leiden, met waarschijnlijk een bijna normale levensverwachting.

Literatuur

Cadogan M, Dalgleish AG. hiv immunopathogenesis and strategies for intervention. Lancet Infect Dis. 2008;8:675-84.

Cohen J, Opal SM, Powderly WG (eds). Infectious diseases 3rd. ed. London: Mosby-Elsevier; 2010.

Luzuriaga K, Sullivan JL. Infectious Mononucleosis. N Engl J Med 2010; 362:1993-2000

Mandell GL, Bennett JE, Dolin R (eds). Principles and practice of infectious diseases. 7th ed. New York: Churchill Livingstone; 2010.

Richman DD, Whitley RJ, Hayden FG (eds). Clinical virology. 3rd ed. Washington: ASM Press; 2009.

Simon V, Ho DD, Abdool Karim Q. hiv/aids epidemiology, pathogenesis, prevention, and treatment. Lancet. 2006;368:489-504.

Volberding PA, Deeks SG. Antiretroviral therapy and management of hiv infection. Lancet. 2010;376:49-62.

Volberding PA, Sande MA, Lange J, Greene WC. (eds). Global hiv/aids medicine, Philadelphia: Saunders-Elsevier; 2008.

Intravasale infecties en sepsis

14

J.T.M. van der Meer en J.L. Nouwen

14.1 Intravasale infecties

Infecties in het hart en de bloedbaan worden intravasale of endovasculaire infecties genoemd. De circulatie van bloed door het hart is essentieel voor de aanvoer van zuurstof en voedingstoffen naar weefsel en organen en voor de afvoer van afvalstoffen. In principe bevat het intravasale systeem geen micro-organismen. Bloed is steriel. Als micro-organismen in de bloedbaan komen, worden ze snel verspreid, hetzij vrij in plasma, hetzij gehecht aan of in de bloedcellen. Binnen twee minuten bereiken ze dan een capillair systeem waarin ze kunnen achterblijven. In weefsels en organen kunnen ze soms aan specifieke cellen hechten (tropisme) en na groei specifieke infecties van die weefsels of organen veroorzaken (bijv. hepatitis B-virus in de lever, meningokokken in de meningen). Andere micro-organismen veroorzaken infecties door in het bloed, of de cellen in het bloed (bijv. plasmodiumsoorten, de oorzaak van malaria), in bloedvaten, of in het hart te groeien. Deze infecties worden intravasale infecties genoemd.

Op welke wijze komen micro-organismen in de bloedbaan terecht? Dagelijks zijn kortdurend bacteriën aanwezig in het bloed, bijvoorbeeld uit de mondholte na tandenpoetsen of uit de darm na defecatie. De aanwezigheid van bacteriën in het bloed wordt aangeduid met de term bacteriëmie (tabel 14.1). De bacteriëmie na tandenpoetsen of defecatie wordt transiënt genoemd, omdat na enkele minuten de bacteriën door het reticuloendotheliale systeem zijn geklaard en het bloed weer vrij van bacteriën is.

Medische onderzoeken en ingrepen waardoor het slijmvlies wordt beschadigd, kunnen ook resulteren in een transiënte bacteriëmie (tabel 14.2). Door beschadiging van slijmvliezen bij geslachtsverkeer kunnen verwekkers van via bloed overdraagbare aandoeningen,

Tabel 14.1 Definitie van begrippen bij intravasale infecties en sepsis.	
begrip	*definitie*
bacteriëmie	aanwezigheid van bacteriën in de bloedbaan
fungemie/candidemie	aanwezigheid van schimmels of gisten in de bloedbaan
viremie	aanwezigheid van virussen in de bloedbaan
parasitemie	aanwezigheid van parasieten in de bloedbaan
infectie	aanwezigheid of invasie van micro-organismen in weefsels of organen gepaard gaand met lokale of gegeneraliseerde schade aan de gastheer
systemisch inflammatoire-respons-syndroom (SIRS)	gegeneraliseerde ontstekingsreactie door diverse oorzaken, onder meer door een infectie
	kenmerken: – lichaamstemperatuur > 38?°C of < 36?°C; – hartfrequentie > 90/min; – ademhalingsfrequentie > 20/min; – leukocyten (in bloed) > 12.000/ml of < 4000/ml
	criterium: twee of meer kenmerken aanwezig
sepsis	SIRS ten gevolge van een infectie
ernstige sepsis	sepsis gepaard gaand met orgaanfalen blijkend uit bijvoorbeeld een lage bloeddruk, hypoxie, oligurie of een verandering van gedrag of bewustzijnsdaling
septische shock	ernstige sepsis met blijvend lage bloeddruk, ondanks hart- en vaatondersteunende maatregelen
multipel orgaanfalen (MOF)	verlies van functies van diverse organen waarbij zonder medisch ingrijpen geen herstel mogelijk is

bijvoorbeeld hepatitis B-virus en hiv, ook de bloedbaan bereiken. Via een steek van bloedzuigende insecten (muggen, vlooien, luizen, mijten en teken) kunnen virussen, bacteriën, protozoën en sommige parasieten de bloedbaan bereiken.

Een derde oorzaak van de aanwezigheid van micro-organismen in de bloedbaan is een bestaande infectie in weefsels of organen. Vanuit de infectiehaard bereiken micro-organismen via lymfogene afvoer de bloedbaan en kan, indien het een bacteriële infectie betreft, secundair een bacteriëmie ontstaan.

Urineweg- en luchtweginfecties zijn dikwijls de *porte d'entrée* voor een bacteriëmie.

Intravasale infecties worden onderscheiden in primaire en secundaire infecties. Primaire intravasale infecties ontstaan in de bloedbaan. Men spreekt van een secundaire infectie van de bloedbaan als de primaire infectiehaard buiten de bloedbaan is gelegen. Primaire intravasale infecties kunnen het gevolg zijn van een beschadiging van het capillaire bed in weefsel of van het endotheel van hart of bloedvaten. Micro-organismen, meestal bacteriën of gisten en veelal transiënt aanwezig in de circulatie, kunnen ter plaatse van de beschadigingen hechten en uitgroeien. Bijvoorbeeld bij jonge kinderen kan door een trap tegen de enkel bij het voetballen het capillaire bed van de metafyse van een groeiend scheenbeen worden beschadigd. Een transiënte bacteriëmie door *Staphylococcus aureus* kan aanleiding geven tot een ernstige infectie van het bot (osteomyelitis). Als het endotheel van hart en bloedvaten beschadigd is, kunnen daar circulerende micro-organismen op de binnenzijde van het hart of van een bloedvat hechten en gaan groeien, met als gevolg een intravasale infectie. Endocarditis is een primaire intravasale infectie die zich bevindt op of in het endotheel van het hart, het endocardium. Endarteriitis is een infectie die zich ontwikkelt op het endotheel van een arterie. Een infectie van een vene wordt aangeduid als purulente (trombo)flebitis. Ook geïmplanteerde biomaterialen – bijvoorbeeld een hartkunstklep of een in de bloedbaan aangebrachte kunststof katheter, waarop zich gemakkelijk micro-organismen hechten – zijn vaak de oorzaak van primaire intravasale infecties.

Indien klinische verschijnselen ontstaan door in de bloedbaan circulerende micro-organismen, is er sprake van sepsis.

14.2 Sepsis, oud en nieuw

'Deze patiënt heeft een positieve bloedkweek.' 'Mijnheer E. heeft een sepsis.' 'Mevrouw B. wordt septisch.' 'Patiënt D. in het hoekbed lijkt een ernstige sepsis te krijgen.' Dagelijks zijn deze termen op verpleegafdelingen te horen. Ook buiten het ziekenhuis kunnen patiënten septisch worden of een sepsis krijgen. Wat is de betekenis van deze termen?

Tot voor kort werden septische verschijnselen toegeschreven aan de aanwezigheid van micro-organismen, van microbiële bestanddelen of van toxische producten

Tabel 14.2 Oorzaken van transiënte bacteriëmie.		
porte d'entrée	beschadiging van slijmvlies door	kans op transiënte bacteriëmie*
mondholte	bijten op harde zuurtjes	++
	tandenpoetsen	++
	tandextractie	++
	kaakchirurgische ingrepen	+++
bovenste luchtwegen	tonsillectomie	++
	nasotracheale intubatie	+
maag-darmkanaal	endoscopie van maag/dunne darm	+
	colonoscopie	+
	bariumklysma	+
	leverbiopsie	+
urinewegen	urinewegkatheter inbrengen	+
	urinewegkatheter verwijderen	++
	cystoscopie	+
	transurethrale prostatectomie	++
geboortekanaal	vaginale geboorte	+

* + <20%; ++ ~50%; +++ >50%.

in de bloedbaan: een bloedvergiftiging. De geïnfecteerde patiënt werd septisch genoemd als hij klaagde over koude rillingen en koorts, en als de lichaamstemperatuur te laag (hypothermie) en de ademhaling (tachypneu) en de hartslag (tachycardie) te snel waren. De diagnose sepsis werd ook gebruikt als uit het klinisch microbiologisch laboratorium de melding kwam dat de bloedkweken van een patiënt positief waren. Bloedkweken van 'septische' patiënten zijn echter dikwijls negatief. Dit komt doordat 30-50% van de patiënten met septische verschijnselen een (gelokaliseerde) bacteriële infectie heeft waarbij bacteriën niet in de bloedbaan circuleren. Bloedkweken van patiënten die septisch zijn door een infectie ten gevolge van virussen, protozoën of parasieten, zijn ook vrijwel altijd negatief en patiënten met een infectie door gisten of schimmels meestal. Bovendien komen septische verschijnselen ook voor bij niet-geïnfecteerde patiënten (figuur 14.1). Vanzelfsprekend zijn de bloedkweken van deze laatste groep patiënten ook negatief.

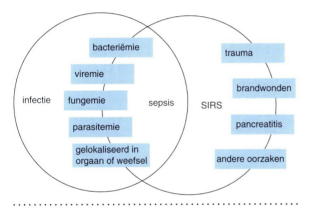

Figuur 14.1 De relatie tussen het systemische inflammatoire-responssyndroom (SIRS) en infectie. Sepsis is een SIRS dat ontstaat als gevolg van een infectie.

Tegenwoordig worden bovengenoemde ziekteverschijnselen aangeduid als klinische manifestaties van een gegeneraliseerd ontstekingsproces, gedefinieerd als SIRS, de afkorting van systemisch inflammatoire-responssyndroom (tabel 14.1). SIRS kan velerlei oorzaken hebben (figuur 14.1), onder andere systemische of gelokaliseerde infecties. Wanneer SIRS het gevolg is van een infectie spreekt men, afhankelijk van de ernst van het klinisch beeld, van sepsis, ernstige sepsis of septische shock (zie tabel 14.1). SIRS kan bij infecties echter ontbreken, zelfs bij aanwezigheid van bacteriën in de bloedbaan. Ook virussen (viremie), gisten en schimmels (fungemie) en parasieten (parasitemie) kunnen in de bloedbaan circuleren zonder dat er tekenen van SIRS zijn (figuur 14.1). Daartegenover staat dat patiënten die met antimicrobiële middelen worden behandeld waardoor het micro-organisme dat de infectie veroorzaakte gedood is, nog wel tekenen van SIRS kunnen vertonen door de aanwezigheid van bacteriële bestanddelen. Verschijnselen van SIRS kunnen zelfs ontstaan zonder dat er sprake is van een infectie, bijvoorbeeld ten gevolge van weefselschade door een ongeval of verbranding, of door de inwerking van uit de pancreas (alvleesklier) vrijgekomen enzymen in het kader van een pancreatitis (een chemisch geïnduceerde ontsteking).

Waardoor ontstaan de verschijnselen van SIRS? SIRS is het gevolg van de activatie van endotheelcellen van de bloedvaten, de reticulo-endotheliale cellen in milt en lever en alveolaire macrofagen in de longen. De activatie, die leidt tot productie van ontstekingsmediatoren en stollingsfactoren, kan worden teweeggebracht door in de bloedbaan circulerende micro-organismen, maar ook door microbiële bestanddelen (celwandcomponenten, toxinen) en pro-inflammatoire ontstekingsmediatoren (zie ook hoofdstuk 1) die vanuit geïnfecteerde of getraumatiseerde weefsels in de bloedbaan kunnen terechtkomen.

Elke infectie en trauma van weefsels gaat gepaard met een ontstekingsreactie en wordt aangeduid met het achtervoegsel -itis. Het is niet alleen de aanwezigheid van levende micro-organismen in weefsels of organen waardoor een ontstekingsreactie kan ontstaan. Ook rondom bestanddelen van micro-organismen, dode micro-organismen, microbiële toxinen en andere corpora aliena ontstaat een microkosmos waarin mediatoren (cytokinen) een ontstekingsreactie induceren. Er kan dus sprake zijn van een steriele ontsteking. Voor een bespreking van het mechanisme van de ontstekingsreactie wordt verwezen naar hoofdstuk 1.

Heeft een patiënt een SIRS-reactie waarbij hemodynamische afwijkingen en stoornissen van diverse organen ontstaan, dan is er sprake van ernstige sepsis en kan een septische shock optreden (zie tabel 14.1). Bij ernstige sepsis is vrijwel elk orgaansysteem en elke orgaanfunctie gestoord.

– *Bloedsomloop.* Door de ontstekingsreactie wordt het endotheel van de bloedvaten beschadigd, waardoor de permeabiliteit van het capillairbed toeneemt en er vocht uit de bloedbaan lekt. Dan ontstaat een interstitieel oedeem. De huid voelt warm aan. Op de beschadigde endotheelcellen hechten zich bloedplaatjes (trombocyten) en het stollingssysteem wordt geactiveerd, waardoor de weefselperfusie wordt gehinderd en weefsels minder zuurstof krijgen aangevoerd (hypoxie). Door het verbruik van trombocyten en stollingsfactoren kunnen op den duur levensbedreigende bloedingen ontstaan in de huid (petechiën) en in organen zoals de hersenen en het maag-darmkanaal.
– *Hart.* De functie van de hartspier wordt nadelig beïnvloed door de in de circulatie vrijkomende stoffen en door de vasodilatatie in het perifere vaatbed (d.w.z. lage perifere weerstand), waardoor de bloeddruk daalt (hypotensie) (figuur 14.2). Bij patiënten met langer bestaande ernstige sepsis neemt de hartactie af en daalt het hartminuutvolume. Dan neemt de perifere weerstand door reflectoire vasoconstrictie toe. De

huid van handen en voeten voelt dan koud aan en krijgt een paarsblauwe kleur. Dit zijn tekenen van septische shock (figuur 14.2). De systolische bloeddruk is hierbij veel lager dan normaal.
- *Longen.* De verhoogde capillaire permeabiliteit in de longen leidt ertoe dat vocht zich ophoopt in het interstitium en in de alveoli (longoedeem). Hierdoor worden de opname van zuurstof en de afgifte van koolzuurgas belemmerd. De respiratoire insufficiëntie maakt beademing van de septische patiënt noodzakelijk en wordt ARDS (*adult respiratory distress syndrome*) genoemd.
- *Lever.* De reticulo-endotheliale cellen (kupffer-cellen) worden geactiveerd en de hepatische gluconeogenese is verhoogd. Na ongeveer een week treden stoornissen in de bilirubinesynthese op, waardoor patiënten icterisch kunnen worden.
- *Maag-darmkanaal.* Door de verminderde bloedvoorziening en hypoxie neemt de peristaltiek van maag en colon af en kan necrose van het darmslijmvlies ontstaan, met darmbloedingen als gevolg. Tevens kan er dan verhoogde translocatie optreden, wat wil zeggen dat micro-organismen (meestal darmbacteriën van de residente darmflora) en onderdelen van micro-organismen de 'lekke' darmwand kunnen passeren en in de bloedbaan kunnen terechtkomen. Onder normale omstandigheden treedt translocatie ook in enige mate op maar worden bacteriën vervolgens weggevangen door macrofagen in het mesenterium.
- *Nieren.* Al snel ontstaat necrose van de niertubuli, met als gevolg een acute nierinsufficiëntie (ATN, acute tubulusnecrose) die gepaard gaat met een sterk verminderde urineproductie (oligurie).
- *Hersenen.* Patiënten zijn door de hypoxie vaak onrustig en verward en kunnen zelfs in coma raken.
- *Metabolisme.* Kenmerkend voor (ernstige) sepsis is het hypermetabolisme, met een verhoogde hepatische gluconeogenese en ureogenese en een verhoogde uitscheiding van ureum in urine. De patiënt raakt in een katabole fase. Hierbij treden proteolyse van spierweefsel en lipolyse van vetweefsel op, waarmee getracht wordt de behoefte aan glucose op te vangen. De hypoxie induceert een gestoorde krebs-cyclus in de weefselcellen, waardoor glycolyse ontstaat. Het gevormde pyrodruivenzuur wordt gereduceerd tot melkzuur, resulterend in lactaat- of metabole acidose.

Bij ernstige sepsis treedt een sneeuwbaleffect op als het ene na het andere orgaan of orgaansysteem in het ongerede raakt. Deze fase wordt toepasselijk aangeduid als het syndroom van het multipel orgaanfalen (MOF) en leidt zonder medisch ingrijpen onherroepelijk tot de dood (figuur 14.2). De sterftekans hangt af van de ernst van de sepsisepisode; gemiddeld is het risico op overlijden ongeveer 30% maar bij septische shock is dat 40-50%.

Sepsis komt in Nederland en andere westerse landen

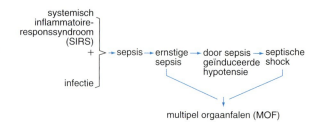

Figuur 14.2 De gevolgen van SIRS en infectie.

tegenwoordig vaker voor dan vroeger, de incidentie is de laatste drie decennia verdrievoudigd en bevindt zich nu op het niveau van ongeveer 200 gevallen per 100.000 inwoners per jaar. De vergrijzing van de bevolking speelt daarbij een rol, net als de introductie van nieuwe ingrijpende medische behandelingen inclusief de intensive care. Ongeveer de helft van de gevallen van sepsis treedt op tijdens opname van de patiënt in een ziekenhuis, waarvan weer de helft op de intensivecareafdelingen. Sepsis wordt veroorzaakt door grampositieve bacteriesoorten, vooral stafylokokken en streptokokken, door gramnegatieve bacteriesoorten uit de darmflora (*E. coli* e.a.) en in toenemende mate door gistsoorten (*Candida*). Bij de behandeling van sepsis moet steeds vaker rekening worden gehouden met resistente varianten van genoemde ziekteverwekkers.

Snel ingrijpen is de sleutel voor een succesvolle behandeling van een sepsisepisode. Er zijn internationale richtlijnen opgesteld (onder de Engelstalige titel: *Surviving Sepsis Campaign*) die voorzien in een pakket maatregelen die binnen 6 uur en maatregelen die binnen 24 uur genomen dienen te worden. In het begin dient alle aandacht uit te gaan naar het doen van diagnostiek, vooral het afnemen van bloedkweken, het bepalen van het lactaatgehalte in bloed, het starten van empirische therapie met intraveneus toegediende breedspectrumantibiotica. Bij hypotensie of bij een hoog lactaatgehalte in het bloed krijgt de patiënt extra vloeistof toegediend en zo nodig ook bloeddrukverhogende middelen (vasopressoren). Zo nodig wordt de patiënt geïntubeerd en beademd en het glucosegehalte in het bloed genormaliseerd en worden andere medicamenten, die ingrijpen in de pathofysiologie van sepsis, toegevoegd aan de behandeling, zoals corticosteroïden of geactiveerd proteïne C.

14.3 Endocarditis

14.3.1 INLEIDING

Endocarditis is een infectie op en van het endotheel van het hart, het endocard. In vrijwel alle gevallen wordt deze infectie door bacteriën veroorzaakt; daarom wordt ook wel gesproken van bacteriële endocarditis. Gisten en schimmels kunnen echter ook endocarditis veroorzaken. Endocarditis kan in de rechter- of linkerharthelft ontstaan, meestal op een van de kleppen, maar de infectie kan ook gelokaliseerd zijn op de chordae tendineae of op het endocard van een ventrikel of atrium.

Er zijn verschillende vormen van endocarditis, gerekend naar de plaats in het hart, het beloop van de ziekte vóór de behandeling, de microbiële etiologie en de aanwezigheid van kunstkleppen of ander prothetisch materiaal in het hart.

Endocarditis die is ontstaan in een hart zonder prothetisch materiaal wordt natieve endocarditis genoemd. Patiënten met een aangeboren of verworven hartafwijking lopen een groter risico om endocarditis te ontwikkelen dan patiënten zonder een hartafwijking. Natieve endocarditis is meestal een infectie van de linkerharthelft, waarbij de infectie even vaak voorkomt op de mitraliskleppen als op de aortakleppen. Rechtszijdige natieve endocarditis komt vooral voor bij patiënten met een aangeboren ventrikelseptumdefect en bij intraveneuze drugsgebruikers. Bij laatstgenoemden is de endocarditis meestal gelokaliseerd op de tricuspidaliskleppen.

Endocarditis bij patiënten na een hartoperatie bij wie een kunsthartklep of ander prothetisch materiaal is geïmplanteerd, wordt aangeduid met de term prothetische endocarditis. Ontstaat de endocarditis in het eerste jaar na de operatie, dan is er sprake van een vroege kunstklependocarditis. Late kunstklependocarditis ontstaat meer dan een jaar na de operatie.

Het klinisch beloop van endocarditis varieert en is afhankelijk van de oorzaak. Micro-organismen die niet erg pathogeen zijn zoals vergroenende (viridans) streptokokken veroorzaken een ziektebeeld dat wordt gekenmerkt door subfebriele temperatuur, algemene malaisegevoel, spier- en gewrichtspijn en gewichtsverlies. De klachten zijn vaag en het duurt vaak weken tot maanden voor de diagnose wordt gesteld. Dit ziektebeeld wordt endocarditis lenta genoemd, dat wil zeggen subacute endocarditis. Pathogene micro-organismen zoals *S. aureus* veroorzaken een acute endocarditis. Hierbij ontstaan de klachten binnen enkele dagen, de patiënt is zieker en septische verschijnselen staan op de voorgrond. Subacute endocarditis doet zich vaker voor bij patiënten met een pre-existente hartafwijking dan acute endocarditis. Beide klinische vormen van endocarditis kunnen zich echter ook voordoen bij patiënten zonder pre-existente hartafwijkingen en bij patiënten met kunsthartkleppen.

De verschillende vormen van endocarditis komen niet in dezelfde mate voor: 80-85% van de patiënten met endocarditis heeft een natieve endocarditis, waarvan bij ongeveer twee derde een subacuut verloop wordt gezien. Het type endocarditis en de microbiële oorzaak beïnvloeden het beloop en de keuze van de behandeling en de prognose van de patiënt. Daarom wordt tegenwoordig de endocarditis naar deze kenmerken bijvoorbeeld als volgt omschreven: patiënt heeft een linkszijdige, natieve, subacute endocarditis van de mitraliskleppen door viridans streptokokken, of patiënt heeft een vroege kunstklependocarditis van de aorta door *Staphylococcus epidermidis*.

14.3.2 SUBACUTE ENDOCARDITIS

Casus 14.1

Een 32-jarige leraar werd opgenomen wegens malaisegevoel, koorts, hoofdpijn, kortademigheid en een stekend gevoel voor op de borst. Zes weken eerder waren het malaisegevoel en de koorts begonnen tijdens een vakantieweek in de Harz, Duitsland. Kort na thuiskomst was de patiënt naar de huisarts gegaan, die hem vanwege de koorts en kortademigheid tien dagen amoxicilline voorschreef voor een luchtweginfectie. De klachten verbeterden daarop, maar ongeveer een week na de antibiotische behandeling kwamen ze terug. In de drie weken vóór opname kwam ook de koorts weer terug (38-38,5 °C), nam de eetlust af en viel hij 6 kg af. In de laatste week voor opname kreeg hij een doffe hoofdpijn in het voorhoofd en opnieuw een stekend gevoel op de borst. De huisarts besloot de patiënt te laten opnemen.

Bij opname werd een bleke, slanke man gezien. Zijn lichaamstemperatuur was 38,3 °C, de hartfrequentie was 90/min., de bloeddruk 130/60 mmHg. Bij onderzoek werden in het slijmvlies van de mond drie bloedinkjes (petechiën) gezien. Er waren geen afwijkingen aan het gebit zichtbaar. In de conjunctiva en in de huid van handen, vingers, ellebogen en voeten waren geen afwijkingen. Bij oogspiegelen waren de oogfundi normaal. Bij auscultatie van het hart werd een systolische souffle graad III/VI gehoord, verdacht voor een aortastenose, en een korte, hoogblazende vroege diastolische souffle graad II/VI, linksonder naast het sternum, wijzend op een aorta-insufficiëntie. De milt was niet palpabel. De laboratoriumgegevens van het bloed waren normaal, afgezien van een verhoogde bezinking (86 mm in het eerste uur), een licht verhoogd serumcreatininegehalte en een laag hemoglobinegehalte. Bij onderzoek van het urinesediment werd een microscopische hematurie gevonden.

Tweedimensionale transthoracale echocardiografie toonde een aorta met een bicuspidale klep, waarvan één deel lang was en één verdikt met vegetaties. De bloedkweken afgenomen op de dag van opname waren een dag later alle drie positief en verdacht voor streptokokken in een grampreparaat. Een dag later groeiden op de beënte bloedplaten vergroenende kolonies, verdacht voor viridans streptokokken, die werden geïdentificeerd als *Streptococcus sanguis*. De diagnose luidde: subacute natieve linkszijdige endocarditis van de aortakleppen door *S. sanguis*. Het isolaat was goed gevoelig voor penicilline. De al na afname van de bloedkweken ingezette behandeling bestond uit intraveneuze toediening van hoge doses penicilline-G in combinatie met gentamicine. Deze behandeling werd twee weken gecontinueerd, daarna volgde nog twee weken behandeling met penicilline alleen. Het klinisch beloop was

> ongestoord en de patiënt heeft zijn werk twee maanden daarna hervat.

Pathogenese

Hoe heeft *S. sanguis* het hart van de patiënt in de casus bereikt en een endocarditis kunnen veroorzaken? De bacteriën zijn via het bloed (een bacteriëmie) in het hart terechtgekomen. Bacteriën komen in het bloed als slijmvliezen waarop bacteriën voorkomen worden beschadigd. Ook vanuit lokale infecties kunnen bacteriën in de bloedbaan komen. Echter, de patiënt had geen infecties gehad die de porte d'entrée zouden kunnen zijn geweest voor de bacteriëmie.

Slijmvliesbeschadigingen doen zich voor bij activiteiten van alledag en bij diagnostische ingrepen, instrumentaties, tandheelkundige ingrepen en operaties (zie tabel 14.2). Uit onderzoek is gebleken dat negen van de tien patiënten met natieve subacute endocarditis geen van de in tabel 14.2 genoemde tandheelkundige en medische ingrepen hadden ondergaan.

Als bacteriëmie echter zo vaak voorkomt, waarom is dan de frequentie van subacute natieve endocarditis niet hoger? Een van de redenen is dat bacteriën als *S. sanguis*, die niet erg pathogeen zijn, zich op een normaal endocardium moeilijk kunnen hechten. Voor het ontstaan van subacute natieve endocarditis is naast een transiënte bacteriëmie meestal ook een beschadigd endocard nodig (figuur 14.3). Echter, zelfs minuscule endocardafwijkingen predisponeren al voor een infectie. Het is dan ook niet verwonderlijk dat bij meer dan de helft van de patiënten met endocarditis vooraf geen hartafwijkingen bekend zijn. Onderzoek van overleden patiënten zonder endocarditis heeft uitgewezen dat endocardbeschadigingen niet zeldzaam zijn. Het endocard wordt vooral beschadigd bij hartafwijkingen waarbij het bloed met een groot drukverval door een nauwe opening terugstroomt naar atrium of ventrikel. Hartafwijkingen waarbij dit zogenoemde venturi-effect optreedt, zijn mitralisklepinsufficiëntie, mitralisklepprolaps in combinatie met een insufficiëntie, aortaklepinsufficiëntie, tricuspidalisklepinsufficiëntie en ventrikelseptumdefect. Op het beschadigde endocard ontstaat door activatie van bloedplaatjes een microstolsel (figuur 14.3), dat is opgebouwd uit een fibrinenetwerk waarin bloedplaatjes zijn gevangen. Dit stolsel wordt aangeduid met de term niet-bacteriële trombotische endocarditis. In het Nederlands wordt dit stolsel kortweg vegetatie genoemd. In geval van een bacteriëmie kunnen zich bacteriën op dergelijke vegetaties hechten (figuur 14.3). Een kenmerk van de bacteriesoorten die endocarditis veroorzaken, is dat ze ongevoelig zijn voor aspecifieke afweermechanismen in het bloed zoals complementfactoren en bactericide eiwitten (trombocidinen) uit bloedplaatjes, én dat ze zich kunnen hechten aan vegetaties.

Een subacute endocarditis wordt meestal veroorzaakt door bacteriesoorten die niet erg pathogeen zijn. Voordat de eerste verschijnselen van subacute endocarditis ontstaan, hebben de bacteriën zich al één tot twee weken eerder op de vegetatie gehecht. Door de bacteriën op de vegetatie ontstaat opnieuw aggregatie van bloedplaatjes en wordt een nieuw netwerk van fibrine gevormd, dat de op de vegetatie aanwezige delende bacteriën afdekt (figuur 14.4). Uit de geïnfecteerde vegetatie komen bacteriën die loslaten uit het fibrine-bloedplaatjesnetwerk, in de bloedbaan terecht. Zo ontstaat een min of meer continue bacteriëmie en hechten zich steeds opnieuw bacteriën vanuit de bloedbaan aan de vegetatie, waardoor deze steeds groter wordt en het aantal bacteriën erin toeneemt. Het hoge aantal bacteriën in de vegetatie (10^8-10^9/g) is ook het gevolg van het ontbreken van fagocyterende leukocyten in dergelijke vegetaties.

Net als subacute natieve endocarditis ontstaat late prothetische endocarditis doordat bacteriën die in de bloedbaan zijn terechtgekomen, zich aan een beschadigd endocard of aan vegetaties op of aan de klepprothese hechten. Bij subacute natieve en late prothetische endocarditis worden ook vrijwel dezelfde verwekkers gevonden. Een vroege prothetische endocarditis ontstaat doordat bacteriën, vooral *S. epidermidis*, de prothese besmetten tijdens of kort na de operatie. Na de operatie is de bacteriëmie meestal het gevolg van een gekoloniseerde intravasale katheter of van een postoperatieve wondinfectie.

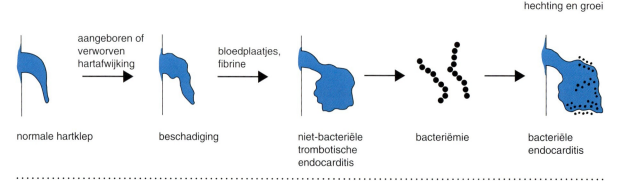

Figuur 14.3 Pathogenese van natieve endocarditis.

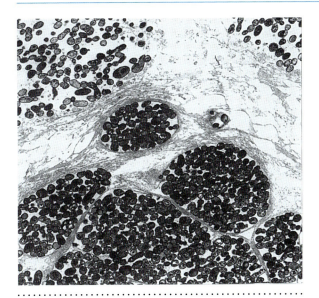

Figuur 14.4 Doorsnede van een vegetatie bij een patiënt met endocarditis: de bacteriën liggen samengepakt in de vegetatie. (Bron: Durack D, Beeson PB. In: Rahimtoola SH, ed. Infective endocarditis. New York: Grune & Stratton: 1978.)

Epidemiologie

Endocarditis heeft een incidentie van twee tot drie gevallen per 100.000 personen per jaar. Dat betekent dat er in Nederland jaarlijks 200-450 gevallen van endocarditis zijn. De incidentie neemt toe met de leeftijd en slechts 5% van de patiënten is jonger dan 20 jaar. De frequentie van deze infectieziekte is niet afgenomen toen antibiotica beschikbaar kwamen. Endocarditis komt bijna tweemaal vaker voor bij mannen dan bij vrouwen. Het is niet helemaal duidelijk waarom endocarditis vaker voorkomt bij ouderen en bij mannen. Een van de verklaringen is dat de bevolking nu gemiddeld veel ouder is en er andere voor endocarditis predisponerende hartafwijkingen zijn dan vroeger. Vijftig jaar en langer geleden kwam endocarditis vooral voor bij patiënten die verworven hartafwijkingen hadden ten gevolge van acuut reuma: dit betrof 40-75% van alle endocarditispatiënten. Acuut reuma is een aandoening die twee tot drie weken na *Streptococcus pyogenes*-infecties ontstaat, voornamelijk bij kinderen en jonge volwassenen. Deze aandoening, vrijwel altijd gepaard gaand met een ontsteking van het endocard, komt in de westerse wereld bijna niet meer voor. Predisponerende afwijkingen voor endocarditis zijn nu vooral aangeboren hartafwijkingen en hartafwijkingen die op oudere leeftijd ontstaan. Door de vergrijzing neemt het aantal mensen met atherosclerotische hartklepgebreken toe en is ook het aantal ouderen met kunstkleppen in het hart sterk gestegen. Een andere factor zou kunnen zijn dat bij ouderen meer transiënte bacteriëmieën voorkomen dan bij jongeren. Bijvoorbeeld omdat hun gebitsstatus slechter is, ze vaker infecties hebben en medische ingrepen ondergaan die gepaard gaan met een transiënte bacteriëmie. Bij intraveneuze drugsgebruikers komt endocarditis vaker voor dan bij leeftijdgenoten. Bij deze groep betreft het in meer dan de helft van de gevallen een rechtszijdige endocarditis waarbij de tricuspidalisklep wordt aangetast. Een predisponerende hartafwijking is slechts bij een minderheid van de intraveneuze drugsgebruikers met endocarditis aanwezig.

Endocarditis blijft een ernstige ziekte. Voordat antimicrobiële middelen beschikbaar waren, overleed iedereen eraan. Nu is de sterfte bij subacute natieve endocarditis door viridansstreptokokken < 10%, maar van de patiënten met acute endocarditis overlijdt ondanks antibacteriële therapie nog 35-70%.

Klinische verschijnselen

De eerste klinische verschijnselen van de patiënt uit de casus, zoals koorts, malaisegevoel, gebrek aan eetlust en gewichtsverlies, zijn weinig kenmerkend en vaak wordt hierbij niet aan subacute endocarditis gedacht. Bij patiënten met subacute endocarditis zijn de klinische verschijnselen en afwijkingen (tabel 14.3) terug te voeren op vijf factoren:
1 de geïnfecteerde endocardiale vegetatie;
2 de continue bacteriëmie met de vorming van circulerende immuuncomplexen;
3 het afbrokkelen van de vegetatie, waardoor perifere (micro-)emboliëen in arteriën ontstaan;
4 het ontstaan van metastatische infecties: dit zijn infecties die in diverse organen en weefsels ontstaan door de continue bacteriëmie en geïnfecteerde (micro-)emboliëen;
5 de schade aan het hart door de infectie.

Tegen de aanwezige bacteriën in de bloedbaan ontstaan antistoffen waardoor immuuncomplexen worden gevormd. De circulerende immuuncomplexen stranden in het capillairbed van weefsels en organen. In de capillairen ontstaat daardoor een vasculitis, een steriele ontsteking van de bloedvaten. Veel van de klinische manifestaties als gewrichtspijn en afwijkingen in de huid zoals osler-knobbeltjes, splinterbloedingen en petechiën in het mondslijmvlies en de conjunctiva, afwijkingen in de oogfundus (roth-vlekken), splenomegalie (vergrote milt) en nierafwijkingen zijn toe te schrijven aan de depositie van immuuncomplexen (tabel 14.4).

In de nier ontstaat door het afzetten van de immuuncomplexen in de glomeruli al vroeg in de ziekte een glomerulonefritis. De microscopische hematurie en het licht verhoogde serumcreatinine bij de patiënt in de casus waren de eerste manifestaties van een lokale (focale) glomerulonefritis. De ernst van de nierafwijkingen is gerelateerd aan de duur van de ziekte.

Bij patiënten met linkszijdige endocarditis veroorzaken emboliëen die hebben losgelaten van de vegetaties een infarcering in diverse organen en weefsels. De grootte van de vegetaties heeft enige voorspellende waarde voor het optreden van emboliëen. Emboliëen komen vooral voor in de hersenen, de nieren, de milt en

Tabel 14.3 Symptomen en afwijkingen bij subacute endocarditis in volgorde van belangrijkheid.			
symptomen	%	*afwijkingen*	%
koorts	80	hart: souffles als gevolg van vegetaties	85
malaisegevoel	40	huid: osler-knobbeltjes	20
anorexie	25	splinterbloedingen	15
gewichtsverlies	25	petechiën	30
nachtzweten	25	andere	20
hoofdpijn	20	nier: focale glomerulonefritis	20
spierpijn	20	diffuse glomerulonefritis	10
pijn in gewrichten	20	acute insufficiëntie	5
pijn op de borst	20	hersenen: cerebrale embolieën	15
buikpijn	20	mycotisch aneurysma	10
rugpijn	10	diverse organen: embolie, infarcering of mycotische aneurysmata	10

soms in de kransslagaders van het hart. Toch zijn – anders dan bij acute endocarditis – bij subacute endocarditis metastatische infecties zeldzaam. Het aantal bacteriën, meestal van een weinig pathogene soort, is te gering om elders een infectie te doen ontstaan, behalve van een door vasculitis beschadigde vaatwand. Een dergelijke infectie van een vaatwand wordt aangeduid met de term mycotisch aneurysma en komt vooral voor in hersenvaten, de aorta, coronairvaten en miltarteriën. Neurologische symptomen (hoofdpijn, verlammingen) zijn meestal het gevolg van cerebrale embolieën of vasculitis of mycotische aneurysmata van de hersenvaten. De meest voorkomende complicaties van het hart zijn een klepperforatie of ruptuur van een hartklep en een afgebroken chorda tendinea. Dan kan een acute hemodynamische complicatie ontstaan, die alleen met snel cardiochirurgisch ingrijpen is te verhelpen.

Diagnose

De diagnose bij de besproken patiënt, subacute natieve endocarditis door *S. sanguis*, werd gesteld op grond van de klinische verschijnselen, de bevindingen van de bloedkweek en het echocardiografisch onderzoek.

Het aantal bacteriën in de bloedbaan is betrekkelijk laag. Daarom worden voor het aantonen van bacteriëmie ten minste drie bloedkweken afgenomen. Voor de diagnose subacute endocarditis is het noodzakelijk dat in de verschillende bloedkweken hetzelfde micro-organisme groeit.

Bij > 90% van de patiënten wordt de verwekker van de endocarditis uit het bloed gekweekt. Soms is er sprake van een bloedkweeknegatieve endocarditis. Dit komt vooral voor bij patiënten die vooraf antibiotica hebben gekregen. Bij hen moeten de bloedkweken worden herhaald. Sommige verwekkers van endocarditis groeien echter niet goed of in het geheel niet in de gebruikelijke bloedkweekmedia. Voor schimmels en bepaalde bacteriesoorten, zoals *Legionella pneumophila*, *Chlamydia*, *Mycoplasma*, *Brucella*, *Coxiella burnetii*, *Bartonella* spp. en *Tropheryma whipplei*, berust de diagnose op serologisch onderzoek van het bloed en op andere (moleculairbiologische) technieken.

Voor het aantonen van de vegetaties en de hartafwijkingen wordt gebruikgemaakt van transthoracale of transoesofageale echocardiografie. De laatste methode is het gevoeligst.

De gouden standaard voor de diagnose endocarditis zijn de histologie en bacteriologie van de geïnfecteerde hartklep. Meestal is de hartklep echter niet beschikbaar voor dergelijk onderzoek en moet de diagnose op een andere manier worden gesteld. Dit wordt bemoeilijkt door het sterk wisselende klinische beeld. Geen enkele klacht of symptoom is pathognomonisch voor endocarditis en de klinische diagnose is dan ook gebaseerd op een combinatie van bevindingen. Diagnostische criteria zoals die zijn ontwikkeld door de groep op Duke's University, (tabel 14.4) zijn primair bedoeld voor onderzoeksdoeleinden en streven vooral naar een hoge specificiteit. In de kliniek is echter vooral behoefte aan diagnostische criteria met een hoge sensitiviteit omdat men een ziekte met een zo hoge morbiditeit en mortaliteit niet wil missen. In klinische studies varieerde de sensitiviteit van de duke-criteria van 60 tot 76% en deze criteria zijn daarom minder geschikt voor toepassing in de kliniek.

De bloedkweek is een van de pijlers van de diagnostiek omdat er bij endocarditis vrijwel altijd sprake is van een continue bacteriëmie. Om het resultaat van de bloedkweek goed te kunnen interpreteren, moeten er twee of meer worden afgenomen met tussenpozen van een uur. Arteriële bloedkweken hebben daarbij geen meerwaarde boven veneuze. Overleg met de arts-microbioloog is essentieel omdat het nodig kan zijn het bloed

Tabel 14.4 Diagnose van endocarditis en de duke-criteria.

criteria		
primair	1	bloedkweekresultaten – twee of meer opeenvolgende kweken met typische verwekkers van endocarditis – persistentie van de bacteriëmie (> 12 uur), of ≥ 3 positieve kweken in 4 tot 6 uur afgenomen
	2	endocard beschadigd – nieuwe klepinsufficiëntie – echocardiografische bevinding verdacht voor endocarditis
secundair	1	predisponerende hartafwijking aanwezig
	2	intraveneus drugsgebruik
	3	koorts (> 38 °C)
	4	vaataandoening: petechiën, embolie, mycotisch aneurysma
	5	immunologische aandoening: glomerulonefritis, osler-knobbeltjes, roth-vlekken
	6	serologische bevindingen
diagnose		
zeker		hartafwijking aanwezig of vegetatie met voor endocarditis verdachte positieve microbiologische bevindingen (microscopie, kweek), of: – 2 primaire criteria, of – 1 primair criterium en 3 secundaire criteria, of – 5 secundaire criteria
mogelijk		niet zeker, maar geen criteria die vallen onder 'andere'
andere		– andere infectie gediagnosticeerd, of – infectie verdwenen na antimicrobiële therapie binnen 4 dagen

langer dan gebruikelijk te kweken of om speciale voedingsbodems te gebruiken.

Naast de bloedkweek is de echocardiografie een belangrijk hulpmiddel bij de diagnostiek. De prevalentie van vegetaties varieert in verschillende studies van 13 tot 78%. Transoesofageale echocardiografie (TEE) is veel sensitiever dan de transthoracale techniek (TTE), speciaal waar het gaat om de opsporing van abcessen. Bij patiënten met bacteriëmie door S. aureus werd met de transoesofageale benadering veel vaker een vegetatie gezien dan met de transthoracale echo. Wat specificiteit betreft zijn beide technieken gelijkwaardig. Op de intensive care is een transthoracale echo vaak niet goed uitvoerbaar, onder meer door interferentie van beademingsapparatuur, en heeft TEE de voorkeur.

Behandeling

Antibiotica zijn onontbeerlijk voor de behandeling van patiënten met endocarditis. De patiënt in casus 14.1 voelde zich zelfs al beter nadat de huisarts amoxicilline had voorgeschreven; dit kwam doordat de S. sanguis er gevoelig voor was. De bacteriëmie verdwijnt dan snel. De bloedkweken worden negatief maar de vegetaties bevatten nog grote aantallen levende bacteriën. De endocarditis is nog niet genezen. In de vegetatie liggen de bacteriën ingekapseld in het fibrine-bloedplaatjesnetwerk. In de diepere lagen zijn onvoldoende voedingsstoffen beschikbaar en is de groeisnelheid van bacteriën laag, waardoor ook hun gevoeligheid voor een groot aantal antibiotica afneemt; de meeste antibiotica grijpen immers aan op processen die betrokken zijn bij de deling en vermenigvuldiging van bacteriën en de celwandsynthese (bijv. penicilline). Om deze reden en vanwege het ontbreken van leukocyten in de vegetaties moeten patiënten met een endocarditis altijd worden behandeld met antibiotica die een bactericide effect hebben – bacteriostatische middelen hebben geen genezend effect – en moet de behandeling langdurig zijn. Het type endocarditis en de ernst van de infectie en de complicaties bepalen de behandelingsduur. Patiënten met endocarditis worden ten minste twee, maar meestal vier weken behandeld; soms is een behandeling van zes weken of langer nodig. De antibiotica worden in een hoge dosis parenteraal gegeven om er zeker van te zijn dat de concentratie ervan in de bloedbaan hoog genoeg is om in de moeilijk doordringbare vegetatie een bactericide effect te bewerkstelligen.

Voor de juiste keuze van de antibiotica is het essentieel dat in het medisch-microbiologisch laboratorium de minimale bactericide concentraties van diverse middelen voor de uit het bloed geïsoleerde verwekker worden vastgesteld. De patiënt uit casus 14.1 werd eerst behandeld met penicilline en gentamicine. S. sanguis, uit zijn bloedkweken geïsoleerd, was goed gevoelig voor penicilline. Hoewel viridans streptokokken niet goed gevoelig zijn voor gentamicine, heeft de combinatie penicilline en gentamicine een synergetisch bactericide effect op deze bacteriën: ze worden veel sneller gedood door deze twee middelen samen te geven dan door een van beide apart. De resultaten van behandeling van patiënten met kweeknegatieve endocarditis zijn meestal slechter dan die bij patiënten met endocarditis waarvan de verwekker is geïsoleerd. Als de micro-organismen resistent zijn of als de endocarditis wordt veroorzaakt door schimmels of gisten, is het nodig de geïnfecteerde hartklep te vervangen door een klepprothese. Ook patiënten die door de infectie ernstige schade aan het hart hebben, waardoor decompensatio cordis is ontstaan, worden geopereerd en krijgen een hartklepprothese.

Preventie

Patiënten met bepaalde aangeboren of verworven hartafwijkingen hebben een verhoogd risico op endocarditis als er een bacteriëmie met grampositieve bacteriën optreedt. In dierexperimenteel onderzoek blijkt endocarditis als gevolg van zo'n bacteriëmie te voorkomen door tevoren antibiotica toe te dienen (profylaxe). Op grond hiervan is lang gedacht dat ook bij mensen endocarditis kon worden voorkomen door aan personen met bepaalde hartafwijkingen antibiotica toe te dienen voorafgaand aan een medische of tandheelkundige ingreep waarbij transiënt een bacteriëmie kon optreden. Er zijn echter geen gecontroleerde onderzoeken bij mensen gedaan waarin een beschermend effect van antimicrobiële profylaxe tegen endocarditis is vastgesteld. Vanwege ethische bezwaren en door de lage incidentie van endocarditis is een dergelijk onderzoek tot nu toe niet verricht. Dat profylaxe niet altijd werkt, werd al snel na de introductie duidelijk. In 1983 beschreven Durack e.a. 52 patiënten die ondanks het gebruik van profylaxe toch endocarditis hadden ontwikkeld met een voor de toegediende antibiotica gevoelige bacterie. In een Nederlands patiëntcontroleonderzoek uit 1992 (JvdM) bleek profylaxe slechts circa 50% bescherming te bieden maar dit was statistisch niet significant. Dit is later bevestigd door Franse en Amerikaanse onderzoekers.

Kosten-batenanalyses van het gebruik van profylaxe voor patiënten met een mitralisklepprolaps laten zien dat wel of geen profylaxe geen verschil maakt voor het aantal doden, en dat parenteraal toegediende profylaxe zelfs zou kunnen leiden tot een toename van de mortaliteit door ernstige allergische reacties. De huidige richtlijnen voor het gebruik van endocarditisprofylaxe verschillen daarom ingrijpend van eerdere versies. In de richtlijn staat nu dat de beschikbare gegevens erop wijzen dat het risico op endocarditis als gevolg van een ingreep zeer klein is, dat de toediening van antibiotica vóór een ingreep de kans op endocarditis dóór de ingreep niet of nauwelijks verkleint, en dat de kans op een ernstige allergische reactie op de antibiotica meestal groter is. Dit profylaxerisico wordt nu uitsluitend aanvaardbaar gevonden bij patiënten voor wie de consequenties van endocarditis zeer ernstig zijn. Deze groep beperkt zich tot patiënten die eerder een endocarditis hebben doorgemaakt, patiënten met een kunstklep en patiënten met bepaalde congenitale hartafwijkingen. Voor alle andere hartafwijkingen is profylaxe niet langer geïndiceerd (zie:www.hartstichting.nl).

Verwekkers van subacute endocarditis

S. sanguis behoort tot de groep vergroenende of viridans streptokokken (*viridis*, Latijn voor groen), die bij het merendeel van alle gevallen van subacute natieve endocarditis wordt geïsoleerd uit het bloed. Viridans streptokokken worden ook aangeduid als alfahemolytische streptokokken (groei op een bloedplaat in het laboratorium veroorzaakt een vergroening door aantasting van de erytrocyten). Deze groene zone, een gevolg van partiële lysis van erytrocyten en oxidatie van hemoglobine tot methemoglobine, wordt ook gevormd door *S. pneumoniae* (pneumokokken). Streptokokkensoorten die de erytrocyten volledig lyseren, waardoor een heldere zone rondom de kolonies op een bloedagarplaat ontstaat (de bètahemolyse), worden als bètahemolytische streptokokken aangeduid. Sommige streptokokkensoorten behoren tot de groep indifferente (gammahemolytische) streptokokken (dan is er geen enkele reactie met de erytrocyten).

Viridans streptokokken zijn, net als de andere streptokokken, grampositieve kokken die in ketens liggen (figuur 14.5). De diverse soorten viridans streptokokken komen in de normale residente microflora op het slijmvlies in de mond-keelholte voor. Ongeveer de helft van het aantal bacteriën in de mond-keelholte zijn viridans streptokokken. Sommige soorten zijn vooral te vinden op het wangslijmvlies: *S. sanguis* en *S. mitis*. Op de tong worden vooral *S. sanguis* en *S. salivarius* gevonden, terwijl op en in de tandplaque *S. sanguis*, *S. oralis* en *S. mutans* voorkomen. Het speeksel bevat vooral *S. salivarius*, *S. oralis* en *S. mitis*.

De verdeling zoals gegeven berust niet op toeval, maar is een gevolg van specifieke bacteriële structuren en weefselreceptoren waarmee hechting tussen de bacteriën en tand- en weefseloppervlak tot stand komt.

Subacute natieve endocarditis wordt behalve door viridans streptokokken ook door andere, eveneens weinig pathogene bacteriesoorten veroorzaakt. Het betreft veelal ook grampositieve kokken, zoals *S. bovis* en enterokokken (*Enterococcus* spp.) (tabel 14.5). Vooral bij patiënten ouder dan 60 jaar wordt endocarditis in toenemende mate veroorzaakt door *S. bovis*. Endocarditis door *S. bovis* biotype I, die nu *S. gallolyticus* ssp. *gallolyticus* heet, gaat vaak (45%) gepaard met afwijkingen in de tractus digestivus, vooral met coloncarcinomen en villeuze adenomen maar ook met levercirrose. *S. epidermidis*, een coagulasenegatieve stafylokokkensoort, is een veelvoorkomende verwekker van vroege prothetische endocarditis, met meestal een klinisch geprotraheerd beloop. *S. epidermidis* is slechts zelden de oorzaak van een

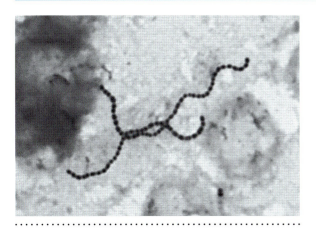

Figuur 14.5 Viridans streptokokken in een bloedkweek van een patiënt met endocarditis: grampositieve, bolvormige bacteriën die in ketens liggen.

subacute natieve endocarditis. Pathogene, invasieve bacteriesoorten, vooral *S. aureus*, veroorzaken acute vormen van endocarditis. *S. aureus* is ook de frequentste verwekker van endocarditis bij intraveneuze drugsgebruikers. In 75% van de gevallen is er bij hen sprake van een rechtszijdige natieve endocarditis, waarvan het ziektebeloop milder is dan dat van linkszijdige. *S. aureus* kan endocarditis veroorzaken zonder dat er sprake is van enige predisponerende hartafwijking.

14.3.3 ACUTE ENDOCARDITIS

Acute endocarditis verschilt aanzienlijk van subacute endocarditis, zowel wat de aard van de verwekkers betreft als het beloop en de prognose. Bij 60-70% van de gevallen van acute natieve of prothetische endocarditis is *S. aureus* de verwekker. Acute endocarditis wordt gekarakteriseerd door hoge koorts en andere septische verschijnselen. De patiënt zal, als geen effectieve behandeling wordt gegeven, binnen enkele dagen tot weken aan de infectie overlijden.

> **Casus 14.2**
>
> Een vrouw van 48 jaar werd met spoed opgenomen vanwege ernstig ziek zijn met hoge koorts en koude rillingen. Twee dagen eerder had ze zich thuiskomend van haar werk als manager in een winkel ziek gevoeld met spier- en gewrichtspijn. Ze was altijd gezond geweest. Bij opname werd een bleke, acuut zieke vrouw gezien. Haar lichaamstemperatuur was 39,8 °C, de hartfrequentie was 125/min., de bloeddruk was 100/60 mmHg en de ademhalingsfrequentie 40/min.
>
> Bij lichamelijk onderzoek werden er geen afwijkingen gevonden. De harttonen waren normaal. Op een thoraxfoto werden geen afwijkingen van hart en longen gezien. Bij het laboratoriumonderzoek bleken de bezinkingssnelheid en het leukocytenaantal sterk verhoogd en was het trombocytenaantal verlaagd. Onderzoek van de urine toonde een lichte proteïnurie, erytrocyturie en een pyurie aan; bacteriën werden niet gezien. Er werden bloedkweken afgenomen. Patiënte kreeg een infuus en op verdenking van een sepsis werd ze behandeld met flucloxacilline en gentamicine.
>
> De volgende dag voelde zij zich al wat beter. De bloedkweek was gegroeid en verdacht voor stafylokokken. Een dag later groeiden op de beënte bloedplaten gele kolonies met een hemolytische hof: *S. aureus*. De therapie werd gecontinueerd met alleen flucloxacilline.
>
> De volgende dag bleef de temperatuur subfebriel (38 °C) en op de vierde dag klaagde patiënte over een drukkende hoofdpijn en was ze verward. Bij neurologisch onderzoek werden geen afwijkingen gevonden. Een CT-scan van het hoofd toonde in de hersenen rechts pariëtaal een ruimte-

Tabel 14.5 Procentuele verdeling van de verwekkers van natieve en prothetische endocarditis.

verwekker	natieve endocarditis		prothetische endocarditis	
	totaal*	intraveneuze drugsgebruikers	vroeg ($\leq$ 1 jaar na operatie)	laat (> 1 jaar na operatie)
viridansstreptokokken	50-60	10	5	30-35
Streptococcus bovis	5-10	1-5	1-5	5
andere streptokokken	1-5	1-5	1-5	1-5
Enterococcus spp.	10	10	1-5	10
Staphylococcus aureus	30	60	10	15
coagulasenegatieve stafylokokken	5	1-5	55	10
andere bacteriesoorten	5-10	10	5	5-15
gisten/schimmels	1	5	5	< 1
kweek negatief	1-5	5	10	5

* Alle patiënten, incl. intraveneuze drugsgebruikers.

innemend proces met een diameter van ongeveer 1,5 cm. Op verdenking van een metastatisch cerebraal abces werd de antimicrobiële therapie uitgebreid met rifampicine (een antibioticum dat bactericide is voor stafylokokken en goed penetreert in abcessen).

Twee dagen later werd bij auscultatie een systolisch geruis van graad III/VI aan de punt van het hart gehoord met een luide tweede toon, verdacht voor een mitralisinsufficiëntie. Echocardiografisch onderzoek toonde verdikte mitraliskleppen zonder vegetatie; het linkeratrium was overvuld. In de volgende dagen verbeterde de klinische toestand van de patiënte langzaam, hoewel de temperatuur 38 °C bleef, op de rechtervoetzool en de linkerhand petechiën waren ontstaan en de patiënte begon te klagen over ademnood (dyspneu). De bloedkweken afgenomen tijdens therapie waren negatief, op één na, waaruit *S. aureus* groeide.

Op grond van de verdenking op acute natieve mitralisklependocarditis door *S. aureus* met een metastatische infectie in cerebro en vanwege de decompensatio cordis ten gevolge van de mitralisklepinsufficiëntie werd tot openhartchirurgie overgegaan. Bij operatie bleek op een van de mitraliskleppen een kleine vegetatie aanwezig, een andere klep was geperforeerd. De mitralisklep werd vervangen door een prothese. Uit de klep, die werd ingestuurd voor kweek, werd *S. aureus* gekweekt, gevoelig voor flucloxacilline en rifampicine. De antimicrobiële therapie werd gecontinueerd gedurende acht weken. Bij naonderzoek werd vastgesteld dat de patiënte diabetes mellitus had. Een half jaar na ontslag heeft zij voor halve dagen haar werk hervat.

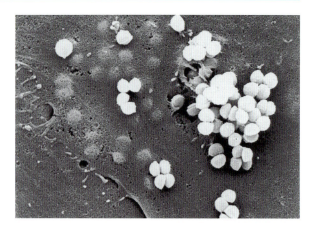

Figuur 14.6 Elektronenmicroscopische scan van de hechting van *S. aureus* aan endotheelcellen. Op de linkerhelft zijn gehechte bacteriën door de endotheelcellen opgenomen.

Pathogenese

Mevrouw werd opgenomen met een ernstige sepsis, veroorzaakt door *S. aureus*. De bron van de sepsis was bij opname niet duidelijk. Er was geen lokale infectiehaard aanwezig van waaruit het micro-organisme de bloedbaan had bereikt. Maar waar komen de bacteriën dan vandaan? Bij 80-90% van de gevallen waarin een acute *S. aureus*-endocarditis ontstaat, wordt geen porte d'entrée voor de bacteriëmie gevonden. Wat dat betreft is de mevrouw uit casus 14.2 dus geen uitzondering. Waarschijnlijk is hier sprak geweest van een endogene *S. aureus*-infectie. Hiermee wordt bedoeld dat mevrouw een zogenoemde *S. aureus*-draagster is en ziek geworden is van haar 'eigen' *S. aureus* (in tegenstelling tot exogene infecties, waarbij de bacterie afkomstig is van andere personen zoals huisgenoten, verpleegkundigen en artsen, of uit de omgeving). Dragerschap van *S. aureus* wordt later verder besproken.

Hoe is bij deze tevoren gezonde vrouw, die tot dan geen hartafwijkingen had, de endocarditis ontstaan? De endocarditis door *S. aureus* ontstaat op twee verschillende manieren. Bij ongeveer de helft van de patiënten met natieve *S. aureus*-endocarditis hecht de bacterie zich aan reeds op het endocard aanwezige vegetaties, die door hartafwijkingen met een venturi-effect zijn ontstaan, net als bij de subacute endocarditis van de patiënt uit de vorige casus. Bij hen zijn bij opname al afwijkende hartgeruisen te horen. Hoe ontstaat dan de endocarditis bij de andere patiënten, die van te voren geen aantoonbare hartafwijkingen hebben? *S. aureus* is een van de weinige bacteriesoorten die zich goed aan normale endotheelcellen kunnen hechten. Na hechting worden de bacteriën opgenomen door de endotheelcellen (figuur 14.6), die daarna lyseren ten gevolge van door *S. aureus* geproduceerde toxinen, waarna de bacteriën andere cellen en het onderliggende weefsel invaderen. In het subendotheliale weefsel ontstaan door de lysis van cellen microabcessen. Bij de patiënte in casus 14.2 werd bij de operatie een dergelijk abces uitgeruimd. Door activatie van stollingsfactoren vormt zich op het beschadigde endotheel vervolgens een fibrine-bloedplaatjesnetwerk of een vegetatie. *S. aureus* is in de vegetatie beschermd tegen fagocytose door leukocyten. De lichaamstemperatuur blijft door de aanwezigheid van metabool actieve bacteriën in vegetaties, abcessen en bloedbaan onrustig, en er ontstaan metastatische infecties door septische embolieën vanuit vegetaties op het endocard van de mitralisklep. Bij deze patiënte waren metastatische infecties in de hersenen en later in de huid aanwezig, maar ze kunnen ook in de milt, nieren, gewrichten of botten ontstaan. Waarom niet iedereen met *S. aureus*-bacteriëmie ook endocarditis krijgt, is niet bekend.

Epidemiologie

S. aureus-endocarditis ontstaat in aansluiting op een bacteriëmie met *S. aureus*. Er zijn drie groepen waarbij de frequentie van *S. aureus*-infecties, bacteriëmie en sepsis hoog is: hemodialysepatiënten, patiënten met diabetes mellitus en intraveneuze drugsgebruikers. Niet toevallig zijn dit ook groepen waarbij dragerschap van *S. aureus* vaker voorkomt. Zij hebben daardoor ook een door de capillairwanden. Ten slotte scheidt de bacterie ook nog Efb (*extracellular fibrinogen-binding protein*) uit, een eiwit dat zich aan complementfactor C3 bindt en deze daarmee ongeschikt maakt voor activatie. In de celwand van de bacterie komt een bijzonder eiwit voor, proteïne A, dat aspecifiek de Fc-gedeelten van immunoglobuline-G bindt. Daardoor wordt de opsonische functie van de immunoglobulinen uitgeschakeld en kan *S. aureus* aan de fagocyterende leukocyten ontsnappen. Dit is echter niet de enige verdedigingsstrategie van *S. aureus* tegen leukocyten. *S. aureus* produceert en scheidt ook exotoxinen en -enzymen uit, waarmee de functie van de neutrofiele granulocyten wordt beperkt of ontregeld, of waardoor deze cellen worden beschadigd (zie figuur 14.9). Wanneer ze alsnog worden gefagocyteerd, beschermen enzymen als katalase en superoxidedismutase de bacterie tegen de dodelijke inwerking van respectievelijk waterstofperoxide en het superoxideanion, zuurstofradicalen die door de fagocyt in het fagosoom worden gemaakt. Een deel van de geïnternaliseerde bacteriën zal dan ook overleven en uitgroeien. Er zijn zogenoemde *small colony variants* van *S. aureus* bekend, subpopulaties die zich hebben aangepast om langdurig intracellulair in weefsel te kunnen persisteren.

Het ontstoken gebied wordt afgekapseld door fibrinevorming, waarbinnen weefselcellen lyseren door uit gedode neutrofiele granulocyten vrijkomende proteasen. Dat is het begin van de voor een *S. aureus*-infectie kenmerkende abcesvorming in inwendige organen en weefsels. In de woorden van Louis Pasteur: een *S. aureus*-osteomyelitis is een steenpuist in het bot. Door het vermogen zich snel te verspreiden in het weefsel kan *S. aureus* ook in de bloedbaan terechtkomen. Dan is er sprake van een secundaire *S. aureus*-bacteriëmie, die niet zelden gepaard gaat met de klinische verschijnselen van ernstige sepsis (zie eerder).

Aandoeningen door exotoxinevormende *S. aureus*

Naast de pusvormende gelokaliseerde infecties zijn er drie gegeneraliseerde aandoeningen die het gevolg zijn van door *S. aureus* gevormde exotoxinen. Elke aandoening ontstaat door een specifiek toxine. *S. aureus* die exfoliatine vormt, veroorzaakt huidafwijkingen: blaren of bullae gevuld met vocht (impetigo bullosa of pemphigus neonatorum), of het loslaten van de opperhuid

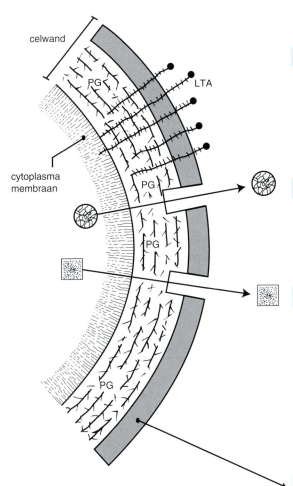

Figuur 14.9 Virulentiefactoren van S. aureus. Zowel onderdelen van de celwand als door S. aureus uitgescheiden exotoxinen en -enzymen dragen bij tot het ziekmakende vermogen van deze soort.

(dermatitis exfoliativa neonatorum of *staphylococcal scalded skin syndrome*). De huidafwijkingen ontstaan doordat het exfoliatine via een huid- of slijmvlieslaesie in de bloedbaan terechtkomt, zich hematogeen verspreidt en zich aan specifieke receptoren in de opperhuid kan binden. Hierdoor worden de intercellulaire verbindingen (desmosomen) in de epidermidis verbroken. Bij lichte aanraking laat de huid van de patiënt los. De aanduiding neonatorum wijst er al op dat deze aandoening vooral bij jonge kinderen voorkomt. Zie voor meer details ook hoofdstuk 6 over huidinfecties.

Een tweede door *S. aureus*-toxine veroorzaakte aandoening is het toxischeshocksyndroom (TSS). Dit is een acuut ziektebeeld met alle verschijnselen van ernstige sepsis, waarbij de bloedkweken meestal negatief zijn. Ongeveer 10-20% van de *S. aureus*-stammen vormt het TSS-toxine (TSST). Patiënten met TSS hebben meestal een gelokaliseerde *S. aureus*-infectie, bijvoorbeeld een huidinfectie of (postoperatieve) wondinfectie. De ziekte kreeg als de 'tamponziekte' grote bekendheid in het begin van de jaren tachtig toen vrouwen in de Verenigde Staten nieuwe superabsorberende vaginale tampons gingen gebruiken en TSS kregen. Door groei van *S. aureus* in de tampons werd veel TSST uitgescheiden, dat vervolgens na absorptie in de bloedbaan terechtkwam.

Het TSST behoort tot de familie van de superantigenen (SAg). Ook enterotoxinen van *S. aureus* (zie verder) en de pyrogene exotoxinen van *S. pyogenes* behoren daartoe. Superantigenen zijn een klasse van antigenen die op niet-specifieke wijze T-cellen activeren, wat leidt tot een polyklonale T-celactivatie, massale cytokineproductie (vooral TNF-α) en het daarbij behorende ziektebeeld van koorts, hypotensie en huiduitslag (figuur 14.10). Bij een normale antigeengeïnduceerde T-celrespons wordt het antigeen netjes door een antigeenpresenterende cel aangeboden aan een specifieke T-celreceptor (TCR) van een T-cel, wat leidt tot een stimulatie van 0,0001-0,001% van alle aanwezige T-cellen. SAg's zijn daarentegen in staat door hun niet-specifieke binding tot wel 20% van alle T-cellen te activeren. Deze massale T-celstimulatie leidt tot een massale niet-specifieke immuunactivatie die schadelijke gevolgen heeft voor het lichaam.

De ziekteverschijnselen, die vooral door cytokinen als TNF-α worden veroorzaakt, ontstaan binnen 12-48 uur, met het gevoel van een griepje. De patiënt braakt en krijgt diarree met hoge koorts (> 38,7 °C), een lage systolische bloeddruk (hypotensie), hoofdpijn, spierpijn en buikpijn. Op de huid en slijmvliezen (ogen, mond, vagina) ontstaat erytheem (rode verkleuring), soms met petechiën en ulcera. De functies van hart, nieren, lever en het beenmerg zijn sterk gestoord. Een week na het begin van de ziekte begint de huid te vervellen (desquamatie), ook op voetzolen en handpalmen. Eén à twee maanden later vallen nagels af en haren uit. TSST komt voor in een frequentie van twee tot vijf gevallen per miljoen en is een ernstige ziekte waarvan de letaliteit 5-10% bedraagt.

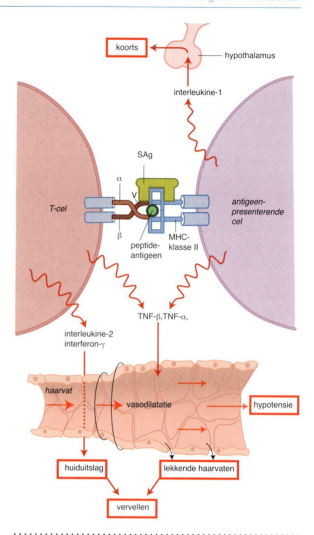

Figuur 14.10 Werking van het superantigeen TSST (SAg). De klinische verschijnselen die het gevolg zijn van deze werking van TSST zijn omlijnd. Naar: Schlievert P. Nature Medicine. 2000;6:378-9.

De derde aandoening ontstaat door *S. aureus*-stammen die enterotoxinen uitscheiden: de *S. aureus*-voedselvergiftiging. Ongeveer de helft van de *S. aureus*-stammen vormt enterotoxine. Als voedsel besmet raakt met enterotoxinevormende *S. aureus* (vaak door dragers) en niet koel wordt bewaard, gaan de bacteriën groeien en hoopt zich enterotoxine in het voedsel op. De consument van dit voedsel wordt binnen een paar uur misselijk, gaat hevig braken met buikkrampen en krijgt daarna vaak diarree. De klachten duren meestal niet langer dan een dag. Het koken van voedsel dat *S. aureus*-enterotoxine bevat, vrijwaart de consument niet van een voedselvergiftiging omdat *S. aureus*-enterotoxinen hittestabiel zijn.

Diagnose

Voor de diagnose van *S. aureus*-infecties wordt materiaal uit een abces geaspireerd. De pus wordt in het laboratorium met behulp van een gramkleuring onderzocht. In het preparaat zijn veel leukocyten en grampositieve kokken in groepjes te zien (figuur 14.11). Van op een

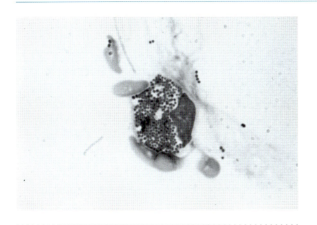

Figuur 14.11 S. aureus: grampositieve bacteriën die in een druiventros liggen, hier in associatie met granulocyten in een preparaat van pus.

bloedagarplaat gegroeide kolonies wordt een coagulasetest gedaan om S. aureus te onderscheiden van S. epidermidis. Bij patiënten die verdacht worden van een S. aureus-infectie, worden altijd bloedkweken afgenomen. S. aureus-infecties als artritis, osteomyelitis en endocarditis gaan meestal gepaard met een bacteriëmie, terwijl materiaal voor kweek van dergelijke infectiehaarden moeilijk te verkrijgen is.

De diagnostiek van aandoeningen die door toxinevormende S. aureus worden veroorzaakt, berust vooral op het klinisch beeld. De specifieke toxinen kunnen soms worden aangetoond bij de patiënt. Met moleculaire technieken kunnen ook de diverse S. aureus-exotoxinegenen worden aangetoond en kan een associatie met het ziektebeeld bij de patiënt worden gelegd. Ten slotte heeft ook het aantonen van (een significante titerstijging van) antistoffen tegen TSST en alfatoxine (een hemolysine) diagnostische betekenis. Wanneer er in de convalescentiefase antistoffen tegen TSST aangetoond kunnen worden, betekent dit dat de recidiefkans nihil is. Echter, een onvermogen om anti-TSST-antistoffen te maken betekent dat bij de betreffende persoon bij een nieuwe infectie met een TSST-producerende S. aureus-stam de recidiefkans groot is.

Behandeling

Oppervlakkige huidinfecties (impetigo) genezen vaak spontaan. Bij de behandeling zijn hygiënische maatregelen zoals het wassen met een desinfecterende zeep en het kortknippen van nagels belangrijk. S. aureus-abcessen worden geïncideerd. Deze patiënten krijgen antibiotica, net als patiënten met acute S. aureus-infecties (bacteriëmie, sepsis, endocarditis, pneumonie). Toen penicilline ruim vijftig jaar geleden beschikbaar kwam, waren alle S. aureus-stammen penicillinegevoelig. Nu is 90-95% penicillineresistent doordat ze een penicilline afbrekend enzym (bètalactamase) produceren. Voor de behandeling van S. aureus-infecties worden daarom bètalactamase-ongevoelige penicillinen gebruikt zoals flucloxacilline. Ook tegen deze antibiotica is de afgelopen 25 jaar echter resistentie ontstaan. De meeste meticillineresistente S. aureus-stammen (MRSA-stammen) zijn ook ongevoelig voor diverse andere antibiotica. In de ons omringende landen, in Japan en in de Verenigde Staten is 20-60% van de S. aureus-stammen meticillineresistent. In Nederland is door het toegepaste antibioticabeleid en door actieve opsporing van (de import van) MRSA-dragers (search & destroy-beleid) het aantal patiënten met MRSA tot nu toe beperkt gebleven. Infecties ten gevolge van MRSA worden onder meer behandeld met glycopeptideantibiotica zoals vancomycine.

Preventie

Het neusdragerschap van S. aureus kan als belangrijke risicofactor tijdelijk worden opgeheven door behandeling van dragers met mupirocine-neuszalf; hierdoor reduceert men het aantal S. aureus-infecties na grote operaties en ook bij patiënten die chronisch gedialyseerd moeten worden. Ook patiënten met recidiverende furunculose hebben baat bij een behandeling met mupirocine.

Er worden ook veel preventieve maatregelen genomen om besmetting te voorkomen of teniet te doen: aseptische maatregelen bij de wondverzorging in en buiten de operatiekamer, het aanbrengen van een desinfecterende zalf of oplossing op de navelstomp bij pasgeborenen, en strikte isolatie van een MRSA-positieve patiënt in het ziekenhuis. Ten slotte heeft toepassing van gerichte antimicrobiële profylaxe bij verschillende operaties het aantal patiënten met postoperatieve wondinfecties door S. aureus drastisch doen dalen.

14.4.4 ANDERE STAFYLOKOKKEN: CNS

De infecties door CNS ontstaan, met uitzondering van urineweginfecties, door S. saprophyticus, meestal in het ziekenhuis. De urineweginfecties door S. saprophyticus worden bijna uitsluitend gevonden bij jonge vrouwen (16-35 jaar). De klinische verschijnselen zijn dezelfde als bij urineweginfecties door andere bacteriën (zie hoofdstuk 4). De infecties door CNS die geassocieerd zijn met intravasale katheters en geïmplanteerde kunststoffen worden in hoofdstuk 16 besproken. Doorgaans zijn CNS-soorten minder virulent dan S. aureus doordat ze trager groeien en weinig of geen exotoxinen produceren; wel hechten CNS goed aan allerlei kunststoffen die in de geneeskunst worden toegepast, zoals prothesen, implantaten en katheters. Infecties met CNS rond dergelijke biomaterialen hebben vaak een chronisch, indolent karakter en hebben deze bacteriën de bijnaam 'plastic pathogens' opgeleverd.

Voor de therapie van CNS-infecties is het aantal antibiotica beperkt. De meeste CNS zijn resistent tegen penicilline en andere groepen antibiotica. Hoewel vancomycineresistente CNS voorkomen, wordt dit antibioticum als middel van eerste keus gebruikt voor de behandeling van CNS-infecties. Maatregelen voor de preventie van CNS-infecties worden in hoofdstuk 16 besproken.

14.5 Andere infecties van het hart: myocarditis en pericarditis

Naast endocarditis komen ook andere infecties van het hart voor: myocarditis en pericarditis. Myocarditis is een ontsteking van de hartspier die bij kinderen veel vaker voorkomt dan bij volwassenen. Virale infecties zijn de meest voorkomende infectieuze oorzaak. Ontsteking van het myocard is onder meer beschreven bij de bof, poliomyelitis, mazelen en influenza. Tegenwoordig zijn enterovirussen, groep-B-coxsackievirussen en adenovirussen de meest voorkomende virale verwekkers. Myocarditis is ook geassocieerd met het humaan immunodeficiëntievirus (hiv). Het is niet duidelijk of de ontsteking hierbij het gevolg is van de hiv-infectie zelf, of wordt veroorzaakt door superinfectie met andere virussen als gevolg van een verminderde cellulaire afweer. Myocarditis kan ook optreden in het kader van een groot aantal bacteriële infecties, onder andere *Mycoplasma pneumoniae*, *Hemophilus influenzae*, *Streptococcus pneumoniae* en *Tropheryma whipplei*. Het klinische beeld van myocarditis wisselt van asymptomatisch tot ernstige decompensatio cordis na een griepachtig ziektebeeld met koorts, artralgieën en algemene malaise. Ook de afwijkingen in het bloed zijn aspecifiek, evenals die op het elektrocardiogram. De gouden standaard voor de diagnose is het endomyocardbiopt. De behandeling bestaat voornamelijk uit symptoombestrijding.

Ontsteking van het pericard kan door een groot aantal ziekten worden veroorzaakt maar meestal kan geen oorzaak worden aangetoond. Infectieuze pericarditis kan het gevolg zijn van virale en van bacteriële infecties. De meest voorkomende oorzaak is een virusinfectie, vooral coxsackievirus. Bacteriële pericarditis komt veel minder vaak voor en kan door een groot aantal verschillende bacteriën veroorzaakt worden. Vóór de introductie van antibiotica ontstond bacteriële pericarditis vooral in het beloop van lagere-luchtweginfecties door *S. pneumoniae* en *S. aureus*. Tegenwoordig wordt bacteriële pericarditis voornamelijk veroorzaakt door *S. aureus*, streptokokken, *Neisseria* spp. en *Legionella* spp. Acute of chronische pericarditis komt voor bij circa 1% van de patiënten met pulmonale tuberculose. Door de lage incidentie van tuberculose in de westerse wereld wordt deze complicatie hier echter zelden gezien. Ook schimmels en gisten veroorzaken zelden purulente pericarditis.

Virale en idiopathische pericarditis gaan meestal gepaard met pijn op de borst die uitstraalt naar de schouder en hals en verergert bij diepe inademing en slikken. Koorts is aanwezig bij twee derde van de patiënten. Bacteriële pericarditis ontstaat doorgaans in het beloop van een bacteriëmie of sepsis. Het is een acuut ziektebeeld met hoge koorts. Slechts een op de drie patiënten klaagt echter over pijn op de borst en pericardiaal wrijven ontbreekt bij 60%. De diagnose wordt dan ook vaak pas bij obductie gesteld. Ecg-afwijkingen treden bij 90% van de patiënten op. Pericardvocht is waarneembaar op de thoraxfoto als er minstens 250 ml aanwezig is en echocardiografie is een veel gevoeliger techniek voor het aantonen ervan.

Bij verdenking op idiopathische of virale pericarditis heeft pericardiocentese weinig toegevoegde diagnostische waarde. Bij verdenking op bacteriële pericarditis is echter snelle en agressieve diagnostiek noodzakelijk. Pericardectomie met biopten en drainage is dan te verkiezen boven pericardiocentesis vanwege de grotere diagnostische opbrengst.

Virale of idiopathische pericarditis wordt symptomatisch behandeld met bedrust, pijnbestrijding en hemodynamische bewaking. Bij bacteriële pericarditis is chirurgie met drainage, ondersteund door antimicrobiële therapie, aangewezen. De behandeling van tuberculeuze pericarditis is controversieel. Om pericarditis constrictiva te voorkomen, adviseren veel deskundigen de toevoeging van corticosteroïden aan de behandeling met tuberculostatica.

14.6 Secundaire bloedbaaninfecties

Vanuit lokale infecties kunnen micro-organismen de bloedbaan bereiken. Dan is er sprake van een secundaire bacteriëmie. Als daarbij klinische verschijnselen van sepsis of ernstige sepsis ontstaan, is er sprake van een secundaire bloedbaaninfectie. Een bacteriëmie kan ook ontstaan zonder dat een geïnfecteerd focus aantoonbaar is. Dan wordt gesproken van een primaire bacteriëmie en van primaire bloedbaaninfecties als manifestaties van het inflammatoire-responssyndroom (SIRS) ontstaan. De afgelopen 30-40 jaar is het aantal patiënten met bloedbaaninfecties toegenomen. De stijging betreft vooral het aantal gevallen dat tijdens opname in het ziekenhuis ontstaat in het kader van het medisch en verpleegkundig handelen. De frequentie van bloedbaaninfecties in Nederland bedroeg in de afgelopen jaren acht tot twaalf gevallen per duizend ziekenhuisopnamen. In het ziekenhuis ontstaat ongeveer 60% van alle gevallen van bloedbaaninfectie (nosocomiale bacteriëmie en sepsis). De sepsis die in het ziekenhuis ontstaat, wordt in hoofdstuk 16 besproken.

Gemiddeld overlijdt 20-30% van de patiënten met een bloedbaaninfectie; van de patiënten met een septische shock sterft 50% en van de patiënten met multipel orgaanfalen (MOF) 80%.

Pathogenese

Bij sommige aandoeningen ontstaat bij een geringe bacteriëmie al snel sepsis. Voorbeelden hiervan zijn patiënten met een granulocytopenie en patiënten zonder milt (asplenie).

De septische verschijnselen ontstaan doordat bacteriën of bestanddelen daarvan een systemisch SIRS in de bloedbaan veroorzaken (tabel 14.8). Voor *E. coli*, een gramnegatieve staafvormige bacterie, is endotoxine, een celwandbestanddeel, de belangrijkste ontstekingscomponent. Voor andere bacteriën ontstaat de ontsteking door andere celwandbestanddelen (peptidoglycaan, lipoteichoïnezuur). Ook diverse toxinen – denk aan het toxischeshocksyndroom door *S. aureus* – veroorzaken een heftige ontstekingsreactie in de bloedbaan. De wijze waarop dergelijke bacteriële componenten de ontstekingsreactie (SIRS) induceren, is elders besproken (zie hoofdstuk 1).

Epidemiologie

Bij patiënten met een bacteriëmie of sepsis moet altijd gezocht worden naar een focus dat de porte d'entrée vormt.

Buiten het ziekenhuis komen secundaire bloedbaaninfecties veel meer voor dan primaire: in 80% van de gevallen is een geïnfecteerd focus aanwezig. Vaak is dat een infectie in de urinewegen (figuur 14.12a). Bij patiënten met pneumokokkenpneumonie komt *S. pneumoniae* vanuit de geïnfecteerde longen in de bloedbaan terecht. In het ziekenhuis komt een primaire bloedbaaninfectie vaker voor dan een secundaire (figuur 14.12b). Dit komt vooral door het grote aantal patiënten met intravasale katheters dat een lijnsepsis krijgt, meestal door CNS, die vanaf de huid via de insteekopening van de katheter direct in de bloedbaan terechtkomen. Ook verschilt het spectrum van de verwekkers die bloedbaaninfecties in en buiten het ziekenhuis veroorzaken. CNS en candida-infecties ontstaan vrijwel uitsluitend bij patiënten in het ziekenhuis, terwijl infecties door pneumokokken en bètahemolytische streptokokken bijna nooit in het ziekenhuis ontstaan. *E. coli*-infecties ontstaan vaker buiten dan in het ziekenhuis, terwijl enterococcus-, enterobacter- en klebsiellasoorten evenals *P. aeruginosa* vaker infecties veroorzaken bij patiënten in het ziekenhuis dan daarbuiten. Er bestaat dan ook een duidelijke relatie tussen het spectrum van de verwekkers van bloedbaaninfecties en het geïnfecteerde focus van waaruit de bacteriën of gisten in de bloedbaan zijn terechtgekomen (tabel 14.9). Urineweginfecties zijn vaak de bron voor *E. coli*- en enterokokkeninfecties. Bloedbaaninfecties door *E. coli* kunnen eveneens ontstaan ten gevolge van galweg- en darminfecties. Huidinfecties of geïnfecteerde wonden zijn dikwijls de bron van sepsis door *S. aureus* en bètahemolytische streptokokken.

Klinische verschijnselen

Patiënten met een secundaire bloedbaaninfectie hebben meestal ook klachten en verschijnselen van de lokale infectiehaard. Patiënten met een *S. pneumoniae*-infectie hebben bijvoorbeeld klachten van bovensteluchtweginfecties (sinusitis, otitis) of van een pneumonie.

Hoewel de verschijnselen van bloedbaaninfecties divers zijn, is het klinisch onderzoek van groot belang. Elke patiënt met een plotseling optredende koorts, koude rillingen, een verhoogde ademhalingsfrequentie (tachypneu) en hartfrequentie (tachycardie), hypotensie en een afname van de diurese (verminderd plassen) kan een (secundaire) bloedbaaninfectie hebben. Bij inspectie en lichamelijk onderzoek wordt gezocht naar het voorkomen van geïnfecteerde foci die de oorzaak kunnen zijn van de sepsis. Slagpijn in de nierloge duidt op een pyelonefritis. Soms zijn er ook afwijkingen die min of meer specifiek zijn voor de bacterie die de oorzaak is van de sepsis. Bij patiënten met een meningokokkensepsis zijn er niet zelden petechiën op huid of slijmvliezen, terwijl bij het toxischeshocksyndroom door *S. aureus* of

Tabel 14.8 Bacteriële componenten waardoor sepsis ontstaat.

bacteriële component	bacteriën	
endotoxine (lipopolysacharide)	gramnegatieve bacteriën	
peptidoglycaan	grampositieve bacteriën (gramnegatieve bacteriën)	
lipoteichoïnezuur	grampositieve bacteriën	
porievormend toxine (maakt gaatjes in cytoplasmamembraan)	Staphylococcus aureus	alfahemolysine
	Streptococcus pyogenes	streptolysine
	Escherichia coli	hemolysine
superantigenen	Staphylococcus aureus	TSST, enterotoxine A t/m F
	Streptococcus pyogenes	pyrogeen exotoxine
enzymen	Streptococcus pyogenes	IL-1b-convertase
	Clostridium perfringens	fosfolipase

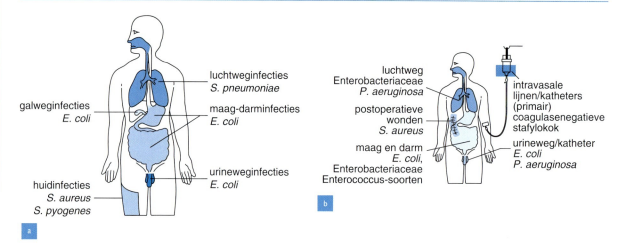

Figuur 14.12 Portes d'entrée voor bacteriëmie en sepsis. a Bij patiënten buiten het ziekenhuis. b Bij patiënten in het ziekenhuis. De intensiteit van de kleur van de aangeduide portes d'entrée correleert met het relatieve belang bij het ontstaan van bacteriëmie en sepsis.

S. pyogenes (groep A) in de huid, ogen en slijmvliezen erytheem aanwezig is.

Diagnose

Isolatie en identificatie van de verwekkers van de sepsis is noodzakelijk om de diagnose zeker te stellen en om de gevoeligheid voor antibiotica te kunnen vaststellen. Bloedkweken worden altijd vóór de antimicrobiële behandeling afgenomen. Een bloedkweek kan al na 6-8 uur groei vertonen, maar het kan ook 24-48 uur duren voordat de kweek positief wordt. Dit is afhankelijk van de bacteriesoort die de sepsis veroorzaakt en het aantal bacteriën in de bloedbaan (meestal slechts 1-30/ml). Als een potentiële infectiehaard in beeld wordt gebracht, wordt ook materiaal daarvan zo mogelijk microbiologisch onderzocht.

Behandeling

Patiënten met een secundaire bloedbaaninfectie zijn acuut en ernstig ziek en worden doorgaans in het ziekenhuis opgenomen. Omdat bij opname niet bekend is wat de mogelijke verwekker(s) van de sepsis is (zijn), wordt begonnen met een combinatie van antibiotica waarvoor een groot aantal bacteriesoorten gevoelig is.

Bij de keuze van de antibiotica wordt rekening gehouden met de vermoedelijke porte d'entrée en de meest waarschijnlijke verwekkers (empirische behandeling). Van belang is ook dat de lokale infectie of bron adequaat wordt behandeld door bijvoorbeeld drainage van een abces en/of verwijdering van geïnfecteerde katheters.

Naast de antimicrobiële therapie worden patiënten met een bloedbaaninfectie behandeld voor de stoornissen van de bloedcirculatie en van de functie van de diverse organen. Hiervoor worden infusen met vocht gegeven, zo nodig ook bloeddrukverhogende medicijnen, en ook wordt extra zuurstof toegediend. Doelen van deze behandeling zijn een adequate weefselperfusie en herstel van de oxygenatie van de weefsels. Ook de verhoogde stollingsneiging wordt bestreden.

Preventie

Buiten het ziekenhuis is preventie van infecties van waaruit micro-organismen in de bloedbaan terechtkomen nauwelijks mogelijk. De ontwikkeling van vaccins tegen de meest voorkomende verwekkers van sepsis is nog nauwelijks op gang gekomen; wel zijn er vaccins beschikbaar tegen de meest voorkomende typen pneumokokken en worden bepaalde risicogroepen daarmee

Tabel 14.9 Verwekkers van een secundaire bloedbaaninfectie en hun potentiële portes d'entrée.

micro-organisme	waarschijnlijke infectiehaard/porte d'entrée
Staphylococcus aureus	huidinfectie: furunkel, paronychia, geïnfecteerde wond
Streptococcus pneumoniae	pneumonie, otitis media, sinusitis
bètahemolytische streptokokken	huidinfectie, geïnfecteerde wond, urogenitale infectie
Escherichia coli, Enterococcus	urineweginfectie, galweginfectie, darminfectie
andere *Enterobacteriaceae*	galweginfectie, darminfectie
Pseudomonas aeruginosa	urineweginfectie
Bacteroides, anaeroben	mond-keelholte-infectie, darminfectie, urogenitale infectie

ingeënt. Introductie van een vaccin tegen *H. influenzae* type B in het Rijksvaccinatieprogramma halverwege de jaren negentig heeft de incidentie van invasie-infecties met deze bacteriesoort onder jonge kinderen drastisch verlaagd. Ook het op grote schaal toepassen van het griepvaccin heeft een potentieel gunstig effect op het voorkomen van secundaire bacteriële bloedbaaninfecties vanuit de luchtwegen. In het ziekenhuis bestaat de preventie van sepsis uit het juist en zorgvuldig toepassen van de richtlijnen voor de preventie van ziekenhuisinfecties en die voor antimicrobiële profylaxe.

Kernpunten

- Intravasale infecties zijn infecties van het bloed, de bloedvaten en het hart.
- Sepsis is een klinische manifestatie van een gegeneraliseerd ontstekingsproces, het systemische inflammatoire-responssyndroom (SIRS).
- Endocarditis is een primaire intravasale infectie op of in het hart (natieve endocarditis) of van kunstkleppen (prothetische endocarditis).
- Endocarditis wordt in de meeste gevallen veroorzaakt door bacteriën.
- Subacute endocarditis wordt teweeggebracht door minder virulente bacteriën, vaak viridansstreptokokken.
- Acute endocarditis wordt teweeggebracht door virulente, invasieve bacteriën, vaak *S. aureus*.
- De klinische verschijnselen van subacute endocarditis zijn het gevolg van een continue bacteriëmie door groei van bacteriën op vegetaties in het hart.
- De klinische verschijnselen van acute endocarditis ontstaan in aansluiting op een bacteriëmie en worden gekenmerkt door sepsis, klepbeschadiging en metastatische infecties.
- De diagnostiek berust op een combinatie van bevindingen van bloedkweken en klinisch en echocardiografisch onderzoek.
- Een therapie met antibiotica van enkele weken is nodig.
- Secundaire bloedbaaninfecties worden veroorzaakt door micro-organismen die vanuit lokale infecties de bloedbaan bereiken.
- Voor de diagnose van secundaire bloedbaaninfecties worden bloedkweken afgenomen.
- De antimicrobiële therapie wordt ondersteund met een behandeling voor de stoornissen van de circulatie en van de functies van de diverse organen.

Literatuur

Ammerlaan HS, Kluytmans JA, Wertheim HF, Nouwen JL, Bonten MJ. Eradication of methicillin-resistant Staphylococcus aureus carriage: a systematic review. Clin Infect Dis. 2009;48(7):922-30.

Belkum A van, Melles DC, Nouwen JL, Leeuwen WB van, Wamel W van, Vos MC, et al. Co-evolutionary aspects of human colonisation and infection by Staphylococcus aureus. Infect Genet Evol. 2009;9(1):32-47.

Belkum A van, Verkaik NJ, Vogel CP de, Boelens HA, Verveer J, Nouwen JL, et al. Reclassification of Staphylococcus aureus nasal carriage types. J Infect Dis. 2009;199(12):1820-6.

Cinel I, Dellinger RP. Advances in pathogenesis and management of sepsis. Curr Opin Inf Dis. 2007;20:345-52.

Cohen J. The immunopathogenesis of sepsis. Nature. 2002;420:885-91.

Dellinger RP, Carlet JM, Masur H, Gerlach H, Calandra T, Cohen J, et al. Surviving Sepsis Campaign Management Guidelines Committee. Surviving Sepsis Campaign guidelines for management of severe sepsis and septic shock. Crit Care Med. 2004;32(3):858-73.

Dellinger RP, Levy MM, Carlet JM, Bion J, Parker MM, Jaeschke R, et al. For the International Surviving Sepsis Campaign Guidelines Committee. Surviving Sepsis Campaign: international guidelines for management of severe sepsis and septic shock: 2008. Crit Care Med. 2008;36(1):296-327.

Durack DT, editor. Endocarditis. Infect Dis Clin N Am. 2002;16(2):255-534.

Durack DT, Beeson PB. In: Rahimtoola SH, ed. Infective endocarditis. New York: Grune 3:948-58.

Meer JT van der. Richtlijnen voor preventie van endocarditis herzien. Ned Tijdschr Geneeskd. 2009;153:A307.

Mermel LA, Allon M, Bouza E, Craven DE, Flynn P, O'Grady NP, et al. Clinical practice guidelines for the diagnosis and management of intravascular catheter-related infection: 2009 Update by the Infectious Diseases Society of America. Clin Infect Dis. 2009;49(1):1-45.

Moreillon P, Que YA. Infective endocarditis. Lancet. 2004;363:139-49.

Verhagen DW, Feltz M van der, Plokker HW, Buiting AG, Tjoeng MM, Meer JT van der. Working Party on Antibiotic Policy. Optimisation of the antibiotic guidelines in The Netherlands. VII. SWAB guidelines for antimicrobial therapy in adult patients with infectious endocarditis. Neth J Med. 2003;61:421-9.

Wenzel RP, Pinsky MR, Ulevitch RJ, Young L. Current understanding of sepsis. Clin Infect Dis. 1996;22:407-13.

Wertheim HFL, Melles DC, Vos MC, Leeuwen W van, Belkum A van, Verbrugh HA, et al. The role of nasal carriage in Staphylococcus aureus infections. Lancet Infect Dis. 2005;5:751-62.

15 Prenatale en neonatale infecties

A.C.T.M. Vossen en A. Fleer

15.1 Inleiding

Infecties van de foetus en de pasgeborene kunnen worden onderverdeeld in prenatale en neonatale infecties op grond van het moment van besmetting. Er zijn twee dominante ziektebeelden, namelijk congenitale infectie en neonatale sepsis.

15.1.1 PRENATALE OF CONGENITALE INFECTIES

Infecties van het kind kunnen al voor de geboorte optreden. Men spreekt dan van prenatale infecties: de foetale of intra-uteriene infectie vóór de geboorte en de congenitale infectie die daaruit kan voortkomen. Ze zijn het gevolg van een infectie van de moeder tijdens de zwangerschap, waarbij via de placenta overdracht plaatsvindt naar de foetus. Voorbeelden van prenatale of congenitale infecties zijn infecties door bacteriën (lues), virussen (cytomegalovirus, rubella, parvovirus B19, hiv, varicellazostervirus), of parasieten (toxoplasmose).

15.1.2 NEONATALE INFECTIES

Wanneer er een infectie optreedt in de eerste vier weken na de geboorte spreekt men van neonatale infectie. Infecties die optreden tijdens of direct na de geboorte worden veroorzaakt door ziekteverwekkers die zich in het baringskanaal van de moeder bevinden (perinatale besmetting), zoals groep-B-streptokokken. Ook verschillende virussen kunnen via de perinatale route worden overgedragen (hepatitis B-virus, hiv, enterovirussen en parechovirussen, herpessimplexvirus, varicellazostervirus en humaan papillomavirus).

15.2 Immunologie van de foetus en de pasgeborene

15.2.1 ONTWIKKELING VAN DE IMMUNITEIT VOOR DE GEBOORTE

In de zesde week van de zwangerschap zijn de eerste hematopoëtische voorlopercellen aantoonbaar in het aorta-gonade-mesonephrosgebied. Iets later migreren deze cellen naar de foetale lever, waar erytropoëse start. Vanaf week 7 start de vorming van T-lymfocyten; de B-lymfocyten verschijnen veel later, na ongeveer 20 weken. Het specifieke (of beter: verworven) immuunsysteem is dus in aanleg al vanaf de twintigste zwangerschapsweek aanwezig. Ook de cellen en moleculen van de aangeboren afweer (*innate immunity*), granulocyten, monocyten, macrofagen en complementeiwitten, zijn dan al gevormd. Normaal gesproken wordt tijdens een ongecompliceerde zwangerschap geen beroep gedaan op de afweer; de pasgeborene wordt echter vanaf de passage door het geboortekanaal geconfronteerd met een grote verscheidenheid aan micro-organismen. De meerderheid van deze micro-organismen zal de huid en slijmvliezen van de pasgeborene permanent gaan bewonen ('koloniseren') zonder aanleiding te geven tot ziekte. De pasgeborene is echter wat zijn afweer tegen infecties betreft minder goed uitgerust dan oudere kinderen en volwassenen. Het verworven immuunsysteem is namelijk nog 'naief' en het immunologische geheugen nog niet aangelegd. Het meest sprekende voorbeeld hiervan vormen de ernstige infecties die bij de pasgeborene kunnen optreden door groep-B-streptokokken en *E. coli*: voor de moeder zijn dit onschuldige bewoners van haar slijmvliezen. Het te vroeg geboren kind is nog weer minder goed uitgerust tegen infecties dan het voldragen kind, wat vooral tot uiting komt door de hoge infectie-incidentie bij opname op een neonatale intensivecare-afdeling.

15.2.2 DE AFWEER VAN DE PASGEBORENE

De afweer van de pasgeborene vertoont ten opzichte van die bij oudere kinderen en volwassenen een aantal tekorten, die (en dat geldt ook voor de premature pasgeborene) alle van voorbijgaande aard zijn. Het is dus beter te spreken van immaturiteit van de afweer dan van defecten. Deze immaturiteit uit zich op alle fronten van het afweersysteem, van lage spiegels en een relatief lage activiteit van het complementsysteem tot een mindere functie van de cellulaire elementen van de afweer, zoals lymfocyten en granulocyten.

Humorale afweer

De concentraties van complementcomponenten in het bloed van pasgeborenen zijn lager dan in het bloed van volwassenen (tot 20% of minder van volwassen waarden, afhankelijk van de verschillende factoren en nog lager bij de premature pasgeborene) en ook het niveau van de verschillende wegen van complementactivatie (klassiek, lectine en alternatieve activatieroute) is verlaagd ten opzichte van volwassenen (50-90% van volwassen waarden bij het voldragen kind en 45-70% bij de premature pasgeborene). Voor de 34-36e week van de zwangerschap zijn ook de spiegels van IgG-antistoffen lager, omdat de transplacentaire overdracht van deze antistoffen van moeder naar kind pas op gang komt in de 22-26e week. Deze lagere spiegels van complement en antistoffen leiden tot een minder goede opsonisatie van micro-organismen, met als gevolg een minder efficiënte fagocytaire afweer tegen vooral bacteriën, die voor een belangrijk deel de verhoogde gevoeligheid van de pasgeborene voor bacteriële infecties kan verklaren. Deze tekorten zijn meer uitgesproken in de premature pasgeborene en vertonen een min of meer directe correlatie met de mate van prematuriteit.

Fagocyten

De pasgeborene heeft zowel kwantitatieve als kwalitatieve tekorten van zijn granulocyten. De beenmergreserve van granulocyten en hun voorlopers is minder dan bij de volwassene, wat zich vooral kan uiten in een diepe neutropenie bij ernstige sepsis, zoals groep-B-streptokokkensepsis. Diepe neutropenie bij neonatale sepsis is een prognostisch slecht teken. Functioneel toont de neonatale granulocyt defecten in chemotaxie, adhesie en transmigratie van het bloed naar weefsel. Ook het bactericide vermogen van neonatale granulocyten is minder dan dat van cellen van volwassenen. Dit kan voor een deel worden verklaard door lagere concentraties van voor bactericidie noodzakelijke intracellulaire factoren zoals lactoferrine. Deze functionele tekorten zijn in de premature neonaat meer uitgesproken dan in de *à terme* pasgeborene, wat ongetwijfeld bijdraagt aan de eerder genoemde verhoogde gevoeligheid voor infecties van het premature kind.

T-lymfocyten

Vóór de geboorte wordt in de foetus en placenta Th1-reactiviteit onderdrukt, omdat deze schadelijk is voor het zwangerschapsproduct. De balans slaat door ten gunste van Th2-reactiviteit, wat essentieel is voor het onderhouden van de zwangerschap. Dit werkt nog enigszins door na de geboorte, dus de pasgeborene heeft een 'Th2-profiel'; zo produceren CD4+-T-cellen van de pasgeborene minder interferon-γ dan die van volwassenen. Ook de 'help'-functie bij de stimulatie van antistofproductie door B-lymfocyten tegen T-celafhankelijke antigenen is minder dan die van volwassen T-cellen. Echter, het blijkt dat sommige antigenen toch een volwassen respons van CD4+-T-cellen kunnen opwekken, bijvoorbeeld Bacille Calmette Guérin (BCG). Ook bij neonatale CD8+-T-cellen lijkt het functionele niveau (wel of niet volwassen niveau) sterk afhankelijk van het type antigeen.

B-lymfocyten

Neonatale B-cellen verschillen van die van volwassenen door een minder goede antistofrespons op primovaccinaties. Dit wordt waarschijnlijk veroorzaakt door een minder goede interactie met T-helpercellen, vooral door een lagere expressie van zogenoemde co-stimulatoire moleculen. Dit fenomeen ligt waarschijnlijk ook ten grondslag aan het grotendeels uitblijven van de klasse-'switch' van IgM naar IgG in de neonatale (en foetale) immuunrespons, daar hiervoor een optimale coöperatie tussen T- en B-cellen vereist is. Verder is de respons van B-cellen op zogenoemde T-celonafhankelijke antigenen, zoals polysacharideantigenen (antigenen van gekapselde bacteriën zoals pneumokokken en meningokokken) nog niet ontwikkeld bij de geboorte; het duurt tot de leeftijd van ongeveer 2 jaar voordat deze respons op volwassen niveau is.

Naturalkillercellen

Naturalkillercellen (NK-cellen) zijn lymfocytaire cellen die een belangrijk onderdeel vormen van de afweer tegen met virus geïnfecteerde cellen en tumorcellen. Neonatale NK-cellen binden mogelijk minder goed aan met virus geïnfecteerde cellen dan NK-cellen van volwassenen. Hetzelfde geldt voor het cytotoxische vermogen van neonatale NK-cellen, waarvan tot nu toe is aangetoond dat het ongeveer 50% is van dat van NK-cellen van volwassenen. Veel van deze studies zijn gedaan met ongezuiverde of met NK-cellen verrijkte celpopulaties, zodat een compleet beeld van de neonatale NK-cellen nog ontbreekt. Wel zou deze minder goede functie van neonatale NK-cellen de verhoogde gevoeligheid van pasgeborenen voor virale infecties zoals door herpes- en enterovirussen, en vooral het ernstige beloop hiervan, kunnen verklaren.

Aangeboren immuniteit

De aangeboren immuniteit of 'innate immunity' is een stelsel van humorale en cellulaire factoren die gezamenlijk in staat zijn tot directe herkenning van micro-organismen. De belangrijkste onderdelen zijn de zogeheten toll-like receptoren (TLR's), die vooral tot expressie komen op cellen van het immuunsysteem en de serumfactor mannosebindend lectine (MBL). Expressie van TLR's op neonatale cellen is gelijkwaardig aan die van cellen van volwassenen, maar de functionele consequenties van stimulatie van TLR's op neonatale cellen, bijvoorbeeld cytokineproductie, verschilt van die van cellen van volwassenen. Zo is de productie van tumornecrosefactor (TNF) en interferon-γ lager in neonatale cellen, maar die van andere cytokinen kan hoger zijn, bijvoorbeeld van IL-6.

Wat betekent dit voor de neonatale afweer?

De betekenis van de 'immature' functie van de verschillende onderdelen van de afweer van de pasgeborene voor de gevoeligheid voor infecties is in het bovenstaande hier en daar al aangeduid. Het lagere niveau van opsonisatie en het minder goed functioneren van fagocyten leveren een verhoogd risico op vooral bacteriële infecties. De mindere functie van T-cellen en NK-cellen verhoogt het risico op virale infecties en op infecties met andere intracellulaire pathogenen, zoals mycobacteriën, schimmels en gisten en *Toxoplasma*. Dit uit zich in een snellere disseminatie en een ernstiger verloop van deze infecties bij de pasgeborene, zoals ernstige hepatitis met leverfalen door enterovirusinfectie, een complicatie die hoogst ongebruikelijk is bij oudere kinderen en volwassenen.

De immaturiteit van B-cellen en de minder goede T-B-celcoöperatie bij het genereren van antistoffen tegen microbiële antigenen is een fenomeen dat relevant is voor het ontwerpen van vaccinatiestrategieën. In nationale vaccinatieschema's, zoals het Rijksvaccinatieprogramma in Nederland, wordt hiermee al zo veel mogelijk rekening gehouden. Het is ook de reden voor 'booster-'vaccinaties één of meer jaren na de primo-vaccinatie.

15.3 Prenatale of congenitale infecties

Wanneer een infectie bij het kind vóór de geboorte is ontstaan, spreekt men van een prenatale infectie. Is de infectie bij de geboorte nog aanwezig, dan spreken we bij de pasgeborene van congenitale infectie. Prenatale infecties zijn het gevolg van een infectie van de moeder tijdens de zwangerschap, waarbij overdracht van micro-organismen plaatsvindt via de placenta naar de foetus. Voorbeelden van congenitale infecties zijn infecties door bacteriën (lues, verwekker *Treponema pallidum*), virussen (cytomegalovirus, rubella, parvovirus B19, hiv en varicellazostervirus), of parasieten (*Toxoplasma*).

De meeste prenatale of congenitale infecties verlopen zonder typische verschijnselen bij de zwangere, bij de foetus of bij de pasgeborene. Verdenking op een prenatale of congenitale infectie zal ontstaan bij intra-uteriene groeiachterstand, hydrops foetalis, afwijkingen aan de placenta en/of een combinatie van aangeboren afwijkingen, zoals bij het congenitale rubellasyndroom. Wanneer er verschijnselen zijn, is het vaak een bepaalde combinatie die een congenitale infectie suggereert. De bekendste combinatie is die van hepatosplenomegalie, intracerebrale afwijkingen zoals verkalkingen, en oogafwijkingen, vooral chorioretinitis; deze trias kan worden aangetroffen bij congenitale toxoplasmose, congenitale rubella en congenitale CMV-infectie. Dit geeft al aan dat differentiatie naar verwekker louter op grond van klinische verschijnselen lastig kan zijn en laboratoriumonderzoek vaak uitsluitsel moet geven over de meest waarschijnlijke oorzaak. Overigens kan een kind zonder symptomen bij de geboorte op latere leeftijd alsnog verschijnselen ontwikkelen die het gevolg zijn van de congenitale infectie, zoals slechthorendheid of psychomotorische retardatie.

15.3.1 RUBELLA TIJDENS DE ZWANGERSCHAP

> **Casus 15.1**
>
> Een zwangere (geboortejaar 1980) meldt zich in de lente van 2005 met haar oudste kind bij de huisarts. Haar dochter (5 jaar) gaat naar een school waar rubella heerst (er hangt een briefje dat er rodehond is geconstateerd). De moeder zelf is, vanwege haar bevindelijk gereformeerde achtergrond, nooit gevaccineerd met het levend verzwakte vaccin tegen bof, mazelen en rubella (BMR-vaccin). Ook haar drie kinderen zijn om dezelfde reden niet gevaccineerd. Bij lichamelijk onderzoek van het dochtertje zijn duidelijk klieren in de hals te voelen en ook zijn er kleine vlekjes te zien in het gezicht, op de romp en op de ledematen. Het meisje is verder niet ziek. De moeder blijkt tijdens de eerdere zwangerschappen nooit te zijn gescreend op de aanwezigheid van antistoffen tegen rubella.
>
> Bij moeder en kind wordt bloed afgenomen voor serologisch onderzoek. Het dochtertje blijkt IgG- en IgM-positief te zijn, wat wijst op rubella. De moeder is IgG-negatief en IgM-negatief. De conclusie is dat het ongevaccineerde dochtertje inderdaad rodehond heeft (IgM-positief) en dat de moeder geen beschermende antistoffen heeft tegen rubella en daarmee het risico loopt geïnfecteerd te worden. Twee weken later heeft moeder, die dan drie maanden zwanger is, een periode van verkoudheid, malaise en geringe verhoging, waarvoor zij haar huisarts niet bezoekt. Haar baby wordt zonder zichtbare afwijkingen geboren, maar blijkt later slechthorend te zijn.

Infectie met rubellavirus leidt tot een onschuldige exantheemziekte (rubella of rodehond, zie ook hoofdstuk 7), maar kan ook leiden tot ernstige aangeboren afwijkingen van het kind na infectie van de moeder tijdens de zwangerschap. Vooral als de zwangere rodehond doormaakt in het eerste trimester van de zwangerschap, is de kans groot op het ontstaan van het congenitale rubellasyndroom, waarbij beschadiging kan zijn opgetreden aan onder andere hart, ogen en hersenen (figuur 15.1).

Infecties van zwangeren zijn in Nederland zeer zeldzaam geworden omdat de circulatie van rubellavirus sterk is verminderd als gevolg van vaccinatie: sinds 1987 worden alle jongens en meisjes op de leeftijd van 14 maanden en 9 jaar met BMR gevaccineerd. Tijdens het eerste bezoek aan de verloskundige, huisarts of gynae-

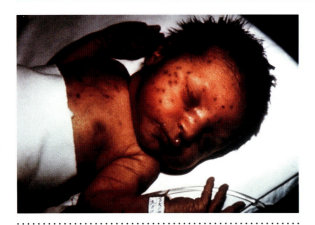

Figuur 15.1 Een pasgeborene met 'blueberry muffin'-afwijkingen van de huid, wat kan duiden op onder meer congenitale rubella. Andere tekenen van congenitaal rubellasyndroom zijn hepatosplenomegalie, trombocytopenie met purpura en petechiën, oogafwijkingen en hartafwijkingen (Bron: CDC).

coloog hoeft daarom niet standaard gescreend te worden of de zwangere antistoffen heeft tegen rubellavirus. Soms wordt hierop een uitzondering gemaakt voor allochtone zwangeren, gezien de lagere seroprevalentie in deze groep. Bij afwezigheid van antistoffen wordt de vrouw geadviseerd zich te laten vaccineren vóór de zwangerschap, of na de eerste zwangerschap. Vaccinatie tijdens de zwangerschap wordt ontraden vanwege een eventueel risico van vruchtbeschadiging door het levend verzwakte rubellavirusvaccin.

Zoals ook uit de casus blijkt, ligt de nadruk bij de diagnostiek van rodehond op serologisch onderzoek. Een significante stijging gedurende een periode van twee tot drie weken van IgG-antistoffen tegen rubellavirus en de aanwezigheid van IgM-antistoffen wijzen op een recent doorgemaakte infectie. Indien bij het vermoeden op een recente infectie in het eerste serummonster (afgenomen in het begin van de ziekte) geen antistoffen aantoonbaar zijn, moet twee weken later nog een serummonster worden onderzocht. De vorming van antistoffen vindt namelijk pas plaats ongeveer een week na het begin van de ziekte. Congenitale rodehond bij de pasgeborene kan worden vastgesteld door het aantonen van IgM-antistoffen of van rubellavirus in urine.

Een aantal punten uit deze casus vraagt om nadere uitleg. Sinds in 1987 de BMR-vaccinatie op de leeftijd van 14 maanden en 9 jaar is opgenomen in het Rijksvaccinatieprogramma, is er in Nederland vrijwel geen endemische circulatie meer van het rubellavirus. De enkele rubellavirusinfectie bij zwangeren is meestal toe te schrijven aan import van het virus vanuit het buitenland. Hoewel de vaccinatiegraad in Nederland voor vaccins uit het Rijksvaccinatieprogramma hoog is (95%), zijn er groepen die zich niet laten vaccineren, waaronder de bevindelijk gereformeerden en antroposofen. In 2004-2005 heeft zich een rubella-epidemie voorgedaan onder bevindelijk gereformeerden in Nederland, die zich daarna heeft verspreid naar gelijkgezinden in Canada. Verder toont deze casus dat rubella vaak asymptomatisch of mild kan verlopen. Slechts bij de helft van de geïnfecteerden wordt de kenmerkende huiduitslag gevonden.

15.3.2 CMV-INFECTIE EN ZWANGERSCHAP

Casus 15.2

Een 23 jaar oude zwangere bevalt enkele weken te vroeg van haar eerste kind bij een amenorroeduur van 35 weken. Direct na de geboorte valt op dat het meisje te klein is en een relatief klein hoofd heeft (microcefalie). Daarnaast heeft het een bolle buik, wat het gevolg is van een vergrote lever, en zijn er petechiën te zien in het gelaat. Het laboratoriumonderzoek toont trombopenie en een geringe leverenzymstijging. Op basis van dit klinische beeld wordt diagnostiek ingezet voor cytomegalovirus (CMV). De volgende dag wordt bekend dat de versnelde viruskweek van de urine van deze pasgeborene sterk positief is voor CMV. De diagnose congenitale CMV-infectie wordt gesteld. De jonge moeder kan zich niet herinneren ziek te zijn geweest tijdens de zwangerschap en vraagt zich af hoe zij deze infectie heeft opgelopen.

Cytomegalovirus behoort tot de humane herpesvirussen (zie algemene beschrijving in hoofdstuk 1 en details over het virus in hoofdstuk 13). Infecties met CMV komen veel voor, vooral onder jonge kinderen en op de geslachtsrijpe leeftijd. Overdracht vindt vooral plaats via speeksel maar ook via moedermelk, urine, feces, bloed en sperma. Op 6-jarige leeftijd heeft ongeveer 40% van de kinderen een infectie doorgemaakt, waarbij de besmetting vooral plaatsvindt door kinderen onderling en via de moeder (moedermelk). Op volwassen leeftijd bedraagt de prevalentie van een doorgemaakte CMV-infectie vaak meer dan 50%. De seroprevalentie binnen een bevolkingsgroep is mede afhankelijk van de sociaal-economische omstandigheden. Bij een slechtere hygiëne en dichter op elkaar leven kan de seroprevalentie oplopen tot meer dan 90%.

Een infectie met CMV leidt net als de infectie met andere herpesvirussen tot levenslange latentie. Reactivatie van de latente infectie leidt opnieuw tot virusuitscheiding en dus tot besmettelijkheid voor de omgeving.

CMV-infecties bij immuuncompetente personen, zowel primaire infecties als reactivaties, verlopen meestal zonder duidelijke specifieke ziekteverschijnselen. Soms ontstaat bij een primaire infectie een mononucleosis infectiosa (zie hoofdstuk 13). Diagnostiek vindt plaats door serologisch onderzoek (IgG en IgM), waarbij de aanwezigheid van IgM-antistoffen tegen CMV kan duiden op een recente infectie. Daarnaast is het mogelijk om met een IgG-aviditeitsmeting voor CMV een recente primaire infectie te onderscheiden van een infectie die al langer geleden heeft plaatsgevonden, dan wel een reactivatie.

Het feit dat CMV de placenta kan infecteren en zo prenatale infecties kan veroorzaken, maakt deze infectie bij zwangeren tot een belangrijke oorzaak van aangeboren afwijkingen. CMV is wereldwijd zelfs de meest voorkomende veroorzaker van congenitale infecties, met prevalenties van 0,2 tot 2% van de pasgeborenen.

Tijdens de primo-infectie van de moeder is het risico op verticale transmissie ruim 30%, terwijl het risico bij reactivatie of re-infectie veel lager is (1,4%).

Wanneer intra-uteriene infectie van de foetus plaatsvindt en dit niet leidt tot intra-uteriene vruchtdood, zal van deze congenitaal geïnfecteerde pasgeboren 10-15% symptomen vertonen bij de geboorte. Deze symptomen kunnen variëren van mild tot zeer ernstig, gekenmerkt door hepatosplenomegalie, trombopenie, icterus en afwijkingen van het czs. Van de pasgeborenen die bij geboorte asymptomatisch waren, ontwikkelt 10-15% in de loop van de eerste levensjaren alsnog verschijnselen, zoals slechthorendheid, mentale retardatie en visuele problemen. Congenitale CMV-infectie wordt nu onderkend als de belangrijkste oorzaak van niet genetisch bepaald sensorineuraal gehoorverlies.

Kennis over de pathogenese van congenitale CMV is recent toegenomen. Naast directe effecten van virale replicatie en hiermee gepaard gaande ontstekingsreacties, wordt het steeds duidelijker dat ook placentadisfunctie een belangrijke bijdrage levert aan de afwijkingen en verschijnselen van congenitale CMV. Sensorineuraal gehoorverlies wordt waarschijnlijk vooral bepaald door virale replicatie en lokale ontsteking. Een aanwijzing hiervoor is dat het gehoor bij de geboorte nog ongestoord kan zijn en het gehoorverlies zich progressief ontwikkelt in de loop van de eerste levensjaren.

Enkele onderzoeken beschrijven de toepassing van antivirale therapie (ganciclovir) bij de behandeling van congenitale CMV na de geboorte. Het betreft, een enkele uitzondering daargelaten, symptomatische kinderen met minimaal één neurologische manifestatie. Het enige gerandomiseerde en gecontroleerde onderzoek toonde een gunstig effect op gehoorschade. De tot nu toe uitgevoerde onderzoeken hebben nog niet geleid tot een eenduidig beleid voor de behandeling van congenitale CMV. Ook in Nederland is er onduidelijkheid over de behandelindicatie, toedieningsroute en duur van de behandeling.

Preventie van CMV-infecties door vaccinatie is niet mogelijk, omdat er geen vaccin beschikbaar is.

Deze casus illustreert dat prenatale infectie met CMV vaak ongemerkt plaatsvindt. In de casus was de congenitale infectie bij de geboorte wel zichtbaar. Ook dit is vaak niet het geval. De bron van infectie zal niet altijd duidelijk zijn. Bekende risicofactoren zijn het hebben van andere jonge kinderen die een kinderdagverblijf bezoeken, en het werken op een kinderdagverblijf. Circulatie van CMV vindt bij kleine kinderen volop plaats, vooral via speeksel of met speeksel besmet speelgoed. Het jonge kind zal veelal geen ziekteverschijnselen hebben. De zwangere zal vooral via speeksel of urine (verschonen van de luier) besmet kunnen worden.

15.3.3 INFECTIES DOOR PARVOVIRUS B19

Parvovirus B19-infectie is de oorzaak van erythema infectiosum (zie voor een beschrijving hoofdstuk 7). Eens in de drie tot vijf jaar is er een epidemische verheffing van parvovirus B19-infecties. Bij niet-immune zwangeren, in Nederland is dit ongeveer 30-40% van de zwangeren, kan parvovirus B19-infectie leiden tot intra-uteriene vruchtdood en niet-immunologisch veroorzaakte hydrops foetalis. De incidentie van acute parvovirus B19-infecties tijdens de zwangerschap is 1-2% in endemische perioden en kan oplopen tot > 10% tijdens epidemieën. Infectie met parvovirus B19 remt tijdelijk de hematopoëse. Parvovirus B19 gebruikt het globoside of P-antigeen als receptor. Hoewel dit antigeen voorkomt op vele cellen, waaronder erytroblasten, erytrocyten en foetaal myocard, vindt de replicatie van het virus alleen plaats in de erytroïde voorlopercellen. Tussen de acht en twintig weken zwangerschapsduur is de halfwaardetijd van foetale erytrocyten korter; hiermee is dit de periode waarin de foetus het gevoeligst is voor een onderbreking in de hematopoëse. De foetale symptomen zijn het gevolg van een ernstige anemie, die leidt tot hartfalen.

Infectie gedurende de eerste twintig weken van de zwangerschap leidt in ongeveer 10% van de gevallen tot foetale sterfte en in ongeveer 3% van de gevallen tot hydrops foetalis. Recent onderzoek waarbij gebruik is gemaakt van gevoeliger technieken (PCR) voor het aantonen van parvovirus B19, wijst ook op het voorkomen van foetale sterfte na infectie in het derde trimester van de zwangerschap. Bloedtransfusie tijdens de zwangerschap is een risicofactor voor infectie door parvovirus B19. Daarom verdienen parvovirusvrije bloedproducten de voorkeur.

De diagnostiek van parvovirus B19-infecties berust op het aantonen van IgM en IgG in het serum. Bij het vaststellen van een acute parvovirus B19-infectie is verwijzing naar een gynaecoloog geïndiceerd. De diagnose van een foetale parvovirus B19-infectie kan worden bevestigd met PCR op vruchtwater of foetaal bloed. De foetus dient dan gedurende twaalf weken echoscopisch te worden vervolgd. Hierbij kan, door meting van de bloedstroomsnelheid door de arteria cerebri media van de foetus, een inschatting worden gemaakt van de foetale anemie. Bij tekenen van foetale anemie of hydrops kan een intra-uteriene bloedtransfusie levensreddend zijn. Foetale infectie kan ook asymptomatisch verlopen. In dat geval zullen er geen langetermijngevolgen te verwachten zijn. Er zijn wel aanwijzingen dat kinderen met een congenitale parvovirus B19-infectie na ernstige hydrops ondanks intra-uteriene transfusie een ontwikkelingsachterstand kunnen vertonen.

Er bestaat geen parvovirus B19-vaccin. Bij contact van een zwangere met parvovirus B19 kunnen snelle diagnostiek en, indien nodig, snelle behandeling de gevolgen van de infectie voor de foetus beperken.

15.3.4 INFECTIES DOOR VARICELLAZOSTERVIRUS

Waterpokken tijdens de eerste twintig weken van de zwangerschap kan in zeldzame gevallen de oorzaak zijn van een intra-uteriene infectie, met als gevolg het congenitale varicellasyndroom. Dit syndroom kenmerkt zich door ernstige afwijkingen zoals atrofie van een of meer ledematen en beschadigingen van het centrale zenuwstelsel en de ogen. Wanneer een zwangere contact heeft gehad met een persoon met waterpokken en onbekend is of zij eerder waterpokken heeft doorgemaakt, dan kan het laboratorium met spoed IgG-antistoffen tegen varicellazostervirus (VZV) bepalen. Als deze aantoonbaar zijn, kan de zwangere worden gerustgesteld. Bij een negatief resultaat is het zinvol om binnen 96 uur na expositie hyperimmunoglobuline tegen VZV (VZIG) toe te dienen om het risico op het congenitale varicellasyndroom te verkleinen.

15.3.5 CONGENITALE LUES

Congenitale lues of syfilis is in Nederland en de meeste andere westerse landen een zeldzame ziekte door de prenatale screening en behandeling van zwangeren (zie voor de bespreking van lues hoofdstuk 12). Onderzoek in de VS heeft uitgewezen dat congenitale lues bijna altijd optreedt in gevallen waarbij prenatale zorg heeft ontbroken, dus wanneer geen screening en/of behandeling heeft plaatsgevonden (rond 50% van de gevallen), of door geen of onvoldoende antibiotische behandeling van een vastgestelde lues tijdens de zwangerschap (in de overige 50%). Transmissie van lues van moeder naar kind kan plaatsvinden in alle stadia van de zwangerschap en is het hoogst (60-90%) bij onbehandelde primaire of secundaire lues. In geval van een latente lues is de kans op overdracht 10-40%. Van de tijdens de zwangerschap besmette kinderen is zo'n 60% asymptomatisch bij de geboorte, bij de overigen loopt het spectrum van verschijnselen van intra-uteriene vruchtdood tot symptomen die pas na twee jaar manifest worden, de zogeheten late congenitale lues. De klassieke verschijnselen zijn hepatosplenomegalie, botafwijkingen en huidafwijkingen bij een meestal prematuur geboren baby (figuur 15.2). Een karakteristiek verschijnsel van congenitale lues is een persisterende rinitis, die in ongeveer 20% van de gevallen voorkomt. Bij vermoeden van de diagnose kan deze worden bevestigd door serologisch onderzoek bij de pasgeborene of door PCR-diagnostiek van verdachte laesies.

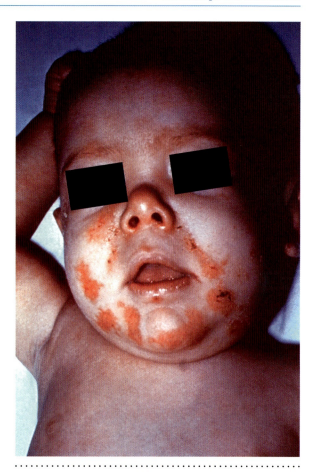

Figuur 15.2 Een pasgeborene met huidafwijkingen passend bij congenitale lues. Onbehandeld kunnen er skeletafwijkingen ontstaan en convulsies. Op de lange termijn zal er schade zijn aan botten, tanden, ogen, het gehoor en het centrale zenuwstelsel (Bron: CDC/Dr. Joseph Caldwell).

15.3.6 CONGENITALE TUBERCULOSE

Congenitale tuberculose is een zeer zeldzame ziekte, niet alleen in westerse landen (slechts zo'n 300 gevallen zijn in de literatuur beschreven) maar ook in ontwikkelingslanden, waar tuberculose veel voorkomt (zie voor een beschrijving van *M. tuberculosis* hoofdstuk 3). In het laatste geval berust dit zeker voor een deel op onderrapportage door onvoldoende diagnostische mogelijkheden, maar ook in ontwikkelingslanden is besmetting tijdens de zwangerschap ongebruikelijk. De klinische verschijnselen zijn zowel bij de zwangere als bij de pasgeborene aspecifiek. Bij de zwangere zijn vermoeidheid en algemene malaise meestal de enige verschijnselen, die dan vaak aan de zwangerschap worden toegeschreven. Bij de pasgeborene manifesteert tuberculose zich meestal als sepsis die niet reageert op conventionele antibacteriële therapie. Congenitale tbc is een gedissemineerde ziekte die zich vooral in lever en longen manifesteert. Hepatosplenomegalie en respiratoire insufficiëntie zijn dan ook aanwezig in 70-80% van de gevallen. Behandeling met tuberculostatica leidt tot een snelle respons, het uitblijven van adequate behandeling heeft meestal een fatale afloop. Preventie van congenitale tbc bestaat uit herkenning van het ziektebeeld bij de zwangere, wat zoals boven beschreven een uitdaging is, gevolgd door behandeling met tuberculostatica. Het is aangetoond dat adequate behandeling van de zwangere congenitale tbc voorkomt.

15.3.7 CONGENITALE TOXOPLASMOSE

De verwekker van congenitale toxoplasmose, *Toxoplasma gondii*, wordt in detail besproken in hoofdstuk 18 over zoönosen. Bij een primaire infectie tijdens de zwangerschap bestaat er een risico op congenitale toxoplasmose. In Nederland is de seroprevalentie van toxoplasmose 24-28% (gegevens landelijk onderzoek, 2006-2007). Voor vrouwen in de vruchtbare leeftijd is de seroprevalentie gedaald van 35% in 1995/1996 tot 18,5% (95%-CI 16,2-20,7) in 2006/2007, waardoor het merendeel van de zwangeren *at risk* is voor een primaire toxoplasmose. De incidentie van congenitale toxoplasmose wordt geschat op 0,8 per 1000 levend geborenen van seronegatieve moeders; de meeste gevallen zijn asymptomatisch bij de geboorte. In de periode 1996 tot 2006 is bij 14 doodgeboren kinderen de diagnose congenitale toxoplasmose geregistreerd. Een infectie met *Toxoplasma* vindt plaats door ingestie van cysten in vlees, of van oöcysten in grond of andere materialen die gecontamineerd zijn met uitwerpselen van katten. Een van de belangrijkste maatregelen om deze infectie te voorkomen is het tijdens de zwangerschap vermijden van het eten van rauw, ongekookt vlees, naast het dragen van handschoenen bij of het vermijden van alle handelingen waarbij contact met uitwerpselen van katten kan optreden, zoals het verschonen van de kattenbak, werken in de tuin en dergelijke. De zwangere met een primo-infectie heeft vaak geen verschijnselen; slechts bij een minderheid zijn symptomen als algemene malaise, koorts en lymfadenopathie aanwezig, die een diagnose acute toxoplasma-infectie kunnen suggereren. Het risico op overdracht is afhankelijk van het stadium van de zwangerschap; in het eerste trimester is de kans op overdracht 6-8%, in het tweede trimester is dit 30-40% en in het derde trimester ongeveer 80%. Bij besmetting vroeg in de zwangerschap is de kans op ernstige schade en klinisch manifeste afwijkingen bij de geboorte groter, namelijk 60% bij besmetting in het eerste trimester, tegen circa 10% in het laatste. Een deel van deze zwangerschappen zal voortijdig eindigen door intra-uteriene vruchtdood. Treedt een infectie op in de laatste drie maanden van de zwangerschap, dan kan het kind worden geboren met klinische symptomen van toxoplasmose: koorts, huiduitslag, trombocytopenie, anemie, lever- en miltvergroting of ooginfectie. In 70 tot 90% van de gevallen van congenitale toxoplasmose zijn er bij de geboorte geen verschijnselen en wordt de infectie daardoor niet herkend of behandeld; de genoemde verschijnselen kunnen zich echter nog maanden tot jaren later manifesteren, vooral in de vorm van visusstoornissen door chorioretinitis. Overigens blijken de verschijnselen in verschillende delen van de wereld sterk te verschillen. In Brazilië komen bijvoorbeeld veel meer en veel ernstiger oogproblemen door congenitale toxoplasmose voor dan in Europa. In een groot Europees onderzoek (European Multicenter Study of Congenital Toxoplasmosis; EMSCOT), waarbij de meeste kinderen werden behandeld, werden bij 17% van de kinderen na een mediane follow-uptijd van 4,8 jaar een of meer oculaire laesies gevonden. Van de kinderen met chorioretinitis was bij 9% de visus bilateraal ernstig gestoord. Klinisch manifeste afwijkingen bij de geboorte kunnen ernstig zijn, en omvatten onder meer intracerebrale verkalkingen, microcefalie, hydrocefalus, epilepsie en hepatosplenomegalie. De diagnostiek bestaat uit serologisch onderzoek bij moeder en kind, eventueel gecombineerd met PCR-onderzoek van vruchtwater, bloed en liquor van de pasgeborene.

15.4 Neonatale infecties

Infecties die optreden tijdens of direct na de geboorte worden veroorzaakt door ziekteverwekkers die zich in het baringskanaal van de moeder bevinden (perinatale besmetting). De meest voorkomende verwekkers zijn groep-B-streptokokken en *Escherichia coli*. Minder frequent komen ook infecties veroorzaakt door groep-A-streptokokken, pneumokokken of andere gramnegatieve bacteriën dan *E. coli* voor (*Enterobacter, Citrobacter, Pseudomonas, Haemophilus influenzae* enzovoort), of, zelden, door *Listeria monocytogenes* of gonokokken. Zoals gezegd, kunnen ook verschillende virussen via de perinatale route worden overgedragen (hepatitis B-virus, hiv, enterovirussen en parechovirussen, herpessimplexvirus, varicellazostervirus en humaan papillomavirus).

De belangrijkste klinische presentatie van perinatale of neonatale infectie is de neonatale sepsis, al dan niet gepaard met meningitis. Bovengenoemde bacteriën spelen hierbij een belangrijke rol maar ook entero- en parechovirusinfecties kunnen frequent aanleiding geven tot neonatale sepsis en meningitis.

15.4.1 NEONATALE SEPSIS

Neonatale sepsis is een ernstig ziektebeeld, met een mortaliteit die varieert van enkele procenten tot wel 50%, afhankelijk van de rijpheid van de pasgeborene (prematuur of à terme) en de verwekker. Het ziektebeeld wordt onderverdeeld in vroege (*early onset*; EO) neonatale sepsis, die optreedt in de eerste drie tot zes dagen na de geboorte (beide criteria worden in de literatuur aangehouden), en late (*late onset*; LO) sepsis, die optreedt tussen dag drie tot zes en het einde van de eerste levensmaand. De incidentie varieert van één tot acht gevallen per duizend levend geborenen.

Historische gegevens over neonatale infecties zijn beschikbaar dankzij het feit dat de Yale-universiteit in de VS sinds 1928 kenmerken van deze infecties en hun verwekkers heeft verzameld. Uit deze gegevens blijkt dat in het begin van de twintigste eeuw neonatale sepsis vooral werd veroorzaakt door groep-A-streptokokken (~ 40% van de verwekkers) en een hoge mortaliteit kende (> 80%). In het midden van de twintigste eeuw kwamen gramnegatieve staven op als verwekkers (*E. coli* en *Klebsiella* in ≥ 50% van de gevallen). Een laatste significante wijziging deed zich voor rond 1970, toen groep-B-streptokokken naar voren kwamen als belangrijke verwekkers, een positie die zij tot op heden innemen (ongeveer 50% van de gevallen van vroege neonatale sepsis wordt erdoor veroorzaakt).

Belangrijke verschuivingen hebben zich in de afgelopen eeuw ook voorgedaan in de mortaliteit van neonatale sepsis. In 1928 bedroeg deze in de door Yale vastgelegde gevallen maar liefst 87%, maar in 1988 was deze gedaald tot 15%. Ook in de laatste decennia is de mortaliteit van neonatale sepsis nog sterk gedaald; in 2003 bedroeg deze volgens Yale 3%. Een dergelijke trend heeft zich ook in Nederland voorgedaan: zo is de sterfte ten gevolge van groep-B-streptokokkensepsis in Nederland gedaald van 30% in de jaren tachtig van de vorige eeuw tot 5% momenteel. De mortaliteit van vooral gramnegatieve sepsis onder premature neonaten is echter nog steeds hoog (40-50%).

Vroege neonatale of early-onset sepsis treedt meestal op binnen de eerste 24 tot 48 uur na de geboorte. De meest voorkomende verwekkers van early-onset sepsis zijn groep-B-streptokokken en *E. coli*. In Nederland presenteert > 90% van de gevallen van groep-B-streptokokkensepsis zich binnen 24 uur na de geboorte, 70% zelfs binnen 6 uur na de geboorte; de overige gevallen manifesteren zich binnen 48 uur. De incidentie van neonatale early-onset sepsis in Nederland is 1-10 per 1000 levend geborenen. Van de patiënten die worden opgenomen op een neonatale intensivecareafdeling is de incidentie laag, ongeveer 1 à 2%. Meningitis direct na de geboorte kan ook voorkomen. De incidentie hiervan is nog lager; schattingen gaan uit van maximaal circa een kwart tot minder dan 10% van de incidentie van early-onset sepsis. Wanneer sepsis later optreedt, vanaf de derde levensdag dan wel eerste levensweek tot vier weken na de geboorte, spreekt men van late-onset sepsis. Meestal betreft dit pasgeborenen die in het ziekenhuis zijn opgenomen en gaat het om ziekenhuisinfecties. De meest voorkomende verwekkers van ziekenhuisinfecties zijn grampositieve kokken, vooral coagulasenegatieve stafylokokken en *Staphylococcus aureus*. Meningitis in deze periode is zeldzaam. Ziekenhuisinfecties worden besproken in hoofdstuk 16.

Klinische verschijnselen van neonatale sepsis

De klinische verschijnselen van sepsis en meningitis bij neonaten zijn aspecifiek en kunnen ook optreden bij andere aandoeningen van de pasgeborene. De meest voorkomende verschijnselen zijn:
- temperatuurinstabiliteit;
- grauwe kleur;
- verminderde perifere circulatie;
- hypotensie, tachycardie;
- apneu-aanvallen, bradycardieën;
- lethargie, of prikkelbaarheid;
- voedingsmoeilijkheden, opgezette buik;
- respiratoire distress;
- hyperglykemie;
- metabole acidose.

Wanneer zich bij een pasgeborene verschijnselen van sepsis voordoen, wordt snel begonnen met antibiotische therapie na het afnemen van een bloedkweek en eventueel een liquorkweek. Het klinische beloop en de resultaten van de kweken maken duidelijk of er inderdaad een sepsis is geweest. Laboratoriumbepalingen, zoals het aantal leukocyten, de verhouding tussen het aantal onrijpe en het totaal aantal neutrofiele granulocyten (de zogenoemde I/T-ratio), C-reactief proteïne (CRP), procalcitonine en interleukinen (vooral IL-6 en IL-8), geven vaak bevestiging van de diagnose, of zijn, wanneer de waarden normaal blijven, een hulpmiddel om sepsis uit te sluiten. Bepaling van interleukinen is echter in veel laboratoria niet routinematig beschikbaar.

15.4.2 NEONATALE MENINGITIS

Neonatale meningitis komt weinig voor, recente schattingen gaan uit van minder dan 10% van het aantal gevallen van neonatale sepsis. Klinische verschijnselen zijn aspecifiek en zijn dezelfde als bij neonatale sepsis. Meer specifiek kunnen neurologische symptomen optreden, zoals convulsies. Wanneer deze symptomen zich voordoen direct na de geboorte, is de verwekker meestal een micro-organisme dat in het baringskanaal van de moeder voorkomt. Deze zijn dezelfde als bij early-onset sepsis. Ook virale verwekkers zoals entero- of parechovirus kunnen neurologische symptomen geven, passend bij meningitis of encefalitis. Dit onderwerp wordt hierna apart besproken. Wanneer een patiënt verdacht wordt van bacteriële meningitis, wordt een bloedkweek afgenomen en wordt een lumbaalpunctie verricht voor het bepalen van het celaantal in de liquor, het glucosegehalte, totaal eiwit en lactaat, en voor een liquorkweek. De behandeling is gericht tegen de meest waarschijnlijke verwekkende micro-organismen, meestal groep-B-streptokokken en *E. coli*. De dosering van de antibiotica is meestal hoger dan in het geval van neonatale sepsis. Ook de duur van de behandeling is meestal langer, hoewel hiervoor geen bewijs is. Het klinisch beloop is hierbij belangrijk, evenals het normaliseren van de genoemde laboratoriumparameters.

15.4.3 SEPSIS VEROORZAAKT DOOR GROEP-B-STREPTOKOKKEN

Sepsis veroorzaakt door groep-B-streptokokken (zie voor een bespreking van de indeling van streptokokken hoofdstuk 2) was eind jaren zeventig van de vorige eeuw nog een belangrijke oorzaak van morbiditeit en mortaliteit (rond 50%) bij pasgeborenen. De mortaliteit in Nederland is inmiddels afgenomen tot 5% (meest recente Nederlandse data uit 2002). De incidentie van early-onset groep-B-streptokokkensepsis in Nederland is 0,9 per 1000 levend geboren kinderen. Groep-B-streptokokkensepsis komt iets vaker voor bij jongetjes dan bij meisjes (60% jongens). Risicofactoren voor het optreden van groep-B-streptokokkensepsis bij een pasgeborene zijn premature geboorte, langdurig gebroken vliezen, koorts van de moeder tijdens de partus en een eerder kind van dezelfde moeder met groep-B-streptokokkensepsis. Een pasgeborene kan besmet raken met groep-B-streptokokken door overdracht van het micro-organisme van de moeder via de placenta of het geboortekanaal. Veel vrouwen zijn draagster van groep-B-streptokokken in het baringskanaal. Geschat wordt dat tussen de 15 en 20% van de vrouwen gekoloniseerd is met groep-B-streptokokken. In ongeveer 50% van de gevallen vindt overdracht plaats van de moeder naar het kind. Van de pasgeborenen die gekoloniseerd zijn met groep-B-streptokokken ontwikkelt slechts 1 à 2% groep-B-streptokokkensepsis. Overdracht van groep-B-streptokokken van moeder naar kind kan voorkomen worden door de moeder gedurende de zwangerschap te behandelen met antibiotica gericht tegen groep-B-streptokokken. In Nederland bestaat er sinds 1998 een preventieprogramma gebaseerd op risicofactoren. Hierbij wordt op basis van een algoritme besloten of een zwangere vrouw preventief behandeld moet worden met antibiotica ter voorkoming van het optreden van sepsis van het ongeboren kind of de pasgeborene. Tevens wordt op grond van het algoritme besloten of het pasgeboren kind behandeld moet worden met antibiotica. Het algoritme is weergegeven in figuur 15.3.

Het klinisch beloop van groep-B-streptokokkensepsis bij een pasgeborene kan fulminant zijn. Een voorbeeld van het klinische beloop bij een pasgeborene met early-onset groep-B-streptokokkensepsis wordt in casus 15.3 beschreven.

Casus 15.3

Een aanstaande moeder was gravida I, para 0 en had geen problemen in de zwangerschap tot 34 weken, toen de vliezen braken. Opname volgde in verband met dreigende vroeggeboorte. Er werd een vaginale kweek afgenomen voor diagnostiek naar groep-B-streptokokken. Ondanks weeënremming zette de partus door. Er werd eenmalig penicilline toegediend aan de moeder. Er werd een jongen geboren met een geboortegewicht van 2200 gram en een apgarscore 5 en 7 (na 1 en 5 minuten). Hij ademde niet goed door en was bleek. Zijn klinische toestand ging achteruit en beademing was nodig, zodat opname op de neonatale intensivecareafdeling volgde. Vanwege zijn bleekgrauwe kleur werd de diagnose sepsis vermoed. Laboratoriumonderzoek toonde een laag leukocytenaantal en aanvankelijk een normaal CRP, dat echter snel opliep tot sterk verhoogde waarden. Er werd, na afname van een bloedkweek, begonnen met antibiotica (amoxicilline-clavulaanzuur en gentamicine). Er waren geen klinische tekenen van meningitis en er traden geen convulsies op. De respiratoire toestand verslechterde echter, zodat hoogfrequente beademing nodig was en toediening van stikstofmonoxide. In verband met een lage bloeddruk werden vaatvulling en cardio-inotropie toegediend. Een dag later bleek dat de bloedkweek positief was voor groep-B-streptokokken. De antibiotische therapie werd gewijzigd in penicilline. De vaginakweek van de moeder was ook positief voor groep-B-streptokokken. Het klinische beeld verbeterde vanaf de derde dag. De beademing en cardio-inotropie konden worden gestaakt. De penicilline werd gedurende tien dagen toegediend. De CRP-waarde is, nadat er eerst een stijging was opgetreden, in enkele dagen gedaald tot normale waarden. Het kind herstelde voorspoedig en kon van de intensive care ontslagen worden.

In de correspondentie over de patiënt werd vermeld dat de moeder bij een volgende zwangerschap in aanmerking komt voor screening op groep-B-streptokokken en profylactische behandeling met antibiotica voor de partus, volgens het landelijke protocol voor groep-B-streptokokken.

15.4.4 INFECTIE DOOR ENTEROVIRUS EN HUMAAN PARECHOVIRUS

Infecties met enterovirus (EV) en humaan parechovirus (HPEV) komen frequent voor in Nederland. Uit epidemiologische studies blijkt dat zowel EV als HPEV een belangrijke reden van opname in het ziekenhuis is van pasgeborenen en jonge zuigelingen. De incidentie van neonatale EV-infecties wordt geschat op 25 per 100.000 pasgeborenen. Vanwege de aspecifieke klinische symptomen bestaat bij deze patiënten vaak een verdenking op bacteriële sepsis en meningitis. EV en HPEV zijn kleine RNA-virussen die tot de familie van *Picornaviridae* behoren. Zie voor een beschrijving van deze virussen hoofdstuk 9. Het genus *Enterovirus* binnen deze familie omvat poliovirussen, coxsackie A- en B-virussen, ECHO- en enterovirussen. Recent is er aan de *Picornaviridae*-familie een nieuw genus toegevoegd, het genus *Parechovirus*. Inmiddels zijn er meer dan tien genotypen van HPEV geïdentificeerd. Van deze tot nu toe beschreven genotypen is HPEV type 3 de belangrijkste verwekker van sepsis, meningitis en encefalitis bij pasgeborenen.

EV en HPEV kunnen worden overgedragen door verticale transmissie in de laatste dagen voor de geboorte of

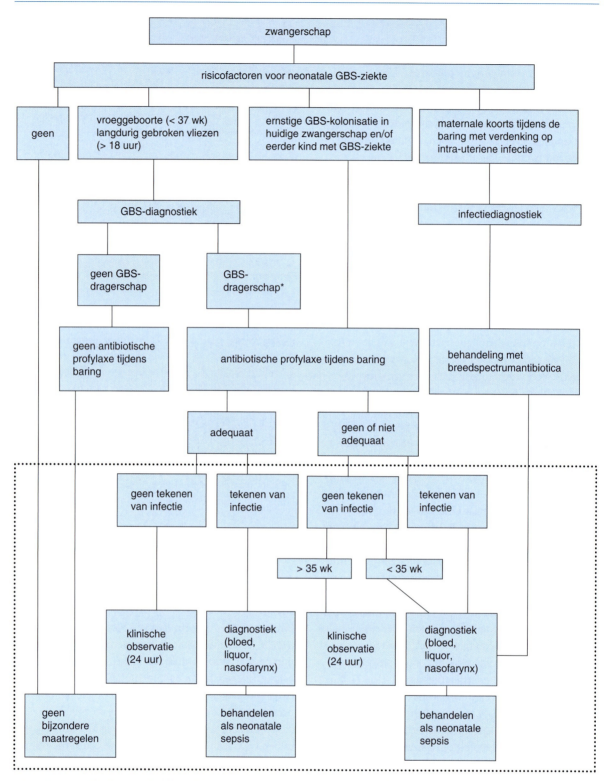

* bij onbekend GBS-dragerschap kan antibiotische profylaxe worden overwogen afhankelijk van de ernst van de risicofactor(en)
-- gestippelde omkadering betreft de neonaat

Figuur 15.3 Algoritme groep-B-streptokokken (Bron: Richtlijn 'Preventie van neonatale GBS (groep-B-streptokokken)-ziekte', NVOG/NVK, sept. 2008.)

tijdens de partus, en in de weken daarna via horizontale transmissie. Horizontale transmissie vindt plaats via direct contact (handen) met een geïnfecteerde persoon, waarbij het virus langs de orale route aan de pasgeborene wordt overgedragen. Meestal is EV- of HPEV-infectie een zelflimiterende ziekte, maar de pasgeborene of jonge zuigeling die zich met symptomen als hoge koorts of ondertemperatuur, geïrriteerd gedrag of lethargie en voedingsproblemen presenteert, wordt vaak in het ziekenhuis opgenomen in verband met verdenking op een bacteriële infectie. De genoemde klinische verschijnselen wijzen niet altijd op EV of HPEV als oorzaak van de infectie. Pas als de bacteriële kweken negatief blijven, wordt alsnog aan EV of HPEV als verwekker gedacht. Bij sommige patiënten zijn meer specifieke symptomen aanwezig, zoals een opgezet en pijnlijk abdomen, een gespannen fontanel of fijnvlekkig exantheem. Infecties die in de eerste één tot twee weken na de geboorte optreden kunnen ernstig verlopen. Het risico op EV- of HPEV-infectie is het grootst als de moeder zelf rond de bevalling zo'n infectie heeft doorgemaakt. Andere risicofactoren zijn vroeggeboorte, mannelijk geslacht en geboorte via een keizersnede.

Het virus wordt via de hematogene route verspreid en bereikt na drie dagen interne organen zoals hersenen, lever en hart. Op grond hiervan worden drie presentaties van ernstige EV- of HPEV-infectie bij de pasgeborene onderscheiden: cerebrale infectie (meningitis of encefalitis), hepatitis en myocarditis.

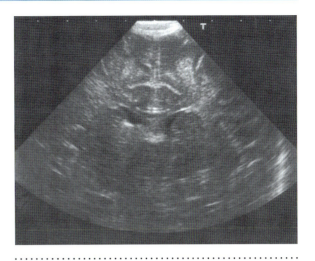

Figuur 15.4 Echografisch onderzoek van de hersenen van een pasgeborene met encefalitis door EV/HPEV. Dit onderzoek toont een toegenomen echodensiteit van de periventriculaire witte stof.

Meningitis en encefalitis

De frequentste presentatie van ernstige neonatale EV- of HPEV-infectie is meningitis. De patiënt is geïrriteerd of lethargisch en bij het lichamelijk onderzoek wordt een gespannen fontanel gezien. De liquoranalyse toont bij de meeste patiënten een normaal aantal cellen, eiwit en glucose. In enkele gevallen is er sprake van een verhoogd leukocytenaantal in de liquor, zodat er verdenking op een bacteriële meningitis bestaat en behandeling met antibiotica wordt gestart. Echter, bij deze patiënten blijft de bacteriële liquorkweek negatief. De aanwezigheid van viraal RNA in de liquor kan worden aangetoond met PCR. De mortaliteit van meningitis is laag (< 10%) en de prognose op langere termijn is goed. Bij patiënten die neurologische verschijnselen zoals convulsies ontwikkelen spreekt men van encefalitis. Deze patiënten komen op de neonatale intensivecare-unit (NICU) terecht; zij kunnen psychomotorische ontwikkelingsstoornissen gaan vertonen. Echografisch onderzoek van de hersenen toont een toegenomen echogeniciteit van de periventriculaire witte stof (figuur 15.4). Bij pasgeborenen die ten gevolge van EV- en HPEV-encefalitis een ontwikkelingsachterstand hebben, vertoont de cerebrale MRI afwijkingen in de witte stof van de hersenen (figuur 15.5).

Hepatitis

EV- en HPEV-hepatitis vormen een ander ernstig ziektebeeld in de neonatale periode. In de meeste gevallen vindt virusoverdracht blijkbaar plaats via verticale transmissie voor of tijdens de geboorte, want de meeste patiënten presenteren zich binnen de eerste week na de geboorte. Er ontstaan ernstige leverfunctiestoornissen, stollingsstoornissen en trombocytopenie. De mortaliteit is hoog, tot 50%, ten gevolge van levernecrose. Bij pasgeborenen die deze infectie overleven, kunnen de lever-

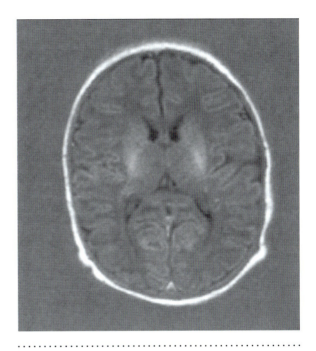

Figuur 15.5 Cerebrale MRI bij een pasgeborene met EV/HPEV-encefalitis. Dit onderzoek toont toegenomen signaalintensiteit in de periventriculaire witte stof.

functies volledig herstellen en zijn er geen schadelijke gevolgen op langere termijn.

Myocarditis

De zeldzaamste presentatie van EV-infectie bij pasgeborenen is myocarditis. Vooral coxsackie-B-serotypen zijn bekende verwekkers van myocarditis. Een neonatale HPEV-myocarditis is nog nooit beschreven. Pasgeborenen met EV-myocarditis presenteren zich in het ziekenhuis met cardiogene shock, decompensatio cordis of hartritmestoornissen. De mortaliteit is 30% en van de overlevenden van deze infectie heeft de grote meerderheid blijvende, ernstige cardiale schade waarvoor medicamenteus behandeld moet worden en mogelijk op termijn harttransplantatie nodig is.

Bij verdenking op een virale sepsis en/of meningitis door EV of HPEV kan het virus met PCR worden aangetoond in bloed en liquor. Omdat EV en HPEV gedurende lange tijd worden uitgescheiden in de feces, kan het virus ook in feces of nasofarynx worden aangetoond.

Er wordt gespeculeerd over het nut van toediening van gammaglobulinen bij ernstig zieke pasgeborenen. Er is geen antivirale therapie of vaccin beschikbaar voor deze virussen.

15.4.5 INFECTIE DOOR HEPATITIS B-VIRUS:

Zie voor een beschrijving van dit virus hoofdstuk 11. Perinatale overdracht van hepatitis B van een (meestal chronisch) geïnfecteerde zwangere naar de pasgeborene vindt vooral plaats tijdens de bevalling. Het risico op verticale transmissie is afhankelijk van de virusconcentratie in het bloed van de moeder; bij HBeAg-positieve moeders (met hogere virusconcentraties) is dit 70-90%, terwijl dit bij HBeAg-negatieve moeders 10-15% is. Hepatitis B-infectie bij een pasgeborene leidt in 90% van de gevallen tot een chronische hepatitis B met ernstige gevolgen op (jong)volwassen leeftijd, zoals levercirrose of hepatocellulair carcinoom.

Door screening van alle zwangeren op dragerschap (HBsAg-bepaling) is het mogelijk om in geval van dragerschap van de moeder de pasgeborene te beschermen via passieve en actieve immunisatie (beide liefst binnen twee uur na de geboorte) gevolgd door vaccinatie samen met andere RVP-vaccins op twee, drie, vier en elf maanden. Infectie van de pasgeborene kan op deze wijze in bijna alle gevallen worden voorkomen.

15.4.6 INFECTIES DOOR HUMAAN IMMUNODEFICIËNTIEVIRUS

In hoofdstuk 13 wordt dit virus verder besproken. Hiv kan zowel prenatale als perinatale infecties veroorzaken. Van de kinderen geboren uit hiv-seropositieve moeders blijkt zonder behandeling 15-40% geïnfecteerd te zijn met hiv. Het belangrijkste moment van transmissie is tijdens de bevalling, maar ook hiervóór (intra-uterien) en hierna (via borstvoeding) kan transmissie optreden.

Sinds januari 2004 wordt screening op hiv-antistoffen aan alle zwangeren in Nederland aangeboden. Bij het vaststellen van een hiv-infectie bij de zwangere kan door preventieve maatregelen, bestaande uit antiretrovirale behandeling van moeder en kind, op indicatie (een aantoonbare virusconcentratie in het bloed van de zwangere) een sectio caesarea, het vermijden van invasieve handelingen tijdens de bevalling en het ontraden van borstvoeding, de transmissie worden teruggebracht tot 1-2%.

15.4.7 INFECTIES DOOR HERPESSIMPLEXVIRUS

Details over herpessimplexvirus (HSV) zijn te vinden in hoofdstuk 8. Herpes neonatorum is een ernstige, maar in Nederland zeldzame (2-3/100.000 levend geborenen) complicatie van een HSV-infectie rondom de partus. Amerikaanse onderzoeken beschrijven verticale HSV-transmissie op drie momenten, intra-uterien (5%), perinataal (85%) en postnataal (10%). Wat de belangrijkste transmissieroute voor de Nederlandse populatie is, is onbekend. Herpes neonatorum wordt in Nederland relatief vaak veroorzaakt door HSV type 1 (45-75%). De afgelopen jaren is er in de westerse landen ook een relatieve toename van genitale infecties met HSV type 1 aantoonbaar. Het grootste risico op verticale transmissie (25-50%) bestaat bij primaire genitale HSV-infectie; bij reactivaties is dit risico laag (2%).

Wanneer de neonaat geïnfecteerd wordt met HSV, kan dit leiden tot een ernstige gegeneraliseerde infectie. Herpes neonatorum kan zich op drie manieren uiten, een mildere skin-eye-mouth- (SEM-)manifestatie, een gegeneraliseerde infectie, of een gegeneraliseerde infectie met encefalitis. De diagnose kan worden gesteld door PCR (of viruskweek) van HSV op keeluitstrijk, uitstrijk van huidblaasjes, conjunctiva-uitstrijk, EDTA-plasma en liquor cerebrospinalis. Het wordt aangeraden om meerdere materialen te testen.

Vroegtijdige behandeling met hoge doses aciclovir is vereist om complicaties te beperken.

Zonder behandeling gaat herpes neonatorum gepaard met een hoge mortaliteit (50-80%), maar ook mét behandeling is de mortaliteit hoog (5-30%) en bestaat er een grote kans op langetermijncomplicaties.

Het preventieve beleid in Nederland berust op het opsporen van actieve (primaire) genitale HSV-infectie in de laatste zes weken van de zwangerschap. Bij klinische verdenking op een primaire HSV-infectie wordt aanbevolen een electieve sectio caesarea te verrichten.

15.4.8 INFECTIES DOOR VARICELLAZOSTERVIRUS

Bij klinische waterpokken van de zwangere tussen vijf dagen voor de geboorte en twee dagen na de geboorte bestaat kans op potentieel fatale neonatale varicella-infectie. Deze risicoperiode hangt samen met de viremische fase bij de moeder en het ontbreken van neutraliserende antistoffen bij het kind op het moment van de bevalling.

Passieve immunisatie van de pasgeborene met VZIg zal de ernst van de neonatale infectie verminderen. Daarnaast kan behandeling met aciclovir worden toegepast op klinische indicatie. De infectie komt weinig voor, omdat vrijwel alle vrouwen in Nederland waterpokken doormaken in hun jeugd en er slechts een kort kwetsbaar interval is.

15.4.9 INFECTIES DOOR CHLAMYDIA TRACHOMATIS

Chlamydia trachomatis is de meest voorkomende oorzaak van seksueel overdraagbare aandoeningen in Nederland (zie hoofdstuk 12 voor een beschrijving van deze pathogeen). De infectie blijft vaak asymptomatisch en daarmee onbehandeld. Het risico op verticale transmissie van *C. trachomatis* tijdens een vaginale bevalling van een zwangere met een actieve chlamydiacervicitis is 60-70%. Dit percentage omvat ook de asymptomatische pasgeborenen met uitsluitend kolonisatie of serologische aanwijzing voor infectie. De belangrijkste klinische beelden ten gevolge van een perinatale infectie zijn conjunctivitis, bij ongeveer 15% van de perinataal geïnfecteerden, en pneumonie (bij ongeveer 7%), of beide. Conjunctivitis treedt op in de eerste zes weken na geboorte, terwijl de pneumonie zich manifesteert in de eerste drie maanden. Onbehandeld kunnen beide beelden enkele weken persisteren, maar veelal ook onbehandeld genezen. Zelden zijn er ernstiger beelden die leiden tot conjunctivale littekenvorming of chronische hoest en aantasting van de longfunctie. Een belangrijk probleem is dat er vaak niet wordt gedacht aan *C. trachomatis* en dat daarmee adequate diagnostiek uitblijft.

15.4.10 INFECTIE DOOR LISTERIA MONOCYTOGENES

Listeria monocytogenes is een kleine, staafvormige, grampositieve bacterie die wijdverbreid in de natuur voorkomt en waarvan veel diersoorten, inclusief de mens, symptoomloos drager (kunnen) zijn. Voedselproducten zijn een belangrijke bron van menselijke besmetting, vooral groenten (rauwkost), vlees en zuivelproducten, zoals kaas en (ongepasteuriseerde) melk. Tijdens de zwangerschap kan listeriabesmetting aanleiding geven tot abortus, maar meestal zijn er geen verschijnselen bij de zwangere of slechts een griepachtig syndroom. De pasgeborene kan echter ernstig ziek worden, met een ziektebeeld dat sterk lijkt op dat van vroege groep-B-streptokokkensepsis. Door een karakteristieke huiduitslag, granulomatosis infantisepticum, is listeriose van groep-B-streptokokkenziekte te onderscheiden. Neonatale listeriose is relatief zeldzaam (minder dan 10 gevallen per jaar, tegen 150-200 gevallen van groep-B-streptokokkensepsis) en vaak (in ongeveer 50% van de gevallen) geassocieerd met ziekteverschijnselen bij de zwangere vlak voor de geboorte.

15.4.11 OVERIGE NEONATALE INFECTIES

Huidinfecties en infecties van weke delen
Huidinfecties bij de pasgeborene kunnen variëren van exantheem (meestal door entero- en parechovirussen) tot blaren, abcessen en cellulitis, die meestal worden veroorzaakt door *Staphylococcus aureus*. Een zeldzaam maar karakteristiek ziektebeeld is *staphylococcal scalded skin syndrome*, dat optreedt bij kinderen onder de leeftijd van 5 jaar, maar vooral bij pasgeborenen (zie hoofdstuk 6). Het syndroom wordt veroorzaakt door toxinen van *S. aureus* en kenmerkt zich door diffuus erytheem, blaarvorming en desquamatie van de huid. De huidlaesies zijn pijnlijk, beginnen rond ogen en mond en verspreiden zich dan naar de romp en extremiteiten. De huidaandoening geneest restloos met adequate therapie. Een andere karakteristieke, maar eveneens zeldzame aandoening bij de pasgeborene, ook vaak veroorzaakt door *S. aureus*, is acute parotitis, waarbij de huid over de speekselklier rood en gezwollen is en er purulente afscheiding is uit de afvoergang van de speekselklier. Ook deze aandoening geneest restloos met adequate antibiotische therapie.

Neonatale osteomyelitis
Neonatale osteomyelitis (OM) is een relatief zeldzame aandoening, waarvan de incidentie wordt geschat op ergens tussen de 1 en 5 gevallen per 100.000 geboortes, dus veel lager dan die van neonatale sepsis (zie eerder). Neonatale OM is meestal een indolent ziektebeeld; het kan dagen tot weken duren voordat het wordt herkend. Risicofactoren zijn prematuriteit, gebruik van invasieve middelen (vooral intraveneuze katheters) en kolonisatie met *Staphylococcus aureus*. Frequent zijn er multipele haarden (in zo'n 50% van de gevallen); het vaakst aangedaan zijn humerus (50%) en femur (30%). Neonatale OM gaat vaak (in 30-70% van de gevallen) gepaard met artritis. De frequentste verwekker is *S. aureus* (tot 80-90%), gevolgd door groep-B-streptokokken, die in enkele series zelfs rond 40% van de verwekkers uitmaken. De prognose is afhankelijk van een aantal factoren, zoals zwangerschapsduur (prematuriteit geeft een hoger risico op blijvend letsel), de plaats waar de OM zich voordoet (heup en knie geven een hoger risico op blijvende schade) en de verwekker (de prognose is bij groep-B-streptokokken beter dan bij *S. aureus*).

Kernpunten

- De afweer van de pasgeborene vertoont ten opzichte van oudere kinderen en volwassenen een aantal tekorten, die alle van voorbijgaande aard zijn. Het is dus beter te spreken van immaturiteit van de afweer dan van defecten. Deze immaturiteit uit zich op alle fronten van het afweersysteem.
- De 'immature' functie van de verschillende onderdelen van de afweer van de pasgeborene uit zich in een snellere disseminatie en een ernstiger verloop van infecties bij de pasgeborene.

- De meeste prenatale of congenitale infecties verlopen zonder typische verschijnselen bij de zwangere, de foetus en de pasgeborene. Op grond van alleen klinische verschijnselen is de differentiatie naar verwekker lastig te maken en laboratoriumonderzoek moet vaak uitsluitsel geven over de meest waarschijnlijke oorzaak.
- Rubellavirusinfecties bij zwangeren en daarmee het congenitaal rubellasyndroom zijn in Nederland zeer zeldzaam geworden omdat de circulatie van rubellavirus sterk is verminderd als gevolg van de universele rubellavaccinatie.
- CMV is wereldwijd de meest voorkomende oorzaak van congenitale infecties, met prevalenties van 0,2 tot 2% van de pasgeborenen. Van de congenitaal geïnfecteerde pasgeborenen vertoont 10-15% symptomen bij de geboorte. Van de pasgeborenen die bij de geboorte asymptomatisch waren ontwikkelt 10-15% in de loop van de eerste levensjaren alsnog verschijnselen zoals slechthorendheid, mentale retardatie en visuele problemen.
- De diagnose van een foetale parvovirus B19-infectie kan worden bevestigd met PCR op vruchtwater of foetaal bloed. De foetus dient dan gedurende twaalf weken echoscopisch te worden vervolgd. Bij tekenen van foetale anemie of hydrops kan een intra-uteriene bloedtransfusie levensreddend zijn.
- In Nederland worden alle zwangeren gescreend op dragerschap van hepatitis B, lues, en, indien geen bezwaar, hiv-infectie. Hiermee kunnen maatregelen worden genomen ter preventie van verticale transmissie.
- Congenitale lues is in Nederland een zeldzame ziekte door prenatale screening en behandeling van de zwangere.
- Ter preventie van congenitale toxoplasmose verdient het voor de zwangere vrouw aanbeveling de consumptie van rauw vlees en blootstelling aan feces van katten te vermijden.
- Neonatale sepsis is een ernstig ziektebeeld waarvan de mortaliteit hoog kan zijn (tot 40 à 50%), afhankelijk van de verwekker en de rijpheid van de pasgeborene. De meest voorkomende verwekkers zijn groep-B-streptokokken en *E. coli*.
- Een ander ernstig ziektebeeld is herpes neonatorum. Ook hierbij is de mortaliteit hoog en is er een grote kans op langetermijncomplicaties. Bij verdenking hierop zijn snelle laboratoriumdiagnostiek en vroegtijdige behandeling dan ook vereist om sterfte en complicaties te beperken.
- Neonatale EV- en HPEV-infecties komen frequent voor in Nederland. De mortaliteit van meningitis is laag (< 10%) en de prognose op langere termijn goed. Zeldzame complicaties zoals encefalitis en sepsis met hepatitis of myocarditis hebben een hoge mortaliteit.

Literatuur

Bizzarro MJ, Raskind C, Baltimore RS, Gallagher PG. Seventy-five years of neonatal sepsis at Yale: 1928-2003. Pediatrics. 2005;116: 595-602.

CBO-consensus anti-retrovirale behandeling, 2007. http://www.cbo.nl/thema/Richtlijnen/Overzicht-richtlijnen/Infectieziekten/

CBO-consensus Seksueel overdraagbare aandoeningen en herpes neonatorum, 2002. http://www.cbo.nl/thema/Richtlijnen/Overzicht-richtlijnen/Infectieziekten/

CBO-consensus Varicella, 2003. http://www.cbo.nl/thema/Richtlijnen/Overzicht-richtlijnen/Infectieziekten/

Corey L, Wald A. Maternal and neonatal herpes simplex virus infection. N Engl J Med. 2009;361:1376-85.

Freedman RM, Ingram DL, Gross I, Ehrenkranz RA, Warshaw JB, Baltimore RS. A half century of neonatal sepsis at Yale: 1928 to 1978. Am J Dis Child. 1981;135:140-4.

LCI-draaiboek hepatitis B-vaccinatie bij zuigelingen van hepatitis B-draagsters,2008. (http://www.rivm.nl/cib/binaries/draaiboek%20hep%20B-0%20versie%203%20junii%202008%20Compleet_tcm92-33371.pdf)

Remington JS, Klein JO. Infectious diseases of the fetus and the newborn infant. 6e editie. Philadelphia: Elsevier-Saunders; 2006.

Rijksvaccinatieprogramma: http://www.rivm.nl/rvp/rijks_vp/vac_schema/

Trijbels-Smeulders M, Gerards LJ, Jong P de, Lingen RA van, Adriaanse AH, Jonge GA de, et al. Epidemiology of neonatal Group B streptococcal disease in the Netherlands 1997-98. Paediatr Perinat Epidemiol. 2002 Oct;16(4):334-41.

WIP-richtlijn Cytomegalovirusinfecties bij zwangeren. http://www.wip.nl/free_content/richtlijnen/cytomegalovirus.pdf

16 Ziekenhuisinfecties

C.M.J.E. Vandenbroucke-Grauls en A. Voss

16.1 Inleiding

Bij ongeveer 5% van de patiënten die in een ziekenhuis worden opgenomen, ontwikkelt zich tijdens dit verblijf een infectie. Elke infectie die in het ziekenhuis ontstaat en die niet aanwezig was of nog in de incubatietijd verkeerde op het moment dat de patiënt werd opgenomen, is per definitie een ziekenhuisinfectie. Ziekenhuisinfecties vormen een belangrijk probleem, omdat zij vaak aanleiding geven tot een verhoogde morbiditeit, verlenging van de ziekenhuisopname en van de kosten van die opname en soms ook tot een verhoogde mortaliteit. In Nederland worden prevalentie en incidentie van een aantal ziekenhuisinfecties regelmatig gemeten in ziekenhuizen die participeren in de landelijke organisatie PREZIES (zie www.prezies.nl).

Verschillende factoren dragen ertoe bij dat de patiënt in het ziekenhuis verhoogd vatbaar is voor infecties. Deze verhoogde vatbaarheid is het gevolg van een vermindering van zijn weerstand, hetzij lokaal, hetzij algemeen. De lokale weerstand kan afnemen door invasieve ingrepen die *portes d'entrée* creëren. Voorbeelden hiervan zijn intravasculaire katheters en chirurgische wonden die de natuurlijke barrière van de huid doorbreken, de blaaskatheter die de normale afweer ter hoogte van de urethra voorbijgaat, of de kunstmatige beademing die de afweermechanismen ter hoogte van de luchtwegen passeert. De algemene weerstand kan worden verminderd door de onderliggende aandoening van de patiënt (bijv. diabetes mellitus of een hematologische maligniteit) of door therapie (bijv. therapie met cytostatica of corticosteroïden).

De belangrijkste ziekenhuisinfecties zijn postoperatieve wondinfecties, infecties van de lage luchtwegen, urineweginfecties en bacteriëmieën. De relatieve frequentie van de verschillende soorten ziekenhuisinfecties is weergegeven in figuur 16.1.

16.2 Postoperatieve wondinfecties

> **Casus 16.1**
>
> De heer W., 54 jaar, ondergaat een coronaire bypassoperatie. Vijf dagen na de ingreep treedt temperatuurverhoging op (39,8 °C) met koude rillingen. Bij inspectie blijkt de thoracotomiewond rood en gezwollen, oedemateus. De patiënt klaagt over toegenomen pijn ter hoogte van de wond. De klachten van de heer W. zijn zeer suggestief en laten er eigenlijk nauwelijks twijfel over bestaan: hij ontwikkelt een postoperatieve wondinfectie ter hoogte van de thoracotomiewond.

16.2.1 INLEIDING

Postoperatieve wondinfecties zijn de ziekenhuisinfecties bij uitstek: ze ontstaan in het ziekenhuis als gevolg van een diagnostische of therapeutische ingreep en zijn gevreesde complicaties van elke operatie. Het risico op een postoperatieve wondinfectie varieert zeer sterk, afhankelijk van het soort ingreep, en loopt uiteen van ongeveer 1 tot 40%. Chirurgische ingrepen worden op grond van de kans op het optreden van een postoperatieve infectie ingedeeld in verschillende klassen; deze zijn weergegeven in tabel 16.1. De klasse van de chirurgische wond is een van de belangrijkste factoren die de kans op het optreden van een postoperatieve infectie bepaalt; daarnaast speelt een aantal patiënt- en operatiegebonden risicofactoren een rol.

16.2.2 PATIËNTGEBONDEN FACTOREN

Oudere patiënten, patiënten met een ernstige onderliggende aandoening zoals diabetes mellitus en extreem dikke patiënten hebben een verhoogd risico; daarnaast blijken ook roken, een lange opnameduur vóór de ingreep en de aanwezigheid van een actieve infectie op het moment van de ingreep de kans op een postoperatieve infectie te verhogen. Patiënten die gekoloniseerd zijn met *Staphylococcus aureus* op het moment van de ingreep, hebben een verhoogd risico op postoperatieve wondinfecties met deze bacterie. In een recent Nederlands on-

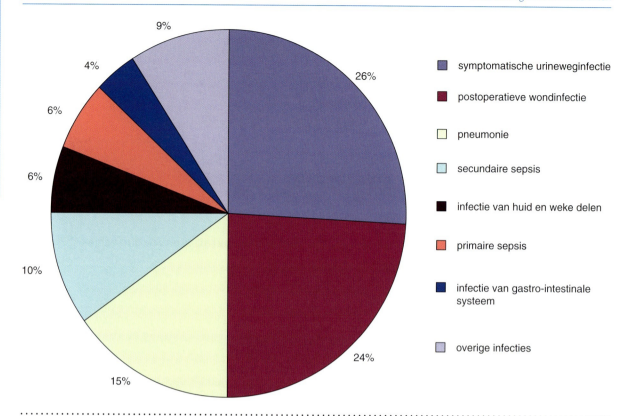

Figuur 16.1 Verdeling naar soort infectie van ziekenhuisinfecties, gemeten in twaalf Nederlandse ziekenhuizen in oktober 2007. De categorie overige infecties omvat infecties aan hart en bloedvaten, bovensteluchtweginfecties en andere lageluchtweginfecties dan pneumonie, infecties van het centraal zenuwstelsel, het voortplantingssysteem en andere urineweginfecties (elk 1-2%). Infecties aan ogen, oren, mondholte en aan botten en gewrichten werden niet gevonden in dit prevalentieonderzoek (Bron: PREZIES).

Tabel 16.1 Indeling van chirurgische wonden in klassen met toenemend risico van wondinfectie.	
schoon	ingreep waarbij de tractus (bovenste of onderste luchtwegen, maag-darmkanaal, urogenitaal kanaal) niet geopend worden
	ingreep in niet-ontstoken gebied
	tijdens ingreep geen inbreuk op aseptische operatietechnieken
schoon-besmet	ingreep waarbij de bovenste of onderste luchtwegen of het urogenitale kanaal geopend worden, zonder dat hierbij sprake is van een infectie
	ingreep waarbij het maag-darmkanaal geopend wordt, waarbij de maag-darminhoud niet in het wondgebied terechtkomt
	tijdens ingreep treedt een mineure inbreuk op in de aseptische operatietechnieken
besmet	open, vers trauma
	ingreep waarbij het maag-darmkanaal geopend wordt en maag-darminhoud in de wond lekt
	ingreep in een van de tractus in aanwezigheid van een infectie (bijv. urineweginfectie)
	ingreep in ontstoken gebied
	tijdens ingreep treedt een majeure inbreuk op in de aseptische operatietechnieken
vuil en geïnfecteerd	trauma met aanwezigheid van dood weefsel, vreemd lichaam, fecale contaminatie of uitgestelde behandeling
	aantreffen van geperforeerd orgaan bij de ingreep
	ingreep in geabcedeerd gebied

derzoek is aangetoond dat perioperatieve behandeling van dit dragerschap een belangrijke bijdrage levert aan het voorkómen van postoperatieve wondinfecties door dit micro-organisme.

16.2.3 OPERATIEGEBONDEN FACTOREN

Wat de operatie zelf betreft, is, zoals gezegd, de aard van de ingreep (volgens de klassen weergegeven in tabel 16.1) van doorslaggevend belang. Een tweede factor is de duur van de ingreep: hoe langer deze duurt, hoe groter het infectierisico. Ook gebrek aan ervaring van de snijdende specialist draagt bij aan een verhoogd infectierisico in verband met de operatieduur, de techniek en de weefselschade. Afkoeling van de patiënt tijdens de ingreep dient vermeden te worden, daar dit een negatieve invloed heeft op de afweer. Ook de kwaliteit van de lucht in de operatiekamer speelt een rol. Vooral bij ingrepen waarbij prothesen van kunststof in het lichaam worden geïmplanteerd, is het nodig het aantal in de lucht zwevende micro-organismen, vooral *Staphylococcus epidermidis*, zo laag mogelijk te houden. Een laatste factor is het niet toedienen van profylactische antibiotica terwijl deze geïndiceerd zijn. Verschillende onderzoeken hebben aangetoond dat het risico van postoperatieve wondinfecties voor een aantal soorten ingrepen (bijv. ingrepen in de darm of in geïnfecteerde gebieden, cardiothoracale en orthopedische ingrepen) zeer sterk kan worden verminderd door het toedienen van antibiotica vlak voor de operatie, zodat op het moment van de incisie bacteriedodende weefselspiegels aanwezig zijn in het operatiegebied.

De indicatie voor gebruik van antimicrobiële profylaxe is afhankelijk van het infectierisico. Het risico van infectie wordt in beginsel bepaald door de vermenigvuldigingssom van twee factoren: het risico op besmetting en infectie van de wond tijdens de ingreep (ingreepklasse!) enerzijds en de ernst van de gevolgen van een eventuele infectie anderzijds. Zo is bijvoorbeeld de kans op besmetting en infectie van de operatiewond bij de implantatie van een heupprothese vrij klein (het betreft immers een schone ingreep), maar zijn de gevolgen van een infectie ter hoogte van de geïmplanteerde heupkop zo ernstig dat er sprake is van een aanmerkelijk infectierisico, reden waarom profylaxe bij dit soort ingrepen zeker geïndiceerd is. Omgekeerd gaat een kleine ingreep in de orofarynx altijd gepaard met wondbesmetting, maar dit heeft zelden of nooit ernstige gevolgen; profylaxe wordt hierbij dan ook niet aanbevolen.

De meeste postoperatieve wondinfecties ontstaan op het moment van de ingreep. Tabel 16.2 geeft een overzicht van de verwekkers van postoperatieve wondinfecties. De belangrijkste verwekker van infecties bij schone ingrepen is *Staphylococcus aureus*. Antibiotische profylaxe bij schone ingrepen moet daarom goede dekking bieden tegen dit micro-organisme. *S. aureus* behoort tot de normale flora van ongeveer 30% van de mensen en wordt aangetroffen in de neus en op de huid. In tegenstelling tot andere landen is dit micro-organisme in Nederland nog bijna altijd gevoelig voor meticilline en dus voor alle antistafylokokken-penicillinederivaten (zie hoofdstuk 1). De meeste wondinfecties worden veroorzaakt door micro-organismen waarmee de patiënt al gekoloniseerd was voor de ingreep. Gezien de steeds kortere opnameduur van patiënten manifesteren postoperatieve wondinfecties zich in toenemende mate pas na ontslag uit het ziekenhuis.

Tabel 16.2 Verwekkers van postoperatieve wondinfecties.

grampositieve bacteriën (circa 45%)	*Staphylococcus aureus*
	enterokokken
	coagulasenegatieve stafylokokken (m.n. *Staphylococcus epidermidis*)
	streptokokken
gramnegatieve bacteriën (circa 30%)	*Escherichia coli*
	Pseudomonas aeruginosa
	Enterobacter spp.
	Proteus mirabilis
	Klebsiella pneumoniae

In moderne, goed geoutilleerde operatiekamers waar het chirurgische team zich houdt aan de hygiënische voorschriften en waar op indicatie antimicrobiële profylaxe wordt toegediend, worden wondinfecties zelden veroorzaakt door een *S. aureus*- of *Streptococcus pyogenes*-stam afkomstig van een van de leden van het chirurgisch team. Soms gebeurt dit wel en kunnen zelfs kleine epidemieën ontstaan waarvan de bron een ziekenhuismedewerker is. Bij een plotselinge toename van het aantal postoperatieve wondinfecties, in het bijzonder met *S. aureus* of *S. pyogenes* (hemolytische groep-A-streptokokken), moet men hier altijd op bedacht zijn en een onderzoek instellen. Hierbij moet worden aangetoond dat een aantal gevallen van wondinfectie is veroorzaakt door een en dezelfde stam en er moet worden nagegaan of een medewerker drager is van diezelfde stam en geassocieerd is met deze wondinfecties. De identiteit van stammen wordt nagegaan met behulp van typeringstechnieken (figuur 16.2). Hierbij wordt een aantal fenotypische kenmerken van stammen van eenzelfde bacteriesoort vergeleken: bijvoorbeeld biotype, faagtype of serotype. Moderne typeringssystemen maken gebruik van moleculaire technieken om micro-organismen op DNA-niveau te vergelijken. Deze technieken vergelijken dus genotypen en hebben een beter discriminerend vermogen dan op fenotype gebaseerde typeringssystemen.

De verwekkers van infecties bij schoon-besmette, besmette en vuile ingrepen zijn afhankelijk van de tractus die geopend wordt, of van de infectie die aanwezig was vóór de ingreep. Ook bij deze ingrepen is *S. aureus* een mogelijke verwekker, maar andere micro-organismen worden eveneens aangetroffen, bijvoorbeeld gramnega-

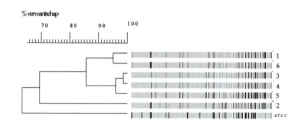

Figuur 16.2 Moleculaire typering van S. aureus. Zes verschillende stammen van S. aureus, afkomstig van zes patiënten en een referentiestam (ATCC), worden met elkaar vergeleken. Hiertoe is het DNA van elke stam geïsoleerd en geknipt met restrictie-enzymen. De fragmenten worden hierna eerst met behulp van de polymerasekettingreactie (PCR) sterk vermenigvuldigd en daarna op een agarose-gel gebracht. Met behulp van elektroforese worden de fragmenten op grootte gescheiden. Het bandenpatroon dat hierdoor ontstaat, is karakteristiek voor de stam. Door vergelijking van de bandenpatronen is de mate van genetische verwantschap vast te stellen en kan worden bepaald of patiënten met dezelfde dan wel met verschillende stammen besmet zijn. In de figuur blijken patiënt 1 en patiënt 6 dezelfde stam te hebben, net als patiënt 3, 4 en 5; een dergelijke figuur wordt een dendrogram genoemd.

tieve bacteriën uit de groep Enterobacteriaceae bij gastro-intestinale ingrepen.

De symptomen van een wondinfectie zijn pijn of gevoeligheid, zwelling, roodheid en warmte ter hoogte van de wond. Zij treden op binnen een paar dagen tot een maand na de operatie, dus vaak nadat de patiënt al weer uit het ziekenhuis is ontslagen. Deze tekenen hoeven niet allemaal aanwezig te zijn. Meestal loopt purulent vocht uit de wond. Wanneer de ontsteking boven de fascie gelokaliseerd is, betreft het een oppervlakkige wondinfectie. Dergelijke wondinfecties zijn veelal niet ernstig en behoeven vaak alleen goede drainage als behandeling. Wanneer de infectie in de diepere lagen gelokaliseerd is en onder de fascie reikt, is deze ernstig en kan levensbedreigend zijn. Hierbij is naast de genoemde symptomen meestal ook koorts aanwezig. Men spreekt dan van een diepe wondinfectie. Dergelijke infecties dienen zowel chirurgisch als met antibiotica te worden behandeld. Infecties na implantatie van een prothese hebben meestal een meer indolent karakter; zij treden gemiddeld later na de ingreep op (soms wel maanden tot een jaar) en gaan gepaard met minder tekenen van ontsteking. Het enige teken kan zijn zeurende pijn rond de prothese, of dat de prothese los komt te liggen. Het indolente karakter van dit soort infecties komt doordat ze meestal veroorzaakt worden door van nature weinig pathogene micro-organismen afkomstig van de huid zoals *S. epidermidis*. Behandeling van infectie rondom prothesen vergt vaak het verwijderen van het geïmplanteerde biomateriaal.

De preventie van postoperatieve wondinfecties is gericht op het voorkómen dat deze infecties ontstaan op het moment van de ingreep, dat wil zeggen op het voorkomen van besmetting van de wond. De maatregelen die genomen worden zijn samengevat in tabel 16.3. Ze vallen uiteen in twee categorieën: maatregelen om exogene besmetting te voorkomen (met micro-organismen afkomstig van het chirurgisch team of de omgeving) en maatregelen om endogene besmetting te voorkomen (met micro-organismen afkomstig van de patiënt zelf). Daarnaast is het van belang aandacht te besteden aan factoren die de weerstand van de gastheer beïnvloeden.

Sinds kort behoren surveillance van postoperatieve wondinfecties en het handhaven en verbeteren van infectiepreventie maatregelen op de operatiekamer tot de kwaliteitsindicatoren van ziekenhuizen zoals vastgesteld door de Inspectie voor de Gezondheidszorg (zie www.igz.nl).

16.3 Lageluchtweginfecties

> **Casus 16.1 (vervolg)**
>
> De heer W. is wegens dreigende decompensatie opgenomen op de intensive care en moet beademd worden. De behandeling van zijn wondinfectie verloopt voorspoedig, de koorts daalt binnen 24 uur na drainage van de wond en starten van antibiotica. De beademing blijft echter problematisch. De patiënt had preoperatief al enkele jaren klachten van chronische bronchitis en het lukt nu niet om hem vlot van de beademing af te helpen. Dit dient zeer geleidelijk te gebeuren. Drie dagen na starten van de beademing gaat het opnieuw minder goed. Zijn temperatuur loopt weer op (38 °C), de beademingsvoorwaarden verslechteren. Een thoraxfoto laat infiltratieve afwijkingen zien links basaal. Het via de tracheacanule opgezogen sputum is purulent en groen. Alle symptomen van de patiënt wijzen in de richting van een infectie van de lage luchtwegen. Gezien het feit dat hij wordt beademd, is de kans op een ziekenhuispneumonie groot.

Infecties van de lage luchtwegen zijn ernstige complicaties van een verblijf in het ziekenhuis. Ze maken ongeveer 10% uit van alle ziekenhuisinfecties en brengen aanzienlijke morbiditeit en kosten met zich mee. Lageluchtweginfecties bij beademingspatiënten zijn de belangrijkste doodsoorzaak als gevolg van in ziekenhuis verkregen infecties, waarvan de mortaliteit (*crude mortality*) hoger is dan die van lijninfecties, ernstige sepsis en luchtweginfecties bij niet-beademde patiënten.

Verschillende factoren dragen ertoe bij dat patiënten in het ziekenhuis verhoogd vatbaar zijn voor lageluchtweginfecties. Voor niet-beademde patiënten is een verminderde afvoer van slijm (met daarin micro-organismen) door het trilhaarepitheel van de luchtwegen (*tapis*

Tabel 16.3 Maatregelen ter preventie van postoperatieve wondinfecties.

voorkomen van besmetting vanuit de omgeving	inrichting van operatiekamercomplex
	goede luchtkwaliteit (temperatuur, vochtigheid, kiemgetal)
	preoperatief handen desinfecteren
	dragen van steriele handschoenen en steriele kleding
	medewerkers met stafylokokken- of streptokokkeninfecties niet toelaten tot operatieteam
	zo klein mogelijk operatieteam, beperk in- en uitloop
	duur van de ingreep zo kort mogelijk houden
voorkomen van besmetting vanuit de patiënt zelf	andere infecties eerst behandelen
	preoperatief scheren vermijden
	preoperatieve desinfectie van de huid van de patiënt
	preoperatieve toediening van profylactische antibiotica
	neusdragers van *S. aureus* perioperatief behandelen met antibiotische neuszalf
verbeteren van de afweer van de patiënt	patiënt kort voor de operatie opnemen
	patiënt in optimale conditie brengen (voedingstoestand, diabetes reguleren en andere maatregelen)
	tijdens de operatie afkoeling van de patiënt voorkomen

roulant) en door hoesten de belangrijkste predisponerende factor. Hiertoe dragen bij: bedlegerigheid, trauma of operatie, verminderd bewustzijn of coma. Voor beademde patiënten komt daar de mechanische beademing zelf bij als risicofactor: door de intubatie wordt de natuurlijke barrière van neus, orofarynx en trachea gepasseerd, c.q. buiten werking gesteld. De endotracheale tube belemmert eveneens de werking van het trilhaarepitheel en de hoestreflex, en secreties die zich boven de tube ophopen kunnen geaspireerd worden.

De kweek van het geaspireerde sputum van de heer W. toont groei van *Pseudomonas aeruginosa*, ongevoelig voor gentamicine en breedspectrumpenicillinen, maar gevoelig voor amikacine, carbapenems en ceftazidim.

De verwekkers van luchtweginfecties in het ziekenhuis verschillen duidelijk van die van *community-acquired* pneumonie, de pneumonie die optreedt onder de bevolking buiten het ziekenhuis. Tijdens het verblijf van de patiënt in het ziekenhuis verandert zijn orofaryngeale flora en raakt de orofarynx gekoloniseerd met (resistente) gramnegatieve bacteriën en soms met gisten. Dit brengt met zich mee dat naast de klassieke verwekkers (pneumokokken, *Haemophilus influenzae*, *Moraxella catarrhalis*) in het ziekenhuis pneumonieën ook worden veroorzaakt door *S. aureus*, enterococcussoorten, *P. aeruginosa* en Enterobacteriaceae (tabel 16.4). In toenemende mate worden ook gistsoorten uit het geslacht *Candida* aangetoond. Deze micro-organismen kunnen afkomstig zijn van de patiënt zelf, vooral van zijn darmflora, maar kunnen ook in het ziekenhuis verkregen worden. Bronnen in het ziekenhuis zijn: andere patiënten, omgeving, apparatuur en medische hulpmiddelen. Overdracht van

Tabel 16.4 Verwekkers van nosocomiale pneumonieën.

grampositieve bacteriën	*Staphylococcus aureus*
	*Pneumococcus**
	Enterococcus spp.
gramnegatieve bacteriën	*Pseudomonas aeruginosa*
	Enterobacter spp.
	Klebsiella spp.
	Escherichia coli
	*Haemophilus influenzae**
	*Moraxella catarrhalis**
overige micro-organismen (5 à 10%)	virussen
	gisten en schimmels

* Vooral vroeg na ziekenhuisopname bij aspiratie.

micro-organismen van de ene patiënt op de andere gebeurt vaak via de handen van de ziekenhuismedewerkers. Besmette apparatuur (bijv. beademingsapparatuur) kwam vroeger veelvuldig voor als bron van ziekenhuisinfectie. Tegenwoordig worden zorgvuldige maatregelen genomen (desinfectie en sterilisatie) om dit te voorkomen.

De gramnegatieve bacteriën die in het ziekenhuis worden aangetroffen zijn vaak resistent tegen meerdere antibiotica. De meeste resistente micro-organismen komen voor op de intensivecare-units, omdat dit in het

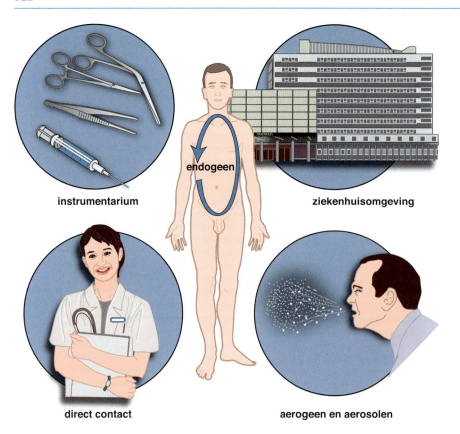

Figuur 16.3 Verschillende bronnen en transmissieroutes van infectie in het ziekenhuis.

ziekenhuis de verpleegeenheden zijn waar de meeste antibiotica gebruikt worden en de antibioticadruk dus het hoogst is.

Bij patiënten met een ernstig verminderde weerstand door leukopenie (bijv. bij hematologische maligniteiten of cytostaticatherapie) dient ook rekening te worden gehouden met de mogelijkheid van infecties door gisten of schimmels. Vooral langdurig gebruik van antibiotica bevordert kolonisatie van de orofarynx met *Candida*. *Aspergillus* is een schimmel die overal in de lucht voorkomt maar bij een normale afweer nooit aanleiding geeft tot pneumonie. Bij patiënten met langdurige granulocytopenie kan deze opportunistische pathogeen een zeer ernstige pneumonie veroorzaken met een zeer slechte prognose.

De preventie van lageluchtweginfecties bij beademde patiënten is moeilijk. Exogene infecties door gecontamineerde beademingsapparatuur mogen in feite niet meer voorkomen sinds deze apparatuur nauwkeurig wordt gedesinfecteerd. Endogene infecties worden veroorzaakt door kolonisatie van de lage luchtwegen door de flora uit de orofarynx. Daarom wordt op vele intensivecare-units selectieve decontaminatie van de orofarynx en eventueel de darm toegepast. Dit is het profylactisch toedienen van lokale, niet-resorbeerbare antibiotica om de kolonisatie met bovengenoemde pathogene micro-organismen in de orofarynx te voorkomen (PDF SSD/SOD-studie). Regelmatig uitzuigen van secreties uit de orofarynx, een goede mondhygiëne en fysiotherapie zijn maatregelen die mogelijk bijdragen tot het voorkómen van luchtweginfecties bij beademde patiënten. De belangrijkste maatregel ter voorkoming van kruisbesmetting van de patiënt met resistente ziekenhuisflora afkomstig van andere patiënten is het zorgvuldig desinfecteren of wassen van de handen door de ziekenhuismedewerkers. Ter preventie van beademingsgerelateerde infecties wordt aanbevolen de verschillende handelingen die afzonderlijk van invloed zijn op de preventie van een infectie in combinatie met elkaar toe te passen, als bundel (zie paragraaf 16.7).

> **Maatregelen ter voorkoming van pneumonie tijdens beademing**
>
> 1 Verhogen van het hoofdeinde van het bed tot een hoek van 30 à 45 graden.
> 2 Zo spoedig mogelijk 'sedatiestop' en door spontane ademtest beoordelen of extubatie mogelijk is.
> 3 Subglottische drainage.
> 4 Selectieve decontaminatie van de orofarynx en eventueel ook van de darm.

In het voorgaande is *Legionella* niet expliciet genoemd, hoewel er regelmatig gevallen van nosocomiale infecties met dit micro-organisme worden beschreven. De incidentie van nosocomiale legionellapneumonie in Nederland is zeer laag ten gevolge van de maatregelen die zijn genomen om kolonisatie van leidingwater in zorginstellingen met dit micro-organisme te voorkomen (zie hoofdstuk 3).

> **Casus 16.1 (vervolg)**
>
> Aangezien de *P. aeruginosa*-stam die gekweekt is uit het sputum van meneer W. ongevoelig is voor gentamicine, wordt dit antibioticum gestaakt en wordt aan de flucloxacilline een carbapenem toegevoegd. Geleidelijk daalt de koorts en na enkele dagen verbeteren ook de beademingsvoorwaarden. Tien dagen na opname op de intensivecare-afdeling kan de patiënt ontslagen worden naar de verpleegafdeling, waar verdere revalidatie volgt.

16.4 Urineweginfecties

> **Casus 16.2**
>
> Mevrouw M., 74 jaar, is sinds enkele dagen opgenomen na een val waarbij haar heup gebroken is. Ze wordt geopereerd en de heupkop wordt vervangen door een prothese. Na de operatie wordt een blaaskatheter ingebracht om de blaaslediging in de postoperatieve periode te vergemakkelijken. Enkele dagen later klaagt mevrouw over pijn in de onderbuik met krampen. Ook voelt zij zich niet helemaal lekker. Bij lichamelijk onderzoek worden geen afwijkingen gevonden, wel blijkt ze een lichte temperatuurverhoging te hebben. Een mogelijke bron van infectie is de blaas, omdat mevrouw al vier dagen een blaaskatheter heeft. Er wordt urine afgenomen voor onderzoek van sediment en kweek. Hieruit blijkt dat mevrouw leukocyturie heeft; de kweek toont groei van *Klebsiella pneumoniae* met een densiteit van meer dan 10^5 bacteriën/ml urine.

Urineweginfecties zijn de meest voorkomende ziekenhuisinfecties; zij maken met 40% bijna de helft uit van alle nosocomiale infecties. De belangrijkste risicofactor in het ontstaan van deze infecties is de blaaskatheter: 80-90% van de nosocomiale urineweginfecties is geassocieerd met verblijfskatheters. De oorzaak is gelegen in het feit dat de blaaskatheter een belangrijke porte d'entrée vormt. Bij het inbrengen kunnen bacteriën mee de blaas in worden gevoerd; tijdens verblijf kunnen bacteriën langs de buiten- of de binnenzijde van de katheter de blaas bereiken. De bacteriën hechten aan de wanden van de katheter en vormen hierop een biofilm: deze ontstaat doordat delende bacteriën een slijmachtige substantie produceren. Deze biofilm bevordert de aanhechting en beschermt de bacteriën tegen de mechanisch reinigende werking van de urinestroom, tegen de humorale en cellulaire afweer van de gastheer en tegen antibiotica. Drainage van de urine via de katheter is niet altijd optimaal, waardoor stase van urine in de blaas kan optreden. Ook dit bevordert de vermenigvuldiging van bacteriën sterk. Het risico op infectie bij katheterisatie is des te groter naarmate de katheter langer blijft zitten: ongeveer 5% per katheterisatiedag.

De verwekkers van nosocomiale urineweginfecties verschillen van de verwekkers buiten het ziekenhuis (tabel 16.5). Hoewel *Escherichia coli* ook hier de meest voorkomende verwekker is, worden andere gramnegatieve staven zoals *Proteus*, overige Enterobacteriaceae en *Pseudomonas* vaker aangetroffen dan bij urineweginfecties die buiten het ziekenhuis ontstaan. Daarnaast kunnen bij gekatheteriseerde patiënten ook grampositieve bacteriën (*S. aureus* en enterokokken) en gisten infecties veroorzaken. Deze verwekkers zijn meestal afkomstig van de darmflora van de patiënt zelf, die ook het perineum koloniseert. Soms treden kruisinfecties op; vaak gaat het daarbij om multiresistente gramnegatieve bacteriën.

De symptomen van urineweginfecties in aanwezigheid van een blaaskatheter zijn veelal atypisch. Niet zelden blijft de bacteriurie asymptomatisch, maar temperatuurverhoging en pijn in de onderbuik komen voor bij ongeveer een derde van de patiënten. Een ernstige complicatie is de bacteriëmie, die optreedt bij iets minder dan 5% van de patiënten met bacteriurie.

De belangrijkste maatregel voor de preventie van urineweginfecties in het ziekenhuis is het zo min mogelijk gebruik maken van verblijfskatheters, door een

Tabel 16.5 Verwekkers van nosocomiale urineweginfecties.		
gramnegatieve bacteriën	*Escherichia coli*	40%
	Proteus	11%
	andere gramnegatieven (o.a. *Pseudomonas*)	25%
grampositieve bacteriën	*Enterococcus* spp.	16%
	Staphylococcus aureus	
overige micro-organismen	*Candida* spp.	

strenge indicatiestelling en door de duur van de katheterisatie zo kort mogelijk te houden. Het zorgvuldig in acht nemen van aseptische technieken bij het inbrengen van de katheter, bij de verzorging ervan en bij het afnemen van urine voor kweek, dragen eveneens in belangrijke mate bij tot de preventie van kolonisatie van de katheter en de blaas. Het effect van het gebruik van katheters die zijn gecoat met antiseptica is onduidelijk. Het te verwachten preventieve effect is zeker kleiner dan bij gecoate intravasale katheters.

> **Casus 16.2 (vervolg)**
>
> Ter behandeling van de urineweginfectie wordt met co-trimoxazol gestart en de volgende dag wordt de urinekatheter verwijderd. De temperatuur normaliseert en het verdere ziekenhuisverblijf van mevrouw M. verloopt voorspoedig.

Een belangrijk aspect van de behandeling van urineweginfecties bij gekatheteriseerde patiënten is dat verwijdering van de katheter noodzakelijk is, omdat het met antibiotische therapie meestal niet mogelijk is de urine steriel te krijgen, zodat bij stoppen van de medicatie snel recidieven optreden. Dit komt doordat de katheter zelf gekoloniseerd is met bacteriën (die beschermd liggen in de biofilm) en als bron voor infectie blijft fungeren. Als definitieve verwijdering van de katheter niet mogelijk is, dient deze vervangen te worden.

> **Maatregelen ter preventie van urineweginfectie bij gebruik van een blaaskatheter**
>
> 1. Gebruik een aseptische methode bij het inbrengen van de katheter.
> 2. Beoordeel dagelijks of de katheter nog nodig is.
> 3. Draag zorg voor een gesloten afvoersysteem.
> 4. Fixeer de katheter en positioneer de afvoerzak onder het niveau van de blaas.
> 5. Zorg voor dagelijks hygiënische verzorging van de katheter.

16.5 Primaire bacteriëmie en sepsis

> **Casus 16.3**
>
> Dennis is een premature neonaat, geboren bij een zwangerschapsduur van 29 weken. Hij is opgenomen op de neonatale intensivecare-unit, waar hij beademd wordt en parenterale voeding toegediend krijgt. Twee dagen na de geboorte gaat het plotseling minder goed: hij is grauw van kleur, de beademing wordt moeilijker. Lichamelijk onderzoek toont geen bijzonderheden: de huid is intact, de buik soepel en het kind is niet geprikkeld, zodat er geen aanwijzingen zijn voor meningitis. Vermoed wordt dat hij een bloedbaaninfectie (bacteriëmie) met sepsis heeft die gerelateerd is aan zijn intravasale lijn. Er worden twee bloedkweken afgenomen; deze zijn de volgende dag beide positief en tonen groei van *Staphylococcus epidermidis*.

Sepsis als gevolg van een bacteriëmie is de ernstigste complicatie van het ziekenhuisverblijf, maar deze infectie komt gelukkig het minst frequent voor en maakt slechts 2% uit van alle ziekenhuisinfecties. Elke infectie kan aanleiding geven tot bacteriëmie en sepsis; wanneer de bron (bijv. een pneumonie of een wondinfectie) bekend is, spreekt men van een secundaire bacteriëmie en sepsis. In een aantal gevallen kan geen primaire haard worden aangetoond: in dit geval gaat het om een primaire bacteriëmie en sepsis. Wanneer de primaire haard van de infectie een intravasale lijn is, spreekt men van kathetergeassocieerde bacteriëmie en sepsis. Deze vorm wordt eveneens tot de primaire vormen van bacteriëmie en sepsis gerekend.

Meer dan de helft van de patiënten in het ziekenhuis krijgt tijdens zijn verblijf een of andere vorm van intravasale therapie; deze kan toegediend worden via een eenvoudig perifeer infuus of via centrale lijnen: katheters die in de grote veneuze of arteriële vaten worden ingebracht. Intravasale katheters zijn een uiterst waardevol en onmisbaar onderdeel van de moderne geneeskunde, maar ze hebben als groot nadeel dat ze een porte d'entrée vormen die micro-organismen direct toegang verleent tot de bloedbaan. Het infectierisico van centraal geplaatste katheters is veel groter dan dat van perifeer ingebrachte en de incidentie is hoger.

Bacteriën kunnen langs de katheter op twee manieren de bloedbaan bereiken: langs de buitenkant of langs de binnenkant (figuur 16.4). De bacteriën zijn afkomstig van de huid van de patiënt of van de handen van ziekenhuismedewerkers. Zelden is gecontamineerde infusievloeistof een bron. Net als bij de blaaskatheter kunnen bacteriën hechten aan het kunststof oppervlak. Tijdens groei produceren zij een slijmachtige substantie en wordt een biofilm of glycocalix gevormd op het oppervlak van de katheter. Ook hier biedt de biofilm bescherming tegen de afweer van de gastheer en tegen antibiotica. Bacteriën die in een biofilm zijn ingebed, worden zeer moeilijk gefagocyteerd door granulocyten. Daarnaast blijkt ook de opsonisatie door complement en antistoffen geremd te worden. Dit alles draagt ertoe bij dat infecties die geassocieerd zijn met kunststof materialen zeer moeilijk of niet te behandelen zijn zolang dit materiaal aanwezig blijft. Dit geldt niet alleen voor katheters maar voor alle biomaterialen: hartklepprothesen, gewrichtsprothesen, pacemakers, dialyseshunts, cerebrospinale vloeistofshunts enzovoort. Het risico van een kathetergerelateerde infectie is groter naarmate de katheter langer in situ blijft.

De verwekkers van kathetergerelateerde infecties (primaire bacteriëmie en sepsis) zijn:
- grampositieve bacteriën (ruim 50%);
  - coagulasenegatieve stafylokokken;
  - *Staphylococcus aureus*;
  - enterokokken;
  - streptokokken;
- gramnegatieve staven (ongeveer 25%);
  - *Pseudomonas aeruginosa*;
  - *Enterobacter* spp.;
  - *Acinetobacter* spp.;
  - *Serratia* spp.;
- gisten (ongeveer 5%).

Ruim de helft van deze infecties wordt veroorzaakt door grampositieve bacteriën, vooral stafylokokken en enterokokken. De meest voorkomende verwekkers zijn de coagulasenegatieve stafylokokken: zij worden in bijna een derde van de gevallen aangetroffen. Deze bacteriën behoren tot de normale commensale flora van de huid en tot ongeveer dertig jaar geleden werden ze als contaminanten beschouwd wanneer ze in bloedkweken werden aangetroffen. Inmiddels is duidelijk geworden dat coagulasenegatieve stafylokokken een belangrijke rol spelen bij kathetergeassocieerde infecties omdat ze in grote aantallen op de huid voorkomen, bijzonder goed hechten aan biomaterialen en, eenmaal gehecht, overvloedig slijm produceren (figuur 16.5). De coagulasenegatieve stafylokokken die op intensivecare-units bacteriëmie en sepsis veroorzaken, kenmerken zich door hun multipele resistentie tegen de meest gangbare antibiotica; zij blijven echter gevoelig voor vancomycine. Deze stammen overleven en circuleren in het ziekenhuismilieu; ze zijn te vinden op handen van het ziekenhuispersoneel, op instrumenten en op andere oppervlakken.

Een tweede belangrijke verwekker is *S. aureus*. Deze wordt minder vaak aangetroffen dan de coagulasenegatieve stafylokokken maar veroorzaakt een veel ernstiger ziektebeeld, dat vaker aanleiding geeft tot complicaties (zie verder).

Ongeveer een kwart van de primaire bacteriëmieën wordt veroorzaakt door gramnegatieve bacteriën.

Sinds enkele jaren neemt de frequentie van kathetergerelateerde bloedbaaninfectie en sepsis door gisten (candidemie) toe. Hierin spelen de agressievere therapieën met cytostatica en ernstiger onderliggende aandoeningen van de patiëntenpopulatie in het ziekenhuis ongetwijfeld een rol.

De symptomatologie van de primaire, kathetergeassocieerde sepsis is afhankelijk van de verwekker en van de afweer van de gastheer. Infecties met coagulasenegatieve stafylokokken kennen meestal een mild verloop, met als enige kenmerk matige temperatuurverhoging en leukocytose bij een patiënt die geen verdere tekenen van infectie vertoont. Bij patiënten met een sterk gedaalde afweer kan het ziektebeeld ernstiger verlopen. Dit is zeker het geval bij premature neonaten, bij wie de frequentie en ernst van deze infecties sterk worden beïnvloed door de mate van de prematuriteit. Ook de lijnensepsis met gramnegatieve bacteriën kan een indolent verloop tonen, hoewel temperatuurverhoging en algemeen ziek zijn meestal duidelijker op de voorgrond staan. Hetzelfde geldt voor infecties door *S. aureus*. In dit laatste geval ziet men niet zelden dat de insteekopening rond de katheter ontstoken is: er kan pus uit vloeien. Elke primaire bacte-

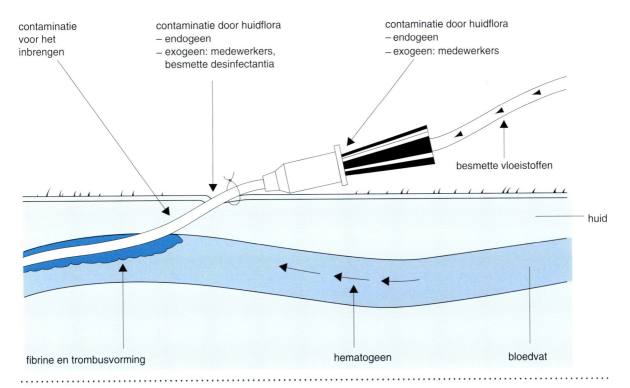

Figuur 16.4 De intravasale katheter als porte d'entrée voor bacteriën.

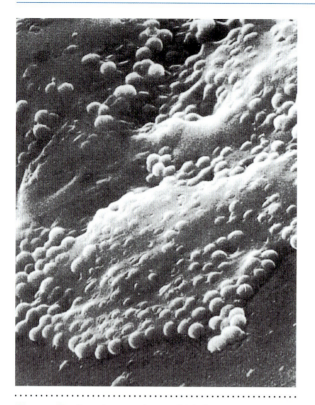

Figuur 16.5 Coagulasenegatieve stafylokokken gehecht aan biomateriaal. De stafylokokken koloniseren het oppervlak en vormen een biofilm van multipele lagen bacteriën die zijn ingebed in een slijmachtige substantie (glycocalix). De glycocalix is zeer stevig verankerd aan het onderliggende biomateriaal en bestaat uit complexe koolhydraatpolymeren geproduceerd door de stafylokokken.

riëmie kan aanleiding geven tot metastatische haarden elders in het lichaam. Wanneer de verwekker een coagulasenegatieve stafylokok is, zal een tweede haard alleen ontstaan wanneer elders in het lichaam vreemdlichaammateriaal aanwezig is: deze stafylokokken geven zelden of nooit aanleiding tot infecties in afwezigheid van biomaterialen. *S. aureus* is een beruchte verwekker van metastatische abcessen. Deze kunnen overal optreden: in bot, wervels, longen, nieren en endocard.

Behandeling van een primaire sepsis vraagt om verwijdering van het vreemde lichaam, in dit geval de katheter. Bij patiënten die geen hematologische maligniteiten hebben of geen cytostatica krijgen toegediend, volstaat voor de behandeling van een sepsis met coagulasenegatieve stafylokokken meestal het verwijderen van de intravasale lijn. Wanneer de lijn niet kan worden verwijderd (bijv. bij patiënten met trombopenie, bij wie het inbrengen van een nieuwe lijn risicovol is, of wanneer de lijn 'getunneld' is; zie verder), kan men proberen de infectie te bestrijden met antibiotica. In het bijzonder bij lijninfecties met *S. aureus*, *P. aeruginosa* en *Candida* spp. moet men rekening houden met recidieven en therapiefalen. Bij patiënten met afweerstoornissen en neonaten worden meestal wel antibiotica gegeven, ook wanneer de lijn wel kan worden verwijderd. Sepsis door deze verwekkers dient altijd gedurende twee weken met gerichte antibiotica te worden behandeld.

De preventie van kathetergerelateerde infecties berust op gebruik van een aseptische techniek bij het inbrengen, een zo kort mogelijke katheterisatieduur, goede zorg voor de insteekplaats en regelmatige inspectie daarvan om infectie tijdig te herkennen (zie kader).

> **Maatregelen ter preventie van bacteriëmie en sepsis bij centraal geplaatste katheters***
>
> 1 Naleven van de regels voor handhygiëne (wanneer desinfecteren en hoe).
> 2 Asepsis betrachten bij het inbrengen van de katheter (als bij een operatie).
> 3 Desinfecteer de huid van de patiënt met chloorhexidine in 70% alcoholoplossing.
> 4 Selecteer een bloedvat met de minste kans op infectie (wel v. subclavia en niet v. femoralis).
> 5 Bepaal dagelijks of er nog een indicatie voor het handhaven van de katheter is, zo niet, dan de lijn dezelfde dag nog verwijderen.
>
> *Mogelijke additionele maatregelen***:
> 1 Verleng het interval voor het wisselen van het verband tot zeven dagen.
> 2 Gebruik een katheter gecoat met een desinfectans of een antibioticum.
> 3 Bescherm de insteekopening met een sponsje gedrenkt in chloorhexidineoplossing.
>
> * (zie ook www.ihi.org/IHI/Topics/CriticalCare/IntensiveCare/Changes/ImplementtheCentralLineBundle.htm)
> ** (Perencevich, JAMA 2009.)

In het bijzonder bij de preventie van kathetergerelateerde infecties is aangetoond dat de toepassing van preventieve maatregelen als bundel (zie paragraaf 16.7) zeer belangrijk is. Patiëntveiligheidsprojecten die bundels succesvol hebben toegepast, hebben de incidentie van katheterinfecties bijna tot nul kunnen reduceren. Wanneer men verwacht dat een centrale lijn voor een langere periode *in situ* zal moeten blijven, kan men gebruikmaken van een 'getunnelde lijn'. Hierbij wordt de katheter een stuk onderhuids geleid voordat deze in het bloedvat terechtkomt; op deze wijze wordt de afstand tussen insteekopening (de porte d'entrée voor bacteriën) en bloedvat zo groot mogelijk gehouden. Ook bij continue ambulante peritoneaaldialyse maakt men daarom gebruik van een onderhuids getunnelde katheter die uitmondt in de vrije buikholte. Hoewel het toepassen van de hier beschreven infectiepreventie-maatregelen het belangrijkst is, kan mogelijk nog een additioneel preventief effect worden bereikt door gebruik te maken van katheters waarvan het oppervlak is gecoat met antimicrobiële materialen (bijv. zilver).

16.6 Bijzondere verwekkers van ziekenhuisinfecties

Meticillineresistente *S. aureus* (MRSA) verdient een aparte vermelding als verwekker van ziekenhuisinfecties, omdat in Nederlandse ziekenhuizen bijzondere maatregelen getroffen worden om verspreiding van dit micro-organisme te voorkomen. MRSA werd voor het eerst gezien in 1961, binnen een jaar nadat meticilline was geïntroduceerd. Dit penicillinederivaat en alle hieraan verwante penicillinen, zoals flucloxacilline, was ontwikkeld om stafylokokken te behandelen die resistent waren geworden tegen penicilline zelf. Kort daarna werden de eerste epidemieën van MRSA waargenomen. Sindsdien is wereldwijd de verspreiding van MRSA gestaag toegenomen. In de meeste landen is het percentage MRSA onder klinische isolaten van *S. aureus* in de ziekenhuizen hoger dan 20 en in sommige landen zelfs hoger dan 50. Nederland is samen met de Scandinavische landen in staat gebleken om het percentage MRSA te beperken (ongeveer 1%). Dit wordt bereikt dankzij een nationaal beleid, dat gericht is op snelle detectie en isolatie van patiënten en personeelsleden die (mogelijk) drager zijn.

Andere bijzonder resistente bacteriën die ziekenhuisinfecties veroorzaken zijn gramnegatieve bacteriën die zogenoemde *extended spectrum* bètalactamasen (ESBL) produceren, enzymen waardoor ze resistent zijn tegen alle bètalactamantibiotica behalve carbapenems.

Ook vancomycineresistente enterokokken (VRE's) behoren tot de categorie bijzonder resistente micro-organismen die in ziekenhuizen voorkomen en daar infecties veroorzaken. Ten slotte treden in ziekenhuizen met enige regelmaat episoden van gastro-enteritis op tijdens of na behandeling met antibiotica; deze vorm van ziekenhuisinfectie wordt veroorzaakt door toxineproducerende stammen van de soort *Clostridium difficile* (tabel 16.6).

De maatregelen in verband met MRSA en andere bijzonder resistente micro-organismen worden uitvoerig beschreven in richtlijnen van de Werkgroep Infectie Preventie (WIP; zie www.wip.nl) en zijn in alle Nederlandse ziekenhuizen van toepassing.

16.7 Preventie van ziekenhuisinfecties

Ter voorkoming van ziekenhuisinfecties dienen maatregelen te worden genomen zoals beschreven door de WIP (www.wip.nl). Zie ook de website van het Centrum voor Infectieziektenbestrijding (www.rivm.nl/cib/). Zoals uit het voorgaande blijkt, wordt de meerderheid van de infecties veroorzaakt door micro-organismen die afkomstig zijn van de patiënt zelf (de endogene infecties). Een kleiner deel wordt veroorzaakt door micro-organismen verkregen uit de ziekenhuisomgeving (exogene infecties). Door het zorgvuldig in acht nemen van de juiste maatregelen kunnen exogene infecties grotendeels voorkomen worden; denk bijvoorbeeld aan het voorkómen van pneumonie door besmette beademingsapparatuur door desinfectie en sterilisatie. Er zijn ook maatregelen gericht op de preventie van endogene infecties. Voorbeelden hiervan zijn het preoperatief toedienen van antimicrobiële profylaxe en het zo min mogelijk gebruikmaken van blaaskatheters. De maatregelen die het meest relevant zijn ter voorkoming van de vier belangrijkste ziekenhuisinfecties zoals beschreven in dit hoofdstuk, zijn vermeld aan het eind van elke desbetreffende paragraaf. Van groot belang is dat men steeds een *combinatie* van maatregelen dient te nemen. Zo'n set van maatregelen wordt ook wel een bundel genoemd. De idee van het toepassen van bundels is dat elke afzonderlijke maatregel slechts een beperkte preventieve werking heeft, maar dat door het gelijktijdig nemen van alle in de bundel genoemde maatregelen er synergie optreedt. Het gecombineerde effect is groter dan de som van de effecten van de afzonderlijke maatregelen.

Daarnaast is er een aantal algemene maatregelen; deze worden genoemd in tabel 16.7. Onderscheiden worden maatregelen die altijd genomen dienen te worden (algemene maatregelen) en specifieke, patiëntgebonden maatregelen.

Maatregelen en voorschriften ter voorkoming van ziekenhuisinfecties, gebaseerd op de richtlijnen van de WIP, dienen in elk ziekenhuis te worden vastgesteld en te zijn vastgelegd in voor iedere medewerker toegankelijke handboeken.

Tabel 16.6 Het voorkomen van bijzonder resistente micro-organismen (MRSA, ESBL, VRE en Clostridium difficile) in twaalf Nederlandse ziekenhuizen, vastgesteld tijdens een puntprevalentiemeting in 2008.

positief kweekresultaat tijdens opname voor:	aantal patiënten	percentage patiënten	(95%-BI)*	aantal ziekenhuizen**	min.-max. per ziekenhuis***
MRSA	6	0,2	(0,1-0,4)	5	0-2
ESBL	15	0,4	(0,3-0,7)	5	0-8
VRE	1	< 0,1	(0,0-0,2)	1	0-1
Clostridium difficile	9	0,3	(0,1-0,5)	9	0-4

* BI, betrouwbaarheidsinterval.
** Aantal ziekenhuizen met minimaal één positief kweekresultaat.
*** Van de in totaal twaalf ziekenhuizen.

Tabel 16.7 Maatregelen voor infectiepreventie.

algemene maatregelen	persoonlijke hygiëne
	handenhygiëne: reiniging en desinfectie van handen, voor en na contact met patiënten
	aseptisch handelen bij invasieve handelingen (bijv. inbrengen van katheters, wondverzorging, uitzuigen van de longen)
	desinfectie en sterilisatie van oppervlakken en instrumenten
	immunisatie van medewerkers (o.a. tegen hepatitis B-virusinfectie)
specifieke maatregelen	bronisolatie van patiënten met (of verdacht van) specifieke infecties, bijv. patiënten met tuberculose, besmettelijke darmziekten, vele virale infecties, patiënten besmet met multiresistente micro-organismen zoals meticillineresistente *S. aureus* (MRSA)
	beschermende isolatie van patiënten met sterk verminderde weerstand bijv. na beenmergtransplantatie of bij uitgebreide brandwonden

In de dagelijkse praktijk is de hoeksteen van infectiepreventie die iedereen steeds in acht moet nemen: handenhygiëne. Handen zijn altijd dragers van bacteriën, zowel lichaamseigen (de residente flora) als tijdelijke (de transiënte flora). Vooral de transiënte bacteriën zijn van belang; dit zijn de micro-organismen die gemakkelijk van de ene patiënt naar de andere worden overgedragen en kruisinfecties veroorzaken. Gisten en veel virussoorten kunnen eveneens via handencontact van de ene persoon op de andere worden overgedragen. Transiënte bacteriële flora, gisten en virussen kunnen goed worden verwijderd door de handen te wassen met water en zeep, of door ze in te wrijven met handalcohol. Het voordeel van alcohol is dat dit overal kan worden toegepast (men hoeft geen wastafel te zoeken) en sneller is. Handalcohol dient in alle ruimten waar patiënten verblijven aanwezig te zijn. Het is vooral van belang erop te letten dat alle delen van de handen worden gereinigd/gedesinfecteerd. Handenhygiëne dient toegepast te worden vóór en na elk 'medisch' contact met de patiënt. De World Health Organisation (WHO) heeft ter verduidelijking van de indicaties het principe van de 'vijf momenten' ontwikkeld (figuur 16.6), waarop handenhygiëne nodig is. Voor meer informatie is de WHO-richtlijn voor handenhygiëne online beschikbaar (zie literatuur).

Naast de in tabel 16.7 genoemde algemene maatrege-

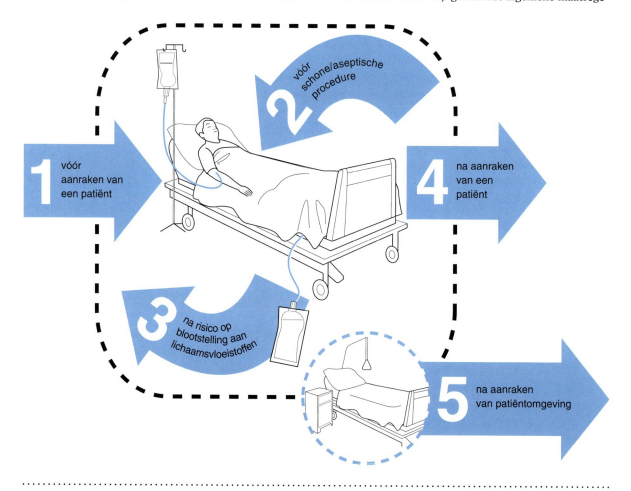

Figuur 16.6 De 'vijf momenten' voor handenhygiëne van de World Health Organisation.

len zijn er ook specialismespecifieke maatregelen en regels voor reiniging, desinfectie en sterilisatie. In ieder ziekenhuis zijn ziekenhuishygiënisten werkzaam en functioneert er een infectiecommissie. Zij dragen zorg voor de organisatie en implementatie van maatregelen en voorschriften. Deze zijn gebaseerd op landelijke richtlijnen van de WIP. Deze richtlijnen zijn goedgekeurd door de Inspectie voor de Gezondheidszorg en worden als professionele standaard beschouwd. Voor infecties buiten de ziekenhuizen zijn de richtlijnen van het Centrum Infectieziektebestrijding (CIb) van toepassing. De website van het CIb is ook een goede bron voor informatie over bronnen, transmissie en preventie van de meeste infectieziekten (www.rivm.nl/cib/).

Kernpunten

- Elke infectie die in het ziekenhuis ontstaat en die niet aanwezig was of nog in de incubatietijd verkeerde bij opname, is een ziekenhuisinfectie.
- De belangrijkste ziekenhuisinfecties zijn postoperatieve wondinfecties, infecties van de lage luchtwegen, urineweginfecties en bacteriëmieën.
- Het risico van postoperatieve wondinfecties is afhankelijk van de soort ingreep, van het onderliggend lijden van de patiënt en van het al dan niet aanwezig zijn van een infectie elders op het moment van de ingreep.
- Antimicrobiële profylaxe is geïndiceerd voor operaties met een grote kans op besmetting van de wond tijdens de ingreep en wanneer een eventuele infectie zeer ernstige gevolgen kan hebben.
- Beademing is de belangrijkste risicofactor voor ziekenhuispneumonieën.
- Blaaskatheterisatie is de belangrijkste risicofactor voor urineweginfecties.
- De belangrijkste vorm van primaire sepsis in het ziekenhuis is de kathetergeassocieerde sepsis.
- Maatregelen en voorschriften ter voorkoming van ziekenhuisinfecties dienen in elk ziekenhuis vastgelegd te zijn in voor iedere medewerker toegankelijke handboeken.
- Zorgvuldige handenhygiëne is de hoeksteen van infectiepreventie in het ziekenhuis.

Literatuur

Broek PJ van den, Paardekoper JL, Vandenbroucke-Grauls CMJE, Wille JC. Ziekenhuisinfecties. Grondbeginselen van preventie. Utrecht: Bunge; 1997.

De Smet AG, Kluytmans JA, Cooper BS, Mascini EM, Benus RF, Werf TS van der, et al. Effect of Selective Decontamination of the Digestive Tract (SDD) and Selective Oropharyngeal Decontamination (SOD) on survival of intensive care unit patients: a cluster-randomized cross-over trial. New Engl J Med. 2009;380:21-30.

Mayhall CG (ed). Hospital epidemiology and infection control. Baltimore: Williams & Wilkins; 1996.

Perencevich EN, Pittet D. Preventing catheter-related bloodstream infections. JAMA. 2009;301:1285-7.

Pronovost P, Needham D, Berenholtz S, Sinopoli D, Chu H, Cosgrove A, et al. An intervention to decrease catheter-related bloodstream infections in the ICU. N Engl J Med. 2006;355:2725-32.

Vandenbroucke-Grauls CMJE, Broek PJ van den. Ziekenhuisinfecties. In: Furth R van, Geus A de, Hoepelman AIM, Meer JWM van der, Verhoef J (red.). Leerboek infectieziekten. Houten/Zaventem: Bohn Stafleu Van Loghum; 1992, pp. 596-611.

Wenzel RP (ed.). Prevention and control of nosocomial infections. 3rd ed. Baltimore: Williams & Wilkins; 1997.

WHO-richtlijn voor handenhygiëne. http://whqlibdoc.who.int/publications/2009/9789241597906_eng.pdf.

17 Infecties bij patiënten met gestoorde afweer

J.W.M. van der Meer en P.E. Verweij

17.1 Inleiding

De eerste verdedigingslinie, gevormd door het intacte oppervlak van huid en slijmvliezen, is van eminent belang voor de afweer tegen micro-organismen (tabel 17.1). De kwaliteit van deze verdedigingslinie kan worden aangetast door een fysisch of chemisch trauma, waardoor micro-organismen hun kans schoon zien. Ook de processen die bijdragen tot de kwaliteit van deze verdedigingslinie, zoals secretie (o.a. talg, zweet, mucus, maagzuur) en beweging (trilhaaractiviteit, darmmotiliteit en blaaslediging) kunnen worden aangetast. Iatrogene schade aan de eerste verdedigingslinie is niet zeldzaam: injecties, operaties, katheterisaties en medicamenteuze interventies (o.a. antacida, parasympathicolytica, morfinomimetica) kunnen de afweer in negatieve zin beïnvloeden.

Gevaren van buitenaf (zoals micro-organismen) worden aan het oppervlak gesignaleerd door receptoren die moleculaire patronen herkennen, zogenoemde *pattern recognition receptors* (PRR's). Belangrijke PRR's zijn de toll-like receptoren, de receptoren van de NACHT-eiwitfamilie en de lectinereceptoren. Deze PRR's bevinden zich op en in epitheelcellen en vooral ook op en in witte bloedcellen. De moleculaire patronen die hiermee worden herkend zijn vooral aanwezig op pathogene micro-organismen en worden aangeduid met *pathogen-associated molecular patterns* (PAMP's). Voorbeelden van PAMP's zijn het endotoxine van gramnegatieve bacteriën, bacterieel peptidoglycaan, maar ook viraal ssRNA. Deze PAMP's vormen een verbindingsmolecuul ('ligand') tussen micro-organisme en gastheercel. De interacties tussen PAMP en PRR zijn selectief en specifiek; ze leiden tot signaaltransductie in de cel waardoor productie van cytokinen wordt aangezet (zie ook figuur 1.22 en 1.24). Afhankelijk van de signaaltransductieroute die

Tabel 17.1 Gastheerweerstand.		
	niet-specifiek	*specifiek*
oppervlak (huid, slijmvliezen)	mechanische barrière	antistoffen (SigA)
	secretoire barrière	
	trilhaarbeweging	
	eliminatie door beweging	
humorale afweer	lysozym, lactoferrine	antistoffen
	complementsysteem	
	fibronectine	
	interferonen en andere cytokinen	
	tuftsine	
	mannosebindend lectine (MBL)	
cellulaire afweer	fagocyterende cellen	cellulaire immuniteit
	neutrofiele granulocyten	
	eosinofiele granulocyten	T-lymfocyten en macrofagen
	mononucleaire fagocyten	
	naturalkillercellen	

bij de PRR hoort, is de cytokinerespons anders: bijvoorbeeld meer ontstekingsremmend, of meer voorbereidend voor de specifieke immuniteit. Meer en meer worden genetische variaties van PRR-genen bekend die leiden tot meer of minder cytokinerespons en verandering van de afweer. Een voorbeeld is het genetische polymorfisme van toll-like receptor 4 (TLR4), dat bij patiënten die stamceltransplantatie ondergingen de gevoeligheid voor schimmelinfecties verhoogde (tabel 1.13 en 1.14).

De indeling in verschillende verdedigingslinies is kunstmatig. In werkelijkheid zijn de afweerlinies sterk verknoopt: zo spelen componenten van de humorale afweer (zoals lysozym, cytokinen en secretoir IgA) ook een belangrijke rol in de eerste verdedigingslinie

Hoewel de eerste verdedigingslinie van groot belang is, zal dit hoofdstuk zich vooral richten op een aantal stoornissen in de overige verdedigingslinies, namelijk de humorale en de cellulaire afweer. Afhankelijk van de soort afweerstoornis komen bepaalde infecties voor; omgekeerd kan men aan de hand van de soort infecties die men ziet dikwijls een voorspelling doen over de aard van de afweerstoornis.

17.2 Stoornissen van de humorale afweer

> **Casus 17.1**
>
> Een 15-jarige jongen wordt in het ziekenhuis opgenomen met hoge koorts en een pijnlijke, gezwollen rode en warme rechterknie. De anamnese vermeldt dat hij in de afgelopen twee jaar veel last van bijholteontstekingen heeft gehad en dat hij driekwart jaar tevoren een longontsteking heeft doorgemaakt waarvoor hij in het ziekenhuis opgenomen is geweest. Een verwekker is toen niet gevonden. Patiënt reageerde toen goed op intraveneuze toediening van amoxicilline. Het is onduidelijk hoe hij nu aan deze artritis komt.
>
> Het gewricht wordt gepuncteerd en gespoeld. Het grampreparaat van de daarbij verkregen geelgroene pus levert grampositieve diplokokken op. Op grond van dit gegeven wordt de direct na de punctie gestarte therapie met flucloxacilline (gericht op *S. aureus*, een veelvoorkomende verwekker van artritis bij kinderen) vervangen door benzylpenicilline. De kweek levert *Streptococcus pneumoniae* (pneumokok) op. Gezien de voorgeschiedenis en deze verwekker wordt onderzoek gedaan naar de humorale afweer. De complementlysisactiviteit (ch50) is normaal. Het eiwitspectrum toont een ernstige hypogammaglobulinemie. Het IgG blijkt zeer sterk verlaagd, IgM en IgA zijn niet aantoonbaar. In bloed en beenmerg worden wel B-lymfocyten aangetoond, maar geen plasmacellen. De diagnose *common variable immunodeficiency* (CVID) wordt gesteld en hij wordt ingesteld op levenslang toediening van intraveneuze immunoglobuline.

17.2.1 INLEIDING

Het complementsysteem en de immunoglobulinen vormen de belangrijkste componenten van de humorale afweer. Deficiënties van deze afweersystemen kunnen aangeboren of verworven zijn. Deficiënties van zowel het complementsysteem als de antistoffen leiden tot recidiverende infecties. Complementdeficiënties zijn aanzienlijk zeldzamer dan antistofdeficiënties. De aard van de infecties verschilt afhankelijk van de deficiënties; op grond van de soort infectie kan men dikwijls al een vermoeden uitspreken over de te verwachten humorale afweerstoornis (zoals in casus 17.1).

Om de stoornissen van het complementsysteem te kunnen begrijpen, is enig inzicht in de ingewikkelde reactieketen van dit systeem noodzakelijk. De cascade met de consequenties van disfunctie is weergegeven in figuur 17.1.

Patiënten met de zeldzame aangeboren deficiënties van de factoren van de *klassieke weg* van het complementsysteem, vooral C3, hebben een tekort aan opsoninen. Zij lijden daardoor aan recidiverende infecties met gekapselde micro-organismen (pneumokokken en *Haemophilus influenzae*), aangezien deze micro-organismen uitsluitend na opsonisatie door complement en/of antistoffen kunnen worden gefagocyteerd door witte bloedcellen. Casus 17.1 had dus kunnen berusten op een dergelijke complementdeficiëntie; daarom werd de ch50 bepaald waarmee de functie van de klassieke weg van het complementsysteem kan worden getest. Sommige deficiënties (bijv. van factor C1r of C4) gaan overigens niet gepaard met een verhoogde gevoeligheid voor infecties.

Deficiënties van factoren van de *alternatieve weg* van het complementsysteem (factor B, factor D) zijn eveneens zeer zeldzaam en leiden ook tot infecties met gekapselde bacteriën (pneumokokken, *H. influenzae*, meningokokken). Bij patiënten met sikkelcelanemie is er een activatiedefect van de alternatieve weg, waardoor pneumokokken en *Salmonellae* slecht geopsoniseerd worden. Dit lijkt voor een deel de verklaring voor de ernstige infecties veroorzaakt door deze micro-organismen bij sikkelcelanemie. Ook de functionele asplenie draagt bij deze patiënten bij tot de toegenomen gevoeligheid voor infecties.

Deficiënties van een van de late factoren van het complementsysteem (C5-C8) leiden tot chronische en recidiverende meningokokkeninfecties en tot gedissemineerde gonokokkeninfecties. De deficiënties van de late factoren leiden meestal tot minder ernstige vormen van meningokokkensepsis.

Deficiënties van álle antistoffenklassen (agammaglobulinemie, synoniem: hypogammaglobulinemie) en selectieve deficiënties van klassen of subklassen zijn relatief zeldzame ziektebeelden. Het geschatte voorkomen van agammaglobulinemie is 2 per 100.000 inwoners. Behalve de primaire antistofdeficiënties worden ook te-

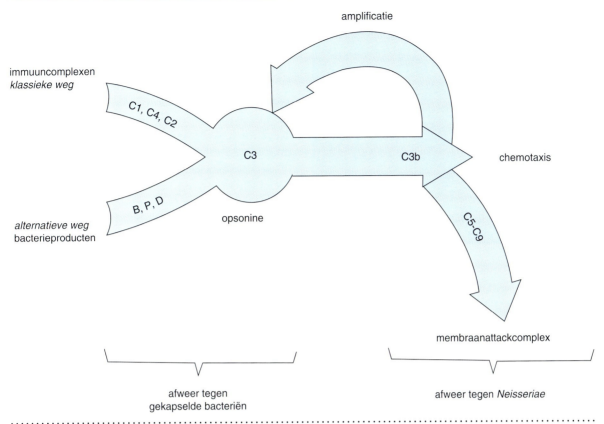

Figuur 17.1 De complementcascade en de consequenties van disfuncties. Het complementsysteem bestaat uit een reeks eiwitten die na activatie met elkaar reageren, wat leidt tot een aantal effectormechanismen. Het systeem kan worden gestart op drie manieren. Wanneer er nog geen immuniteit is (d.w.z. wanneer er nog geen antistoffen gevormd zijn), kan het systeem hetzij gestart worden via de 'alternatieve weg', hetzij via de lectineroute (mannosebindend lectine, ficolinen). De alternatieve route wordt gestart door het reageren van bacteriële moleculen met een repeterend patroon (zoals bacterieel lipopolysacharide) met de factoren B, P en D (ook wel aangeduid als het properdinesysteem). Vervolgens wordt complementfactor 3 (C3) geactiveerd. De lectineroute wordt gestart door binding van suikergroepen op het oppervlak van micro-organismen aan mannosebindend lectine en/of ficolinen, die dan op hun beurt C4 activeren. Wanneer er wel immuniteit is, kunnen antistoffen die gebonden zijn aan antigenen (immuuncomplexen) het systeem starten door de complementfactor C1 te binden (activatie van de klassieke weg). Vervolgens worden C4 en C2 geactiveerd en ook dit leidt tot activatie van C3. De drie activatiewegen zullen in vivo naast elkaar geactiveerd worden (wanneer er immuniteit is). Het systeem beschikt over een positieve feedback (amplificatie) en een negatieve.
Het geactiveerde C3 (C3b), dat aan het immuuncomplex is gebonden, kan zich binden aan complementreceptoren op fagocyterende cellen en zo als opsonine fungeren.
Activatie van C5 in de cascade leidt tot productie van C5a, een zeer sterke chemotactische factor. Uiteindelijk worden C6 tot en met C9 geactiveerd. Deze moleculen vormen samen een buisvormige structuur, het membraan-'attack'-complex, die een gat kan maken in de lipidendubbellaag van (bacteriële en somatische) cellen. Deficiënties van de vroege factoren van het complementsysteem kunnen leiden tot een gestoorde afweer tegen gekapselde bacteriën; deficiënties van de late factoren gaan gepaard met systemische neisseria-infecties.

korten aan antistoffen secundair aan andere ziekten gezien. Dit kan een gevolg zijn van een aanmaakstoornis (bij chronische lymfatische leukemie of bij de ziekte van Kahler), of van renaal of enteraal verlies van grote hoeveelheden antistoffen.

Agammaglobulinemieën komen voor als aangeboren of verworven ziektebeelden. Hoewel er verschillende indelingen zijn, is het voor de praktijk het eenvoudigst om drie soorten te onderscheiden:
1 X-gebonden agammaglobulinemie;
2 andere vroege vormen van agammaglobulinemie;
3 'late-onset' agammaglobulinemie (CVID; *common variable immunodeficiency*; zie kader) (zie hiervoor een leerboek immunologie).

> **Bijkomende pathologie bij 'late-onset' agammaglobulinemie ('common variable immunodeficiency')**
>
> - infecties
> - antrumgastritis (*Helicobacter pylori* positief)
> - achloorhydrie
> - vitamine B_{12}-deficiëntie

- maagcarcinoom
- diarree, steatorroe
- lymfonodulaire hyperplasie
- gegeneraliseerde steriele granulomen
- (intestinaal) lymfoom*
- thymoom
- hypothyreoïdie
- siccasyndroom
- vitiligo
- artritis.

* MALT (*mucosa-associated lymphoid tissue*) lymfoom (tegenwoordig extranodaal marginalezonelymfoom genaamd).

17.2.2 Infecties bij stoornissen van de humorale afweer

De infectieuze problemen bij agammaglobulinemie kunnen grotendeels verklaard worden uit het ontbreken van circulerende antistoffen waarbij het tekort aan IgG vooral als opsoniserende stof op de voorgrond staat (figuur 17.2). Ook het ontbreken van de secretoire immuniteit – vooral het ontbreken van secretoir IgA op de slijmvliezen van de tractus respiratorius en de tractus digestivus – predisponeert tot infectie. De infecties spelen zich dan ook in hoofdzaak in de luchtwegen en in mindere mate in de darm af. De verwekkers in de bovenste en onderste luchtwegen zijn *S. pneumoniae* en (gekapselde) *H. influenzae*. Behalve ernstige pneumonieën en bronchitis worden ook acute en chronische infecties van de bovenste luchtwegen gezien. Vaak ontstaan er in de loop van het leven bronchiëctasieën en treedt longfunctieverlies op. Soms ziet men, zoals bij casus 17.1, ook infecties op basis van hematogene verspreiding. Zeldzaam zijn ernstige mycoplasma- en ureaplasma-infecties bij deze patiënten.

In de darm zijn het vooral *Campylobacter jejuni* en *Giardia lamblia* die voor hardnekkige infecties kunnen zorgen. *C. jejuni* kan bij deze patiënten in de darm persisteren en aanleiding geven tot terugkerende voorbijgaande bacteriëmieën, zich uitend in veelal kortdurende koortsepisoden. Giardiasis is bij deze patiënten een belangrijke oorzaak van gestoorde voedselopname, zich uitend in gewichtsverlies. Bij de maagpathologie en het MALT-lymfoom bij patiënten met CVID speelt *Helicobacter pylori* een rol.

De meeste virale infecties verlopen bij patiënten met agammaglobulinemie normaal, met uitzondering van ECHO-virusinfecties (die zich manifesteren als een chronische meningo-encefalitis, soms met dermatomyositisachtig beeld) en poliomyelitis.

De hoeksteen van de behandeling van patiënten met agammaglobulinemie is de substitutie met antistof (IgG), hetzij in de vorm van een subcutane infusie, hetzij als intraveneus preparaat. Deze laatste toedieningswijze is zeker bij volwassenen het meest gebruikelijk. Plasmatoediening (waarin ook IgA en IgM) wordt afgeraden in verband met de mogelijkheid van virustransmissie (vooral hepatitis C en hiv). Naast substitutie met IgG is gerichte antimicrobiële behandeling van infecties noodzakelijk. Soms is chirurgische sanering van infectiehaarden (bronchiëctasieën en chronische sinusitiden) aangewezen. Verder is fysiotherapeutische ondersteuning voor de luchtwegen voor veel patiënten belangrijk.

Selectieve deficiënties van immunoglobulineklassen, vooral selectieve IgA-deficiëntie, zijn niet zeer zeldzaam (1:800 bloeddonoren). In de meeste gevallen is er geen verhoogde vatbaarheid voor infecties, soms ziet men soortgelijke infecties als bij agammaglobulinemie.

Deficiënties van subklassen, vooral van IgG (bijv. IgG2-deficiëntie), zijn relatief zeldzaam. Soms vormen ze de verklaring voor recidiverende infecties met pneumokokken en *H. influenzae*. De verklaring voor deze infecties wordt gezocht in een defecte synthese van antistoffen tegen deze gekapselde micro-organismen. Af en toe vindt men ondanks normale antistofconcentraties toch een gestoorde antistofproductie na blootstelling aan een polysacharidevaccin (het pneumokokken-polysacharidevaccin). Ook de kwaliteit van de receptoren voor het Fc-gedeelte van het IgG-molecuul op de membraan van fagocyterende cellen kan van persoon tot persoon sterk verschillen (genetisch polymorfisme). In sommige gevallen is dit een factor die (mede) bijdraagt tot het ontstaan van infecties.

Het nut van immuunglobulinesubstitutie bij IgG-subklassedeficiënties staat niet vast.

17.3 Stoornissen van de cellulaire afweer

17.3.1 Tekortschieten van de fagocytenfunctie

Casus 17.2

Een 4-jarige jongen wordt naar de kinderafdeling van een universitair medisch centrum verwezen in verband met recidiverende infecties sinds zijn vroege jeugd: in het eerste levensjaar maakte hij een hardnekkige lymphadenitis colli door. Bovendien had hij een geïmpetiginiseerd eczeem. Uit een otitis media werd *Staphylococcus aureus* gekweekt. In de daaropvolgende jaren maakte hij huidinfecties door. Ook was hij opgenomen met een pneumonie. Een recente pneumonie met holtevorming waaruit de schimmel *Aspergillus fumigatus* werd gekweekt, was aanleiding tot de verwijzing. Op grond van het klinisch beeld opperde de verwijzende kinderarts al de mogelijkheid van een fagocytendefect, bijvoorbeeld chronische granulomateuze ziekte (CGD). De familieanamnese is negatief.

In de academische kliniek laat men de fagocytenfunctie testen: de fagocytose (opname) door granulocyten is normaal, het intracellulair doden van stafylokokken blijft sterk

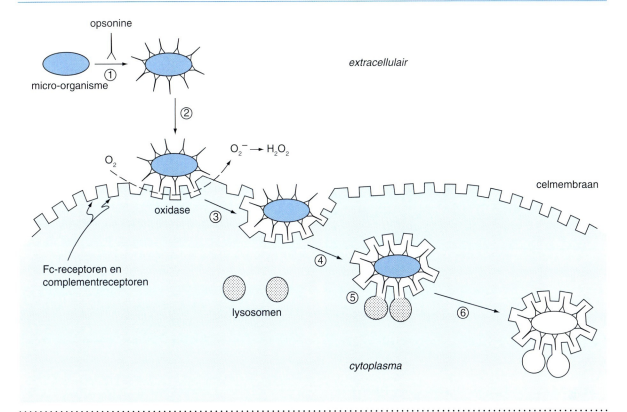

Figuur 17.2 Het fagocytoseproces verloopt in de volgende stappen:

1 Opsonisatie: antistoffen en complementfactor C3b binden aan een micro-organisme en maken het zo beter herkenbaar voor fagocyterende cellen, die receptoren voor antistoffen en C3b op hun celmembraan hebben.

2 Hechting: het geopsoniseerde micro-organisme hecht zich aan de fagocyt.

3 Activatie van de oxidase: dit leidt tot omzetting van zuurstof tot superoxide-anion (O_2^-) en waterstofperoxide (H_2O_2).

4 Ingestie: het micro-organisme wordt in de cel opgenomen. Er wordt een holte gevormd, het fagosoom.

5 Fagosoom-lysosoomfusie: de lysosomen, die tal van enzymen bevatten, fuseren met het fagosoom, waardoor een fagolysosoom ontstaat.

6 Degranulatie: de enzymen uit de lysosomen worden uitgestort in het fagosoom en grijpen aan op het micro-organisme.

---

achter. De zuurstofconsumptie en superoxideproductie door granulocyten blijken vrijwel afwezig. De diagnose wordt gesteld op CGD. Moleculair onderzoek toont een defect in het gen voor het cytochroomoxidase van de granulocyt. De patiënt wordt ingesteld op profylaxe met cotrimoxazol, itraconazol en injecties met interferon-γ (van deze behandeling is het in onderzoek aannemelijk gemaakt dat patiënten er baat bij hebben in termen van morbiditeit en mortaliteit).

Zowel door kwalitatieve als kwantitatieve tekorten van fagocyterende cellen (granulocyten en monocyten/macrofagen) kunnen ernstige infecties ontstaan. Vooral tekortschieten van de functie van de neutrofiele granulocyten heeft ernstige klinische consequenties.

Kwalitatieve stoornissen van de granulocytenfunctie

Verschillende aspecten van de granulocytenfunctie kunnen gestoord zijn. Deze worden achtereenvolgens besproken.

– De ongerichte beweeglijkheid (locomotie of chemokinese) en de gerichte beweeglijkheid (chemotaxie) kunnen gestoord zijn. De chemotactische activiteit ontstaat wanneer granulocyten en monocyten in een gradiënt van chemotactische stoffen komen. Gestoorde chemotaxie is meestal niet zozeer een gevolg van onvoldoende generatie van chemotactische factoren, maar meer van defecten in de granulocyt zelf. Granulocyten komen dan niet of vertraagd in een ontstekingsveld terecht. De defecten berusten op deficiënties van adhesiemoleculen op de granulocyten (zoals de congenitale lfa-1-deficiëntie), of op afwijkingen van microfilamenten of van het cytoskelet. Aangeboren chemotaxiestoornissen zijn zeer zeldzaam. Bij een reeks ziekten zijn verworven chemotaxiestoornissen *in vitro* aantoonbaar (zie kader) maar de klinische betekenis van deze bevindingen is niet altijd duidelijk. De chemotaxiestoornissen (vooral de congenitale) gaan gepaard met infecties van de huid en subcutane weefsels (vooral veroorzaakt door *S. aureus*), met vorming van koude abcessen (door de geringe influx van granulocyten). Ook pulmonale infecties worden frequent gezien (belangrijke verwekkers: *S. aureus*, *H. influenzae*, *Aspergillus* spp.). Ook juveniele periodontitis kan berusten op een chemotaxiedefect. De genezing van infecties bij patiënten met chemotaxiedefecten is vaak moeilijk, zelfs met intensieve antibiotische therapie.

> **Verworven stoornissen in de chemotaxie van leukocyten**
>
> - mazelen
> - influenza
> - brandwonden
> - ondervoeding
> - uremie
> - diabetes mellitus (ontregeling)
> - reumatoïde artritis
> - systemische lupus erythematodes (SLE)
> - solide tumor
> - graft-versus-hostziekte

- Defecten van het fagocytoseproces zijn relatief zeldzaam. Bij myelodysplastische ziekten en leukemieën wordt verminderde fagocytose door cellen van de witte reeks gezien. Het fagocytoseproces kan ook suboptimaal verlopen door deficiënte opsonisatie. Dit doet zich voor bij de agammaglobulinemieën en sommige complementstoornissen.
- In de categorie 'defecten van het intracellulair doden' is het best bestudeerde ziektebeeld de chronische granulomateuze ziekte, een door geslachtsgebonden of autosomale overerving overgedragen aandoening. Ook bij de patiënt in casus 17.2 werd deze aandoening gediagnosticeerd. Het moleculaire defect is een afwijking van het enzym cytochroomoxidase (of een van de daarbij benodigde accessoire eiwitten) in de celmembraan van de granulocyt en de monocyt. Als gevolg van dit defect worden geen reactieve microbicide zuurstofproducten (zoals superoxide-anion en waterstofperoxide) gevormd (zie figuur 17.2). De patiënten lijden aan ernstige infecties van de huid, de lymfeklieren en andere weefsels, veroorzaakt door stafylokokken, gramnegatieve bacteriën en schimmels (vooral *Aspergillus* spp.). Als gevolg van het tekortschieten van de afbraak door fagocyterende cellen worden bij deze patiënten vaak granulomen gezien. CGD-patiënten worden tegenwoordig vrijwel allemaal profylactisch behandeld met co-trimoxazol en interferon-γ, waardoor de prognose van de ziekte aanzienlijk verbeterd is. Om levensbedreigende aspergillusinfecties te voorkomen, wordt vaak ook profylactisch itraconazol toegediend. Bij de behandeling van infecties worden veelal antibiotica gebruikt die goed intracellulair werkzaam zijn.

Kwantitatieve tekorten van neutrofiele granulocyten

Wanneer om welke reden dan ook het aantal neutrofiele granulocyten verlaagd is (neutropenie), kunnen ernstige infecties ontstaan (zie kader en tabel 17.2). Er bestaat een omgekeerde relatie tussen het aantal neutrofiele granulocyten in het perifere bloed en het risico op optreden van een infectie. Dit risico neemt duidelijk toe wanneer het aantal granulocyten daalt beneden $0{,}5\times10^9$/l, en neemt sterk toe onder $0{,}1\times10^9$/l. Met het dalen van de neutrofiele granulocyten in het bloed neemt ook de ernst van de infecties toe. Het gaat hierbij vooral om infecties veroorzaakt door bacteriën en schimmels, micro-organismen die de huid en slijmvliezen van de patiënt al gekoloniseerd hebben (endogene flora).

Tabel 17.2 De meest voorkomende verwekkers van infectie bij patiënten met granulocytopenie.

virus	herpessimplexvirus
bacteriën	gramnegatieve aerobe staven: - *Enterobacteriaceae* - *Escherichia coli* - *Klebsiella* spp. - *Enterobacter* spp. - *Pseudomonadaceae* - *Pseudomonas aeruginosa*
	grampositieve aerobe kokken: - *Staphylococcus aureus* - *Staphylococcus epidermidis* - vergroenende streptokokken
fungi	*Candida* spp.
	Aspergillus spp.

Het risico op infecties wordt mede bepaald door bijkomende factoren. Zo is beschadiging van de eerste verdedigingslinie (slijmvliesbeschadiging door chemotherapie en bestraling; gebruik van intravasculaire en intravesicale katheters) een belangrijke risicofactor bij deze patiënten. Bij kinderen die kankerchemotherapie krijgen is het aannemelijk gemaakt dat MBL-deficiëntie bijdraagt aan het risico op ernstige infecties.

Neutropenie komt aangeboren of verworven voor. Hoewel de aangeboren vormen kunnen leiden tot infectieuze problematiek, is dit zeker geen regel. Bij sommige patiënten treedt toch een leukocytose (met neutrofilie) op wanneer dit nodig is. De pathogenese van deze stoornissen is heterogeen en de analyse hiervan is niet eenvoudig.

De patiënten met congenitale neutropenie en infecties ondervinden vaak baat bij behandeling met de groeifactor g-CSF (*granulocyt colony stimulating factor*); behalve een stijging van de granulocyten neemt bij deze patiënten het aantal infecties af.

Een bijzondere vorm van granulocytopenie is de cyclische neutropenie. In een periode van 14-30 dagen fluctueren de neutrofiele granulocyten bij deze patiënten zeer sterk, waarbij voorbijgaand ernstige neutropenie bestaat. Op het laagste niveau kunnen zich infecties voordoen; vaak hebben de patiënten dan aften op de slijmvliezen.

Verworven vormen van granulocytopenie komen vaker voor dan aangeboren vormen. Pathofysiologisch zijn de verworven neutropenieën heterogeen (tabel 17.3). De meest voorkomende vorm is de door cytotoxische medicamenten geïnduceerde granulocytopenie, zoals die optreedt tijdens de chemotherapie van leukemie en solide tumoren.

Tabel 17.3 Verworven granulocytopenie.

verminderde aanmaak	remming voorlopercellen
	verdringing (leukemie, tumor, granulomen, myelofibrose)
	idiosyncratisch medicamenteus
	cytotoxisch medicamenteus
	bestraling
	immunologisch
	tekort aan bouwstoffen
	deficiëntie van vitamine B_{12}, foliumzuur
verhoogde afbraak	idiosyncratisch medicamenteus
	immunologisch (auto-immuun)
verhoogd verbruik	fulminante infectie
	hypersplenisme
sekwestratie (in long of milt)	activatie adhesiemoleculen (hemodialyse, sepsis, ARDS)

In sommige gevallen is het mechanisme waarschijnlijk multifactorieel (bijv. bij het syndroom van Felty).

Infecties bij patiënten met neutropenie ontstaan sluipend, maar verlopen fulminant in de afwezigheid van granulocyten. Iedere focale infectie kan levensbedreigend zijn, doordat de verwekkers zich vrijwel ongehinderd in de bloedbaan kunnen begeven.

Verwekkers van de infecties bij neutropenie zijn veelal de micro-organismen die de patiënt al hebben gekoloniseerd. Bij patiënten die niet eerder in het ziekenhuis opgenomen en niet aan antibiotica blootgesteld zijn geweest, gaat het vrijwel altijd om goed gevoelige micro-organismen. Bij de meeste (hemato-)oncologische patiënten heeft echter expositie aan ziekenhuisflora plaatsgevonden en is de patiënt ook met resistente flora uit het ziekenhuismilieu gekoloniseerd. Het frequent gebruik van breedspectrumantibiotica op afdelingen waar deze patiënten worden opgenomen, draagt bij tot de resistentieproblematiek.

De micro-organismen die infecties veroorzaken bij patiënten met neutropenie waren vroeger de aerobe gramnegatieve staven (tabel 17.2). Door profylactisch en therapeutisch gebruik van antibiotica met sterke werkzaamheid tegen deze gramnegatieve bacteriën is de laatste twintig jaar een verschuiving opgetreden van gramnegatieve naar grampositieve bacteriële infecties (tabel 17.2). De streptokokkeninfecties vertonen vooral samenhang met slijmvliesschade ten gevolge van chemotherapie, de *Staphylococcus epidermidis*-infecties met het gebruik van intravasale katheters. Ook komen meer schimmelinfecties voor. Door voorafgaande antibacteriële therapie wordt de eigen commensale koloniserende flora in belangrijke mate aangetast en wordt de kolonisatieresistentie (zie hoofdstuk 1) zodanig verstoord dat uitgroei van *Candida* spp. optreedt (zie paragraaf 17.5). Aspergillusinfecties hangen samen met de concentratie van aspergillussporen in de lucht; tijdens verbouwingswerkzaamheden in ziekenhuizen worden meer schimmelsporen in de lucht aangetroffen en op kleinere schaal kan het strooien van peper (dat aspergillussporen bevat) over het eten ook bijdragen tot dit probleem (zie paragraaf 17.5.3).

Het is opvallend dat anaerobe bacteriën slechts bij uitzondering aanleiding geven tot infecties bij patiënten met granulocytopenie. Een goede verklaring hiervoor is niet te geven.

De enige virusinfectie die bij patiënten met neutropenie veelvuldig voorkomt, is de reactivatie van herpes simplex. Deze reactivaties hangen waarschijnlijk niet direct samen met de neutropenie maar worden teweeggebracht door chemotherapie en bestraling. De herpeslaesies kunnen gemakkelijk secundair geïnfecteerd raken met bacteriën en zo een *porte d'entrée* vormen voor gegeneraliseerde infectie.

De belangrijkste lokalisaties van de infecties bij patiënten met neutropenie zijn de huid, de farynx, de oesofagus, de luchtwegen en het anorectale gebied (figuur 17.3).

De geringe ontstekingsreactie leidt ertoe dat de klachten, zeker initieel, vaak gering zijn. Het betekent echter dat men klachten als pijn in de mond of de keel, passageklachten van de slokdarm, last van een aambei en pijn bij defecatie zeer serieus moet nemen. Koorts is altijd een reden voor minutieus en volledig lichamelijk onderzoek. De insteekopening van infuusnaalden en intravasculaire katheters dient dagelijks te worden geïnspecteerd. Ook uit een niet zichtbaar ontstoken insteekplaats kan overigens een bacteriëmie of candidemie ontstaan.

Wanneer de granulocytopoëse weer op gang komt, worden niet zelden ontstekingsverschijnselen gezien die er tijdens de granulocytopenie niet waren, bijvoorbeeld bij de chronische gedissemineerde candidiasis. Tijdens de granulocytopenische episode is er uitzaaiing van *Candida* spp. opgetreden. Door negatief blijven van de bloedkweken is de diagnose niet gesteld. Bij toename van de granulocyten en dus van het ontstekingsinfil-

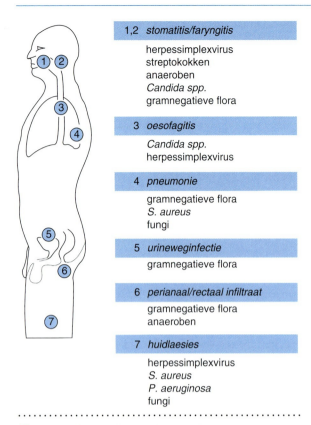

Figuur 17.3 Infecties bij granulocytopenie.

traat ontstaan er echografisch gemakkelijk te visualiseren haarden, onder andere in lever en milt (figuur 17.4).

Bij verdenking op een infectie bij een patiënt met neutropenie moeten behalve bloedkweken ook kweken worden afgenomen van potentiële foci van infectie. Als de patiënt een centraalveneuze katheter heeft, worden ook kweken uit deze katheter afgenomen om na te gaan of hij geïnfecteerd is.

Bij het bestaan van huidlaesies heeft microbiologisch onderzoek van een punctaat of een ponsbiopt een goede opbrengst: hiermee kan de diagnose ecthyma gangraenosum (huidlaesie veroorzaakt door *Pseudomonas aeruginosa*, soms door andere gramnegatieve bacteriën), candidastrooihaard en gedissemineerde herpes simplex worden gesteld (figuur 17.5).

Sinds het begin van de jaren zeventig worden patiënten met neutropenie in de meeste centra in enige vorm van beschermende isolatie verpleegd. Daarnaast worden profylactisch antibiotica toegediend om de endogene flora op de slijmvliezen te elimineren of te onderdrukken.

Gezien de ernst van de infecties bij granulocytopenie en de diagnostische problemen die zich bij deze patiënten voordoen, wordt bij verdenking op infectie direct met antimicrobiële behandeling begonnen. De resultaten van microbiologisch onderzoek worden niet afgewacht. Zo lang de verwekker niet bekend is, wordt doorgaans gekozen voor een behandeling van de meest levensbedreigende gramnegatieve staven. Hiervoor zijn breedspectrumcefalosporinen of carbapenems geschikt.

Een behandeling van de weinig virulente *S. epidermidis* wordt doorgaans pas begonnen bij een positieve kweek.

Indicaties voor het beginnen met systemische antifungale therapie zijn het negatief blijven van de kweken in combinatie met het niet op antibiotica reageren van de koorts en ziekteverschijnselen, of als er longinfiltraten ontstaan die passen bij een aspergillusinfectie (zie paragraaf 17.5.3 en figuur 17.6). In toenemende mate wordt voor de diagnostiek van invasieve aspergillose gebruikgemaakt van het aantonen van circulerend aspergillusantigeen, het zogenoemde galactomannaan, en van beeldvorming door middel van hoogresolutie- (HR) CT-scan van de longen. Galactomannaan is een celwandbestanddeel van *Aspergillus* dat vrijkomt bij groei van de schimmel en aangetoond kan worden in het bloed of in BAL-vloeistof. Bij patiënten die behandeld worden voor een hematologische maligniteit kan gedurende de periode van granulocytopenie de aanwezigheid van galactomannaan in het bloed prospectief gemonitord worden, bijvoorbeeld tweemaal per week. Wanneer het antigeen wordt aangetroffen, wordt vervolgens een HR-CT scan van de long gemaakt. Bij *Aspergillus* (maar ook bij enkele andere infecties) is bij neutropenische patiënten vaak een haardvormige afwijking (nodus) te zien op de CT-scan, soms omgeven door een grijs gebied (haloteken). Als de infectie verder gevorderd is kan beginnende holtevorming zichtbaar zijn (air-crescentteken). De benadering om op basis van biologische merkers patiënten met aspergillusinfectie op te sporen en te behandelen wordt een pre-emptieve benadering genoemd.

17.3.2 STOORNISSEN VAN DE FUNCTIE VAN NATURALKILLERCELLEN

Naturalkillercellen (NK-cellen) kunnen op niet-specifieke wijze cellen doden die met virus geïnfecteerd zijn. Zij gebruiken daarvoor eiwitten (perforinen) die in hun cytoplasmakorrels liggen opgeslagen; deze perforinen kunnen op analoge wijze als het membraanattackcomplex van het complementsysteem gaten in de membraan van de te doden cel maken. De klinische betekenis van deze cellen bij de afweer tegen infecties is onduidelijk. Patiënten met een deficiëntie van NK-cellen kunnen lijden aan recidiverende herpesinfecties.

17.3.3 STOORNISSEN VAN DE T-LYMFOCYTEN EN MACROFAGEN

Casus 17.3

Er wordt een 47-jarige man opgenomen met piekende koorts die in de loop van een maand is ontstaan. In de maanden ervoor had hij klachten van vermoeidheid en nachtzweten. Bij lichamelijk onderzoek maakt hij een matig zieke indruk; lever en milt zijn iets vergroot. Het laboratori-

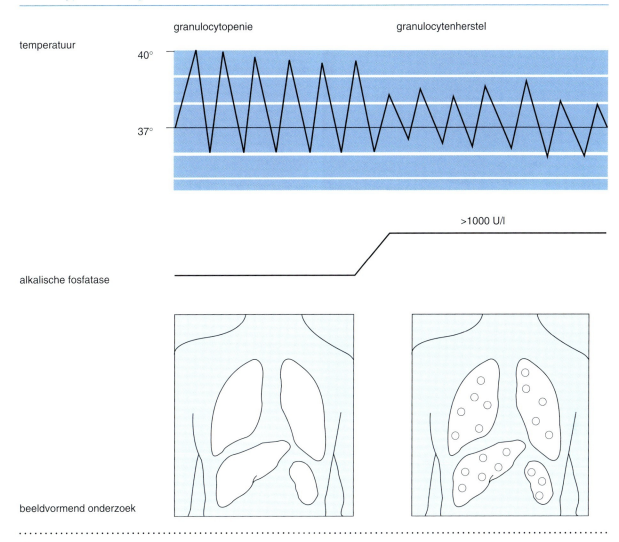

Figuur 17.4 Gedissemineerde candidiasis tijdens en na granulocytopenie. Tijdens de granulocytopenie is er koorts waarvoor men geen verklaring vindt. Beeldvormend onderzoek levert geen afwijkingen op. Wanneer het beenmerg herstelt, daalt de temperatuur maar normaliseert deze niet; het alkalische fosfatase stijgt sterk. De beeldvormende onderzoeken (echogram, CT-scan) vertonen discrete laesies waarin men morfologische Candida aantreft (Naar: E. Anaissie).

umonderzoek toont een lichte normocytaire anemie, een leukocytose van 13,0×10⁹/l met 46% lymfocyten. Het trombocytenaantal is 110×10⁹/l en de bse is 67 mm. Behalve een marginaal verhoogd LDH zijn er verder geen afwijkingen in het laboratoriumonderzoek. De bloedkweken blijven steriel. Klinisch wordt er gedacht aan een infectieziekte of aan een hematologische maligniteit. Men verricht een beenmergpunctie; microscopie van het punctaat past bij een 'hairy cell'-leukemie. De kweek van dit materiaal vertoont na enkele weken groei van een mycobacterie, die vervolgens wordt gedetermineerd als *Mycobacterium avium*. Zowel voor deze infectie als voor de hairy-cell-leukemie wordt de geëigende behandeling ingesteld.

Cellulaire immuniteit komt tot stand door een complexe interactie tussen antigeen, antigeenpresenterende cellen (dendritische cellen en macrofagen) en T-lymfocyten (zie hiervoor een leerboek immunologie).

Stoornissen van de cellulaire immuniteit zijn aangeboren of verworven. De defecten kunnen berusten op stoornissen van de T-lymfocyten, van de macrofagen of van de moleculen die de interacties tussen deze cellen verzorgen. Aangezien zowel T-lymfocyten als macrofagen interacties hebben met B-lymfocyten, ziet men soms dat niet alleen de cellulaire immuniteit gestoord is, maar dat ook de humorale immuniteit defecten vertoont; dit wordt aangeduid als gecombineerde immunodeficiëntie.

Aangeboren stoornissen van de cellulaire immuniteit zijn zeldzaam. Meestal betreft dit de T-lymfocyt (bijv. bij de adenosinedeaminase-deficiëntie en bij de purine-nucleosidefosforylase-deficiëntie). Recentelijk zijn genetische defecten van de interferon-γ-receptor en van interleukine (IL)-12 dat de interferon-γ-productie aanzet beschreven (fig. 17.7); deze defecten gaan gepaard met mycobacteriële infecties. Voor een gedetailleerde beschrijving van de aangeboren (syndromale) defecten wordt verwezen naar de leerboeken voor kindergeneeskunde en immunologie.

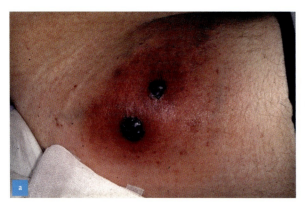
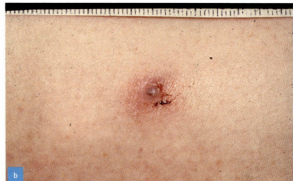
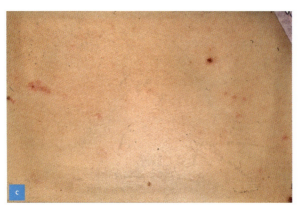

Figuur 17.5 Huidlaesies bij granulocytopenische patiënten. a Ecthyma gangraenosum door Pseudomonas aeruginosa. Deze haarden zijn soms solitair en soms multipel. Ze kunnen door directe inoculatie van Pseudomonas in de huid of als hematogene strooihaard ontstaan. b Candidastrooihaard. Vaak multipele discrete laesies, soms op een furunkel gelijkend. c Gedissemineerde herpes simplex. Discrete, zich ontwikkelende blaasjes die verder uiteen liggen dan laesies van gedissemineerde herpes zoster.

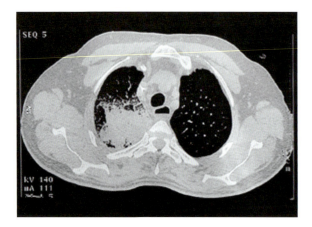

Figuur 17.6 CT-scan met hoge resolutie van aspergillose in de long bij een patiënt met granulocytopenie.

Verworven afwijkingen zijn vrijwel altijd secundair aan een andere ziekte of het gevolg van een behandeling. Van deze defecten is niet altijd duidelijk van welk celtype de functie gestoord is. Men vindt gestoorde cellulaire immuniteit bij:
- maligne lymfoproliferatieve ziekten;
- SLE;
- chronische nierinsufficiëntie;
- alcoholisme en levercirrose;
- ondervoeding;
- virale infecties (hiv, cytomegalovirus, virale hepatitis, humaan herpesvirus 6) (zie hfdst. 9 en 10);
- gebruik van bepaalde immunosuppressiva (glucocorticosteroïden, ciclosporine, cyclofosfamide, methotrexaat, antithymocytenglobuline).

De hier beschreven patiënt met de hairy-cell-leukemie (casus 17.3) valt in de eerste categorie. Als gevolg van de hairy-cell-leukemie is een ernstige stoornis van de cellulaire immuniteit ontstaan met een duidelijk tekortschietende productie van interferon-γ, leidend tot een verhoogde vatbaarheid voor mycobacteriën zoals *Mycobacterium avium*.

M. avium is een typische opportunistische pathogeen (m.a.w. een micro-organisme dat van een afweerstoornis van de gastheer gebruik moet maken om de kans te krijgen om een infectie te veroorzaken). Wanneer de cellulaire immuniteit intact is, ziet men vrijwel nooit een infectie met dit micro-organisme. *M. avium* behoort tot de facultatief intracellulaire micro-organismen. Dit zijn micro-organismen die intracellulair in macrofagen kunnen overleven en zich vermenigvuldigen wanneer deze cellen niet worden geactiveerd door cytokinen van T-lymfocyten. Worden de macrofagen wel adequaat geactiveerd door cytokinen (IL-12, interferon-γ en tumornecrosefactor), dan zijn ze in staat deze micro-organismen te doden. Het belang van deze factoren wordt duidelijk uit onderzoek bij families met ernstige M. aviuminfecties en afwijkingen in de interferon-γ-IL-12-route. Tijdens de activatie van macrofagen met interferon-γ worden oxidatieve en niet-oxidatieve bactericide mechanismen geactiveerd (figuur 17.7).

De verschillende facultatief intracellulaire micro-organismen met hun preferente infectielokalisatie bij patiënten met verminderde cellulaire immuniteit staan aangegeven in figuur 17.8.

Een tweede groep micro-organismen die bij stoornissen van de cellulaire immuniteit infecties veroorzaken, wordt gevormd door de micro-organismen die onder normale omstandigheden door cytotoxische T-lymfocyten worden gedood. Dit zijn veelal virussen zoals herpessimplexvirus, varicellazostervirus, cytomegalovirus en wellicht ook humaan herpesvirus 8. Hier is dus het optreden van de virale infecties een gevolg van een gestoorde cellulaire immuniteit. Eerder werd aangegeven dat bepaalde virussen zelf ook de cellulaire immuniteit kunnen aantasten.

17.4 Gecombineerde defecten

Casus 17.4

Een 30-jarige man is al vijf jaar in remissie van de ziekte van Hodgkin (wegens deze ziekte onderging hij destijds een stageringslaparotomie en splenectomie); hij komt 's avonds ziek thuis van zijn werk. Hij heeft een koude rilling gehad en heeft hoge koorts. Hij neemt paracetamol en gaat naar bed. De volgende morgen kan hij niet op zijn benen staan. Zijn huid is vlekkerig. De huisarts wordt gebeld. Deze stelt hypotensie, een tachycardie van 144/min en livedo reticularis vast. Hij laat de patiënt onmiddellijk opnemen. Bij opname wordt een zeer zieke patiënt gezien. Er zijn geen tekenen van endocarditis. Na het afnemen van twee bloedkweken wordt op verdenking van een fulminante sepsis bij status na splenectomie direct gestart met hoge doses amoxicilline i.v. Bovendien wordt de shock bestreden. In de bloeduitstrijk worden diplokokken gezien (en op grond hiervan wordt de therapie veranderd in benzylpenicilline). In de loop van de volgende dag klaagt de patiënt over een visusstoornis rechts; de oogarts stelt een endoftalmitis vast. De bloedkweken zijn positief voor S. pneumoniae. Bij navraag ontving patiënt destijds wel pneumokokkenvaccin.

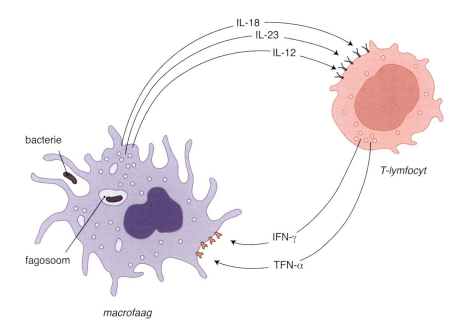

Figuur 17.7 Vereenvoudigd schema van de activatieroute van macrofagen. De macrofaag fagocyteert een micro-organisme dat intracellulair in het fagosoom in eerste instantie overleeft (bijv. een Salmonella of een mycobacterie. De macrofaag maakt dan IL-12, IL-18 en IL-23, cytokinen die de T-lymfocyt aanzetten tot productie van interferon-γ en tumornecrosefactor (TNF). Deze cytokinen activeren op hun beurt de macrofaag. Tijdens het activatieproces worden bactericide mechanismen (reactieve zuurstof- en stikstofproducten) geproduceerd waardoor het micro-organisme in het fagosoom wordt gedood. Er zijn inmiddels tal van defecten beschreven in dit activatieproces door cytokinen. Voorbeelden zijn IL-12-receptormutaties en IFN-γ-receptormutaties. Patiënten die dit soort defecten hebben (vaak in families) lijden aan chronische infecties door atypische mycobacteriën en/of Salmonellae)

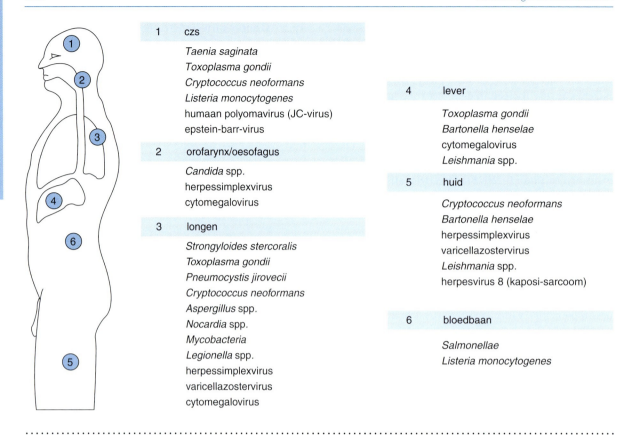

Figuur 17.8 Lokalisatie van infecties bij gestoorde cellulaire immuniteit.

17.4.1 SPLENECTOMIE

Patiënten die een splenectomie hebben ondergaan, lopen een verhoogd risico op fulminante bacteriële infecties, vooral veroorzaakt door pneumokokken, *H. influenzae* en meningokokken. Het additionele risico hierop is het grootst bij kinderen en bij patiënten met status na splenectomie wegens een hematologische maligniteit, en relatief klein bij patiënten die een miltextirpatie ondergingen wegens een traumatische miltruptuur. Men neemt aan dat er bij deze laatste categorie patiënten toch nog enige miltfunctie is als gevolg van de bij het trauma opgetreden splenosis peritonei (uitzaaiing van miltweefsel in het buikvlies).

Bij gesplenectomeerde patiënten komt voorts een zeldzame infectie voor die wordt veroorzaakt door een gramnegatief staafje dat vooral door hondenbeten wordt overgebracht. Deze bacterie, *Capnocytophaga canimorsus*, is penicillinegevoelig en groeit in het laboratorium langzaam. De patiënten met een infectie met deze bacterie vertonen het beeld van een ernstige sepsis met diffuse intravasale stolling en huidnecrose (figuur 17.9).

Voorts wordt na splenectomie in zeldzame gevallen babesiose gezien, een infectie veroorzaakt door *Babesia*, een door teken overgedragen protozoön dat een malaria-achtig ziektebeeld veroorzaakt. Dit micro-organisme komt vooral in de Verenigde Staten voor, maar is ook in Europa beschreven.

De verklaring voor de verhoogde gevoeligheid voor

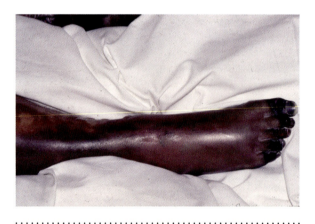

Figuur 17.9 Purpura en huidnecrose bij sepsis door Capnocytophaga canimorsus bij een patiënt zonder milt die door een hond werd gebeten.

infecties na splenectomie is niet eenvoudig te geven. In de eerste plaats is de milt een belangrijke zeef door de aanwezigheid van weefselmacrofagen in strategische posities. Bovendien speelt de milt een belangrijke rol in de antistofvorming. Bij gesplenectomeerden wordt een gestoorde productie van antistoffen tegen pneumokokken en andere T-celonafhankelijke antigenen gevonden. Er is dus een deficiënte opsonisatie. De milt zou bovendien nog een fagocytosebevorderend peptide, tuftsine, produceren.

Bij sikkelcelanemie worden eveneens fulminante pneumokokkeninfecties gezien.

Als gevolg van multipele miltinfarcten bestaat bij deze patiënten een functionele asplenie; daarnaast is er een complementstoornis bij deze ziekte beschreven (zie eerder in dit hoofdstuk). Bij sikkelcelanemie worden bovendien ernstige salmonella-infecties (osteomyelitiden) gezien.

Vanwege het verhoogde infectierisico na splenectomie wordt vaccinatie met pneumokokkenvaccin en eventueel met haemophilus-conjugaatvaccin aangeraden. Bij voorkeur en zo mogelijk wordt de vaccinatie enkele weken vóór de splenectomie gegeven. Tot voor kort was uitsluitend het polyvalente pneumokokken-polysacharidevaccin (gericht tegen 23 typen pneumokokken) beschikbaar. De bescherming door dit pneumokokkenvaccin is partieel, kortdurend (3-5 jaar) en zonder boostereffect. Dit komt doordat het een zogenoemd thymusonafhankelijk vaccin is. Inmiddels is er een pneumokokken-conjugaatvaccin beschikbaar dat wel thymusafhankelijk is. Dit vaccin geeft dus een betere immuunrespons, met boostereffect en geheugen, maar beschermt slechts tegen een beperkt aantal typen pneumokokken. De exacte plaats van dit vaccin bij de patiënt die een splenectomie ondergaat of heeft ondergaan, is nog niet duidelijk. Gezien de beperkte bescherming van de vaccins wordt bij gesplenectomeerde patiënten met een hematologische ziekte en vooral bij kleine kinderen dikwijls profylaxe met een penicilline gegeven. In verband met het risico van *H. influenzae*-infecties is amoxicilline het middel van keuze. Een alternatief voor deze continue profylaxe is ervoor te zorgen dat de patiënt een voorraad amoxicilline thuis heeft en geïnstrueerd is om bij plotseling optredende koorts hier direct mee te beginnen.

17.4.2 OVERIGE DEFECTEN

Bij een reeks ziekten die lijken te predisponeren voor het ontstaan van infecties, blijkt de afweer op diverse fronten stoornissen te vertonen. Dit geldt onder andere voor aandoeningen als diabetes mellitus en ondervoeding. Ook behandelingen als chronische ambulante peritoneale dialyse, beenmergtransplantatie en medicamenteuze therapie met immunosuppressieve medicatie kunnen op uiteenlopende plaatsen aangrijpen (tabel 17.4). Dit uit zich in verschillende infectieuze complicaties. Hoe diverse aspecten van de afweer gelijktijdig kunnen worden aangetast, wordt geïllustreerd aan het effect van glucocorticoïden. Zoals in de tabel is aangegeven, interfereren deze geneesmiddelen met de functie van fagocyterende cellen (chemotaxie en bactericidie van granulocyten en monocyten) en met de cellulaire immuniteit (op het niveau van de T-cel, de macrofaag en de activerende cytokinen). Hieraan valt nog toe te voegen dat ook de eerste verdedigingslinie inboet aan kwaliteit (atrofie van de huid en verminderde reparatie). Wanneer deze farmaca in een cumulatieve dosis van meer dan 700 mg worden gegeven, kan men infecties verwachten. Het gaat hier om infecties die worden veroorzaakt door flora die de huid koloniseert (stafylokokken, streptokokken en *Candida* spp.) en die berusten op de stoornissen van de eerste verdedigingslinie en de fagocytaire afweer. Ook treden infecties op die men ziet bij gestoorde cellulaire immuniteit.

17.5 Enkele belangrijke opportunistische infecties

17.5.1 INFECTIES DOOR PNEUMOCYSTIS JIROVECII

P. jiroveci (vroeger *P. carinii*) werd lang als een parasitair protozoön beschouwd op grond van morfologie en gevoeligheid voor antimicrobiële middelen, maar blijkt – bij vergelijkend DNA-onderzoek – een schimmel te zijn. Het eencellige micro-organisme komt voor als dunwandige trofozoïet of als dikwandige cyste waarin de deling plaatsvindt.

Pneumocystis komt wereldwijd voor bij mensen en zoogdieren, maar infectie is soortspecifiek. De verspreiding is waarschijnlijk aerogeen. Hoewel *Pneumocystis* niet wordt gevonden in de longen van gezonde personen, zijn serologische reacties bij ongeveer de helft van de Nederlandse bevolking positief. Alveolaire macrofagen geactiveerd door CD4-positieve T-cellen worden beschouwd als de belangrijkste afweercellen tegen *Pneumocystis*. Belangrijke mediatoren in dit proces zijn interferon-γ en TNF-α.

Pneumocystose treedt op bij patiënten met een gestoorde cellulaire immuniteit (zie eerder in dit hoofdstuk). Met hiv geïnfecteerde patiënten zijn dan ook de belangrijkste risicogroep voor een infectie met *P. jiroveci*, maar ook andere stoornissen in de cellulaire immuniteit (zie tabel 17.4) geven aanleiding tot deze infectie.

P. jiroveci-infectie treedt op in de longen en veroorzaakt een meestal dubbelzijdige pneumonie (vaak nog aangeduid als PCP, de afkorting van *Pneumocystis jirovecii*-pneumonie), hoewel in zeldzame gevallen ook extrapulmonale manifestaties kunnen voorkomen. Pneumocysten bevinden zich in het alveolaire lumen, waar ze zich vermenigvuldigen.

De pneumonie presenteert zich doorgaans met een matig hoge koorts, een droge hoest en dyspnoe die al enkele dagen bestaat. Bloedgasanalyse vertoont een relatief ernstige hypoxie en op de röntgenfoto ziet men dubbelzijdige alveolaire en interstitiële afwijkingen, klassiek vanuit de hilus van de long.

Door microscopisch onderzoek van materiaal dat is verkregen via een bronchoalveolaire lavage (BAL) is de diagnose te stellen. Meestal geeft de patiënt geen sputum op; de sensitiviteit van sputumonderzoek is lager dan die van BAL. De eenvoudigste en gevoeligste methode is detectie met behulp van specifieke fluorescerende monoklonale antistoffen. Daarnaast is na een giemsa- of zilverkleuring *Pneumocystis* onder de lichtmi-

Tabel 17.4 Ziekten, behandeling en afweerstoornissen.

		complement	immunoglobulinen	fagocyten	cellulaire immuniteit
ondervoeding		×		(×)	×
leukemie	AML			×	
	ALL			×	×
	CLL	×		×	(×)
	CML			×	
beenmergtransplantatie*			×	×	×
maligne lymfoom				×	×
splenectomie		×		×	
diabetes mellitus		×		(×)	(×)
uremie (nierinsufficiëntie)				(×)	×
peritoneale dialyse**		×	×		
alcoholisme		(×)	(×)	(×)	(×)
cirrose		(×)		(×)	(×)
SLE***		(×)		(×)	(×)
reumatoïde artritis		(×)		(×)	
corticosteroïden				×	×
cyclofosfamide			(×)	×	×
azathioprine				(×)	
ciclosporine					×
anti-T-celglobuline (ATG)				(×)	×

AML = acute myeloïde leukemie; ALL = acute lymfatische leukemie; CLL = chronische lymfatische leukemie; CML = chronische myeloïde leukemie.
× = afweerstoornis die dikwijls leidt tot infecties; (×) = afweerstoornis waarvan de betekenis niet evident is.
* De afweerstoornis is afhankelijk van de fase waarin de patiënt zich bevindt.
** De afweerstoornis is lokaal in de peritoneale holte.
*** De afweerstoornissen lijken vooral samen te hangen met behandeling.

croscoop aantoonbaar. Gaandeweg is er ook meer ervaring opgedaan met PCR op speeksel of mondspoeling.

Het middel van eerste keus is trimethoprim-sulfamethoxazol (co-trimoxazol). Vooral bij aidspatiënten wordt een toxicodermie gezien op de sulfacomponent. Bij patiënten met ernstige hypoxie worden corticosteroïden aan de antimicrobiële medicatie toegevoegd. Een alternatief voor co-trimoxazol is pentamidine. Aidspatiënten en alle patiënten die al eens een PCP hebben gehad, krijgen profylaxe met co-trimoxazol (eventueel pentamidine per inhalatie) zo lang de cellulaire immuniteit gestoord is.

17.5.2 INFECTIES DOOR CRYPTOCOCCUS

Cryptokokkose is een systemische infectie met de gist *C. neoformans*. De gistcellen zijn rond of ovaal en bevatten een mucopolysacharidewand. Het micro-organisme veroorzaakt vooral infecties bij patiënten met een gestoorde cellulaire immuniteit, met aidspatiënten als belangrijkste groep. De meest voorkomende infectie is chronische of acute meningitis, maar cryptokokkose van de longen of de huid kan eveneens optreden. *C. neoformans* komt wereldwijd voor, met hoge concentraties in vogeluitwerpselen.

Klachten van een *C. neoformans*-infectie in het centraal zenuwstelsel kunnen plotseling beginnen, maar zich ook uitstrekken over weken of zelfs maanden met tussendoor symptoomloze intervallen. Klachten bestaan uit hoofdpijn, misselijkheid, duizeligheid, prikkelbaarheid en gedragsverandering. Koorts is vaak afwezig; zowel subfebriele als piekende temperatuur komt voor. Nekstijfheid is minimaal of afwezig.

De diagnose wordt gesteld op de afwijkende liquor met een milde leukocytose (vnl. mononucleair) en vrijwel altijd een duidelijk verlaagd glucose. De gist is vaak met microscopie na kleuring met Oost-Indische inkt aantoonbaar; kweek of een specifieke agglutinatietest waarmee kapselantigenen worden aangetoond is bewijzend.

Het middel van keuze voor behandeling is amfotericine B, samen met flucytosine. Na enkele weken wordt deze toxische behandeling omgezet in fluconazol. Vooral bij aidspatiënten wordt deze behandeling gevolgd door langdurige secundaire profylaxe met fluconazol.

17.5.3 INVASIEVE ASPERGILLOSE

Aspergillus spp. zijn wijdverspreid voorkomende filamenteuze schimmels; de meeste opportunistische infecties worden veroorzaakt door *Aspergillus fumigatus*. Sporen in de lucht zijn de bron van infectie voor de mens. Aspergillose kan voorkomen bij patiënten met pre-existente anatomische afwijkingen in de long en bij patiënten met een tekortschietende fagocytenfunctie (zie paragraaf 17.3.1).

Een genetisch polymorfisme van TLR4 (zie paragraaf 17.1) draagt bij verder gepredisponeerde patiënten bij aan het risico op invasieve aspergillose.

Nadat de sporen zijn geïnhaleerd, groeit de schimmel in concentrische ringen in sinussen, bronchiëctasieën of andere pre-existente holten in de long. Bij deze patiënten kan groei plaatsvinden in de omringende weefsels (inclusief bloedvaten) met verwoesting van aangrenzende anatomische structuren (invasieve aspergillose).

Aspergillose presenteert zich doorgaans als een aandoening die gelokaliseerd is in sinussen of longen, waarbij versleping door het hele lichaam kan optreden. Zeldzame andere lokalisaties zijn onder andere het centrale zenuwstelsel, het oog, de huid en de botten.

Bij een lokalisatie in de longen van patiënten met neutropenie varieert het beeld van een bronchopneumonie met holtevorming tot invasieve groei, waarbij bij doorgroei in de vaten hemoptoë kan optreden. Symptomen kunnen acuut beginnen met hoge koorts en hoest, en de pneumonie kan een fulminant beloop hebben.

Belangrijkste hulpmiddelen bij vroege diagnostiek zijn beeldvorming door een CT-scan van de long en het aantonen van het galactomannaan. Positieve microscopie (hyfen, zie figuur 17.10) of kweekresultaten van histologische weefsel bevestigen de diagnose.

Behandeling van invasieve aspergillose geschiedt met voriconazol, waarbij de respons van patiënten significant beter was vergeleken met behandeling met conventioneel amfotericine B. Profylaxe met een andere azool, posaconazol, was effectief om schimmelinfecties te voorkomen bij patiënten met acute myeloïde leukemie en myelodysplastisch syndroom gedurende neutropenische episoden en bij patiënten die behandeld worden voor graft-versus-hostziekte. Preventie vindt ook plaats door verpleging in ruimten met gefilterde (sporenvrije) lucht. Onlangs werd ontdekt dat *Aspergillus* resistent kan worden tegen azolen, wat in Nederland bij ongeveer 4,5% van de gekweekte stammen het geval is. In dat geval kan beter behandeld worden met een middel met een ander aangrijpingspunt, zoals een lipideformulering van amfotericine B.

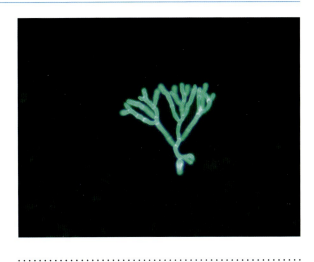

Figuur 17.10 Microscopische opname van het sediment van BAL-vloeistof van een patiënt met invasieve aspergillose. Het preparaat is gekleurd met Blankophor P, dat de structuren van schimmels duidelijk weergeeft wanneer het preparaat wordt bekeken met een fluorescentiemicroscoop. Zichtbaar zijn schimmeldraden met septa en dichotome vertakkingen (d.w.z. onder een hoek van 45 graden), wat kenmerkend is voor Aspergillus maar ook bij andere schimmels kan voorkomen.

17.5.4 CANDIDIASIS

Candida spp. en in het bijzonder *C. albicans* zijn gisten waardoor de mens frequent wordt gekoloniseerd. De mate van kolonisatie neemt toe wanneer de patiënt met antibiotica wordt behandeld die de koloniserende bacteriën doden. Bij een verstoorde fagocytenfunctie (zie paragraaf 17.3) ontstaat een verhoogd risico voor het invasief worden van dit micro-organisme, vooral wanneer tevens de eerste verdedigingslinie wordt beschadigd (zie paragraaf 17.1). Men ziet dit wanneer de huid wordt gepenetreerd met intravasale lijnen of de slijmvliezen worden beschadigd door cytostatische behandelingen. Bij gestoorde T-celimmuniteit (bijv. bij aids) wordt vooral oppervlakkige, mucocutane candidiasis gezien.

Voorbeelden van ernstige oppervlakkige candidiasis zijn een infectie van de mond-keelholte (spruw) met het optreden van een mucositis, en van de oesofagus (candida-oesofagitis) – een ernstige vorm komt voor bij patiënten met de immuundeficiëntie chronische mucocutane candidiasis.

Voorbeelden van diepe candida-infecties zoals die voorkomen bij fagocytendisfunctie en neutropenie, zijn meningitis en de systemische of gedissemineerde candidiasis waarbij in verschillende organen candidahaarden worden gevonden (zie figuur 17.4).

Hoewel microscopie en kweek van diverse materialen de belangrijkste diagnostische hulpmiddelen zijn, blijft de diagnose moeilijk. Bij hematogene verspreiding is het nuttig om met oogspiegelen te zoeken naar haardjes in de retina (candida-endoftalmitis). De behandeling bestaat in eerste instantie uit een echinocandine, zoals caspofungine of anidulafungine, bij ernstig zieke patiënten of bij infecties door azoolresistente *Candida* spp. (*C. krusei, C. glabrata*). In andere gevallen kan behandeld worden met fluconazol.

17.5.5 ATYPISCHE MYCOBACTERIËN

Atypische mycobacteriën (zie ook paragraaf 3.8) met een lage virulentie zijn onder andere *Mycobacterium avium intracellulare, Mycobacterium fortuitum, Mycobacterium chelonae* en *Mycobacterium kansasii*. Deze heterogene groep verschilt van de klassieke pathogene mycobacteriën *Mycobacterium tuberculosis* en *Mycobacterium bovis* door een geringer ziekmakend vermogen voor de mens, biochemische reacties, groeikarakteristieken en resistentie tegen een aantal tuberculostatica.

Deze groep bacteriën is in de natuur wijdverbreid. De bron van een infectie is meestal niet bekend en infectie kan bijvoorbeeld ontstaan via een huidlaesie met besmet water. Er bestaan geen aanwijzingen voor transmissie van longaandoeningen van mens op mens. Vooral patiënten met gestoorde cellulaire immuniteit krijgen infecties met deze micro-organismen (zie casus 17.3). Door aids is het belang van deze infecties duidelijk toegenomen, wat in het bijzonder geldt voor *M. avium intracellulare*. Steeds meer wordt duidelijk dat patiënten met een ogenschijnlijk normale afweer en een atypische mycobacteriële infectie defecten van de interferon-γ- en de IL-12-receptor hebben (zoals vermeld in paragraaf 17.3).

Lymfadenitis aan de hals bij kinderen, veroorzaakt door atypische mycobacteriën, treedt ogenschijnlijk zonder afweerdefect op. Afhankelijk van de verwekker ziet men bij een infectie met atypische mycobacteriën afwijkingen van longen, huid, bot, gewrichten of lymfeklieren. In een enkel geval kan ook een gedissemineerde infectie optreden, vooral bij *M. avium intracellulare* en *M. kansasii*.

De diagnose wordt gesteld op sputum, pus, beenmerg of weefsel met behulp van microscopie (Ziehl-Neelsen), kweek en eventueel PCR. Ook bloedkweken (speciaal medium) zijn niet zelden positief.

De behandeling van deze infecties is dikwijls moeilijk en vereist combinatietherapie van middelen (o.a. claritromycine, rifabutine en ethambutol) gedurende langere tijd.

17.5.6 INFECTIES DOOR CYTOMEGALOVIRUS (CMV)

Hoewel alle virussen uit de familie van de humane Herpesviridae (zie hoofdstuk 1) – kenmerkend voor stoornissen van de cellulaire afweer – ernstiger primaire infecties en vaker reactivaties vertonen, is bij humaan cytomegalovirus (CMV) sprake van een sterk opportunistisch karakter van de infectie. Dit virus komt veel voor in de algemene populatie (zie de primaire bespreking in hoofdstuk 13) maar de klinische gevolgen blijven beperkt tot infecties van het ongeboren kind (hoofdstuk 15) en een beperkte rol als een oorzaak van infectieuze mononucleosis (hoofdstuk 13). Voor veel patiënten met een gestoorde cellulaire afweer vormt dit virus echter een van de belangrijkste bedreigingen. Infecties door CMV zijn zeer relevant bij medicamenteuze immuunsuppressie, vooral in het kader van orgaantransplantaties, bij hematopoëtische stamceltransplantaties en bij gevorderde stadia van hiv-infectie. Een complicerende factor bij orgaantransplantaties is dat CMV ook kan worden overgedragen met het transplantaat, wat vooral riskant is als de ontvanger juist CMV-negatief is. De primaire CMV-infectie juist ten tijde van de initieel zware immuunsuppressie is dan bijzonder ongelukkig en kan levensbedreigend zijn. Ook reactivaties van CMV kunnen echter tot ernstige problemen leiden. De klinische presentatie is aanvankelijk veelal weinig specifiek, in de vorm van een ziektebeeld met piekende koorts, met vaak ook leverfunctiestoornissen en leukopenie. Dit kan echter voortschrijden tot specifieke orgaancomplicaties, waarbij ernstige pneumonie en colitis bekend zijn maar ook andere organen kunnen zijn aangedaan. Symptomatische CMV-infectie in deze stadia is moeilijk behandelbaar en bij alle genoemde risicopatiënten is dan ook beleid noodzakelijk dat gericht is op het voorkómen van klinische ziekte door CMV. Dit beleid is mogelijk door twee verschillende strategieën.

1 De pre-emptieve strategie is gebaseerd op frequente en snelle kwantitatieve CMV-detectie in het bloed, tegenwoordig gericht op CMV-DNA. Hiermee is het mogelijk om in een zodanig vroeg stadium relevante CMV-infectie te herkennen, dat behandeling gestart kan worden voordat klinische verschijnselen optreden. Ook het effect van behandeling kan dan weer gevolgd worden.
2 De andere strategie is profylactisch: daarbij worden alle risicopatiënten met een lage dosis antiviraal middel behandeld (valganciclovir oraal) vanaf het begin van de immuunstoornis tot een later moment in het beloop. Hoewel infecties daarmee vooral worden uitgesteld, wordt vermeden dat ze optreden in een acute fase van zware immuunsuppressie, wat veel winst kan bieden.

Met beide strategieën is het in principe mogelijk om CMV-ziekte als probleem bij immuungecompromitteerden te voorkomen, al vereist dit dus een zeer zorgvuldig beleid, vooral in het geval van primaire infecties. Nadere details over diagnostiek en therapie zijn te vinden in hoofdstuk 13.

Kernpunten

- De afweer bestaat uit een aantal verdedigingslinies.
- Elk van de verdedigingslinies is onder te verdelen in niet-specifieke en specifieke afweer.
- De niet-specifieke afweer beschikt over een uitgebreid arsenaal van receptoren (*pattern recognition receptors*, PRR) die moleculaire patronen van pathogene micro-organismen herkennen en vervolgens een cytokinenrespons orkestreren.
- De essentie van de specifieke afweer bestaat uit specificiteit, klonale expansie en de ontwikkeling van geheugen.
- Stoornissen van de afweer zijn aangeboren of verworven en hebben meestal betrekking op bepaalde onderdelen van het afweersysteem.
- Wanneer de afweer gestoord is, ziet men infecties met zogenoemde opportunistische pathogenen.
- Afhankelijk van het defect in de afweer ziet men specifieke infecties: op grond van de soort infecties die een patiënt doormaakt kan men een voorspelling doen over het afweerdefect; omgekeerd kan men, uitgaande van het afweerdefect, de infecties die men zal zien, enigermate voorspellen.

Literatuur

Azar AE, Ballas ZK. Evaluation of the adult with suspected immunodeficiency. Am J Med. 2007;120(9):764-8.

Dale DC, Boxer L, Liles WC. The phagocytes: neutrophils and monocytes. Blood. 2008;112(4):935-45.

Meer JWM van der, Kullberg BJ. Defects in host defense mechanisms. In: Rubin RH, Young LS (eds). Clinical approach to infections in the compromised host. 4th ed. New York: Plenum Press; 2002.

Netea MG, Veerdonk FL van de, Kullberg BJ, Meer JWM van der, Joosten LA. The role of NLRs and TLRs in the activation of the inflammasome. Expert Opin Biol Ther. 2008;8(12):1867-72.

Netea MG, Meer JWM van der, Genetic defects of pattern recognition receptors: a novel class of primary immunodeficiencies. New Engl J Med. Ter perse.

Park MA, Li JT, Hagan JB, Maddox DE, Abraham RS. Common variable immunodeficiency: a new look at an old disease. Lancet. 2008;372(9637):489-502.

Vosse van de, Ottenhoff TH. Human host genetic factors in mycobacterial and Salmonella infection: lessons from single gene disorders in IL-12/IL-23-dependent signaling that affect innate and adaptive immunity. Microbes Infect. 2006;8(4):1167-73.

Vries E de. Clinical Working Party of the European Society for Immunodeficiencies (ESID). Patient-centred screening for primary immunodeficiency: a multi-stage diagnostic protocol designed for non-immunologists. Clin Exp Immunol. 2006;145(2):204-14.

Yong PF, Chee R, Grimbacher B. Hypogammaglobulinaemia. Immunol Allergy Clin North Am. 2008;28(4):691-713, vii.

Zoönosen

L.M. Kortbeek, P.J. de Vries en M. Langelaar

18.1 Inleiding

Een zoönose is een ziekte die van dier op mens kan overgaan of andersom. Mensen komen op diverse manieren in contact met dieren. Zo heeft 55% van de Nederlandse gezinnen een of meer huisdieren, zijn er voedselproducerende landbouwhuisdieren en komen mensen in contact met dieren in het wild.

De contacten tussen mens en dier kunnen direct zijn, door aanraking, aanhoesten, likken of bijten, of indirect door contact met excreta, contaminatie van het milieu, het eten van besmet voedsel of via een vector.

De epidemiologie van zoönosen wordt vooral bepaald door ecologische factoren, sociaal-economische condities en leefgewoonten van mensen en dieren. Mensen reizen meer en eten anders dan vroeger (rauw vlees, vlees van exotische diersoorten), waardoor de risico's op zoönosen kunnen toenemen. De veestapel in ons land is in de loop der jaren (bijna) vrij gemaakt van ziekten als tuberculose, brucellose en leptospirose. De verspreiding van Q-koorts en multiresistente bacteriën zijn waarschijnlijk mede het gevolg van de enorm intensieve wijze waarop veel dieren in Nederland gehouden worden. Om een infectieziekte van zoönotische oorsprong vast te stellen, is de anamnese van de patiënt van groot belang. Men moet daarbij onder andere vragen naar huidig verblijf, recente reizen, bijzondere omstandigheden, beroep (slager, boer), hobby's (tuinieren, boswandelen, jagen, vissen enz.), huisdieren en voedselconsumptie. Een deel van de zoönosen is aangifteplichtig volgens de Wet publieke gezondheid en een deel is veterinair aangifteplichtig volgens de Gezondheids- en welzijnswet voor dieren (GWWD). Voor een enkele zoönose is zelfs een aparte wet aangenomen, zoals de Haringwet, die is uitgebreid naar invriezen van alle rauw geconsumeerde vis. Alle Europese lidstaten melden elk jaar aan het ECDC (European Center for Disease Prevention and Control) de bij mensen vastgestelde zoönosen. De veterinair aangifteplichtige zoönosen worden gemeld bij de European Food Safety Authority (EFSA).

Zoönosen voor speciale risicogroepen: zwangeren, chronisch zieken en immuungecompromitteerden

Sommige infectieziekten verlopen anders bij zwangeren, mensen met een immuunstoornis of chronische ziekte (zie ook hoofdstuk 17). Dit geldt ook voor een aantal zoönosen, zoals infecties veroorzaakt door *Toxoplasma gondii*, *Chlamydophila abortus*, *Listeria monocytogenes*, *Campylobacter*, *Salmonella*, *Yersinia pseudotuberculosis*, *Coxiella burnetii*, *Leptospira hardjo*, brucellasoorten, border-disease-virus en schimmels (bron: GD-flyer: www.gezondedieren.nl). Daarom dienen mensen met een verminderde weerstand zoals jonge kinderen, ouderen en zwangere vrouwen rondom de partus geen direct én indirect contact met kleine herkauwers te hebben, ook niet wanneer zij ogenschijnlijk gezond zijn, omdat een deel van de besmettingen symptoomloos kan verlopen.

18.2 Epidemiologie van zoönosen

18.2.1 ECOLOGIE

Het voorkomen van zoönosen heeft te maken met de diversiteit aan dierpopulaties in een bepaald gebied en is onder meer afhankelijk van klimaat, temperatuur, vochtigheidsgehalte, bodemgesteldheid en beschikbaar leefterrein. In een dichtbevolkt land als Nederland is de beschikbare ruimte voor dieren in het wild beperkt maar is de biodiversiteit in steden opvallend hoog. Naast reservoirdieren zoals vogels en plaagdieren (vaak ratten en muizen maar ook konijnen, katten of slangen) zijn insecten en spinachtigen belangrijk als vectoren. In Nederland zijn teken belangrijke vectoren voor zoönosen zoals de ziekte van Lyme. De aanwezigheid en activiteit van teken worden beïnvloed door temperatuur, vochtigheidsgraad, bodemgesteldheid en begroeiing en door de aanwezige gastheren. In de winter is de tekenactiviteit zeer laag.

Het samenspel tussen vector, gastheer voor de vector, pathogeen en reservoirdier voor het pathogeen, kan zeer ingewikkeld zijn; paarden kunnen bijvoorbeeld geïnfecteerd worden met het West Nile virus door de beet van een specifieke mug, maar de viremie is te laag om weer een volgende mug te besmetten. De mens raakt wel geïnfecteerd door muggen die zich op besmette vogels gevoed hebben. De mug, meestal van het geslacht *Culex*, voedt zich op mensen en vogels en de indruk bestaat dat bij warm weer de voorkeur voor de mens toeneemt.

18.2.2 SOCIAAL-ECONOMISCHE CONDITIES VAN DE MENS

Cultuur en woon- en leefomstandigheden hebben een sterke relatie met het bestaan en de verspreiding van zoönosen. Door verandering van de sociaal-economische omstandigheden in onder meer de voormalige Oostbloklanden is in de Baltische staten een sterke toename te zien van *tick born encephalitis* (TBE), een tekenoverdraagbare infectieziekte. Mensen begeven zich meer in de leefomgeving van de teek (bossen) en worden vaker gebeten. Enerzijds zijn dit de mensen in slechtere economische omstandigheden, die meer paddenstoelen en bosvruchten zijn gaan verzamelen voor afnemers in het westen, anderzijds de rijkeren, die meer geld hebben voor vrijetijdsbesteding in de bossen.

18.2.3 MIGRATIE VAN DIEREN

(Trek)vogels kunnen via excreten aviaire influenza overbrengen (zie ook hoofdstuk 2). Honden kunnen hun opgedane teken na een boswandeling introduceren in een geheel nieuwe omgeving, bijvoorbeeld een stadspark. Vossen komen steeds meer het leefgebied van mensen binnen, zoals tuinen en parken, en kunnen de grond door hun feces besmetten met eieren van *Echinococcus multilocularis* (vossenlintworm). Import van zwerfhonden of puppies uit Oost-Europa of Marokko kan hondsdolheid (rabiës) met zich meebrengen (als deze dieren niet zijn gevaccineerd). Toename van transport van dieren en dierlijke producten leidt tot de consumptie van voeding uit andere landen, waar de controle op besmettingen mogelijk minder strikt is. Deze voeding kan besmet zijn en daardoor ook de niet-reizende mens besmetten. Niet alleen het voedingspatroon is veranderd maar ook de bereidingswijze van voedsel. Het (on)voldoende) opwarmen van kant-en-klaarproducten en het snel bereiden van zowel vlees als groente is onvoldoende voor het doden van eventuele pathogenen die in of op het voedsel zitten.

18.3 Overdracht van micro-organismen op de mens door direct contact

18.3.1 INLEIDING

De overdracht van micro-organismen van dier op mens kan op verschillende manieren plaatsvinden: door direct en door indirect contact. In deze paragraaf wordt de overdracht via direct contact besproken, in de volgende paragraaf de overdracht door indirect contact.

Directe overdracht bij contact tussen mens en dier vindt plaats bij brucellose, antrax, bartonella-infectie, rabiës, Q-koorts, psittacose, *severe acute respiratory syndrome* (SARS) en aviaire influenza.

Veel micro-organismen kunnen via direct contact met haren, huidschilfers, uitwerpselen, speeksel en bijtwonden gemakkelijk op de mens worden overgebracht. De *portes d'entrée* kunnen de huid, de tractus respiratorius, de tractus digestivus en, via een beet, diepere weefsels en bloed zijn (tabel 18.1).

18.3.2 BRUCELLOSE

Brucellose komt in Nederland niet (meer) voor maar wordt nog wel gezien als importziekte.

Brucellose wordt veroorzaakt door intracellulaire bacteriën van het geslacht *Brucella*. Dit gebeurt vrijwel altijd door het consumeren van besmette zuivelproducten zoals traditioneel bereide, rauwmelkse kaas. Brucellose bij mensen gaat gepaard met koorts in een golvend patroon ('febris undulans') later gevolgd door septische (oligo)artritis van vooral de grote gewrichten en de wervelkolom. De diagnose wordt bevestigd door serologisch onderzoek; een positieve kweek van bloed of punctiemateriaal is bewijzend.

18.3.3 MILTVUUR OF ANTRAX

Miltvuur wordt veroorzaakt door de miltvuurbacterie: *Bacillus anthracis*. De ziekte is bij mensen en dieren al heel lang bekend: het zou een van de tien plagen van Egypte in de tijd van Mozes zijn geweest. *Bacillus anthracis* kan op verschillende manieren op de mens worden overgedragen. Door het inademen van sporen na het opgraven van een besmet kadaver, via wondjes, of door het eten van onvoldoende verhit, besmet vlees kunnen mensen besmet worden. Het komt ook nog wel eens voor op de huid bij 'wolbewerkers'. De bacterie gaat onder bepaalde omstandigheden, bijvoorbeeld in een kadaver, sporen vormen.

In de eerste helft van de vorige eeuw kwam miltvuur nog regelmatig in Nederland voor, maar sinds de invoering van de destructiewet in de jaren vijftig is het aantal gevallen zeer drastisch afgenomen. In totaal zijn sinds 1976 (toen de ziekte aangifteplichtig werd) slechts zeven gevallen van miltvuur bij mensen gemeld. Cutane antrax is een zeldzame importziekte. Antrax is weer in de belangstelling gekomen in relatie tot bioterrorisme, waarbij sporen werden verspreid via 'poederbrieven'.

Tabel 18.1 Enkele zoönosen, hun verwekkers, portes d'entrée en reservoir.

ziekte en portes d'entrée	micro-organisme	alternatieve portes d'entrée	reservoir
penetratie huid			
antrax (miltvuur)	*Bacillus anthracis*	inhalatie, ingestie	(kadavers van) landbouwhuisdieren
brucellose	*Brucella* spp.	inhalatie, ingestie	landbouwhuisdieren
dermatofytie	schimmels: *Trichophyton, Microsporum*		vrijwel alle huisdieren
kattenkrabziekte	*Bartonella henselae*	krab, beet van vlo	kat
beten			
pasteurellose	*Pasteurella multocida*	penetratie huid	hond, kat, vogels
rattenbeetkoorts	*Streptobacillus* spp.	penetratie huid, ingestie	rat, muis, kat
rabiës (hondsdolheid)	rabiësvirus		vos, vleermuis en andere (rabide) zoogdieren, mens
EBLV	*European Bat Lyssa virus*		vleermuis
inhalatie			
ornithose	*Chlamydophila psittaci*		vogels
histoplasmose	*Histoplasma capsulatum*		vogels, vleermuizen
Q-koorts	*Coxiella burnetii*	ingestie (melk)	schapen, geiten, runderen
influenza	subtypen van influenza-A-virus		vogels, varkens
SARS	*severe acute respiratory syndrome virus* (coronavirus)		katachtigen
oraal/consumptie			
salmonellose	*Salmonella* spp.		vele dieren (incl. bijv. waterschildpadden)
campylobacteriose	*Campylobacter jejuni*		gevogelte
lintworm	*Taenia saginata/solium*		rundvee/varken
toxoplasmose	*Toxoplasma gondii*		vertebraten, eindgastheer kat
trichinose	*Trichinella spiralis*		varkens, paarden, wilde dieren (everzwijn, beer)
anisakiase	*Anisakis* spp.		haring, zeevis
hepatitis E-infectie	hepatitis E-virus		varken, wild zwijn
contaminatie van het milieu			
toxocariase	*Toxocara canis/cati*	ingestie (besmette aarde)	hond, kat
echinokokkose	*Echinococcus granulosus*	ingestie (vlees)	hond
alveolaire echinokokkose	*Echinococcus multilocularis*		vos, hond, kat
cryptosporidiose	*Cryptosporidium parvum*	ingestie (besmet water)	varkens, koeien, geiten
botulisme	*Clostridium botulinum*	ingestie voedsel	vis, honing, diverse diersoorten
leptospirose	*Leptospira* spp.		wilde knaagdieren
hantavirusinfectie	puumalavirus		wilde knaagdieren
contact via vector		*vector*	
ziekte van Lyme	*Borrelia burgdorferi*	teek	knaagdieren, hert
pest	*Yersinia pestis*	vlo	knaagdieren
tularemie	*Francisella* spp.	teek	knaagdieren, vogels

ziekte en portes d'entrée	micro-organisme	alternatieve portes d'entrée	reservoir
leishmaniasis	*Leishmania* spp.	vlieg	hond, vos, knaagdieren
gele koorts	flavivirus	mug	apen
zwemmersjeuk	*Trichobilharzia ocellata*	grote poelslak	watervogels
vlektyfus	*Rickettsia prowazekii*	luis	knaagdieren

18.3.4 KATTENKRABZIEKTE

Casus 18.1

Een 10-jarig meisje komt op de EHBO met hoge koorts, hoofdpijn en buikpijn. Bij onderzoek vindt de arts loslaatpijn van de rechteronderbuik en beiderzijds gehoorvermindering. De voorlopige diagnose is abdominale infectie en de patiënte wordt met antibiotica behandeld. Alle kweken en serologische tests op pathogene bacteriën en virussen zijn negatief. Bij nader röntgenologisch onderzoek van de buik worden retroperitoneaal lymfomen gevonden en haarden in lever en milt, waarop een laparotomie wordt verricht op verdenking van maligniteit. De lever bevat vele tumoren, die microscopisch granulomen blijken te zijn. Uitgebreidere anamnese levert op dat het meisje thuis een kat heeft die haar gekrabd heeft. De serologie op *Bartonella henselae* blijkt positief. Het meisje wordt met doxycycline behandeld, waarop haar toestand snel verbetert. Ook het gehoor herstelt zich.

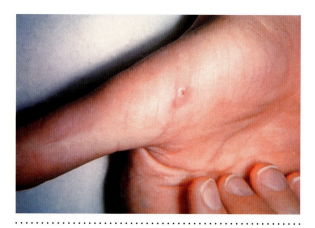

Figuur 18.1 Kattenkrablaesie in de muis van de hand (Bron: CDC/Emory Univ.; Dr. Sellers).

Microbiologie

Kattenkrabziekte wordt veroorzaakt door *Bartonella henselae*. Het geslacht *Bartonella* bevat een aantal species van zeer kleine gramnegatieve staafjes waarvan er enkele pathogeen zijn voor de mens. *B. henselae* veroorzaakt kattenkrabziekte en bacillaire angiomatose. De bacterie is moeilijk te kweken en groeit alleen op specifieke voedingsbodems.

Pathofysiologie en ziektebeelden

Wanneer de mens geïnfecteerd wordt, ontstaat op de plek van de krab of beet na drie tot zes dagen een vesiculaire laesie, die na enkele dagen geneest (figuur 18.1). Een derde van de patiënten heeft lichte koorts, hoofdpijn en algemene malaise. Eén tot twee weken na de primaire laesie ontwikkelt zich een regionale lymfadenitis (hals, oksel, lies), waarbij meestal één maar soms ook meer lymfeklieren zijn aangetast. De lymfeklieren zijn groot, zacht en gevoelig en draineren soms naar de oppervlakte. Na enkele weken neemt de lymfadenitis meestal af en geneest spontaan, ook zonder behandeling. Wanneer men een preparaat maakt van een dergelijke lymfeklier, ziet men het beeld van een chronische granulomateuze lymfadenitis.

Ongeveer 2% van geïnfecteerde patiënten heeft een ooginfectie met conjunctivitis, lymfeklierzwelling en koorts (oculoglandulair syndroom van Parinaud). Enkele patiënten (1 tot 3%) kunnen een meer gecompliceerd verloop vertonen waaronder ontstekingshaarden in bot (osteomyelitis), hart (endocarditis), lever, milt of longen en zelfs uitbreiding naar het centrale zenuwstelsel. Deze beelden worden voornamelijk gevonden bij patiënten met een verzwakte afweer. Vaak reageren deze vormen van kattenkrabziekte goed op behandeling met antibiotica. Vooral bij hiv-positieve patiënten verloopt een *B. henselae*-infectie anders. Bij hen ontstaat het ziektebeeld bacillaire angiomatose, waarbij op de huid of subcutaan tumorachtige noduli ontstaan met ulceratie en korstvorming. De laesies kunnen millimeters tot centimeters groot zijn met regionale lymfadenopathie. Deze tumoren kunnen ook op mucosae en in de darmen voorkomen. Uit deze tumorachtige laesies is *B. henselae* te isoleren.

Epidemiologie

In 1889 beschreef de oogarts Parinaud voor het eerst een typische ooginfectie met koorts en lymfeklierzwelling. In 1950 werd de relatie tussen lymfadenitis bij patiënten en een beet of krab van katten gelegd: 60% van de patiënten heeft inderdaad een verhaal van contact met een kat. Pas in 1983 werd *B. henselae* als verwekker van kattenkrabziekte geïdentificeerd. De ziekte kan op elke leeftijd optreden maar de meeste patiënten zijn kinderen en jongvolwassenen. Kattenkrabziekte komt wereldwijd voor en lijkt seizoengebonden. In Nederland doen de meeste gevallen – naar schatting zijn er 300-1000 gevallen per jaar – zich voor tussen augustus en januari. De overdracht vindt plaats door een krab, beet of contact met speeksel van een besmette kat en niet van mens tot mens. De bacterie komt in het speeksel en onder de nagels van de kat terecht door het likken en krabben van de vacht waarin met bacteriën besmette uitwerpselen van vlooien zijn achtergebleven. Vooral jonge katten met vlooien (< 24 maanden) zijn dragers van de bacterie.

Diagnostiek
PCR. De gevoeligste methode voor antigeendetectie is de PCR op pus en bioptmateriaal.

Kleuringen in preparaten en kweek. Bartonella spp. kunnen het best zichtbaar worden gemaakt met zilverimpregnatiekleuringen in weefsels maar zijn alleen zichtbaar in de acute fase van de infectie. Kweken zijn bij 98% van de patiënten negatief. Reden voor deze lage aantallen is dat *B. henselae* alleen op bijzondere voedingsbodems te kweken is. Daarnaast zijn tijdens de piek van de symptomen de bacteriën waarschijnlijk al dood en zijn de symptomen het gevolg van afweerreacties.

Serologie. IgM- en IgG-antistoffen in serum zijn aan te tonen met ELISA- of immunofluorescentietechnieken.

IgG-antistoffen zijn echter ook bij een deel van de gezonde mensen aantoonbaar en zijn daardoor minder goed bruikbaar voor het stellen van de diagnose.

Behandeling
Bij ontstoken lymfeklieren heeft behandeling met antibiotica bij immuuncompetente patiënten meestal weinig effect en is de ziekte uiteindelijk zelflimiterend. Het verwijderen van de pus uit de opgezette klieren leidt tot verlichting en verkorting van de klachten. Bij immuungecompromitteerde patiënten is de infectie niet zelflimiterend maar reageert over het algemeen goed op antibiotica. De middelen van eerste keus zijn op dit moment doxycycline of een van de macroliden.

Preventie
Preventie bestaat uiteraard uit het vermijden van contact met besmette katten. Een dergelijk advies is moeilijk uitvoerbaar vanwege de relatie met de kat als huisdier. Het is praktischer om na een krab of beet het wondje direct te ontsmetten met jodium. Grondige vlooienbestrijding bij de kat kan mogelijk ook bijdragen aan het verminderen van het risico op overdracht naar de mens.

18.3.5 RABIËS

Hondsdolheid of rabiës wordt veroorzaakt door rabiësvirus, een negatief-strengs RNA-virus uit de familie van de rhabdovirussen, met een lipide-envelop en een helicale nucleocapside. Deze familie omvat nog vele andere, soms nauw verwante virussen die bij verschillende diersoorten voorkomen. Het klassieke rabiësvirus, dat met speeksel wordt overgedragen door een beet van een geïnfecteerd dier, komt voor onder diverse gastheren zoals vossen, honden, knaagdieren en sommige vleermuissoorten en veroorzaakt, behalve bij vleermuizen, een dodelijke encefalitis. Rabide dieren vertonen daarbij afwijkend gedrag: zij vallen andere dieren en mensen aan en vertonen zwerfneigingen. Na een beet van een geïnfecteerd dier moet een patiënt direct postexpositieprofylaxe krijgen. Dit bestaat uit een serie vaccinaties. De vaccinatiestatus vóór expositie bepaalt het aantal vaccinaties en tevens of er ook menselijk antirabiësimmunoglubuline (MARIG) wordt toegediend. Er is ooit één patiënt met symptomatische rabiës succesvol behandeld maar helaas is dit nog niet reproduceerbaar gebleken. Volgens de WHO sterven jaarlijks ongeveer 50.000 mensen aan rabiës, vooral in Azië. Mensen die beroepshalve risico lopen, wordt aangeraden zich te beschermen door vaccinatie (zie ook LCI-richtlijn).

Het klassieke rabiësvirus (genotype 1) circuleert niet meer in Nederland, maar het verwante European Bat Lyssa virus (EBLV) circuleert wel onder vleermuizen. Het oprapen van zieke, gewonde of dode vleermuizen kan gevaarlijk zijn en dient altijd met handschoenen te worden gedaan. Ook na contact met potentieel besmette vleermuizen dient een patiënt postexpositievaccinatie te krijgen. (www.rivm.nl/cib/infectieziekten-A-Z/infectieziekten)

Casus 18.2

Een 62-jarige man werd verwezen door de huisarts in verband met koorts en buikpijn. Hij had sinds enkele weken progressieve pijn rond de navel met uitstraling naar de rug. De laatste drie dagen had hij bovendien koude rillingen gehad, maar hij had geen temperatuur gemeten. Hij vertelde naast een geitenstal te wonen in de regio waar vorig jaar Q-koorts veelvuldig was voorgekomen.

Bij lichamelijk onderzoek zagen wij een weinig zieke man; de bloeddruk was 120/70 mmHg, de pols 60/min en de lichaamstemperatuur 37,4 °C. Over hart en longen hoorden wij geen afwijkingen. In de buik werd een drukpijnlijke pulserende zwelling gevoeld juist boven de navel.

Laboratoriumdiagnostiek toonde alleen een verhoogde CRP-concentratie van 91 mg/l. Bij CT van het abdomen werd een aneurysmatische verwijding van de abdominale aorta gezien, met een maximale diameter van 7,6 cm; rondom dit aneurysma was er vetinfiltratie en lokaal waren er enkele mesenteriale lymfeklieren (zie figuur 18.2). De CT-bevindingen, de koude rillingen en de verhoogde ontstekingsparameters wezen op een mycotisch aneurysma. Bloedkweken bleven negatief. Omdat het ging om een symptomatisch aneurysma werd een bifurcatiestent geplaatst. Vanwege de hoge incidentie van Q-koorts in de regio dachten wij aan een mycotisch aneurysma door Q-koorts. De PCR voor *C. burnetii* op bloed was positief en serologisch onderzoek gaf een IgG-titer van 1:4096 voor het fase-I-antigeen van *Coxiella*, wat past bij chronische Q-koorts. Vanwege het mycotische aneurysma op basis van

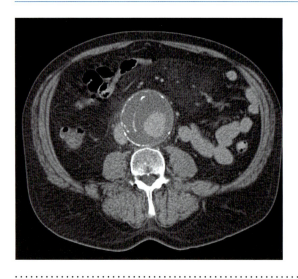
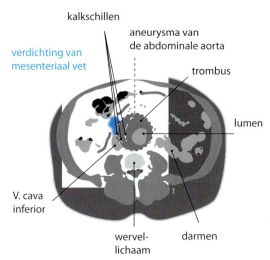

Figuur 18.2 CT-scan van het abdomen van de patiënt.

> *C. burnetii* behandelden wij de patiënt met doxycycline en hydroxychloroquine gedurende ten minste één jaar.
> (Bron: Ned Tijdschr Geneeskd. 2009;153:A112.)

18.3.6 Q-KOORTS

Microbiologie

Q-koorts (zie ook hoofdstuk 3) wordt veroorzaakt door *Coxiella burnetii*.

Dit is een obligaat intracellulaire bacterie die alleen gekweekt kan worden op levende weefsels zoals kippenembryo's. Het is een kleine, gramnegatieve coccobacillus van 0,3 tot 1,0 μm, die door de Centers for Disease Control (CDC) wordt aangeduid in de categorie (B) van organismen die potentieel gevaarlijk zijn als wapen voor biologische oorlogsvoering of bioterrorisme. De expressie van antigenen van *C. burnetii* varieert nogal en hierbij wordt onderscheid gemaakt in verschillende groeifasen. De infectieuze vorm in de gastheer wordt de fase-I-bacterie genoemd; deze overleeft in de fagolysosomen van macrofagen. Bij doorkweken op kippenembryo's ontstaan steeds meer fase-II-bacteriën. Buiten de gastheer overleeft de bacterie als een kleine spore. Deze spore is zeer goed bestand tegen wisselende omstandigheden van vochtigheid en temperatuur en zelfs tegen sommige ontsmettingsmiddelen.

Pathofysiologie en ziektebeelden

Na inhalatie van *C. burnetii* ontstaat een lokale granulomateuze ontsteking die meestal (in 60% van de gevallen) symptoomloos verloopt. Afhankelijk van de gezondheidstoestand van de patiënt, virulentie van de pathogeen, transmissieroute en grootte van het inoculum breidt de infectie zich uit en ontstaan symptomen. De incubatietijd beloopt meestal twee tot drie weken maar extremen van drie tot dertig dagen zijn gemeld.

Onderscheiden worden acute en chronische Q-koorts. Acute Q-koorts geeft een griepachtig ziektebeeld. Koorts is het frequentste symptoom; deze verdwijnt meestal binnen twee weken maar kan tot acht weken aanhouden en gaat meestal gepaard met moeheid en soms koude rillingen. De longen zijn weliswaar meestal de porte d'entrée maar hoesten is een weinig frequent symptoom van Q-koorts. Een röntgenfoto van de longen is meestal niet afwijkend aan het begin van de ziekte. Als er een longontsteking ontstaat (zie figuur 18.2), is er meestal geen of weinig sputumproductie en is er bij auscultatie geen afwijking te horen. Een pneumonie wordt pathologisch gekenmerkt door interstitiële bronchoalveolitis, invasie van de alveolaire ruimtes door mononucleaire ontstekingscellen en fibroblastaire vernauwing van bronchioli. De longontsteking is meestal mild maar kan levensbedreigende vormen aannemen. Hepatitis kan ook voorkomen bij acute Q-koorts, is meestal asymptomatisch en wordt aangetoond door verhoogde concentraties van de lever- en galwegenzymen. Zeldzame complicaties zoals peri- en myocarditis, aseptische meningitis en encefalitis zijn ook beschreven. Het risico op Q-koorts en het ontwikkelen van symptomen is aanzienlijk hoger bij mensen met een immuunstoornis zoals aids.

Chronische Q-koorts kan jaren na de acute infectie manifest worden. De incidentie wordt geschat op 1 tot 5% van de acute infecties. Endocarditis is de meest voorkomende en ook meest bedreigende presentatie maar infectie van grote vaten en vaatprothesen en osteomyelitis komen ook voor. Mensen met een verlaagde cellulaire afweer, zwangerschap of hartklepafwijkingen hebben een verhoogd risico voor endocarditis.

Tijdens de zwangerschap verlopen *C. burnetii*-infecties vaak symptoomloos maar ze kunnen obstetrische complicaties veroorzaken; het risico op het ontwikkelen van chronische Q-koorts is verhoogd bij een infectie tijdens de zwangerschap.

Epidemiologie

Q-koorts komt over de hele wereld voor, met uitzondering van Nieuw-Zeeland. De naam van de ziekte, *query fever*, werd in 1935 geïntroduceerd in Australië, bij de beschrijving van een uitbraak onder slachthuiswerknemers. Herkauwers (rundvee, schapen en geiten) vormen het belangrijkste dierlijke reservoir. Q-koorts veroorzaakt abortus bij dieren (abortusstorm) en hoewel de besmette dieren nauwelijks ziek zijn, kunnen zij de bacterie langdurig uitscheiden in urine en feces en ook in grote hoeveelheden in placentair weefsel en vruchtwater. Mensen raken meestal geïnfecteerd door het inademen van de sporen maar infectie door ingestie van rauwe melk of door direct contact met dieren komt ook voor.

De sterk toegenomen incidentie van humane Q-koorts in Nederland lijkt de laatste jaren samen te hangen met de enorme schaalvergroting van de geitenhouderij in ons land, vooral in de zuidelijke provincies. Verspreiding van sporen vindt vooral plaats in het voorjaar, kort na de geboorte van jongvee en na een periode van droogte.

Diagnostiek

Het algemene bloedonderzoek is bij Q-koorts niet-specifiek. De diagnose is meestal gebaseerd op het aantonen van IgM- en IgG-antistoffen tegen fase-I- en -II-antigenen maar de polymerasekettingreactie (PCR) wordt steeds meer gebruikt en kan bacteriëmie aantonen in de eerste week van de acute ziekte of bij endocarditis. Het beloop van antistofconcentraties wordt ook gebruikt om het beloop van chronische Q-koorts te vervolgen.

Behandeling

Q-koorts is meestal een zelflimiterende milde ziekte waarvoor geen therapie nodig is tenzij er sprake is van een onderliggende ziekte. Symptomatische ziekte wordt wel behandeld. Voor de acute infectie is doxycycline het middel van eerste keus, fluorquinolonen kunnen ook worden gebruikt. Tijdens de zwangerschap wordt langdurig co-trimoxazol voorgeschreven. Bij chronische infecties, zoals endocarditis, wordt behandeld met een combinatie van doxycycline plus ofwel hydroxychloroquine, een quinolon, rifampicine, of co-trimoxazol, gedurende twee jaar.

Preventie

Preventie bestaat voornamelijk uit het bestrijden van infecties met *C. burnetii* in de veestapel en het beschermen van personeel dat beroepshalve in aanraking kan komen met mogelijk besmette dieren. Pasteuriseren van melkproducten voorkomt besmetting via de voedselroute. In Nederland worden melkschapen en -geiten op grote bedrijven in risicogebieden gevaccineerd.

Er is een humaan vaccin dat buiten Nederland wel wordt toegepast voor mensen met bijvoorbeeld klepvitia en een sterk verhoogd (beroeps)risico. In Nederland is dit vaccin niet beschikbaar. Q-koorts valt in groep C van de humane infecties met een meldingsplicht. Veterinair geldt ook een meldingsplicht in geval van abortusproblemen op melkgeiten en -schapenbedrijven.

18.3.7 PSITTACOSE OF ORNITHOSE ('PAPEGAAIENZIEKTE')

Dit is een infectie veroorzaakt door *Chlamydophila psittaci*, een bacterie die veel voorkomt bij verschillende soorten vogels. Infecties bij mensen kunnen optreden in de context van contact met zieke vogels maar dit is niet altijd even duidelijk. Het ziektebeeld kan erg wisselen in presentatie maar koorts en hoofdpijn staan in het begin van de ziekte op de voorgrond. Een atypische pneumonie vergezeld van faryngitis, hepatosplenomegalie en lymfadenopathie kan een bont ziektebeeld vormen. De diagnose wordt bevestigd door het aantonen van antistoffen in serum, meestal met behulp van immunofluorescentie (IF) of door PCR in longspoelsel. Doxycycline (of tetracycline) is het middel van eerste keus voor de behandeling.

18.3.8 SARS EN AVIAIRE INFLUENZA

Luchtweginfecties die worden veroorzaakt door virussen met een dierlijk reservoir, zoals aviaire influenza (pluimvee, watervogels) en het *severe acute respiratory syndrome* (SARS, veroorzaakt door een coronavirus dat in civetkatten voorkomt), kunnen worden beschouwd als zoönosen. Deze onderwerpen worden elders in dit boek besproken (zie hoofdstuk 2).

18.4 Indirecte overdracht van micro-organismen op de mens

Indirect kunnen pathogenen worden overgedragen via:
- consumptie van producten afkomstig van een dier: *Salmonella, Campylobacter, Toxoplasma*;
- contaminatie van het milieu of water met excreta van een dier: hantavirus, *Toxocara canis/cati, Echinococcus multilocularis, Leptospira*;
- een vector, een insect of teek: Lyme, kattenkrabziekte.

18.4.1 INDIRECTE OVERDRACHT DOOR CONSUMPTIE

Consumptie van besmet voedsel van dierlijke oorsprong is een belangrijke oorzaak van zoönosen. Veel zogenoemde voedselinfecties zijn zoönosen; de meest voorkomende in Nederland zijn de salmonellosen en campylobacteriosen (zie hoofdstuk 5). Ook *Toxoplasma gondii* is een belangrijk pathogeen dat deels door voedsel wordt overgedragen, deels via kattenfeces in het milieu. Bij deze infectie vormen congenitale infecties het grootste probleem (zie hoofdstuk 15). Trichinose wordt vooral in

Oost-Europa nog veelvuldig gezien door het eten van niet goed verhit varkens- of paardenvlees. In West-Europa is het een importziekte geworden maar zijn er af en toe kleine uitbraken door import van besmet vlees (bijv. chorizoworst uit Spanje, paardenvlees uit de VS).

18.4.2 TOXOPLASMA

Microbiologie

Toxoplasmose wordt veroorzaakt door *Toxoplasma gondii*, een intracellulair protozoön uit de orde der Eucoccidia. Het organisme is al sinds het begin van de twintigste eeuw bekend maar de volledige levenscyclus werd pas in de jaren zeventig ontrafeld. DNA-onderzoek heeft aangetoond dat er verschillende stammen voorkomen met verschillen in virulentie. Deze eencellige parasiet kent een geslachtelijke en een niet-geslachtelijke voortplanting en verschillende stadia: de oöcyste (de geslachtelijke vorm, met twee sporocysten en twee tot vier sporozoïeten), de tachyzoïet (snel delend en boogvormig) en de weefselcyste met daarin de bradyzoïet (zeer traag delend). Geslachtelijke vermenigvuldiging vindt plaats in het epitheel van de dunne darm van de kat na orale besmetting met infectieuze oöcysten in gecontamineerde aarde of water, of door het opeten van weefselcysten uit een tussengastheer (bijv. de muis). Hierbij worden oöcysten (circa 10-12 μm) gevormd die met de feces worden uitgescheiden en afhankelijk van het externe milieu in twee tot vijf dagen uitrijpen tot infectieuze oöcysten. Daarbij spelen temperatuur en vochtigheid een rol. De grootste aantallen oöcysten worden uitgescheiden door jonge katten die een primaire infectie doormaken. Deze oöcysten kunnen tot anderhalf jaar infectieus blijven. Bij de kat kan zowel een geslachtelijke als een niet-geslachtelijke cyclus optreden.

Pathofysiologie en ziektebeelden

Bij de mens vindt besmetting plaats door consumptie van onvoldoende verhit vlees of door direct contact met oöcysten (kattenfeces, tuinieren, gecontamineerde grond of water). Na orale besmetting met oöcysten of weefselcysten dringen de vrijkomende tachyzoïeten door de darmwand. Deze tachyzoïeten kunnen zich snel vermenigvuldigen in allerlei soorten kernhoudende cellen. Er vindt ook hematogene verspreiding plaats. Eén tot twee weken na infectie komt de vorming van weefselcysten (met daarin bradyzoïeten) tot stand. De cysten kunnen zich in elk weefsel bevinden en handhaven, maar de organen die het meeste worden aangedaan zijn hersenen, retina, spierweefsel en hartspier. Deze weefselcysten zijn vrijwel rond, kunnen tot 200 μm groot zijn, bevatten vele honderden bradyzoïeten en veroorzaken geen ontstekingsreactie in de omliggende weefsels. Het aantal en de lokalisatie van de weefselcysten kan variëren, evenals de schade die ze kunnen teweegbrengen. Infectie van een cel met tachyzoïeten leidt aanvankelijk tot lysis van de cel en infectie van de omliggende cellen. Bij de afweer speelt fagocytose door geactiveerde macrofagen van antistof-beladen tachyzoïeten een belangrijke rol. Deze macrofagen worden geactiveerd door gamma-interferon, dat wordt geproduceerd door cytotoxische T-cellen. Mogelijk onder invloed van deze immuunrespons gaat de lytische fase van de replicatie over in een fase waarbij binnen een stevige cystewand vertraagde deling optreedt. Dit resulteert in de vorming van weefselcysten met bradyzoïeten, die vrijwel inert zijn bij een gastheer met normale afweer. Cellulaire immunodeficiëntie resulteert in activatie van deze weefselcysten, waarbij klinische symptomen vooral worden veroorzaakt door de ontstekingsreactie op desintegrerende cysten.

Bij personen met een ongestoorde afweer verloopt een postnataal verworven infectie met *T. gondii* in 80-90% van de gevallen geheel asymptomatisch. Bij ongeveer 20% komt één tot drie weken na besmetting een niet-pijnlijke lymfadenitis van vooral de cervicale lymfeklieren voor. Bij ongeveer de helft van deze patiënten treden griepachtige verschijnselen op met eventueel splenomegalie en/of een kortdurende *rash*. De symptomen kunnen op en af gaan en tot enkele maanden aanhouden. In sommige gevallen kan het beeld klinisch lijken op een vroeg stadium van de ziekte van Hodgkin of een lymfatische leukemie.

Oculaire toxoplasmose met chorioretinitis kan een (laat) gevolg zijn van een infectie tijdens de zwangerschap (zie hoofdstuk 15). De meeste symptomen worden manifest tussen de leeftijd van 10 en 30 jaar. Als er geen behandeling heeft plaatsgevonden, is er meestal sprake van meerdere laesies en kunnen beide ogen zijn aangetast.

De verworven vorm komt vaker voor dan vroeger werd gedacht. Vooral in Latijns-Amerika worden ernstige ooginfecties gezien bij postnataal verworven infecties. Ook in Nederland wordt verworven oculaire toxoplasmose gezien. Ondanks therapie ontwikkelt 25% van de mensen met oculaire toxoplasmose een blind of slechtziend oog.

In Frans Guyana en Suriname wordt sinds een aantal jaren een ernstige vorm van toxoplasmose gezien met een totaal ander ziektebeeld dan elders in de wereld, namelijk met koorts en longproblemen (*acute respiratory distress syndrome*, ARDS). Er lijkt een relatie te bestaan met het eten van onvoldoende verhit vlees van dieren uit het oerwoud.

Een congenitale infectie ontstaat als een foetus intra-uterien wordt geïnfecteerd. Alleen als een vrouw tijdens de zwangerschap voor het eerst in contact komt met *Toxoplasma* en een infectie oploopt (primaire infectie), bestaat er een risico op congenitale toxoplasmose. Dit kan ernstige gevolgen hebben, vooral als de infectie ontstaat in de eerste drie maanden van de zwangerschap. Dan treedt geen adequate immuunrespons op en wordt de infectie bij het kind niet bedwongen. De kans op transmissie neemt toe met de duur van de zwanger-

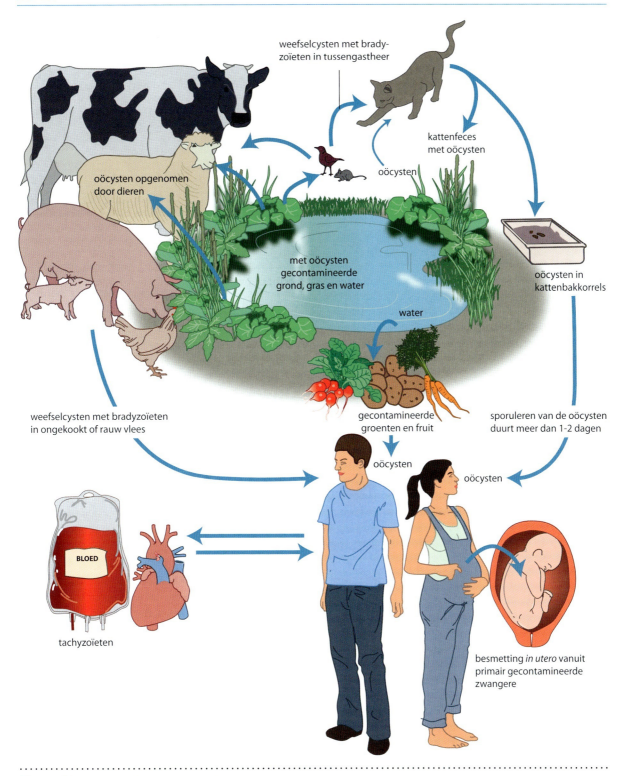

Figuur 18.3 De transmissieroute van Toxoplasma gondii.

schap van ongeveer 6% bij 10 weken naar meer dan 80% bij 38 weken. De klinische verschijnselen van congenitale infecties zijn sterk afhankelijk van het trimester waarin de moeder geïnfecteerd is geraakt. Bij infectie van het kind in het eerste trimester is de schade het grootst, met grote kans op ernstige pathologie. Een deel van deze zwangerschappen zal voortijdig eindigen door intra-uteriene vruchtdood (spontane abortus). Bij een infectie in het tweede en derde trimester van de zwangerschap is de kans op schade aan het kind kleiner (zie hoofdstuk 15).

Bij patiënten met een gestoorde afweer zoals transplantaties, leukemie, lymfomen, of behandeling met cytostatica of corticosteroïden, of onbehandelde hiv/aids, kan een ernstiger verloop van toxoplasma-infecties worden gezien. Cerebrale toxoplasmose was, voordat er behandeling mogelijk was, bij hiv/aidspatiënten de meest voorkomende neurologische aandoening met in

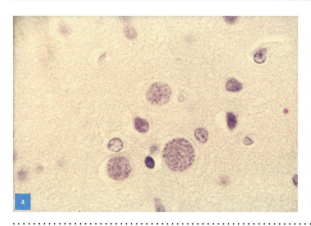
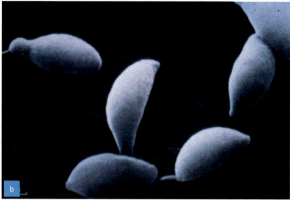

Figuur 18.4 a Weefselcyste door Toxoplasma gondii. b Tachyzoïet.

het algemeen een subacuut verloop. Ten gevolge van de massawerking treedt meestal eerst focale uitval op (hemiparese, spraakstoornissen). Dit kan worden gevolgd door desoriëntatie en een verlaagd bewustzijn. Op de CT-scan worden meestal multipele bilaterale laesies gezien.

Primaire toxoplasma-infectie bij patiënten met afweerstoornissen kan resulteren in een gedissemineerd, snel progressief beeld met hoge koorts, rash, pneumonie, hepatosplenomegalie, myocarditis en diffuse meningo-encefalitis. Bij deze vorm treedt vaak geen lymfadenopathie op.

Bij transplantatiepatiënten kan reactivatie van een oude toxoplasma-infectie maar ook de overdracht van de parasiet uit het donororgaan tot een actieve infectie leiden met ernstige gevolgen zoals cerebrale of gedissemineerde infecties en sterfte.

In zeldzame gevallen treedt infectie op door transfusie van bloed geïnfecteerd met tachyzoïeten.

Epidemiologie

Toxoplasma komt wereldwijd voor en heeft een scala van gastheren, zowel zoogdieren als vogelachtigen. De seroprevalentie van toxoplasmose vertoont wereldwijd schommelingen die primair gerelateerd zijn aan de geschiktheid van de klimatologische omstandigheden voor de overleving van toxoplasma-oöcysten in de bodem en aan eetgewoonten. Er is in Europa een noord-zuidgradiënt, met lage prevalenties in Noord-Europa en hoge in Zuid-Europa. In heel Europa is er een trend van afname van seroprevalentie te zien in de tweede helft van de twintigste eeuw. Ook in Nederland is dat het geval. De seroprevalentie is in Nederland afgenomen van 40% in de totale bevolking in 1996/1997 naar 26% in 2006/2007. Voor vrouwen in de vruchtbare leeftijd is die van 35,2% in 1995/1996 gedaald naar 18,5% in 2006/2007. Seropositiviteit is in Nederland geassocieerd met de regio waar men woont (hoger in het noordwesten), leven in een stedelijk gebied, consumptie van rauw varkensvlees, het hebben van een kat en een laag opleidingsniveau. Bij kinderen was het geassocieerd met het eten van rauwe, ongewassen groenten en het in de mond stoppen van zand.

Diagnostiek

In de acute fase van de infectie kan de parasiet worden gekweekt uit lichaamsvloeistoffen, biopten of *buffy coat* door inoculatie van patiëntenmateriaal in de peritoneale holte bij muizen. Dit wordt echter bijna niet meer gedaan. Ook kunnen door histologisch onderzoek necrotiserende cysten worden aangetoond in biopsiemateriaal. Met behulp van moleculaire technieken (PCR) kan toxoplasma-DNA worden aangetoond in verschillende materialen. De parasitemie is echter meestal van korte duur (enkele weken) waardoor bij personen met een ongestoorde afweer meestal geen DNA aantoonbaar is in bloed.

In de klinische praktijk wordt de diagnose bij verdenking op toxoplasmose meestal gesteld met behulp van serologisch onderzoek, dat wil zeggen het aantonen van IgG-, IgM- en IgA-antistoffen. Er zijn veel serologische methoden beschikbaar, zoals immunofluorescentie, ELISA en immunoblot, al dan niet geautomatiseerd. De gouden standaard was van oudsher de sabin-feldmantest. Deze berust op de inactivatie van levende tachyzoïeten door positieve sera, waardoor de parasieten niet meer aankleuren met een basische methyleenblauwoplossing. Aangezien levende tachyzoïeten nodig zijn, die moeten worden opgekweekt in proefdieren, is de test niet meer algemeen beschikbaar.

Het verschijnen van antistoffen bij een eerder seronegatief individu (seroconversie) wijst erop dat de infectie in de tussenliggende periode is opgelopen. Seroconversie of een viervoudige titerstijging is bewijzend voor een acute infectie. Enkelvoudige metingen kunnen worden gebruikt om een doorgemaakte infectie aan te tonen (bijv. in het kader van zwangerschapscreening), maar doorgaans niet om acute infectie te bewijzen, tenzij extreem hoge titers gevonden worden. Vooral IgM-antistoffen kunnen ook na de acute infectie langdurig (afhankelijk van de methode tot langer dan 8 jaar) aantoonbaar blijven. IgA-antistoffen komen tijdens de primaire infectie voor en zouden minder lang persisteren dan IgM-antistoffen. Zij worden echter weinig gebruikt voor de diagnostiek. Verder kan er gebruik worden gemaakt van de IgG-aviditeit. In het begin van een infectie is de aviditeit laag en deze neemt toe gedurende het beloop. Bij een hoge aviditeit bestaat de infectie in ieder geval langer dan vier maanden. Nadeel is dat een aantal patiënten geen hoogavide antistoffen ontwikkelt: deze patiënten worden daardoor ten onrechte verdacht van een recente infectie. Daarnaast is bij lage IgG-titers (< 10 E) de methode niet bruikbaar. Belangrijk is ook dat zwangerschap en behandeling met spiramycine de ontwikkeling van aviditeit beïnvloeden. Voor de diagnose van congenitale toxoplasmose tijdens de zwangerschap kan bij een seroconversie of andere serieuze verdenking gebruikgemaakt worden van een PCR van vruchtwater. Als hierin toxoplasma-DNA wordt aangetoond, is de foetus vrijwel zeker geïnfecteerd. Een negatieve PCR sluit een diagnose niet altijd uit. Er dient rekening te worden gehouden met de invloed van therapie op de sensitiviteit van zowel PCR als serologie. Als een kind een jaar na de geboorte nog IgG-positief is, is het per definitie congenitaal geïnfecteerd.

De serologische diagnose van toxoplasma-infectie bij patiënten met afweerstoornissen zoals aids is moeizaam, tenzij men weet dat zij tevoren seronegatief voor toxoplasmose waren. Bij aidspatiënten met een gereactiveerde toxoplasmose kunnen de antistoftiters laag zijn.

Bij transplantatiepatiënten is het van belang de serostatus van zowel de donor als de ontvanger te weten om eventueel profylaxe te kunnen voorschrijven.

Behandeling en preventie
De standaardbehandeling van toxoplasmose bestaat uit de combinatie van pyrimethamine en sulfadiazine, aangevuld met folinezuur. Behandeling is niet nodig bij niet-zwangere personen met een normale afweer, tenzij er uitgesproken of langdurige symptomen optreden. Voor de behandeling van toxoplasmose in de zwangerschap en congenitale toxoplasmose wordt de combinatie van pyrimethamine en sulfadiazine geadviseerd, aangevuld met folinezuur. Bij toxoplasmose bij patiënten met afweerstoornissen is meestal therapie wel noodzakelijk. Bij aidspatiënten is wegens de hoge recidiefkans levenslange secundaire profylaxe na behandeling nodig.

Preventie is vooral van belang voor zwangere vrouwen en seronegatieve patiënten met een gestoorde afweer. De maatregelen bestaan vooral uit het vermijden van contact met kattenfeces of mogelijk verontreinigde grond (zandbakken, tuinieren met blote handen) en het vermijden van de consumptie van onvoldoende verhit vlees. Diepgevroren producten zijn wel veilig, omdat de parasieten invriezen niet overleven. Bij aidspatiënten blijkt ook primaire profylaxe met bijvoorbeeld co-trimoxazol effectief.

18.4.3 INDIRECTE OVERDRACHT VIA HET MILIEU

Sommige bacteriën, virussen of parasieten kunnen lange tijd buiten de gastheer overleven. Daardoor is de leefomgeving van de mens een belangrijke bron van infectie met verschillende micro-organismen, ook al zijn de dieren die de pathogenen in het milieu gebracht hebben al lang verdwenen. Zo kunnen mensen zwemmen in water waarin *Trichobilharzia* voorkomt en op die manier zwemmersjeuk oplopen; kan men stro gebruiken waarin nog infectieuze *Coxiella burnetii* voorkomt en zo Q-koorts oplopen, of men kan besmet raken met een hantavirus, een veroorzaker van nier- of longziekte (zie hierna), zonder een muis gezien te hebben.

Hantavirussen zijn een groep virussen behorend tot de familie van de bunyavirussen. Hantavirussen circuleren in wilde knaagdieren. In Nederland en West-Europa komt vooral puumalavirus voor. Mensen besmetten zich vooral door het inademen van besmette stofdeeltjes van ingedroogde urine, speeksel en keutels, waarin het virus nog lang in leven kan blijven. De hantavirussen die in Europa circuleren, kunnen een meer of minder ernstig nierlijden (acute nierinsufficiëntie) veroorzaken. Meestal beperkt het beeld zich echter tot een vrij onschuldige griep: hoofdpijn, buikpijn, misselijkheid, koorts en spierpijn zijn de belangrijkste verschijnselen. De nieren kunnen licht ontstoken zijn maar dit leidt doorgaans niet tot complicaties. De ziekte gaat veelal vanzelf weer over.

Toxocara canis en *Toxocara cati* zijn spoelwormen van hond respectievelijk kat. In Nederland heeft 3 tot 5% van deze huisdieren toxocara-eieren in de feces. De eieren komen in het milieu terecht en moeten eerst gedurende enkele weken embryoneren. De eieren zijn resistent tegen weersomstandigheden. De zandbak is een bekende besmettingsbron. De symptomen worden veroorzaakt door larven die na ingestie van de eieren vrijkomen, de darmwand penetreren en door het lichaam zwerven tot ze vastlopen. Dit ziektebeeld wordt ook viscerale larva migrans genoemd. Symptomen kunnen afwezig zijn en zijn verder weinig specifiek zoals bronchitisachtige klachten en malaise; in het bloed kan eosinofilie aantoonbaar zijn. Soms treedt migratie naar het oog op, wat ernstige oculaire symptomen kan veroorzaken. Incidenteel komen de larven in de hersenen of het centrale zenuwstelsel terecht, met een neurologisch beeld als gevolg. De diagnostiek bestaat uit het aantonen van antilichamen in het serum. Slechts in uitzonderingsgevallen zal een larve aantoonbaar zijn in een biopt of het oog. Behandeling is afhankelijk van het klinische beeld. Als er antiwormmiddelen worden gegeven, moeten vaak corticosteroïden worden toegevoegd om een lokale reactie door een afstervende larve tegen te gaan.

Echinococcus multilocularis is een 6 mm kleine lintworm van de vos (niet te verwarren met *Echinococcus granulosus* (zie hoofdstuk 19). Ook de hond kan eindgastheer zijn. Hij veroorzaakt bij tussengastheren als de mens een ziektebeeld dat ook wel alveolaire echinokokkose wordt genoemd. De afwijking begint bijna altijd in de lever maar breidt zich uit als een maligniteit en kan ingroeien in andere organen. De mens lijkt geen erg geschikte tussengastheer omdat de infecties vaak abortief verlopen. De diagnose kan alleen worden gesteld als serologie gecombineerd wordt met beeldvorming (echo, CT-scan of MRI). De prevalentie van *E. multilocularis* onder vossen neemt toe in Europa en heeft ook Nederland bereikt. Er is aangetoond dat in het zuiden van Limburg meer dan 12% van de vossen *E. multilocularis* bij zich draagt. De eerste patiënt die in Nederland een infectie met *E. multilocularis* heeft opgelopen werd in 2008 in Zuid-Limburg gezien. Ook in Oost-Groningen zijn geïnfecteerde vossen gevonden. Binnen Europa wordt in Zuid-Duitsland (Beieren) en in Zwitserland *E. multilocularis* in hoge percentages gevonden bij vossen en wordt de infectie ook bij honden en in toenemende aantallen bij mensen vastgesteld.

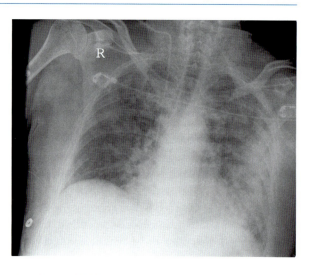

Figuur 18.5 Thoraxfoto van een patiënt met een hemorragische pneumonie.

18.4.4 LEPTOSPIROSE

> **Casus 18.3**
>
> Een 50-jarige man krijgt koorts, vijf dagen nadat hij is teruggekeerd van een vakantie in Zuidoost-Azië. Al snel krijgt hij daarbij spierpijn, wordt misselijk en moet braken. Op de vijfde ziektedag is hij erg ziek. Bij lichamelijk onderzoek wordt een zeer zieke en kortademige man gezien met een lage bloeddruk en andere tekenen van septische shock en een rode periferie van de beide sclerae.
> Het laboratoriumonderzoek laat een leukocytose, lichte trombopenie, een fors verhoogd plasmacreatinine en een verhoogd serumbilirubine zien.
> Hij wordt opgenomen op de intensive care. Kort hierna wordt hij snel toenemend kortademig en begint hij bloed op te hoesten. Op een röntgenfoto van de longen wordt een vlekkerig beeld gezien passend bij een hemorragische pneumonitis (zie figuur 18.5). Met behandeling van de shock, kunstmatige beademing en intraveneus penicilline knapt de patiënt langzaam op; na elf dagen wordt hij ontslagen. De diagnose leptospirose wordt serologisch bevestigd door een tweede serummonster dat was afgenomen een week na opname. Vier maanden later groeit in de bloedkweek die bij opname werd afgenomen *Leptospira interrogans*.
> Dit ziektebeeld staat bekend onder de naam ziekte van Weil.

Microbiologie

Leptospira zijn lange, dunne, spiraalvormige bacteriën, die aan het uiteinde omgebogen zijn (wandelstok). Zij behoren tot de familie van de *Leptospiraceae*. Humane leptospirose wordt veroorzaakt door stammen van de pathogene species *Leptospira interrogans*. De klassieke methoden om serogroepen te identificeren, de kruisagglutinineabsorptietest en de microscopische agglutinatietest (MAT), worden gebruikt voor een indeling in serogroepen en serovars. Inmiddels worden binnen de species *L. interrogans* 25 serogroepen en meer dan 250 serovars onderscheiden. Naast deze indelingen worden monoklonale antistoffen gebruikt voor het bepalen van antigeenprofielen en worden *Leptospira* steeds vaker geclassificeerd op basis van het genoom.

Pathofysiologie en ziektebeelden

Leptospira kunnen het lichaam binnendringen via kleine beschadigingen van de huid, of door de mucosa van mond, neus en ogen. Na een incubatieperiode van ongeveer een week begint de eerste leptospiremische fase, die drie tot zeven dagen kan duren. Afhankelijk van het serotype en gastheerfactoren herstelt de patiënt na enkele dagen of wordt zieker. Humane leptospira-infecties veroorzaken een breed scala van ziekten variërend van subklinische infecties, milde koortsende ziekten zoals melkerskoorts (veroorzaakt door serotype *hardjo*) en modderkoorts (serotype *grippotyphosa*), tot potentieel fatale ziektebeelden zoals de ziekte van Weil (vooral serotype *icterohaemorrhagiae*) en hemorragische pneumonitis. Leptospirose begint meestal met piekende koorts en (achter)hoofdpijn. Spierpijnen – klassiek is de pijn in de kuiten – komen vaak voor, evenals misselijkheid en braken. Bij lichamelijk onderzoek valt een perifere episcleritis op aan beide ogen. Het laboratoriumonderzoek laat een leukocytose met linksverschuiving zien. Hepatitis is afwezig, zelfs als de bilirubinewaarden torenhoog zijn. Creatinekinasewaarden zijn vaak verhoogd. De nierfunctie dient te worden geëvalueerd.

De ziekte van Weil is een acute, ernstig verlopende septische vorm van leptospirose met nierfunctiestoornissen en geelzucht, die opname op een intensivecare-afdeling vereist. De nierfunctiestoornissen zijn het gevolg van een interstitiële nefritis. Hemorragische complicaties zoals neusbloedingen en hemoptyse zijn het gevolg van vasculitis. Zonder mogelijkheden tot kunstmatige beademing is hemorragische pneumonitis een belangrijke doodsoorzaak bij leptospirose.

Na de acute leptospiremische fase kunnen nog andere complicaties optreden zoals (aseptische) meningitis en uveïtis. Deze fase is een immunologische reactie op de infectie.

Het beloop van melkers- en modderkoorts is nogal wisselend, maar meestal milder dan dat van de ziekte van Weil. De koorts kan zeer hoog oplopen en het herstel van de patiënt kan erg lang duren.

Epidemiologie

Veel zoogdieren, vooral kleine knaagdieren, kunnen *Leptospira* dragen zonder ziekteverschijnselen. Infectie van grote huisdieren door *Leptospira* resulteert in abortus, vroeggeboorte en mastitis. Humane leptospirose is in Nederland zeldzaam. Mensen die beroepsmatig in contact komen met deze dieren lopen een verhoogd risico (dierenartsen, slachthuiswerkers, rattenvangers, boeren e.a.). Via de urine van besmette dieren kan oppervlaktewater worden besmet. Dit is tegenwoordig een belangrijke bron van besmetting tijdens recreatie zoals zwemmen en raften in tropische landen.

In Nederland worden ernstige vormen van leptospirose veroorzaakt door de serovars *icterohaemorrhagiae* en *copenhageni* van de serogroep *Icterohaemorrhagiae*. In Nederland komen nog twee andere, mildere vormen van leptospirose voor, de melkerskoorts veroorzaakt door serovar *hardjo* en de modderkoorts door serovar *grippotyphosa*. Het reservoir van serovar *hardjo* is ook de rat, maar de mens wordt meestal besmet door contact met geïnfecteerde urine of melk van een door *L. hardjo* besmette koe. Besmetting leidt in een minderheid van de gevallen tot een koortsende ziekte. Door screening en eventueel behandeling van vee is het aantal veterinaire en humane infecties door serovar *hardjo* sterk afgenomen. Het reservoir van serovar *grippotyphosa* is de veldmuis en de incidentie van humane infecties lijkt verband te houden met de grootte van de veldmuizenpopulatie.

Diagnostiek

Voor de routinediagnostiek wordt meestal gebruikgemaakt van serologie. De gouden standaard is de microscopische agglutinatietest (MAT). In deze assay wordt onderzocht of patiëntenserum agglutinatie (klontering) kan veroorzaken van verschillende leptospiraserovars. De agglutinatie wordt bepaald met donkerveldmicroscopie. De MAT is sensitief en tamelijk specifiek voor verschillende serovars maar wordt pas positief op de vijfde tot tiende dag van de ziekte en is dus voor vroegdiagnostiek vaak niet bruikbaar. Bovendien is het aanhouden van een groot aantal leptospiraserovars zeer specialistisch werk dat alleen door referentielaboratoria wordt uitgevoerd. In Nederland is dat het Nationaal Referentielaboratorium voor Leptospirosen (NRL) dat valt onder het Koninklijk Instituut voor de Tropen (KIT) in Amsterdam.

Een veelgebruikte en eenvoudige techniek is ELISA, waarmee IgM-antistoffen kunnen worden aangetoond. Helaas zijn commercieel verkrijgbare testkits lang niet altijd goed geëvalueerd.

Daarnaast wordt steeds meer gebruikgemaakt van DNA-amplificatie met PCR, maar deze methode is nog voorbehouden aan referentie- of onderzoekslaboratoria.

Voor de MAT en andere antistoftests geldt dat seroconversie, of een minstens viervoudige titerstijging in gepaarde serummonsters (uit de vroeg en laat acute fase), veel bewijskracht levert maar niet bruikbaar is voor de diagnostiek in het vroeg-acute stadium.

Het aantonen van *Leptospira* door het kweken van patiëntenmateriaal is bewijzend. Uit bloed of lichaamsvloeistoffen die worden afgenomen tijdens de eerste tien dagen en vóór antibiotische behandeling kunnen *Leptospira* worden gekweekt. Daarna kunnen ze nog gedurende enkele weken aantoonbaar zijn in de urine. De kweek moet dan binnen twee uur worden ingezet omdat *Leptospira* snel doodgaan in urine. Het kan echter lang duren, zelfs weken tot maanden, voordat een kweek positief wordt. Door de beperkingen van de laboratoriumdiagnostiek is leptospirose in de acute fase vooral een klinische diagnose.

Behandeling

Leptospira zijn goed gevoelig voor antibiotica zoals penicilline, amoxicilline en doxycycline. Ernstige leptospirose wordt behandeld met intraveneus penicilline 4 dd 1,5 miljoen eenheden gedurende zeven dagen. Vanwege de betere biologische beschikbaarheid gaat bij orale behandeling de voorkeur uit naar amoxicilline. Het meeste effect wordt bereikt wanneer de behandeling vroeg wordt begonnen, dus meestal nog voordat de diagnose serologisch bevestigd kan worden. Ook later in de ziekte lijkt behandeling nog voordelen te bieden maar de immunologische complicaties (meningitis en uveïtis) worden daardoor nauwelijks beïnvloed.

Preventie

Preventie van leptospirose is moeilijk. Ratten komen overal ter wereld voor. In landen met een hoge levensstandaard zijn controle op het rattenbestand, vaccinatie en behandeling van besmette huisdieren, monitoring van rundvee (in de melk of serologisch bij niet-melkgevende runderen) en controle van potentieel besmette wateren gangbaar. In ontwikkelingslanden zijn dergelijke maatregelen veel moeilijker te realiseren.

Mensen die buiten werken en in contact kunnen komen met rattenurine of besmet vee moeten hun huid beschermen door handschoenen en laarzen te dragen bij bepaalde werkzaamheden zoals grondwerk, 'sloten', oogsten, hanteren van dode foetussen en dergelijke. Wanneer blootstelling aan besmet water gedurende een korte periode verwacht wordt, zoals bij bepaalde mili-

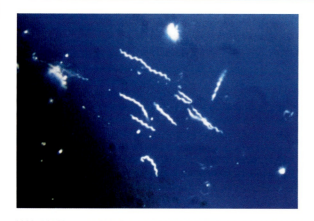

Figuur 18.6 De bacterie Borrelia burgdorferi.

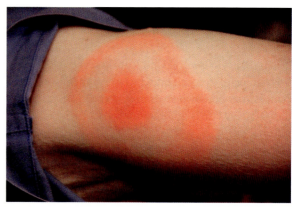

Figuur 18.7 Lokale huidinfectie (erythema migrans) als ziektebeeld bij de ziekte van Lyme.

taire missies, kan profylaxe met eenmaal per week 200 mg doxycycline worden overwogen. In Nederland is een vaccin beschikbaar dat alleen voor honden wordt gebruikt. Er is geen vaccin voor humaan gebruik geregistreerd.

18.4.5 INDIRECTE OVERDRACHT VIA EEN VECTOR

Bloedzuigende artropoden zoals muggen, vliegen, teken, vlooien, luizen en mijten zijn belangrijke vectoren voor overdracht van pathogenen. Hoe ingrijpend dit kan zijn, wordt bijvoorbeeld geïllustreerd door de epidemiologie van pest. De verwekker hiervan, *Yersinia pestis*, komt van nature voor bij kleine, in het wild levende knaagdieren en wordt door rattenvlooien overgedragen op de mens. In het verleden heeft de pest in Europa meer dan 250 miljoen slachtoffers geëist. Ook nu nog worden jaarlijks zo'n duizend gevallen van pest gemeld bij de World Health Organisation (WHO).

Een recenter voorbeeld van de grote omvang van een door vectoren overgedragen ziekte is de West Nile-virusinfectie, overgebracht door muggen. In enkele jaren tijd is vrijwel het hele Noord-Amerikaanse continent door deze infectie 'overspoeld'. Vogels zijn reservoirdieren voor het virus; paarden en mensen zijn zogeheten *dead-end hosts*, die wel ziek worden maar niet voor verdere verspreiding zorgen.

Een voorbeeld dicht bij huis is de ziekte van Lyme, veroorzaakt door de bacterie *Borrelia burgdorferi* die via teken, in Nederland van de soort *Ixodes ricinus*, wordt overgebracht. Het voorkomen van de ziekte van Lyme bij de mens is de afgelopen jaren enorm toegenomen.

Een belangrijke ziekte in de tropen is gele koorts, veroorzaakt door een flavivirus, dat onder meer bij apen voorkomt en op de mens wordt overgebracht door muggen. Ook leishmaniaparasieten worden van knaagdieren en honden op de mens overgebracht via kleine harige mugjes, die zandvliegjes worden genoemd. In verschillende oorlogen heeft vlektyfus, veroorzaakt door *Rickettsia prowazekii* en overgebracht via de luis, vele miljoenen slachtoffers geëist.

18.4.6 BORRELIOSE

Microbiologie

Het genus Borrelia behoort tot de familie van de Spirochaetaceae. Dit zijn gramnegatieve, kurkentrekkervormige, beweeglijke bacteriën die dun (0,1 μm) en relatief lang (5-250 μm) zijn. Er zijn ten minste twintig borreliaspecies bekend, waarvan *B. recurrentis*, de verwekker van febris recurrens of *relapsing fever*, en *B. burgdorferi* (figuur 18.6), de verwekker van lymeziekte, de bekendste zijn. Lymeborreliose is de meest voorkomende ziekte van het noordelijk halfrond die door teken wordt overgedragen. Binnen de groep van *B. burgdorferi* (*sensu lato*) worden drie pathogene groepen (genospecies) onderscheiden. *B. burgdorferi sensu strictu*, *B. garinii* en *B. afzelii*. In Noord-Amerika komt alleen *B. burgdorferi* s.s. voor en daardoor kan de klinische presentatie van lymeborreliose op de twee continenten iets verschillen.

Pathofysiologie

Wanneer bij een tekenbeet *B. burgdorferi* wordt geïnjecteerd, vermenigvuldigt deze zich eerst in de huid. De incubatietijd varieert van 3 tot 32 dagen. De infectie roept een ontstekingsreactie op in de huid en dat leidt tot een zichtbare afwijking die vanuit het centrum groter wordt, het erythema chronicum migrans (figuur 18.7). Na dagen tot weken dissemineren de bacteriën door het lichaam en infecteren andere organen. Het aantal bacteriën in de weefsels is laag.

B. burgdorferi kan in inactieve staat persisteren in huid-, gewrichts- en zenuwweefsel, zelfs na antibiotische behandeling, en na geruime tijd (soms vele jaren) de kop opsteken. Dit is ook bekend van andere spirocheten (*B. recurrentis*, *T. pallidum*). Er zijn ook chronische ziektebeelden beschreven die niet reageren op antibiotica waarbij een auto-immuun ontstekingsmechanisme wordt verondersteld.

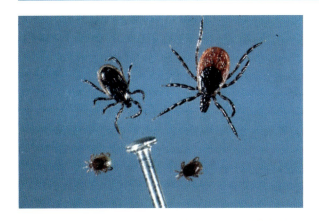

Figuur 18.8 Verschillende stadia van Ixodes ricinus (schapenteek).

Epidemiologie

De geschiedenis van de ontdekking van de ziekte van Lyme is een fraai voorbeeld van onderzoek naar ecologische verbanden en vectoren van een infectie waarvan men vermoedde dat het een zoönose moest zijn.

In 1975 trad in Lyme, een kleine stad in Connecticut, een epidemie op van artritis onder schoolkinderen. Een kwart van de patiënten had daarbij huidlaesies (figuur 18.7) die zij associeerden met een tekenbeet. De verontruste moeders schakelden het State Health Department in, dat de reumatoloog Steere naar Lyme stuurde. Deze legde het verband tussen de tekenbeet, de huidaandoeningen en het seizoenskarakter van de ziekte. Zes jaar later deed zich een ziekte voor onder herten in Long Island. Burgdorfer, een rickettsiaspecialist uit de Rocky Mountains, screende de plaatselijk voorkomende teken op *Rickettsia*. Hij trof deze niet aan maar zag in de tekenmagen wel spirocheten. Het duurde daarna nog twee jaar voordat de lymespirocheet kon worden gekweekt.

De vectoren zijn harde teken van het geslacht *Ixodes*; in Europa is *I. ricinus*, de schapenteek, de belangrijkste vector (figuur 18.8), in Azië *I. persulcatus* en in Noord-Amerika *I. scapularis* en *I. pacificus*.

De teek heeft een levenscyclus van twee tot drie jaar, waarin hij drie stadia doorloopt: larve (0,5-1 mm groot), nimf (1-1,5 mm groot) en volwassen teek (3-10 mm groot). In elk stadium voedt de teek zich - in de actieve periode van maart tot november - eenmaal met bloed van een gastheer.

Wanneer de teek op kleding terechtkomt, zal hij doorkruipen totdat hij zich aan huid kan hechten en een bloedmaal kan nemen. Een tekenbeet is pijnloos en kan onopgemerkt verlopen. Patiënten met lymeziekte weten daarom soms niet of en wanneer zij door een teek gebeten zijn.

Kleine knaagdieren en andere in het wild levende zoogdieren zijn de belangrijkste reservoirs van de lymeborreliae, die geregeld bacteriëmieën veroorzaken bij deze dieren. Wanneer teken zich voeden met bloed van deze dieren, kunnen zij zichzelf besmetten en vervolgens een volgende gastheer besmetten (figuur 18.9). De teek maakt met zijn zuigsnuit een gaatje in de huid van de gastheer en spuit speeksel naar binnen dat antistollings- en ontstekingsremmende factoren bevat, zodat een minimale lokale reactie ontstaat. Een vastgezogen teek laat pas los wanneer zij volgezogen is. De borreliabacteriën migreren tijdens het bloedmaal naar de speekselklieren en komen via het speeksel in de gastheer terecht. Dit proces gaat niet snel. Wanneer de teek binnen 24 uur verwijderd wordt is het risico op infectie laag. Het risico op overdracht neemt toe naarmate de teek langer vastgezogen zit. Wanneer de overdracht slaagt, krijgt ongeveer 5% van de gastheren een klinische en 95% een subklinische infectie. Ook voor kleine en grote huisdieren is *B. burgdorferi* pathogeen; ook honden, katten, koeien en paarden kunnen lymeziekte oplopen, waarvan artritis het bekendste symptoom is.

De prevalentie van besmette teken varieert: er zijn streken in Europa met 100% besmetting van teken (nimfen), andere met 10%; in Nederland is de besmettingsgraad gemiddeld 23% maar kan zo hoog zijn als 50%. Wereldwijd stijgt de besmettingsgraad en dijt het verspreidingsgebied uit.

Ziektebeeld

Inmiddels is duidelijk geworden dat de ziektebeelden in Europa en in Noord-Amerika enigszins verschillen omdat de verschillende *B. burgdorferi*-species iets verschillende ziektebeelden veroorzaken. Infectie met *B. burgdorferi sensu stricto* geeft vooral gewrichtsklachten, met *B. afzelii* vooral huidaandoeningen en met *B. garinii* veelal neurologische aandoeningen. Aangezien in Europa vooral *B. afzelii* en *B. garinii* voorkomen, ziet men in Europa vaker systemische huidaandoeningen zoals acrodermatitis chronica atrophicans (ACA) en neuroborreliose.

De ziekte van Lyme kenmerkt zich door verschillende stadia:

1 *Vroege infectie (stadium 1, gelokaliseerde infectie).* Het kenmerk van de eerste gelokaliseerde infectie is erythema migrans (EM, zie figuur 18.7), een zich centrifugaal uitbreidende roodheid van de huid om de insteekplaats van de teek, die vier tot tien dagen na de tekenbeet ontstaat. De diameter van EM is al gauw 5 cm of meer (tot 40 cm). Erythema migrans wordt gezien in meer dan 80% van de vroege stadia van lymeborreliose. In Europa is de laesie meestal pijnloos, jeukt niet en is niet verheven. In Noord-Amerika kunnen er meer kenmerken van ontsteking zijn en kunnen er meerdere EM-laesies zijn. EM kan onopvallend zijn, vooral op een door de zon gebruinde huid. Bij kinderen wordt EM vaak gezien in het gezicht, in de nek, op de rug en op de benen.

2 *Vroege infectie (stadium 2, gedissemineerde infectie).* Door verspreiding van de micro-organismen via bloed of

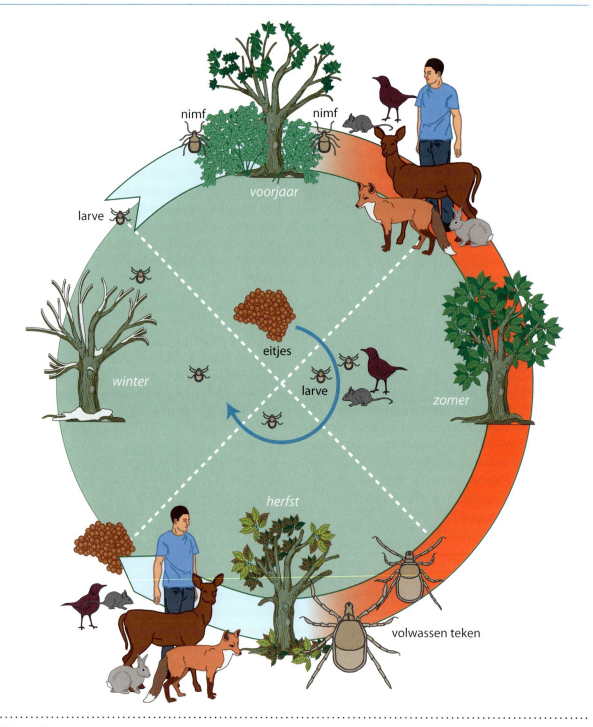

Figuur 18.9 Infectieroute van de ziekte van Lyme. (Aangepast van http://www.cdc.gov/ncidod/dvbid/lyme/ld_transmission.htm)

lymfebanen kunnen binnen enkele dagen tot weken secundaire EM-laesies ontstaan op diverse andere plaatsen of in de buurt van de initiële laesie. Dit is vooral beschreven in Noord-Amerika. Recidiverende EM is ook beschreven. Dit tweede stadium wordt bepaald door de systemische infectie met klachten zoals moeheid en malaise, koorts, hoofdpijn, spier- en gewrichtspijnen, regionale lymfadenitis, gegeneraliseerde lymfadenopathie, tekenen van meningitis, hepatitis, splenomegalie, keelpijn en hoesten. De klachten en symptomen komen niet altijd allemaal tegelijk voor, ze kunnen elkaar afwisselen. In ongeveer een vijfde van de patiënten zijn dit zelfs de eerste symptomen, niet voorafgegaan door EM.

Na weken tot maanden ontwikkelt zich bij ongeveer 15% van de patiënten neuroborreliose met manifestaties van een milde meningitis, encefalitis, hersenzenuwuitval (nervusfacialisparese) of perifere neuroradiculopathie, waarbij de intensiteit van de symptomen kan variëren over de tijd.

Cardiale complicaties. Cardiovasculaire symptomen (1-2%) van de ziekte van Lyme treden meestal vroeg (weken tot enkele maanden) na de initiële infectie op. Ontsteking van de bundel van His leidt tot een atrioventriculair blok met verschijnselen van duizeligheid, flauwvallen, pijn op de borst en vermoeidheid. Meestal is er ook sprake van myocarditis met een linkerventrikeldisfunctie en cardiomegalie. De prognose is doorgaans goed, hoewel bij sommige patiënten een permanente pacemaker noodzakelijk blijkt.

Gewrichtsaandoeningen. Vroeg na de infectie kunnen artralgieën en myalgieën met verspringende gewrichtspijnen en -zwellingen met roodheid voorkomen.

3 *Late infectie (stadium 3, persisterende infectie)*. Chronische huidinfectie met de lymespirocheet resulteert in acrodermatitis chronica atrophicans (ACA), een huidziekte waarbij de huid atrofisch wordt, haar elasticiteit verliest en blauwachtig verkleurt. Acrodermatitis kan zich vele jaren na de initiële infectie openbaren. Vaak klagen de patiënten ook over koortsperioden, hoofdpijn, malaise en spierpijn.

De 'late' artritis begint meestal enkele maanden na de acute fase. Lymeartritis is een oligoarticulaire gewrichtsaandoening van de grote gewrichten. De knie is het vaakst aangetast. Artritis kan kort (drie dagen) duren of chronisch (twee jaar) en recidiverend verlopen. Lymeartritis is een erosieve, destruerende artritis met blijvend functieverlies in chronische stadia.

Een klein deel van de onbehandelde patiënten ontwikkelt een chronische neurologisch ziektebeeld.

Ook na effectieve behandeling blijven vaak chronische, aspecifieke klachten over zoals moeheid, spier- en skeletpijnen en concentratiestoornissen. Dit wordt tegenwoordig ook wel het post-lymesyndroom genoemd.

Diagnostiek

De diagnose van lymeborreliose wordt gestuurd door de presentatie van de ziekte. Laboratoriumonderzoek dient ter ondersteuning van de klinische diagnose. Voor een pathognomonische aandoening zoals erythema migrans is geen aanvullende diagnostiek nodig. Zonder een redelijke klinische verdenking op lymeborreliose is er geen indicatie voor het inzetten van laboratoriumdiagnostiek. Bij een duidelijk klinisch beeld van de latere stadia volstaat meestal serologie. Bij twijfel of onduidelijkheid wordt getracht de bacterie aan te tonen met kweek of PCR.

Kleuringen in preparaten. De gewone gramkleuring is ongeschikt voor borreliabacteriën. De giemsakleuring wordt wel gebruikt voor liquor en weefsels, maar de borreliabacteriën zijn zo dun dat men ze in weefsel gemakkelijk over het hoofd ziet. Daarom maakt men wel gebruik van zilverimpregnatie. Met een dergelijke kleuring zijn de vorm en lengte van de bacterie te zien, maar dit is niet bewijzend voor *B. burgdorferi*.

Kweek en PCR. In elk stadium van de ziekte is *B. burgdorferi* te isoleren uit patiëntenmateriaal zoals huidbiopten, bloed, synovia en liquor. Het kweken van borreliaspirocheten uit huidbiopten bij EM of ACA wordt alleen in gespecialiseerde laboratoria gedaan en heeft daar een hoge sensitiviteit. Isolatie van *Borrelia* uit een klinisch specimen is echter tijdrovend en moeilijk door de geringe hoeveelheid spirocheten in de weefsels. Beter is de PCR-techniek, waarbij amplificatie wordt gebruikt om DNA van *Borrelia* in weefsels op te sporen. Deze techniek

Tabel 18.2 Lymeziekte: klinische verschijnselen. Enkele symptomen die samenhangen met de organen die het vaakst zijn aangedaan bij lymeziekte.

orgaan	stadium 1, gelokaliseerde infectie	stadium 2, gedissemineerde infectie	stadium 3, persisterende infectie
huid	erythema migrans (EM)	secundaire ringvormige laesies, exanthemen, erytheem, urticaria	acrodermatitis chronica atrophicans
		lymfocytoom	gelokaliseerde scleroderma
spieren en skelet		kortdurende aanvallen van artritis, pijnen in gewrichten, pezen, bursae, spieren en botten	chronisch (recidiverende) artritis, enthesopathie, periostitis
zenuwstelsel		meningitis (encefalitis), motorische of sensorische (radiculo)neuritis van hersenzenuwen (bijv. verlamming n. VII) en perifere zenuwen	chronische encefalomyelitis, spastische paraparese, ataxie, chronisch axonale polyradiculopathie
lymfestelsel	regionale lymfadenopathie	regionale of gegeneraliseerde lymfadenopathie	
		splenomegalie	
hart		myopericarditis	
		atrioventriculair nodaal blok	
algemeen	weinig algemene symptomen	malaise en vermoeidheid	malaise en vermoeidheid

is vooral geschikt in de diagnostiek van lymeartritis, waarbij de sensitiviteit rond de 80% is. Voor bloed is de PCR niet geschikt.

Serologie. Het belangrijkste hulpmiddel bij de diagnostiek is de serologie. Specifieke antistoffen zijn pas aantoonbaar na drie tot vier weken (IgM) en zes tot acht weken (IgA en IgG); de antistoffen zijn gericht tegen vele soorten celwandproducten en eiwitten van de spirocheet. Voor serologie worden ELISA-, ifa- en immunoblottechnieken gebruikt. Naast circulerende antistoffen worden ook intrathecaal antistoffen gevormd bij patiënten met neuroborreliose. Specifiek IgM verdwijnt doorgaans na enkele maanden; specifiek IgG tegen één of meer antigenen kan jaren na infectie en genezing aantoonbaar blijven. De aanwezigheid van antistoffen tegen *B. burgdorferi* geeft voorafgaand contact met borrelia-antigenen aan, maar zegt niets over het stadium of verloop van de ziekte, noch over bescherming ertegen. De seroprevalentie kan hoog zijn bij gezonde mensen die veel worden blootgesteld aan teken. Anderzijds kunnen patiënten chronische stadia van lymeziekte ontwikkelen of zelfs een tweede infectie oplopen ondanks aanwezigheid van circulerende antistoffen.

Preventie en behandeling

In streken waar de besmettingsgraad van teken groot is, is het aan te raden voorzorgsmaatregelen te nemen om een tekenbeet te voorkomen. Dit kan eenvoudig met beschermende kleding en dagelijkse controle op de aanwezigheid van teken na verblijf in bossen en struikgewas. Het is niet nodig om bij elke tekenbeet profylactisch antibiotica te gebruiken. Een groot deel van de teken zal onbesmet zijn, en van de besmette teken zal maar een klein deel in de gelegenheid zijn om ziekte over te dragen. In de VS zijn wél richtlijnen die een eenmalige dosis doxycycline adviseren bij beten van *Ixodes* in gebieden met een zeer hoge prevalentie van geïnfecteerde teken.

Er is nog geen vaccin beschikbaar tegen lymeborreliose, ondanks veel en uitgebreid onderzoek.

Hoewel de acute fase (EM) van de ziekte van Lyme ook zonder therapie kan genezen, is het verstandig EM antibiotisch te behandelen, vooral om de latere stadia te voorkomen.

Met antibiotica kan meestal de lymespirocheet wel worden geëlimineerd, maar eenmaal aangebrachte schade is niet altijd te herstellen. Chronische gewrichtsklachten die niet reageren kunnen het gevolg zijn van persisterende bacteriën, waarvoor een tweede kuur met antibiotica gegeven kan worden. Het kan ook een uiting zijn van auto-immuniteit. Als een tweede antibioticakuur geen herstel geeft, zal daarom lokaal of systemisch verder worden behandeld met anti-inflammatoire middelen.

Kernpunten

- Bij de anamnese is het belangrijk om te denken aan een zoönose. Vraag gericht naar blootstelling (waar, wanneer, hoe) en denk daarbij ook aan diercontact, voedsel en blootstelling in het milieu.
- Kattenkrabziekte verloopt meestal subklinisch of mild. De ernstig verlopende vorm bij niet-immuungecompromitteerde patiënten heeft diverse verschijningsvormen.
- Q-koorts is een respiratoire zoönose maar kan een bont ziektebeeld geven.
- Q- koorts kan chronisch worden, met vooral vasculaire en cardiale problemen.
- Humane besmetting met toxoplasmose loopt via verschillende transmissieroutes (voeding, contaminatie milieu) waarna de parasiet zich in meerdere organen kan nestelen.
- Klinische symptomen van toxoplasmose manifesteren zich vooral in patiënten met een gestoorde afweer of congenitale infectie.
- Oogafwijkingen door toxoplasmose kunnen het gevolg zijn van zowel congenitale als verworven infecties.
- Leptospirose is vooral een klinische diagnose en moet snel worden behandeld.
- Bij besmetting met *B. burgdorferi* krijgt 5% van de gastheren een klinische infectie en 95% een subklinische.
- Klinische infecties met *B. burgdorferi* kunnen vroeg of laat optreden; vele orgaansystemen kunnen worden betrokken. In Europa komt verhoudingsgewijs veel neuroborreliose voor.
- De aanwezigheid van antistoffen tegen *B. burgdorferi* geeft voorafgaand contact met borrelia-antigenen aan, maar zegt niets over het stadium of verloop van de ziekte, noch over bescherming tegen de ziekte. De diagnose ziekte van Lyme wordt vooral gesteld op het klinisch beeld; serologie kan ondersteunend zijn.

Literatuur

Acha PN, Szyfres B. Pan American Health Organization. Zoonoses and communicable diseases common to man and animals. 3th edition. Volumes I. Bacterioses and mycoses; II. Chlamydioses, rickettsioses, and viroses, and III. Parasitoses. Washington, D.C.: Pan American Health Organization; 2003.

Bratton, RL, Whiteside JW, Hovan MJ, Engle RL, Edwards FD. Diagnosis and treatment of Lyme disease. Mayo Clin Proc. 2008; 83(5):566-71.

CBO. Richtlijn Lyme-borreliose 2004. http://www.cbo.nl/product/richtlijnen/folder20021023121843/lymebor2004.pdf/view

Chomel BB, Boulouis HJ, Maruyama S, Breitschwerdt EB. Bartonella spp. in pets and their effect on human health. Emerg Infect Dis. 2006;12(3):389-94. Review.

Delsing CE. Q-koorts, een potentieel ernstig ziekte. Ned Tijdschr Geneeskd. 2009;153:A112.

Global zoonoses. In: Merck veterinary manual. http://merckvetmanual.com/mvm/htm/bc/tzns01.htm

Hofhuis A, Pelt W van, Duynhoven YT van, Nijhuis CD, Mollema L, Klis FR van der, et al. Decreased prevalence and age-specific risk factors for Toxoplasma gondii IgG antibodies in The Netherlands between 1995/1996 and 2006/2007. Epidemiol Infect. 2010 May 24:1-9. [Epub ahead of print]

LCI-richtlijnen. A-Z lijst. http://www.rivm.nl/cib/infectieziekten-A-Z/infectieziekten/

McBride AJ, Athanazio DA, Reis MG, Ko AI. Leptospirosis. Curr Opin Infect Dis. 2005;18(5):376-86.

Steenbergen JE van, Roest HJ, Wijkmans CJ, Duijnhoven Y van, Vellema P, Stenvers O, et al. Q-koorts in Nederland: 2008 en verwachting voor 2009. Ned Tijdschr Geneekd. 2009;153:A370.

19 Import- en reizigersziekten

R.W. Sauerwein en L.G. Visser

19.1 Inleiding

Import- en reizigersziekten zijn ziekten die zich specifiek voordoen bij reizigers of allochtonen en die in Nederland niet (meer) endemisch zijn. Infecties vormen een belangrijk onderdeel van de import- en reizigersgeneeskunde en zijn meestal gerelateerd aan de (sub)tropen, waar (parasitologische) infecties prominent vertegenwoordigd zijn. Morbiditeit bij reizigers wordt vooral veroorzaakt door infecties, terwijl de belangrijkste doodsoorzaak in deze groep het gevolg is van ongelukken en trauma's. Groeiend reizigersverkeer en migratie van bevolkingsgroepen door oorlogen of andere oorzaken dragen bij tot de verspreiding van infecties in soms epidemische vorm; zo kunnen nieuwe infecties of resistente vormen van reeds aanwezige infecties in een bepaald gebied worden geïntroduceerd.

Bij het afnemen van de anamnese moet aan een aantal punten aandacht worden geschonken. Het is belangrijk te vragen naar vaccinaties, gebruikte chemoprofylaxe, lokale (traditionele?) behandelingen en naar speciale gebeurtenissen, zoals zoetwatercontact, contact met dieren en insecten, seksuele contacten, problemen met voedsel of bijzondere activiteiten. Zo had een patiënt die zich presenteerde met onbegrepen koorts en prikkelhoest, in Guatemala grotten bezocht waar zich veel vleermuizen ophielden. De man bleek geïnfecteerd te zijn met *Histoplasma capsulatum*, een schimmel die onder andere wordt gevonden in de uitwerpselen van vleermuizen en die longafwijkingen en systemische klachten kan veroorzaken.

Bij migranten is het nuttig iets van hun achtergrond en leefwijzen af te weten. Wanneer bijvoorbeeld een patiënt die zich presenteert met een sterk gezwollen buik, vertelt dat hij vroeger op het platteland van Turkije leefde, bestaat een kans dat we te maken hebben met hydatide cysten in de lever veroorzaakt door *Echinococcus granulosus*.

Bij reizigers is het van belang gedetailleerd op de hoogte te zijn van de gevolgde reisroute; het is onvoldoende om alleen naar het land van bestemming te vragen. Binnen een land kunnen relatieve infectierisico's zeer verschillend zijn. Peru, bijvoorbeeld, kent drie klimaatzones: het hooggebergte van de Andes, het Amazone-regenwoud en de zeer droge hoogvlakte aan de kust; elk hebben zij hun eigen specifieke infectie-epidemiologie. Ook is het belangrijk te informeren naar eventuele korte stops tijdens de reis. Het is mogelijk dat de patiënt met koorts op terugweg uit Johannesburg, malaria heeft opgelopen tijdens een korte *stop-over* op het vliegveld van Dar es Salaam in Tanzania.

Het risico van een bepaalde infectie kan gedurende het jaar sterk wisselen; de kans op malaria is bijvoorbeeld veel kleiner in de droge tijd dan in het natte seizoen, wanneer er veel muggen zijn die de parasiet kunnen overdragen.

Gegevens over de reiscondities zijn eveneens informatief. Het maakt voor de infectierisico's beslist uit of men uitsluitend heeft overnacht in hotels met airconditioning in Nairobi of Bangkok, dan wel een trektocht heeft gemaakt met overnachtingen in de buitenlucht in de binnenlanden van Kenia of Thailand. Kennis over de exacte verblijfsduur op een bepaalde bestemming kan helpen bij het stellen van de diagnose, omdat op grond van de incubatieperiode bepaalde infecties kunnen worden verworpen. Kortom, naast informatie over de patiënt en huidige ziekte, moet de anamnese antwoord geven op de volgende vragen: 'Waar is patiënt geweest?', 'Wat heeft hij gedaan?', 'Wanneer was dat?' en 'Hoe lang is hij weggeweest?'. Vaak kan de informatie zeer inzichtelijk worden weergegeven door het construeren van een tijdslijn waarop alle relevante gegevens van klachten en verschijnselen, plaatsen en activiteiten in de tijd zijn aangegeven.

De meest voorkomende klachten die men in Nederland bij reizigers aantreft, zijn koorts en diarree of buikklachten. Frequent gestelde parasitaire diagnosen zijn giardiasis, malaria, amoebiasis, schistosomiasis en filariasis. Eosinofilie is de meest gevonden laboratoriumafwijking; vooral worminfecties zijn hiervoor verantwoordelijk. De hoogte van de eosinofilie weerspiegelt de intensiteit van weefselinvasie. Eosinofilie kan afwezig zijn bij afgegrensde worminfecties.

In tabel 19.1 worden enkele worminfecties met eosinofilie genoemd.

Tabel 19.1 Worminfecties ingedeeld naar transmissieweg en graad van eosinofilie.

		graad van eosinofilie*				opmerkingen
		0	+	++	+++	
direct contact						
zoetwater	*Schistosoma* spp.			×	×	vooral vroeg in infectie
grond	*Strongyloides stercoralis*			×	×	tijdens larvenmigratie (auto-infectie); bij hyperinfectie ontbreekt eosinofilie
	mijnworm spp.		×	×		vooral in larvenstadium
ingestie						
wormeieren	*Ascaris lumbricoides*	×		×	×	vroeg in infectie tijdens larvenstadium
	Trichuris trichiura	×	×			
	Enterobius vermicularis	×	×			
	Toxocara spp.			×		
	Echinococcus spp.	×	×			intermitterend bij lekkende cyste
	Taenia spp.	×	×			
larven	*Trichinella spiralis*			×	×	
vector						
	Filaria spp.	×	×	×	×	

* 0 = 450 eo's/ml; + = 450-1000 eo's/ml; ++ = 1000-3000 eo's/ml; +++ = > 3000 eo's/ml (hypereosinofilie).

Casus 19.1

Een 23-jarige studente is teruggekeerd van een vijfweekse lowbudgetvakantie naar Indonesië (platteland), waar zij diverse eilanden heeft bezocht. Voor haar reis is ze bij de GGD geweest en werd ze gevaccineerd tegen hepatitis A, difterie/tetanus/polio en buiktyfus. Als malariaprofylaxe gebruikte ze mefloquine (Lariam®), één tablet per week, waarmee ze drie weken voor vertrek was begonnen. Hoewel ze zich onderweg altijd goed heeft gevoeld, krijgt ze zeven dagen na terugkomst koorts tot 39 °C, hoofdpijn en spierpijn. Ze denkt aan griep en blijft in bed. Ze begint in de loop van enkele dagen te ijlen en wartaal uit te slaan en u wordt door haar huisgenoten gebeld.
Bij lichamelijk onderzoek vindt u een zieke, enigszins suffe vrouw met een temperatuur van 39,8 °C en een pols van 95 slagen/min. De buik is drukpijnlijk en de milt is twee vingers palpabel onder de ribbenboog. Er zijn geen huidafwijkingen.

Veelvoorkomende oorzaken van koorts door infecties met een ruime verspreiding in de tropen zijn malaria, buiktyfus, dengue en tuberculose. De klachten en de achtergrond van patiënte maken de laatste diagnose onwaarschijnlijk. Deze zouden beter passen bij bijvoorbeeld een ondervoede patiënte uit een Rwandees vluchtelingenkamp met koorts, nachtzweten en hoesten.

Het ziektepatroon bij deze vrouw komt het dichtst bij wat in de Engelstalige literatuur *enteric fever* wordt genoemd en dat klassiek bestaat uit continue koorts, hoofdpijn, buikpijn, relatieve bradycardie en splenomegalie. Dit syndroom wordt vaak veroorzaakt door *Salmonella (para)typhi*, en soms door *Brucella* spp. Verder is er nog een reeks van andere micro-organismen die een dergelijk beeld kunnen geven (tabel 19.2).

Ondanks het gebruik van de juiste chemoprofylaxe kan de diagnose malaria, een ziekte die op een groot aantal eilanden van de Indonesische archipel voorkomt, niet worden verworpen; dit temeer daar er geen specifiek klachtenpatroon voor deze koortsende ziekte bestaat en er sprake kan zijn van resistentie van de parasiet of inadequate mefloquine-inname.

De effectiviteit van de huidige tyfusvaccins is ongeveer 50-70%, waardoor deze symptomen ook goed zouden kunnen passen bij buiktyfus (*typhoid fever*).

De combinatie van koorts, hoofdpijn, spierpijn en verwardheid komt ook voor bij rickettsiosen ('tyfus'), leptospirose en febris recurrens (*relapsing fever*).

Tabel 19.2 Importinfecties met koorts, hoofdpijn en spierpijn.

	virale hemorragische koorts	denguekoorts	rickettsiose	leptospirose	buiktyfus	febris recurrens	malaria
verwekkers	lassavirus, marburgvirus, ebolavirus, krim-kongovirus	denguevirus	*Rickettsia africae, R. conorii, R. rickettsii, Orientia tsutsugamushi, R. typhi, R. prowazeckii*	*Leptospira interrogans*	*Salmonella enterica* serovar *typhi*, *S. enterica* serovar *paratyphi* A, B of C	*Borrelia recurrentis*, andere *Borrelia* spp.	*Plasmodium falciparum, P. vivax, P. ovale, P. malaria, P. knowlesi*
transmissie	druppelinfectie, bloederige lichaamssecreten	*Aedes aegypti*-mug	teken (*spotted fever*), mijten (*scrub typhus*), vlooien (*murine typhus*), luizen (*epidemic typhus*)	besmet water (m.n. rattenurine)	besmet voedsel of drinkwater	luizen (*B. recurrentis*), teken (andere *Borrelia* spp.)	anophelesmug
incubatieperiode	2-21 d	2-14 d	3-18 d	4-28 d	7-21 d	2-18 d	ten minste 7 d, malaria tropica tot 3 m
koortspatroon	wisselend	bifasisch (zadelpatroon)	hoog en continu in eerste week	eerste week piekend tot 40 °C; soms bifasisch	continu	cyclus van meerdere dagen koorts gevolgd door een aantal koortsvrije dagen, (*relapsing fever*)	grillig (*P. falciparum*), anderdaags (*P. vivax* en *ovale*), derdedaags (*P. malariae*), dagelijks (*P. knowlesi*)
czs-symptomen	- (+)	- (+)	hoofdpijn +++, meningitis, encefalitis	verwardheid, meningeale prikkeling	beneveld bewustzijn (2e ziekteweek)		bewustzijnsdaling, convulsie, coma (cerebrale vorm, *P. falciparum*)
huidafwijkingen	maculopapillair exantheem, spontane bloedingen	gegeneraliseerd maculopapulair exantheem, petechiën	eschar (beet teek, mijt), vesiculair of maculopapulair exantheem, petechiën	exantheem vooral romp	roseola	fijnvlekkig exantheem	-
splenomegalie	-	- (+)	+	(+)	+	+	+
hepatomegalie	-	-	+	(+)	(+)	+	-
leukocyten	↓	↓	↓	normaal of ↑	↓	normaal of ↓	↓
trombocyten	(↓)	↓↓	wisselend	(↓)	↓		↓
diagnostische test (routine)	PCR (bloed)	antigeentest; serologie	serologie	bloedkweek (1e week); urinekweek; serologie	bloedkweek (beenmergkweek), feceskweek (negatief 1e week)	dikkedruppel, QBC	dikkedruppel, QBC, snelle striptest
bijzonderheden	relatieve bradycardie, overwegen bij risicocontacten (zieken, reservoir), strikte isolatie	relatieve bradycardie; ernstige vorm: hemorragie en shock	relatieve bradycardie, regionale lymfadenopathie	relatieve bradycardie, conjunctivale roodheid; ernstige vorm: nierinsufficiëntie, icterus, longbloedingen	relatieve bradycardie, respiratoire klachten; ernstige vorm: darmbloedingen, darmperforatie	relatieve bradycardie	(relatieve bradycardie); ernstige vorm *P. falciparum*: cerebrale malaria, longoedeem, nierfalen, anemie, hypoglykemie, shock

19.2 Malaria

Casus 19.2

Een 84-jarige Nederlandse man werd ingestuurd onder de verdenking van bacteriële meningitis nadat hij thuis verminderd aanspreekbaar was aangetroffen. Patiënt klaagde over hoofd-, nek- en rugpijn. Sinds terugkeer van een reis door zuidelijk Afrika, tien dagen eerder, was hij vermoeid. De laatste dagen had hij diarree zonder bijmenging met bloed. Patiënt zou geen koorts hebben gehad.

Patiënt maakte een zeer zieke indruk. De lichaamstemperatuur bedroeg 39 °C; de hartfrequentie 111 per min; de bloeddruk 126/66 mmHg, de ademhalingsfrequentie 34 per min; de saturatie 97%. De patiënt was verward en had een stijve nek bij flexie en rotatie. Het bewustzijn was sterk wisselend (E4M6V4). Onderzoek van hart, longen en abdomen was niet afwijkend. Op de onderbenen werden petechiën gezien.

Laboratoriumonderzoek: Hb normaal; leukocyten verhoogd, trombocyten sterk verlaagd; ureum verhoogd, creatinine verhoogd; bilirubine verhoogd, creatinefosfokinaseactiviteit sterk verhoogd; lactaat verhoogd. Omwille van de diepe trombopenie werd geen lumbaalpunctie verricht.

De patiënt werd behandeld met amoxicilline in meningitisdosering. In verband met de reisanamnese werd een dikkedruppelonderzoek verricht. In het dikkedruppelpreparaat werden talloze kernen van malariaparasieten gezien ('sterrenhemel'). In het bloeduitstrijkje werd het infectiepercentage met *P. falciparum* geschat op 24%. Er werden geen schizonten gezien.

De diagnose werd gesteld van ernstige malaria tropica met cerebrale verschijnselen, hyperparasitemie, diffuse intravasale stolling, hyperbilirubinemie, shock, nierinsufficiëntie, rabdomyolyse en lactaatacidose.

Patiënt werd succesvol behandeld met artesunaat via intraveneuze weg en erytrocytaferese. Patiënt werd tien dagen later ontslagen naar een revalidatiecentrum. Na acht maanden is de conditie van de patiënt nog niet op het oude niveau teruggekeerd. Na 20 minuten wandelen is hij buiten adem. Ook blijven er aandachtsstoornissen bestaan: na 10-15 minuten verslapt de aandacht bij het lezen.

19.2.1 INLEIDING

Malaria is een infectie met protozoën van het genus *Plasmodium* waarvan vijf species voor de mens pathogeen zijn: *P. falciparum*, *P. vivax*, *P. ovale*, *P. malariae* en *P. knowlesi*.

Plasmodia zijn sporozoën die intracellulair leven, eerst in levercellen en daarna in erytrocyten. De humane infectie begint met een steek van de geïnfecteerde vrouwtjesmug van het genus *Anopheles*, waarvan vele species over de wereld voorkomen. In zeldzame gevallen kan malaria door transfusies met geïnfecteerd bloed of prikaccidenten worden overgebracht.

Het verspreidingsgebied van malaria omvat het grootste deel van de tropen en bevindt zich grofweg tussen 60° noorderbreedte en 40° zuiderbreedte en in het algemeen in gebieden beneden 2000 meter hoogte. Anophelesmuggen steken vooral in de late avond en 's nachts. De meest verraderlijke en levensbedreigende ziekte is malaria tropica, veroorzaakt door *P. falciparum*, waarmee jaarlijks ongeveer 200 miljoen mensen geïnfecteerd worden. Per jaar overlijden ongeveer één miljoen mensen, voornamelijk jonge kinderen in Afrika, die nog niet voldoende immuniteit hebben opgebouwd. Dit betekent dat iedere minuut drie slachtoffers vallen. Ongeveer 30.000 reizigers uit Amerika en Europa lopen jaarlijks malaria tropica op, met 2% letaliteit. Negentig procent van de malariagevallen doet zich voor in tropisch Afrika. Het infectierisico is mede afhankelijk van de transmissie-intensiteit. Deze wordt bepaald door het aantal (geïnfecteerde) mensen en muggen en de broed- en leefcondities voor de mug, die grote geografische verschillen vertonen. Het grootste risico van malaria loopt men in Afrika (vooral West-Afrika); in 90% van de gevallen is *P. falciparum* de verwekker.

In Nederland worden jaarlijks ongeveer 200 nieuwe gevallen geregistreerd. Gemiddeld 78% wordt veroorzaakt door *P. falciparum*, met jaarlijks één tot drie gevallen met fatale afloop, 12% door *P. vivax*, 6% door *P. ovale* en enkele procenten door *P. malariae* naast nog een aantal menginfecties.

19.2.2 DE MALARIACYCLUS

Plasmodia kennen verschillende morfologische stadia (figuur 19.1) in de mens, die tussengastheer is. Wanneer een geïnfecteerde anophelesmug haar bloedmaal neemt, worden sporozoïeten die zich in de speekselklieren bevinden geïnjecteerd in de huid. Een aantal van deze sporozoïeten dringt vanuit de circulatie in korte tijd het leverparenchym binnen en ontwikkelt zich na 7-16 dagen (afhankelijk van de malariasoort) tot leverschizont of extra-erytrocytaire vorm. Na openbarsten van de levercel komen uit het merosoom duizenden merozoïeten vrij in de bloedbaan, om vervolgens erytrocyten te infecteren. Dit moment is het begin van de aseksuele erytrocytaire cyclus. Bij *P. vivax* en *P. ovale* kan een aantal van deze leverstadia achterblijven in de vorm van hypnozoïeten en na maanden, soms jaren, opnieuw bloedinfecties veroorzaken (recidieven, relapsen). Bloedstadia kunnen niet opnieuw de lever infecteren. Eenmaal in de erytrocyt ontwikkelt de parasiet zich tot ringvormige trofozoïet, die verder uitrijpt tot schizont. De erytrocyt barst 24 uur (*P. knowlesi*), 48 uur (*P. falciparum*, *P. ovale*, *P. vivax*) of 72 uur (*P. malariae*) na infectie open, en de merozoïeten infecteren binnen minuten nieuwe rode bloedcellen. Hierbij zijn specifieke receptoren betrokken op parasiet en rode bloedcel. Zo maakt *P. vivax* gebruik van het duffy-bloedgroepantigeen dat afwezig is bij de meeste West-Afrikanen, waardoor de afwezigheid van *P. vivax* in West-Afrika wordt verklaard.

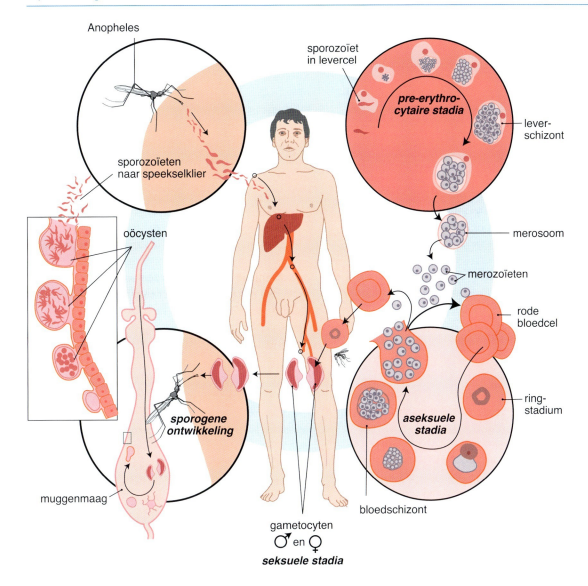

De aseksuele erytrocytaire vormen zijn verantwoordelijk voor de klinische verschijnselen.

Sommige aseksuele vormen ontwikkelen zich tot seksuele stadia: de mannelijke en vrouwelijke gametocyten. De seksuele cyclus vindt plaats in de mug, wanneer tijdens een bloedmaal gametocyten worden opgezogen. In de maag van de mug worden de gametocyten geactiveerd, waarbij bevruchting plaatsvindt en zich een zygoot vormt. Via een aantal morfologische transformaties komen uit een zygoot duizenden sporozoïeten voort die naar de speekselklieren migreren en klaar zijn om een nieuwe gastheer te infecteren. Deze sporogenese in de mug duurt twee tot drie weken, afhankelijk van de plasmodiumsoort en de buitentemperatuur.

19.2.3 PATHOGENESE

De pathologie is voornamelijk gebaseerd op de volgende fenomenen:
- een systemische ontstekingsreactie op plasmodiumantigenen;
- destructie van de erytrocyt en verstoring van de erytropoëse met als gevolg anemie;
- bij *P. falciparum* obstructie van de capillairen in hersenen en andere organen, met weefselschade en orgaandisfunctie tot gevolg.

Koorts is een van de karakteristieke verschijnselen van malaria en wordt veroorzaakt door de systemische ontstekingsreactie op parasitaire bestanddelen (toxinen, pyrogenen) die vrijkomen na het openbarsten van geïnfecteerde erytrocyten. Koorts ontstaat na een cascadereactie waarbij vele mediatoren (o.a. cytokinen) betrokken zijn.

De meeste pathogenesestudies zijn gericht op *P. falciparum*, die de ernstige en cerebrale vorm van malaria kan geven. Erytrocyten met een parasiet kunnen via speciale receptoren adhereren aan endotheel in diverse organen (sekwestratie) en aan ongeïnfecteerde erytrocyten (rozetvorming). Dit wordt verder in de hand gewerkt door een toegenomen starheid van geïnfecteerde en ongeïnfecteerde erytrocyten. Stadia ouder dan de jonge ringvormen van *P. falciparum* rijpen uit in de weefsels, wat verklaart dat er, anders dan bij de andere malariasoorten, slechts zelden rijpe trofozoïeten en schizonten in het perifere bloed worden gevonden. Op deze wijze zou klaring van geïnfecteerde erytrocyten door de milt kunnen worden ontlopen. Splenomegalie ontbreekt vaak bij reizigers maar wordt bij epidemiologische studies gebruikt als een parameter voor expositie aan de ziekte. Bij vivaxmalaria kan de milt acuut vergroot zijn en bestaat gevaar voor miltruptuur.

Door sekwestratie van de parasiet in verschillende organen kan de zuurstofvoorziening in gevaar komen, met als gevolg weefselhypoxie, schade en een (lokale) ontstekingsreactie. Vrijgekomen ontstekingsmediatoren kunnen opnieuw de vaatwand beschadigen en deze vicieuze cirkel kan leiden tot verhoogde vaatdoorlaatbaarheid, bloedingen en orgaanfunctiestoornissen. Bij ernstige malaria tropica kunnen naast hersenmalaria ook nierinsufficiëntie, longoedeem en shock ontstaan.

19.2.4 KLINIEK

Malaria presenteert zich met koorts en koude rillingen, gecombineerd met algemene malaise en 'griepachtige' verschijnselen als hoofdpijn, spierpijn, misselijkheid en braken. Ook kunnen lokale klachten bestaan als hoesten, buikklachten of gewrichtspijnen. Geen enkele klinische klacht is specifiek. De ernst van de verschijnselen hangt af van eventuele pre-existente immuniteit en gebruik van chemoprofylaxe, factoren die beide de parasitemie in bedwang houden. Het koortspatroon wordt bepaald door synchronisatie van parasietengroei en gekenmerkt door perioden van aan- en afwezigheid van koorts en is specifiek voor de diverse malariatypen. *P. falciparum* groeit niet synchroon en heeft een grillig koortsbeloop. Bij lichamelijk onderzoek kan splenomegalie worden gevonden. Bij laboratoriumonderzoek wordt soms een verlaagd hemoglobinegehalte en vaak een trombocytopenie met een normaal of verlaagd aantal witte bloedcellen gevonden. Bij gecompliceerde malaria tropica bestaat juist dikwijls een leukocytose.

Gecompliceerde of ernstige malaria tropica door *P. falciparum* is relatief zeldzaam, maar heeft een groot risico op een fatale afloop, vooral bij personen die niet immuun zijn (reizigers of jonge kinderen in endemische gebieden), of tijdens vooral de eerste zwangerschap. De belangrijkste klinische afwijkingen zijn convulsies en coma (cerebrale vorm), anemie, acidose, hypoglykemie, eventueel longoedeem, icterus, nierinsufficiëntie en shock. Malaria tropica is een verraderlijk ziektebeeld, omdat zich zeer snel complicaties kunnen ontwikkelen en de patiënt binnen 24 uur overleden kan zijn.

Bij malaria tertiana (*P. vivax*, *P. ovale*) en malaria quartana (*P. malariae*) is de letaliteit beperkt, hoewel patiënten zich zeer ziek kunnen voelen. *P. knowlesi* heeft in de rode bloedcel een cyclus van 24 uur. Dit leidt tot een dagelijkse koortspiek en snel oplopende infectiepercentages met soms dodelijke afloop.

19.2.5 DIAGNOSTIEK

Bij iedere patiënt die zich presenteert met koorts of 'griepklachten' na een verblijf in een malaria-endemisch gebied, dient malaria onverwijld te worden uitgesloten, omdat vooral bij niet-immune personen zich in korte tijd ernstige complicaties kunnen voordoen. Langer dan drie maanden na terugkeer uit een malariagebied zonder gebruik van chemoprofylaxe wordt een infectie met *P. falciparum* wel zeer onwaarschijnlijk, maar *P. vivax* en *P. ovale* kunnen door reactivatie van hypnozoïeten in de lever nog tot vijf jaar later bloedinfecties geven.

De klassieke methode voor diagnostiek is het giemsagekleurde dikkedruppelpreparaat en bloeduitstrijkje waarbij onder de microscoop naar parasieten wordt gezocht. De verschillende plasmodiumspecies worden van elkaar onderscheiden door specifieke morfologische kenmerken van de erytrocyt met zijn parasiet. De belangrijkste verdienste van het dikkedruppelpreparaat is de opsporing van parasieten, terwijl identificatie van de species het best kan plaatsvinden in de uitstrijk. Aangezien de parasitemie zeer laag kan zijn, of de klinische verschijnselen vooruit kunnen lopen op het verschijnen van de parasieten in het bloed, kan de diagnose pas worden uitgesloten na drie negatieve dikke druppels binnen 72 uur. Afname van bloed kan onafhankelijk plaatsvinden van de aanwezigheid van koorts. Een volledige laboratoriumuitslag dient de species en, bij *P. falciparum*, de parasietendichtheid en de eventuele aanwezigheid van schizonten te bevatten, omdat deze gegevens belangrijk zijn voor behandeling en prognose (figuur 19.2).

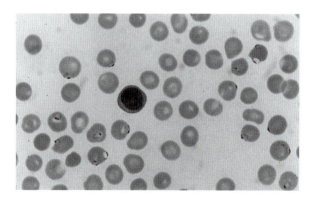

Figuur 19.2 Uitstrijk van perifeer bloed met erytrocyten, geïnfecteerd met ringvormen (trofozoïeten) van Plasmodium falciparum (giemsakleuring, vergroting 100×).

Een andere goede, eenvoudige en snelle microscopische methode is de QBC-test (*quantitative buffy coat*), waarbij aanwezige parasieten worden geconcentreerd na een centrifugatiestap van enkele druppels bloed in een capillair en het parasitaire kernmateriaal na kleuring zichtbaar is onder de fluorescentiemicroscoop.

Een recentere ontwikkeling is snelle diagnostiek met behulp van antigeentests (*rapid diagnostic test*), gebaseerd op het aantonen van parasitair lactaatdehydrogenase (LDH) of histidinerijk eiwit ii, een oplosbaar eiwit van trofozoïeten van *P. falciparum*. Voor *P. falciparum* zijn gevoeligheid en specificiteit goed bruikbaar maar voor de andere plasmodiumsoorten scoren deze tests nog onvoldoende. De striptest kan gebruikt worden als aanvulling op het dikkedruppelonderzoek.

19.2.6 BEHANDELING

De therapie bestaat uit chemotherapie voor vernietiging van vooral de erytrocytaire aseksuele vormen van de parasiet en ondersteunende behandeling voor klinische verschijnselen en complicaties. Alle niet-immune patiënten met of zonder klinische verschijnselen maar met een positieve dikkedruppeltest voor aseksuele vormen dienen te worden behandeld. De aanwezigheid van alleen gametocyten duidt op een voorbije infectie en behoeft geen behandeling. Malaria tropica is een relatieve indicatie voor opname en een absolute indicatie bij patiënten met een parasitemie > 2% en/of de aanwezigheid van schizonten in het bloeduitstrijkje, braken of de aanwezigheid van complicaties. Opname geschiedt bij voorkeur in een ziekenhuis met faciliteiten voor intensieve zorg.

De keuze van het antimalariamiddel is afhankelijk van de soort malaria, de te verwachten resistentie (die weer wordt bepaald door de geografische herkomst van de malaria-infectie) en het gebruikte chemoprofylacticum of eventuele voorafgaande malariatherapie. Verder zijn bekende overgevoeligheidsreacties en onderliggende ziekten van belang. Zo is lumefantrine gecontraindiceerd bij patiënten met geleidingsstoornissen van het hart (verlengde QT-tijd), is het gebruik van mefloquine te ontraden bij patiënten met een neuropsychiatrische voorgeschiedenis of epilepsie en geeft men geen primaquine aan een patiënt met een deficiëntie voor glucose-6-fosfaatdehydrogenase (g6pd) wegens de kans op acute hemolyse.

In verband met eventuele resistentie dient van iedere behandelde patiënt na een week een dikkedruppelpreparaat ter controle te worden gemaakt. Bij koorts in de eerste twee maanden na behandeling dient een recidief te worden uitgesloten door het dikkedruppelonderzoek.

P. falciparum

Voor de behandeling wordt gestart, moet worden vastgesteld of er sprake is van ernstige malaria en of orale therapie mogelijk is.
- *Ongecompliceerde malaria en orale therapie mogelijk.* Artemether/lumefantrine of atovaquon/proguanil is een goede keus.
- *Gecompliceerde malaria of geen orale therapie mogelijk.* Het middel van keus is artesunaat (intraveneuze toediening), een artemisininederivaat. Artemisinederivaten, die ook werken tegen resistente *P. falciparum*, zijn in China ontwikkeld uit de plant *Artemisia annua* en kennen nagenoeg geen bijwerkingen. Zodra orale behandeling mogelijk is, wordt de behandeling voortgezet met artemether/lumefantrine of atovaquon/proguanil. Bij hyperparasitemie (bijvoorbeeld bij een infectiepercentage > 10%) kan een erytrocytaferese of wisseltransfusie worden overwogen.

P. malariae, P. vivax en P. ovale

Chloroquine (drie dagen) is traditioneel de eerste keus, hoewel resistente stammen van *P. vivax* met een zekere regelmaat voorkomen, vooral in Zuidoost-Azië. Behandeling van *P. ovale* en *P. vivax* wordt afgesloten met een primaquinekuur van 14 dagen, mits er geen sprake is van een g6pd-deficiëntie. Deze behandeling is gericht op preventie van recidieven door uitschakeling van hypnozoïeten in de lever. Primaquineresistentie is bekend uit Zuidoost-Azië en Midden-Amerika; een langere behandeling of een dubbele dosis met primaquine is dan geïndiceerd.

19.2.7 PROFYLAXE

Maatregelen ter voorkoming van malaria bestaan uit activiteiten die het contact tussen mens en mug tegengaan, en chemoprofylaxe die een eventuele vroege infectie voorkomt of geneest. Eerstgenoemde maatregelen worden met de toenemende resistentie steeds belangrijker. Naast het dragen van lichaamsbedekkende kleding en het gebruik van insectenwerende middelen (*repellents*) in de late avond en nacht wanneer de anophelesmuggen actief zijn, vormt slapen onder een bednet (klamboe) geïmpregneerd met een voor de mens onschadelijk insecticide, zoals permetrine, een effectieve bescherming.

Een goed advies voor chemoprofylaxe wordt bemoeilijkt door toenemende resistentie en bijwerkingen van de beschikbare middelen. Zo dienen malaria-endemiciteit van een bepaalde plasmodiumsoort in het te bezoeken gebied, duur van het verblijf, reiscondities en medische voorzieningen ter plaatse te worden meegenomen, wat eerder leidt tot een advies op maat dan tot toepassing van een standaardschema. Algemene richtlijnen worden uitgegeven door het Landelijk Coördinatie Centrum Reizigersadvisering (LCR) in Amsterdam. Vanwege wijdverspreide chloroquineresistentie is mefloquine het meest geadviseerde profylacticum bij lang verblijf in een malariagebied. Bij een verblijf van minder dan vier weken wordt het nieuwe middel atovaquon/proguanil geadviseerd.

Resultaten met kandidaat-malariavaccins hebben tot nu toe onvoldoende resultaten opgeleverd voor industriële toepassing. Voor overige protozoa wordt verwezen naar tabel 19.3.

Tabel 19.3 Belangrijke weefselprotozoa.					
parasiet (ziekte)	geografische verspreiding	reservoir	besmettingsweg	klinische verschijnselen	diagnostiek
Leishmania spp. (leishmaniasis)	Centraal/Zuid-Amerika, Afrika, Middellandse Zeegebied, M.-Oosten t/m India/China	hond, kleine knaagdieren, mens	beet geïnfecteerde zandvlieg (*Phlebotomus* (Oude Wereld), *Lutzomyia* (Nieuwe Wereld)	zelfgenezend huidulcus, mutilerende mucosale laesies nasofarynx, hepatosplenomegalie, leukopenie, anemie, trombopenie	microscopie (kweek) en PCR van huidbiopt; bloed-, beenmerg- of miltaspiraat; serologie
Trypanosoma spp.					
T. brucei gambiense (West-Afrikaanse slaapziekte)	West-Afrika	mens	beet geïnfecteerde tseetseevlieg (*Glossina*)	lymfadenopathie (m.n. hals/nek), czs-verschijnselen	serologie, microscopie, QBC, (kweek) van lymfklier en liquor
T. brucei rhodesiense (Oost-Afrikaanse slaapziekte)	Oost-Afrika	wilde dieren, vee	beet geïnfecteerde tseetseevlieg (*Glossina*)	nodulo-ulceratieve huidlaesie (trypanoom), koorts, myocarditis, meningo-encefalitis	microscopie, QBC, (PCR) bloed en liquor
Trypanosoma cruzi (ziekte van Chagas)	Centraal/Zuid-Amerika	wilde dieren, huisdieren, mens	beet geïnfecteerde wantsen	nodulaire huidlaesie (chagoom), lymfadenopathie, cardiomyopathie, megacolon/-oesofagus	serologie, microscopie (kweek) en PCR bloed of lymfeklier
Toxoplasma gondii* (toxoplasmose)	wereldwijd	katachtigen	oraal contact kattenfeces, consumptie besmet vlees, transplacentair, transfusie/orgaandonatie	mild griepachtig beeld, (ernstige) congenitale afwijkingen, retina-afwijkingen, czs-verschijnselen	serologie, PCR

* Geen importziekte, zie hoofdstuk 13.

19.3 Buiktyfus

Klassieke buiktyfus of febris typhoidea (*typhoid fever, enteric fever*) wordt veroorzaakt door *Salmonella enterica* serovar *typhi*, een gramnegatieve bacteriesoort, en is meer een systemische infectie van mononucleaire fagocyten dan een primaire darmziekte. Een klinisch niet te onderscheiden beeld, hoewel dikwijls met een wat milder en korter beloop, wordt veroorzaakt door *S. enterica* serovar *paratyphi A, B* of *C* (zie hoofdstuk 5).

19.3.1 PATHOGENESE

Aanhechting en vermeerdering van de bacterie in de darm, die de *porte d'entrée* is, worden doorgaans belemmerd door de lage pH van het maagzuur en zure stofwisselingsproducten van de anaerobe darmflora. Bij aanhechting van salmonellabacteriën aan de borstelzoom van de dunne darm tijdens de incubatieperiode ontstaat een catarrale enteritis. *Salmonellae* gaan een interactie aan met enterocyten en M-cellen; de laatste vormen een epitheliale cellaag van de plaques van Peyer. Een bijzondere eigenschap van *Salmonellae* is dat zij niet-fagocyterende cellen, zoals het darmepitheel, kunnen dwingen de bacterie actief op te nemen via chloorkanalen. Na translocatie over deze intestinale barrières komen de bacteriën in contact met mononucleaire fagocyten. Via deze cellen vindt verspreiding door het lichaam plaats.

Intracellulaire overleving is mogelijk doordat de bacteriën zich weten te onttrekken aan fagocytose en dus aan de dodelijke lysosomale eiwitten. In plaats daarvan dringen ze actief naar binnen en vormen grote intracellulaire vacuolen. Toxinen en bacteriën zorgen voor een septisch en tyfeus klinisch beeld. Tijdens deze fase zijn de mesenteriale lymfeklieren en de milt vergroot; hier vermeerderen de bacteriën zich. Een effectieve cellulaire immuunrespons wordt opgebouwd over een periode van 10 tot 14 dagen; het resultaat is necrose van vooral monocytaire infiltraten in de darm, milt en lever. In deze fase kunnen ovale ulcera in de darm ontstaan die aanleiding kunnen geven tot darmbloedingen en -perforatie. In de convalescentieperiode treedt herstel van deze afwijkingen op met minimale littekenvorming. Geactiveerde weefselmacrofagen kunnen de bacteriën fagocyteren en doden.

19.3.2 EPIDEMIOLOGIE

S. typhi en *S. paratyphi* koloniseren of infecteren alleen mensen; nieuwe patiënten kunnen daarom alleen geïnfecteerd worden via iemand met buiktyfus of een drager van de bacterie. Overdracht komt meestal tot stand via fecaal gecontamineerd voedsel of water. De kans op salmonellose is sterk verhoogd in landen met inadequate riool- en drinkwatervoorzieningen. Mondiaal komt de ziekte zeer veel voor, met een geschat aantal van ruim 16 miljoen gevallen per jaar en 600.000 doden (WHO-gegevens), vooral in Zuid- en Oost-Azië. Landen met een snelgroeiende en geconcentreerde bevolking zoals India, Indonesië en Nigeria vertonen een hoge incidentie. Door toegenomen hygiëne is typhus abdominalis in Nederland een importziekte geworden en worden jaarlijks ongeveer 30 patiënten met buiktyfus en 32 patiënten met paratyfus geregistreerd. Opsporing van bronnen (dragers) en controle na behandeling zijn belangrijk om eventuele verspreiding te voorkomen. Een kleine groep van 1-5% van de patiënten met acute buiktyfus is namelijk niet in staat om na 12 maanden de infectie volledig te klaren. Bij hen persisteren bacteriën in de galwegen. Dragerschap kan worden uitgesloten na drie opeenvolgende negatieve feceskweken.

19.3.3 DIAGNOSTIEK (FIGUUR 19.3)

De gevoeligste methode is kweek van beenmerg, maar gebruikelijker is diagnostiek via een bloedkweek. Dit geeft goede resultaten, vooral in de eerste ziekteweek als de bacteriën invasief zijn. Een beenmergkweek heeft het bijkomende voordeel dat het resultaat nauwelijks wordt beïnvloed door voorafgaand antibioticagebruik. Feces- en urinekweken kunnen positief zijn in de incubatieperiode en vanaf de tweede ziekteweek in een derde tot twee derde van de gevallen.

Serologische tests (reactie van Widal) hebben een geringe specificiteit en tegenwoordig nauwelijks diagnostische waarde meer.

19.3.4 BEHANDELING

De belangrijkste factoren voor een goede afloop zijn vroege diagnose en behandeling; daardoor kan de letaliteit worden gereduceerd van 10-30% (onbehandelde gevallen) tot 1%. De meest gebruikte chemotherapie is van oudsher chlooramfenicol, maar resistentie ontstond vanaf de jaren zeventig. Tetracycline, ampicilline, cotrimoxazol en fluorchinolonen zijn met succes toegepast, met genezingspercentages bij gevoelige stammen van 85-100. Normalisering van de temperatuur vindt gemiddeld plaats binnen vier tot acht dagen. Het risico op recidief binnen een maand is mede afhankelijk van het gebruikte antibioticum. De laagste recidiefpercentages worden gezien met fluorchinolonen. Rapportage van (multi)resistente stammen is inmiddels bekend uit Azië (vooral India). Bij fluorchinolonresistentie (deze stammen zijn nalidixinezuurresistent) is behandeling effectief gebleken met cefalosporinen van de derde generatie, zoals ceftriaxon.

Op grond van het spectrum, de lagere recidiefkans en het verminderde dragerschap zijn fluorchinolonen in Nederland de beste keus voor de gerichte behandeling van buiktyfus.

19.3.5 PROFYLAXE

Vaccins bestaan in de vorm van een levend verzwakt oraal vaccin (Ty21A) en een parenteraal vaccin met gezuiverde Vi-capsulaire polysacharideantigenen. Beide

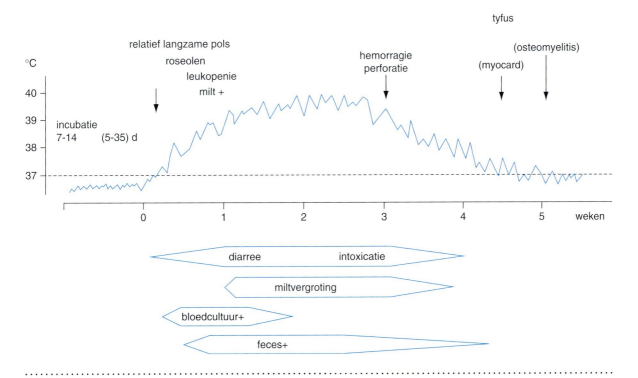

Figuur 19.3 Het ziekteverloop bij buiktyfus.

geven een bescherming van rond 50-70% voor een periode van drie jaar.

19.4 Dengue

Dengue wordt veroorzaakt door een RNA-virus uit de familie van *Flaviviridae* en overgebracht door muggen van de soort *Aedes aegypti*. Er bestaan vier serotypen van het denguevirus. Het is een acuut koortsende tropische ziekte met huidafwijkingen, die zeer mild kan verlopen maar in een minderheid van de gevallen ook zeer ernstige vormen kan aannemen met hemorragie en shock.

Naast de mug is de mens de enige gastheer van dit virus, dat wijdverspreid in de tropen voorkomt, vooral in Zuidoost-Azië en Latijns-Amerika, waar het jaarlijks vele slachtoffers eist. In het verleden zijn er verschillende epidemieën in de wereld geweest waarbij het geen uitzondering was dat 20-90% van de bevolking werd geïnfecteerd. Geografische verspreiding en epidemieën met meerdere serotypen nemen in frequentie toe. In Nederland wordt dengue met een zekere regelmaat gezien.

19.4.1 PATHOGENESE

Hoewel de pathologie goed is beschreven, tast men omtrent de pathogenese nog in het duister. Een vasculopathie staat op de voorgrond, waarbij de ernst overeenkomt met het klinisch beeld. In het ernstigste geval is er sprake van een gegeneraliseerde verhoogde doorlaatbaarheid van de bloedvaten die gepaard gaat met shock en diffuse bloedingen. Zeer waarschijnlijk gaat het hier om een versterkte reactie van het immuunsysteem op het virus, die in de hand wordt gewerkt door kruisreagerende anti-denguevirusantistoffen als gevolg van al eerder doorgemaakte infectie met een ander serotype van het denguevirus.

19.4.2 KLINIEK EN DIAGNOSTIEK

Na een incubatietijd van 5 tot maximaal van 14 dagen ontstaan acuut koude rillingen en koorts met (retro-orbitale) hoofdpijn, gastro-intestinale verschijnselen, spierpijn, gewrichtspijn en algemene malaise. Bij lichamelijk onderzoek bestaat een lymfadenopathie en in de eerste dagen fijnvlekkig erytheem vooral op de romp, in de nek en het gezicht, dat kan overgaan in een centrifugale morbilliforme of maculopapillaire roodheid. Na vijf tot zeven dagen treedt meestal herstel op, met een lytische daling van de temperatuur. In sommige gevallen heeft het koortsprofiel een klassiek zadelpatroon. Dit is het gebruikelijke verloop van een ongecompliceerde denguekoorts, waarbij overigens soms bloedingen van beperkte omvang kunnen optreden. De infectie kan ook geheel symptoomloos verlopen

Een zeldzamere en meer gecompliceerdere vorm van de ziekte is de dengue-hemorragische koorts, waarbij na een relatief milde periode van twee tot vijf dagen een diepe trombopenie ontstaat met hemoconcentratie en (massale) huid- of slijmvliesbloedingen. In de ernstigste gevallen treedt geen verbetering op, maar ontstaat een shocksyndroom met circulatoire collaps (dengue-shocksyndroom).

De diagnose wordt meestal gesteld op het klinisch beeld, dat ook bekend staat als knokkelkoorts. Het virus kan de eerste ziektedagen worden aangetoond met behulp van een antigeentest of PCR en na de vijfde ziektedag is ook serologische diagnostiek mogelijk.

19.4.3 BEHANDELING EN PREVENTIE

Therapie is uitsluitend ondersteunend en symptomatisch. Salicylaten moeten worden vermeden om de bloedingsneiging niet verder te verhogen. Onbehandeld kan bij de ernstige vormen de letaliteit oplopen tot 50%, maar met een goede behandeling is deze beperkt (< 1%). Preventie bestaat uit bescherming tegen steken van *A. aegypti*, die vooral overdag actief is. Aan de ontwikkeling van een vaccin wordt gewerkt.

19.5 Reizigersdiarree

Casus 19.3

Een 42-jarige Nederlandse man werd onderzocht op de polikliniek in verband met sinds zes weken bestaande diarree zonder koorts of bloedbijmenging. De klachten ontstonden enkele dagen na terugkeer van een reis naar Athene: buikkrampen gevolgd door brijige tot waterdunne ontlasting in geleidelijk toenemende frequentie tot zes maal per dag. Hij had last van postprandiale misselijkheid, hevige darmrommelingen en riekende winden. De patiënt was ondertussen 7 kg vermagerd en extreem vermoeid. Het weren van melkproducten uit het dieet bracht geen verbetering van de klachten. Bij onderzoek was het abdomen diffuus gevoelig bij druk. In de ontlasting werden bij microscopisch onderzoek cysten van *Giardia lamblia* gevonden. De patiënt werd behandeld met metronidazol, waarna de klachten geleidelijk verdwenen. Zes weken later traden opnieuw dezelfde klachten op en werden wederom *G. lamblia*-cysten in de ontlasting gevonden. Omdat herinfectie vanuit gezinscontacten een van de mogelijke verklaringen was, werden zijn kinderen en echtgenote ook onderzocht. De echtgenote bleek ook *G. lamblia*-cysten in de ontlasting te hebben, zonder veel klachten. De patiënt werd opnieuw behandeld met metronidazol; bij de echtgenote werd de behandeling in verband met zwangerschap uitgesteld tot na de partus. Nadien hebben zich geen nieuwe episoden van diarree voorgedaan.

19.5.1 INLEIDING

Tijdens een verblijf in de (sub)tropen kunnen reizigers reizigersdiarree oplopen. Dit risico is niet overal in de (sub)tropen even groot, maar verschilt nogal van land tot land. Gemiddeld treedt bij 20-50% van de reizigers binnen de eerste twee weken na aankomst acute diarree op. Bij een verblijf van langer dan een maand zal 25% opnieuw een diarree-episode meemaken. Ook diarree die nog binnen een week na terugkomst optreedt, wordt beschouwd als reizigersdiarree. De verschijnselen gaan meestal na drie tot vijf dagen over en verlopen mild zonder dat speciale behandeling nodig is. Van persisterende diarree spreekt men als deze langer dan 14 dagen bestaat; de frequentie wordt geschat op ongeveer 3%.

Reizigersdiarree kan gepaard gaan met buikkrampen, misselijkheid, braken en/of gewichtsverlies. Koorts en bijmenging van bloed bij de ontlasting (dysenterie) zijn eveneens mogelijk bij enkele verwekkers, zoals *Shigella* spp., *Campylobacter jejuni* en *Salmonella enteritidis*.

Microbiologisch onderzoek naar de verwekker van reizigersdiarree is geïndiceerd bij aanwezigheid van koorts en/of bloed bij de ontlasting of bij persisterende diarree. Mondiaal is de enterotoxinogene *Escherichia coli* (ETEC) de meest voorkomende verwekker. Terwijl parasieten minder belangrijk zijn bij de acute vorm, nemen *Giardia lamblia* en in mindere mate *Cryptosporidium parvum* een belangrijke plaats in bij persisterende reizigersdiarree (zie hoofdstuk 5). Typische tropische verwekkers van reizigersdiarree zijn *Cyclospora cayetanensis*, *Strongyloides stercoralis* en *Entamoeba histolytica* (amoebedysenterie).

19.5.2 CYCLOSPORA

Cyclospora cayetanensis is een in de jaren tachtig voor het eerst beschreven menselijke enteropathogene protozo, behorend tot de *Coccidia*, dezelfde groep waartoe ook de *Cryptosporidia* behoren. De diagnose moet worden gezocht bij patiënten met aanhoudende waterige diarree, vooral bij aidspatiënten uit de derde wereld, reizigers en ingezetenen uit ontwikkelingslanden; ook in de Verenigde Staten zijn geclusterde importgevallen beschreven.

Cyclus en epidemiologie

De bron van infectie is meestal besmet water, waarbij na ingestie de oöcysten in de dunne darm sporuleren en zich vermeerderen. *C. cayetanensis* komt vooral voor in Azië en Latijns-Amerika. In een niet-endemische populatie krijgt vrijwel iedereen klinische verschijnselen.

Kliniek, diagnostiek en behandeling

Er ontstaat een waterige explosieve diarree, die twee tot zes weken kan duren, vaak in combinatie met algemene malaise en gewichtsverlies. Gedurende de ziekteperiode kunnen de klachten sterk wisselen in ernst.

De diagnostiek bestaat uit microscopische herkenning van oöcysten en is mogelijk in routine-fecespreparaten.

De behandeling bestaat uit trimethoprim-sulfamethoxazol (co-trimoxazol).

19.5.3 STRONGYLOIDES

Strongyloides stercoralis is een kleine nematode die in de (sub)tropen wijdverspreid voorkomt, maar in een lagere frequentie dan andere geohelminthen zoals mijnworm of *Ascaris*. Als importziekte wordt *Strongyloides* regelmatig gezien, omdat de parasiet zich door middel van auto-infectie zeer lang (waarschijnlijk levenslang) in dezelfde gastheer kan handhaven.

Cyclus

De 2 mm lange vrouwtjes leven in de mucosa van de dunne darm en de geproduceerde eieren ontwikkelen zich al in de darm tot larven, die met de ontlasting worden uitgescheiden.

In de grond ontstaan uit de uitgescheiden larven filariforme larven, die de huid van een nieuwe gastheer kunnen binnendringen. De filariforme larve kan ook bij dezelfde gastheer opnieuw naar binnen dringen via de darmmucosa of het perineum (auto-infectie). Via een longpassage en viscerale migratie komen de larven in de dunne darm, waar zij zich tot volwassen wormen ontwikkelen.

Uitgescheiden larven kunnen zich in de grond ook ontwikkelen tot vrij levende volwassen wormen, waaruit infectieuze filariforme larven voortkomen.

Kliniek

Symptomen kunnen worden gecorreleerd aan de verschillende stadia van de cyclus. Migrerende larven geven migrerende urticaria (larva currens) en jeuk of, bij longpassage, hoest met geringe koorts. Vooral tijdens deze fase bestaan een prominente eosinofilie en een verhoogd plasma-IgE. Darmlokalisatie geeft abdominale klachten en een veranderd defecatiepatroon. Een zeldzame, maar levensgevaarlijke complicatie kan ontstaan bij patiënten met langdurige immunosuppressie (corticosteroïdgebruik) of een gestoorde afweer, waarbij een hyperinfectie kan ontstaan. Migrerende larven kunnen dan in vrijwel ieder orgaan voorkomen en worden gevonden in sputum, urine, peritoneaal exsudaat, liquor enzovoort.

De diagnose berust op het aantonen van larven in verse of gefixeerde ontlasting door microscopisch onderzoek na een baermann-concentratiestap. Kweek van verse feces, gebruikmakend van de mogelijkheid van *Strongyloides* om zich in de vrij levende fase te vermenigvuldigen, is een alternatief. Ook serologisch onderzoek is mogelijk, waarbij een combinatie van IgG1- en IgG4-antistoffen tegen larvale stadia een hoge specificiteit heeft.

Behandeling

De medicamenteuze behandeling bestaat uit ivermectine.

19.6 Amoebiasis

19.6.1 INLEIDING

Er bestaat een groot aantal enterale amoeben die geen pathologie geven bij de mens. *Entamoeba histolytica* is de meest virulente intestinale protozo en kan aanleiding geven tot sterfte. Een *E. histolytica*-infectie presenteert zich meestal als darm- of als leveramoebiasis. Morfologisch is *E. histolytica* niet te onderscheiden van de niet-pathogene *E. dispar*. Verschillen tussen beide protozoa bestaan in iso-enzympatronen en in een aantal oppervlakte-eiwitten. In Nederland is *E. dispar* voor 90% verantwoordelijk voor alle entamoeba-infecties.

Cyclus en epidemiologie (figuur 19.4)

In de darm kunnen kleine vegetatieve amoeben (minutavormen) transformeren tot cysten, die met de ontlasting worden uitgescheiden. De minutavormen kunnen ook overgaan in grote vegetatieve invasieve amoeben (hematofage trofozoïeten). Deze stadia voeden zich met bloed en weefsel. In tegenstelling tot de vegetatieve vormen zijn de cysten infectieus en geven zij aanleiding tot een directe of indirecte fecaal-orale besmetting. Cysten kunnen in een vochtige omgeving bij gematigde en warme temperaturen enkele weken overleven. Amoebiasis is minder geassocieerd met klimatologische omstandigheden dan met dichtbevolkte populaties met gebrekkige hygiëne van water en voedselbereiding en met slecht sanitair.

19.6.2 DARMAMOEBIASIS

Pathogenese

Bij de pathogenese van amoebiasis speelt naast de virulentiefactoren van de parasiet ook de humorale afweer van de gastheer een rol. *E. histolytica* is mogelijk beter in staat om complementgemedieerde lysis te weerstaan. Het bezit een hogere expressie dan *E. dispar* van een aantal virulentie-eiwitten aan het celoppervlak waarmee de parasiet kan aanhechten aan darmcellen en invasief kan worden. *E. histolytica* veroorzaakt apoptose en lysis van de cellen waarmee de parasiet contact maakt. De grote vegetatieve amoeben van *E. histolytica* beschadigen de (sub)mucosa van de dikke darm, waarbij ulcera ontstaan. Het gevolg is een amoebedysenterie met versnelde darmpassage, mucusvorming en bloedverlies uit puntvormige laesies. In sommige gevallen kunnen deze vegetatieve stadia de portale circulatie bereiken, met versleping naar andere organen (meestal de lever) en extra-intestinale amoebiasis als gevolg.

Kliniek en diagnostiek

Infecties met *E. histolytica* verlopen dikwijls symptoomloos, maar kunnen zich presenteren van milde colitis tot ernstige dysenterie. Typisch is een geleidelijk begin met abdominale pijnklachten en diarree met bloedbijmenging. Klinisch kan de aandoening een inflammatoire darmziekte nabootsen. Koorts komt alleen voor in de ernstiger gevallen met uitgebreide colitis, die zich vervolgens kan ontwikkelen tot een toxisch megacolon met perforatie en darmnecrose.

Voor de diagnostiek kunnen de cysten in een routinefecespreparaat microscopisch worden waargenomen, maar een onderscheid tussen *E. histolytica* en *E. dispar* is niet mogelijk. Door intermitterende uitscheiding kan amoebiasis pas bij drie opeenvolgende monsters worden uitgesloten. Feces opgevangen in een fixatief, of 'warm' aangeleverd (de amoeben zijn nog beweeglijk), geeft tevens de mogelijkheid de grote vegetatieve vormen met gefagocyteerde erytrocyten te vinden die pathognomonisch zijn voor invasieve amoebiasis. De overgrote meerderheid van asymptomatische patiënten met entamoebacysten in de feces heeft *E. dispar*, een parasiet waarvan niet is aangetoond dat deze invasieve intestinale pathologie kan geven.

Een eenmalig microscopisch routineonderzoek is slechts in 50% van de gevallen positief voor cysten. Recentelijk werden een antigeentest en een PCR ontwikkeld, die onderscheid kunnen maken tussen *E. dispar* en *E. histolytica*.

Serologische tests op anti-amoebeantistoffen zijn zowel positief bij amoebedysenterie als bij extra-intestinale amoebiasis.

Behandeling

Metronidazol is het middel van keuze voor de invasieve vegetatieve vormen, terwijl de cysten worden geëlimineerd door een luminaal amoebicide zoals paromomycine. Iedere amoebedysenterie moet worden nabehandeld met een luminaal amoebicide om recidieven te voorkomen.

Asymptomatische dragers met een bevestigde *E. histolytica* moeten worden behandeld ter preventie van invasieve ziekte en verspreiding van de parasiet. Symptomatische patiënten met *E. dispar* hebben geen invasieve amoebiasis maar een andere oorzaak van de klachten.

19.6.3 LEVERAMOEBIASIS

Een leverabces is de meest voorkomende extra-intestinale manifestatie van een infectie met *E. histolytica*, die ook pleuropulmonaal, pericardiaal en in sporadische gevallen cerebraal kan voorkomen. In de meeste gevallen openbaart het abces zich binnen twee tot vijf maanden na vertrek uit een endemisch gebied, maar het kan ook jaren duren voor er sprake is van verschijnselen. Het kan voorkomen in alle leeftijdscategorieën, maar de

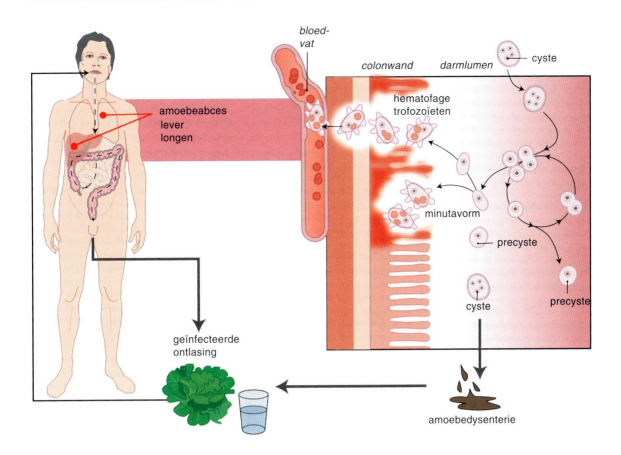

hoogste frequentie wordt gezien bij mannen tussen 20 en 50 jaar.

Casus 19.4

Een 35-jarige zakenman bezoekt uw spreekuur in verband met zeurderige pijn in de rechterbovenbuik sinds vier dagen zonder klachten van diarree. Jaren geleden heeft hij veel gereisd in het Verre Oosten, vaak onder primitieve omstandigheden. Bij lichamelijk onderzoek vindt u een zieke man met een temperatuur van 39 °C. Bij palpatie vindt u een licht vergrote lever die drukpijnlijk is, zonder peritoneale prikkeling.

Bij laboratoriumonderzoek worden een verhoogde bezinking en een flinke leukocytose gevonden. Leverenzymen zijn normaal en een buikoverzichtsröntgenfoto laat geen afwijkingen zien. Bij echografie wordt een holte in de rechterleverkwab gezien met een doorsnede van 5 cm. Microbiologisch fecesonderzoek levert bij herhaling geen bijzonderheden op. Amoebeserologie is positief.

Behandeling met metronidazol wordt gestart. In de loop van een week nemen de klachten snel af en herhaalde echografie laat na verloop van tijd een afname van het defect zien. De behandeling wordt afgesloten met paromomycine.

De infectieuze oorzaken van een ruimte-innemend proces in de lever zijn een bacterieel abces, leveramoebiasis en echinokokkose. Bij een dergelijke voorgeschiedenis en klachtenpatroon past inderdaad een echo van de bovenbuik.

Aangezien bij de patiënt geen speciale risicofactoren of aanwijzingen bestonden voor een bacterieel abces of maligniteit, komt men zo uit bij de meest waarschijnlijke diagnose: leveramoebiasis.

Het klinische beloop na start van de metronidazol was normaal voor leveramoebiasis. Alleen bij dreigende perforatie of zeer grote abcessen ($\geq$ 10 cm) is drainage nodig. Aangezien op grond van echo of CT-scan geen onderscheid kan worden gemaakt tussen een bacterieel of een amoebeproces, is bij twijfel een dunnenaaldaspiratie de juiste keus, waarbij het abces gedraineerd wordt en een chocoladekleurige vloeistof afloopt. *Entamoeba* vindt men aan de randen van het abces en meestal niet centraal.

Kliniek en diagnostiek

Na een symptoomloos beloop van maanden of zelfs jaren kunnen de verschijnselen (sub)acuut ontstaan; ze bestaan uit koorts en pijn in de rechterbovenbuik. Dit kan vergezeld gaan van pijn in de rechterthorax, eventueel vastzittend aan de ademhaling, hoest, gewichtsverlies, malaise en schouderpijn door diafragmaprikkeling. In een minderheid van de gevallen zijn er tegelijkertijd gastro-intestinale klachten en bijna 70% heeft nooit intestinale klachten gehad. Bij lichamelijk onderzoek bestaat een drukpijnlijke lever. Pleuravocht rechts en een hoogstand van meestal het rechterdiafragma zijn eveneens mogelijk. Icterus is zeldzaam.

Laboratoriumonderzoek laat een leukocytose zien, een verhoogde bezinking en toegenomen alkalische fosfataseactiviteit in het serum en meestal een milde anemie.

De diagnostiek is gebaseerd op de klinische presentatie, ondersteund door beeldvormende technieken (echo, CT-scan) en serologie. Het gaat meestal om een solitair (83%) proces in de rechterkwab (75%), maar met verfijnde beeldtechnieken blijken toch vaak multipele kleinere laesies voor te komen. In het begin kunnen de laesies nog een solide aspect vertonen bij echografisch onderzoek. Serologie is bij bijna 100% van de patiënten positief, maar kan (nog) negatief zijn bij een zeer vroege abcesontwikkeling (binnen zeven dagen post infectie).

Behandeling

De behandeling bestaat uit metronidazol, een middel met amoebicide werking en een goede weefselpenetratie. Voor zover bekend bestaat er geen resistentie. Om herinfectie uit de darm te voorkomen, wordt nabehandeld met paromomycine. Bij zeer grote abcessen kan therapeutische aspiratie worden overwogen.

19.7 Schistosomiasis

Schistosomiasis of bilharziose is een platworminfectie met in de bloedvaten levende trematoden. Er zijn wereldwijd 200 miljoen geïnfecteerde personen en jaarlijks overlijden 20.000 patiënten. De belangrijkste van de vijf voor de mens pathogene species zijn *Schistosoma mansoni* (Afrika, oostelijk deel van Zuid-Amerika incl. Suriname), *S. haematobium* (Midden-Oosten, Afrika) en *S. japonicum* (Filippijnen en China). In Nederland worden jaarlijks ongeveer 60 gevallen als importziekte gediagnosticeerd. Schistosomen hebben zoetwaterslakken als tussengastheer.

Cyclus (figuur 19.5)

De volwassen wormen leven jarenlang in de venulen van de darm (*S. mansoni, S. japonicum*) of blaas (*S. haematobium*) en leggen daar hun eieren, die het lichaam via feces dan wel urine verlaten. Deze eieren bevatten een larve (miracidium) die na watercontact een zoetwaterslak binnendringt voor het verdere verloop van de cyclus. Hieruit ontstaan honderden infectieuze cercariën die door de huid van een menselijke gastheer naar binnen dringen. Na een incubatieperiode van vier tot zes weken, waarbij de parasiet door het lichaam migreert, bereikt deze uiteindelijk het bovengenoemde voorkeursvaatbed waar zich de volwassen wormen ontwikkelen.

Pathogenese, kliniek en diagnostiek

Symptoomloze infecties komen veelvuldig voor. Klinische verschijnselen hangen samen met de ontwikkelingsfase van de parasiet in het lichaam. Binnendringende cercariën kunnen een dermatitis (zwemmersjeuk) geven.

De tweede periode, met de ontwikkeling tot volwassen worm (2-10 weken post infectie), kan gepaard gaan met algemene malaise, koorts, hoofdpijn, hoest, hepatosplenomegalie, lymfadenopathie en eosinofilie (katayama-syndroom).

Geproduceerde eieren die het lumen van darm of blaas bereiken, geven weinig schade, maar rond de eieren die achterblijven ontwikkelt zich een ontstekingsreactie met granuloomvorming. Eieren in de darmwand kunnen aanleiding geven tot pseudopoliepen en colitis met (bloederige) diarree. Door granuloomvorming in de lever kan portale hypertensie ontstaan. Eieren in de blaaswand kunnen leiden tot hematurie en hydronefrose door obstructie van de ureter. In endemische gebieden kan *S. haematobium* ook aanleiding geven tot genitale schistosomiasis, wat kan leiden tot onder andere hematospermie en bloedingen en laesies van cervix en vagina. In zeldzame gevallen kunnen zwervende eieren terechtkomen in de longen, het spinale kanaal of de hersenen, met daarbij horende verschijnselen.

De diagnose kan worden gesteld door het aantonen van eieren in feces of urine (of een orgaanbiopt). Daarbij kan de uitscheiding per infectie zeer wisselend zijn, wat iets zegt over de wormlast en de ernst van de infectie. De eieren van de verschillende schistosomaspecies hebben ieder hun eigen morfologische kenmerken. Vooral in de eerste periode van infectie, als er nog geen ei-uitscheiding plaatsvindt, maar voor geringe infecties – zoals bij reizigers – is serologisch onderzoek een gevoelige methode.

Behandeling

Orale toediening van praziquantel is een effectieve therapie voor alle schistosomaspecies.

19.8 Echinokokkose

Echinokokkose of hydatidose wordt veroorzaakt door larven van de lintwormen *Echinococcus granulosus* of *E. multilocularis*. In Nederland wordt jaarlijks bij enkele tientallen patiënten de diagnose hydatidose door *E. granulosus* gesteld (vooral bij Turkse en Marokkaanse allochtonen); *E. multilocularis* is in Nederland tot nu toe beschreven bij één patiënt, die de ziekte opliep in Zwitserland.

Cyclus en epidemiologie (figuur 19.6)

De verspreiding van *E. granulosus* komt wereldwijd voor maar vooral in landen met veel schapen in de veestapel. In Nederland wordt hydatidose daarom nog weleens

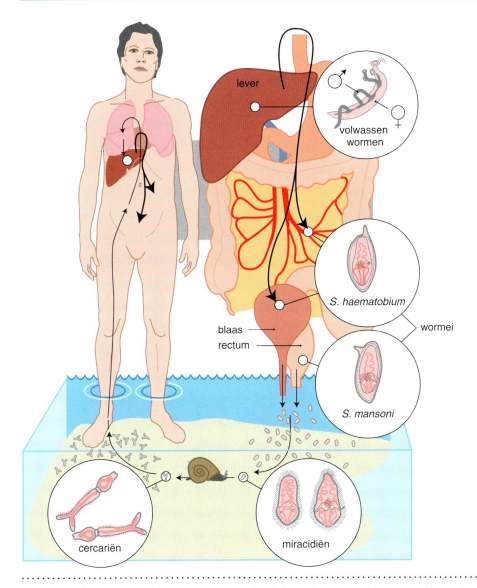

Figuur 19.5 Levenscyclus van Schistosoma mansoni en S. haematobium (met dank aan prof. dr. A. Deelder).

gezien bij mensen uit Turkije of Noord-Afrika. De normale cyclus van *E. granulosus* speelt zich af tussen hond (volwassen worm) en schaap (larven), met de mens als accidentele gastheer (larven).

De kleine volwassen worm (3-5 mm), die bestaat uit een scolex (kop) en een nek met een lid (proglottide), leeft in de dunne darm van de hond, waarbij uitgescheiden eieren via de feces de grond en vegetatie besmetten. De besmettingsweg van schapen en mensen is fecaal-oraal. Uit het ei komt in de darm een embryo (oncosfeer) vrij, dat de darmwand penetreert en zich in inwendige organen kan nestelen, meestal de lever (60%) of longen (20%), waar zich het blaaswormstadium zal ontwikkelen. De larven omringen zich met een hyaliene membraan, met aan de binnenkant een germinale laag waaruit broedkapsels met (infectieuze) protoscolicesvormen en vocht ontstaan. Deze blazen of hydatidecysten kunnen een doorsnee hebben van 2-20 cm. De cyclus is rond wanneer honden zich voeden met besmet slachtafval van schapen. De mens vormt dus een eindstadium in de cyclus.

E. multilocularis komt voor op het noordelijk halfrond en is weinig frequent. Het grootste risico in Europa loopt men in het centrale deel, vooral in Oost-Frankrijk en Zuid-Duitsland ('Fuchsenband'). De cyclus speelt zich af tussen vossen en kleine knaagdieren (muizen), met de mens als accidentele gastheer. Ook honden kunnen de vossenlintworm in hun darm herbergen en zij spelen mogelijk een (toekomstige) rol in de transmissie. Jagers en natuurliefhebbers vormen een risicogroep. Bij een recente screening van bejaagde vossen in Nederland is 2% positief bevonden.

Kliniek en diagnostiek

De meeste klachten ontstaan door de massawerking van de langzaam groeiende cyste, die meestal is gelokaliseerd in de lever. Drukpijn en zwelling van de bovenbuik zijn dan mogelijk, eventueel icterus, maar een cyste kan ook een toevalsbevinding zijn bij een routi-

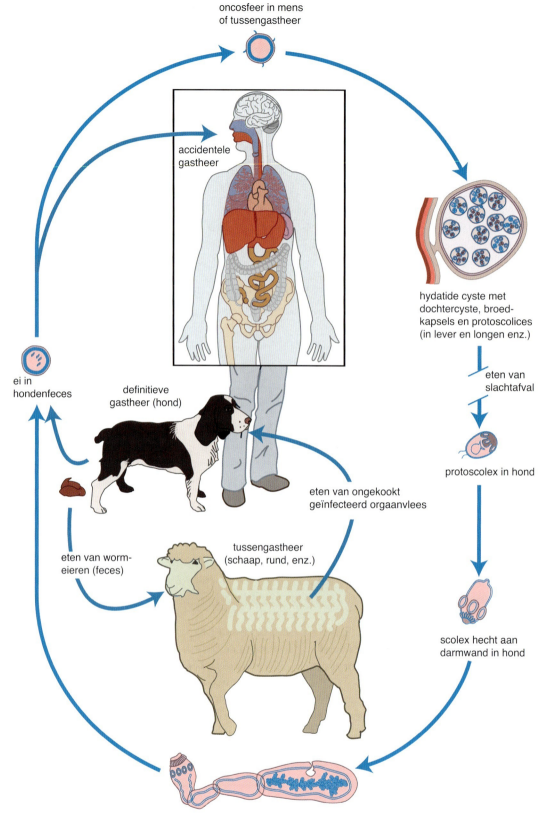

neonderzoek. De diagnose cysteuze hydatidose berust op de (epidemiologische) anamnese en lichamelijk onderzoek, kenmerkende beelden bij echografie en CT-scan en ten slotte serologisch onderzoek van vooral IgG1- en IgG4-subklassen.

Behandeling

Medicamenteuze behandeling met albendazol, al dan niet in combinatie met percutane drainage en spoeling met hypertoon zout of ethanol, heeft de chirurgische behandeling van een uniloculaire levercyste door *E. granulosus* goeddeels vervangen. De chirurgische behandeling wordt vooral nog toegepast voor multiloculaire en gecompliceerde cysten. Lekkage van cystevocht met infectieuze larven in de weefsels is de belangrijkste complicatie. Hydatidose door *E. multilocularis* is zeer therapieresistent en heeft meestal een fataal beloop wanneer geen radicale chirurgische resectie mogelijk is.

Kernpunten

- Koorts bij terugkeer uit een malaria-endemisch gebied wijst op malaria tot het tegendeel is bewezen; dit geldt ook bij de correcte toepassing van chemoprofylaxe.
- Negentig procent van alle malaria-tropica-infecties (*P. falciparum*) in de wereld bevindt zich in tropisch Afrika, waar de kans om de ziekte op te lopen dan ook het grootst is.
- *P. vivax* en *P. ovale* kunnen na jaren nieuwe bloedinfecties geven zonder terugkeer naar de tropen, terwijl de steek van een geïnfecteerde mug nodig is voor een nieuwe bloedinfectie met *P. falciparum*.
- Een klein percentage van de patiënten met *S. typhi* kan drager blijven na genezing en dus een nieuwe bron zijn voor infectie. Behandeling met fluorchinolonen verlaagt dit percentage.
- Bij reizigersdiarree is microbiologisch onderzoek geïndiceerd bij koorts, bij bloed met de ontlasting en bij diarree die langer duurt dan 14 dagen.
- Infecties met *Strongyloides* kunnen door auto-infectie bij dezelfde patiënt in stand worden gehouden.
- De meeste darminfecties met *Entamoeba* worden veroorzaakt door *E. dispar*, die morfologisch niet te onderscheiden is van de pathogene *E. histolytica*. Antigeentests en PCR maken onderscheid.
- Bij zoetwatercontact in de tropen moet men bedacht zijn op schistosomiasis.
- Bij patiënten (oorspronkelijk) afkomstig van het platteland van Turkije of Marokko met chronische klachten in de bovenbuik moet aan echinokokkencysten worden gedacht.

Literatuur

Bottieau E, Clerinx J, Enden E van den, Esbroeck M van, Colebunders R, Gompel A van, et al. Fever after a stay in the tropics: diagnostic predictors of the leading tropical conditions. Medicine (Baltimore). 2007;86(1):18-25.

Gould EA, Solomon T. Pathogenic flaviviruses. Lancet. 2008; 371(9611):500-9.

Gryseels B, Polman K, Clerinx J, Kestens L. Human schistosomiasis. Lancet. 2006;368(9541):1106-18.

Halstead SB. Dengue. Lancet. 2007;370(9599):1644-52.

Jensenius M, Fournier PE, Raoult D. Rickettsioses and the international traveler. Clin Infect Dis. 2004;39(10):1493-9.

McManus DP, Zhang W, Li J, Bartley PB. Echinococcosis. Lancet. 2003;362(9392):1295-304.

Miller LH, Baruch DI, Marsh K, Doumbo OK. The pathogenic basis of malaria. Nature. 2002;415(6872):673-9.

Parola P, Raoult D. Tropical rickettsioses. Clin Dermatol. 2006; 24(3):191-200.

Parry CM, Hien TT, Dougan G, White NJ, Farrar JJ. Typhoid fever. N Engl J Med. 2002;347(22):1770-82.

Ryan ET, Wilson ME, Kain KC. Illness after international travel. N Engl J Med. 2002;347(7):505-16.

Tissot-Dupont H, Raoult D. Q fever. Infect Dis Clin North Am. 2008;22.3:505-14, ix. Review.

Register

aangeboren immuniteit 304
abces 45
— , brodie- 173
— , epiduraal 199
— , hersen- 199
acanthamoeba 34
aciclovir 246
acne 140, 141, 146
acne ectopia 146
acquired immune deficiency syndrome 269
acrodermatitis chronica atrophicans (ACA) 365
acropapuleus syndroom 170
acute retinale necrose 214
adaptive immunity 45
adenosinedeaminase-deficiëntie 339
adenovirus 92, 170, 207, 264
adherentie 39
adhesinen 39
adult respiratory distress syndrome (ARDS) 282
Aedes aegypti 378
aerobactine 111
afweer
— , humorale 304
— , neonatale 305
agammaglobulinemie 333
aids 269
— , indicatordiagnosen 273
albendazol 385
alopecia, moth eaten 251
alveolaire echinokokkose 360
AMBU-65-score 95
amoebiasis 380
— , lever- 380
amoebicide, luminaal 380
amoxicilline 96, 114, 116
anale intra-epitheliale neoplasie 236
Ancylostoma duodenale 133
anemie 373
— , hemolytische 266
aneurysma, mycotisch 286
Anopheles 372
anorectaal syndroom 243
antibiotica 64
— , bètalactam- 64
— , intravitreale 210
— , resistentie 114
antifungale middelen 65
antigeenpresentatie 45
antigene drift/shift 80
antimicrobiële middelen 62
antimicrobiële profylaxe 319
antiparasitaire middelen 66

antiretrovirale middelen 274
antiretrovirale therapie 237
antistofdeficiëntie 332
antistoffen, heterofiele 266
antivirale resistentie 274
antivirale therapie 65
antrax 350
APFM-syndroom 116
aplastische crises 168
appelwangen 167
Archaea 14
ards 282
artemether/lumefantrine 375
artesunaat 375
artralgie 167
artritis 167, 173, 180
— , verwekkers 183
artroplastiek, infectie van 179
Ascaris lumbricoides 31, 133
aspergillose 345
Aspergillus 322
Aspergillus fumigatus 345
asymptomatische bacteriurie (ASB) 118
atovaquon/proguanil 375
auto-infectie 379
aviaire influenza 81
azidothymidine (AZT) 274
azolen 65

babesiose 342
Bacille Calmette Guérin 99, 104
Bacillus anthracis 149, 350
Bacteria 14
bacteriële vaginose 236, 237, 257
bacteriëmie
— , kathetergeassocieerde 324
— , Staphylococcus aureus- 292
— , transiënte 279
bacteriën 26
bacteriofaag 17, 20
bacteriurie 108
— , asymptomatische 118
— , low count 111
Bacteroides 257
Baermann 379
balanitis 236, 251
balanitis circinata 244
balanopostitis 236
— , candida- 258
Bartonella henselae 146, 149, 263, 264, 352
basic reproductive rate 50
beademingsgerelateerde infectie 322
benzofuranen 65
bètalactamantibiotica 64

bètalactamase 239
big five 238
bijtwond 146
bilharziose 382
biofilm 180, 210
biomateriaal, conditionering van 40
biovar 242
blaaswormstadium 383
blefaritis 205
blefaroconjunctivitis 205
blinde fluorescentie 59
bloedbaaninfectie, secundaire 298
bloed-hersenbarrière 185
blueberry muffin-afwijkingen 306
B-lymfocyten 304
BMR-vaccinatie 69, 305, 306
bof 171
Bonnet, stand van 181
border-disease-virus 349
Bordetella pertussis 89
Borrelia burgdorferi 146, 171, 198, 362
brodie-abces 173
bronchiolitis 92
bronchitis, acute 89
bronchoalveolaire lavage (BAL) 94
Brucella 264
brucellose 350
Brudzinski, teken van 187
budding 21
buiktyfus 370, 376
— , dragerschap 377
bundel 327
burkitt-lymfoom 265

Campylobacter 125, 349
Campylobacter jejuni 334, 379
campylobacteriose 355
Candida 153, 322
Candida albicans 257, 258, 273, 345
candidabalanopostitis 258
candida-endoftalmitis 345
candida-oesofagitis 345
candidemie 325
candidiasis 236, 339, 345
— , vaginale 257
Capnocytophaga canimorsus 146, 342
capside 20
carcinoma cervicis uteri 254
cathelicidinen 137
CCR-5-receptor 270

CD4+-receptor 270
cellulaire immuniteit, gestoorde 340
cellulitis 140, 143
–, necrotiserende 144
cellulitis orbitae 205
Centrum Infectieziektenbestrijding 240
cercariën 382
cerebellitis 266
cervicale intra-epitheliale neoplasie (CIN) 255
cervicale lymfadenitis 102
cervixcarcinoom 237, 254
cervixpathologie 257
Cestoda 33
chancroïd 253
chemoprofylaxe 369
chemotherapeutica 64
Chlamydia trachomatis 207, 235, 239, 242, 263, 264
–, biovar LGV 243
–, biovar trachoma 243
Chlamydiae 244
chlamydiasis 236, 237, 241, 242
Chlamydophila abortus 349
Chlamydophila psittaci 355
chloroquine 375
chorioretinitis 305, 356
–, focale 218
chronische meningitis 199
chronische obstructieve longaandoeningen (COPD) 87
cidofovir 268
ciprofloxacine 240
Clostridium difficile 129, 327
Clostridium perfringens 145
Clostridium tetani 146
CMV-mononucleosis 268
CMV-retinitis 216
coagulasenegatieve stafylokokken 293
Coccidia 379
comedonen 146
commensale flora 35, 191
common variable immunodeficiency 333
complementcascade 333
complementdeficiëntie 332
condyloma acuminatum 237, 254, 255
condylomata lata 251, 256
congenitale infectie 247, 305
congenitale lues 308
congenitale rubellasyndroom 305
congenitale toxoplasmose 309
congenitale tuberculose 308
conjugatie 17
conjunctivitis 205, 206, 240, 243
contactlensgebruik 207
coronavirus 74
Corynebacterium diphtheriae 149
Corynebacterium minutissimum 145
Coxiella burnetii 98, 349, 354
coxsackievirus A16 170
crowding 69
Cryptococcus neoformans 273, 344
–, meningitis door 197
cryptokokkose 344

Cryptosporidium 34, 121, 122, 131, 273, 351
Cryptosporidium parvum 379
Ctenocephalides felis/canis 33
CXCR-4-receptor 270
Cyclospora cayetanensis 132, 379
cyste 383
cytomegalovirus 170, 211, 215, 264, 266, 306, 341, 346
cytopathogeen effect 59

darmbloedingen 376
darminfecties 121
dead-end host 362
decontaminatie 69
defensinen 137
deletie 17
dementia paralytica 248, 251
Demodex folliculorum 33
dendritische cellen 45, 263
dengue 171, 378
dengue-hemorragische koorts 378
dengue-shocksyndroom 378
dermatitis exfoliativa neonatorum 296
dermatofyten 152
desinfectie 69
diarree
–, acute 121
–, bij reizigers 121, 134, 379
–, community-acquired 121
–, nosocomiale 121
–, persisterende en chronische 121
–, verwekkers 121, 122
dikkedarmontsteking 112
dikkedruppelpreparaat 374
dipslide 111
dipstick 111
direct observed therapy 261
DKTP-cocktail 69
donkerveldmicroscopie 252
dunnedarminfectie 112
dysenterie 121
dysurie 235

echinocandinen 65
Echinococcus 359
Echinococcus granulosus 369, 382
Echinococcus multilocularis 350, 382
echinokokkose 382
–, alveolaire 360
ecoulement 236, 241
ecthyma 140, 142
ectoparasieten 33
eczema herpeticum 140
effectorfase 46
electieve media 58
embolie 285
empyeem 45
–, subduraal 199
encefalitis 163, 188
–, herpessimplex- 200
–, postinfectieuze 202
–, toxoplasma- 198
endarteriitis 280
endemie 50
endocarditis 280, 282
–, acute 289
–, bloedkweeknegatieve 286

–, duke-criteria 287
–, kunstklep- 283
–, natieve 283
–, profylaxe 288
–, S. aureus- 290
–, subacute 283
endocarditis lenta 283
endoftalmitis 209
–, bacteriële 209
–, postoperatieve 210
endosaprofyt 258
endosymbiogenese 16
endotoxinen 27
endovasculaire infectie 279
Entamoeba dispar 380
Entamoeba histolytica 132, 380
enteric fever 370
Enterobacter 114
Enterobius vermicularis 133
enterotoxinogene E. coli (ETEC) 379
enterovirus 170, 311
enzymimmunoassay (EIA) 252
eosinofilie 369
epidemie 50
epidermodysplasia verruciformis 149, 256
epididymitis 235, 243
epididymo-orchitis 119
episcleritis 205
epstein-barr-virus 170, 216, 264, 265
erysipelas 140, 143
Erysipelothrix rhusiopathiae 146, 149
erytheem 140, 260
erythema exsudativum multiforme 159
erythema infectiosum 157
erythema migrans 140, 146, 171
erythrasma 141, 145
erytrocytaferese 375
erytrocytaire cyclus 372
Escherichia coli 108, 109, 112, 309, 310, 323
–, enterotoxinogene 379
–, enterotoxische (ETEC) 128
–, resistentie tegen antibiotica 115
–, uropathogene 109
Eucarya 14
European Bat Lyssa virus (EBLV) 353
European Center for Disease Prevention and Control 349
European Food Safety Authority 349
exantheem 157
–, maculopapuleus 163
exanthema subitum 157, 168, 169
excoriaties 139
exotoxinen 27
expositie 63
extended spectrum bètalactamasen (ESBL) 327
extra-uteriene graviditeit 243

fagocyten 304
fagocytenfunctie, stoornis van 334
fagocytose 43
farmacodynamiek 64
farmacokinetiek 63

faryngitis 77, 237, 266
fasciitis, necrotiserende 79, 144, 145
febris recurrens 370
febris typhoidea 376
fenotype 17
fenotypische variabiliteit 19
fijt 143
fimbriae 78, 109
FimH 109
Fine Score 94
fissuur 246
fistel 148
Fitz-Hugh-Curtis, syndroom van 240
flebitis 280
fluorescent antibody absorption test (FTA-Abs) 252
fluorescentiemicroscopie 57
fluorklachten 235
focale chorioretinitis 218
foetus, immunologie 303
folliculitis 140, 142
foscarnet 268
Francisella tularensis 264
frosted branch vasculitis 216
fungi 30
furunkel 140, 143
Fusarium 207

galactomannaan 338
gametocyten 373
ganciclovir 268
gangreen 144
Gardnerella vaginalis 237, 257
gasgangreen 145, 155
gastheerweerstand 331
GB-virus-C 233
g-CSF 336
gegeneraliseerde lymfadenopathie 263
geheugencellen 47
gele koorts 362
genera 21
genitaal ulcus 245
genitale herpes 235
genitale wratten 254
genotype 17
genus 20
geohelminthen 379
gewrichtsreuma, acuut 79
Gezondheids- en welzijnswet voor dieren (GWWD) 349
gianotti-crostisyndroom 170
Giardia lamblia 121, 122, 131, 132, 273, 334, 378, 379
giemsakleuring 57
gingivostomatitis 150
girdlestone-resectieartroplastiek 180
gisten 31
–, infecties door 322
glasvochtbiopsie 210
glaucoom 205
glycoproteïnen 20
goldmann-witmer-coëfficiënt 212
gonokokken 240
gonorroe 239
gordelroos 151
gouden schot 238
gramkleuring 26, 57

granulocyt, functiestoornissen 335
granulocytopenie 336
–, huidlaesies 340
–, verworven 337
granulomatosis infantisepticum 315
granuloom 45, 382
GRAS 240
great imitator 247
groep-A-streptokokken 77, 165, 309
groep-B-streptokokken 309, 310
groep-B-streptokokkensepsis 311
groepsimmuniteit 51
Guillain-Barré, syndroom van 268
gumma 237

H1N1-virus 81
haarfollikelmijt 33
Haemophilus ducreyi 253, 264
Haemophilus influenzae 91, 149, 207
–, meningitis door 197
handenhygiëne 328
hantavirus 359
Haringwet 349
Helicobacter pylori 125
helminthen 33
hematofage trofozoïeten 380
hematurie 382
hemolysine 111
hemolytische anemie 266
hemorragische pneumonitis 360
hepatitis 221, 313
–, bij Q-koorts 354
hepatitis A 222
–, vaccinatie 224
hepatitis B 225, 237, 314
–, serologie 228
–, vaccinatie 229
hepatitis C 230, 237, 238
hepatitis D 232
hepatitis E 224
hepatosplenomegalie 305
herd immunity 248
herpes genitalis 235, 237, 245
herpes labialis 150
herpes neonatorum 246
herpes, recidief 246
herpes zoster 151
–, ophthalmicus 214
herpessimplexencefalitis 200
herpessimplexvirus 150, 207, 211, 237, 245, 264, 341
–, -iridocyclitis 213
–, -keratitis 212
herpesvirussen 245
herrangschikking 18
hersenabces 199
heterofiele antistoffen 266
Hib-meningitis 197
hidradenitis suppurativa 141, 146
highly active anti-retroviral therapy (HAART) 274
Histoplasma capsulatum 264, 369
hiv 237, 264
–, postexpositieprofylaxe (PEP) 276
hiv-2-infectie 274
hiv-infectie, acute 273

hiv-optimisme 237
hiv-preventie 260
hiv-wasting 273
hondenbeet 146
hoofdluis 33, 154
huidflora 137
huidinfecties 137
humaan herpesvirus 149
humaan herpesvirus 6 (HHV-6) 168, 264
humaan herpesvirus 7 169
humaan herpesvirus 8 341
humaan immunodeficiëntievirus 314
humaan metapneumovirus 92
humaan papillomavirus 148, 237, 242, 253
–, typen 254
–, vaccin 256
humaan parechovirus 311
humaan T-cel lymfotroop virus (HTLV) 155
humorale afweer 304
hydatidose 382
hydrops foetalis 158, 168, 305, 307
hyperinfectie 379
hypertensie, portale 382
hypnozoïeten 372
hypopyon 207

IgG-aviditeitsmeting 306
IGRA-test 103
immuniteit
–, aangeboren 303, 304
–, verworven 45
immunofluorescentie 57
immunologisch geheugen 47
immuunprivilege 210
impetiginisatie 146
impetigo 140, 141, 295
importziekten 369
incidentie 51
indexpatiënt 261
infectie
–, beademingsgerelateerde 322
–, congenitale 305
–, endovasculaire 279
–, intravasale 279
–, prenatale 305
–, secundaire 280
infectierisico postoperatief 319
infectieziekte 13
inflammatoire-responssyndroom (SIRS) 298
influenza 74, 80, 92
–, aviaire 81, 350, 355
inguïnaal syndroom 243
innate immunity 42
insertie 17
insertiesequentie 18
integraseremmer 274
integron 18
Interferon Gamma Releasing Assays (IGRA) 103
intertrigo 153
intertrigo candidiasis 141
intraoculaire infectie 208
intravasale infectie 279
involucrum 176
iridocyclitis 205
–, herpessimplexvirus- 213
isolatie en identificatie 58

Isospora *273*
isotype switch *47*
ivermectine *260, 380*

Jarisch-Herxheimer, reactie
    van *252*
JC-polyomavirus *202*
jones-criteria *79*

kala-azar *33*
kalknagel *153*
K-antigeen *111*
kaposi-sarcoom *269*
karbonkel *140, 143*
katayama-syndroom *382*
katheter, infectierisico *324*
kattenbeet *146*
kattenkrabziekte *146, 352*
Kawasaki, ziekte van *159*
keelontsteking *77*
keratitis *205, 207*
    –, contactlensgeassocieerde *207*
    –, herpessimplexvirus- *212*
    –, herpetische *207*
keratoderma blenorrhagica *244*
keratolysis, pitted *141*
keratolysis plantare sulcatum *145*
Kernig, teken van *187*
kinderziekten *158*
kinkhoest *89*
kissing disease *266*
kissing ulcer *249, 253*
Klebsiella *114*
klonaliteit *19*
kloon *19*
knokkelkoorts *171, 378*
Koch, postulaten van *35*
kolonisatie *35*
kolonisatieresistentie *40*
koortsconvulsies *202*
koortslip *150*
KOPAC-codering *255*
koplik-vlekken *163*
krentenbaard *142*
kruispresentatie *45*
kruisreactie *48, 62*
kudde-immuniteit *248*
kunstklependocarditis *283*

laboratoriumonderzoek *55*
lactobacillen *109, 119, 257, 258*
lageluchtweginfectie *320*
larva currens *379*
laryngitis *86*
latentie *25*
laterale genoverdracht *17*
Legionella *98, 323*
Legionella pneumophila *93*
leishmania *33, 34, 40, 45, 47, 352, 376*
Leptospira *360*
Leptospira hardjo *349*
Leptospira interrogans *264*
leptospirose *360, 370*
letaliteit *51*
leveramoebiasis *380*
leverinfectie *233*
lewis-antigenen *108*
LGV-proctitis *242*
lichtmicroscopie *57*
ligand *331*

lintworm *33, 382*
lipo-oligosacharide *195*
lipopolysacharide *26*
liquor cerebrospinalis *185*
Listeria monocytogenes *309, 315, 349*
longontsteking *93*
loopgravenvoet *139*
lues, congenitale *308*
lues maligna *251*
lumbaalpunctie *189*
lumefantrine *375*
luminaal amoebicide *380*
lyell-syndroom *148*
Lyme, ziekte van *171, 362*
    –, stadia *363*
lymeborreliose *362*
lymfadenitis *263, 346*
    –, cervicale *102*
lymfadenopathie *245, 264*
    –, gegeneraliseerde *263*
lymfangitis *263*
lymfeklier *263*
lymphogranuloma venereum *235, 237, 238, 242, 243*
lysogene conversie *25*

macrofagen *45*
malaria *372*
Malassezia furfur *153*
maligne transformatie *37*
mannen die seks hebben met mannen (MSM) *236*
mannose-binding lectin (MBL) *44*
mantouxtest *103*
MARIG *353*
massaspectrometrie *61*
mazelen *157*
mazelenencefalitis *163*
mazelenpneumonie *163*
mazelenvirus *162, 264*
mefloquine *375*
meldingsplicht *67*
melkerskoorts *360*
meningisme *246*
meningitis *171, 187*
    –, bacteriële *191*
    –, chronische *199*
    –, Cryptococcus neoformans- *197*
    –, door Haemophilus influenzae *197*
    –, meningokokken- *194*
    –, neonatale *197, 310*
    –, pneumokokken- *196*
    –, recidiverende aseptische *202*
    –, tuberculeuze (basale) *197*
meningokokken *195*
meningokokken septische shock (MSS) *193*
meningokokkenmeningitis *194*
meningokokkenziekte *193*
menselijk antirabiësimmunoglubuline *353*
merozoïeten *372*
meticilline *327*
meticillineresistente S. aureus *327*
metronidazol *380*
microbiële kolonisatie *40*
microdeletie *17*

microfilaria *17, 34*
micro-insertie *17*
microscopische agglutinatietest (MAT) *360*
Microsporidia *273*
migranten *369*
mijnworm *34, 379*
miltvuur *350*
minutavormen *380*
miracidium *382*
Mobiluncus *257*
modderkoorts *360*
moleculaire diagnostiek *60*
mollusca contagiosa *149*
molluscumcontagiosumvirus *149*
mononucleosis infectiosa *265, 306*
Moraxella catarrhalis *91, 207*
morbiditeit *51*
morbilli *157*
mortaliteit *51*
moth eaten alopecia *251*
Motivational Interviewing *261*
MRSA *327*
MSM (mannen die seks hebben met mannen) *236, 275*
multipel orgaanfalen (MOF) *282*
mutaties *17*
Mycobacteria *273*
Mycobacterium avium *340*
Mycobacterium avium intracellulare *346*
Mycobacterium avium-complex (MAC) *99*
Mycobacterium bovis *99*
Mycobacterium chelonae *346*
Mycobacterium fortuitum *346*
Mycobacterium kansasii *346*
Mycobacterium marinum *149*
Mycobacterium tuberculosa *264*
Mycobacterium tuberculosis *263*
Mycoplasma *98*
Mycoplasma hominis *98, 257*
Mycoplasma pneumoniae *74, 93, 98, 170*
mycose *31*
myelitis *188*
    –, transversa *266*
myocarditis *298, 313*
myositis *155*

naturalkillercellen *304, 338*
Necator americanus *133*
necrose *145*
    –, acute retinale *214*
necrotiserende fasciitis *79*
Nederlandse Vereniging voor Dermatologie en Venereologie *241*
negenoog *140, 143*
Neisseria gonorrhoeae *235, 239*
Neisseria meningitidis *149, 194*
Nematoda *33*
neonatale afweer *305*
neonatale meningitis *310*
neonatale osteomyelitis *315*
neonatale sepsis *309*
nervusfacialisparese *266*
neuraminidaseremmers *84*
neuritis optica *266*
neuroborreliose *198*
neurosyfilis *198, 247, 251*

neutropenie 336
nierbekkenontsteking 116
niet-specifieke proctitis 236
niet-specifieke urethritis 236
Nikolsky, teken van 147
nitrofurantoïne 116
NLR's 43
non-nucleoside reverse transcriptase inhibitors (NNRTI's) 274
non-tuberculeuze mycobacteriën 99
norovirus 131
NTM 99
–, taxonomie 100
nucleïnezuur 20
–, detectie 60
nucleosideanaloga 237, 246
nucleoside-analogue reverse transcriptase inhibitors (NRTI's) 274

observational therapy 103
oculaire toxoplasmose 216
oncosfeer 383
ondersteluchtweginfecties 87
ontstekingsreactie 43
onychomycose 153
oöcysten 356, 379
oog, rood 205, 206
ooginfectie
  –, epstein-barr-virus- 216
  –, externe 205
  –, herpetische 212
opdrukpijn 240
opsoninen 43
orchitis 171
orde 21
orgaanfalen, multipel 282
ornithose 355
osteomyelitis 173
  –, acute hematogene 177
  –, na een botbreuk 178
  –, neonatale 315
  –, vertebrale 179
  –, verwekkers 177
otitis media 85, 163

panaritium 143
pandemie 50
Panton-Valentin Leukocidine (PVL) 139
panuveitis 211
papegaaienziekte 355
papels 260
para-influenzavirus 92
parapoxvirus 149
parasieten 31
parasietendichtheid 374
paromomycine 380
paronychia 141, 143
parotitis epidemica 171
parvovirus B19 167, 307
pasgeborene, immunologie 303
pathogen-associated molecular patterns (PAMP's) 43, 331
pathogeniciteit 36
pathogenicity islands 113
pattern recognition receptors (PRR's) 43, 331
paul-bunnell-test 266
pediculosis pubis 237
Pediculus humanus capitis 33

pelvic inflammatory disease (PID) 235, 243
pemphigus neonatorum 295
penicillinaseproducerende N. gonorrhoeae-stammen 239
penicillin-binding proteins (PBP's) 64
penicilline 96, 239
peniele intra-epitheliale neoplasie 236
PEP 276
peptiden, antimicrobiële 137
peptidoglycaan 26
percutane drainage 385
pericarditis 298
perihepatitis 240
perinatale besmetting 309
permetrine 260
pertussis 89
pest 362
petechiën 157, 187
Pfeiffer, ziekte van 266
Phthirus pubis 33, 237
pili 109
pinta 252
pitted keratolysis 141, 145
plaques muqueuses 251
plasmiden 17
Plasmodium 54, 372
plastic pathogens 297
pleconaril 200
pleiocytose 190
Pneumocystis jirovecii 269, 273, 343
pneumocystose 343
pneumokokken 95, 309
  –, resistentie tegen antibiotica 96
pneumokokken-conjugaatvaccin 343
pneumokokkenmeningitis 196
Pneumonia Severity Index 93
pneumonie 93
  –, atypische 97
  –, bij Q-koorts 354
  –, lobaire 93
  –, mazelen- 163
  –, tijdens beademing 322
pollakisurie 114
polyarteriitis nodosa 227
polyenen 65
polysacharideantigenen, Vi-capsulaire 377
portale hypertensie 382
postinfectieuze encefalitis 202
post-lymesyndroom 365
postoperatieve wondinfectie 317
post-transplant lymphoproliferative disorder (PTLD) 265
postulaten van Koch 35
PPNG-stammen 239
praziquantel 382
prenatale infectie 305
prevalentie 51
PREZIES 317
prikkelserum 248
primaquine 375
primo-infectie 245
prionen 15
proctitis
  –, LGV- 242
  –, niet-specifieke 236
prodromale verschijnselen 246

pro-drugs 64
proglottide 383
progressieve multifocale leuko-encefalopathie 202
progressive outer retinal necrosis (PORN) 214
prokaryoot 14
Propionibacterium acnes 137, 146
prostatitis 116
proteaseremmers 274
Proteus 114, 323
prothese, infectie van 179
protoscolices 383
protozoën 33
provirus 25, 270
PRR's 331
Pseudomonas 207, 323
Pseudomonas aeruginosa 91, 143, 149
psittacose 355
psoasabces 154
Pulex irritans 33
puntmutatie 17
purinenucleosidefosforylase-deficiëntie 339
purpura 187
pus 45
pustels 260
puumalavirus 359
pyelonefritis 115, 116
pyoderma 260
pyomyositis 154
pyrimidinen 65

QBC-test 374
Q-koorts 98, 349, 354
quasi-species 18

rabiës 350, 353
  –, vaccinatie 353
ragadevorming 258
ramanspectroscopie 61
rapid diagnostic test 375
rash 157
reactie van Jarisch-Herxheimer 252
reactie van Widal 377
reactivatie 245
recombinatie 17, 18
Reiter, syndroom van 244
reizigersdiarree 121, 379
  –, empirische behandeling 134
reizigersziekten 369
relapsing fever 370
resistentie 63, 239
  –, antivirale 274
respiratoir syncytieel virus (RSV) 74, 92
retinale necrose, acute 214
retinitis, CMV- 215, 216
reverse transcriptase 270
ribavirine 92
Rickettsia 149
Rijksvaccinatieprogramma 69, 260
ringworm 140, 152
rinitis 74
rinosinusitis 74, 75
rinovirus 75
risicogedrag 235
rodehond 157, 166
rondworm 33
rood oog 205, 206

roodvonk 165
roseola 251
rotavirus 130
rubella 157, 166
–, en zwangerschap 305
rubellavirus 166, 264

Salmonella 126, 349
Salmonella enterica, serovar paratyphi A, B of C 376
Salmonella enteritidis 379
Salmonella typhi 264
salmonellose 355
SARA (sexually aquired reactive arthritis) 243
Sarcoptes scabiei 33, 149, 259
scabies 149, 237
scarlatina 79, 165
schaamluis 33, 237
schimmelinfectie 152, 322, 337
Schistosoma haematobium 382
Schistosoma japonicum 382
Schistosoma mansoni 382
schistosomiasis 382
schizont 372
Schorerstichting 260
schurft 237
schurftmijt 33, 149
scleritis 205
secondary attack rate 50
secundaire infectie 280
seksueel overdraagbare infecties 235
sekswerker 239
sekwester 173
sekwestratie 373
selectiedruk 63
sepsis 280, 281, 324
–, door groep-B-streptokokken 311
–, kathetergeassocieerde 324
–, neonatale 309
septische shock 281
serologie 62
serotypering 113
serovar A-K 243
serovar D-K 242
severe acute respiratory syndrome (SARS) 355
sex pili 17
sexarche 254
shigatoxine producerende Escherichia coli (STEC) 128
Shigella 126, 379
siderofoor 19
sikkelcelanemie 332, 342
silent mutations 17
simian immunodeficiency virus (SIV) 269
sinusitis 76
slingerpijn 240
Soa Aids Nederland 241
sociaal verpleegkundigen 261
species 20, 21
spirocheet 252
splenectomie 342
splenomegalie 374
spoelworm 359
spondylitis 179
spondylodiscitis 179
sporozoïeten 372
spruw 345
stafylokokken 293

–, coagulasenegatieve 293
stam 19
stand van Bonnet 181
staphylococcal scalded skin syndrome (SSSS) 147, 167, 296, 315
Staphylococcus aureus 93, 207, 264, 317, 319
–, dragerschap 290
–, infectie door 293
–, kolonisatie 294
–, voedselvergiftiging 296
Staphylococcus epidermidis 207, 319, 337
Staphylococcus saprophyticus 297
steenpuist 140, 143
sterilisatie 69
stevens-johnson-syndroom 148, 159
Stichting Werkgroep Antibioticabeleid (SWAB) 113
strangurie 114
stratum corneum 259
streptococcal toxic shock syndrome 79
Streptococcus pneumoniae 91, 93, 95, 207
Streptococcus pyogenes 77, 264
streptokokken
–, vergroenende 288
–, viridans 288
Strongyloides stercoralis 133, 379
subacute scleroserende panencefalitis (SSPE) 163
subconjunctivale bloeding 205
substitutie 17
sulcus coronarius 246
superantigenen 296
surveillance 67
syfilis 235, 247
–, congenitale 251, 308
–, endemische 247, 252
–, neuro- 247, 251
–, non-venerische 247
–, secundaire 247
syfilitiden 251
syndroom, gianotti-crosti- 170
syndroom, stevens-johnson- 159
syndroom van Fitz-Hugh-Curtis 240
syndroom van Guillain-Barré 268
syndroom van Reiter 244
systemisch inflammatoire-responssyndroom (SIRS) 281

T. pallidum-hemagglutinatie-assay (TPHA) 252
T. pallidum-partikelagglutinatietest (TPPA) 252
tabes dorsalis 251
tachyzoïet 356
Taenia 32, 37, 133, 187, 351, 370
taxonomie 20
teek 349, 363
teken van Brudzinski 187
teken van Kernig 187
teken van Nikolsky 147
tekenbeet 362
TEM-1-type 239
tenesmus ani 243
tetanus 146
therapeutische breedte 63

therapeutische ratio 63
tick born encephalitis (TBE) 350
tinea capitis 153
tinea corporis 140, 152
tinea pedis 152
tinea unguium 153
tinea versicolor 153
T-lymfocyten 304
toll-like receptoren 43
Totenladenfenomeen 174
toxische epidermale necrolyse 148
toxischeshocksyndroom (TSS) 148, 159, 296
Toxocara 359
Toxoplasma gondii 198, 217, 264, 269, 309, 349, 355, 356
toxoplasma-encefalitis 198
toxoplasmose 198, 356, 376
–, cerebrale 357
–, congenitale 217, 309
–, oculaire 216, 356
–, postnatale infectie 217
transductie 17
transformatie 17
translocatie 282
transmissie 37
transoesofageale echocardiografie 286
transposon 18
Trematoda 33, 382
trenchfoot 139
Treponema pallidum 149, 198, 237, 247, 264
–, porte d'entrée 247
treponemale test 252
trichinose 355
Trichomonas vaginalis 235, 258
trichomoniasis 236, 237, 257, 258
Trichuris trichiura 133
trimethoprim 114, 116
trimethoprim-sulfamethoxazol 379
triple feces test (TFT) 123
trofozoïeten, hematofage 380
trombocytopenie 374
tromboflebitis 280
tropisme 279
Trypanosoma 34, 44, 47, 48, 189, 264, 376
TSS-toxine 296
tuberculose 99
–, congenitale 308
–, latente 103
–, niet-primaire 102
tuberkelbacterie 99
tubulusnecrose, acute 282
tyfus 370
type-III-secretieapparaat 113
typhoid fever 370, 376
tzanck-test 152

uitbraak 50
ulcus durum 247, 248, 249
ulcus genitalis 245
ulcus molle 253
Ureaplasma urealyticum 98
urethritis, niet-specifieke 236
urineweginfectie 107
–, bij blaaskatheter 323
–, bij kinderen 116
–, bij mannen 116
–, complicerende factoren 118

–, in het ziekenhuis *323*
–, verwekkers *108*
uveïtis *211*

vaccinfalen *172*
vaginitis
   –, candida- *258*
   –, trichomonas *258*
valganciclovir *269*
vancomycineresistente enterokokken (VRE's) *327*
varicellazostervirus *151, 169, 211, 308, 341*
vasculitis *285*
vegetatie *284*
Venereal Disease Research Laboratory-test (VDRL-test) *252*
verdelingsvolume *63*
verkoudheid *74*
verruca vulgaris *148*
vertebrale osteomyelitis *179*
verworven immuniteit *45*
vesikels *245*
Vibrio cholerae *128*
Vi-capsulaire polysacharideantigenen *377*
vijfde ziekte *157*

viridans streptokokken *288*
virion *20*
virulentie *36*
virulentiefactoren *20, 109*
virus *15, 20*
virusfamilie *21*
viscerale larva migrans *359*
vitrectomie *210*
vleermuizen *353*
vlooien *33*
voedselinfectie *355*
voedselvergiftiging *124, 296*
voorlopercellen *47*
voorsteoogkamerpunctie *210*
vossenlintworm *350, 359*
VRE's *327*
vulvaire intra-epitheliale neoplasie *236*
vulvovaginitis *257*

waterpokken *151, 169*
waterwratjes *149*
weefselcytotoxietest *124*
weerstand, natuurlijke *42*
Weil, ziekte van *360*
Werkgroep Infectie Preventie (WIP) *327*

West Nile-virusinfectie *362*
whirlpooldermatitis *140, 142*
Widal, reactie van *377*
worminfectie *369*
   –, maag-darmkanaal *132*
wratten *148*
   –, genitale *254*

yaws *252*
Yersinia pestis *264, 362*
Yersinia pseudotuberculosis *349*

zesde ziekte *157, 168*
ziehl-neelsen-kleuring *29, 57, 100*
ziekenhuisinfectie *317*
   –, preventie *327*
ziekte van Kawasaki *159*
ziekte van Lyme *171, 362*
   –, stadia *363*
ziekte van Pfeiffer *266*
ziekte van Weil *360*
zilverimpregnatie *365*
zoönose *349*
zuigworm *33*
zwemmerseczeem *152*
zwemmersjeuk *382*